中医浊毒论

李佃贵 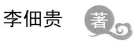 著

人民卫生出版社

图书在版编目（CIP）数据

中医浊毒论/李佃贵著. —北京:人民卫生出版社,2016
ISBN 978-7-117-22788-9

Ⅰ. ①中… Ⅱ. ①李… Ⅲ. ①化湿-解毒 Ⅳ. ①R256

中国版本图书馆 CIP 数据核字（2016）第 138190 号

人卫智网	**www. ipmph. com**	**医学教育、学术、考试、健康，**
		购书智慧智能综合服务平台
人卫官网	**www. pmph. com**	**人卫官方资讯发布平台**

中医浊毒论

著　　者：李佃贵
出版发行：人民卫生出版社（中继线 010-59780011）
地　　址：北京市朝阳区潘家园南里 19 号
邮　　编：100021
E - mail：pmph @ pmph. com
购书热线：010-59787592　010-59787584　010-65264830
印　　刷：北京盛通数码印刷有限公司
经　　销：新华书店
开　　本：787×1092　1/16　印张：31　插页：2
字　　数：774 千字
版　　次：2016 年 8 月第 1 版　2024 年 5 月第 1 版第 9 次印刷
标准书号：ISBN 978-7-117-22788-9
定　　价：130. 00 元

溯源探流敢活传统智慧

浊毒理论助推中医创新

为佃贵教授题

丙申季夏

吕传赞

（吕传赞系原河北省政协主席）

著 者 简 介

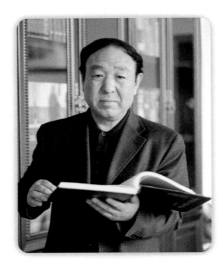

李佃贵，中医浊毒学说创始人。教授、主任医师，博士生导师。全国劳动模范，享受国务院特殊津贴专家，中国医师奖获得者，全国优秀中医院院长。全国第三、四、五批名老中医药专家学术经验继承工作指导老师，河北省首届十二大名中医，省管优秀专家，省突出贡献专家。国家卫计委科技评审专家、国家科技部科技评审专家、国家教育部高校设置评议委员会专家。河北省专业技术职务任职资格评审委员会中医专家组组长。中央电视台《中华医药》《健康之路》特邀专家。

历任河北中医学院内科教研室主任、教务处处长、副院长，河北医科大学副校长，河北职工医学院党委书记、院长，河北医科大学党委副书记、副校长（正校级）兼河北省中医院院长、河北省中医药研究院院长。现任河北省中医院名誉院长、河北省胃肠病研究所所长。全国青联常委，河北省第六、七届青联副主席。河北省六、七、八、十届政协委员，第九届人大代表。

国家卫计委临床重点专科（中医脾胃病科）主任、国家中医药管理局浊毒证（慢性胃炎）重点研究室主任，国家中医药管理局重点专科（脾胃病科）、重点学科（中医脾胃病学）主任。担任中华中医药学会常务理事兼李时珍研究分会名誉主任委员，中华中医药学会脾胃病分会副主任委员，河北省中西医结合学会会长，河北省中医药学会副会长，河北省医学会副会长，河北省医师协会副会长，河北省中医药文化交流协会会长等 20 余个国家级、省级学术团体委员、常委、会长等职务。担任 10 余个国家级、省级杂志社总编、主编、副主编、编委等职务。

从事脾胃病临床、教学、科研工作 50 余年，首创中医浊毒学说，在治疗萎缩性胃炎等脾胃病方面取得了突破性进展，为防治癌前期病变提供了一套有效的思路和方法。发表核心期刊论文 200 余篇，著有 30 余部学术专著，主编 11 部大学院校《中医学》《中医内科学》《中西医结合内科学》等教材。承担 20 余项国家、省自然科学基金、省科技厅等科研项目，并获得省部级科技进步奖 10 项，市厅级一、二等奖 18 项。

《中医浊毒论》学术委员会

主 任 委 员　李佃贵

副主任委员（按姓氏笔画为序）

王彦刚　毛宇湘　刘启泉　刘建平

杜艳茹　杨　倩　赵玉斌　郭喜军

曹东义　裴　林

委　　　员（按姓氏笔画为序）

马晓菲　王石红　王志坤　王绍坡

冯玉彦　吕金仓　刘小发　孙中强

孙润雪　苏春芝　李　刚　张　纨

张金丽　张素钊　陈艳哲　孟宪鑫

娄莹莹　徐伟超　魏晓娜

王永炎院士序

中医学自诞生之日，即以创新为任。古之神农尽尝百草，创中药之先，华佗立疮科，组麻沸散剂，剔骨疗疾，创中医外科之先。今逢盛世中国，中医复兴之路即于足下。幸党和政府对中医药学事业扶持力度日益加大，以及业界同仁自身的努力，中医药事业有了长足的进步与发展。一些新理论、新观点和新技术应运而生，不断充实和完善了中医药学体系，而浊毒理论便是其中的代表之一。

任何一种学术思想的形成都有其深刻的社会自然因素。如刘河间行医时，正值火症大疫流行之际，提出"五运六气有所更，世态居民有所变，天以常火，人以常动，内外皆扰"。理论结合实践，以火热立论，力挽时弊。而李东垣行医的当时，正是金元之交，战乱频仍，饥困劳役，人们怒忿悲思恐惧，损伤元气，所以脾胃受困，内伤之病尤多，故而产生了内伤脾胃学说。由此可见，任何一门科学必须随着时代的发展而不断的完善，才能适应时代的需要。

近一百多年来，随着生态环境的不断恶化和生活方式的改变，人类的疾病谱发生了深刻变革，"浊毒"物质充斥全球每个角落以及人的机体之中，它们都不同程度地对人体造成损害。浊毒理论依照天人合一的整体观念分别称之为"天之浊毒"、"地之浊毒"、"人之浊毒"。更深刻直接地揭示疾病的病因和疾病发展的内在规律，与现代病因学接轨，深入了解浊毒病邪的致病规律，将传统中医学的预防原则和现代预防医学的具体措施结合为一个整体，对预防疾病的发生和阻止疾病的发展有重要的指导作用。

毒之为毒，其义甚广，其害甚深，既是一个具有物质属性的概念，又是一个具有病理属性的概念，古之典籍论述毒者甚多，如风毒、火毒、湿毒、痰毒、瘀毒等50余种，而独不见"浊毒"一词。其实浊毒证作为中医临床的一种证候表现，自古有之，但缺乏系统的研究。李佃贵教授是我国著名的脾胃病专家，在治疗慢性萎缩性胃炎及其癌前病变方面疗效显著，依据多年临床经验，结合古代典籍的经典论述和现代病谱的深刻变化，提出了浊毒理论。虽然仍有一些需要完善的地方，但瑕不掩瑜，由于其在指导中医临床多学科、多病种的显著疗效，所以值得我们去深入地研究和探讨。

幽幽燕赵，名医辈出，且不乏改革创新之先行者，伏羲神参日月，创八卦而明阴阳，黄帝明堂问道，著《灵素》而明医论；扁鹊负笈行医，述难经而统四诊；及至金元，张元素明脏腑而创易水派，刘完素重火热而创寒凉派，李东垣善脾胃而创补土派；到了近代，王清任勇于实践，将活血化瘀扩而广之，张锡纯学贯中西，开中西汇通之先河。诚望李佃贵教授能精研仁术，比肩先贤，而为新时代之创新先行者。

佳作已成，幸即付梓，邀余为序，有感编委会同仁的信任与鼓励，乐为之，以共勉。

中国中医科学院名誉院长　中国工程院院士　王永炎

二〇一五年七月

孙光荣国医大师序

　　医之为道，在扶正祛邪，在平衡阴阳，使人体渐至"中和"之臻境。古今医家，概莫能外。昔在远古，伏羲制九针，神农尝百草，黄帝创医论，而并为医之祖也！及至秦汉，《内经》、《本草》问世，为万世立法，仲景"勤求古训，博采众方"而著《伤寒杂病论》，开理法方药之先河；晋唐七百年，释、道、佛三教渐浸岐黄，以厚其根基，宋元四百年，理学渐浸岐黄，以繁其枝叶，尤其刘、朱、李、张四君继出，各执牛耳，精彩纷呈；而明清五百年，温病理法日趋完善，国医之道，始臻完备，及至民国，张君锡纯等辈贯通中西，创新理论，堪为近代之楷模。而后西医渐兴，国医渐衰，岐黄之道，日益陵替。

　　三千年之国粹，九万里之福音，中医药学传至今日，虽历尽波折，但由于其效果显著，仍彰显着顽强之生命力。弘扬中医是杏林中人义不容辞之责任！而要弘扬中医，既要志存高远，又要医技精湛；既要善于继承，又要勇于创新。志存高远而医技不精，则好高骛远，于事无益；医技精湛而胸无大志，则安于现状，难成大业。继承而不创新，则继承便缺乏活力；创新而不继承，则创新便缺乏基础。李佃贵教授业医 50 余年，常以振兴中医为己任，精研勤学，学验俱丰，在查阅大量文献和多年临床经验之基础上，首创"浊毒"学说，并以之指导临床，在治疗慢性萎缩性胃炎伴肠上皮化生和（或）不典型增生等胃癌前病变方面，疗效显著，打破了多年来"胃癌前病变不能逆转"的理论束缚，为中医药治疗本病及其他许多疑难杂症开辟了一条新路。

　　"浊毒"一词，古籍未见记载，然其始动因素"浊"却早在《内经》时代已广泛应用，在《内经》中，清浊是经常被使用的词语，几乎与寒热、气血、阴阳一样属于基本概念，浊有生理之"浊"，有病理之"浊"，浊毒当为病理"浊"之甚者，其既是致病因素，又是病理产物，通过化浊解毒，使人体邪去正安，阴平阳秘，达到"中和"的理想状态。深刻研究浊毒的病因病机，及其浊毒证的治则方药，对于中医多学科的临床和科研工作都将会产生积极深远的影响。

　　张锡纯曰："夫事贵师古者，非以古人之规矩、准绳限我也，惟借以淪我性灵，益我神智。迨至性灵神智，洋溢活泼，又贵举古人之规矩、准绳而扩充之、变化之、引伸触长之，使古人可作，应叹为后生可畏。凡天下事皆宜然，而医学何独不然哉！"今日之中医，实乏创新之人才及实用之理论，"浊毒"学说，虽未臻至善，但以之遣方处药，效如桴鼓，可谓济世之良器也！

　　值此《中医浊毒论》即将出版之际，欣然为之序！

国医大师　孙光荣

二〇一五年七月

吴以岭院士序

  作为中华传统文化的重要组成部分，中医学经历了漫长的历史演变过程，从春秋时期《黄帝内经》的出现，标志着中医学理论体系的形成，至张仲景《伤寒论》开脏腑辨证之先河，辨证论治体系之肇始，从晋代王叔和编撰的中医学首部脉学专著《脉经》，隋代巢元方撰写第一部病因证候学专著《诸病源候论》，至金元时期四大医家的出现，从清代吴鞠通、吴又可、叶天士、王孟英等温病学派对外感病和内伤杂病的认识及治疗，至近代王清任的《医林改错》对瘀血、张锡纯的《医学衷中参西录》对中西汇通的认识，都经过了诸多医家的不同学说、不同流派对经典文献的挖掘整理、继承发挥，进一步促进、丰富和发展了中医学的理论体系，彰显了中医学的发展和学术争鸣的繁荣景象。纵观中医学发展的历史，中医学术水平的提高，无一不是医家在学习总结先贤理论和经验的基础上，经过长期的临床实践，又不断发现，不断充实，不断提高，逐步发展完善的，而每位医家的学术思想，又无一不是经过争论、争鸣，最终结出的果实。《中医浊毒论》的出版可以说是在此基础上孕育而生的。

  燕赵自古名医辈出，而且每位医家都为中医学历史的发展留下了浓重的一笔，从邢台内丘的扁鹊，到肥乡的窦默，从易水学派鼻祖张元素，到金元四大家中寒凉派的刘河间、补土派的李东垣，以及藁城的罗天益，赵县的王好古，从倡导活血化瘀的玉田县的王清任、到首创中西汇通的盐山县的张锡纯等，都为燕赵大地积淀了厚重的中医学发展创新的底蕴。现为河北省十二大名中医之一的李佃贵教授，正是遵循中医学发展的规律，溯本求源，通过查阅大量文献，结合自己多年的临床实践经验，首次提出中医创新理论——浊毒学说，并应用于慢性胃炎、肠上皮化生、异型增生等胃癌前病变，以及慢性肝病、肝硬化、溃疡性结肠炎等疾病，取得了可喜的临床疗效，同时，初步用于系统的一些疑难疾病方面也露出可喜苗头。

  在河北省组织的首届中医药发展高层论坛上，国医大师陆广莘老对浊毒理论给予了高度评价。近年来，浊毒证的研究，在以李佃贵教授为首的学术团队的共同努力下，取得了可观的成就，诸多学术论文发表在国家级杂志上，多次在全国学术大会上进行交流；相关的研究成果获得多项省部级科技进步奖，同时，培养了一大批诸如博士、硕士、全国和省级临床优秀临床人才等中医学高级人才，为浊毒证研究乃至中医学事业储备了人才，注入了新鲜血液。浊毒理论研究受到了国家和省的高度重视，国家中医药管理局批准建立了浊毒证（慢性胃炎）重点研究室，在研究室的申报、建设和验收过程中，多位国内专家对浊毒证研究提出建设性意见和厚望。河北省中医院脾胃病科又以浊毒证研究为基础，先后成功申报了国家临床重点专科，国家中医药管理局重点学科、重点专科，河北省科技厅重点实验室，河北省中医药管理局慢性肝病浊毒证重点研究室、溃疡性结肠炎浊毒证重点研究室等，为浊毒证研究搭建了医教研"三位一体"的水平更高、辐射面更广的学术平台。

  《中医浊毒论》集浊毒理论研究之大成，凝聚了多年来李佃贵教授学术团队的研究成果。"浊"和"毒"的概念肇始于《内经》，又散见于诸多朝代的医籍中，但都是分而谈之，并未见有"浊毒"之说，中医学的特点决定了浊毒学说的产生与时代的发展密不可分，浊毒的形成是社会、经济、人文、科学、自然环境发生重大变革后机体的致病因素随之发生相应改变的重要结果之一，因此，浊毒对人体的影响既有内因，又有外因，必然产生不同于传统外感六淫、七情损伤等病因，同样，浊毒作用于人体，使之发生的病理变化又有其特异性。本书从古代文献溯源浊毒的概念、病因、病机的源头，探讨其历史演变过程，以及在临床各科的应用，系统总结、并初步构建了浊毒理论的学术体系，具有较高的学术价值和学术地位。同时，开展了浊毒、浊毒证相关实验研究，以期探讨浊毒的生物学基础，以及该理论在治疗慢性萎缩性胃炎、胃癌前病变、肝硬化等疾病方面的作用机制，因此，浊毒学说对疑难疾病的防治具有重要的指导意义。

《中医浊毒论》的出版，势必为浊毒证研究注入强劲动力，进一步推动本研究的深入，同时一定对推动中医学理论的丰富、创新和发展起到重要的启迪作用，故乐为之序。

中国工程院院士

二〇一五年七月

李士懋国医大师序

几千年中医药学辉煌历史，为中国乃至世界人民的繁衍昌盛做出了不可磨灭的贡献，历代名医名家辈出，学术思想不断创新，治疗大法不断完善，为后世留下了宝贵的文化遗产。而李佃贵教授就是发展中医临床文化、创新中医学术思想的典型代表。

李佃贵教授早在20世纪80年代就已经致力于浊毒学说的理论和临床研究，而今，以李教授为首的学术团队已在浊毒学说的指导下，发展成为国家临床重点专科，国家中医药管理局重点学科、重点专科，国家中医药管理局浊毒证（慢性胃炎）重点研究室，河北省科技厅重点实验室，河北省中医药管理局慢性肝病浊毒证重点研究室、溃疡性结肠炎浊毒证重点研究室等挂靠单位，为浊毒学说的研究搭建了更为广阔的学术平台。

李佃贵教授是我国知名的中医药专家，从事中医临床、科研、教学工作50余年。他勤于临床、勇于创新，就中医疑难病症提出了许多新思路和新方法。浊毒学说的提出，就是李佃贵教授在继承前人零星记载的基础上，通过长期的临床实践，溯源探流，科学论证而创立的中医新学说，对于丰富扩展现代医疗疾病谱，提高中医临床疗效具有很高的学术价值和临床意义！《中医浊毒论》的出版，更是填补了新时期中医病因病机理论的一项空白！

《中医浊毒论》深入浅出地阐明了浊毒的概念、理论渊源、病因病机、辨证论治、常用诊法、治疗原则、中药、方剂等基础问题，撰写了浊毒学说在临床常见疾病中的应用，讨论了运用化浊解毒法临床治疗验案。全书具有很强科学性、先进性、创新性和实用性，有利于广大读者通过学习和掌握浊毒学说，进一步提高中医临床疗效。可以说，《中医浊毒论》来源于临床，来源于实践；又服务于临床，服务于实践。

不管是理论创新，还是技术创新，敢于突破传统和敢于标新立异是基础。李佃贵教授在发散思维和辨证论治的科学道路上呕心沥血，笔耕不辍，从传统中医理论中推演出现代中医病因病机学，实为难能可贵。《中医浊毒论》的出版，是中医病因病机学发展的一件大事，我向李佃贵教授表示祝贺，向广大中医后生推荐这部新作，并以此为序。

国医大师

二〇一五年七月

前 言

浊毒理论，是近年来提出的一个创新的中医病因病机理论，是研究和阐述浊毒的生成、病理变化、发病特点、演变规律、诊断及治疗方法的学术理论。浊毒，既是一种对人体脏腑经络及气血阴阳均能造成严重损害的致病因素，也是指多种原因导致脏腑功能紊乱、气血运行失常，机体内产生的代谢产物不能及时正常排出，蕴积体内而化生的病理产物。浊毒致病广泛见于多种内伤疑难疾病和外感重症中，浊毒理论从临床实践出发，对于丰富扩展中医对多种疑难疾病的认识，提高各科疾病的临床疗效具有独特的创新学术价值和临床指导意义。

创新理论的形成，并非无源之水，都是在继承的基础上进一步发展的，浊毒理论的形成也正是遵循了这一规律，经历了不同时代很多医家的不同认识，不断探索、发展、完善的过程。具体来说，萌芽于先秦，雏形于汉唐，形成于明清，发展于当代。但古代对于浊和毒认识均有分别的记载，而"浊毒"，是我们根据临床上对一些常见疑难疾病的认识，在挖掘中医学文献中有关"浊""毒"零散记载基础上，结合现代生活饮食结构的改变，工作压力的加大，精神紧张的增强，大气环境的污染等现代因素对人体影响的特点凝练提出的。它不仅是名词的合并，而是具有丰富和特定的内涵，是中医学术体系中的重要组成部分。

先秦时期，《黄帝内经》提出了"清"和"浊"的概念，并以此表示生理物质的稀稠，体液的阴阳升降，病因病证的寒热，疾病的病机差异，疾病治疗的差别，可以说应用非常广泛，意义丰富。关于"毒"的概念，《黄帝内经》也说明了几个方面。①毒为病因。又有"寒毒""湿毒""热毒""清毒""燥毒"之分。②毒指药性。《内经》把有毒的药物分为大毒、常毒、小毒、无毒，药性毒力有强有弱。③毒为治法。如《素问·六元正纪大论篇第七十一》云："黄帝问曰：妇人重身，毒之何如？"这里的毒含有治疗方面的含义，即用毒药治疗的意思。这里所谓的"毒药"，包括现代所说的毒药，也代指药力峻猛、药效强烈的药物。《神农本草经》中"毒"指药物或病因、疾病名称：如毒药、蛊毒、虫毒、毒蛇、菜肉诸毒。以后到《伤寒杂病论》中更提出外毒、内毒、寒毒、温毒、毒药、阴毒、阳毒之不同。《备急千金要方》提出多种毒的名称，如蛊毒、漆毒、阴毒、热毒、风毒、虫毒、时行毒、气毒、温毒、瘴疬毒、气寒毒、阳毒、鸩毒等。明清时期，吴鞠通在《温病条辨》中明确提出了浊毒与温热的相互关系："温毒者，秽浊也。温毒者，诸温夹毒，秽浊太甚也。"认为温毒为诸温夹毒，属于秽浊太甚。"湿气太过，反伤本脏化气，湿久浊凝，至於下焦，气不惟伤而且阻矣。"提出湿久导致浊凝的病机改变，并提出芳香以败毒而化浊的治疗原则。清代医家沈金鳌在《杂病源流犀烛》明确提出"浊病之原，大抵由精败而腐者居半"，提出浊病的名词及病因。由此可见，前人对"浊""毒"的概念和含义认识包括很广，然而，"浊毒"的概念，又有别于这两者，因此，我们在总结继承前人理论经验的基础上，提出浊毒的概念，浊和毒，胶结一起，合而为害，致病力强，损害性更强，危害性更大，所致疾病更难以治愈。多年来，经过万余例患者的临证实践，首先从脾胃病治疗中总结出浊毒理论，对学说逐步完善和成熟打下了坚实的基础，奠定了浊毒理论的理论基础。目前，关于浊毒理论的临床应用和研究，数据统计涉多学科、多病种，有关论文万余篇。可以说浊毒理论的研究和应用已经如火如荼，尤其是在疑难疾病方面的应用，受到广大专家学者们的关注，中华中医药学会脾胃病分会将浊毒理论列为"十一五"期间学科创新理论。

近年来，在对浊毒理论的研究中，国家和省中医药管理局等上级部门高度重视，著名国医大师陆广莘教授和很多专家学者，在不同时间、不同场合都给予了充分的肯定，提出了具有建设性的指导意见，为浊毒证研究注入了强劲动力。依托浊毒理论研究，我们申请建立了国家临床重点专科（中医脾胃病科）、国家中医药管理局浊毒证（慢性胃炎）重点研究室、国家中医药管理局重点学科（中医脾胃病学）、国家中医药管理局重点专科（中医脾胃病科）、河北省科技厅浊毒证实验室、河北省中医药管理局浊毒证（慢性肝病、溃疡性结肠炎）重点研究室，研究方向设置合理，中医特色突出，学术团队梯队均衡，科研实验条件和基础设施完备。为浊毒理论的研究提供了广泛的高层次的医疗、教学、科研"三位一体"的开放性平台。

《中医浊毒论》是我们多年来有关浊毒理论的一些认识与思考，经验与体会。本书共分上中下三篇，上篇为浊毒理论总论，阐述了浊毒理论的概念、理论渊源、病因病机、辨证论治、常用诊法、治疗原则、中药、方剂及对中医科研和临床的指导意义。中篇主要讨论了浊毒理论在临床常见疾病中的应用，由工作在临床第一线的医师根据上篇学术观点撰写而成。下篇主要讨论了以浊毒理论为指导，运用化浊解毒法治疗病案举隅，从一个侧面印证了浊毒理论重大的临床指导意义。在遴选疾病时，我们搜集在同类报道中具有代表性资料，内容要求全、新、精、准，具有科学性、先进性、创新性和实用性，有利于广大读者借以了解和掌握浊毒理论，进一步提高临床疗效。遴选医案时，我们选取病例多，疗效好，方法独特，便于学习，易于掌握的案例。希望本书出版以后，可以起到"精诚所至，金石为开"和"抛砖引玉"的作用。可供致力于或关注浊毒理论工作的中医及中西医临床、科研、教学人员阅读，中西医高等医学院校研究生和大学生学习、参考。

本书在编写过程中，得到了许多专家和学者的关怀和指导，中国工程院王永炎院士，国医大师路志正教授、孙光荣教授、李士懋教授，中国工程院吴以岭院士，著名中西医结合专家、我的老师李恩教授，对编写体例和内容提出了不少颇有指导性的意见，对提高本书质量有很大帮助，我们在此一并致以衷心的感谢！向一直关心和支持我们工作的国家中医药管理局、中华中医药学会、河北省中医药管理局、河北中医学院、河北省中医院领导表示最诚挚的感谢！

我们虽然做了大量工作，但编写这样一部前所未有的浊毒专著，实属一次有益的探索和尝试。为了进一步提高本书的质量，以供再版时修改，因而诚恳地希望各位读者、专家提出宝贵意见。

李佃贵

2015 年 9 月于河北省中医院

目录

中篇　各　论

下篇　病　案　篇

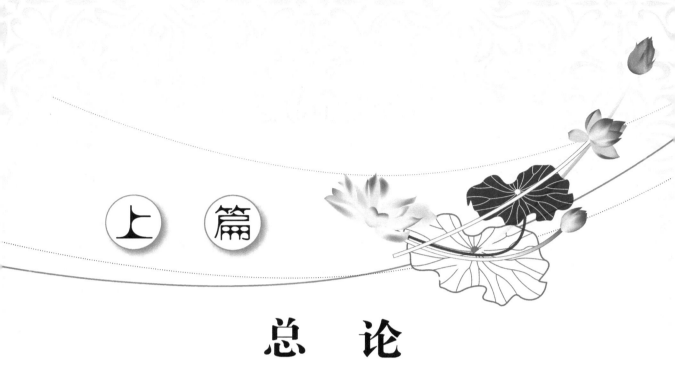

上 篇

总 论

第一章

浊毒的概念

浊和毒作为中医的基本术语，远可追溯至《内经》时代甚至更早，但是将浊毒合而称之，并对其进行深入系统的研究，却是上世纪后期中医界的一个创新。浊毒学说作为一门新兴的中医理论，以天人合一的中医整体思维方式来探究当代生态环境及人体自身饮食、情志和生活方式的改变对人体健康的影响，有其深刻的内涵和广泛的外延，已经被越来越多的专家学者所认可，如国医大师路志正和陆广莘等就是其中的代表人物。据不完全统计，目前与浊毒相关的科研论文达万余篇，涉及中医教学、科研和临床等多个方面、多个层次，对浊毒理论的研究可谓如月之恒，如日之升。然而，浊毒作为一个新兴的中医学术语，其概念尚缺乏统一的认识，因此，科学界定浊毒的定义就显得尤为重要。

我们认为，浊毒作为一个中医学的术语，其含义有广义和狭义之分，广义的浊毒泛指一切对人体有害的不洁物质；而狭义的浊毒是指由于湿浊、谷浊久蕴化热而成的可对脏腑气血造成严重损害的黏腻秽浊之物。

第一节　广义的浊毒

浊毒学说将充斥于天地之间以及人体之内的浊毒分别称为天之浊毒、地之浊毒和人之浊毒。浊毒病邪胶结作用于人体，导致人体细胞、组织和器官的浊化，即致病过程；浊化的结果导致细胞、组织和器官的浊变，即形态结构的改变，包括现代病理学中的肥大、增生、萎缩、化生和癌变，以及炎症、变性、凋亡和坏死等变化。浊变的结果是毒害细胞、组织和器官，使之代谢和功能失常，乃至功能衰竭。

1. 天之浊毒　《灵枢·岁露论》曰："人与天地相参也，与日月相应也"。人类生活在天地之间，人体生命活动受自然规律的支配和约束，大自然的各种变化与人体的健康息息相关。传统中医认为，自然界风、寒、暑、湿、燥、火六气太过成为"六淫"，或非其时而有其气形成的自然灾害，均可影响脏腑气血功能而致疾病发生。随着生态环境的不断恶化，外感六淫已经无法涵盖外在的致病因素，所谓天之浊毒，除包括传统的六淫之外，还包括以下因素：

（1）空气中污染物。包括悬浮颗粒物、飘尘、二氧化硫、一氧化碳、碳氢化物、氮氧化物、碳烟等。这些物质不仅是构成或加重人类呼吸疾病的重要原因，还可直接产生或诱发多种疾病。

（2）大量的致病微生物。随着全球气候变暖，生态环境恶化，大量致病微生物生长繁殖，致使瘟疫频发。有研究表明，温暖的气候与瘟疫暴发之间有一定联系，湿润和温暖的气候条件比正常情况下更适合细菌和病毒生存，而这些病菌传播到人身上的危险性也更大。气候变化还会使人的抵抗力和免疫力下降，这些因素综合在一起，就会增加瘟疫流行的几率。

（3）噪声、电磁辐射、光辐射等。随着现代化、城市化的进程，各种噪声、电磁、辐射物质及光等无形的辐射增加，它们弥漫于空中，虽然看不见，摸不到，但又的确是客观存在的，并且逐渐成为人类无形的杀手。研究证实，长期接受噪音干扰和电磁辐射会造成人体免疫力下降、新陈代谢紊乱，甚至导致各类癌症的发生。

2. 地之浊毒　《素问·六节藏象论》曰："天食人以五气，地食人以五味"。人类的生存除了依赖"天之五气"之外，还离不开"地之五味"，地之浊毒主要是指受污染的水和食物，水是一切生命赖以生存的基础，水污染使食物的质量安全难以得到保障。污染水中的重金属通过水、土壤在植物的生长过程中逐步渗入植物体内，食用吸收了含过量重金属元素污染的动植物后会对人体产生危害，还有当水中含有的放射性物质较多时，一些对某些放射性核素有很强富集作用的水产品，如鱼类、贝类等，就会使得食品中放射性核素的含量可能显著地增加，对人体造成损害。水中含有的有机污染物对食物安全影响更大，一些有机污染物的分子比较稳定，通过水的作用很容易在动植物内部蓄积，损害人体健康。而农药化肥的滥用也是农作物污染的重要因素。这些被污染的水和食物首先经口进入人体的消化系统，损伤脾胃，使后天之本受损，变生浊毒，以致百病丛生。

3. 人之浊毒　《格致余论·涩脉论》曰："或因忧郁，或因厚味，或因无汗，或因补剂，气腾血沸，清化为浊。"由于人自身饮食结构、情志、生活方式的改变以及其他人为原因使人体内产生的有害物质，我们称之为"人之浊毒"。

（1）情志不畅生浊毒：《素问·举痛论》：曰"百病生于气也"。喜、怒、忧、思、悲、恐、惊原本是人对外在环境各种刺激所产生的正常的生理反应。但当外来的刺激突然、强烈或持久不除，使情志过激，超过了人体生理活动的调节范围，使人体气血运行失常，津液运化失司，水湿不化，痰浊瘀血内停，日久蕴化浊毒，以致百病丛生。另外，社会激烈的生存竞争及经济竞争，给许多人带来了前所未有的心理压力，升学、就业、下岗、医疗、养老等问题波及各个年龄段，使人们的情绪经常处于压抑、忧愁、焦虑等背景之中，日久"神劳"，超过了人体生理活动的调节范围，也会使人体气血运行失常，津液不化，浊毒内蕴，从而变生疾病。若持续的情绪焦虑、愤怒、抑郁等，必将使机体神经、内分泌和免疫系统等产生一系列的变化，进而发展成亚健康状态。这种亚健康状态可理解为中医所定义的"郁证"，郁久则化生浊毒。

（2）饮食不节（洁）生浊毒：《素问·藏气法时论》指出："五谷为养，五果为助，五畜为益，五菜为充，气味合而服之，以补精益气。"这就要求我们以植物性食物为主，动物性食物为辅，并配合果、蔬，使饮食性味柔和，不偏不倚，以保证机体阴阳平衡，气血充沛。然而，随着人们生活水平的不断提高，传统的饮食习惯渐被打破，过去偶尔食之的鸡鸭鱼肉等副食品已经成为人们的日常饮食，高热量、高蛋白、高脂肪的"西式快餐"被奉为美味佳肴，强食过饮现象非常普遍。而过食肥甘厚味，则可使浊邪内生，正所谓"肥者令人内热，甘者令人中满"（《素问·奇病论》），"多食浓厚，则痰湿俱生"（《医方论·消导之剂》）。如今，高糖、高脂、多淀粉的饮食，使一些"富贵病"的发病率直线上升，以肥胖、"三高""三病"为主体"代谢综合征"正在人们生活中扩散。究其病因，多是"脂浊""糖浊"等浊毒为害。另外垃圾食品、污染食品泛滥，以及普遍存在的过度医疗、滥服药物等现象，都使得人体脏腑受损，久而酿生浊毒。

（3）不良生活生浊毒：《素问·宝命全形论》指出："人以天地之气生，四时之法成。"人只有顺应自然气候的变化规律才能保持健康。但是随着各种现代化的生活设施不断地介入人类的生活，人们不必再"动作以避寒，阴居以避暑"，而是悠然地生活在人工营造的舒适环境之中。人们出入于乍热乍凉温度悬殊的环境，使肌体腠理汗孔骤开骤闭，卫外功能难以适应，久而久之，闭阻体内的浊气即可化为浊邪而致病。而过量或长期嗜烟酒更是祸害无穷，因为"酒之为物，气热而质湿"（《证治准绳·伤饮食》），"过饮……生痰动火"（《顾松园医镜·谷部》），故大量饮酒后多有头目不爽、倦怠乏力、口干口黏、舌苔厚腻等湿浊阻滞之象。而长期嗜酒者每见面垢多眵、食少脘闷、口干口苦、舌苔黄腻等湿热阻滞之证。"烟为辛热之魁"（《顾松园医镜·虚劳》），即便少量吸烟，也会给身体带来不容忽视的危害。大量的研究证明，吸烟可以导致冠状动脉痉挛，使血小板活性增加并凝聚成血栓。肺为娇脏，香烟燥热，极易损伤肺气肺阴。肺为水之上源，肺气肺阴受损，宣发和肃降功能失常，水液代谢失调，导致痰湿内生，故长期嗜烟者每多见咳嗽多痰等痰浊内蕴之象。而缺乏有效运动也是现代人普遍存在的现象，久而久之，会使人体气血不畅，代谢失调，变生浊毒，引发各种疾病。

第二节 狭义的浊毒

狭义的浊毒既是致病因素，又是病理产物，是浊毒学说现阶段研究的重点，其精髓在"浊"。在中医古代文献中浊有多种含义，既有生理之"浊"，又有病理之"浊"。生理之"浊"包括：①水谷精微的浓浊部分；②排泄的污浊之物，包括呼出的废气和排出的矢气。病理之"浊"（即浊邪）在历代文献中的含义不尽相同，归纳下来有以下几种含义：①类湿之邪。如《金匮要略·脏腑经络先后病脉证》中曰："清邪居上，浊邪居下。"②小便混浊之症，即便浊。如《时方妙用》曰："浊者，小水不清也。"③精浊之症。如《证治准绳》"浊病在精道"等。④湿温之邪。如《温热论》："湿与温合，蒸郁而蒙蔽于上，清窍为之壅塞，浊邪害清也。"⑤瘀血。如《血证论》"血在上则浊蔽而不明矣"。而浊毒学说所研究的"浊"，又与上述之义不尽相同，它包括两个部分，即"湿浊"和"谷浊"，两种病理产物皆可酿化浊毒，分别称之为湿浊毒和谷浊毒。

1. 湿浊毒　人体从饮食中摄入的水谷精微应细分为"水精微"和"谷精微"，相应地，饮食在人体的代谢失常所产生的病理产物也应分为"湿浊"和"谷浊"。湿浊是人体水液代谢失常所形成的病理产物的统称，包括水湿、痰饮等。关于水液在人体内的代谢过程，《内经》已有精辟论述。《素问·经脉别论》曰："饮入于胃，游溢精气，上输于脾，脾气散精，上归于肺，通调水道，下输膀胱，水精四布，五经并行。"水饮摄入人体后，经胃、小肠、大肠的消化吸收，脾的运化转输，上归于肺，通过肺气通调水道的作用，一方面把水液经肺气宣发，心脉运载，而输布到全身，调养脏腑腠理皮毛等各组织器官，一部分变成汗液排出体外；另一方面水液沿着水道，经肺气的肃降，肝的疏利，三焦的通调，水液下降至肾，肾分清别浊，清者又上输于肺，敷布全身，浊者形成尿液，下输膀胱，经气化而成尿液排出体外。如此推陈出新，循环不息。无论是外罹天之浊毒、地之浊毒，还是七情、劳倦、饮食内伤，致使人体脏腑功能失调，或肺失于宣肃，或脾失于运化，或肾失于气化，皆可产生湿浊毒。尤其是脾运化水湿的功能失调，由于脾位于中焦，为人体气机升降的枢纽，脾失健运，则水液既无法上输于肺，又无法下达于肾，水液停滞于体内，则变生水湿、痰饮等湿浊。浊毒的生成一般遵循湿—热—浊—毒的演变过程。湿本是自然界的六气之一，《素问·五运行大论》曰："燥以干之，暑以蒸之，风以动之，湿以润之，寒以坚之，火以温之。"正常的湿气是万物赖以滋养繁茂的重要因素。如果湿气太过或非其时而有其气，则为湿邪。湿邪既有内外之分，又有清浊之别。就自然界来说清湿者，地气轻清上升所致，雾露雨雪，皆为其象；浊湿者，重着污秽，淫雨泥水皆为其象。就人体而言，或因外感湿邪，或因脾胃受损，水湿不化，久蕴体内，多从热化，多自热生。刘完素《河间六书》曰："湿本土气，火热能生土湿，故夏热则万物湿润，秋凉则湿复燥干也。湿病本不自生，因于火热怫郁，水液不能宣行，即停滞而生水湿。故湿者多自热生。"浊即湿久蕴热所致，叶天士谓"湿久浊凝"，朱丹溪谓"浊主湿热，有痰有虚"，"血受湿热，久必凝浊"。浊邪进一步发展即为浊毒，浊毒为浊邪之极，浊邪为浊毒之渐。

2. 谷浊毒　谷浊即谷精微在人体内运化失常所致。谷精微的化生和转运，主要是脾胃和大小肠共同作用的结果，《灵枢·海论》说："胃者，水谷之海。"《灵枢·本输》也说："胃者，五谷之府。"指出了胃的受纳功能。杨上善说："胃受五谷成熟，传入小肠。"指出了胃的腐熟功能。后世概括为胃是对水谷进行初步消化的器官，具有受纳水谷，继而腐熟水谷成糊状食糜的功能。对于小肠的功能，《素问·灵兰秘典论》认为"小肠者，受盛之官，化物出焉"，后世概括为主受盛化物，泌别清浊，即指经胃初步消化的饮食物，在小肠内必须有相当时间的停留，以利于进一步彻底消化，将水谷分化为精微与糟粕两部分。脾则将这些谷食之精气化为营气和卫气，转运输送于上焦，大肠则将糟粕排出体外。《素问·经脉别论》曰："食气入胃，散精于肝，淫气于筋。食气入胃，浊气归心，淫精于脉。脉气流经，精气归于肺，肺朝百脉，输精于皮毛。毛脉合精，行气于府"。在这一系列的过程中，任何一个环节出现障碍，都会使谷精微运化失常而化生为谷浊。或因胃失和降，腐熟受纳功能障碍，致使水谷滞留中焦，化为浊毒，如朱丹溪所谓"故五味入口，即入于胃，留毒不散，积聚既久，致伤冲和，诸病生焉"，或小肠受盛泌别失常，清浊不分，或脾气虚弱，无力将水谷精微输布全身，滞留脉道日久而为浊（包括脂浊、糖浊等），或大肠传导失司，糟粕郁于肠内而生浊。上述各项虽本是精微物质或正常代谢产物，但是过量聚集或失于运化，均可对人体脏腑气血造成损害，我们称之为谷浊毒，它既是病理产物，又是致病因素。

第二章

浊毒的理论根源

在中医古籍中，虽未载有浊毒一词，但是对浊毒的始动因素"浊"却记载颇多。《内经》是中医的元典，很多理论都源于此，由此引申而来，在这部经典著作里我们也可以看到，"清浊"是经常被使用的词语，几乎与寒热、气血、阴阳一样属于基本概念，是含义十分丰富的"元概念"。但过去并未引起人们足够的重视。我们为此探讨如下：

1. 生理之浊 《黄帝内经》中"浊"多与"清"相对而言。"浊"作为生命活动过程中的生理代谢物质有两种含义，一是指食饮精微中质地较为稠厚的部分。如《素问·阴阳应象大论》中"清阳发腠理，浊阴走五脏"，《素问·经脉别论》中"食气入胃，浊气归心，淫精于脉。"二是指食饮代谢过程中的残秽之物（呼出的浊气和排出的二便等）。《素问·阴阳应象大论》中的"清气在下，则生飧泄；浊气在上，则生膜胀"，"清阳出上窍，浊阴出下窍。"

2. 阴阳升降 《素问·阴阳应象大论》认为"寒气生浊，热气生清。清气在下，则生飧泄；浊气在上，则生膜胀。此阴阳反作，病之逆从也。"。正常的情况下，"清阳为天，浊阴为地"，人体与之相应，"清阳出上窍，浊阴出下窍；清阳发腠理，浊阴走五脏；清阳实四肢，浊阴归六腑"。这里把清浊与阴阳相联系，以说明生理代谢时"升降出入"的原理。

《灵枢·阴阳清浊》论述气的清浊说"浊而清者，上出于咽，清而浊者，则下行。清浊相干，命曰乱气。"其中的"浊而清"与"清而浊"，指清与浊之间的转化，与阴阳之间的转化一样，清浊也可以互化，"浊中有清，清中有浊"，两者变动不居。《素问·阴阳应象大论》提出"清阳""浊阴"，《灵枢·阴阳清浊》提出"阴清而阳浊"，前者的清浊，是根据精微物质的稀稠、升降而定的，所以说"清阳浊阴"；后者按照精微物质的运动状态划分，"阴静阳躁"，"阴清而阳浊"。

3. 病机之浊 最早"清浊"来源于古人对于水的认识。水有清浊，人体内的精微物质也有清浊。"浊"作为与疾病相关的概念在《黄帝内经》中的论述为"血气俱盛……其血黑以浊，故不能射"（《灵枢·血络论》），"此肥人也……广肩腋，项肉薄，厚皮而黑色，唇临临然，其血黑以浊，其气涩以迟"（《灵枢·逆顺肥瘦》）。初步提出了"血浊"的概念。《素问·至真要大论》："诸转反戾，水液浑浊，皆属于热；诸病水液，澄彻清冷，皆属于寒。"这段"病机十九条"中指出清稀的体液属寒性，浊稠的体液属于热性。

《灵枢·五乱》指出人患病时，只要"清浊不相干，如是则顺之而治。"清升而浊降，各行其道，病证就容易治疗。如果出现清气在阴（下），浊气在阳（上），"清浊相干，乱于胸中"，患者就会出现严重的胸闷等症状。

4. 诊断疾病　审清浊是内经提出诊断疾病的要点之一。"善诊者，察色按脉，先别阴阳，审清浊而知部分。"(《素问·阴阳应象大论》)，《中藏经》在论胃虚实寒热生死逆顺脉证之法第二十七中提出"其脉沉浊者，病在内；浮清者，病在外"，用清浊以诊断病位。可见以清浊为代表的机体病机改变，在疾病发展演变过程中占有重要地位。审清浊对于辨别病因、病性、病位、疾病性质，以及指导诊断治疗等具有提纲挈领的指导意义。

5. 治疗角度　对于浊的相关治疗，《内经》提出初步的治疗原则和方案。如对于针刺治疗的原则，《内经》提出要注意气血清浊的体质差异，更要分清因病而致的病理性清浊。《灵枢·阴阳清浊》说："清者其气滑，浊者其气涩，此气之常也。故刺阴者，深而留之；刺阳者，浅而疾之；清浊相干者，以数调之也。"《灵枢·九针十二原》提出"浊气在中，清气在下"的时候，"针陷脉则邪气出，针中脉则浊气出，针太深则邪气反沉，病益。"所以要掌握好针刺的尺度。若平素体壮，则患病后易出现"重则气涩血浊，刺此者，深而留之，多益其数；劲则气滑血清，刺此者，浅而疾之。"岐伯认为："血清气浊，疾泻之则气竭焉"；"血浊气涩，疾泻之则经可通也。"气血清浊不同，针刺的补泻手法也不相同。针刺治疗时，有的患者"血少黑而浊"，有的"血出清而半为汁"。需要医生认真观察，才能治疗无误。有瘀滞的患者，应该"两泻其血脉，浊气乃避。"提出针刺泻"浊气"的基本指导原则。

由于各种原因，浊邪作为一种独立的病理因素未曾引起古代医家的重视，多将其混同于湿邪之中讨论，但金元时期的朱丹溪对浊有深刻的认识，浊作为医学术语在此时有不同的含义，最常见的意思是指精浊，如朱丹溪曾在《丹溪心法》专立一章论述赤白浊，并提出"浊主湿热，有痰有虚"的著名论断。另外还指血浊，《格致余论·通风论》提出："血受湿热，久必凝浊，所下未尽，留滞隧道，所以作痛。"认为痛风的病机为血受湿热，凝而为浊，阻于经络所致，为后世医家从浊邪论治痛风开辟了新的思路。《格致余论·涩脉论》曰："或因忧郁，或因厚味，或因无汗，或因补剂，气腾血沸，清化为浊。"提出多种病症与浊邪及其导致的脏腑功能失调有关。朱丹溪对毒的认识也很深刻，云："故五味入口，即入于胃，留毒不散，积聚既久，致伤冲和，诸病生焉。"这里所谓的毒跟现在所说的浊毒意义相近。

至明清时期，叶天士提出浊邪致病的病理机转："清窍为之壅塞，浊邪害清也。"(《温热论》)。吴鞠通在《温病条辨》中明确提出了浊毒与温热的相互关系："温毒者，秽浊也。温毒者，诸温夹毒，秽浊太甚也。"认为温毒为诸温夹毒，属于秽浊太甚。"热伤气，湿亦伤气何？热伤气者，肺主气而属金，火克金，则肺所主之气伤矣。湿伤气者，肺主天气，脾主地气，俱属太阴湿土，湿气太过，反伤本脏化气，湿久浊凝，至於下焦，气不惟伤而且阻矣"，提出湿久导致浊凝的病机改变。并倡化浊解毒之法，"盖肺病治法微苦则降，过苦反过病所，辛凉所以清热，芳香所以败毒而化浊也"。吴鞠通依据病位、病势不同，灵活应用化浊、导浊、祛浊之法。如："按此证由上焦而来，其机尚浅，故用菱皮桔梗枳壳，微苦微辛开上，山栀轻浮微苦清热，香豉郁金降香，化中上之秽浊而开郁。""以藿香化浊，厚朴、广皮、茯苓、大腹泻湿满，半夏辛平而主寒热，蚕沙化浊道中清气。""盖汗之解者寒邪也，风为阳邪，尚不能以汗解，况湿为重浊之邪，故虽有汗不解也，学者於有汗不解之证，当识其非风则湿，或为风湿相搏也。盖土居中位，秽浊所归，四方皆至，悉可兼证，故错综叁伍，无穷极也。""槟榔至坚，直达肛门，散结气，使坚者溃，聚者散，引诸药逐浊气，由肛门而出。""晚蚕沙化浊中清气，大凡肉体未有死而不腐者，蚕则僵而不腐，得清气之纯粹者也，其粪不臭不变色，得蚕之纯清，虽走浊道，而清气独全，既能下走少腹之浊部，又能化浊湿而使之归清，以己之正，正人之不正也。""朴橘行浊湿之滞气，俾虚者充，闭者通，浊者行而坠痛自止，胃开进食矣。""砂仁肉蔻从下焦固涩浊气，二物皆芳香能涩滑脱，而又能通下焦之郁滞，益醒脾阳也。为末，取其留中也。芳香而达窍，补火以生土，驱浊以生清也。""湿温久羁，三焦弥漫，神昏窍阻，少腹硬满，大便不下，宣清导浊汤主之。""浊湿久留，下注於肛，气闭肛门坠痛，胃不喜食，舌苔腐白，术附汤主之。"，"此浊湿久留肠胃，致肾阳亦困，而肛门坠痛也。"

第三章

浊毒的病因病机

一、时代背景

疾病的发生发展离不开人们生存的时代背景，东汉末年伤寒流行，始有张仲景之《伤寒论》成书传世；金元时期，战乱频仍，人们奔波流离，始有李东垣之《脾胃论》成书传世。诸如此类，不胜枚举。当今时代，极大丰富的物质生活，日新月异的科技应用，给人们的生活带来极大的便利，也同时导致了当今时代背景下的诸多疾病。浊毒论的产生，离不开当今的时代背景。

1. 自然环境变化　今日，全球变暖而产生的温室效应，让整个人类处于风、寒、暑、湿、燥、火的大变化中，气候之变超过人体的适应能力，就会导致相应的疾病谱的变化。另外，空气污染、水源污染、土壤污染等因素，直接或者间接导致人体吸收越来越多各种有毒有害物质，这些外界因素的变化超过人体的代谢能力，有害物质在人体内蓄积，影响人的健康，减少人的寿命。

2. 社会环境变化　社会激烈的生存竞争及经济竞争，给许多人带来了前所未有的心理压力，升学、就业、下岗、医疗、养老等问题波及各个年龄段，使人们的情绪经常处于压抑、忧愁、思虑、焦虑等背景之中。作为社会的一分子，世人无时不受到社会环境因素的影响。社会地位、经济状况、家庭情况、人际关系等方面的变化，直接或间接地影响着人的精神情志活动，成为诱发疾病的因素。

3. 生活方式改变　在人类解决了"吃饱穿暖"为主要内容的生存问题以后，生活方式发生了很大变化。生活节奏加快，膳食结构单一，加上吸烟、酗酒，工作长期静坐，缺乏体育锻炼以及心理压力大等问题，都导致人体正常代谢功能的异常，导致多种慢性疾病的产生，殊不知这些慢性疾病产生的过程也就是浊毒致病的过程。

综上所述，在当今时代背景下，许多人出现了浊毒体质，这种浊毒体质左右人的健康，影响人的寿命。在这种背景下，提出浊毒学说，有益于世人健康，防病保健，有益于救治疾病，并且可用于指导当今时代下的大部分疾病的治疗，大部分人群的养生保健，具有重要的现实意义。

二、浊毒成因

浊毒既可为外邪，亦可为内邪。作为外邪，由表侵入；作为内邪，由内而生。浊毒病邪作用于人体，循人体络脉体系由表入里，由局部至全身。浊毒之邪胶结，可导致人体细胞、组织和器官的浊化，即致病过程。浊化的结果导致细胞、组织和器官的浊变，即形态结构的改变，包括现代病理学中的肥大、增生、萎缩、化生和癌变，以及炎症、变性、凋亡和坏死等变化。浊变的结果是毒害细胞、组织和器官，使之代谢和功能失常，乃至功能衰竭。浊毒病邪入侵机体，克正气而致病；浊毒之邪猖獗，发病急重，或病情加重；浊毒之邪滞留不去，疾病迁延不愈；浊毒之邪被战胜克制，则疾病好转，机体得以康复。因此，浊毒病邪有轻、中、重相对量化的划分。

浊毒证形成的内在因素，包括中气的虚实，阳气的盛衰，体质的强弱和内生湿浊的有无等，即所谓："内外相引"。人体是否易患病，内生浊毒起决定作用，而内生浊毒多责之于脾胃功能，如叶天士所言之湿热病："又有酒客，里湿素盛，外邪入里，里湿为合"，即指出嗜食酒肉，影响脾胃运化而湿热内生，是湿热类温病发生的重要因素。后薛生白取叶氏之意，提出了"太阴内伤，湿饮停聚，客邪再至，内外相引，故病湿热"的观点。《医宗金鉴》云："人感受邪气虽一，因其形脏不同，或从寒化，或从热化，或从虚化，或从实化，故多端不齐也。"浊毒证的发展，有热化和寒化的不同，从而形成伤阴伤阳之病理机转，不同的病机转化与病邪、体质及治疗恰当与否密切相关。

1. 外感淫疠毒邪 浊毒可由外而入，或从皮毛，或从口鼻，侵入机体，对人体脏腑、经络、气血、阴阳均能造成严重损害。"浊"者，不清也，浊与湿紧密相关，外感湿浊，由表入里。外界湿浊之邪侵入人体的途径大致有三条：一是通过呼吸由口鼻进入人体，先影响人体的上焦，进而影响到中、下焦。正如《医原·湿气论》所说："湿之化气，多从上受，邪自口鼻吸入，故先伤天气，次及地气。"二是通过肌肉皮肤渗透进入人体，先客于肌表关节，次阻经络，最终深入脏腑。清张璐说："湿气积久，留滞关节。"《素问·调经论》曰："风雨之伤人也，先客于皮肤，传入于孙脉，孙脉满则传入于络脉，络脉满则输入于经脉"。又曰："寒湿之中人，皮肤不收，肌肉坚紧。荣血泣，卫气去，故曰虚。"三是湿邪中伤脾胃。《六因条辨·伤湿辨论》："夫湿乃重浊之邪，其伤人也最广……殆伤则伤其表，表者，乃阳明之表，肌肉也；中则中其内，内者，乃太阴之内，脾阴也，湿土也。故伤表则肢节必痛，中里则脘腹必闷。"当然外感湿浊之邪侵犯人体，可能只有一种途径，也可能两种或者三种途径同时存在，如湿温病初起多为卫气同病，为湿热之邪同时侵犯人体的肌表和脾胃所引起，因此在临床诊治时，应灵活应用，不可教条。外感之邪，凡有湿性，即为浊毒之一种，即或无湿，侵袭人体，留止不去，易生浊化毒，必防浊毒之变。

另外，外来之毒邪，侵袭人体，易极化为浊毒性质而致病。"外毒"是来源于人体之外的环境产生的有害于人体健康，结合西医学的认识，外毒包括化学致病物、物理致病物、生物致病物等。化学致病物包括药毒、毒品、秽毒、各种污染等，废气污水，生物垃圾，化肥农药，装饰材料，烧烤粉尘等皆可为毒。物理致病物包括跌仆损伤等意外伤害，水、火、雷、电等自然灾害，气候、气温变化，噪声、电磁波、超声波、射线辐射对人体的干扰等。其中，气候变化是引起疾病发生的因素之一，是毒邪、疫疠之毒产生和传播的重要条件。生物致病物包括温病毒邪、疫疠之毒、虫兽毒、食物中毒等。《诸病源候论》曰："诸生肉及熟肉，内器中密闭头，其气壅积不泄，则为郁肉，有毒，不幸而食之，乃杀人；其轻者，亦吐利，烦乱不安。"《金匮要略》曰："六畜自死，皆疫死，则有毒，不可食之。"

外来之浊与毒，侵入人体，影响人体的新陈代谢，导致气机失调，脏腑失用，从而浊毒内生，蕴于体内，百病丛生。

2. 饮食失节 《素问·藏气法时论》指出："五谷为养，五果为助，五畜为益，五菜为充，气味合而服之，以补精益气。"这就要求我们以植物性食物为主，动物性食物为辅，并配合果蔬，使饮食性味柔和，不偏不倚，以保证机体阴阳平衡，气血充沛。然而，随着人们生活水平的不断提高，传统的饮食习惯渐被打破，过去偶尔食之的鸡鸭鱼肉等副食品已经成为人们的日常饮食，高热量、高蛋白、高脂肪的"西式快餐"被奉为美味佳肴，强食过饮现象非常普遍。而过食肥甘厚味，超出脾胃运化功能，则湿聚食积，化为痰饮，蕴郁日久，化为浊毒之邪。正所谓"肥者令人内热，甘者令人中满"（《素问·奇病论》），"多食浓厚，则痰湿俱生"（《医方论·消导之剂》）。

饮食失节，影响人体气血的运行。《素问·五脏生成》指出"多食咸，则脉凝泣而变色"，《张氏医通·诸血门》亦曰："人饮食起居，一失其节，皆能使血瘀滞不行也。"血瘀久则成毒，百病乃变化而生。这也是现代社会高脂血症、高血压、心脑血管疾病、糖尿病、肥胖症等发病率大大增高的主要原因之一。故《素问·通评虚实论》指出："消瘅仆击，偏枯痿厥，气满发逆，甘肥贵人，则膏粱之疾也。"

长期嗜烟好酒，易生浊毒。酒为"百药之长"，易入血分，适量饮酒可以驱除风寒、疏通筋脉、解除疲劳、振奋精神，而过量或长期嗜酒则会危害人的健康。因为"酒之为物，气热而质湿"（《证治准绳·伤饮食》），"过饮……生痰动火"（《顾松园医镜·谷部》），故大量饮酒后多有头目不爽、倦怠乏力、口干口黏、舌苔厚腻等湿浊阻滞之象，而长期嗜酒者每见面垢多眵、食少脘闷、口干口苦、舌苔黄腻等湿热阻滞之证。

烟对人体有百害而无一利，因此即便少量吸烟，也会给身体带来不容忽视的危害。大量的研究证明，吸烟可以导致冠状动脉痉挛，使血小板活性增加并凝聚成血栓。"烟为辛热之魁"（《顾松园医镜·虚劳》），香烟燥热，极易损伤肺气肺阴，肺为水之上源，肺气肺阴受损，宣发和肃降失常，水液代谢失调，导致痰湿内生，故长期嗜烟者每多见咳嗽多痰等痰浊内蕴之象。痰郁日久，化为浊毒之邪。

3. 情志不畅 《素问·八正神明论》说："血气者，人之神，不可不谨养。"神是内在气血的总体体现，因此所谓"清静"，是指的人体精神状态的安详，是一个人内在脏腑气血功能正常的外在表现。人体在精神上能够长期保持清静，营卫之气运行有序，肌肉腠理的功能状态正常，表现为致密而柔顺，邪气难以进犯肌体，人体就不会得病。正所谓"正气存内，邪不可干"。喜、怒、忧、思、悲、恐、惊原本是人对外在环境各种刺激所产生的正常的生理反应。但当外来的刺激突然、强烈或持久不除，使情志激动过度，超过了人体生理活动的调节范围，则可使人体气机失调，进一步导致脏腑功能紊乱，气血运行失常，津液水湿不化，痰浊瘀血内停，浊毒由此而生。故《证治准绳·喘》谓："七情内伤，郁而生痰。"《医述·血证》亦曰："或因忧思过度，而致营血郁滞不行；或因怒伤血逆，上不得越，下不归经，而留积于胸膈之间者，此皆瘀血之因也。"情志因素与痰瘀的关系亦受到了现代学者的重视。日本学者永田胜太郎认为慢性紧张是导致瘀血证的主要原因之一，瘀血状态就是低血清辅酶Q状态，它是一种慢性应激反应。即虽然交感神经释放儿茶酚胺，而其靶器官的心肌处于劳损状态，使全身的最小动脉收缩，末梢血液循环障碍，以致毛细血管系统、静脉系统瘀血。国内也有学者对冠心病瘀血证与A型性格、心理应激的关系进行调查分析，发现情志因素与瘀血的关系密切。《素问·调经论》说："喜则气下，悲则气消，消则脉虚空。因寒饮食，寒气熏满，则血泣气去，故曰虚矣。"大喜不止，消弱人体正气，正气一虚，病从内生；悲伤过度。悲喜过度，人体"脉空虚"，正气不足，过食寒凉，寒气主凝滞，血凝之后，进一步加重气虚，为生理物质的"浊毒化"

打下了基础。

《素问·举痛论》"百病生于气也"，气不通畅，则毒邪内生。如气盛生毒，因气有余便是火，火热之极即为毒；热毒、火毒的存在又可进一步伤害人体脏腑组织产生腑实、阴伤、血瘀等一系列病理变化；气郁生毒，情志变化刺激过于突然、持久，使脏腑功能紊乱，升降出入失常，影响气机的条达，津血的输布，可蓄郁而为毒，从而导致疾病。浊毒在体内蕴积日久，又可对人体脏腑经络造成严重损害，百病由此乃变化而生。这就是"郁生浊毒"。

4. 环境改变 《素问·宝命全形论》指出："人以天地之气生，四时之法成。"人只有顺应自然气候的变化规律才能保持健康。随着各种现代化的生活设施不断地介入人类的生活，人们不必再"动作以避寒，阴居以避暑"，悠然地生活在人工营造的舒适环境之中。即使夏季室外酷暑炎热，室内也可以冷气习习；冬季户外冰雪凛冽，屋内也可以暖气融融。人们出入于这样乍热乍凉，或乍寒乍暖温度悬殊的环境，使肌体腠理汗孔骤开骤闭，卫外功能难以适应，久而久之，闭阻体内的浊气即可化为浊毒而致病。

环境的自然变化和人类对环境的干预使人类的生活环境发生了空前的变化，这种变化对人体的影响是巨大的、多层面的，从中医学的角度看，湿浊阻滞是一个不容忽视的方面。现代流行病学调查亦已证明了这一点。有人对石家庄市各行业共 1005 人进行整体随机抽样调查，结果显示：有湿阻症状者占 10.55%，且与性别、年龄、职业无明显联系，主要病因为环境湿气过重、性格急躁或忧郁以及饮食不节，主要病位在脾。湿浊阻滞，气机不畅，进一步导致血行受阻，结滞成瘀，百病由此变化而生。

5. 运动缺乏 《素问·宣明五气》云："久视伤血，久卧伤气，久坐伤肉。"若长年伏案，以车代步，室外活动减少，不仅可以导致气血亏虚，而且还可以使气机阻滞，津液运化、布散失常，从而浊毒之邪难免滋生。多食少动，对于浊毒体质的产生具有重要作用。颜元在《颜习斋言行录》中写道："习行、礼、乐、射、御之学，健人筋骨，和人气血，调人情绪，长人仁义……为其动生阴阳，下积痰郁气，安内抒外也。"这充分表明：体育运动既可强身健体，娱乐身心，磨练意志，促进德智发展；又可防病治病，帮助身体早日康复。

6. 虚损劳倦 人体是否发病，主要取决于人体的正气强弱。"正气存内，邪不可干"，"邪之所凑，其气必虚"，是中医药贡献给人类大众的养生智慧。《灵枢·百病始生》说："风雨寒热不得虚，邪不能独伤人。卒然逢疾风暴雨而不病者，盖无虚，故邪不能独伤人。此必因虚邪之风，与其身形，两虚相得，乃客其形。两实相逢，众人肉坚。其中于虚邪，也因于天时，与其身形，参以虚实，大病乃成。气有定舍，因处为名。"

虚易招邪，虚处留邪；邪碍气机，化生浊毒，这往往是一个连续的过程。《素问·调经论》说："有所劳倦，形气衰少，谷气不盛，上焦不行，下脘不通，胃气热，热气熏胸中，故内热。"由劳倦导致的形气衰少，还只是一个"纯虚无邪"的病理状态，一旦在这个基础上出现"上焦不行，下脘不通"，就不是纯虚无邪了，而是清浊相干，浊毒内生的一种现象，所以患者见到"内热"的各种证候表现。

7. 他邪转化 浊毒之邪与内生五邪、外感六淫密切相关，又有不同。浊毒兼具浊与毒的特性，可以由他邪转化，且为诸邪致病之甚者也。如食积，本为伤食，食积日久则生湿聚痰，湿与痰即具浊之性，湿痰蕴积日久则生毒，至此浊毒生焉。浊毒生则导致胃病渐重，甚至癌变。饮食若超过自身耐受量，则可转化成浊毒。如过饮久饮之酒浊毒；过食为病之食积化浊毒；大便干燥影响毒素排出，吸收毒素过多成粪毒；血糖、血脂过高形成糖浊毒、脂浊毒等。

另外，水湿痰饮可转化为浊毒，汗液、二便不通，浊阴或水湿无以出路，内困日久而成"浊毒"；久病虚损，肺、脾、肾及三焦等脏腑气化功能失常，肾元衰败，导致浊毒内生。津、液本为体内的正常物质，若超出生理需要量，或停留于局部，或失其所，也成为一种毒。如水液代谢紊乱，水液过多为病之水毒、湿毒；机体在代谢过程中产生的各种代谢产物排出困难，蓄积日久，郁而化毒则为浊毒。瘀血亦可转化为浊毒之邪，瘀血是血液运行失常而化生的病理产物，常表现为瘀毒、出血、癥瘕。若瘀久不消，全身持久得不到气血的濡养，则出现面色黧黑、口唇紫黯、皮肤粗糙状如鳞甲，则成瘀毒；瘀血阻滞脉络，血液不循常道，溢出脉外，可见各种出血；体内肿块日久不化，质硬，固定不移，夜间痛甚，即癥瘕。血瘀则气滞，气血瘀滞则脉络阻塞、脏腑功用失常，从而导致浊毒内生。另外，所瘀之血，所溢之血，日久即聚浊毒之性，致人病生。

三、致病特点

1. 浊毒黏滞，病程缠绵　"黏"，即黏腻；"滞"，即停滞。所谓黏滞是指浊毒致病具有黏腻停滞的特性。这种特性主要表现在两个方面：一是症状的黏滞性。即浊病症状多黏滞而不爽，如大便黏腻不爽，小便涩滞不畅，以及分泌物黏浊和舌苔黏腻等。二是病程的缠绵性。因浊性黏滞，蕴蒸不化，胶着难解，故起病缓慢隐袭，病程较长，往往反复发作或缠绵难愈。如湿温，它是一种由湿浊热邪所引起外感热病。由于浊毒性质的特异性，在疾病的传变过程中，表现出起病缓、传变慢、病程长、难速愈的明显特征。其他如湿疹、着痹等，亦因其浊而不易速愈。

浊毒之邪积聚体内，相互为用，日久必凝结气血，燔灼津液，致脏腑败伤，其病多深重难愈，病期冗长，病久入血入络，可致瘀血出血。许筱颖等认为：浊性黏滞，易结滞脉络，阻塞气机，缠绵耗气；毒邪性烈善变，易化热耗伤阴精，壅腐气血。"毒"之形成，与"浊"有密切的关系。若浊毒日久不解，深伏于内，耗劫脏腑经络之气血，而呈现虚实夹杂之证，在临床表现为缠绵难愈，变化多端。

2. 滞脾碍胃，阻滞气机　浊为阴邪，其性黏滞，最易困阻脾之清阳，阻塞气机，脾胃为人体气机升降的枢纽，脾不升清，胃不降浊，气机升降失常。如《灵枢·小针解》云："言寒温不适，饮食不节，而病生于肠胃，故命曰浊气在中也。"若湿邪阻中，脾胃受病，气机升降之枢纽失灵，人体之气机升降，权衡在于中气。三焦升降之气，由脾鼓动，中焦和，则上下顺。阳明为水谷之海，太阴为湿土之脏，胃主纳谷，脾主运化，脾升则健，胃降则和，所以中焦气和，脾胃升降皆得适度，则心肺在上，行营卫而光泽在外；肝肾在下，养筋骨而强壮于内；脾胃在中，传化精微以溉四旁，人体保持正常的气机升降运动，是为无病。脾为浊困，湿浊内聚，使脾胃纳运失职，升降失常。脾阳不振，湿浊停聚而胸闷脘痞、纳谷不香、不思饮食、肢体困重、呕恶泄泻等，以及分泌物和排泄物如泪、涕、痰、带下、二便等秽浊不清，舌苔白腻润滑而液多，脉沉濡而软，或沉缓而迟。

3. 常相兼夹，耗气伤阴　浊毒为病，常与痰、湿、瘀、毒并存。浊毒较之湿邪，更为黏腻滞涩，重浊稠厚，因此，病势更为缠绵难愈，多久久不能尽除。较之痰邪，浊毒变化多端，可侵及全身多个脏腑、四肢百骸，同时又会随体质及环境因素寒化、热化，从而出现种种变局。浊毒的存在可导致痰、瘀、毒等病理产物的产生，相兼为病，加重病情。

浊毒困扰清阳、阻滞气机,可以导致津液停聚,加重痰浊;浊毒胶结,阻碍气血运行,更可加重气血瘀滞。浊毒伤人正气,蕴结成毒,或化热生毒,更可耗血动血、败坏脏腑。四者相兼,元气日衰,则病归难治。

4. 阴阳相并,浊毒害清　浊性类水,水属于阴,故浊为阴邪。易阻气机,损伤阳气,"湿胜则阳微",由湿浊之邪郁遏使阳气不伸者,当用化气利湿通利小便的方法,使气机通畅,水道通调,则浊毒可从小便而去,湿浊去则阳气自通。浊毒为阴邪郁久化热生毒,兼具湿热毒性,此时多见湿热结聚,毒性昭彰之特点。故此说,浊毒为阴邪、阳邪相并,正如湿与热相并,如油入面,而浊毒为湿热之甚,阴阳更难分离,驱散消解更加困难。

湿浊之邪害人,阻遏清阳,蒙蔽神明、心窍、头部孔窍,出现头昏目眩,神昏谵语,甚或失聪。所以叶天士《温热论》有"浊毒害清"之说。《格致余论》云:"湿者土浊之气,……湿气熏蒸,清道不通,沉重而不爽利,似乎有物以蒙冒之。"慢性肾衰竭尿毒症脑病、肝功能衰竭肝性脑病,都具有浊毒胶着黏滞,蒙蔽清窍,神明失守的特点。

5. 易积成形,蕴久生变　浊毒之邪重浊、黏滞,易损脏腑,腐血肉,生恶疮癌肿。浊毒之邪表现有气味秽臭,或腥臭如败卵,肌肉组织多有腐烂,或易生赘疣;头昏蒙,甚则意识不清,身痛不可名状;骨蒸、恶寒、微热、自汗或盗汗,大便水样如注,或溏浊、黏滞不爽,或吐、呕或便冻血如烂肉样,或出流腐汁黄水;如妇女黄白带下、外阴瘙痒,或刺痛、出浊水物等。如浊毒犯肾,开合失司,可见通身水肿,二便俱闭。浊毒日久不去,肾脏持续损害可致肾衰竭。王永炎院士强调毒邪在缺血性中风发病中的重要性,提出中风后常有瘀毒、痰毒、热毒互结,破坏形体,损伤脑络。国医大师周仲瑛认为乙肝慢性期,症状相对隐伏,病势缠绵,病程较长,"瘀毒"为其主要的病理环节,解毒化瘀为其基本治疗大法。我们所谈的浊毒要与一般的湿热之邪区别开来。这里的浊毒之邪是在原有病邪的基础上化生而又保留了原有病邪的特点,虽然与湿邪、热邪、瘀血等有联系,但已是完全不同的概念。

浊毒侵及人体,留滞于脏腑经络,病久不去,容易生变。浊毒病邪胶结作用于人体胃部,导致胃部细胞、组织的浊化,即病理损害过程;浊化的结果导致细胞、组织的浊变,即形态结构的改变,包括现代病理学中的肥大、增生、萎缩、化生和癌变;以及炎症、变性、凋亡和坏死等变化。浊变的结果是毒害细胞、组织和器官,使之代谢和功能失常,乃至功能衰竭。浊毒黏滞致使胃络瘀滞,气不布津,不养经,胃失荣养,腺体萎缩久久不愈,终则发生肠上皮化生或异型增生。可见,浊毒之邪黏滞不解,盘踞成积是慢性胃炎病程长、反复难愈的关键所在;亦是肠上皮化生及异型增生形成的"启动因子"。慢性胃炎,从浅表性胃炎到萎缩性胃炎,到肠上皮化生伴异型增生,到癌变的过程,就是浊毒内蕴,日久生变的过程。

四、浊毒与脏腑关系

1. 脾胃与浊毒　脾主运化、主升清,胃主受纳、腐熟水谷,主通降,以降为和。脾胃同属中焦,通过经脉相互络属构成表里关系,两者一纳一化,一升一降,脾为胃行其津液,共同完成饮食物的消化吸收及其精微的输布,从而滋养全身,因此,称脾胃为"后天之本"。脾主升,胃主降,两者相反相成。脾气升,则水谷之精微得以输布;胃气降,则水谷及其糟粕才得以下行。《临证指南医案》:"脾宜升则健,胃宜降则和。"胃属燥土,脾属湿土,胃喜润恶燥,脾喜燥恶湿,燥湿相济,阴阳结合,才能完成饮食物的运化。

《临证指南医案》："太阴湿土得阳始运，阳明燥土得阴自安。"脾运化失职，清气不升，即可影响胃的受纳与和降。反之，如饮食失节，食滞胃脘，胃失和降，亦可影响脾的升清与运化，脾失健运，水谷精微输布异常，湿聚成浊，郁而成毒，浊毒由内而生。

2. 肝胆与浊毒　肝主疏泄，胆主决断，共同助脾主运化。中医的整体观认为，人体脏腑气血是一个有机的整体，靠相互协调和制约来保证其生理功能的完成，五脏六腑的功用多赖肝之疏泄。肝的疏泄周转功能有助于脾胃气机的升降、饮食的消化和吸收、肺气的宣发和敷布、胆汁的排泄及气血的周转，它们是一个生命活动的有机整体，共同协调，维持脏腑气血的平衡。肝的疏泄功能正常，脾气能升，胃气能降，则既能纳，又能化，从而保持正常的消化吸收功能。若肝失疏泄，无以助脾之升散，可见"木不疏土"即"肝脾不和""肝郁气滞"，肝失疏泄，肝气郁结，三焦气机不畅，则横逆而克脾，脾失健运，肝失疏泄，气机不畅，水液代谢功能失常，湿邪内蓄，继而积湿成浊，并可引起血行受阻，气滞血瘀，或为气血逆乱，可致浊毒内生。

3. 肾、膀胱与浊毒　肾与膀胱互为表里，肾司二便，专主开阖，所谓开阖，即二便之排泄机关也。膀胱主贮存和排泄尿液。肾与膀胱功能正常，则二便通利，二便不利，则浊物内蕴，此为化生浊毒之一源也。肾者主水，可见肾与膀胱的疾病均可见水液代谢异常。水液代谢异常也是浊毒内生的主要病机。脾为后天之本，肾为先天之本。脾之健运，化生精微，须借助于肾阳的推动，因此有"脾阳根于肾阳"之说。若肾阳不足，可致脾阳亏虚，运化失职，必易导致浊毒内蕴。

4. 肺、大肠与浊毒　肺与大肠相表里，大肠为传导之官，传导失职，则浊物排出不畅最易郁而生毒，日久致生他变。肺主宣发肃降，通调水道。所谓宣发，含有宣布发散之意。肺主宣发是指肺把宗气、血液、津液输布散发到全身各处的功能。所谓肃降，含有清肃下降之意；肺主肃降是指肺居上焦，它的气机以下降为顺，只有肺气肃降，才能使呼吸均匀平稳，不咳不喘。若肺失宣降，肺气上逆或壅滞郁闭，则气机不畅，浊毒中生。所谓通调水道，是指肺气有调节和维持水液代谢平衡的功能。水道指水液排泄的途径，如呼吸、汗液的蒸发、尿液的排泄等。这一功能主要是由肺气的宣发和肃降来完成的。因为肺的宣发肃降，能促进和调节水液代谢，所以称"肺为水之上源"。《素问·经脉别论》说："饮入于胃，游溢精气，上输于脾，脾气散精，上归于肺，通调水道，下输膀胱。"就是对这一代谢过程的概括。若宣发肃降功能失调，则可出现水液代谢异常，从而蕴生浊毒。

5. 心、小肠与浊毒　心与小肠相表里，小肠主泌别清浊，清浊之物在小肠分别，因此说小肠功能正常则清浊分明，各归其道，若泌别不清，则浊郁毒生。心为神之居、血之主、脉之宗，心主血脉，血液与津液同源互化，血液中的水液渗出脉外则为津液，津液是汗液化生之源。心又藏神，汗液的生成与排泄又受心神的主宰与调节。心神清明，对体内外各种信息反应灵敏，汗液的生成与排泄，就会随体内生理情况和外界气候的变化而有相应的调节，所以情绪紧张、激动、劳动、运动及气候炎热时均可见汗出现象。故《素问·经脉别论》说："惊而夺精，汗出于心。"由此可见，心以其主血脉和藏神功能为基础，主司汗液的生成与排泄，从而维持了人体内外环境的协调平衡。若心失所主，血脉代谢紊乱，则浊毒中生。

五、浊毒体质

中医认为人体是一个以脏腑经络为内在联络的有机整体，自然界存在着人类赖以生存的必要条件，同时自然界以及包括社会环境、工作环境等环境因素的变化又常常直接或间接地影响着人体，而人体受外界的影响也必然相应地发生生理或病理上的反应。早在《内经》中就认识到人的健康和疾病与自然环境、精神因素有着密切的关系，天人合一、形神合一、阴阳平衡是最佳的生理状态，明确提出"六淫""七情"等是引起疾病发生的重要致病因素。

浊毒体质的形成，由先天禀赋、后天失调、药物作用等因素所导致。而大多数人是由于外感之邪，大量饮酒，或过食肥甘厚味，或过度思虑，脾虚不运，而致水液不化，聚湿生痰，浊毒内蕴。《灵枢·寿夭刚柔》认为："人之生也，有刚有柔，有弱有强，有短有长，有阴有阳……"说明体质与先天禀赋关系密切，体质差异与生俱来。有资料表明："肥胖者通常有明确的家族史，父亲或母亲肥胖，其子女约有40%～50%出现肥胖，如父母均肥胖，则其子女肥胖的机会可以达70%～80%。"

浊毒体质包括痰浊与热毒体质两种。痰浊体质是目前比较常见的一种体质类型，当人体脏腑、阴阳失调，气血津液运行失常，易形成痰浊时，便可认作痰浊体质。痰浊体质多见于肥胖人，或素瘦今肥的人。该体质的人常表现有体形肥胖，腹部肥满松软，面部皮肤油脂较多，多汗且黏，胸闷，痰多，面色秽浊，眼胞微浮，容易困倦，舌体胖大，舌苔白腻或黄腻，身重不爽，喜食肥甘甜黏，大便不实或不爽，小便不多或微混。性格偏温和、稳重，多善于忍耐。此种体质类型有易患高血压、糖尿病、肥胖症、高脂血症、哮喘、痛风、冠心病、代谢综合征、脑血管等疾病的倾向。而热毒体质，则常见面垢油光，易生痤疮，口苦口干，身重困倦，大便黏滞不爽或燥结，小便短黄，阴囊潮湿，或带下增多，舌质偏红，苔黄腻，脉滑数，容易心烦急躁，易患疮疖、黄疸、热淋等病。对夏末秋初湿热气候，湿浊重或气温偏高环境较难适应。

浊毒体质观在中医病因学上与现代以西方医学为主体的生物-心理-社会医学模式有着共同的思维方式。体质健康是人的生命活动和劳动工作能力（包括运动能力）的物质基础。它在形势和发展过程中，具有明显的差异性和阶段性，不同人的体质差异表现在形态发育、生理功能、心理状态、身体素质和运动能力，对环境的适应以及对疾病的抵抗力等方面，包括从最佳功能状态到严重疾病和功能障碍等各种不同的体质水平。体质的稳定性由相似的遗传背景形成，年龄、性别等因素也可使体质表现出一定的稳定性。然而，体质的稳定性是相对的，每一个体在生长壮老的生命过程中，因受环境、精神、营养、锻炼、疾病等内外环境中诸多因素的影响，而使体质发生变化，从而使得体质只具有相对的稳定性，同时具有动态可变性。这种特征是体质可调的理论基础，也可有效的指导浊毒证的临床诊断与用药。

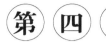

第四章

浊 毒 辨 证

浊毒既是一种对人体脏腑经络及气血阴阳均能造成严重损害的致病因素，同时也是指多种原因导致脏腑功能紊乱、气血运行失常，机体内产生的代谢产物不能及时正常排出蕴积体内而变生的病理产物。浊毒证是指以浊毒为病因使机体处于浊毒状态从而产生特有临床表现的一组或几组症候群。浊有浊质，毒有毒性。浊质黏腻导致浊邪为病，多易结滞脉络，阻塞气机，缠绵耗气，胶着不去而易酿毒性；而毒邪伤人，其性烈善变，损害气血营卫。两者相合则因毒借浊质，浊夹毒性，多直伤脏腑经络。浊毒可侵犯上中下三焦，但以中焦脾胃最为常见。

浊毒共同致病特点

1. 易阻滞气机、耗伤气血。因浊毒之性热、质浊，热可耗血伤气，浊可阻滞脉络，壅塞气机。

2. 浊毒致病缠绵难愈，病情重，治疗难，疗程长。徒化浊则毒热愈盛，徒解毒则浊邪胶固不解。正如朱丹溪《丹溪心法》所说："痰挟瘀血，遂成窠囊。"浊毒致病也多有浊、瘀、毒互结之证，且后遗变证颇多，缠绵难愈，预后不佳。

3. 致病广泛，包括三层含义，一是病位广泛，指浊毒之邪可随气之升降无处不到。内而脏腑、经络，外达四肢肌腠，游溢全身。二是作用广泛，指浊毒为病，既可损气耗血、生风动血，又可损阴伤阳。三是致病区域广泛，常见脏腑、经络、四肢同时病变。

4. 症状多变，指浊毒致病，病变无常，变化多端，无明显的时间性和季节性，并根据所犯客体的状况而从化表现出多变的临床特征。

5. 浊毒之邪多侵及内脏，尤易犯脾胃，且常入内毒害其他脏腑，导致疾病迅速恶化，《朱氏集验方》曰："已毒即归于脏。"

6. 排泄物、分泌物黏腻垢浊，舌苔多见浊腻黄厚，脉象多见弦滑或弦数。

7. 易夹痰夹瘀，浊毒以气血为载体，无所不及，易阻滞气机，阻塞脉络，败伤血分，又善入津液聚集之所，酿液成痰，且浊、瘀、痰皆为阴邪，同气相求，故浊毒为病常有夹痰夹瘀之特点。

浊毒证的一般临床表现

1. 望颜面五官　浊毒蕴结，郁蒸体内，上蒸于头面，而见面色粗黄，晦浊。若浊毒为热蒸而外溢于皮肤则见皮肤油腻，浊毒上犯清窍而见咽部红肿，浊毒上犯清窍而见眼胞红肿湿烂、目眵增多，鼻头红肿溃烂、鼻涕多，耳屎多，咳吐黏稠之涎沫。

2. 望舌苔　患者以黄腻苔多见，但因感浊毒的轻重不同而有所差别。浊毒轻者舌红，苔腻、薄腻、厚腻，或黄或白或黄白相间；浊毒重者舌质紫红、红绛，苔黄腻，或中根部黄腻。因感邪脏腑不同，舌苔反映部位亦异，如浊毒中阻者，舌中部黄腻；浊毒阻于肝胆者，舌两侧黄腻。苔色、苔质根据病情的新久而变，初感浊毒、津液未伤时见黄滑腻苔；浊毒日久伤津时则为黄燥苔。

3. 脉象　浊毒证患者滑数脉常见，尤以右关脉滑数突出。临床以滑数、弦滑、弦细滑、细滑多见。病程短，浊毒盛者，可见弦滑、或弦滑数脉。病程长、阴虚有浊毒者，可见细滑脉、沉细滑脉。但患者出现沉细脉时多为浊毒阻滞络瘀，而不应仅仅认为是虚或虚寒脉，如《金匮要略方论》中说"太阳病，关节疼痛而烦，脉沉而细者，此名湿痹"。又说："诸积大法，脉来细而附骨者，乃积也"。以上说明细脉主湿浊主积而不主虚的明证。

4. 排泄物、分泌物　浊毒内蕴，可见大便黏腻不爽，臭秽难闻，小便或浅黄或深黄或浓茶样，汗液垢浊有味。

浊毒证候分型

1. 浊重毒轻　诊断浊邪主要通过三个方面：①舌苔：舌苔色泽或黄或白或黄白相间，苔质或薄或薄腻或厚腻，此为浊邪熏蒸所致；②脉象：脉有滑象，或弦滑或细滑或弦细滑；③排泄物、分泌物：可见大便黏腻不爽，小便或浅黄或深黄或浓茶样，汗液垢浊有味。以上舌苔、脉象为浊邪内伏必具之征。临床上浊邪为重，毒邪为轻，从而出现浊重毒轻的证候。

2. 毒重浊轻　诊断毒邪主要通过两个方面：①舌质：舌质或红或红绛或紫，此毒邪深伏血络之象；②脉象：脉有数象。临床上毒邪为重，浊邪为轻，出现毒重浊轻的证候。

3. 浊毒并重　浊毒并重，程度相当，相兼为病，两者相合则因毒借浊质，浊夹毒性，多直伤脏腑经络。患者常有颜面粗黄、晦浊，口干苦黏腻，乏力和头身困重，大便黏腻不爽或干燥，小便不清，舌质红、紫红、红绛、暗红，舌苔腻、薄腻、黄腻、黄厚腻，脉弦滑、弦细滑、弦滑数、滑数、弦细滑数等。

浊毒存在于人体内部的时候，阻滞气机，影响气血升降，阻碍水液代谢，不利于水谷精微的传化与吸收，这样的病理机制可以发生在人体的很多部位，可以说从上到下，从里到外，都存在着浊毒停着的可能。浊毒停于头部，影响气机升降，可以出现大头瘟等传染病症，除了发热、口渴、脉洪大等全身症状之外，还会出现头痛、呕吐、眼目肿胀、耳肿、口疮、鼻塞、喉肿、咽痛等证候。内伤杂病的浊毒上涌头部，则可以出现突然昏厥、痰声辘辘、双目失明、暴聋失音等证候。浊毒见于胸部，则既影响肺气出入升降，也妨碍心血的输布运行。可见胸闷气短、咳嗽喘息、痰涎涌盛、心慌心悸、心痛彻背、神志异常等症。浊毒见于胃脘，影响胃之受纳，也影响脾之运化。因此可以见到恶心呕吐、脘腹胀满、心下疼痛、饮食难进、痞块积聚等证候。浊毒停于两胁，就会出现胁痛胀满、癥瘕积聚、口苦目眩等证候。浊毒流注经络骨节，致肢体疼痛，甚则痰瘀浊毒附骨，出现痛风结节；内则流注脏腑，加重脾失健运，升降失常，穷则及肾，脾肾阳虚，发为石淋、关格。浊毒停于下焦，就会出现小腹胀满、痞块硬肿、尿闭便坚、神识如狂、妇女月经时来时断，带下秽浊，便泻不畅、男女不育不孕、下肢水肿等症。

第一节　脏腑辨证

一、浊毒在胃

【主症】胃脘疼痛，脘腹胀满，纳呆，嗳气，恶心呕吐，胃灼热反酸。

【兼次症】口干口苦，气短懒言，周身乏力，心烦易怒，小便短赤，面色晦浊，泄泻不爽，或大便秘结等。

【舌象】舌红苔黄腻。

【脉象】滑数。

【证候分析】饮食内伤，情志不舒，胃之通降失职，浊邪内停；日久脾失健运，水湿不化，湿浊中阻，郁而不解，蕴积成热，热壅血瘀成毒。浊毒之邪影响气机升降，气机阻滞，则胃脘疼痛，脘腹胀满，嗳气；胃失和降，脾失健运则纳呆。浊毒壅盛积滞中焦，胆气上逆，故胃灼热反酸，口干口苦；浊毒困脾，脾胃受损，肠道功能失司，清浊不分则泄泻。浊毒日久，津伤液耗，肠失濡润，则大便秘结，小便短赤。浊毒犯胃，致胃气痞塞，升降失调，则恶心呕吐。肝藏魂，心藏神，毒热之邪内扰神魂则心神不宁，魂不守舍，而见心烦易怒。脾失健运，化源乏力，脏腑功能减退，故见气短懒言，周身乏力。浊毒蕴结，郁蒸体内，上蒸于头面，则面色晦浊。浊毒中阻则见舌红苔黄腻，脉滑数。

二、浊毒在肝

【主症】胁肋部胀满疼痛，遇烦恼郁怒则痛作或痛甚，口干口苦，嗳气则舒，善太息，急躁易怒，头痛眩晕。

【兼次症】或胃脘胀痛，胃痛连胁，或胸膈胀闷，上气喘急，不思饮食，或精神抑郁，寐差，或心烦纳呆，或后背疼痛，沉紧不适，小便短赤，大便秘结，妇女见乳房胀痛，月经不调，痛经。

【舌象】舌红紫或红绛，苔黄腻或黄燥。

【脉象】弦数或弦滑。

【证候分析】感受湿热之邪或脾失健运，积湿化浊，郁久蕴热成毒，浊毒内伏肝络，肝气郁滞，则胁肋胀满疼痛，情志抑郁。肝气不条达，影响气机升降则善太息或嗳气则舒，遇烦恼郁怒则痛作或痛甚；肝气受损，浊毒痰火内盛，不得宣泄而熏蒸，蒙闭脑神则头痛眩晕。浊毒内蕴，夹胆气上逆则口干口苦。浊毒内蕴助肝阳上亢则急躁易怒，失眠多梦。浊毒日久入络，波及背部，阻遏经络则出现背痛，沉紧不适；邪毒热盛灼津则小便短赤，大便秘结；女子以肝为用，浊毒阻碍气机，气血失和，冲任失调则见乳房胀痛，月经不调，痛经；舌红紫或红绛，苔黄腻或黄燥，脉弦滑数均为浊毒中阻内伏于肝之象。

三、浊毒在肺

【主症】咳嗽痰多，质稠色黄，胸闷，气喘息粗，心烦口渴，大便秘结，小便短赤。

【兼次症】或咯吐脓血腥臭痰；或骤起发热，咳嗽气喘，甚则鼻翼煽动；或壮热口渴烦躁不安。

【舌象】舌红苔黄腻。

【脉象】脉弦滑数。

【证候分析】外伤湿热之邪,久郁不化则发为浊毒,浊毒蕴肺,肺气失司则发为咳嗽;浊邪壅滞则痰多质稠,毒邪害清则咳痰色黄,甚则咯吐脓血腥臭痰;肺气不降,浊毒阻肺则胸闷气喘;浊毒瘀滞以致肺不布津,并导致肠道津液缺乏,故心烦口渴,大便秘结,小便短赤,甚则壮热口渴烦躁不安;风热浊毒犯肺,热壅肺气,故骤起发热,热盛伤津则壮热口渴。舌红苔黄腻,脉弦滑数则为浊毒内蕴脏腑之象。

四、浊毒在心

【主症】心胸憋闷疼痛,心悸怔忡,气短,烦躁易怒,多梦易惊,口舌生疮,谵语烦渴。

【兼次症】或昏蒙眩晕;或发热,面红目赤,呼吸气粗;或面色晦黯;或小便短赤,大便秘结。

【舌象】舌红苔黄腻。

【脉象】弦数。

【证候分析】浊毒之邪盘踞于心,胸阳失展则胸闷心痛,久而导致心之功能下降,血亏气虚,故心悸怔忡;浊毒蕴结,内扰心神,则心烦失眠,面红目赤;邪陷心包则意识模糊或狂躁谵语;毒蕴日久则心火旺盛故口舌生疮;外感毒邪或浊毒内蕴里热蒸腾上炎则发热,面红目赤,呼吸气粗;浊毒内阻,清阳不升,浊气上泛,气血不畅则面色晦黯;热移小肠则小便短赤。火热津伤则大便秘结。舌红苔黄腻,脉弦数则为浊毒在心之象。

五、浊毒在肾

【主症】腰膝酸软,少腹胀闷疼痛,下肢甚或周身水肿,尿道灼痛,尿频尿急,尿黄短赤。

【兼次症】或血尿,血淋,或女子不孕,男子不育。

【舌象】舌红,苔薄黄或黄腻。

【脉象】弦或滑数。

【证候分析】外感湿热之邪久而加重化为浊毒,或久居湿地等感受寒湿之邪蕴积日久化为浊毒,浊毒入肾,导致肾之经络受邪而气血壅滞,故腰膝酸软,少腹胀满疼痛;浊毒影响肾主水功能可出现水肿;肾与膀胱相表里,浊毒害肾必连及膀胱,膀胱功能失司,则出现尿频尿急尿痛等症;浊毒之邪灼伤肾与膀胱之脉络,则出现血尿,血淋等症;浊毒郁久影响肾主生殖之功则发为女子不孕,男子不育等症;舌红苔黄腻或薄黄,脉弦滑或数为浊毒内蕴脏腑之象。

六、浊毒在脑

【主症】头痛,眩晕,记忆力下降,口舌歪斜,舌强语謇,半身不遂,甚至昏迷,肢体强急。

【兼次症】耳鸣,或精神异常,或思维障碍、或烦躁谵妄,神识昏蒙、不省人事、循衣摸床;或口吐白沫,四肢抽搐;或面赤身热,躁扰不宁;或言行呆傻;睁眼若视、貌似清醒的植物状态等。

【舌象】舌红苔黄腻。

【脉象】弦数。

【证候分析】浊毒作为一种病理产物,可以上蒙清窍,或者阻碍气血上行,脑窍失养,产生头痛眩晕,脑之玄府通利失和则滞气停津,积水成浊,浊蕴为毒,浊毒泛淫玄府,碍神害脑,变生中风诸症可出现舌歪语謇,半身不遂,甚则昏迷肢强;脑为元神之府,浊毒郁脑影响脑的功能则记忆力下降;毒淫脑髓,浊气上扰,内伤神明,蒙闭清窍,气血逆乱轻则精神异常,或思维障碍、或烦躁谵妄,重则脑髓受损,神识昏蒙、不省人事、循衣摸床;浊毒蒙蔽清窍,扰乱神明则口吐白沫,四肢抽搐;情志不遂、生湿化痰、痰浊郁而化热久酿浊毒,浊毒上扰清窍,逆扰神明则面赤身热,躁扰不宁;浊毒阻滞脑络,脑失所养则言行呆傻;若神明失用,经久不愈,则发为睁眼若视、貌似清醒的植物状态;舌红苔黄脉弦数是为浊毒内蕴脏腑之象。

七、浊毒在皮、脉、筋、骨

【主症】皮肤晦黯如烟熏色,甚则皮肤起斑;或皮肤起群集小疱,瘙痒,红肿灼痛,脱屑,粗糙;关节灼热红肿疼痛,屈伸不利,身体重着,肢倦神疲。

【兼次症】或发热恶风,口渴烦闷;或心烦易怒,失眠多梦,心悸怔忡;或肌肤麻木不仁,阴雨天加重;或关节肿大畸形。

【舌象】舌红苔黄腻。

【脉象】弦滑数。

【证候分析】外感风热或脾胃内热蕴生浊毒,蕴于皮肤则皮肤晦黯如烟熏,甚则皮肤斑疹;浊毒壅滞皮肤则皮肤起群集小疱,灼热刺痒,肝脾湿热,助浊毒之邪循经蕴肤,则瘙痒,红肿灼痛,浊毒阻滞气血运行,肤失濡养则皮肤脱屑,粗糙;如若浊毒之邪深陷皮肤之络,可发为肌肤麻木不仁,不知痛痒;浊毒蕴于筋骨,损伤脉络,筋骨失养,则出现关节灼热肿胀疼痛,屈伸不利;浊为湿之甚,浊性重着,故会出现身体重着,肢倦神疲;浊毒泛于肌表,营卫失和,可表现为发热恶风,口渴烦闷;热扰心神则心烦易怒,失眠多梦,心悸怔忡;舌红、苔黄腻、脉弦滑数为浊毒侵袭筋脉皮骨之象。

第二节 三焦辨证

一、浊毒在上焦

【主症】胸闷咳喘,身热口渴,头晕,面红目赤,心烦失眠,甚则心悸怔忡。

【兼次症】或恶寒发热,身热不扬,午后热甚;甚或神昏谵语,言语謇涩,或胸痛,咯吐黄稠脓痰,心烦肢厥。

【舌象】舌黯红或紫黯,苔黄腻或厚腻,或薄黄。

【脉象】弦滑数。

【证候分析】浊毒盘踞上焦,影响心肺功能则出现胸闷咳喘,咯吐黄稠痰,心悸怔忡之症;浊毒上扰清窍则头晕,蕴于颜面则面红目赤;浊毒影响津液输布则身热口渴,心烦失眠;邪陷心包则神昏语謇,甚或心烦肢厥;浊毒夹湿困阻肌表,肺气不宣,卫外失司,故恶寒,正气抗邪,正邪相争,则发热,湿遏热伏,热不得宣扬,故身虽热而不扬,午后阳明经气主令，阳明乃多气多血之经，当其主令之时则正气充盛，抗邪有力，正邪相争，故午后热甚。舌暗红苔黄腻或薄黄，脉弦滑数则为浊毒盘踞上焦之象。

二、浊毒在中焦

【主症】胃脘连及胁肋胀满疼痛，胃灼热反酸，不思饮食，急躁易怒，嗳气频数，情志抑郁不舒，大便或溏滞不爽，色黄味臭或秘结不通，小便不利。

【兼次症】或头晕目眩，胁有痞块，恶心腹胀，或寒热往来，身目发黄，或面色晦黯，口苦口干，身重肢倦，或恶心干呕，入食则吐。

【舌象】舌质红或黯红，苔黄厚腻或薄黄。

【脉象】弦数或弦滑。

【证候分析】浊毒内蕴于肝胃，肝胃不和，浊毒郁阻气机，故胃脘连及胁肋胀痛；胃气壅滞，胃失和降，胃气上逆则嗳气；浊毒壅盛，积滞中焦，则胃灼热反酸；浊毒影响中焦脾胃运化功能，出现不思饮食，纳呆等症；肝气不舒则急躁易怒，情志抑郁；浊毒不去，饮食不化，浊气不降，清气不升，故头晕目眩，胁有痞块，腹胀，恶心呕吐；浊毒蕴于肌肤则身目发黄，或面色晦黯；湿热浊毒下注大肠，则大便溏滞不爽，若热势较重则色黄味臭，或秘结不通；气机阻滞，膀胱气化障碍，故小便不利。舌红苔黄腻，脉弦滑或数为浊毒内蕴中焦之象。

三、浊毒在下焦

【主症】小腹胀满、痞块硬肿，尿闭便坚、或尿频而急、溺时热痛、淋沥不畅、尿中带血，便泻不畅、或下痢腹痛、便下脓血、里急后重、肛门灼热，妇女月经时来时断，带下秽浊。

【兼次症】身热呕恶，脘痞腹胀，头晕而胀，神识昏蒙，或神识如狂，口干不欲饮，男女不育不孕、下肢水肿等证候。

【舌象】舌红苔黄腻。

【脉象】滑数。

【证候分析】浊毒内蕴，下迫膀胱，故尿频而急，溺时尿道热痛。浊毒黏滞于膀胱，下窍阻塞，水道不利，故溺时淋沥不畅。浊毒煎熬而津液耗伤，故尿液浑浊黄赤。热邪灼伤血络，血溢于尿中，则尿中带血。浊毒滞于大肠，大肠传导失职，则下利频繁。浊毒阻滞气机，腑气不通，则腹中作痛。浊毒郁蒸，血肉壅滞腐败，化而为脓，故便下脓血。里急及肛门灼热，是热毒之邪逼迫所致，后重乃浊滞大肠，黏着难下之征。浊毒内蕴，正邪相争，故身热。浊毒阻滞气机，脾胃升降失司，故恶心呕吐，脘痞腹胀。火性炎上，浊毒上涌，则头晕而胀。气滞食阻，则少腹硬满。浊阻气机，气化不利，津不上承，故口干而不欲饮。浊毒内蕴，壅阻于经络、筋脉，则气血不能畅达而致筋脉失养，引动肝风，则神识昏蒙或神识如狂。舌红苔黄腻，脉滑数为浊毒在下焦之象。

第 五 章

浊毒常用诊法

第一节 望 诊

医者运用视觉，对人体全身和局部的一切可见征象以及排出物等进行有目的的观察，以了解健康或疾病状态，称为望诊。

望诊的内容主要包括：观察人的神、色、形、态、舌象、脉络、皮肤、五官九窍等情况以及排泄物、分泌物的形、色、质量等，现从整体望诊、望舌、望排出物三方面对浊毒望诊进行阐述。

一、整 体 望 诊

整体望诊是通过观察全身的神、色、形、态变化来了解浊毒引起机体变化的情况。

(一) 望神

望神就是观察人体生命活动的外在表现，即观察人的精神状态和功能状态。

神是生命活动的总称，其概念有广义和狭义之分：广义的神，是指整个人体生命活动的外在表现，可以说神就是生命；狭义的神，乃指人的精神活动，可以说神就是精神。

望神应重点观察患者的精神、意识、面目表情、形体动作、反应能力等，尤应重视眼神的变化。

正常表现是：神志清楚，语言清晰，面色荣润含蓄，表情丰富自然；目光明亮，精彩内含；反应灵敏，动作灵活，体态自如；呼吸平稳，肌肉不削。

浊毒轻证表现：神清语利，面色晦黯不洁，面部表情抑郁；目光无神，反应慢，动作缓慢；呼吸平稳，肌肉不削。

浊毒重证表现：神昏嗜睡，语言艰涩，面色秽浊，面无表情；目光呆滞，反应迟钝，动作艰难，体态笨拙；呼吸浅快，肌肉瘦削。

浊重毒轻者多表现为神情淡漠，浊毒并重者多表现为神志如蒙，毒重浊轻者多表现为神昏谵语。

(二) 望色

望色就是医者观察患者面部颜色与光泽的一种望诊方法。颜色就是色调变化，光泽则是明度变化。

1. 常色　常色是人在正常生理状态时的面部色泽。常色虽有主色、客色之分，但共同特征是：明亮润泽、隐然含蓄。

2. 病色　病色是指人体在疾病状态时的面部颜色与光泽。现就浊毒致病引起的病色描述如下：

浊毒在胃表现：临床多表现为面色萎黄，黯淡无光。

浊毒在肝表现：临床多表现为面色鲜黄，如橘皮色。

浊毒在心表现：临床多表现为红黄隐隐，但无光泽。

浊毒在肾表现：浊重毒轻时多表现为面色㿠白，晦黯无光；毒重浊轻尤其是浊毒之邪伤阴时多表现为两颧泛红。

（三）望形体

望形体即望人体的宏观外貌，通过望形体可以测知内脏精气的盛衰，内盛多外强，内衰多外弱。

若浊轻毒重者，患者形体多肥胖；若毒重浊轻尤其浊毒伤阴者，患者形体多消瘦。

二、望 舌 象

（一）望舌方法

从生物全息律的观点来看，任何局部都近似于整体的缩影，舌也不例外，故前人有舌体应内脏部位之说。临床上常用的诊舌方法有以下几种：

1. 以脏腑分属诊舌部位　心肺居上，故以舌尖主心肺；脾胃居中，故以舌中部主脾胃；肾位于下，故以舌根部来主肾；肝胆居躯体之侧，故以舌边主肝胆，左边属肝，右边属胆。

2. 以三焦分属诊舌部位　以三焦位置上下次序来分属诊舌部位，舌尖主上焦，舌中部主中焦，舌根部主下焦。

3. 以胃脘分属诊舌部位　以舌尖部主上脘，舌中部主中脘，舌根部主下脘。

（二）望舌内容

望舌内容可分为望舌质和舌苔两部分。舌质又称舌体，是舌的肌肉和脉络等组织。望舌质又分为望神、色、形、态四方面。舌苔是舌体上附着的一层苔状物，望舌苔可分望苔色和望苔质两方面。

正常舌象，简称"淡红舌、薄白苔"。具体说，其舌体柔软，运动灵活自如，颜色淡红而红活鲜明；其胖瘦老嫩大小适中，无异常形态；舌苔薄白润泽，颗粒均匀，薄薄地铺于舌面，揩之不去，其下有根与舌质如同一体，干湿适中，不黏不腻等。总之，将舌质、舌苔各基本因素的正常表现综合起来，便是正常舌象。现从舌质和舌苔两大方面阐述浊毒侵袭人体导致的舌象变化：

1. 望舌质

（1）舌神：舌神主要表现在舌质的荣润和灵动方面。正常者荣润而有光彩，表现为舌的运动灵活，舌色红润，鲜明光泽、富有生气，是谓有神。浊毒轻证者舌体运动欠灵活，舌色红，无光泽；浊毒重证者舌体僵硬，运动不灵活，舌色黯红，晦黯。

（2）舌色：即舌质的颜色。正常舌色淡红而红活鲜明。以浊邪为主者舌黯红，以毒为主者舌质紫红、红绛。

（3）舌形：是指舌体的形状，包括老嫩、胖瘦，胀瘪、裂纹、芒刺、齿痕等异常变化。若浊重毒轻，舌体多胖大，边尖多有齿痕；若毒重浊轻者，舌体多瘦小，舌面上可见芒刺；若浊毒伤阴，舌体不仅瘦小，舌面上还可见裂纹。

（4）舌态：指舌体运动时的状态。正常舌态是舌体活动灵敏，伸缩自如。若浊毒之邪日久伤阴，舌体多表现为板硬强直，运动不灵，以致语言謇涩不清。

2. 望舌苔

正常的舌苔是由胃气上蒸所生，故胃气的盛衰，可从舌苔的变化上反映出来。望舌苔，应注意苔质和苔色两方面的变化。

（1）苔质：指舌苔的形质。浊毒之邪侵袭人体，苔质颗粒细腻，揩之不去，刮之不脱，上面罩一层油腻状液体，给人一种秽浊不清之感，是体内脾胃之气兼夹湿浊饮食等秽浊之气上蒸而成。

（2）苔色：即舌苔之颜色。苔色以黄白二种最为常见。

临床上浊毒证患者以黄腻苔多见，但因感受浊毒的轻重不同而有所差别。以湿浊之邪为主者舌苔腻、薄腻、厚腻，或黄或白或黄白相间；浊毒并重者，舌苔多为黄厚而腻；以热毒为主者舌苔黄而微腻，或黑或中根部黄腻。因感邪脏腑不同，舌苔亦异，如浊毒之邪犯肺，舌苔多白或薄黄腻；膜原感受浊毒之邪，舌苔多表现为白厚腻；脾胃感受浊毒之邪，舌苔腻微黄；胃肠感受浊毒之邪，苔腻；肝胆感受浊毒之邪，舌苔黄腻。初感浊毒、津液未伤时苔黄腻而滑；浊毒伤津时苔黄而燥。

三、望 排 出 物

望排出物是观察患者的分泌物和排泄物，这里重点介绍痰涎、呕吐物和二便的望诊。

1. 望痰涎：浊重毒轻者，痰多，色白黏腻或呈泡沫，咯吐不爽；浊毒并重者，痰色黄或白，黏浊稠厚，排吐不利；毒重浊轻者，痰黄，黏稠难咯。

2. 望呕吐物：浊重毒轻者，呕吐物多为清水痰涎；浊毒并重者，呕吐物多为酸腐不化之谷物；毒重浊轻者，多为干呕。

3. 望二便：若浊重毒轻，大便溏滞不爽，溲浑浊；若浊毒并重，溲黄赤；若毒重浊轻，溲涩赤。

第二节 闻 诊

闻诊包括听声音和嗅气味两个方面的内容，是医者通过听觉和嗅觉了解由病体发出的各种异常声音和气味，以诊察病情。

一、听 声 音

听声音，主要是听患者言语气息的高低、强弱、清浊、缓急等变化，以及咳嗽、呕吐、呃逆、嗳气等声响，以分辨病情的寒热虚实。

1. 正常声音 由于人们性别、年龄、身体等形质禀赋之不同，正常人的声音各不相同，在现实生活中男性多声低而浊，女性多声高而清，儿童则声音尖利清脆，老人则声音浑厚低沉，但其共同特点为发声自然、音调和畅，刚柔相济。

2. 病变声音 病变声音，指疾病反映于声音上的变化。一般来说，在正常生理变化范围之外以及个体差异以外的声音，均属病变声音。

（1）咳嗽：咳嗽是肺病中最常见的症状，是肺失肃降，肺气上逆的表现。"咳"是指有声无痰；"嗽"是指有痰无声，"咳嗽"为有声有痰。现在临床上并不区分，统称为"咳嗽"。浊毒之邪侵袭肺脏，多见咳嗽，若浊重毒轻，咳声多重浊；若毒重浊轻，咳嗽多昼重夜轻。

（2）呕吐：有声有物称为呕；有物无声称为吐，如吐酸水、吐苦水等；干呕是指欲吐而无物有声，或仅呕出少量涎沫。临床统称为呕吐。浊毒之邪侵袭胃部，导致胃失和降，胃气上逆，临床上可表现为呕吐。若浊重毒轻，吐势较缓，声音较弱；若浊毒并重，吐势较急，声音响亮；若毒重浊轻，临床上多闻及干呕之声。

二、嗅 气 味

嗅气味，主要是嗅患者病体、排出物等的异常气味。以了解病情，判断疾病的寒热虚实。

1. 病体气味　浊毒之邪侵袭胃肠，患者口中发出臭秽之气；浊毒之邪侵袭肝胆，临床上可表现为汗出色黄而带有特殊的臭气；浊毒之邪侵袭肺脏，患者呼气时可闻到臭秽气味；浊毒之邪侵袭皮肤，导致皮肤溃烂流脓水，可闻及身臭。

2. 排出物气味　浊毒之邪袭胃，呕吐物气味臭秽；浊毒之邪侵袭肾及膀胱，小便多臊臭；浊毒之邪侵袭大肠，大便多恶臭。

第三节 问 诊

一、问病史，寻病因

1. 外感因素　询问患者得病的季节及其居住和工作的环境，有利于做出诊断。如夏秋季节，天暑下逼，地湿上腾，人处于气交之中，因而易感受湿热之邪，湿热之邪日久化浊成毒，易出现浊毒的表现。若久居潮湿之地或工作环境湿度大或冒雨涉水，导致湿邪伤表，郁久化热，未及时诊治或治疗不当，导致湿热之邪转化为浊毒之邪。或患者本身肺、脾、肾等脏腑正气虚损，体内产生湿邪，复感外邪，外邪与内湿交结，郁久化热，胶结体内形成浊毒之邪，从而出现一系列临床症状。

2. 内伤因素

（1）询问患者最近有无情感波动史：若患者最近家庭发生重大变故，如亲人病故、婚姻破裂或事业上遭受重大挫折等难以解决的情感问题，导致肝郁气滞，日久化湿生热，渐酿浊成毒。

（2）询问患者有无饮食偏嗜：若嗜食肥甘厚腻或偏嗜酒酪及辛辣之品，日久表现为湿热之象，湿热郁久化为浊毒。

（3）询问患者治疗过程及用药史有助于诊断：临床上治疗方法失当，如长期服用大量激素，滥用大量抗生素及免疫抑制剂或过服温补中药，过用利水药物滋生内热等，导致体内呈现湿热之象，日久表现为浊毒之证。

（4）询问患者职业及运动情况：若患者为脑力劳动者，平素运动量小，加之业余时间不喜运动，生活过度安逸，易致气机不畅，进而影响津液代谢，日久蕴结为浊毒之邪。

二、问刻下症，定病位及程度

1. 浊毒轻重程度辨证　若患者表现为身热不扬，汗少，口黏不渴或渴不欲饮，多诊断为浊重毒轻。若患者表现为发热汗出热不解，口苦腻，渴不多饮，多诊断为浊毒并重。若患者表现为壮热汗多，口苦烦渴，多诊断为毒重浊轻。

2. 三焦辨证　若患者主要表现为身热、口黏不渴、胸闷脘痞、头昏蒙沉、干咳者，多诊断为浊毒之邪侵犯上焦。若患者主要表现为身热不扬、胸脘痞闷、头胀身重、烦恶者多诊断为浊毒之邪侵犯中焦。若患者主要表现为身热、渴不多饮、腹满、二便不通多诊断为浊毒之邪侵犯下焦。若患者主要表现为寒热似疟、渴不多饮、胸痞、呕逆多诊断为浊毒之邪侵犯膜原。若患者主要表现为寒热起伏、脘痞、腹胀、呕恶、斑疹、大便不利、小便短涩多诊断为浊毒之邪侵犯三焦。

3. 脏腑辨证　若患者表现为恶寒发热、头重身痛、口渴咽痛、咳嗽痰黏，多诊断为浊毒犯肺；若痰少质黏，咳吐不利多为毒重浊轻；若痰稀量多者，多诊断为浊重毒轻。若患者表现为发热、烦渴、脘痞、身痛、神昏、痰声辘辘，多诊断为浊毒之邪侵犯心包。若患者表现为身热不扬、脘腹痞胀、呕恶、口苦口腻，多诊断为浊毒之邪侵犯脾胃；若身体重楚，脘痞不饥，口淡不渴，大便溏滞不爽，多诊断为浊重毒轻；若身热心烦，脘痞腹胀，恶心呕吐，大便溏薄，色黄气臭，汗出热不解，多诊断为浊毒并重；若高热，心烦口渴，脘闷身重，多诊断为毒重浊轻。若患者表现为肛门灼热、里急后重、大便性状异常或次数增多，多诊断为浊毒之邪侵犯大肠。若患者表现为寒热往来、口苦烦渴、呕逆、脘痞胁胀、身重、小便黄赤，多诊断为浊毒之邪侵犯肝胆。若患者表现为全身水肿或无水肿，少腹胀满，口苦或渴不欲饮，腰痛，小便频数，短赤或不爽，或有血尿，多诊断为浊毒之邪侵犯肾、膀胱。若全身水肿，皮色光亮，身重肢倦而不怯寒，腹胀满，口渴，纳呆，大便溏烂或带黏液，多为脾肾同病。若全身水肿或无水肿，胸胁胀痛，头身沉重，呕恶纳呆，或身目发黄，口苦口干不欲饮，小便黄浊，多为肝肾同病；若水肿或不肿，五心烦热或烦躁，失眠，口苦咽干，腹胀满，乏力，大便溏，排便不爽，小便短黄，多为浊毒伤阴。

4. 卫气营血辨证　浊毒之邪侵袭人体，若以发热恶寒、头痛、心烦、口渴、脘痞为主症，兼见周身酸痛、无汗或少汗者多诊断为卫气同病。若以发热、恶寒、心烦、口干为主症，兼见头痛、无汗或少汗多诊断为卫营同病。若寒热似疟、胸腹灼热为主症，兼见口渴心烦、脘痞，多诊断为浊毒之邪郁于少阳气分。若身热、胸腹灼热、便溏不爽、色黄如酱为主症，兼见呕恶，多诊断为浊毒之邪郁蒸气分，郁阻肠道。若身热夜甚、心烦不寐、小便短赤热痛为主症，兼见口干但不甚渴饮，多诊断为心营之邪下移小肠。若身热夜甚、神昏谵语、皮肤、黏膜有出血斑为主症，兼见口干而漱水不欲咽等症，多诊断为浊毒之邪闭阻心包，血络瘀滞。若以皮肤、黏膜斑疹透发、四肢厥冷、汗出为主症，兼见心烦躁扰，多诊断为浊毒之邪内郁血分，后期导致气阴两脱。若以小便量过多、口渴为主症，兼见头晕耳鸣，腰酸肢软等症，多诊断为浊毒之邪已退而肾气大伤。

第四节　切　　诊

切诊包括脉诊和按诊两部分内容，脉诊是按脉搏；按诊是在患者身躯上一定的部位进行触、摸、按压，以了解疾病的体表反应和内在变化，从而获得辨证资料的一种诊断方法。

一、脉 诊

脉诊，是医者以指腹按一定部位的脉搏诊察脉象。通过诊脉，体察患者不同的脉象，以了解病情，诊断疾病。

1. 正常脉象 正常脉象古称平脉，是健康无病之人的脉象。正常脉象的形态是三部有脉，一息四至（相当于 72～80 次/分），不浮不沉，不大不小，从容和缓，柔和有力，节律一致，尺脉沉取有一定力量，并随活动和气候环境的不同而有相应的正常变化。正常脉象有胃、神、根三个特点。

2. 病理性脉象 疾病反映于脉象的变化，叫做病脉。一般来说，除了正常生理变化范围以及个体生理特异之外的脉象，均称为病脉。

浊毒之邪犯肺，脉多濡缓或濡滑；浊毒之邪侵犯心包，脉象多滞；浊毒之邪侵犯膜原，脉象多缓；浊毒之邪侵犯脾胃，脉象多濡滑；浊毒之邪侵犯肠，脉象多滑数；浊毒之邪侵犯肝胆，脉象多弦滑数；浊毒之邪侵犯膀胱，脉象多表现为濡缓。

浊重毒轻者，脉多濡缓；浊毒并重者，脉多濡数；毒重浊轻，脉多滑数。

二、按 诊

按诊，就是医者用手直接触摸、按压患者体表某些部位，以了解局部的异常变化，从而推断疾病的部位、性质和病情的轻重等情况的一种诊病方法。

1. 体位 患者须采取仰卧位，全身放松，两腿伸直，两手放在身旁。医生站在患者右侧，右手或双手对患者进行切按。在切按腹内肿块或腹肌紧张度时，可令患者屈起双膝，使腹肌松弛，便于切按。

2. 注意事项 按诊时，医者要体贴患者，手法要轻巧，要避免突然暴力，冷天要事先把手暖和后再行检查。一般先触摸，后按压，指力由轻到重，由浅入深。同时要嘱咐患者主动配合，随时反馈自己的感觉，还要边检查边观察患者的表情变化了解其痛苦所在。按诊时要认真仔细，不放过任何一个与疾病有关的部位。

3. 按诊内容 浊毒证按诊主要是按腹部，主要了解腹部的冷热、软硬度，胀满、肿块、压痛等情况，以协助疾病的诊断与辨证。

（1）辨凉热：浊毒之邪侵袭胃脘，浊重毒轻，导致阳气郁于内而不达于外，按胃脘多表现为寒凉；毒重浊轻，按胃脘多表现为灼热。

（2）辨疼痛：若右胁肋按之疼痛，多为浊毒之邪侵袭肝胆；若胃脘部按之疼痛，多为浊毒之邪侵袭胃；若左下腹按之疼痛，多为浊毒之邪侵袭大肠；若右下腹按之疼痛，反跳痛且肌紧张，多为浊毒之邪侵袭阑尾。

（3）辨腹胀：腹部胀满，按之有充实感觉，有压痛，叩之声音重浊的，为实满。腹部高度胀大，如鼓之状者，称为膨胀。以手分置腹之两侧，一手轻拍，另一手可触到波动感，同时按之如囊裹水，且腹壁有凹痕者，为水臌，多为浊毒之邪侵袭人体，导致体内水液代谢障碍。

（4）辨痞满：痞满是自觉心下或胃脘部痞塞不适和胀满的一种症状。脘部按之有形而胀痛，推之辘辘有声者，多为浊毒之邪作为致病产物，导致水停胃中。

（5）辨肿块：肿块的按诊要注意其大小、形态、硬度、压痛等情况。若胃脘部按之有肿物，压之不痛，按之不移，多考虑为浊毒之邪停滞胃脘，发生癌变；左小腹作痛，按之累累有硬块者，多为浊毒之邪袭肠，日久伤阴导致宿粪停于肠中。右小腹作痛，按之疼痛，有包块应手者，多为浊毒之邪袭肠，导致肠痈。

第六章

浊毒的治疗原则

根据浊毒致病特点，化浊解毒为其治疗原则。浊毒致病具有难治性、顽固性的特点，若徒解其毒则浊难祛，徒化其浊则毒愈甚。因此分离浊毒，孤立邪势，是治疗的关键。叶天士治疗湿热所采用的"或透风于热外，或渗湿于热下，不与热相搏，势必孤矣"（叶香岩《外感温热论》）治疗法则，深得论治之精髓，对于浊毒的治疗亦颇适用。化浊解毒可使浊化毒除，从而气行血畅，痰消火散，积除郁解，恢复脾升胃降之特性，而化浊解毒之法可随证灵活辨用，或给邪以出路，使浊毒从大便而出，从小便而去，从汗液而排，或从根本截断浊毒生成，阻断湿、浊、痰、热、毒胶结成浊毒之势。

一、给邪以出路化浊解毒

1. 通腑泄浊解毒——从大便而出　六腑以通为用，以降为和，浊毒内停日久，可致腑气不通，邪滞壅盛，《金匮要略》中就指出："谷气不消，胃中苦浊……"可通过通腑泄浊将浊毒排出体外。本法运用通泻药物荡涤腑气，保持腑气通畅，使浊毒之邪积从下而走，属中医学下法范畴。临床用于胃脘胀满，恶心呕吐，口气秽浊，大便秘结不通等症。药用大黄、川朴、枳实、芦荟等；常用方剂为小承气汤等。

2. 渗湿利浊解毒——从小便而去　湿浊同源，湿久凝浊，久则浊毒内蕴。《丹溪心法·赤白浊》指出："胃中浊气下流，为赤白浊。……胃中浊气下流，渗入膀胱"。可见浊毒之邪可下注膀胱，苏东坡在《养身杂记》中说到"要长生，小便清"，只有小便通利，人体水液代谢正常，才可以使浊毒从小便排出；也有利于稀释血液，预防血浊。本法以甘淡利湿之品，使浊毒之邪从下焦排出。临床用于肢体水肿，小便不利，身体困重，泄泻清稀，舌苔白，脉濡等症。常用药物为茯苓、猪苓、泽泻、冬瓜子、薏苡仁等。常用方剂为五皮饮、五苓散等。

3. 达表透浊解毒——从汗液而排　浊毒蕴结肌表，保持汗出可以疏通腠理、宣通肺卫，有利于体内浊毒通过汗液透达于体外，从而排出浊毒。本法属中医学汗法范畴，达表透浊解毒以汗出邪去为目的，中病即止，不可过汗。如发汗太过易损伤津液，甚则大汗不止，导致虚脱。此外可配合使用蒸浴、针灸等疗法达到出汗目的，张从正《儒门事亲·汗下吐三法该尽治病诠》："灸、蒸、熏、渫、洗、熨、烙、针刺、砭射、导引、按摩，凡解表者皆汗法也。"临床常用于胃脘疼痛，遇寒加剧，头痛，身痛，无汗等症，药用香附、紫苏、生姜、防风等。

二、截断浊毒的生成

1. 健脾除湿解毒　湿为浊毒之源，脾虚运化失职，湿邪内生，湿凝成浊，日久蕴热，热极成毒，呈浊毒内蕴之势，脾健则湿不内生，正气存内，外湿则不可干，而脾胃为后天正气之本，故健脾除湿为化浊解毒的治本之法。临床常用于胃脘胀满或隐痛，胃部喜按，食少，气短，懒言大便稀溏等症，药用茯苓、白术、扁豆、山药、炒薏米等药，常用方剂为参苓白术散。

2. 芳香辟浊解毒　"脾主升清，胃主降浊"，无论内因或外因，脾胃失司，湿浊之邪阻于中焦，日久化生浊毒，单纯祛湿难获良效，需以芳香辟浊类药物"解郁散结，除陈腐，濯垢腻"。（《本草便读》）。本法以气味芳香之品，醒脾运脾、化浊辟秽，临床用于脘腹痞满、呕吐泛酸、大便溏薄、食少体倦、口干多涎、舌苔白腻等症。常用药物为藿香、佩兰、半夏、苍术、白术、砂仁、紫蔻仁、陈皮等；常用方剂为小半夏加茯苓汤或三妙丸等。

3. 祛痰涤浊解毒　因痰性流连黏结，积着胶固，需加以荡涤才能祛除。痰郁而不解，蕴积成热，热壅血瘀，热极则生毒，形成浊毒内壅之势，本法可从发病之来源，祛痰涤浊解毒，临床用于胃脘堵闷，肢体困重，纳呆，口中黏腻无味，大便溏或大便不爽等症，药用半夏具开泄苦降之长，能荡涤痰浊，被誉为化痰主将，陈皮、瓜蒌等，常用方剂为小陷胸汤。

4. 清热化浊解毒　因湿凝成浊、痰浊内阻，致血瘀气滞，气郁而化热，热极则生毒，浊毒蕴结，缠绵难愈，故化浊解毒的最后关键在于清热化浊解毒。本法可从发病的来源上遏制浊毒的产生和传变。临床用于周身无力、舌苔浊腻、脾胃不合、食欲下降、心烦焦躁、头身困重、口渴口黏、恶心欲呕等证。常用药物为黄连、黄柏、黄芩、栀子、龙胆草等，常用方剂为黄连解毒汤、葛根芩连汤等。

5. 攻毒散浊解毒　浊毒已成，久居体内，毒陷邪深，胶结固涩，非攻不克，需以毒攻毒，活血通络，故常用有毒之品，借其性峻力猛以攻邪，才能将聚集在一起的浊毒攻散，使浊毒流动起来，或排出体外，或归于清气。但应用此法需注意，有毒性的药物多性峻力猛，故在正气尚未衰竭而能耐攻的情况下，可借其毒性以攻毒。若患者正气多已受损，其治不耐一味猛烈攻伐，因此，以毒攻毒之应用，应适可而止，衰其大半而矣，要根据患者的体质状况和耐攻承受能力，把握用量、用法及用药时间，方能收到预期的效果。常用的药物有：斑蝥、全蝎、水蛭、蜈蚣、蟾蜍、土鳖虫、守宫等。

临床上浊毒证的表现千差万别，十分复杂。浊邪秽浊不清，故治以芳香化浊、渗湿化浊、健脾化浊、通腑泄浊、行气降浊等。毒由热生，变由毒起，毒不除，变必生，故治以清热解毒、通络解毒等。浊毒病邪有轻、中、重相对量化的划分，治疗上也要根据浊毒病邪之轻重分而治之。治疗浊毒应根据邪之浅深、病之新久、在气、在血，是否入络成积等情况分层选药。浊毒的治疗不能拘泥于一方一药，而应辨证论治，灵活用药，才能取得较好疗效。

第七章

浊毒理论对中医科研和临床的指导意义

━━━

　　中医理论创新是中医药学科发展的灵魂和核心，与时俱进的学术理论创新是中医药学科保持蓬勃生机的内在动力。李佃贵教授在多年的临床辨证论治中，根据现代人饮食习惯、气候及疾病谱的变化，结合中医药的整体、系统、辨证、恒动的理论特色，逐渐确立了"浊毒理论"。浊毒理论以天人合一的中医整体思维方式来探究当代生态环境及人自身饮食、情志和生活方式的改变对人体健康的影响。

　　浊毒理论有着深厚的历史渊源，浊毒作为病因病理机制，广泛地存在于各类疾病的过程之中，是治疗各科疾病的一个重要因素。浊毒理论具有广泛的临床指导意义，不仅有利于辨证之后的正确诊断、更有利于提高临床各科的疗效，开发化浊解毒的各类有效药物。因此，浊毒理论不仅有重要的学术意义，更有潜在的社会和经济价值，值得进一步深入研究。"浊毒"作为中医学术用语，已被越来越多的专家学者所认可，我们以"浊毒"理论为指导，建立了国家卫生和计划生育委员会临床重点专科、国家中医药管理局"十一五"重点学科建设单位，国家中医药管理局"十一五"重点专科及"十二五"重点专科强化建设单位，国家中医药管理局"慢性胃炎浊毒证"重点研究室，并获得多项科研成果，发表近百篇学术论文。

　　我们以浊毒理论为指导，逐步完善浊毒证规范化研究，尝试与现代信息技术结合形成动态疾病诊疗系统，开展以病证规范化为基础的严格的多中心、随机、双盲、分组对照试验并进行系统评价。完善了浊毒证辨证标准，并在细胞、亚细胞水平和分子学水平探讨证候发生的表达与调控规律，证候发生及演变的细胞分子生物学机制，确定了与证候有关的靶位基因等。

　　通过前期研究，我们认为浊毒作用于人体，可导致细胞、组织和器官的形态结构的改变，包括现代病理学中的肥大、增生、萎缩、化生和癌变，以及炎症、变性、凋亡和坏死等变化。其结果是毒害细胞、组织和器官，使之代谢和功能失常，乃至功能衰竭。在临床上实践中，我们将浊毒理论广泛运用于多种疾病，如消化系统疾病、心脑血管病、肾炎肾病尿毒症、风湿免疫病、以及外科疾病、妇科疾病、皮肤科、五官科等50余种疾病的诊疗，尤其是在治疗慢性萎缩性胃炎、胃癌前病变、肝硬化和溃疡性结肠炎等疑难疾病方面，成绩显著。

　　从浊毒生成的途径及其致病特点来看，浊毒证普遍存在于多种癌前病变中。传统中医学认为，肿瘤的发生多由于脏腑失调，气血亏虚，日久气滞血瘀，痰湿聚结，邪毒郁热而形成，但在实际上如按一般的气滞、血瘀、痰凝、湿聚来治疗，效果多不理想。浊毒理论认为癌症的发生或是感"天之浊毒"，或是罹"地之浊毒"，或是"人之浊毒"内生，损伤正气，使脾胃功能失司，气血生化乏源，气血之源浊化，脏腑阴阳失调，虚实搏结，日久积渐而成的一类恶性疾病。浊毒的治疗大法为化浊解毒，化浊的治法包括芳香化浊、祛湿利浊、渗湿泄浊等；解毒的治法包括清热解毒、活血解毒、散结解毒、化湿解毒、以毒攻毒等。而目前经过现代药理研究及临床研究筛选出的有抗肿瘤功效的中药基本上分为五类，分别为清热解毒类、活血化瘀类、化痰散结类、利水渗湿类和虫类攻毒药。这与浊毒理论化浊解毒治则的遣方用药思路不谋而合。浊毒理论的提出为癌前病变乃至肿瘤的中医诊疗开辟了一条新的途径。

浊毒学说来源于临床，通过梳理、归纳、总结将其上升到浊毒理论。我们将浊毒理论与西医学实验检测技术相结合，通过临床观察分析为基础医学研究提供思路、指导实验设计。同时将实验室的研究成果应用到临床，在整体观和动态观的医学思想指导下，运用辨证施治方法，在疾病症状消除、病理组织改善逆转、整体功能调整康复等方面均显示出独特效果。在全面继承中医药理论的基础上，加强理论继承与创新研究；逐步形成完整的独特的浊毒理论体系，促进中医药学术发展。

第八章

治 疗 中 药

第一节 化 浊 药

一、芳香化浊药

藿香

【出处】《名医别录》。

【性味归经】辛，微温。入脾、胃、肺经。

【功效应用】

1. 芳香化浊　用于湿阻中焦，脘腹胀满，恶心呕吐，食欲不振，常配伍苍术、厚朴、半夏等，方如不换金正气散；用于暑湿或湿温病，常配伍黄芩、滑石、茵陈等，方如甘露消毒丹。

2. 和中止呕　用于寒湿呕吐，常配伍半夏、生姜等；用于湿热呕吐，常配伍黄连、竹茹等；用于妊娠呕吐，常配伍砂仁、香附、苏梗等。

3. 解表　用于夏月外感风寒，内伤生冷，恶寒发热，头痛，呕吐，泄泻，常配伍紫苏、厚朴、半夏等，方如藿香正气散。

此外，还用于治疗鼻渊，本品可以与猪胆汁为丸服，方如清肝保脑丸。

【用量用法】5～10g，鲜品加倍，水煎服，不宜久煎。藿香叶偏于发表，藿香梗偏于和中，鲜藿香化湿辟浊祛暑之力较胜。

【禁忌】阴虚火旺，舌绛光滑者不宜用。

【按语】在治疗浊毒证中，藿香是较常使用的一种药物，具有芳香化湿，醒脾开胃的作用，善理中州湿浊痰涎，为化浊解毒的要药，常与佩兰配伍，其化浊解毒之功更强。在疾病的后期巩固期间，藿香、佩兰两者也常配伍使用，泡水代茶饮，可达到化浊，醒脾，宽中的作用。

【现代研究】

1. 化学成分　广藿香含挥发油约1.5%，油中主要成分是广藿香酮和广藿香醇。其他成分有苯甲醛、丁香油酚、桂皮醛等。

2. 药理作用　藿香煎剂（8%～15%）在试管内对许兰毛癣菌等多种致病性真菌有抑制作用。藿香水煎剂在浓度为15mg/ml时对钩端螺旋体有抑制作用；当浓度增至31mg/ml时对钩端螺旋体有杀灭作用。从藿香中分离出来的成分可以抑制消化道及上呼吸道病原体——鼻病毒的生长繁殖，藿香中有抗病毒作用的成分是黄酮（黄碱素成分）。

3. 临床研究　可用于治疗冠心病心绞痛，儿童过敏性湿疹，复发性阿弗他溃疡，霉菌性阴道炎。

佩兰

【出处】《本草再新》。

【性味归经】辛，平。入脾、胃、肺经。

【功效应用】

1. 芳香化浊　用于湿浊阻碍脾胃，胸脘胀闷，食欲不振，恶心呕吐，舌苔白腻及口中甜腻等症，常配伍苍术、厚朴、白豆蔻等。

2. 解表：用于夏季外感暑湿，胸闷恶心，身重困倦，饮食减少，常配伍鲜荷叶、鲜藿香叶、厚朴、半夏等；用于湿温初起，午后发热，头痛恶寒，胸闷不饥，常配伍藿香、厚朴、黄芩等，方如辛苦香淡汤。

【用量用法】5～10g，鲜品加倍，水煎服。不宜久煎。

【禁忌】阴虚血燥，气虚不足者均忌服。

【按语】佩兰是临床中的最常用药物之一，常与藿香相配伍，以发挥其芳香化浊，醒脾开胃的功效。其芳香化浊的作用不仅体现在疾病的治疗上，在后期巩固阶段也发挥着重要的作用，如藿香配佩兰泡水代茶饮，在临床上也得到了证实。

【现代研究】

1. 化学成分　全草含挥发油0.5%～2%。油中含聚伞花素（对异丙基甲苯）、乙酸橙花醇酯，叶含香豆精、邻香豆酸、麝香草氢醌。尚含有三萜类化合物。

2. 药理作用　佩兰水煎剂，对白喉杆菌、金黄色葡萄球菌、八叠球菌、变形杆菌、伤寒杆菌有抑制作用。其挥发油及油中所含的伞花烃、乙酸橙花酯对流感病毒有直接抑制作用。佩兰挥发油及其有效单体对伞花烃灌胃，具有明显祛痰作用。

3. 临床研究　据报道，治疗暑天腹泻效果良好。

砂仁

【出处】《中国药典》。

【性味归经】辛，温。入脾、胃、肾经。

【功效应用】

1. 化浊行气：用于湿阻中焦，脾胃气滞，脘腹胀痛，不思饮食，呕吐，泄泻，常配伍厚朴、枳实、木香、陈皮等；若食积气滞，可配木香、枳实、白术，方如香砂枳术丸；若脾虚气滞，可与党参、茯苓、陈皮、半夏、木香等配伍，方如香砂六君子汤。

2. 温中止泻：用于脾胃虚寒湿阻气滞，脘腹隐痛，喜按喜温，大便泄泻，常配伍党参、白术、干姜、木香等。

3. 理气安胎：用于妊娠胃虚，呕逆不食，可单用本品炒熟研末服，或配伍陈皮、半夏、紫苏等；若胎动不安，可配人参、白术、当归、续断等，方如泰山磐石散。

【用量用法】3～6g，入煎剂宜后下，或入丸散服。

【禁忌】阴虚火旺者不宜服用。

【按语】砂仁是临床上较常应用的药物之一，其化湿开胃，温脾的功效在化浊解毒的治疗中发挥了重大的作用，将其打碎后煎能使药效得到更大发挥。临床上常将砂仁与豆蔻相伍为用，其作用更佳。

【现代研究】

1. 化学成分　砂仁含挥发油，油中主要成分为右旋樟脑、龙脑、乙酸龙脑酯、柠檬烯、橙花叔醇等，并含皂苷。缩砂含挥发油，油中主要成分为樟脑、一种萜烯等。

2. 药理作用　本品煎剂可增强胃的功能，促进消化液的分泌，可增进肠道运动，排出消化管内的积气，以助消化，消除肠胀气。砂仁能明显抑制因 ADP 所致家兔血小板聚集，对花生四烯酸诱发的小鼠急性死亡有明显保护作用，同时有明显的对抗由胶原和肾上腺素所诱发的小鼠急性死亡作用。

3. 临床研究　用砂仁研细末，与糯米饭拌匀，塞鼻，治疗乳腺炎；或将砂仁，填入癞蛤蟆腹内，用黄泥包好，放火上烤酥为细面，冲服，治疗慢性粒细胞型白血病；另外，还可以治疗小儿厌食症。

白豆蔻

【出处】《本草拾遗》。

【性味归经】辛，温。入肺、脾、胃经。

【功效应用】

1. 化浊行气　用于湿浊阻碍脾胃，脘腹胀满，不思饮食，呕吐，泄泻，常配伍厚朴、苍术、砂仁、陈皮等；用于湿温初起，胸闷不饥，舌苔浊腻（湿邪偏重者），可配伍薏苡仁、杏仁等，方如三仁汤；热邪偏胜者，可配伍黄芩、黄连、滑石等，方如黄芩滑石汤。

2. 温中止呕　用于胃寒呕吐反胃，常与半夏、丁香同用；用于寒湿阻滞，胃失和降，呕吐呃逆，常与藿香、陈皮、生姜同用，方如白豆蔻汤；用于小儿胃寒吐乳，可配砂仁、甘草共研细末，掺口中。

【用量用法】3～6g，入散剂为好，入汤剂宜后下。

【禁忌】胃热呕吐、热证腹痛及气虚者不宜用。

【按语】白豆蔻能够化湿行气，温中止呕，解暑化湿，辟秽和中，在治疗浊毒证的过程中，常将豆蔻和砂仁同用，其化浊解毒，祛湿健脾之功更著。

【现代研究】

1. 化学成分　果实含挥发油，其中有 d-龙脑、d-樟脑、草烯及其环氧化物、1，8-桉叶素、α- 及 δ-松油烯、α- 及 β-蒎烯、石竹烯、月桂烯、桃金娘醛、葛缕酮、松油烯-4-醇、香桧烯等。

2. 药理作用　豆蔻油极不稳定，易丧失其特有之香味，一般可作成芳香酊或醑剂。种子在临用前方可磨碎，有良好的芳香健胃作用。其挥发油对豚鼠实验性结核，能增强小剂量链霉素的作用。

3. 临床研究　临床治疗急性卡他性中耳炎效果良好。

香薷

【出处】《名医别录》。

【性味归经】辛，微温。入肺、胃经。

【功效应用】

1. 散寒解表　用于夏季贪风乘凉、感冒风寒所致的发热，恶寒，头痛，无汗，常配伍藿香、佩兰等同用。

2. 化湿和中　用于夏季恣食生冷，湿阻脾胃所致呕吐，泄泻，腹痛，多与扁豆、厚朴同用，方如香薷饮。

3. 利水消肿　用于水肿，小便不利，可单独应用，也可配伍白术健脾利水，方如蓠术丸。

【用量用法】3～10g，水煎服。

【禁忌】表虚自汗禁用，气虚者慎用。

【按语】香薷能够发汗解暑，行水散湿，温胃调中，在治疗浊毒证的过程中常用此药，尤其是长夏时节，气候闷热湿润，机体湿热浊邪壅盛，大便的黏腻不爽，舌红苔黄腻，脉象滑数，使用此药疗效更佳。

【现代研究】

1. 化学成分　其中主成分为香薷二醇，还含甾醇、酚性物质和黄酮苷等。

2. 药理作用　香薷挥发油对流感病毒有一定的灭活能力，灭活浓度1∶1000～1∶2000；对金黄色葡萄球菌、乙型链球菌、伤寒杆菌、弗氏痢疾杆菌、白喉杆菌、脑膜炎双球菌、卡他球菌，均有较强的抗菌作用，浓度1∶4000～1∶25600；香薷油同75%酒精在处理污水杂菌时有相近似的灭菌能力，6分钟灭菌率分别为99.2%，99.36%；香薷油的抑菌强度（金黄色葡萄球菌、卡他球菌、弗氏痢疾杆菌）高于碘液，但比呋喃西林及新洁尔灭为弱。香薷煎剂（1∶20）在体外对亚洲甲型流感病毒、京科68-1病毒株和孤儿病毒也有显著抑制作用。

3. 临床研究　可用于治疗轻症低钾性软病，急性细菌性痢疾。

白芷

【出处】《神农本草经》。

【性味归经】辛，温。入肺、胃经。

【功效应用】

1. 发表祛风　用治风寒表证，恶寒发热，头痛，鼻塞，常配伍防风、生姜、羌活等。

2. 止痛　用治头痛，可配藁本、蔓荆子等；用治牙痛，可配石膏、升麻等；用治眉棱骨痛，属风寒者可单独应用，属风热者可配黄芩同用。

3. 通鼻窍　本品上通鼻窍，为治鼻渊要药，常配伍苍耳子、辛夷、薄荷等，方如苍耳散。

4. 消肿止痛　用治疮疡初起，红肿热痛，常配伍金银花、天花粉、穿山甲等，方如仙方活命饮。用治疮疡脓已成而不易穿溃者，可配黄芪、皂角刺。用治乳痈肿痛，可配公英、瓜蒌、贝母等。

5. 燥湿止带　用治妇女寒湿带下，常配伍海螵蛸、白术、黄芪等；用治湿热带下黄稠，常配伍黄柏、椿根皮、车前子等。

6. 解蛇毒　用治毒蛇咬伤，可配伍雄黄、乳香等份研末，温酒调服，方如白芷护心散。现代有些蛇药解毒片即有本品配伍在内。

【用量用法】3～10g，水煎服。

【禁忌】阴虚火旺、血虚有热者忌用。

【按语】白芷入肺、胃经，祛风，燥湿，消肿，止痛，是临床上较常应用的药物之一，浊毒内蕴，阻滞于中焦，气血流通不畅，不通则痛，临床多表现为胃脘部疼痛不适的同时兼有后背的沉紧疼痛，浊毒证临床表现疼痛症状明显，白芷配伍元胡可以达到很好的治疗效果。

【现代研究】

1. 化学成分　含挥发油，香豆素及其衍生物，如当归素、白当归醚、欧前胡乙素、白芷毒素等。还含有挥发油,油中有3-亚甲基-6-环己烯、十一碳烯-4、榄香烯、十六烷酸、壬烯醇等。

2. 药理作用 白芷的乙醇提取物对枯氏锥虫生长有抑制作用,抑制率可达到40%。从白芷中分得发卡二醇,它能够抗多药耐药葡萄球菌(MDR)和甲氧西林耐药金葡菌(MRSA),且与一些开发中的抗MRSA药物相比有很大的优势。据体外的初步试验,川白芷水煎剂对大肠埃希菌、痢疾(宋氏)杆菌、伤寒杆菌、副伤寒杆菌、铜绿假单胞菌、金黄色葡萄球菌等均有抑制作用。

3. 临床研究 临床可以治疗消化性溃疡,急性、慢性肠炎。

二、祛湿化浊药

苍术

【出处】《证类本草》。

【性味归经】辛、苦,温。入脾、胃经。

【功效应用】

1. 燥湿健脾 用于湿阻脾胃,食欲不振,恶心呕吐,腹痛泄泻,舌苔白腻,常配伍陈皮、厚朴、甘草,方如平胃散。另外,与利水化湿药同用,还可用治脾虚湿盛的水肿、泄泻、痰饮等证。

2. 祛风除湿 用于风寒湿痹,关节疼痛,四肢活动不利,常配伍独活、羌活、秦艽、桂枝等;用于湿热下注,足膝肿痛,屈伸活动受限,常配伍黄柏,方如二妙丸。

3. 散寒解表 用于外感风寒湿邪,头痛,身痛,无汗,常配伍白芷、藁本、川芎等,方如神术散;若与石膏、知母等清热药配伍,可用于湿温胸闷,自汗身重等湿热并重之证,方如苍术白虎汤。

【用量用法】5~10g,水煎服。米泔水制或直接蒸熟可减缓其燥性。健脾燥湿宜制用,祛风湿散寒解表宜生用。

【禁忌】阴虚内热,气虚多汗者不宜用。

【按语】治疗慢性萎缩性胃炎浊毒证,主因湿热中阻、浊毒内蕴引起时,常用此药,与茯苓相伍为用,其效更著。

【现代研究】

1. 化学成分 主要含挥发油,油中主含苍术醇(系 β-桉油醇和茅术醇的混合结晶物)。其他尚含少量苍术酮、维生素A样物质、维生素B及菊糖。

2. 药理作用 其挥发油有明显的抗副交感神经介质乙酰胆碱引起的肠痉挛;对交感神经介质肾上腺素引起的肠肌松弛,苍术制剂能促进肾上腺抑制作用的振幅恢复。苍术醇有促进胃肠运动作用,对胃平滑肌也有微弱收缩作用。苍术挥发油对中枢神经系统,小剂量是镇静作用,同时使脊髓反射亢进;大剂量则呈抑制作用。苍术煎剂有降血糖作用,同时具排钠、排钾作用;其维生素A样物质可治疗夜盲及角膜软化症。

3. 临床研究 据报道,采用蒸气吸入法,治疗鼻息肉可收良效。另外,还可用治胃下垂、小儿厌食症、糖尿病、耳鸣、烧烫伤及寻常性鱼鳞病。

猪苓

【出处】《神农本草经》。

【性味归经】甘、淡,平。入肾、膀胱经。

【功效应用】

利水渗湿：用于水肿，小便不利，多与茯苓、泽泻、白术同用，方如四苓散；用于水湿泄泻，尿少肠鸣，多与苍术、厚朴、茯苓等同用，方如胃苓汤；用于阴虚有热，小便不利，淋沥涩痛，尿血，血淋，常配伍阿胶、泽泻、滑石等，方如猪苓汤；用于湿热下注的带下，常配伍苍术、黄柏、芡实等。

【用量用法】5~10g，水煎服。

【禁忌】无水湿者忌服。

【按语】猪苓能利水渗湿，主治小便不利，水肿、泄泻，淋浊，带下等。治疗浊毒内蕴证，临床表现为湿热邪气壅滞，日久蕴热为毒，造成体内水液代谢异常，致小便量少或小便不利，水肿，或者大便溏薄时常用此药。

【现代研究】

1. 化学成分 含粗蛋白、醚溶性浸出物、粗纤维、可溶性糖分等；还含游离及结合型生物素、2-羟基-二十四烷酸、麦角甾醇。

2. 药理作用 猪苓煎剂给不麻醉犬静脉注射或肌内注射0.25~0.50g（生药）/kg有比较明显的利尿作用，并能促进钠、氯、钾等电解质的排出。对晚期肺癌患者，猪苓提取物可增强巨噬细胞吞噬功能，提高机体免疫力。水溶性提取物能显著促进荷瘤小鼠抗体形成并提高网状内皮系统巨噬细胞的吞噬功能，与化疗（5-氟尿嘧啶）合用可纠正化疗所致的免疫功能低下现象。

3. 临床研究 据报道，口服猪苓多糖胶囊，治疗慢性乙肝，疗效显著。猪苓多糖注射液，肌注，治疗免疫功能低下的体弱儿童，可获良效。

石菖蒲

【出处】《本草图经》。

【性味归经】辛，温。入心、胃经。

【功效应用】

1. 通窍除痰 用于湿热痰浊蒙蔽心窍，神昏谵语，常配伍郁金、竹沥等，方如菖蒲郁金汤；用于痰热癫痫，常配伍黄连、竹茹、远志等，方如清心温胆汤。

2. 醒神健脑 用于心气不足之健忘，常配伍人参、远志、龙骨等，方如安神定志丸；用于肾精不足之健忘，常配伍龟板、龙骨等，方如枕中丹；用于肾虚耳聋，常配伍熟地、黄柏等。

3. 化湿和胃 用于湿浊阻滞中焦，胸脘痞闷，不思饮食，常配伍苍术、厚朴、陈皮等；用于痢疾噤口不食，常配伍黄连、石莲子等，方如开噤散。

此外，本品尚可用治风寒湿痹、跌打损伤、痈疽疥癣等症。

【用量用法】3~10g，鲜品加倍，水煎服。外用适量。

【禁忌】阴亏血虚，精滑多汗者慎用。

【按语】石菖蒲主治痰蒙清窍，神志昏迷，湿阻中焦，脘腹痞满，胀闷疼痛，健忘，失眠，耳鸣，耳聋等。本品辛温芳香，善化湿浊、醒脾胃、行气滞、消胀满。用于湿浊中阻，脘闷腹胀、痞塞疼痛时，常与砂仁、苍术、厚朴同用；若湿从热化、湿热蕴伏、身热吐利、胸脘痞闷、舌苔黄腻者，可与黄连、厚朴等配伍效果更佳。

【现代研究】

1. 化学成分 本品含挥发油0.11%~0.42%，其中主要为β-细辛醚、α-细辛醚、石竹烯、α-葎草烯、石菖醚、细辛醚等，尚含有氨基酸、有机酸和糖类。

2. 药理作用 石菖蒲水煎剂、挥发油、或细辛醚、β-细辛醚均有镇静作用和抗惊厥作用；对豚鼠离体气管和回肠有很强的解痉作用；石菖蒲挥发油静脉注射有肯定的平喘作用，与舒喘灵吸入后的即时疗效相似；石菖蒲挥发油对大鼠由乌头碱诱发的心律失常有一定治疗作用，并能对抗由肾上腺素或氯化钡诱发的心律失常，挥发油治疗量时还有减慢心率作用；煎剂可促进消化液分泌，制止胃肠的异常发酵；高浓度浸出液对常见致病性皮肤真菌有抑制作用。

3. 临床研究 石菖蒲注射液（石菖蒲 0.5% 总挥发油溶液）治疗肺性脑病效果良好；还可以治疗脑梗死、神经性呕吐、脑震荡后遗症、神经衰弱、心肌梗死、失音、慢性咽喉疾患等。

三、健脾化浊药

茯苓

【出处】《神农本草经》。

【性味归经】甘、淡，平。入心、脾、肺、肾经。

【功效应用】

1. 利水渗湿 用于水肿，小便不利及停饮等水湿证，偏于寒湿者，可与桂枝、白术等同用，方如五苓散；偏于湿热者，可与猪苓、泽泻等同用，方如猪苓汤；脾虚气弱者，可与党参、白术等同用，方如四君子汤。

2. 健脾和中 用于脾虚湿浊较盛，泄泻，食少乏力，脘腹胀满，可与人参、白术、扁豆等配伍，方如参苓白术散；用于脾虚痰饮内停，眩晕，心悸，咳嗽，可与桂枝、白术、甘草配伍，方如苓桂术甘汤。

3. 宁心安神 用于心脾两虚，心悸少寐，健忘多梦，常配伍龙眼肉、酸枣仁、人参等，方如归脾汤；如用于心气不足或心肾不交的心悸失眠，又常配伍菖蒲、远志、朱砂等，方如安神定志丸。

【用量用法】10～15g，水煎服。

【禁忌】津伤便燥、肾虚尿频滑精者慎用。

【按语】茯苓既能利水渗湿，又能健脾，是临床上很常用的药物，对于湿热中阻，浊毒内蕴之症极为适宜，尤其是脾胃损伤日久，功能已弱者，更能达到祛邪扶正之效，常与苍术共用。同时茯苓具有抗癌的作用，临床常用于治疗食管癌、胃癌、肝癌、鼻咽癌、舌癌、乳腺癌、膀胱癌、肺癌、溃疡性黑色素瘤等癌瘤中属脾虚湿盛、痰饮内停、湿热壅结者。

【现代研究】

1. 化学成分 主要含 β-茯苓聚糖，约占干重的93%，和三萜类化合物茯苓酸、土牧酸、三萜羧酸、齿孔酸、松苓酸等。亦含脂肪酸，如辛酸、十一酸、月桂酸、十二酸和棕榈酸。

2. 药理作用 茯苓煎剂小鼠腹腔注射，能明显降低其自发活动，并能对抗咖啡因所致小鼠过度兴奋；对戊巴比妥钠的麻醉作用有明显的协同作用。茯苓可增强硫喷妥钠对小鼠中枢抑制作用，麻醉时间显著延长。在土拨鼠、蟾蜍和食用蛙离体心脏的灌流实验中，茯苓的水提取物、乙醇提取物、乙醚提取物均能使心肌收缩力加强，心率增快。

3. 临床研究　甲羧基茯苓多糖单独使用，治疗肝炎，各种恶性肿瘤，有增强体质，改善症状，减少放、化疗副作用，保护骨髓，改善肝、肾功能的效果；还可用治产后尿潴留、斑秃、小儿秋季腹泻、内耳眩晕症，精神分裂症等。

薏苡仁

【出处】《神农本草经》。

【性味归经】甘、淡，微寒。入脾、胃、肺经。

【功效应用】

1. 利水渗湿　用于水湿内停，水肿胀满，脚气水肿，小便不利，常配伍茯苓、猪苓等。

2. 健脾止泻　用于脾虚湿盛，食少便溏或泄泻，常配伍党参、白术、山药等，方如参苓白术散。

3. 除痹　用于风湿热痹，多与防己、山栀、滑石等配伍，方如宣痹汤；用于风湿一身尽痛，日晡所剧者，常与杏仁、麻黄、甘草配伍，方即麻杏苡甘汤。

4. 清热排脓　用于肺痈，可与芦根、桃仁、冬瓜仁同用，方如千金苇茎汤；用于肠痈，可与附子、败酱草同用，方如薏苡附子败酱散。

此外，又可用治湿温初起，邪在气分，脘痞苔腻等症，常配伍杏仁、白蔻仁、厚朴等，方如三仁汤。

【用量用法】10～30g，水煎服，或入丸散剂，亦可与粳米煮粥食之。健脾止泻宜炒用，清热利湿宜生用。

【禁忌】津液不足者及孕妇忌用。

【按语】薏苡仁不仅有健脾作用同时还有渗湿止泻之功，其健脾祛湿之功不及茯苓，常应用在湿热中阻，浊毒内蕴日久，正气亏虚，脾气不健之时。

【现代研究】

1. 化学成分　本品含脂肪油、薏苡仁酯、薏苡仁内酯，薏苡多糖A、B、C和氨基酸、维生素B_1等。

2. 药理作用　薏苡仁煎剂、醇及丙酮提取物对癌细胞有明显抑制作用。薏苡仁内酯对小肠有抑制作用。其脂肪油能使血清钙、血糖量下降，并有解热、镇静、镇痛作用。

3. 临床研究　在化疗期间给予薏苡仁乳剂，治疗食管癌，胃癌，结、直肠癌有良效；还可治疗坐骨结节滑囊炎、传染性软疣、扁平疣。

扁豆

【出处】《别录》。

【性味归经】甘，微温。入脾、胃经。

【功效应用】

1. 健脾和中　用于脾虚湿盛，呕吐泄泻，体倦乏力，常配伍人参、白术、茯苓等，方如参苓白术散；用于脾虚湿浊下注，带下过多，体倦乏力，可单用为散服。

2. 解暑化湿　用于暑湿内蕴，脾失运化，呕吐，腹泻，常配伍香薷、厚朴等，方如香薷散。

【用量用法】10～20g，水煎服。健脾止泻宜炒用，消暑宜生用。

【按语】白扁豆主要有补脾和中，化湿消暑的作用，临床常用于浊毒蕴结于中焦，中焦湿热郁滞，日久蕴热为毒，耗伤气血所致的脾胃虚弱、食欲不振、大便溏泻等。同时白扁豆能健脾化湿以和中，性虽偏温，但无温燥助热伤津之弊，临床常将此药用于暑湿吐泻。

【现代研究】

1. 化学成分　含胰蛋白酶抑制物、淀粉酶抑制物、血球凝集素 A、B；尚含豆甾醇、磷脂、蔗糖、棉子糖、水苏糖、葡萄糖、半乳糖、果糖、淀粉、氰苷、酪氨酸酶等。豆荚含哌啶酸-2，含蛋白质、维生素 B$_1$、及维生素 C、胡萝卜素，并含蔗糖、葡萄糖、水苏糖、麦芽糖及棉子糖；另含 1-哌可酸及具有毒性的植物凝集素、豆甾醇、磷脂等。

2. 药理作用　扁豆中含有对人的红细胞的非特异性凝集素，其具有某些球蛋白特性；对牛、羊红细胞并无凝集作用。在扁豆中可分出两种不同的植物凝集素-凝集素 A 和凝集素 R。凝集素 A 不溶于水，无抗胰蛋白酶活性，如混于食物中喂饲大鼠，可抑制其生长，甚至引起肝脏的区域性坏死，加热后则毒性作用大为减弱，因此凝集素 A 是粗制扁豆粉中的部分有毒成分；凝集素 B 可溶于水，有抗胰蛋白酶的活性，对胰蛋白酶的抑制为非竞争型的，在 15～18℃（pH 值 3～10）可保持活力 30 天以上。蒸压消毒或煮沸 1 小时后，活力消失 94%～86%。此种胰蛋白酶抑制剂，在体外不能被一般蛋白酶分解，在体内不易消化，在 1mg/0.1ml 浓度时，由于抑制了凝血酶，可使枸橼酸血浆的凝固时间由 20s 延长至 60s。

3. 临床研究　治疗水肿，细菌性痢疾，砒霜中毒等。

四、祛痰化浊药

半夏

【出处】《神农本草经》。

【性味归经】辛，温；有毒。入脾、胃、肺经。

【功效应用】

1. 燥湿化痰　用于痰浊阻肺，咳嗽痰多，胸闷气逆，常配伍茯苓、陈皮、甘草，方如二陈汤；兼有寒象，咳嗽痰白清稀，手足发冷，常配伍干姜、细辛等，方如小青龙汤；兼有热象，咳嗽痰黄，常配伍黄芩、瓜蒌等，方如清气化痰丸；痰浊上犯，眩晕头痛，常配伍天麻、白术等，方如半夏白术天麻汤。

2. 降逆止呕　用于痰饮和湿浊阻滞中焦，恶心，呕吐痰涎，脘闷不食，常配伍生姜，方如小半夏汤；用于胃虚呕吐，常配伍人参，方如大半夏汤；用于胃热呕吐，常配伍竹茹、黄连等，方如黄连橘皮竹茹半夏汤。

3. 散结消痞　用于痰热互结，胸脘痞闷，呕吐，常配伍黄连、瓜蒌，方如小陷胸汤；用于梅核气，常配伍厚朴、茯苓等，方如半夏厚朴汤；用于瘿瘤痰核，常配伍昆布、浙贝母等；用于痈疽肿毒及乳疮，常配伍鸡蛋白。

【用量用法】3～10g，水煎服。外用生品适量，研末用酒调敷。清半夏长于燥湿化痰，姜半夏善于止呕，法半夏宜于燥湿和胃，半夏曲偏于化痰消食，生半夏外用能消肿散结。

【禁忌】阴亏燥咳、血证不宜用。反乌头。

【按语】半夏辛散温燥，主入脾胃兼入肺，能行水湿，降逆气，善祛脾胃湿痰，常用本品治疗胃气上逆之恶心呕吐，痰湿中阻之胸脘痞闷，气郁痰结咽中如有物阻之梅核气。此外，取本品和胃之功，临床常用来治疗胃不和则卧不安之症。

【现代研究】

1. 化学成分 块茎含挥发油，内含主成分为 3-乙酰氨基-5-甲基异噁唑、丁基乙烯基醚、茴香脑、苯甲醛等，还含左旋麻黄碱、胆碱等及葡萄糖苷，多种氨基酸，皂苷，及少量多糖、脂肪、直链淀粉等。

2. 药理作用 可抑制呕吐中枢而止呕，各种炮制品对实验动物均有明显的止咳作用。半夏的稀醇和水浸液或其多糖组分、生物碱具有较广泛的抗肿瘤作用。水浸剂对实验性室性心律失常和室性早搏有明显的对抗作用；半夏有显著的抑制胃液分泌作用，水煎醇沉液对多原因所致的胃溃疡有显著的预防和治疗作用。此外，煎剂可降低兔眼内压，半夏蛋白有明显的抗早孕活性。

3. 临床研究 现代临床研究可以治疗病毒性心肌炎、颈部淋巴结炎、慢性咽炎；另外，本品外用对急性中耳炎有较好的疗效。

天南星

【出处】《本草拾遗》。

【性味归经】辛、苦，温；有毒。入肺、肝、脾经。

【功效应用】

1. 燥湿化痰 用于痰湿壅滞，咳嗽痰多稀薄，胸闷，苔腻，常配伍半夏、枳实、陈皮等，方如导痰汤；用于寒痰阻肺，胸闷气逆，咳嗽喘息，痰多稀白，常配伍细辛、生姜、桂枝等；用于肺热咳嗽，咯痰黄稠，常配伍黄芩、瓜蒌等。

2. 祛风解痉 用于风痰阻络，肢体麻木，口眼歪斜，常配伍白附子、半夏等，方如青州白丸子；用于破伤风，常配伍白附子、天麻、防风等；用于风痰眩晕，常配伍半夏、生姜、天麻等；用于癫狂，惊悸，常配伍远志、石菖蒲等。

3. 消肿解毒 用于痈疽肿痛，可配大黄、黄柏、白芷外用；用于跌打伤痛，可配白附子、羌活等。

【用量用法】3～10g，水煎服。外用适量。

【禁忌】热极生风，血虚生风，阴虚肺燥咳嗽及孕妇均忌用。

【按语】天南星有燥湿化痰，祛风止痉，散结消肿的作用。在临上多将此药运用于体内浊毒日久，浊邪难去之时。

【现代研究】

1. 化学成分 天南星属植物块茎大都含有三萜皂苷、D-甘露醇、安息香酸、淀粉等。天南星科植物中尚含有氰苷成分，即海韭菜苷。天南星和异叶天南星含氨基酸、β-谷甾醇以及钙、磷、铝、锌等多种无机元素。鬼蒟蒻含皂苷，果实含类似毒芹碱的物质。

2. 药理作用 镇静和镇痛作用，天南星煎剂腹腔注射能使兔和大鼠活动减少、安静、翻正反射迟钝；并能明显延长小鼠的戊巴比妥钠睡眠时间；小鼠热板法表明有明显的镇痛作用。抗肿瘤作用，鲜天南星水提物体外对 Hela 细胞有抑制作用，对小鼠肉瘤 S180、HCA 实体瘤、宫颈癌 U14 等实验性肿瘤均有一定抑制作用。祛痰作用，小鼠酚红排泌法表明天南星煎剂有祛痰作用。

3. 临床研究 临床可以用于治疗咳嗽，结核，破伤风等，近年常用本品治疗宫颈癌。

旋覆花

【出处】《神农本草经》。

【性味归经】苦、辛、咸，微温。入肺、脾、胃、大肠经。

【功效应用】

1. 降气化痰 用于痰饮结胸，胸膈痞闷，喘逆气促，常配伍槟榔、桑白皮、葶苈子等；用于痰饮咳喘，兼有外感风寒表证，常配伍半夏、生姜等，方如金沸草散；用于痰热咳喘实证，常配伍桑白皮、大黄等，方如旋覆花汤。

2. 降逆止呕 用于脾胃虚寒或痰湿上逆，呕吐，心下痞满，噫气，常配伍代赭石、半夏等，方如旋覆代赭汤。

【用量用法】3～10g，包煎。

【禁忌】阴虚咳嗽及风热燥咳均忌用。

【按语】旋覆花，物虽花类，性属沉降，和胃降气止呕，能治噫气呕吐；化痰止咳平喘，能治痰多咳嗽。性味苦辛咸而微温，以诸寒证为宜，归入脾胃肺及大肠，故有以上诸效。

【现代研究】

1. 化学成分 均含大花旋覆花内酯、单乙酰基大花旋覆花内酯、二乙酰基大花旋覆花内酯等。旋覆花另含旋覆花佛术内酯、杜鹃黄素、胡萝卜苷、肉豆蔻酸等。欧亚旋覆花另含天人菊内酯、异槲皮苷、咖啡酸、绿原酸等。

2. 药理作用 旋覆花有明显的镇咳、祛痰作用，旋覆花黄酮类对组胺引起的豚鼠支气管痉挛性哮喘有明显的保护作用，对离体支气管痉挛亦有对抗作用，并有较弱的利尿作用。煎剂对金黄色葡萄球菌、炭疽杆菌和福氏痢疾杆菌Ⅱa株有明显的抑制作用，欧亚旋覆花内酯对阴道滴虫和溶组织内阿米巴均有强大的杀原虫作用。此外，旋覆花对免疫性肝损伤有保护作用，天人菊内酯有抗癌作用。

3. 临床研究 用显脉旋覆花糊剂治疗早期牙髓炎收效良好；此外应用旋覆花治疗手术后顽固性呃逆疗效满意。

瓜蒌

【出处】《神农本草经》。

【性味归经】甘，寒。入肺、胃、大肠经。

【功效应用】

1. 清肺化痰 用于痰热阻肺，咳嗽痰稠，常配伍知母、贝母、冬瓜子等。

2. 宽胸散结：用于胸痹，胸痛，常配伍薤白、白酒，方如薤白白酒汤；用于痰热结胸，胸膈痞满，常配伍半夏、黄连，方如小陷胸汤。

3. 润肠通便 用于肠燥便秘，常配伍郁李仁、火麻仁等。

4. 散结消痈 用于肺痈、乳痈、肠痈，常配伍连翘、公英、银花等。

【用量用法】10～15g，水煎服。宣肺止咳，通阳宣痹，用其皮；润肺涤痰，润肠通便，用其仁；散结消痈，用全瓜蒌；养阴生津，用其根（天花粉）。

【禁忌】脾虚便溏者慎用。

【按语】瓜蒌甘寒清润，能上行下达，滑降利气，既可清肺胃之积热而消痰，又能利气开胸而散结，且能润肠、消痈。

【现代研究】

1. 化学成分 果实含三萜皂苷、有机酸、树脂、糖类和色素。果实中所含蛋白质与其块根"天花粉"中所含蛋白质不同，无中期引产作用。瓜蒌皮含少量挥发油。其中酸性部分有壬酸、癸酸、月桂酸、肉豆蔻酸、正十五烷酸、棕榈油酸、棕榈酸、亚油酸、亚麻酸、硬脂酸、歧链十四碳烷酸、三种十五歧链碳烷酸和歧链十六碳烷酸。以棕榈酸、亚油酸和亚麻酸的含量最高。

2. 药理作用 抗菌作用，体外试验证明，瓜蒌煎剂或浸剂对大肠埃希菌等革兰阴性肠内致病菌，对葡萄球菌、肺炎双球菌、甲型溶血性链球菌、流感杆菌等均有抑制作用。此外，对奥杜益小芽胞癣菌及星型奴卡菌等皮肤致病性真菌亦有抑制作用。抗肿瘤作用，体外实验证明：瓜蒌煎剂及瓜蒌皮和瓜蒌仁的提取物对小鼠腹水癌细胞有杀灭作用。瓜蒌皮的体外抗癌效果比瓜蒌仁好，且以60%乙醇提取物作用最强。从瓜蒌皮的醚浸出液中得到的类白色非晶体性粉末亦有体外抗癌作用，而子壳和脂肪油均无效。动物实验表明：瓜蒌对肉瘤有一定的抑制作用，但对腹水癌的作用不明显。

3. 临床研究 可用于治疗窦性心律不齐，急性会厌炎，带状疱疹后遗神经痛。

贝母

【出处】《滇南本草》。

【性味归经】川贝母苦、甘，微寒；浙贝母苦，寒，入肺、心经。

【功效应用】

1. 清热化痰、润肺止咳 用于痰热郁肺，咳嗽痰黄黏稠，常配伍知母，方如二母散；用于肺虚久咳，痰少咽燥，常配伍麦冬、款冬花等，方如贝母散；用于外感风热或痰火郁结的咳嗽，常配伍知母、桑白皮、瓜蒌仁，方如二母宁嗽丸。

2. 消肿散结 用于瘰疬，常配伍玄参、牡蛎，方如消瘰丸；用于疮痈，常配伍银花、乳香等，方如仙方活命饮；同于肺痈，常配伍芦根、鱼腥草等。

【用量用法】3~10g，水煎服；研末服，每次1~2g。

【禁忌】反乌头。

【按语】贝母有川贝、浙贝之分，皆为苦寒之品，均能清肺化痰而止咳，治痰热咳嗽之证。在治疗浊毒内蕴消化性溃疡之疼痛、泛酸时常用。

【现代研究】

1. 化学成分 本品含浙贝母碱，去氢浙贝母碱，浙贝宁、浙贝酮，贝母醇，浙贝宁苷等。

2. 药理作用 浙贝母碱在低浓度下对支气管平滑肌有明显扩张作用。浙贝母碱及去氢浙贝母碱有明显镇咳作用，还有中枢抑制作用，能镇静、镇痛。此外，大剂量可使血压中等程度降低，呼吸抑制，小量可使血压微升。

3. 临床研究 可以治疗消化性溃疡、慢性胃炎、腮腺炎，治疗前列腺肥大排尿困难、急性尿潴留及肋软骨炎，收效亦好。

竹茹

【出处】《本草经集注》。

【性味归经】甘，微寒。入肺、胃、胆经。

【功效应用】

1. 清热化痰 用于肺热咳嗽，咳痰黄稠，常配伍黄芩、瓜蒌；用于痰火内扰，心烦不安，失眠，胸闷痰多，常配伍半夏、陈皮、枳实等，方如温胆汤。

2. 清胃止呕 用于痰热互结，烦闷呕逆，常配伍陈皮、半夏、黄连，方如黄连橘皮竹茹半夏汤；用于胃虚有热，气逆呕吐，不思饮食，常配伍人参、生姜、陈皮等，方如橘皮竹茹汤。对于妊娠呕吐，本品亦可应用。

【用量用法】6~10g，水煎服。祛痰生用，止呕多姜汁炒用。

【禁忌】脾胃虚寒者不宜用。

【按语】竹茹为淡竹茎秆除去外皮后刮下的中间层。其性味酸甘微寒，能清热化痰、除烦止呕、和胃消食，主治烦渴、吐泻、腹痛。《开宝本草》："主去痰，止呕哕，消食下酒。"竹茹与芦根同伍，相辅相成，共奏清热除烦、生津止逆之功。配合生姜和胃、止呕效力更强，又因生姜微温，可兼制其寒凉之性，使药性平和，故妊娠呕吐亦可用之。

【现代研究】

1. 化学成分 淡竹的竹茹含有对 cAMP 磷酸二酯酶抑制物：2，5-二甲氧基-对-羟基苯甲醛，丁香醛，松柏醛。另含对苯二甲酸 2′-羟乙基甲基酯。

2. 药理作用 实验表明竹茹粉在平皿上对白色葡萄球菌、枯草杆菌、大肠埃希菌及伤寒杆菌等均有较强的抗菌作用。

3. 临床研究 可以治疗眩晕症、神经官能症。

天竺黄

【出处】《证类本草》。

【性味归经】甘，寒。入心、肝、胆经。

【功效应用】

1. 清热豁痰 用于痰热壅盛，烦躁不安，咳喘气急，胸膈满闷，常配伍黄连、僵蚕等，方如天竺黄丹。

2. 清心定惊 用于痰热惊风，抽搐，神昏谵语，常配伍胆南星、朱砂等；用于小儿夜间多啼，常配伍竹叶、钩藤、僵蚕等。

【用量用法】3～6g，水煎服；研末服，每次 0.6～1g。

【按语】天竺黄，性味甘寒能清心经热痰而开窍醒神、豁痰定惊。胆南星偏于涤消肺、脾、肝三经的热痰；川贝母润燥化肺经之痰。

【现代研究】

1. 化学成分 本品含甘露醇、硬脂酸、竹红菌甲素、竹红菌乙素，还含头孢素和硬脂酸乙酯及氢氧化钾，硅质等。

2. 药理作用 竹红菌乙素具有明显的镇痛抗炎作用，提高痛阈强度要优于消炎痛。竹红菌甲素对革兰氏阳性菌有很好的抑制作用，对培养的人癌细胞和小鼠移植性实体肿瘤有显著的光动力治疗作用。

3. 临床研究 治疗银屑病、妇女外阴白色病变和肥厚性瘢痕有确效；治疗烧烫伤，对浅Ⅱ度烧伤创面早期应用具有成膜性快，透气性好，创面愈合快的优点。

桔梗

【出处】《神农本草经》。

【性味归经】苦、辛，平。入肺经。

【功效应用】

1. 宣肺祛痰 用于风热咳嗽，痰黄发热，口渴，常配伍桑叶、杏仁、菊花等，方如桑菊饮；用于风寒咳嗽，常配伍杏仁、苏叶等，方如杏苏散；用于肺气闭遏，咽痛，声音嘶哑，常配伍黄芩、贝母、射干等。

2. 排脓消痈 用于肺痈胸痛，咳吐脓血，痰黄腥臭，常配伍甘草，方如桔梗汤。

【用量用法】3～10g，水煎服。

【禁忌】肺虚久咳及咳血者慎用。

【按语】桔梗辛散苦泄，善能宣通肺气、祛痰排脓，本品配甘草，可祛痰利咽；配枳壳，可利胸膈；配鱼腥草，可排脓解毒而治肺痈。

【现代研究】

1. 化学成分 含桔梗皂苷。水解产生皂苷元为三萜酸的混合物，其中一种为远志酸，另一种为桔梗皂苷元。尚含桔梗酸 A、B 及 C，菊糖，桔梗聚糖，葡萄糖及植物甾醇，如菠菜甾醇、α-菠菜甾醇-β-D-葡萄糖苷等。

2. 药理作用 祛痰作用，桔梗煎剂给麻醉犬口服 1g/kg 后，能使呼吸道黏液分泌量显著增加，作用强度与氯化铵相似。对麻醉猫亦有促进呼吸道黏液分泌的作用。其机制是由于桔梗中所含皂苷，能刺激胃黏膜，引起轻度恶心，反射性引起支气管腺体分泌增多，稀释痰液，而发挥祛痰作用。桔梗皂苷对急性及慢性炎症有较强的抗炎作用。桔梗皂苷口服 $1/10 \sim 1/5$ LD50 剂量，对大鼠角叉菜胶性足肿胀、醋酸性足肿胀有抑制作用；口服小于 1/10 LD50 剂量，对大鼠棉球肉芽肿的形成也有显著抑制作用；对大鼠佐剂性关节炎亦有效。用豚鼠气管刺激法，桔梗皂苷 15mg/kg 有镇咳作用。粗制桔梗皂苷给麻醉豚鼠腹腔注射，其半数镇咳有效量 ED50 为 6.4mg/kg，提示其有较强的镇咳作用。

3. 临床研究 可以治疗肺脓肿、化脓性肺炎、支气管扩张合并感染等。

前胡

【出处】《雷公炮炙论》。

【性味归经】苦、辛，微寒。入肺经。

【功效应用】

1. 降气祛痰 用于肺气壅实，胸膈不利，咳逆短气。呕吐不食，常配伍杏仁、桑白皮等，方如前胡散。

2. 宣散风热 用于外感风热，咳嗽，头痛，咽痛，常配伍薄荷、桔梗、牛蒡子等。

【用量用法】3～10g，水煎服。

【禁忌】阴虚久咳及寒饮咳嗽，均不宜用。

【按语】

1. 前胡与白前都能降气化痰，但前胡尚可宣散风热，白前则专主降气。

2. 前胡与柴胡都有发散的力量，两者配伍同用可用于散风解热，故前人称二胡为风药。但前胡治在肺经而主下降，柴胡治在肝胆而主上升，这是两者不同之点。

【现代研究】

1. 化学成分 白花前胡含挥发油及白花前胡内酯甲、乙、丙、丁；紫花前胡含挥发油、前胡苷、前胡素、伞形花内酯等。

2. 药理作用 紫花前胡有较好的祛痰作用，作用时间长，其效力与桔梗相当；甲醇总提取物能抑制炎症初期血管通透性，对溃疡有明显抑制作用，还有解痉作用；能延长巴比妥钠的睡眠时间，有镇静作用。白花前胡提取粗精和正丁醇提取物能增加冠脉血流量，但不影响心率及心肌收缩力；伞形花内酯能抑制鼻咽癌 KB 细胞的生长。

3. 临床研究 治疗菌痢、慢性肠炎、小儿腹泻效果显著；治疗慢性阻塞性肺疾病合并继发性肺动脉高压患者，对血流动力学、血气及其他指标均有明显改善。

黄药子

【出处】《本草图经》。

【性味归经】苦，寒；有毒。入肺、肝经。

【功效应用】

化痰散结消瘿，清热解毒。主要用于瘿瘤，疮疡肿毒，咽喉肿痛，毒蛇咬伤等。

【用量用法】5～15g，水煎服；研末服，1～2g。外用适量鲜品捣敷，或研末调敷，或磨汁涂。

【禁忌】有毒，不宜过量。如多服、久服可引起吐泻腹痛等消化道反应，并对肝肾有一定损害，故脾胃虚弱及肝肾功能损害者慎用。

【现代研究】

1. 化学成分　半干块茎含蔗糖、还原糖、淀粉、藻苷、鞣质。尚含黄独素 B，C 与薯蓣皂苷元。野生的含黄独素 A、B、C。

2. 药理作用　黄药子水浸剂（1∶3），在试管内，对堇色毛癣菌、同心性毛癣菌、许兰黄癣菌、奥杜盎小芽胞癣菌、铁锈色小芽胞癣菌、羊毛状小芽胞癣菌、石膏样小芽胞癣菌、腹股沟表皮癣菌、红色表皮癣菌、星形奴卡菌等皮肤真菌均有不同程度的抑制作用。黄药子提取物（0.1mg/ml）对家兔实验性单纯疱疹病毒性角膜炎有治疗作用，能使炎性病变减轻，痊愈时间缩短。黄药子对小鼠肉瘤 180 及子宫颈癌 U14 有抑制作用。黄药子流浸膏有止血作用。黄药子能抑制银屑病表皮增生，促进角质层角化，纠正角化不全，以达到治疗银屑病的目的。

3. 临床研究　本药应用于慢性萎缩性胃炎，治疗食管癌、胃癌，初步观察尚有疗效，但对肝脏稍有影响，久用，多用会引起黄疸。

瓦楞子

【出处】《本草备要》。

【性味归经】咸，平。入肺、肝经。

【功效应用】

1. 消痰软坚　用于瘿瘤、瘰疬，常配伍昆布、海藻，方如含化丸。

2. 消瘀散结　用于气滞血瘀，腹中癥块。常配伍三棱、莪术、丹参等；用于妇女临经时少腹阵痛，经血不行，按之腹部硬满疼痛，常配伍香附、桃仁、当归等。

3. 制酸止痛　用于胃痛泛酸，单用或与甘草制成散剂使用。

【用量用法】10～15g，水煎服，需久煎。化痰消瘿散结宜生用，制酸止痛宜煅用。

【按语】瓦楞子能制酸止痛，胃痛嘈杂、泛吐酸水者，常配黄连、吴茱萸、乌贼骨、香附等同用；大便秘结者，可加生大黄；胃部喜按者，可加高良姜；久病瘀滞者，可加延胡索、五灵脂。

【现代研究】本药可以中和胃酸，减轻胃溃疡之疼痛；外用于创面，治疗包括深Ⅱ度在内的烧烫伤疗效显著。

礞石

【出处】《嘉祐本草》

【性味归经】甘、咸，平。入肺、肝经。

【功效应用】

1. 消痰下气　用于顽痰、老痰胶结，气逆咳喘，胸膈胀满，常配伍沉香、大黄、黄芩等，方如礞石滚痰丸。

2. 镇肝止痉　用于痰热惊风抽搐，常配伍薄荷、白蜜等。

【用量用法】6～10g，包煎；研末服，每次1～3g。

【禁忌】寒证、虚证及孕妇忌用。

【按语】本品性烈而质重，功专坠痰，主要用于顽痰癖结或积痰惊痫等症，往往配合沉香、大黄、黄芩等同用。

【现代研究】

1. 化学成分 青礞石主要成分为镁、铝、铁、硅酸及结晶水，为一种形似云母的含水硅酸盐矿物。因其含有显著量的低铁，故常呈绿色。金礞石主要成分为云母（黑云母、白云母）与石英，亦即主含钾、镁、铝、硅酸等与结晶水，亦可含钒（白云母的成分）。

2. 药理作用 青礞石呈八面体配位的阳离子层夹在两个相同四面体单层间所组成，存在着静态电位差，故能促进阳离子交换，产生吸附作用，这是化痰利水作用机制之一。

3. 临床研究 治疗癫痫效果良好；含服对首次梗阻的食管癌、贲门癌疗效好。

杏仁

【出处】《本草经集注》。

【性味归经】辛，微温；有小毒。入肺、大肠经。

【功效应用】

1. 止咳平喘 可用于多种咳喘证，为止咳平喘之要药。治风寒咳喘，常配伍麻黄、甘草，方如三拗汤；治风热咳嗽，常配伍桑叶、菊花等，方如桑菊饮；治燥热咳嗽，常配伍桑叶、贝母、沙参等，方如桑杏汤；治肺热咳喘，常配伍石膏、麻黄、甘草，方如麻杏石甘汤。

2. 润肠通便 用于肠燥便秘，常配伍火麻仁、桃仁、郁李仁等。

【用量用法】3～10g，水煎服。

【禁忌】有小毒，勿过量，婴儿慎用。

【按语】苦杏仁与甜杏仁，两者功用不同，在临床应用上区别为：苦杏仁性属苦泄，长于润肠通便；甜杏仁偏于滋润，多用于肺虚久咳。

【现代研究】

1. 化学成分 本品含苦杏仁苷及脂肪油、蛋白质、各种游离氨基酸。尚含苦杏仁酶、苦杏仁苷酶、绿原酸、肌醇、苯甲醛、芳樟醇。

2. 药理作用 所含苦杏仁苷口服后，在下消化道分解后产生少量氢氰酸，能抑制咳嗽中枢而起镇咳平喘作用。在生成氢氰酸的同时，也产生苯甲醛，后者可抑制胃蛋白酶的活性，从而影响消化功能。苦杏仁苷及其水解生成的氢氰酸和苯甲酸体外试验均证明有微弱抗癌作用。苦杏仁油对蛔虫、钩虫及伤寒杆菌、副伤寒杆菌有抑制作用，且有润滑性通便作用。此外，苦杏仁苷有抗突变作用，所含蛋白质成分还有明显的抗炎及镇痛作用。

3. 临床研究 治疗慢性咽炎、上消化道溃疡效果良好；治疗晚期肺癌、食管癌，肿瘤病灶未见明显缩小，但大部患者的症状均有不同程度的缓解；外用治疗老年性皮肤瘙痒症、足癣效佳。

葶苈子

【出处】《神农本草经》。

【性味归经】苦、辛，大寒。入肺、膀胱经。

【功效应用】

1. 泻肺平喘 用于痰涎壅肺，咳嗽气喘，胸满胀痛，常配伍大枣，方如葶苈大枣泻肺汤。

2. 利水消肿 用于面目水肿，胸腹积水，小便不利，属于实证者，常配伍防己、椒目、大黄，方如己椒苈黄丸；用于结胸证之胸胁积水，常配伍杏仁、大黄、芒硝，方如大陷胸丸。

【用量用法】 3～10g，包煎。

【禁忌】 肺虚喘促者忌用。

【按语】 临床常用葶苈子与大黄等配伍，用于治疗湿热中阻之胸腹胀满；痰涎阻肺之咳喘气逆。

【现代研究】

1. 化学成分 独行菜种子含脂肪油、芥子苷、蛋白质、糖类。

2. 药理作用 播娘蒿、北美独行菜及独行菜的干燥种子之醇提取物，均表现为强心作用。对在位蛙心可使之停止于收缩期，对在位猫心、兔心、猫心肺装置，均能使心收缩加强，心率减慢，心传导阻滞，对衰竭的心脏可增加输出量，降低静脉压。三种葶苈子均需要较大剂量才能引起强心苷样的特异作用。有报告认为，播娘蒿种子的强心作用，可能是中医把葶苈子用于治疗水肿喘满痰嗽的基础。

3. 临床研究 现临床多用来治疗慢性肺源性心脏病并发心力衰竭，配合一般对症处理和抗生素以控制感染效果良好。

五、清热化浊药

黄芩

【出处】 《神农本草经》。

【性味归经】 苦，寒。入肺、胃、胆、大肠经。

【功效应用】

1. 清热燥湿 用于湿温发热、胸闷、口渴不欲饮，以及湿热泻痢、黄疸等症。对湿温发热，与滑石、白蔻仁、茯苓等配合应用；对湿热泻痢、腹痛，与白芍、葛根、甘草等同用；对于湿热蕴结所致的黄疸，可与茵陈、栀子、淡竹叶等同用。

2. 泻火解毒、止血 用于热病高热烦渴，或肺热咳嗽，或热盛迫血外溢以及热毒疮疡等。治热病高热，常与黄连、栀子等配伍；治肺热咳嗽，可与知母、桑白皮等同用；治血热妄行，可与生地、牡丹皮、侧柏叶等同用；对热毒疮疡，可与金银花、连翘等药同用。

此外，本品又有清热安胎作用，可用于胎动不安，常与白术、竹茹等配合应用。

【用量用法】 3～12g，水煎服，或作丸散。

【禁忌】 脾胃虚寒者忌用。

【按语】 临床常用黄芩与生石膏、栀子等配伍，用于治疗中焦湿热，浊毒内蕴之泄痢腹痛、里急后重、胸闷、口干；在治疗因肺热出现咽干、咽痛，口鼻干燥，咳痰时亦常用；与茵陈、大黄等配伍用于治疗湿热内蕴之黄疸，常用量为15g。

【现代研究】

1. 化学成分 含多种黄酮类化合物，主要为黄芩苷，黄芩素，汉黄芩苷，汉黄芩素，7-甲氧基黄芩素，7-甲氧基去甲基汉黄芩素，黄芩黄酮Ⅰ，黄芩黄酮Ⅱ。

2. 药理作用 黄芩煎剂对多种球菌、杆菌、耐药的金黄色葡萄球菌、流感病毒、皮肤真菌有抑制作用，具有抗菌、抗病毒、抗真菌作用；煎剂及黄芩苷对实验性发热的家兔有解热作用；黄芩苷给麻醉狗注射，有明显的降压和利尿作用；黄芩苷与黄芩素动物试验能抑制过敏性炎症渗出，降低毛细血管通透性，有抗组织胺与抗乙酰胆碱作用，具有抗炎、抗过敏作用。

3. 临床研究 临床上可以治疗慢性气管炎、上呼吸道感染，肠炎、急性菌痢，病毒性肝炎，及疖疔、外痈、蜂窝织炎、深部脓肿。

黄连

【出处】《神农本草经》。

【性味归经】苦，寒。入心、肝、胆、胃、肺、大肠经。

【功效应用】

清热燥湿，泻火解毒 用于湿热内蕴等症，如肠胃湿热、呕吐、泻痢等，配伍黄芩、大黄、木香、葛根、半夏等；用于温病高热、口渴烦躁、血热妄行、以及热毒疮疡等，治温病高热、心火亢盛，配伍栀子、连翘等；对于血热妄行，可配伍黄芩、大黄等同用；对热毒疮疡，可配伍赤芍、牡丹皮等同用。此外，黄连还可用于胃火炽盛的中消证，可配合天花粉、知母、生地等同用。

【用量用法】2～10g，水煎服，外用适量。清热泻火燥湿宜生用；清胃止呕宜姜汁炙用，清肝胆火宜猪胆汁炙用，清上焦热宜酒炒用。

【禁忌】阴虚烦躁、脾虚泄泻、产后血虚、阴虚潮热者均当慎用或忌用。

【按语】临床上黄连与黄芩、绞股蓝、半边莲、鸡骨草等配伍用于治中焦湿热，浊毒内蕴之泄痢腹痛、里急后重；肝火犯胃、肝胃不和，湿热中阻之恶心、呕吐。在治疗湿热浊毒内蕴所导致的胃脘堵闷，纳呆，舌苔黄腻等症时，常将黄连与茵陈配伍，共奏清热化浊解毒之功。

【现代研究】

1. 化学成分 根茎含多种异喹啉类生物碱，以小檗碱含量最高，为5%～8%，尚含黄连碱、甲基黄连碱、巴马亭、药根碱、表小檗碱及木兰花碱等；酸性成分有阿魏酸，氯原酸等；须根含小檗碱可达5%；黄连叶含小檗碱1.4%～2.9%。

2. 药理作用 黄连煎剂100%浓度，平皿法实验表明对痢疾杆菌、伤寒杆菌、大肠埃希菌等7种革兰氏阴性菌及葡萄球菌、肺炎双球菌、百日咳杆菌等5种革兰氏阳性菌皆有较强的抑菌作用。黄连煎剂对许兰氏黄癣菌、白念珠菌、铁锈色毛癣菌等有抑制作用；黄连煎剂25%～100%浓度对乙型肝炎病毒DNA有抑制作用，小檗碱能有效地降低沙眼病毒感染鸡胚的死亡率，并抑制病毒原生小体的产生；抗阿米巴作用、抗炎、抗腹泻作用；具有解热、降血糖血脂作用；小檗碱有抑制花生四烯酸自血小板膜磷脂释放和代谢的作用；静注小檗碱对犬心有较强的正性肌力作用，使心率减慢，舒张压下降，并有抗心肌缺血作用；盐酸小檗碱1.5mg/kg，对犬有利胆作用。还有抗溃疡作用。

3. 临床研究 临床上可以用于治疗萎缩性胃炎、十二指肠溃疡，高血压、糖尿病，外用治疗化脓性中耳炎。

黄柏

【出处】《本草纲目》。

【性味归经】苦，寒。入肾、膀胱、大肠经。

【功效应用】

1. 清热燥湿 用于湿热带下，热淋涩痛，常配伍芡实、车前子等；用于湿热泻痢，黄疸配伍白头翁、黄连、秦皮等；配栀子，可用治湿热郁蒸之黄疸；用于湿热脚气，痿证，常配伍苍术、牛膝等。

2. 泻火解毒　用于湿毒肿疡、湿疹、口疮疔肿、烫伤等，随证配用，内服外敷皆可。

3. 退虚热　用于骨蒸劳热，盗汗、遗精，常配伍知母、生地、山药等。

【用量用法】3～10g，水煎服或入丸散，外用适量。黄柏生用泻实火，清热燥湿，泻火解毒之力强；炒用可缓其寒性，免伤脾胃；盐水炙炒，入肾泻相火之力增强，并清退虚热；酒炒以清上焦血热；炒炭清热泻火之力虽减，但清热止血功著。

【禁忌】脾虚泄泻，胃弱食少，阳虚发热，阴虚小便不利，肾阳不足者忌用。

【按语】临床常用黄柏与黄连，黄芩等配伍用于治疗中焦湿热，浊毒内蕴之泄痢腹痛、里急后重、胸闷、口干等，常用量为15g。亦常将苍术与黄柏相伍治疗因浊热下注而导致的白带色黄，小便色黄、有灼热感，大便质稀黏腻不爽，便后肛门灼热感之症。

【现代研究】

1. 化学成分　关黄柏主要含小檗碱约1.6%，尚含掌叶防己碱、黄柏碱、药根碱、黄柏酮、蝙蝠葛碱、白栝楼碱、木兰碱、柠檬苦素等。根皮分离出小檗碱约9%，尚含药根碱、黄柏碱、白栝楼碱。川黄柏小檗碱含量较高，达3%。

2. 药理作用　小檗碱为黄柏抗菌的有效成分，有抗真菌，抗滴虫作用；黄柏煎剂6.25%～100%体外试验，对乙型肝炎抗原有抑制作用，黄柏碱对慢性肝炎有一定作用；黄柏提取物（去小檗碱）100mg/kg皮下注射，100mg/kg、1000mg/kg灌胃或皮内注射，对乙醇、阿司匹林或幽门结扎诱发的大鼠胃溃疡有抑制作用；黄柏果实的挥发油具有镇咳作用，其镇咳成分主要为香叶烯；黄柏对麻醉动物静脉注射或腹腔注射，可产生显著而持久的降压作用；黄柏煎剂，100%浓度，0.3ml/只灌胃，连续7天，能增加小鼠脾空斑形成细胞数。

3. 临床研究　临床用于治疗流行性脑脊髓膜炎、细菌性痢疾、肺炎，外用治疗湿疹、慢性化脓性中耳炎。

龙胆草

【出处】《神农本草经》。

【性味归经】苦，寒。入肝、胆、胃、经。

【功效应用】

清热燥湿，泻肝定惊　用于湿热黄疸，小便淋痛，阴肿阴痒，湿热带下，肝胆实火之头胀头痛，目赤肿痛，耳聋耳肿，胁痛口苦，热病惊风抽搐等。

【用量用法】3～6g，水煎服。

【禁忌】脾胃虚寒者忌用。

【按语】临床常用龙胆草与栀子、黄芩等配伍用于治疗肝胆湿热之耳聋耳鸣、口苦，常用量为15g。

【现代研究】

1. 化学成分　含龙胆苦苷、獐牙菜苦苷、当药苷、三叶苷、苦龙苷、四乙酰龙胆苦苷、苦樟苷；龙胆黄碱、龙胆碱、秦艽乙素、秦艽丙素、龙胆三糖、β-谷甾醇。

2. 药理作用　龙胆苦苷给予造成胃瘘管的狗口服，能促进胃液分泌，并可使游离盐酸增加，食欲增进；可明显地降低血清胆红素含量具有利胆和保肝作用；龙胆碱对小鼠中枢神经系统呈兴奋作用，但较大剂量时则出现麻醉作用；龙胆煎剂还具有利尿、抗菌作用。

3. 临床研究　可以用于治疗肝胆疾病、高血压、急性肾盂肾炎。

栀子

【出处】《神农本草经》。

【性味归经】苦，寒。入心、肝、肺胃、三焦经。

【功效应用】

1. 泻火除烦　用于热病心烦、躁扰不宁，可与淡豆豉同用，如栀子豉汤；若配黄芩、黄连、黄柏等，可用于热病火毒炽盛，三焦俱热而见高热烦躁、神昏谵语者，如黄连解毒汤。

2. 清热利湿　本品有清利下焦肝胆湿热之功效，可用治肝胆湿热郁蒸之黄疸、小便短赤者，常配茵陈、大黄等药用，如茵陈蒿汤，或配黄柏用，如栀子柏皮汤。

3. 凉血解毒　本品善清利下焦湿热而通淋，清热凉血以止血，故可用于血淋涩痛或热淋证，常配木通、车前子、滑石等药用，如八正散；用于火毒疮疡、红肿热痛者，常配金银花、连翘、蒲公英。

4. 凉血止血　焦栀子功善清热凉血，可用于血热妄行之吐血、衄血等证，常配白茅根、大黄、侧柏叶等药用，如十灰散。

【用量用法】3～10g，外用适量。清热泻火宜生用，止血宜炒炭用。

【禁忌】脾胃虚寒，食少便溏者慎用。用时中病即止，不可久服。

【按语】本品苦寒清降，能清泻三焦火邪、泻心火而除烦，为治热病心烦、躁扰不宁之要药，临床常用栀子与淡豆豉等配伍用于治疗热扰心神之失眠，心烦，常用量为15g。

【现代研究】

1. 化学成分　含多种环烯醚萜苷类成分，主要为栀子苷，即京尼平-1-葡萄糖苷，含量高达6%，并含去羟栀子苷、京尼平-1-β-龙胆双糖苷、鸡矢藤次苷甲酯、栀子新苷、栀子酮苷、去乙酰车叶草苷酸甲酯等；另含番红花苷、番红花酸、熊果酸等。

2. 药理作用　栀子及所含环烯醚萜苷等成分均有利胆作用，亦能减轻四氯化碳引起的肝损害；京尼平苷有显著降低胰淀粉酶的作用，在胰腺炎时栀子有提高机体抗病能力、改善肝脏和胃肠系统的功能以及减轻胰腺炎等药理作用；栀子醇提取物能减少小鼠自发活动，具有镇静作用；栀子提取物能降低心肌收缩力，降压；并具有一定的抗病原微生物、止血作用；抗炎及治疗软组织损伤的作用；去羟栀子苷对小鼠有泻下作用。

3. 临床研究　临床可以治疗急性黄疸型肝炎、扭挫伤，还可用于止血。

苦参

【出处】《神农本草经》。

【性味归经】苦，寒。入心、肝、胃、大肠、膀胱经。

【功效应用】

1. 清热燥湿　用于湿热泻痢、里急后重，配伍白头翁、黄连、黄柏如白头翁汤；治疗湿热带下，阴痒，配伍牡丹皮、当归。

2. 祛风杀虫　用于肝热目赤肿痛，目生翳膜，可单用煎水洗眼；用于湿疹疥癣引起的皮肤瘙痒疗效明显。煎汤外洗治疗滴虫性阴道炎。

【用量用法】3～10g，水煎服，外用适量。

【禁忌】脾胃虚寒者忌用。反藜芦。

【按语】临床常用苦参与木香等配伍用于治疗湿热浊毒内蕴之泻痢、便血，常用量为 15g。

【现代研究】

1. 化学成分　其含多种生物碱，主要成分为 D-苦参碱，D-氧化苦参碱，另含少量 D-苦参醇碱、L-臭豆碱、L-甲基金雀花碱、L-野靛叶碱、L-槐果碱、N-氧化槐果碱、槐定碱等；还分有苦参素、次苦参素、异苦参素、去甲苦参素、苦参醇素、次苦参醇素、新苦参醇素、去甲苦参醇素等黄酮类化合物。

2. 药理作用　苦参醚提物及醇提物对金黄色葡萄球菌有较强的抑菌作用；苦参水浸剂对董色毛癣菌、同心性毛癣菌、许兰毛癣菌、奥杜盎小芽孢癣菌等有抑制作用；苦参总碱及氧化苦参碱有明显的升白作用；苦参碱对小鼠巴豆油引起的耳郭肿胀、醋酸引起的小鼠腹腔渗出增加、大鼠角叉菜胶性足垫肿胀，均有抑制作用；苦参有明显的抗心律不齐、利尿、镇静、平喘、免疫抑制作用。

3. 临床研究　临床可以治疗急性胃肠炎、肠炎菌痢、急慢性肝炎、白细胞减少症以及皮肤病、寄生虫病。

秦皮

【出处】《神农本草经》。

【性味归经】苦、涩，寒。入肝、胆、大肠经。

【功效应用】

1. 清热燥湿，止痢，止带　用于湿热泻痢，带下阴痒，配以白头翁、黄连、黄柏用治湿热泻痢、里急后重，如白头翁汤；治疗湿热带下，配以牡丹皮、当归。

2. 清肝明目　用于肝热目赤肿痛，目生翳膜，可单用煎水洗眼；或配以栀子、淡竹叶煎服，如秦皮汤。

另外，本品又可用于风湿痹证。

【用量用法】3～10g，水煎服，外用可煎水洗眼。

【禁忌】胃虚食少，肠中无湿热者忌用。

【按语】常用秦皮与白头翁，黄连、黄柏等配伍，用于治疗湿热内蕴之泻痢、里急后重。常用量为 15g。

【现代研究】

1. 化学成分　大叶梣的树皮含马栗树皮苷，马栗树皮素。预试还含生物碱；尖叶梣的树皮含马栗树皮素，马栗树皮苷，秦皮苷，东莨菪素，2，6-二甲（1）氧基对苯醌和微量的 N-苯基-2-萘羟；白蜡树的树皮合马栗树皮素，秦皮素；宿柱梣的树皮含马栗树皮素，马栗树皮苷，秦皮苷，丁香苷，宿柱白蜡苷。

2. 药理作用　秦皮对表皮葡萄球菌、卡他球菌、铜绿假单胞菌等多种细菌具有抑制作用；七叶树苷对实验性关节炎有抑制作用，并有微弱的镇痛作用；七叶树苷、七叶树内酯、秦皮素、秦皮苷等都有增加尿量和增加尿酸从组织中排出的作用，故可用于痛风性关节炎；七叶树苷七叶树素有止咳、祛痰作用，有止咳、祛痰、平喘作用；秦皮苷、秦皮素灌胃对小鼠的 LD50 分别为 11.5g/kg，2.39g/kg。

3. 临床研究　临床可以治疗细菌性痢疾、慢性气管炎。

茵陈

【出处】《神农本草经》。

【性味归经】苦，微寒。入脾、胃、肝、胆经。

【功效应用】

1. 清热利湿，利胆退黄　用于身目发黄、小便短赤之阳黄，常与栀子、黄柏、大黄同用，如茵陈蒿汤；黄疸湿重于热，与茯苓、猪苓配伍，如茵陈五苓散。

2. 解毒疗疮　用于湿热内蕴之风疹瘙痒，湿疮，单味药煎汤外洗。

【用量用法】6～15g，水煎服。外用适量。

【禁忌】蓄血发黄者忌用。

【按语】临床常用茵陈与藿香、佩兰等配伍，用于治疗脾胃肝胆湿热之口黏，胸闷，黄疸等，常用量为15g。

【现代研究】

1. 化学成分　茵陈蒿和滨蒿均含蒿属香豆精，即6，7-二甲氧基香豆精、东莨菪内酯、茵陈炔内酯以及β-谷甾醇。亦含香豆酸及其他有机酸类，如茵陈蒿含茵陈香豆酸A、茵陈香豆酸B、去氧茵陈香豆酸、绿原酸、咖啡酸；滨蒿含绿原酸、水杨酸、壬二酸、焦没食子鞣质、草酸。尚含挥发油，茵陈蒿含茵陈二炔、邻甲氧基茵陈二炔等；滨蒿含茵陈二炔酮、α-蒎烯、杜松油烯、环氧石竹烯、丁香酚等。

此外，茵陈蒿还含色原酮类和黄酮类物质，如茵陈色原酮、茵陈黄酮、异茵陈黄酮等；亦含有植物雌性激素、胆碱等。

2. 药理作用　茵陈煎剂、热水提取物、水浸剂等均有促进胆汁分泌和排泄作用；对家兔人工发热有解热、镇痛作用；对金黄色葡萄球菌有明显的抑制作用，对痢疾杆菌、溶血性链球菌等有不同程度的抑制作用；茵陈的咖啡酸成分有升高白细胞数目、利胆止血、抗生育等作用；香豆素类化合物具有扩血管、降血脂、抗凝血等作用而用于冠心病；茵陈煎剂灌胃给药有抑杀小鼠艾氏腹水癌细胞作用。

3. 临床研究　临床用于治疗传染性肝炎、黄疸型传染性肝炎。

虎杖

【出处】《名医别录》。

【性味归经】苦，寒。入肝、胆、肺、大肠经。

【功效应用】

1. 活血定痛　用于治血瘀经闭，风湿痹痛，跌打损伤等。

2. 利湿退黄　用于治湿热黄疸，及淋浊带下等。

3. 清热解毒　用治水火烫伤，疮痈肿毒，毒蛇咬伤等。

4. 化痰止咳　用治肺热咳嗽，可单服，亦可与黄芩、枇杷叶等同用。

此外，还可泻热通便，治热结便秘。

【用量用法】10～30g，水煎或浸酒或入丸散剂。外用适量。

【禁忌】孕妇忌服。本品副作用为恶心、呕吐、腹泻及粒细胞减少，应用时不可过量。

【按语】临床常用虎杖与大黄等配伍，用于治疗湿热浊毒内蕴之胃脘胀满、疼痛，黄疸，便秘常用量为15g。

【现代研究】

1. 化学成分　根和根茎含游离蒽醌及蒽配苷，主要为大黄素，大黄素甲醚，大黄酚，蒽苷A即大黄素甲醚（8-O-β-D-葡萄糖苷），蒽苷B即大黄素8-O-β-D-葡萄糖苷醇，6-羟基芦荟大黄素，大黄素-8-甲醚，6-羟基芦荟大黄素-8-甲醚等。此外还含芪类化合物：

白藜芦醇即 3，4'，5-三羟基芪，虎杖苷即白藜芦醇 3-O-β-D-葡萄糖苷，又含原儿茶酸，右旋儿茶精，2，5-二甲基-7-羟基色酮，7-羟基-4-甲氧基-5-甲基香豆精，2-甲氧基-6-乙酰基-7-甲基胡桃配，决明蒽酮-8-葡萄糖苷，β-谷甾醇葡萄糖苷以及葡萄糖，鼠李糖，多糖，氨基酸 12.99% 和铜、铁、锰、锌、钾及钾盐等。

2. 药理作用 蒽醌注射液对麻醉兔有明显降压、减慢心率作用；白藜芦的葡萄糖苷PD 具有升压，保肝作用，有呈剂量依赖增加 PGI2 释放的作用；虎杖中含有的一种黄酮类物质对金黄色葡萄球菌、白色葡萄球菌、变形杆菌有抑制作用；虎杖 7.5% 煎液能对抗组胺引起的豚鼠气管收缩，加药 5 分钟后，对抗强度为 75%，故有一定平喘作用；并具有抗肿瘤、降血糖、降血脂作用；虎杖煎剂对外伤出血有明显止血作用，内服对上消化道出血也有止血作用。

3. 临床研究 临床可以治疗肺炎、痛风、胆石症及慢性前列腺炎。

垂盆草

【出处】《本草纲目拾遗》。

【性味归经】甘、淡、微酸，微寒。入心、肝、胆经。

【功效应用】

清利湿热，解毒 用于湿热黄疸，常配伍郁金、茵陈、金钱草；本品有良好的清热解毒功效，对于水火烫伤，可用鲜草洗净捣汁外涂，还可消痈退肿。

【用量用法】15～30g，水煎服；鲜品 250g。

【按语】临床常用垂盆草以清热化浊，护肝降酶，本品对急性黄疸或无黄疸型肝炎均可使用，尤其对辨证为阳黄，浊毒内蕴者，不仅能降低血清转氨酶，并可使患者口苦、纳呆、乏力，小便黄赤等症状明显减轻，常与之配穿山甲、虎杖、红景天、田基黄、五味子、茵陈、栀子等药物。

【现代研究】

1. 化学成分 垂盆草含甲基异石榴皮碱等生物碱，景天庚糖、果糖、蔗糖等。

2. 药理作用 保肝作用；对葡萄球菌、链球菌、伤寒杆菌、白念珠菌等均有抑制作用。

3. 临床研究 临床可以治疗毒蛇咬伤、传染性肝炎、肝癌，外用治疗水火烫伤、毒蛇咬伤及疮疡肿毒等症。

鸡骨草

【出处】《岭南采药录》。

【性味归经】甘、微苦，凉。入肝、胃经。

【功效应用】

1. 清热利湿 用于肝胆湿热郁蒸引起的黄疸，可单味使用，或配伍茵陈、地耳草。

2. 散瘀止痛 用于乳痈，本品鲜叶捣烂外敷；用于胸胁不舒，胃脘胀痛，常配伍两面针。

【用量用法】15～30g，水煎服。

【按语】临床常用鸡骨草、垂盆草与黄芩、黄连、半边莲、半枝莲、白花蛇舌草等配伍用于治疗湿热浊毒内蕴，肝气郁结之胃脘胀痛，胁肋不舒，常用量为 15g。

【现代研究】

1. 化学成分 全草粗皂苷水解产物含多种三萜类皂苷元：相思子皂醇 A、C、B、D、

E、F、G，大豆皂醇 A、B，葛根皂醇 A，槐花二醇广东相思子三醇，甘草次酸，光果甘草内酯。此外还含相思子皂苷 1，胆碱和相思子碱。根中含大黄酚和大黄素甲醚。

2. 药理作用　对于正常离体家兔回肠，鸡骨草根煎剂可显著增强其收缩幅度；鸡骨草粗皂苷对四氯化碳（CCl_4）所致肝损伤有显著保护效果；鸡骨草根煎剂 5g/kg 灌服可显著增强小鼠游泳耐力。

3. 临床研究　据报道，临床可以治疗急性传染性肝炎。

六、温阳化浊药

附子

【出处】《神农本草经》。

【性味归经】辛，热；有毒。入心、肾、脾经。

【功效应用】

1. 回阳救逆　用于厥逆亡阳、脉微欲绝若冷汗自出、四肢厥逆、脉微弱，或因大汗、大吐、大逆的功效，常配合人参、干姜、炙甘草等品同用。如果冷汗淋漓、亡阳厥逆者，用附子、人参外，须再加龙骨、牡蛎等固涩敛汗药；如果大出血后引手足厥冷、汗出脉微，可以用参、附、龙、牡配合麦冬、五味子等同用，以回阳救阴。

2. 补火助阳　用于肾阳不足、畏寒肢冷，凡肾阳不足、命火衰微、畏寒肢冷、阳痿、尿频之症，多配伍肉桂、熟地、菟丝子、山萸肉等；如脾阳不振、脘腹冷痛、大便溏泄之症，配合党参、白术、干姜、炙甘草等。

3. 散寒止痛　用于风寒湿痹、周身骨节疼痛等症。

【用量用法】3～15g，入汤剂应先煎 30～60 分钟以减弱其毒性。回阳救逆宜生用，补火助阳宜熟用。

【禁忌】孕妇忌用。反半夏、瓜蒌、白蔹、贝母、白及，畏犀角。

【按语】临床常用附子与白术、甘草等配伍，用于治疗脾肾阳虚、寒湿内盛之脘腹冷痛、大便溏泻，常用量为 15g。

【现代研究】

1. 化学成分　附子含乌头碱，中乌头碱，次乌头碱，塔拉乌头胺，和乌胺即是消旋去甲基衡州乌药碱，棍掌碱氯化物，异飞燕草碱，苯甲酰中乌头碱，新乌宁碱，附子宁碱、北乌头碱，多根乌头碱，去氧乌头碱，附子亭碱，准噶尔乌头碱尿嘧啶，江油乌头碱，新江油乌头碱，去甲猪毛菜碱等。

2. 药理作用　去甲乌药碱（DMC）是附子中的强心成分，具有强心、升压作用，对缓慢型心律失常有明显的治疗作用；附子注射液和水溶部分对急性心肌缺血有明显的保护作用；附子煎剂对急性炎症模型有明显抑制作用，具抗炎、镇痛作用；并具有扩张外周血管，增加血流，改善血液循环；抗休克作用。

3. 临床研究　临床可用于抗休克、抗心律失常，治疗心肌梗死后综合征。

肉桂

【出处】《唐本草》。

【性味归经】辛、甘，热。入肾、脾、心、肝经。

【功效应用】

1. 补火助阳　用于肾阳衰微，下元虚冷，腰膝酸痛，小便清长或尿频，常配伍附子、熟地、山茱萸等，方如桂附八味丸、右归丸等；用于脾肾阳虚，脘腹冷痛，消化不良，大便溏泄，常配伍附子、白术、干姜等，方如桂附理中丸；用于阳虚阴盛，上虚下寒，面赤汗出，心悸，失眠，可用本品引火归原，同时配伍山萸肉、人参、五味子、牡蛎等。

2. 散寒止痛　用于心阳不足，胸痹心痛，常配伍附子、干姜、蜀椒等，方如桂附丸；用于寒痹腰痛，常配伍独活、桑寄生、杜仲等；用于寒疝腰痛，常配伍干姜、小茴香、木香等；用于心腹冷痛，多不欲食，常配伍人参、高良姜、当归等，方如桂心散。

3. 温通经脉　用于血寒经闭，痛经，常配伍当归、川芎、元胡等，方如少腹逐瘀汤；用于阴疽流注，色白漫肿，久溃不敛，常配伍炮姜、鹿角胶等，方如阳和汤。

此外，气衰血少之证，常以少量肉桂配入补益气血药中，温通阳气以鼓舞气血生长，方如十全大补汤、人参养荣汤。

【用量用法】2~5g，入汤剂应后下；研末冲服每次1~2g，或入丸散。

【禁忌】阴虚阳亢、出血及孕妇均忌用。

【按语】临床常用肉桂与山茱萸、五味子、人参、牡蛎等配伍用于治疗虚阳上浮汗出、心悸、失眠，常用量为3g。

【现代研究】

1. 化学成分　桂皮含挥发油1.98%~2.06%，其主要成分为桂皮醛，占52.92%~61.20%，还有乙酸桂皮酯，桂皮酸乙酯，苯甲酸苄酯，苯甲醛，香豆精，β-荜澄茄烯，菖蒲烯，β-榄香烯，原儿茶酸，反式桂皮酸等。

2. 药理作用　对中枢神经系统有镇静、降温作用；降压作用；预防血吸虫病的作用；对消化系统有健胃、兴奋肠管作用；抗菌作用；肉桂中的某些成分具有类似于胰岛素的性质，也有助于血糖水平的控制；桂皮油可引起子宫充血，具通经作用。

3. 临床研究　临床可以治疗高血压、糖尿病、消化不良和肠胀气。

干姜

【出处】《神农本草经》。

【性味归经】辛，热。入脾、胃、心、肺经。

【功效应用】

1. 温中散寒　用于脘腹冷痛，寒呕，常配伍高良姜，如二姜丸；用于脾胃虚寒，冷痛，呕吐泄泻，多与党参、白术等同用，如理中丸。

2. 回阳救逆　用于亡阳证，心肾阳虚，阴寒内盛所致之亡阳厥逆，脉微欲绝者，每与附子相须为用，如四逆汤。

3. 燥湿消痰，温肺化饮　用于寒饮咳喘，形寒背冷，痰多清稀之证，常与细辛、五味子、麻黄等同用，如小青龙汤。

【用量用法】3~10g，水煎或入丸散服。

【禁忌】阴虚有热及孕妇慎用。

【按语】本品辛热燥烈，主入脾胃而长于温中散寒、健运脾阳。临床常用干姜与白术、黄芩、黄连等配伍用于治疗脾胃虚寒之脘腹冷痛、呕吐，常用量为15g。

【现代研究】

1. 化学成分　干姜含挥发油，主要有姜烯、水芹烯、莰烯、姜辣素、姜酮、姜醇、姜烯酮、龙脑、柠檬醛、姜油酮等。

2. 药理作用　干姜浸剂有中枢抑制、加强镇静催眠和对抗中枢兴奋药的作用；可使离体心脏自主运动增强；对应激性溃疡有抑制作用；干姜的醚提取物有抗炎作用，抗缺氧作用。

3. 临床研究 临床可以治疗急慢性支气管炎、各种原因的呕吐、遗尿及外伤、化脓性感染。

吴茱萸

【出处】《神农本草经》。

【性味归经】辛、苦，热。有小毒。入肝、脾、胃经。

【功效应用】

1. 散寒止痛 用于厥阴头痛，干呕吐涎沫，苔白脉迟，常配伍生姜、人参等，方如吴茱萸汤；用于冲任虚寒，寒凝胞宫之痛经，常配伍桂枝、当归、川芎等。

2. 降逆止呕 本品辛热苦燥，对于因寒而致呕吐吞酸者用之颇佳。

3. 助阳止泻 用于脾肾虚寒，五更泄泻，常配伍肉豆蔻、补骨脂、五味子，方如四神丸。

【用量用法】1.5~5g，水煎服。外用适量。

【禁忌】阴虚有热者忌用。

【按语】此药主要治疗肝气郁滞，肝气犯胃而致的胁痛、胃痛等，常与柴胡、青皮、香附等配伍；吴茱萸与黄连同用，方为左金丸，既有降逆止呕，制酸止痛之效，又可制约其辛温燥热之性，两者配合，一温一清，辛开苦降，相辅相成。

【现代研究】

1. 化学成分 含挥发油，主要为吴茱萸烯、罗勒烯、吴茱萸内酯、吴茱萸内酯醇；尚含生物碱，有吴茱萸碱、吴茱萸次碱、吴茱萸因碱等。

2. 药理作用 吴茱萸中所含的吴茱萸碱、吴茱萸次碱、异吴茱萸碱及吴茱萸内酯有镇痛作用；吴茱萸苦素有苦味健胃作用，其所含的挥发油又具有芳香健胃作用；吴茱萸煎剂对霍乱弧菌有较强的抑制作用，对堇色毛癣菌、同心性毛癣菌、许兰黄癣菌、奥杜盎小芽胞癣菌、铁锈色小芽孢癣菌、羊毛状小芽孢癣菌、石膏样小芽孢癣菌、腹股沟表皮癣菌、星形奴卡菌等皮肤真菌均有不同程度的抑制作用。

3. 临床研究 将吴茱萸研粉用凡士林调制成10%软膏，局部涂擦，1~2次/天，可治疗黄水疮。

七、渗湿化浊药

车前子

【出处】《神农本草经》。

【性味归经】甘，寒。入肝、肾、小肠、肺经。

【功效应用】

1. 利水通淋 用于湿热下注膀胱而致小便淋沥涩痛，常与木通、滑石、瞿麦等清热利湿药合用，方如八正散；用于水肿小便不利，常与猪苓、茯苓、泽泻配伍。

2. 渗湿止泻 本品能利水湿，分清浊而止泻，即利小便而实大便。

3. 清肝明目 用于目赤涩痛，多与菊花、决明子配伍；用于肝肾阴亏，两目昏花，配以熟地、菟丝子，方如驻景丸。

4. 清热化痰 用于肺热咳嗽痰多，常与瓜蒌、浙贝母、枇杷叶配伍。

【用量用法】10～15g，布包入煎剂。

【禁忌】无湿热者及孕妇忌用。

【按语】车前子常与冬葵子、泽泻等配合应用，治疗肝硬化小便不利，下肢水肿，效果良好；配伍滑石、大腹皮分清而泌浊，治疗小便不利之泄泻。

【现代研究】

1. 化学成分　车前种子含月桃叶珊瑚苷，车前粘多糖，消旋-车前子苷，琥珀酸，腺嘌呤，胆碱及10.43%的脂肪油，β-谷甾醇、β-谷甾醇-3-O-β-D-吡喃葡萄糖苷。

2. 药理作用　正常人内服车前子煎剂10g，有利尿作用。动物实验表明，车前子能使水分、氯化钠、尿素及尿酸排出增多而有利尿作用；车前子水煎剂对大鼠及狗有缓泻作用；对喂饲胆甾醇使之血清中含量升高的家兔，卵叶车前子油能使其胆固醇含量迅速下降，但该油对正常家兔无降低血清胆固醇水平的作用。

3. 临床研究　单味车前子30g，清水洗净，包煎30分钟，代茶饮，治疗老年性高血压。

滑石

【出处】《神农本草经》。

【性味归经】甘、淡，寒。入胃、膀胱经。

【功效应用】

1. 利尿通淋　用于热结膀胱，小便不利，短赤涩痛，常配伍冬葵子、车前子等，方如滑石散；用于石淋尿血，常配伍海金沙、金钱草等，方如二金排石汤。

2. 清热解暑　用于外感暑热，心烦口渴，小便短赤，常与甘草合用，方如六一散；用于湿温病，身热不扬，午后热甚，食少苔腻，常配伍白蔻仁、薏苡仁等，方如三仁汤；用于暑湿泄泻，常与茯苓、扁豆、炒薏苡仁等同用。

3. 祛湿敛疮　用于皮肤湿疹、湿疮，可单用，或与枯矾、黄柏等研末外敷；用于痱子，常配伍薄荷、甘草。

【用量用法】10～15g，布包入煎。外用适量。

【禁忌】脾虚、热病伤津及孕妇忌用。

【按语】此药运用灵活，清热利尿，可荡涤蕴于中焦之浊毒，配合通腑泄浊之药，给浊毒以通路，使其从二便分消，排出体外。

【现代研究】

1. 化学成分　主要含硅酸镁（$3MgO \cdot 4SiO_2 \cdot H_2O$）。通常一部 MgO 为 FeO 所替换。此外，尚含氧化铝（Al_2O_3），杂有黏土、石灰、铁等。

2. 药理作用　滑石粉外用，撒布于发炎或破损组织的表面时，可形成保护性膜。既可减少局部摩擦，防止外来刺激，亦能吸收大量化学刺激物或毒物。并有吸收分泌液，促进干燥、结痂作用。内服时可以保护胃肠黏膜而发挥镇吐、止泻作用，尚可阻止毒物在胃肠道的吸收。

3. 临床研究　据报道可以治疗湿疹，痱子等皮肤病。

通草

【出处】《本草拾遗》。

【性味归经】甘、淡，微寒。入肺、胃经。

【功效应用】

1. 清热利尿　用于湿热内蕴，小便短赤或淋沥涩痛之症，但气味薄，作用缓弱，常配伍木通、滑石等；用于湿温病症，常配伍薏苡仁、蔻仁、竹叶等。

2. 通气下乳　用于乳汁不下，常配伍穿山甲、甘草、猪蹄，方如通乳汤。

【用量用法】煎服，6~12g。或入丸、散剂。

【禁忌】通经下乳，孕妇慎用。

【按语】常与通草、冬葵子、滑石、金钱草、白茅根、蒲黄等同用，用于湿热浊毒内蕴之小便不利，淋沥涩痛；与穿山甲、甘草、川芎、猪蹄等同用，用于产后乳汁不畅或不下。

【现代研究】

1. 化学成分　本品含肌醇、多聚戊糖、葡萄糖、半乳糖醛酸及谷氨酸等15种氨基酸，尚含钙、镁、铁等21种微量元素。

2. 药理作用　通草有利尿作用，并能明显增加尿钾排出量，有促进乳汁分泌等作用；通草多糖具有一定调节免疫和抗氧化的作用。

3. 临床研究　临床上可以治疗产后乳汁不下、泌尿系统感染、小便淋沥不通、尿血。

木通

【出处】《药性论》。

【性味归经】苦，寒。入心、小肠、膀胱经。

【功效应用】

1. 利尿通淋　本品能利水消肿，下利湿热，使湿热之邪下行从小便排出。用于膀胱湿热，小便短赤，淋沥涩痛，常配伍车前子、滑石等；用于水肿，常配伍猪苓、桑白皮等。

2. 清心火　本品能上清心经之火，下泄小肠之热。常用于心火上炎，口舌生疮，或心火下移小肠而致的心烦尿赤等症，多配伍生地黄、甘草、竹叶等。

3. 通经下乳　用于血瘀经闭，常配伍红花、桃仁、丹参等；用于乳汁短少或不通，常配伍王不留行、穿山甲等。

此外，本品还能利血脉，通关节，用于湿热痹痛，常配伍桑枝、薏苡仁等。

【用量用法】3~6g，水煎服。

【禁忌】无湿热者及孕妇忌用。

【按语】木通常与白茅根、滑石、车前子等同用，用于湿热浊毒内蕴之小便短赤，淋沥涩痛。与竹叶等同用，用于口舌生疮。

【现代研究】

1. 化学成分　关木通含马兜铃酸、齐墩果酸、常春藤皂苷元等。木通含木通苷，木通苷水解得常春藤皂苷元、齐墩果酸、葡萄糖及鼠李糖；尚含钾盐0.254%。

2. 药理作用　实验证明，木通有明显的利尿作用。木通酊剂给家兔口服、木通煎剂给家兔口服或静脉注射均有明显的利尿作用；马兜铃酸能提高吞噬细胞的活力，并能对抗泼尼松抑制吞噬细胞的作用。

3. 临床研究　临床上可以治疗小便涩，水肿。

瞿麦

【出处】《神农本草经》。

【性味归经】苦，寒。入心、小肠、膀胱经。

【功效应用】

1. 利尿通淋　本品苦寒泄降，能清心与小肠火，导热下行，有利尿通淋之功，为治淋常用药，尤以热淋最为适宜。常配伍萹蓄、木通、车前子，方如八正散；治小便淋沥有血，常配伍栀子、甘草等，如立效散；用于石淋，常配伍石韦、滑石、冬葵子，方如石韦散。

2. 破血通经　用于血热瘀阻之经闭或月经不调尤宜，常配伍桃仁、红花、丹参、赤芍等。

【用量用法】10～15g，水煎服或入丸散剂。

【禁忌】脾气虚及孕妇忌用。

【按语】常配伍当归、生地、黄连、升麻、牛膝、儿茶，引火毒从小便排出，以治疗浊毒内蕴、胃火上炎之口舌生疮。

【现代研究】

1. 化学成分　瞿麦鲜草含水分、粗蛋白质、无氮浸出物、粗纤维、粗灰分、磷酸、维生素 A 类物质及少量生物碱。石竹全草含皂苷、糖类、维生素；花含丁香油酚、苯乙醇、苯甲酸苄酯、水杨酸苄酯、水杨酸甲酯等。

2. 药理作用　瞿麦煎剂对家兔、麻醉犬和不麻醉犬均有比较明显的利尿作用；瞿麦对离体蛙心、兔心有很强的抑制作用；瞿麦煎剂对动物肠管有显著的兴奋作用，使离体兔肠紧张度上升。

3. 临床研究　据报道，可治疗尿路感染和输尿管结石、闭经。

萹蓄

【出处】《神农本草经》。

【性味归经】苦，微寒。入膀胱经。

【功效应用】

1. 利水通淋　用于湿热淋证。多用于热淋、石淋，常与木通、瞿麦同用。

2. 杀虫止痒　可治疗蛲虫等寄生虫病；亦可煎汤外洗治疗皮肤疮疹、瘙痒。

【用量用法】10～30g，水煎服，鲜品加倍，外用适量。

【禁忌】无湿热及脾虚者忌用。

【按语】木通常与通草、萹蓄、瞿麦等配合应用，治疗浊毒蕴于下焦而致的小便不利，淋沥涩痛，通利小便将浊毒排出体外。

【现代研究】

1. 化学成分　全草含萹蓄苷、槲皮苷、d-儿茶精、没食子酸、咖啡酸、草酸、硅酸、绿原酸、p-香豆酸、鞣酸、氨基酸、挥发油、生物碱、蒽醌衍生物、维生素 C、皂苷、黄酮类物质、黏质、葡萄糖、果糖及蔗糖。

2. 药理作用　动物实验证明有利尿作用，使尿量、钾、钠的排出量增加。对葡萄球菌、福氏痢疾杆菌，铜绿假单胞菌及皮肤霉菌等都有抑制作用。此外，还有驱蛔、蛲虫及缓下的作用。

3. 临床研究　临床上可治疗腮腺炎、鞘膜积液。

地肤子

【出处】《神农本草经》。

【性味归经】苦，寒。入膀胱经。

【功效应用】

利小便，清湿热　用于膀胱湿热，小便不利，淋沥涩痛，常与木通、瞿麦、冬葵子等同用；用于皮肤中湿热所致痒，与白鲜皮、蝉蜕、黄柏等同用；外阴湿痒者，可与苦参、龙胆草、白矾等煎汤外洗患处。

【用量用法】10～15g，水煎服。外用适量。

【禁忌】阴虚而无湿热，尿多及孕妇忌用。

【按语】常用地肤子治疗浊毒内蕴所致小便涩痛、阴痒带下、风疹、湿疹、皮肤瘙痒。

【现代研究】

1. 化学成分　种子含三萜皂苷、油15%，绿色部分含生物碱，果实含齐墩果酸、3-O-［β-D-吡喃木糖（1→3）β-D-吡喃葡萄糖醛酸]-齐墩果酸、3-O-［β-D-吡喃木糖（1→3）β-D-吡喃葡萄糖醛酸甲酯]-齐墩果酸、3-O-［β-D-吡喃木糖（1→3）β-D-吡喃葡萄糖醛酸]-齐墩果酸-28-O［β-D-吡喃葡萄糖］酯苷、正三十烷醇、饱和脂肪酸混合物，以及黄酮类化合物。此外尚含挥发油。

2. 药理作用　水浸剂（1∶3）在试管内对许兰氏黄癣菌，奥杜盎氏小芽胞癣菌等皮肤真菌有抑制作用。水浸液用试管稀释法，1∶3对许兰黄癣菌、奥杜盎小孢子菌及星形奴卡菌等均有抑制作用。抑菌作用水浸剂（1∶3）在试管中对许兰氏黄癣菌，奥杜盎氏小芽孢癣菌，铁锈色小芽孢癣菌，羊毛样小芽孢癣菌等皮肤真菌均有程度不同的抑菌作用；50%煎剂用干板挖沟法，对伤寒杆菌有较弱的抑制作用；地肤子水提物对小鼠单核巨噬细胞系统及迟发型超敏反应有抑制作用。

3. 临床研究　临床用于治疗乙肝、急性乳腺炎，收效甚佳。

石韦

【出处】《神农本草经》。

【性味归经】苦、甘，微寒。入肺、膀胱经。

【功效应用】

1. 利水通淋　用于湿热淋证，尤宜用于血淋，常与当归、蒲黄、芍药同用，如石韦散。

2. 清肺泄热　用于肺热咳喘，可与鱼腥草、黄芩、芦根共用。

3. 凉血止血　用于血热妄行之吐血、衄血、崩漏，可单用或配伍侧柏叶、栀子、丹参同用。

【用量用法】5～10g，水煎服。

【禁忌】无湿热者忌服。

【按语】石韦常与海金沙，金钱草同用，用于湿热浊毒内蕴之小便短赤，淋沥涩痛，尿血。

【现代研究】

1. 化学成分　石韦含β-谷甾醇、芒果苷、异芒果苷、延胡索酸等。

2. 药理作用　石韦煎剂对金黄色葡萄球菌、变形杆菌、大肠埃希菌等有不同程度的抑制作用；有抗病毒，镇咳，祛痰作用。

3. 临床研究　临床上可治疗急慢性肾炎及肾盂肾炎、慢性气管炎。

海金沙

【出处】《嘉祐本草》。

【性味归经】甘，寒。入膀胱、小肠经。

【功效应用】

1. 利尿通淋 用于热淋、石淋、膏淋、血淋等证，尤宜于热淋茎中痛者，常配伍滑石、甘草等，方如海金沙散。

2. 利水消肿 用于水肿，常配伍茯苓、泽泻等。

【用量用法】6～12g，布包入煎。

【禁忌】肾阴虚者慎用。

【按语】临床上多将此药与滑石、甘草梢等同用治疗小便膏淋如油，同时也可以随证加减治疗热淋，急性尿闭等；同时用海金沙、大青叶、蒲公英等合用治疗上呼吸道感染、扁桃体炎、肺炎等炎性疾病。

【现代研究】

1. 化学成分 海金沙含高丝氨酸，咖啡酸，香豆酸，脂肪油。

2. 药理作用 利尿排石作用；利胆作用；抗菌作用；本品煎剂对金黄色葡萄球菌、铜绿假单胞菌、福氏痢疾杆菌、伤寒杆菌等均有抑制作用。

3. 临床研究 临床上可以治疗尿酸结石症、流行性腮腺炎。

冬葵子

【出处】《神农本草经》。

【性味归经】甘、涩，凉。入大肠、小肠、膀胱经。

【功效应用】

利尿通淋，下乳，润肠：主要用于淋证，乳汁不行，乳房胀痛，肠燥便秘等。

【用量用法】煎服，3～9g。

【禁忌】脾虚便溏者与孕妇慎用。

【按语】冬葵子常与大黄同用，用于大便秘结，也可用于治疗浊毒内蕴所致慢性乙型肝炎。

【现代研究】

1. 化学成分 种子含脂肪油及蛋白质，花含花青素类。鲜冬葵含单糖6.8%～7.4%，蔗糖4.1%～4.6%，麦芽糖4.5%～4.8%，淀粉1.2%。种子含15%～20%，其中亚油酸为主；叶含芸香苷，根含黏液质，其中有戊糖、戊聚糖、甲基戊聚糖、糖醛酸和微量甲基戊糖。

2. 药理作用 冬葵子中提取出的中性多糖MVS-1通过碳廓清试验，显示可以增强网状内皮系统的吞噬活性。

3. 临床研究 临床上可以治疗面上疱疮。

灯心草

【出处】《开宝本草》。

【性味归经】甘、淡，微寒。入心、肺、小肠经。

【功效应用】

1. 利水通淋 用于热病之小便短赤，热淋涩痛，常配伍木通、栀子、滑石等，方如宣气散。

2. 清心除烦 用于心热烦躁，小儿夜啼，惊痫，常配伍淡竹叶、车前子、钩藤、蝉蜕等。

【用量用法】1.5～3g，煎服或入丸散。

【禁忌】小便不禁者忌用。

【按语】与茯苓、猪苓、泽泻、滑石等清热利湿、利水通淋药同用，治疗热淋等疾病；也可将此药与白英合用治疗湿热黄疸等。

【现代研究】

1. 化学成分　髓含阿拉伯聚糖、木聚糖、甲基戊聚糖，尚含鞣酐、木犀草苷。

2. 药理作用　灯心草具有抗氧化和抗微生物作用。以灯心草丙酮提取物、乙醇提取物、乙酸乙酯提取物进行试验，发现乙醚乙酯提取物抗氯化和抗微生物作用最强；实验证明本品具有利尿、止血作用。

3. 临床研究　临床上可以治疗小儿流行性腮腺炎、慢性肾小球肾炎、胃肠型感冒。

萆薢

【出处】《神农本草经》。

【性味归经】苦，平。入肝、胃、膀胱经。

【功效应用】

1. 利湿去浊　用于下焦湿热所致膏淋，常配伍黄柏、茯苓、车前子等，方如萆薢分清饮；用于下焦虚冷所致膏淋，常配伍山药、茯苓、乌药等；用于妇女湿胜白带，常配伍菖蒲、茯苓、芡实等。

2. 祛风除湿　用于风湿腰膝痹痛，关节不利，属湿热者，常配伍薏苡仁、防己、蚕沙等，方如蠲痹汤；属寒湿者可配附子、牛膝，方如萆薢丸。

【用量用法】10～15g，水煎服。

【禁忌】肾虚阴亏者忌服。

【按语】配伍石菖蒲，萆薢利湿而祛浊，石菖蒲芳香通窍而除湿浊，两者伍用其利湿化浊之功更著，用于治疗湿浊不化之胃痞，尿浊、尿频等症。

【现代研究】

1. 化学成分　萆薢含薯蓣皂苷等多种甾体皂苷，总皂苷水解后生成薯蓣皂苷元等。此外，还含鞣质、淀粉、蛋白质等。

2. 药理作用　治疗高脂血症，降低动脉粥样硬化斑块发生率；薯蓣皂苷、克拉塞林苷尚有抗真菌作用。

3. 临床研究　临床上单用萆薢碾粉口服，治疗高脂血症，疗效显著。

八、通腑泄浊药

大黄

【出处】《神农本草经》。

【性味归经】苦，寒。入脾、胃、大肠、心包、肝经。

【功效应用】

1. 攻积导滞　用于胃肠实热积滞，腹胀腹满，大便秘结，甚至高热，神昏谵语，常配伍芒硝、枳实、厚朴，方如大承气汤；若里热实结而气血虚者，可配人参、当归等，方如黄龙汤；若热结伤阴，大肠燥结者，可配芒硝、生地、麦冬、玄参，方如增液承气汤；若阴寒冷积大肠，大便秘结，腹痛，手足不温，宜与附子、干姜、党参配伍，方如温脾汤；用于湿热积滞，久留肠胃，下痢脓血，泻痢不爽，常与黄连、芍药、木香、槟榔等配伍，方如芍药汤。

2. 泻火解毒 用于血热吐血、衄血，常配黄芩、黄连，方如泻心汤；用于胃火上炎、牙龈及咽喉肿痛，常配伍石膏、知母、玄参、牛膝等；用于肝火上炎，目赤肿痛，羞明多泪，常配伍菊花、栀子等；用于肠痈腹痛，常配芒硝、桃仁、丹皮，方如大黄牡丹皮汤；用于热毒疮痈、丹毒及烫火伤，常配野菊花、公英，既可内服，又可外敷。

3. 活血化瘀 用于瘀血经闭，常配伍当归、红花等，方如无积丸；用于产后瘀阻，常配伍桃仁、䗪虫等，方如下瘀血汤；用于跌打损伤，瘀血肿痛，常配伍桃仁、当归尾、穿山甲等，方如复元活血汤。

4. 利尿退黄 用于热淋，常配伍栀子、木通、车前子等，方如八正散；用于湿热黄疸，常配伍茵陈、栀子，方如茵陈蒿汤。

【用量用法】3～12g，水煎服，入汤剂不宜久煎，可浸泡代茶饮。外用适量。泻下通便宜生用；酒炒善清上部热，且能活血；止血宜炒炭用。生用力猛，熟用力缓。

【禁忌】凡表证未罢，气虚血弱，脾胃虚寒无实热瘀滞者忌用。妇女胎前产后、月经期、哺乳期均当慎用。

【按语】大黄治疗浊毒内蕴，下结于肠所致的大便秘结之症，同时给邪以出路，可将体内浊毒排出体外，已达祛病除根的作用。并自拟软肝降酶汤治疗肝硬化，灵活配伍茵陈、五味子、鳖甲、山甲珠、垂盆草、大黄、柴胡、田基黄以软肝降酶，每收良效。

【现代研究】

1. 化学成分 大黄含有游离蒽醌及单糖苷等成分。目前分离出的蒽醌衍生物为其主要的化学成分。

2. 药理作用 大黄能增加肠蠕动，抑制肠内水分吸收，促进排便；大黄有抗感染作用，对多种革兰氏阳性和阴性细菌均有抑制作用，其中最敏感的为葡萄球菌和链球菌，其次为白喉杆菌、伤寒和副伤寒杆菌、肺炎双球菌、痢疾杆菌等；对流感病毒也有抑制作用；此外，还有止血、保肝、降压、降低血清胆固醇等作用。

3. 临床研究 临床上可以治疗胃、十二指肠溃疡出血；研末外敷患处可治疗流行性腮腺炎。

芒硝

【出处】《别录》。

【性味归经】咸、苦，寒。入胃、大肠经。

【功效应用】

1. 泻热通便 用于胃肠实热积滞，大便燥结，腹胀腹痛，常与大黄相须为用，方如大承气汤、调胃承气汤。

2. 清热解毒 用于咽喉肿痛，口舌生疮，常以玄明粉与朱砂、硼砂、冰片同用，方如冰硼散；用于目赤肿痛，可用玄明粉溶液点眼；用于疮痈，湿疹，可以本品溶于水，取汁涂搽患处；用于肠痈，可配大黄、大蒜捣烂外敷。

【用量用法】10～15g，冲入药汁内或开水溶化后服，不入煎剂。外用适量。

【禁忌】孕妇忌用。

【按语】治疗湿热阻滞中焦的大便秘结，常与大黄相配伍，在通利大便的同时可将体内的湿热、浊毒之邪排出体外。

【现代研究】

1. 化学成分　主要含硫酸钠，尚含少量氯化钠、硫酸镁、硫酸钙等无机盐。

2. 药理作用　口服小剂量芒硝，可刺激小肠壶腹部，反射性地引起胆囊收缩，胆道括约肌松弛，故能促进胆汁排出；4.3%无菌硫酸钠静脉注射，有利尿作用；玄明粉可使致癌剂促癌和诱癌率明显下降；硫酸钠外敷可加快淋巴循环，增强网状内皮细胞的吞噬功能。

3. 临床研究　临床用于妇科腹部切口脂肪液化、急性重症胰腺炎、乳腺增生、肠镜检查前清洁结肠有较好的临床疗效。

九、逐水泄浊药

甘遂

【出处】《神农本草经》。

【性味归经】苦、甘，寒；有毒。入肺、肾、大肠经。

【功效应用】

1. 泻水逐饮　用于胸腹积水，痰饮积聚，常配伍大戟、芫花、大枣，方如十枣汤；用于水饮与热邪结聚所致的水饮结胸，可与大黄、芒硝同用，方如大陷胸汤；用于热结大肠，津伤便秘，可单以本品炼蜜为丸，开水送服；用于痰热蒙蔽心窍，癫痫发狂，可与朱砂配伍。

2. 消肿散结　用于痈肿疮毒，可以甘遂末调水外敷。

【用量用法】1.5~3g，有效成分不溶于水，宜入丸散。外用适量。内服用制甘遂，生甘遂只供外用。

【禁忌】孕妇禁用。反甘草。

【按语】甘遂苦寒，性善走泄下行，逐水湿而能治水肿；攻决为用，能直达水邪所结之处，作用猛烈，诸家称之为泻水圣药。又水湿潴留则为痰饮，甘遂泄泻水湿，治痰之本，故又能除痰饮而愈留饮、癫痫。此外，又能消肿散结而治疮疡。

【现代研究】

1. 化学成分　根含三萜类化合物，如大戟酮、大戟二烯醇、α-大戟醇。

2. 药理作用　甘遂能刺激肠管，增加肠蠕动，产生泻下作用；对人体有利尿作用；甘遂乙醇浸出物给妊娠豚鼠腹腔或是肌内注射均有引产作用；甘遂萜酯A、B对小鼠扭体法有镇痛作用，并有毒性。

3. 临床研究　临床上可以治疗肝硬化腹水、结核性渗出性胸膜炎。

芫花

【出处】《神农本草经》。

【性味归经】辛、苦，温；有毒。入肺、肾、大肠经。

【功效应用】

1. 泻水逐饮　用于腹水胀满，二便不通，常与甘遂、大戟、牵牛子同用，方如舟车丸；用于痰饮积聚，喘咳胸痛，心下痞硬，常配伍甘遂、大戟、大枣，方如十枣汤。

2. 杀虫攻毒　用醋制芫花合雄黄（10:1）为末内服，治蛔虫腹痛；以芫花为末和猪脂，外涂治斑秃、头癣；芫花配甘草同用，煎水外洗治冻疮。

【用量用法】1.5~3g，水煎服，散剂每次0.6g。外用适量，研末调敷或煎汤熏洗。

醋制可减低毒性。

【禁忌】孕妇忌服，体质虚弱者慎用。反甘草。

【按语】轻用甘遂、京大戟、芫花，治疗肝硬化引起的腹部膨胀、下肢水肿。应用时常配伍补益药以保护正气，"中病即止"，不可久服，以防攻伐太过。

【现代研究】

1. 化学成分　本品含芫花酯甲、乙、丙、丁、戊，芫花素，羟基芫花素，芹菜素及谷甾醇。

2. 药理作用　芫花素能刺激肠黏膜引起剧烈的水泻和腹痛；1∶50 浓度醋制芫花及苯制芫花提取液对肺炎球菌、溶血性链球菌等有抑菌作用；芫花的水浸剂（1∶4）在试管内对许兰黄癣菌、星形奴卡菌等皮肤真菌有不同程度的抑制作用；醋制和苯制芫花的醇水提取液及羟基芫花素有止咳和祛痰作用。

3. 临床研究　临床上可以治疗传染性肝炎；外用治疗风湿性关节炎。

牵牛子

【出处】《雷公炮炙论》。

【性味归经】苦，寒；有毒。入肺、肾、大肠经。

【功效应用】

泻下逐水，去积杀虫　主要用于水肿，鼓胀，痰饮喘咳，虫积腹痛等。

【用量用法】煎服，3 ~ 9g。入丸、散剂，每次 1.5 ~ 3g。炒用药性减缓。

【禁忌】孕妇忌用。不宜与巴豆、巴豆霜同用。

【按语】牵牛子为峻下之品，少用则通大便，多用则泻下如水，且能利尿，故在临床上主要用于腹水肿胀、二便不利及宿食积滞、大便秘结等症。至于用治痰壅气滞、咳逆喘满，则只宜暂用，不可久服。如属脾弱胃呆、气虚腹胀者，当以健脾补中为要，不宜用本品攻泻消积，克伐胃气。

【现代研究】

1. 化学成分　含牵牛子苷、牵牛子酸甲、没食子酸及生物碱麦角醇、裸麦角碱、喷尼棒麦角碱、异喷尼棒麦角碱、野麦碱。

2. 药理作用　牵牛子苷的化学性质与泻根素相似，有强烈的泻下作用；牵牛子苷能加速菊糖在肾脏的排出，故可能有利尿作用；牵牛子苷对离体兔肠及离体大鼠子宫均有兴奋作用。

3. 临床研究　临床上可以治疗淋巴结核、肝硬化腹水。

十、透表泄浊药

紫苏

【出处】《雷公炮炙论》。

【性味归经】辛，温。入肺、脾经。

【功效应用】

1. 发表散寒　用于风寒表证，恶寒发热，头痛鼻塞，无汗而兼有咳嗽者，常与前胡、杏仁等同用，方如杏苏散；若表寒兼有气滞，胸闷不舒，又可配香附、陈皮等，方如香苏散。

2. 行气宽中　用于脾胃气滞，胸闷不舒，恶心欲吐，偏热者，配以黄连；偏寒者，配以藿香；偏气滞痰结者，配以半夏、厚朴。

3. 安胎　妊娠恶阻，气滞而胎动不安者，常与砂仁、陈皮、木香等同用。

4. 解鱼蟹毒　用治进食鱼蟹而引起的腹痛、吐泻，可单用水煎服，或配伍生姜、白芷。

【用量用法】3～10g，治食鱼蟹中毒可用30～60g。茎叶分用时，苏叶用量比苏梗小。苏叶入煎剂时一般要后下，以免煎煮时间太长，香气走散，效力减弱。发散风寒宜用苏叶，理气宽中、安胎宜用苏梗，降气消痰多用苏子。

【禁忌】气虚自汗、血热胎漏、气虚胎气不固而胎动不安者不宜使用。

【按语】紫苏理气宽中，能促进消化液分泌，增强胃肠蠕动。在脾胃病患者中应用广泛，紫苏酮作为紫苏叶中促进小肠蠕动的有效成分，可通过兴奋小肠环状肌而促进肠内容物通过小肠。

【现代研究】

1. 化学成分　本品含挥发油，其中主要为紫苏醛、左旋柠檬烯及少量 a-蒎烯等。

2. 药理作用　紫苏叶的水煎剂对金黄色葡萄球菌有抑制作用；紫苏叶煎剂及浸剂2g（生药）/kg经口给药，对伤寒混合菌苗引起发热的家兔，有微弱的解热作用；鲜紫苏叶外用，有止血作用。

3. 临床研究　可以治疗支气管炎、胃神经官能症、慢性胆囊炎、婴幼儿秋季腹泻等病。

柴胡

【出处】《神农本草经》。

【性味归经】苦、辛，微寒。入肝、胆、心包络、三焦经。

【功效应用】

1. 和解退热　用于邪入少阳，寒热往来，胸胁苦满，常与黄芩、半夏、人参、生姜、甘草同用，方如小柴胡汤；外感发热恶寒，口苦，多与葛根、黄芩、大青叶同用；热邪客于胞宫，热入血室，发热谵语，多配伍丹皮、栀子、黄芩等；疟疾，寒热往来，多配伍青蒿、黄芩、厚朴、草果等；本品若用鳖虫拌炒，配伍地骨皮、胡黄连，可退虚劳肌热和小儿疳热。

2. 疏肝解郁　柴胡具有良好的疏肝解郁作用，又为疏肝诸药之向导，是治肝气郁结之要药。用于肝郁气滞，胁肋胀痛，疲乏，食少，叹息，脉弦，常与当归、芍药或郁金、香附等同用，方如逍遥散、柴胡疏肝散；用于肝郁不舒，月经不调，腹胀腹痛，经来量少，乳房胀痛，常与当归、白芍、香附、白术同用；用于肝胆湿热郁结发热，身目发黄，口苦、胁痛，纳差，便黄，又常配伍茵陈、栀子、大黄等。

3. 升举阳气　用于中气不足，气虚下陷，脱肛，子宫下垂，胃下垂，常配伍黄芪、党参、升麻等，方如补中益气汤。

【用量用法】3～10g，水煎或入丸散，亦可制成注射剂用。醋炒可增强止痛作用。

【禁忌】阴虚火旺、肝阳上亢之证不宜用。

【按语】解热生用量宜大，升阳生用量宜小；疏肝解郁宜醋炒，阴虚骨蒸宜鳖血炒。

【现代研究】

1. 化学成分　柴胡根含 α-菠菜甾醇、春福寿草醇及柴胡皂苷 a、c、d，另含挥发油等。

2. 药理作用 挥发油对伤寒、副伤寒疫苗、大肠埃希菌液、发酵牛奶、酵母等所致发热有明显解热作用；抗炎；皂苷对多种致炎剂所致踝关节肿和结缔组织增生性炎症均有抑制作用；柴胡多糖吞噬功能增强、自然杀伤细胞功能增强，提高病毒特异性抗体滴度，提高淋巴细胞转核率，提高皮肤迟发性过敏反应；此外，体外有抗结核菌作用。

3. 临床研究 以柴胡桂枝汤加减可治疗冠心病；大柴胡汤可治疗无症状性高脂血症；柴胡还可用于治疗功能性水肿、消化性溃疡、病毒性肝炎、急性和慢性胆囊炎、胰腺炎、晚期癌症发热等多种病症。

荆芥

【出处】《吴普本草》。

【性味归经】辛，微温。入肺、肝经。

【功效应用】

1. 祛风解表 用治感冒风寒，恶寒发热，无汗，头痛，身痛，常与防风相须为用，方如荆防汤；也可配辛凉解表药或清热解毒药，治疗感冒风热、发热、目赤咽痛等症，方如银翘散。

2. 透疹 用治麻疹透发不畅及风疹瘙痒，常与薄荷、蝉蜕、牛蒡等配伍。

3. 消痈 用治疮疡初起而有表证者，多与防风、银花、连翘、赤芍等同用。

4. 止血 用治便血，多配伍地榆、槐花炭；用治鼻出血，多配伍藕节、栀子、白茅根；用治经血过多，崩漏，多配伍当归、益母草、川断炭、艾叶炭；用治产后恶血不尽，多配伍红花、川牛膝等。

5. 祛风止痉 用治产后为风邪所中，项背强直，口噤痉挛之证，可单用为末冲服，如华佗愈风散，也可与其他息风止痉药同用。

【用量用法】3～10g，不宜久煎。用于止血，须炒炭用。

【按语】与防风相需为用，主要治疗感冒风寒，发热恶寒、无汗、头痛、身痛等症。与薄荷、蝉衣、牛蒡子等同用，治疗麻疹，有助麻疹透发的功效。

【现代研究】

1. 化学成分 本品含挥发油，油中主要成分为右旋薄荷酮、消旋薄荷酮及少量右旋柠檬烯，还含薄荷醇、胡薄荷酮。

2. 药理作用 荆芥煎剂对金黄色葡萄球菌和白喉杆菌有较强的抗菌作用，对炭疽杆菌、痢疾杆菌、铜绿假单胞菌等有一定的抑制作用；用伤寒混合菌苗使家兔发热，给予裂叶荆芥煎剂或乙醇浸剂2g/kg灌胃，发现有微弱的解热作用。

3. 临床研究 可以治疗小儿外感咳嗽及局限性湿疹。

薄荷

【出处】《神农本草经》。

【性味归经】辛，凉。入肺、肝经。

【功效应用】

1. 疏散风热 用治感冒风热及温病初起，发热，微恶风寒，头痛身痛，常配伍银花、连翘、桔梗等，方如银翘散。若但咳，身热不甚，口微渴者，又常与桑叶、菊花、杏仁、桔梗等同用，方如桑菊饮。

2. 清头目利咽喉 用治风热上攻头目所致头痛目眩或目赤肿痛，羞明，多泪，常配伍桑叶、菊花、银花、公英等。用治风热犯肺，壅滞咽喉红肿疼痛，口渴，发烧，常配伍桔梗、牛蒡子、马勃等。

3. 透疹止痒　用治麻疹初期，透发不畅及风疹、皮肤瘙痒等证，常配伍蝉蜕、荆芥、牛蒡子、葛根等，方如加减葛根汤。

4. 疏肝解郁　用治肝气不舒，胸胁胀痛，脘闷不适，月经不调，多与柴胡、当归、芍药等同用，方如逍遥散。

5. 辟秽恶　用治夏季感受暑秽所致的痧胀，腹痛，脚冷，常与藿香、佩兰、连翘等同用。

【用量用法】3～10g。入煎剂当后下。其叶长于发汗，梗偏于理气。

【禁忌】表虚多汗、阴虚发热者不宜用。

【按语】与银花、连翘、牛蒡子、荆芥等同用，治疗风热感冒，风温初起；与桔梗、生甘草、僵蚕、荆芥、防风等同用，以治疗头痛目赤，咽喉肿痛；与苦参、白鲜皮、防风等同用，治疗风疹瘙痒；配合柴胡、白芍、当归等疏肝理气调经之品，治疗肝郁气滞，胸胁胀痛，月经不调等。

【现代研究】

1. 化学成分　本品主含挥发油。油中主要成分为薄荷醇、薄荷酮、异薄荷酮、薄荷脑、薄荷酯类等多种成分。

2. 药理作用　其有利胆、祛痰、抗病原体作用。

3. 临床研究　可以治疗急性结膜炎、急性乳腺炎（未溃脓者）。

第二节　解　毒　药

一、清热解毒药

金银花

【出处】《新修本草》。

【性味归经】甘，寒。入肺、胃、心经。

【功效应用】

1. 清热解毒　用于疮疡初起，红肿焮痛，常配伍天花粉、白芷、穿山甲等，方如仙方活命饮；用于疔疮肿毒，疮形如粟，坚硬根深，红肿热痛，常与野菊花、地丁、公英等同用，方如五味消毒饮；用于肠痈腹痛，常与地榆、黄芩、当归等配伍，方如清肠饮；用于肺痈吐脓，常配鱼腥草、芦根、桃仁、桔梗等；用于肺胃实热上攻，咽喉红肿疼痛，吞咽困难，常与山豆根、射干、玄参、薄荷等同用。

2. 疏散风热　用于外感风热、温病初起，发热而微恶风寒，头痛，口渴，常配伍荆芥、连翘等，方如银翘散；如热入营血，斑疹隐隐，神烦少寐，舌绛而干，常配水牛角、生地、连翘、黄芩、竹叶等同用，本品有透热转气之功。

3. 凉血止痢　用于热毒血痢，下痢脓血，常炒炭用或用生品煎服，也可配葛根、黄芩、黄连等同用。

【用量用法】10～15g，水煎服，外用适量，热毒重症可用至60g。热毒痈肿用量宜重，温病发热用量宜轻。清热解毒宜生用，凉血止痢宜炒炭用。

【禁忌】脾胃虚寒及气虚疮疡脓清者忌用。

【按语】此药自古以来就被誉为清热解毒的良药，在临床的应用十分广泛。常与薄荷、连翘、栀子等同用，用于治疗热毒炽盛所导致的身热、发疹、发斑、咽喉肿痛等症。

【现代研究】

1. 化学成分　本品含有挥发油、木犀草素、环己六醇、黄酮类、肌醇、皂苷、鞣质等。

2. 药理作用　金银花煎剂及醇浸液对金黄色葡萄球菌、溶血性链球菌、大肠埃希菌、痢疾杆菌、铜绿假单胞菌、结核分枝杆菌等多种革兰阳性和阴性菌均有一定的抑制作用；腹腔注射金银花提取液 0.25g/kg，能抑制角叉菜胶所致的大鼠足蹠肿胀，对蛋清所致的足肿胀也有抑制作用。

3. 临床研究　可以治疗痈肿疮疡。

连翘

【出处】《神农本草经》。

【性味归经】苦，微寒。入心、肺、小肠、胆经。

【功效应用】

1. 清热解毒　用于外感风热，温病初起，发热，口渴，咽痛，脉浮数，常与银花、薄荷、牛蒡子等同用；用于热扰胸膈，烦躁不安，便秘，可配伍黄芩、栀子、大黄等，方如凉膈散；用于热入营血，神昏谵语，舌绛，常与犀角、玄参及黄连、银花等配伍，方如清营汤；如热入心包，高热神昏，可配犀角、莲子心、竹叶卷心等，方如清宫汤；如血热发斑，豆大成片，或红或紫，常与石膏、丹皮、生地、紫草等凉血化斑药同用。

2. 消肿散结　用于热毒疮痈肿毒，红肿热痛，或疮痈已溃，常与公英、地丁、野菊花等配伍；用治乳痈肿痛，亦可与瓜蒌、公英、白芷等配伍；若用于痰火互结之瘰疬痰核，常与昆布、土茯苓、浙贝母、夏枯草等同用。

3. 清心利尿　用于心火移于小肠所致小便赤涩淋痛，多与竹叶、木通、白茅根等同用。

【用量用法】3～15g，水煎服。连翘心长于清心热，治邪陷心包，神昏谵语多用。

【禁忌】脾胃虚寒，痈肿已溃，脓稀色淡者，不宜用。

【按语】连翘与板蓝根，射干等同用，用于风热感冒，心烦，咽喉肿痛。

【现代研究】

1. 化学成分　本品含三萜皂苷，果皮含甾醇、酚性成分（连翘酚）、生物碱、皂苷、齐墩果酸、香豆精类，还有丰富的维生素 P 及少量挥发油。

2. 药理作用　连翘对多种革兰氏阳性及阴性细菌均有抑制作用；连翘能促进炎性屏障的形成。解热作用；连翘煎剂或复方连翘注射液对人工发热动物及正常动物的体温有降温作用；1:1 的连翘水煎液可明显减轻四氯化碳所致大鼠的肝脏变性和坏死，并使肝细胞内蓄积的肝糖原、核糖核酸大部分恢复和接近正常。

3. 临床研究　可以治疗急性肾炎。

大青叶

【出处】《名医别录》。

【性味归经】苦、咸，大寒。入心、胃经。

【功效应用】

1. 清热解毒　用于瘟疫时行热病，高热，剧烈头痛，烦躁，神昏，常配伍石膏、知母、玄参、黄连、栀子等；用于流行性腮腺炎，两腮肿胀，恶寒发热，咀嚼困难，常配伍银花、公英、蚤休、穿心莲等；用于热毒内攻所致的丹毒，头面、小腿肿胀发热，可单用本品捣烂外敷患处，或与栀子、银花、丹皮、板蓝根等同用；用于心胃火热上炎，口舌生疮，咽喉红肿疼痛，则宜与山豆根、桔梗、蒲荷等配伍。

2. 凉血消斑　用于热毒内蕴营血，肌肤斑疹，色不红活，或斑疹紫黯，宜与犀角、栀子、豆豉同用，方如犀角大清汤。

【用量用法】6~15g，鲜品用24~30g，水煎服，外用适量。

【禁忌】脾胃虚寒者忌用。

【按语】常与柴胡、银花、连翘、板蓝根、玄参等同用，用于咽喉肿痛、口舌生疮。也可用于急性传染性肝炎。

【现代研究】

1. 化学成分　路边青叶含黄酮类。蓼蓝全草含黄色素及鞣质，根含蒽醌类。

2. 药理作用　从蓼蓝中提取的色胺酮是某些皮肤真菌和杆菌的特异抗生剂；蓼大青煎剂5~10g/kg，对霍乱、伤寒混合菌苗引起发热的家兔有明显解热作用；本品煎剂5g/kg灌胃，对大鼠甲醛性足肿有抑制作用。

3. 临床研究　可以治疗流行性乙型脑炎、上呼吸道感染、流行性感冒、麻疹肺炎、慢性支气管炎、急性传染性肝炎、钩端螺旋体病、细菌性痢疾及急性胃肠炎、急性阑尾炎。

板蓝根

【出处】《本草纲目》。

【性味归经】苦，寒。入心、胃经。

【功效应用】

凉血解毒，清利咽喉：主要用于外感发热，温病初起，咽喉肿痛；大头瘟、痄腮、热毒斑疹、瘟疫时行热病等证。常与黄芩、黄连、连翘、玄参等配伍，方如普济消毒饮。

【用量用法】6~15g，大剂量可用至30g。

【禁忌】体虚而无实火热毒者忌服，脾胃虚寒者慎用。

【按语】常与射干、连翘等同用，用于治疗流行性感冒；与半边莲，半枝莲，鸡骨草等同用，用于治疗急慢性肝炎。

青黛

【出处】《药性论》。

【性味归经】咸，寒。入肝、肾经。

【功效应用】

清热解毒、凉血止血、清肝泻火　主温病热毒斑疹；血热吐血；衄血；咯血；肝热惊痫；肝火犯肺咳嗽；咽喉肿痛；丹毒；痄腮；疮肿；蛇虫咬伤。

【用量用法】内服：研末，1.5~3g。难溶于水，一般做散剂冲服，或入丸剂服用。外用适量，干撒或调敷。

【禁忌】胃寒者慎用。

【按语】常与板蓝根、甘草同用，用治热毒炽盛，咽喉肿痛，口舌生疮。

【现代研究】

1. 化学成分　靛玉红、靛蓝、靛黄、靛棕、鞣酸、β-谷甾醇、蛋白质和大量无机盐。

2. 药理作用 对金黄色葡萄球菌、炭疽杆菌、志贺氏痢疾杆菌、霍乱弧菌均有抗抑作用；靛玉红为其抗癌有效成分，对于移植性肿瘤有中等强度的抑制作用。

3. 临床研究 用青黛粉，以大黄水煎液冲洗后保留灌肠可治疗急性盆腔炎。

马勃

【出处】《别录》。

【性味归经】辛，平。入肺经。

【功效应用】

1. 清热解毒利咽 用于风热或热邪郁肺，攻滞咽喉，红肿疼痛，咳嗽，吐痰不爽，声音嘶哑或失音，轻证可与银花、连翘、竹叶等同用，重证可配伍玄参、黄芩、黄连、板蓝根、薄荷等，方如普济消毒饮。

2. 止血 用于肺经郁火，血热妄行，吐血衄血，可以单用，或与砂糖合为丸剂，冷开水送服；用于刀伤出血，拔牙出血，可用粉剂敷压于伤口处，有良好的止血效果。

【用量用法】3～6g，水煎服，或0.5～1g入丸散。外用适量，注意消毒。

【禁忌】肺无实热者不宜用。

【按语】常将此药取内部海绵样物压迫出血部位，以治疗外伤出血，鼻出血及牙龈出血等；同时此药和蜂蜜调和涂敷于患处还可以治疗痈疽疮疖。

【现代研究】

1. 化学成分 本品含紫颓马勃酸、马勃素、马勃素葡萄糖苷、尿素、麦角甾醇、亮氨酸、酪氨酸、磷酸钠、砷及α-直链淀粉酶。

2. 药理作用 脱皮马勃对口腔出血性疾患有明显的止血效能；马勃煎剂对金黄色葡萄球菌、铜绿假单胞菌、变形杆菌及肺炎双球菌均有抑制作用。

3. 临床研究 可以治疗非特异性溃疡性直肠炎。

山豆根

【出处】《开宝本草》。

【性味归经】苦，寒。入心、肺、胃经。

【功效应用】

1. 清热解毒，利咽消肿 用于肺火上攻，咽痛喉痹，轻者单用本品煎服或含漱，重者则配伍玄参、射干、板蓝根等；用于胃火炽盛，齿龈肿痛，口舌生疮，可单用煎汤漱口，也可配伍石膏、黄连、丹皮等同用；用于肺热咳嗽，吐痰黄稠，常与前胡、桔梗、牛蒡子、枇杷叶等配伍。此外，尚可用治湿热黄疸、钩端螺旋体病等。

2. 抗肿瘤 用于治疗早期肺癌、喉癌、宫颈癌等恶性肿瘤。

【用量用法】3～10g，水煎服，或磨汁服。外用适量，含漱或研末涂敷患处。

【禁忌】脾虚食少便溏者慎用。

【按语】此药有毒，应十分注意剂量及其煎煮方法，此药的毒性和煎煮时间成正比，在煎煮时一定要掌握好煎煮时间。常将此药与银花、桔梗等同用，治疗咽喉肿痛，牙龈出血等，同时也可用以治疗黄疸等湿热壅滞所致疾病。

【现代研究】

1. 化学成分 本品主要含生物碱及黄酮化合物。

2. 药理作用 山豆根对金黄色葡萄球菌、絮状表皮癣菌和白念珠菌有抑制作用，对结核分枝杆菌有高效抗菌作用；山豆根对恶性肿瘤有显著效果，副作用小，安全，且不使白细胞减少；苦参碱、氧化苦参碱、槐果碱均有显著的抗炎作用。

3. 临床研究　用山豆根末，调油涂两太阳穴可治疗头风热痛。

蒲公英

【出处】《本草图经》。

【性味归经】苦、甘，寒。入肝、胃经。

【功效应用】

1. 清热解毒，消痈散结　用于乳痈早期，红肿坚硬，可单用鲜品煎汁内服，或捣烂外敷，也可与全瓜蒌、牛蒡子、银花、青皮等同用，方如瓜蒌牛蒡汤；用于肺痈吐脓血，可配伍芦根、桔梗、薏苡仁等；用于肺热咳嗽，咳痰黄稠，可配伍黄芩、知母、桑白皮等同用；用于热毒肠痈，可配伍赤芍、银花、大黄等，方如阑尾清化汤；用于疮痈肿毒，可配伍野菊花、地丁、紫背天葵等，方如五味消毒饮；用于瘰疬痰核，可配伍玄参、夏枯草、浙贝母等；用于目赤肿痛，可配伍菊花、黄芩、决明子等。

2. 清热利湿通淋　用于湿热黄疸，可与茵陈、栀子、大黄等同用；用于热淋刺痛，常与黄柏、车前子、白茅根等配伍，有"通淋妙品"之称。

【用量用法】10～30g，水煎服。外用适量，鲜品捣烂敷患处。

【禁忌】用量过大可致缓泻。

【按语】常与金银花、地丁草及菊花同用治疗痈疖疔疮，将鲜公英捣烂敷于患处还可以治疗流行性腮腺炎及乳腺炎等炎性疾病。

【现代研究】

1. 化学成分　蒲公英全草含蒲公英甾醇、胆碱、菊糖和果胶等。

2. 药理作用　本品煎剂或浸剂，对金黄色葡萄球菌、溶血性链球菌及卡他球菌有较强的抑制作用，对肺炎双球菌、脑膜炎双球菌、白喉杆菌等也有一定的抑制作用；尚有利胆、保肝、抗内毒素及利尿作用，其利胆效果较茵陈煎剂更为显著；蒲公英地上部分水提取物能活化巨噬细胞，有抗肿瘤作用。

3. 临床研究　可以治疗慢性胃炎。

紫花地丁

【出处】《本草纲目》。

【性味归经】苦、辛，寒。入心、肝经。

【功效应用】

1. 泻火毒，消痈肿　用于热毒蕴结所致的疔疮痈肿、乳痈、肠痈、丹毒等热毒疮疡证，可用鲜品捣汁内服，并以其渣敷患处，也可与银花、公英、野菊花等配伍，方如五味消毒饮。

2. 解蛇毒　治毒蛇咬伤，可用鲜品捣汁内服，或捣烂加入少许雄黄，拌匀，敷患处。

【用量用法】9g～15g，水煎服。单用本品可至30g～60g。鲜品适量，捣烂敷患处。

【禁忌】体质虚寒者忌服。

【按语】常与白头翁、秦皮、黄连等药治疗湿热下注、浊毒中阻型的肠炎、痢疾等病。

【现代研究】

1. 化学成分　紫花地丁全草含苷类、黄酮类、蜡【蜡酸及不饱和酸等的酯类】。

2. 药理作用　对结核分枝杆菌、痢疾杆菌、金黄色葡萄球菌、肺炎球菌、皮肤真菌及钩端螺旋体有抑制作用；其提取液对内毒素有直接摧毁作用。

3. 临床研究　地丁草、大青叶、鱼腥草、鸭跖草、贯众各 100g，共制成冲剂 20 袋，每袋 18g，可治疗呼吸道感染。

半边莲

【出处】《本草纲目》。

【性味归经】辛，平。入心、小肠、肺经。

【功效应用】

清热解毒，利水消肿　主要用于治疗疮痈肿毒、蛇虫咬伤、腹胀水肿、湿疮湿疹、大腹水肿、黄疸、小便不利等。

【用量用法】煎服，干品 10～15g，鲜品 30～60g。外用适量。

【禁忌】虚证水肿忌用。

【按语】常与半枝莲，白花蛇舌草等药同用，治疗慢性萎缩性胃炎伴肠化或不典型增生者，也用于消化道肿瘤如肝癌、食管癌、胃癌、肠癌等放化疗的辅助治疗，可明显减低放化疗的副作用，还可用于各种消化道肿瘤的术后维持治疗。

【现代研究】

1. 化学成分　含山梗菜碱、山梗菜酮碱、异山梗菜酮碱、山梗菜烷啶、皂苷、黄酮、氨基酸。

2. 药理作用　半边莲总生物碱及粉剂和浸剂，口服均有显著而持久的利尿作用，其尿量、氯化物和钠排出量均显著增加；其浸剂静脉注射，对麻醉犬有显著而持久的降血压作用；本品煎剂有抗蛇毒作用，口服有轻泻作用，体外试验对金黄色葡萄球菌、大肠埃希菌、痢疾杆菌及常见致病真菌均有抑制作用。

3. 临床研究　治疗晚期血吸虫病肝硬化腹水治疗蛇咬伤：取山梗菜每日 30～48g，文火慢煎 30 分钟，分 3 次内服。治疗糜烂型手足癣及亚急性湿疹：采用 8% 山梗菜煎剂湿敷，或用 40% 山梗菜煎剂外搽，见效迅速。

白花蛇舌草

【出处】《广西中药志》。

【性味归经】微苦、甘，寒。入胃、大肠、小肠经。

【功效应用】

清热解毒，利湿通淋　主要用于痈肿疮毒，咽喉肿痛，毒蛇咬伤，热淋涩痛等。

【用量用法】煎服，15～60g。外用适量。

【禁忌】阴疽及脾胃虚寒者忌用。

【按语】常与半枝莲、半边莲、鸡骨草、板蓝根、苦参、黄药子等药物同用，治疗慢性萎缩性胃炎伴肠化和不典型增生以及多种消化道肿瘤的治疗。

【现代研究】

1. 化学成分　本品全草含三十一烷、豆甾醇、熊果酸、齐墩果酸、β-谷甾醇、β-谷甾醇-D-葡萄糖苷、对香豆酸等。

2. 药理作用　本品在体外对金黄色葡萄球菌和痢疾杆菌有微弱的抑制作用；在体内能刺激网状内皮系统增生，促进抗体形成从而达到抗菌消炎的目的；给小鼠腹腔注射白花蛇舌草液可以出现镇痛，镇静，催眠作用。

3. 临床研究　治疗小儿肺炎；治疗阑尾炎；治疗毒蛇咬伤；治疗盆腔炎、附件炎。

土茯苓

【出处】《滇南本草》。

【性味归经】甘、淡，平。入肝、胃经。

【功效应用】

1. 解毒，利关节　用于梅毒，可单用本品500g水煎去渣，加入白糖30g，煎成浓煎液服用，也可配伍银花、白鲜皮、威灵仙、甘草，方如土茯苓汤；若患梅毒因用轻粉，愈而复发，久则肢体拘挛，变为痈漏者，可以本品15～60g，配大皂荚3g、牵牛子3g同用。

2. 除湿　用于膀胱湿热，淋浊，小便频数涩痛，常配伍公英、萆薢、车前子等；皮肤湿疹，牛皮癣疮，风痒疥癣，常配伍生地、赤芍、地肤子、白鲜皮、防风等；下焦湿热，带下阴痒，常配伍苦参、黄柏、龙胆草等。

【用量用法】15～60g，水煎服。

【禁忌】肝肾亏损，筋骨不利者忌用。服用本品时不宜饮茶，以免降低药效。

【按语】常与茵陈、栀子、大黄、五味子、红景天等药物治疗乙肝证属浊毒内蕴者。

【现代研究】

1. 化学成分　本品含落新妇苷、异黄杞苷、胡萝卜苷、3，5，4'-三羟基芪、（－）表儿茶精L、琥珀酸、β-谷甾醇等皂苷、鞣质、黄酮、树脂类等。

2. 药理作用　土茯苓有治疗恶疮痈肿作用，各家中医肿瘤学家把土茯苓列为治疗膀胱肿瘤的常用药物；赤土茯苓提取物（主含甾体皂苷成分）能在不影响血清胆固醇浓度的情况下，显著降低实验性鹌鹑动脉粥样硬化斑块的发生率。

3. 临床研究　土茯苓及其制剂，在临床上常用于梅毒、淋病和类丹毒；用土茯苓研末与仙人掌按2∶1比例捣烂加少许鸡蛋清混匀为膏状敷患处，用于急性睾丸炎红、肿、热、痛而无脓液者，均获痊愈；用土茯苓合剂（土茯苓、薏苡仁、瓜蒌等），治疗食管贲门癌，疗效显著。

山慈菇

【出处】《本草拾遗》。

【性味归经】甘、微辛，凉。入肝、脾经。

【功效应用】

清热解毒，消痈散结　主要用于痈疽疔毒、瘰疬痰核、癥瘕痞块等。

【用量用法】煎服，3～9g。外用适量。

【禁忌】正虚体弱者慎用。

【按语】此药治疗浊毒内蕴，瘀血阻络之肝硬化，取其清热解毒、散结消肿之功，常配以穿山甲、土元、鳖甲等同用。因本品有毒故不宜常用多用，体虚者慎用。

【现代研究】

1. 化学成分　山慈菇杜鹃兰根茎含黏液质、葡配甘露聚糖及甘露糖等。

2. 药理作用　抗痛风作用：秋水仙碱是针对痛风性关节炎有效的唯一抗炎剂，对痛风急性发作有特别显著的治疗效果；抗炎作用：减轻组织的炎症反应，减轻组织水肿及减少炎症介质对组织的损伤刺激；抗肿瘤作用：其衍生物秋水仙酰胺对多种动物移植性肿瘤都有抑制作用。

3. 临床研究　与雄黄、朱砂、麝香等解毒疗疮药合用，可治疗痈疽发背，疗疮肿毒，瘰疬痰核，内服外用均可；近年来本品广泛地用于癥瘕痞块和多种肿瘤。如以本品配伍土鳖虫、穿山甲等同用，治疗肝硬化。

鱼腥草

【出处】《名医别录》。

【性味归经】辛，微寒。入肺经。

【功效应用】

1. 清热解毒，消痈排脓 用于肺痈，咳嗽，胸痛，吐腥臭脓血痰，可单用本品冷水浸泡，再火速煮沸服用，也可配伍芦根、薏苡仁、桔梗、瓜蒌等；用于肺热咳嗽，常配伍黄芩、知母、桑叶等；用于热毒疮痈，可单味煎服，或以鲜品捣敷，亦可配伍野菊花、银花、公英等；用于痔疮肿痛外突致肛周红肿作痛者，单用本品煎服，药渣再煎熏洗患部。

2. 利湿通淋 用于湿热淋浊，小便不利，尿道涩痛，常与黄柏、车前子、白茅根等配伍；用于湿热泻痢，常配黄连、黄柏等。

【用量用法】15～30g，水煎服，宜后下。外用适量，鲜品捣敷患处。

【禁忌】虚寒证及阴性外疡忌服。

【按语】鱼腥草清浊排毒、利尿排浊，治疗浊毒内蕴泄泻有良好的疗效。

【现代研究】

1. 化学成分 全草含挥发油，其中有效成分为癸酰乙醛（即鱼腥草素）、月桂醛，2-十一烷酮，丁香烯，芳樟醇、乙酸龙脑酯等。

2. 药理作用 能灭活 SARS 病毒、禽流感病毒、流行性出血热病毒等多种病毒；对肺炎球菌、金黄色葡萄球菌、溶血性链球菌、白念珠菌等有明显抑制作用；解热镇痛、抗炎作用；利尿作用；镇咳、祛痰作用。

3. 临床研究 鱼腥草30g，桔梗15g，煎至200ml，每次30ml，日服3～4次，痰黏稠量多时，并用5%鱼腥草煎剂喷雾吸入，可治疗肺炎；鱼腥草（干）30～60g/d，先用冷水浸泡一段时间，煎一沸即服用（不宜久煎），可治疗肺脓疡。

白头翁

【出处】《神农本草经》。

【性味归经】苦，寒。入大肠、胃经。

【功效应用】

清热解毒，凉血止痢 用于热毒血痢，发热腹痛，痢下赤白，里急后重，常配伍黄连、黄柏、秦皮，方如白头翁汤；用于血虚下痢或产后下痢，常与阿胶、甘草同用，方如白头翁加甘草阿胶汤；用于阿米巴痢疾，大便有脓血，腹痛，肛门重坠，可单用30g水煎服，病重者另用30～50g煎水保留灌肠。

【用量用法】10～15g，水煎服，单味内服，可用30g浓煎服。

【禁忌】虚寒泻痢忌服。

【按语】白头翁治疗浊毒内蕴的热痢、血痢、疮痈肿毒，疗效良好。

【现代研究】

1. 化学成分 本品主要含皂苷，水解产生三萜皂苷、葡萄糖、鼠李糖等，并含白头翁素、23-羟基白桦酸、胡萝卜素等。

2. 药理作用 白头翁鲜汁、煎剂、乙醇提取物对体内外均有明显的抗菌作用；能明显抑制大白鼠体内阿米巴的生长；可杀死阴道滴虫；白头翁素有较强的杀灭真菌作用。

3. 临床研究 本品与其他药物配合和随证加减，常用治疗于细菌性痢疾和阿米巴痢疾，对阿米巴性肝脓肿也有一定疗效；近年来白头翁尚可用于其他多种疾病，如：用白头翁水煎，过滤浓缩口服，治疗久治不愈、尚未溃破的淋巴结核，疗效显著。本品尚可用治消化性溃疡、盆腔炎、神经性皮炎、急性肾盂肾炎、坏死性肠炎、功能失调性子宫出血等。

马齿苋

【出处】《本草经集注》。

【性味归经】酸，寒。入心、大肠经。

【功效应用】

1. 凉血止痢　用于湿热下痢及下痢脓血，里急后重，可单用煎服，或配黄芩、黄连、赤芍、车前子等同用；如小儿血痢，妇人产后血痢，赤多白少，口渴多饮，可用鲜马齿苋捣汁，加热煎开兑入蜂窝合服。用本品煎服或捣汁服，用以预防痢疾也有一定效果。

2. 解毒消痈　用于痈肿疮毒，湿疹，丹毒，毒蛇咬伤，可单用本品煎汤内服、外洗，或用鲜品捣敷，也可配伍其他解毒药同用。

3. 止血　用于崩漏下血，可单用鲜品捣汁服；用于便血、痔疮出血，则配伍凤尾草、地榆等。将马齿苋制成注射液肌注，用于产后出血、剖宫产、刮宫等子宫出血或功能性出血，有明显的收缩子宫止血作用。

【用量用法】10~15g，鲜品可用30~60g，可捣汁内服或煎服。外用适量，捣烂外敷。

【禁忌】脾虚泄泻者不宜用。

【按语】治疗浊毒内蕴、湿热下注的下痢、疮疡等疾病，疗效良好。

【现代研究】

1. 化学成分　全草含大量去甲肾上腺素和多量钾盐（包括硝酸钾、氯化钾、硫酸钾和其他钾盐）。

2. 药理作用　曲淑岩报道马齿苋乙醇提取物对志贺氏和佛氏付赤痢杆菌有显著的抑制作用；本品含有丰富的维生素A样物质，故能促进上皮细胞的生理功能趋于正常；通过增强机体免疫功能，诱导肿瘤细胞凋亡，干扰肿瘤细胞的细胞周期抑瘤。

3. 临床研究　治疗急性肠炎和急性菌痢、尿路感染、急性腹泻和慢性溃疡性结肠炎。

大血藤

【出处】《本草图经》。

【性味归经】苦，平。入大肠经。

【功效应用】

1. 清热解毒　用于肠痈腹痛，发热，恶心呕吐，常配伍大黄、丹皮、连翘、银花等，方如红藤煎；用于乳痈，常配伍连翘、公英、银花、天花粉等，方如连翘金贝煎；用治肺痈胸痛，咳吐脓血，则多与虎杖、桃仁、薏苡仁等配伍；配银花、白芷、赤芍等，又可用治热毒疮痈。

2. 活血止痛　用于跌打损伤，瘀血肿痛，可配骨碎补，共捣膏外敷；用于妇女经闭腹痛可配益母草、香附等同用；用于风湿痹痛，可与牛膝等同用。

【用量用法】15~30g，水煎或浸酒服。外用适量。

【按语】本品治疗浊毒内蕴、湿热瘀阻的肠痈、乳痈等疾病，疗效良好。注意孕妇不宜久服。

【现代研究】

1. 化学成分 本品含大黄素、大黄素甲醚、β-谷甾醇、胡萝卜苷、硬脂酸、毛柳苷、右旋丁香树脂酚二葡萄糖苷，右旋二氢愈创木脂酸，大黄酚，香草酸以及对香豆酸-对羟基苯乙醇酯和红藤多糖、鞣质。

2. 药理作用 抗菌消炎的作用大血藤中药材具有清热解毒的功效；大血藤多糖对缺血心肌的保护作用最强；提高耐缺氧的能力扩张冠状动脉，缩小心肌梗死范围。

3. 临床研究 本品及其制剂广泛用于急性单纯性、早期化脓性阑尾炎、阑尾脓肿以及粘连性肠梗阻，有较好疗效。

败酱草

【出处】《神农本草经》。

【性味归经】苦、辛，微寒。入胃、大肠、肝经。

【功效应用】

1. 清热解毒，消肿排脓 用于肠痈腹痛，恶心呕吐，若脓未成，可配伍银花、连翘、丹皮、大黄等，方如红藤煎；若脓已成，可配伍薏苡仁、附子，方如薏苡附子败酱散。用于肺痈，吐腥臭脓血痰，咳嗽，胸痛，可配伍鱼腥草、芦根、黄芩、桃仁等。用于乳痈，则宜与瓜蒌、贝母、天花粉、连翘等同用；治热毒疮痈，常与金银花、连翘等配伍，并可以鲜品捣烂敷患处。

2. 祛瘀止痛 用于血中结热，气血瘀滞，胸腹疼痛，常配伍丹皮、赤芍、元胡、川芎等；用于产后瘀血滞留腹中，痛如锥刺，常与川牛膝、川芎、红花、当归等同用。

【用量用法】6~15g，水煎服，外用适量。

【禁忌】本品若大量应用，可引起头昏恶心和暂时的白细胞减少等反应，故需注意其用量，一般不宜超过30g。凡脾功能亢进及白细胞减少者禁用。

【按语】本品治疗浊毒内蕴、湿热瘀阻的肠痈、肺痈、疮毒等疾病，疗效良好。脾胃虚弱，食少泄泻者忌服。

【现代研究】

1. 化学成分 根和根茎含齐墩果酸，常春藤皂苷元，黄花龙芽苷、胡萝卜苷及多种皂苷；含挥发油，亦含生物碱、鞣质等。

2. 药理作用 败酱草对金黄色葡萄球菌、痢疾杆菌、伤寒杆菌、铜绿假单胞菌、大肠埃希菌有抑制作用；并有抗肝炎病毒作用，能促进肝细胞再生，防止肝细胞变性，改善肝功能。尚有抗肿瘤作用。

3. 临床研究 败酱草常用于多种急性感染性疾病，对感冒、流行性感冒、流行性腮腺炎以及急性化脓性扁桃体炎、肺炎、急性阑尾炎、急慢性盆腔炎、急性胰腺炎、慢性结肠炎等均有较好疗效。

二、凉血解毒药

水牛角

【出处】《名医别录》。

【性味归经】苦、寒、咸。入心、肝经。

【功效应用】

清热、解毒、凉血、定惊 用于温病高热，神昏谵语，发斑发疹，吐血衄血，惊风，癫狂。

【用量用法】内服：煎汤，15～30g，大剂量60～120g，先煎3小时以上；研末，每次3～9g；水牛角浓缩粉，每次1.5～3g。外用：适量，研末掺或调敷。

【禁忌】中虚胃寒者慎服。大量服用，常有上腹部不适，恶心，腹胀，食欲不振等反应。

【按语】水牛角治疗浊毒内蕴血热妄行之斑疹、吐衄、痈肿疮疡、咽喉肿痛等症。因本品苦寒，脾胃虚寒者不宜用。本品为牛科动物水牛的角，宜锉碎先煎。

【现代研究】

1. 化学成分　本品含胆甾醇、肽类及多种氨基酸、多种微量元素。

2. 药理作用　本品提取物及水煎剂有强心作用；其注射液有降血压作用；本品有增加血小板计数、缩短凝血时间、降低毛细血管通透性、抗炎等作用；其煎剂有镇惊、解热作用；对被大肠埃希菌、乙型溶血性链球菌攻击的小鼠有明显的保护作用。

3. 临床研究　用水牛角配伍其他药物可以用于治疗过敏性紫癜，血栓闭塞性脉管炎，治疗急性期脑梗死，治疗重型、极重型乙型脑炎。

玄参

【出处】《神农本草经》。

【性味归经】苦、甘、咸，寒。入肺、胃、肾经。

【功效应用】

1. 滋阴降火　用于温热病热入营分，身热，口干，舌绛，常配伍生地、麦冬、黄连、银花等，方如清营汤；用于温热病邪陷心包，神昏谵语，常配伍犀角、麦冬、连翘心等，方如清宫汤；用于胃阴不足，虚火上炎，咽喉白腐焮痛，烦热口渴，常配伍生地、麦冬、丹皮，方如养阴清肺汤；用于肺阴不足，或肺阴耗伤，虚热燥咳，痰少，或肺痨咳嗽，骨蒸潮热，五心烦热，盗汗，常配伍沙参、百合、地骨皮、知母等。

2. 凉血化斑　用于温病血热发斑发疹，疹色紫黯，口干，舌绛，常配伍石膏、犀角、知母等，方如化斑汤，也可与升麻、甘草同用，即玄参升麻汤。

3. 解毒散结　用于脱疽，常配伍银花、甘草、当归，即四妙勇安汤；用于瘰疬痰核，可重用玄参，并配牡蛎、贝母，方如玄参牡贝汤；用于热毒疮疡，多与银花、连翘、地丁等同用。

【用量用法】10～15g，煎服。

【禁忌】脾胃虚寒，胸闷少食者不宜用。反藜芦。

【按语】玄参清热凉血、泻火解毒、滋阴，治疗浊毒内蕴、瘀血阻络型慢性萎缩性胃炎疗效良好。

【现代研究】

1. 化学成分　含环烯醚苷类，主要为哈帕苷、桃叶珊瑚苷以及玄参苷元和玄参苷甲、脂肪酸胡萝卜素、微量挥发油等。

2. 药理作用　降血压，镇静、抗惊厥，降血糖，解毒解热作用，在体外对白喉毒素有显著的"中和"能力，对白喉杆菌有明显的抗菌和杀菌能力，利胆和降低毛细血管通透性的作用。

3. 临床研究　玄参多配伍于复方中使用治疗各种高血压，习惯性便秘，慢性咽炎，慢性前列腺炎，白喉之鼻干唇燥、咽喉肿痛疗效显著。

紫草

【出处】《神农本草经》。

【性味归经】甘，寒。入心、肝经。

【功效应用】

1. 凉血活血，透发疹毒　用于血热毒盛而致痘疹不透，欲出不畅，或斑疹紫黑，身热烦渴，常配伍蝉蜕、赤芍等，方如紫草快斑汤；如痘疹兼有咽喉肿痛，吞咽困难，又可与牛蒡子、山豆根、连翘等配伍，方如紫草消毒饮。

2. 解毒敛疮　用于热毒疮疖，红肿热痛，常配伍地丁、公英、红花等；用于疮疡肿毒，溃久不敛，可与当归、血竭、白芷等制膏外用，方如生肌玉红膏；用于烫火伤，湿疹，耳道发炎，可用紫草与香油（1:2）、凡士林、羊毛脂等，制成紫草膏外用。

【用量用法】3～10g，水煎服，外用适量。

【禁忌】脾胃虚寒，大便溏泻者忌用。

【按语】紫草的清热、凉血、活血，治疗浊毒内蕴、瘀血阻络的胃痛、积聚、胁痛等病。

【现代研究】

1. 化学成分　本品含紫草素（紫草醌）、紫草烷、乙酰紫草素、去氧紫草素、异丁酰紫草素、二甲基戊烯酰紫草素、β，β-二甲基丙烯酰紫草素等。

2. 药理作用　本品对大肠埃希菌、伤寒杆菌、痢疾杆菌、铜绿假单胞菌及金黄色葡萄球菌均有明显抑制作用；其乙醚、水、乙醇提取物均有一定的抗炎作用；对心脏有明显的兴奋作用；抗肿瘤、解热等作用。

3. 临床研究　可用于治疗玫瑰糠疹，子宫颈糜烂，淋病尿道狭窄。此外，用本品制剂或配伍其他药物还可治疗烧伤、肝炎、扁平疣、口腔黏膜病、银屑病、静脉炎、过敏性紫癜、顽固性溃疡、化脓性中耳炎、阴道炎等疾病。

三、活血解毒药

益母草

【出处】《本草图经》。

【性味归经】辛、苦、微寒。入心、肝、膀胱经。

【功效应用】

1. 活血祛瘀　用于血脉阻滞之月经不调，经行腹痛，闭经，产后瘀阻，恶露不尽，常配伍当归、赤芍、木香，方如益母丸；用于跌打损伤，瘀血肿痛，常配伍当归、川芎等。

2. 利水消肿　用于水肿，小便不利，常配伍白茅根、桑白皮等。

【用量用法】10～15g，大剂量可用至30g，水煎服。外用适量。

【按语】在治疗浊毒内蕴脾胃实热，大肠固结时常用。

【现代研究】

1. 化学成分　含益母草碱、水苏碱、益母草定、益母草宁、亚麻酸、β-亚麻酸、月桂酸、油酸、苯甲酸、芸香苷、延胡索酸、甾醇、维生素 A 等。此外亦含精氨酸、4-胍基-1-丁醇、4-胍基-丁酸、水苏糖，尚提取得五种结晶物质，两种为生物碱即益母草碱甲、乙；3 种为非生物碱，即益母草素甲、乙、丙。

2. 药理作用 有强心、增加冠脉流量和心肌营养血流量的作用；益母草水浸剂、益母草总碱对麻醉动物均有短暂的降压作用；对血小板聚集、血小板血栓形成、纤维蛋白血栓形成以及红细胞的聚集性均有抑制作用；对呼吸中枢有直接兴奋作用；对许兰黄癣菌、羊毛状小芽胞癣菌、红色表皮癣菌、星形奴卡菌等皮肤致病性真菌，均有不同程度的抑制作用；益母草对狗缺血型初发期急性肾衰竭有显著治疗效果。

3. 临床研究 可以用于治疗妇科出血性疾病，急性肾炎水肿，冠心病心肌缺血，高黏血症。

泽兰

【出处】《神农本草经》。

【性味归经】苦、辛，微温。入肝、脾经。

【功效应用】

1. 活血祛瘀 用于血滞经闭，痛经，跌打损伤，瘀血肿痛，常配伍桃仁、红花、川芎等；用于疮痈初起，常配伍银花、连翘、赤芍等。

2. 利水消肿 用于水肿，小便不利，尤多用于产后水肿，常配伍防己、茯苓、益母草等。

【用量用法】10～15g，水煎服。

【按语】泽兰，芳香醒脾，可以行气，疏利悦肝，可以行血，流行营卫，畅达肤窍，为悦肝醒脾上剂，可广泛用于肝气犯胃之消化病。

【现代研究】

1. 化学成分 葡萄糖，半服糖，泽兰糖，水苏糖，棉子糖，蔗糖，另含虫漆蜡，白桦脂酸，熊果酸，β-谷甾醇。

2. 药理作用 泽兰能改善微循环障碍，加快微血管内血流速度，扩张微血管管径；泽兰水煎剂对体外血栓形成有对抗作用，能降低血液黏度、纤维蛋白原含量和红细胞聚集指数的异常上升幅度，改善血液流变学；泽兰能收缩子宫平滑肌；泽兰全草制剂还有强心作用。

3. 临床研究 可用于治疗流行性出血热急性肾衰竭；口腔扁平苔藓；新生儿高胆红素血症；结核性渗出性胸膜炎；中风及老年性前列腺增生。

四、散结解毒药

浙贝母（见祛痰化浊药）

莪术

【出处】《雷公炮炙论》。

【性味归经】辛、苦，温。入肝、脾经。

【功效应用】

1. 破血行气 用于气滞血瘀之闭经、癥瘕积聚、胁下痞块、产后瘀阻腹痛等证，常与三棱相须为用。

2. 消积止痛 用于痰积痰滞，脘腹胀痛，常配伍莪术、青皮、半夏、麦芽，方如三棱煎；用于积滞内停，生湿蕴热，大便秘结或泻痢后重，常配伍木香、槟榔、大黄等，方如木香槟榔丸。

【用量用法】3～10g，水煎服。醋炙后止痛作用加强。

【禁忌】月经过多及孕妇忌用。

【按语】治疗萎缩性胃炎癌前病变浊毒内蕴者，可攻坚散结。

【现代研究】

1. 化学成分　根茎含挥发油，油中主成分为倍半萜烯类。干根含淀粉约64%。

2. 药理作用　莪术挥发油试管内能抑制金黄色葡萄球菌，β-溶血性链球菌、大肠埃希菌、伤寒杆菌、霍乱弧菌等的生长；莪术注射液对急性肾衰竭的病理改变有明显减轻的作用；抑制血小板聚集和抗血栓形成；对烫伤性局部水肿，耳部炎症，对皮下棉球肉芽肿增生有明显抑制作用。

3. 临床研究　莪术注射液局部注射治疗子宫颈癌，可使癌组织变性、坏死、脱落、萎缩、溶解及消失，而对癌旁的正常组织则无明显损害。

天南星（见祛痰化浊药）

半夏（见祛痰化浊药）

海藻

【出处】《神农本草经》。

【性味归经】咸，寒。入肝、胃、肾经。

【功效应用】

1. 化痰软坚散结　用于瘿瘤，常配伍昆布、青皮等，方如海藻玉壶汤；用于瘰疬，常配伍夏枯草、连翘等，方如内消瘰疬丸；用于睾丸肿痛，疝气，常配伍昆布、牡蛎等，方如济生橘核丸。

2. 利水消肿　用于水肿胀满或脚气水肿，常配伍茯苓、大腹皮等。

【用量用法】10～15g，水煎服。

【禁忌】反甘草。

【按语】海藻功能消痰软坚，为治疗瘿瘤的要药，常配合昆布等应用；此外，由于它具有良好的消痰软坚作用，又多用于治疗痰核瘰疬等症。

【现代研究】

1. 化学成分　含褐藻酸、甘露醇、钾、碘、灰分等。

2. 药理作用　海藻因含碘化物，对缺碘引起的地方性甲状腺肿大有治疗作用，并对甲状腺功能亢进，基础代谢率增高有暂时抑制作用；褐藻酸硫酸酯有抗高脂血症作用，又可降低血清胆固醇及减轻动脉粥样硬化；水浸剂有降压作用；海藻中所含褐藻酸有类似肝素样作用，表现为抗凝血、抗血栓、降血黏度及改善微循环作用；对枯草杆菌有抑制作用，海藻多糖对Ⅰ型单纯疱疹病毒有抑制作用。

3. 临床研究　用海藻配伍可以用于治疗单纯性肥胖、脑血栓、急性脑梗死、高脂血症，糖尿病，冠心病及慢性肺源性心脏病、肾病综合征、血栓性静脉炎、视网膜静脉阻塞等。

昆布

【出处】《名医别录》。

【性味归经】咸，寒。入肝、胃、肾经。

【功效应用】

1. 消痰散结　用于瘿瘤、瘰疬、痰核，常配伍海藻、海蛤壳等，方如昆布丸。

2. 利水消肿　用于水肿胀满，脚气水肿，常配伍防己、木通、茯苓等。

【用量用法】10～15g，水煎服。

【禁忌】脾虚便溏者不宜用。

【按语】本品含有多种有机物和碘、钾、钙、铁等元素，还含蛋白质、脂肪酸、糖类、多种维生素和尼克酸等。可防治地方性甲状腺肿，显著降低胆固醇。常食海带能增加碘的摄入、大量增加钙的吸收，这是具防癌作用的因素之一。

【现代研究】

1. 化学成分　昆布含藻胶酸、粗蛋白、甘露醇、灰分、钾、碘。

2. 药理作用　可纠正机体因缺碘引起的恶性循环，使甲状腺功能恢复正常，腺肿缩小；降血压、强心、降血脂，对脂类积聚、结缔组织增生，实验性动脉粥样硬化等均有抑制作用；此外镇咳平喘，抗肿瘤，抗凝血作用。

3. 临床研究　治瘿瘤、瘰疬，治皮肤湿毒瘙痒，暑热、高血压、高血脂，治睾丸肿痛，治肝火头痛、眼结膜炎，治缺碘性及青春期甲状腺肿大，治慢性咽炎，治肥胖症，治皮肤热痱、颈淋巴结炎、单纯性甲状腺肿。

鳖甲

【出处】《神农本草经》。

【性味归经】咸，寒。入肝经。

【功效应用】

1. 滋阴潜阳　用于阴虚劳热，骨蒸盗汗，常配伍青蒿、地骨皮、柴胡等；用于热病后期，夜热早凉，热退无汗，体弱消瘦，常配伍青蒿、知母、生地、丹皮，方如青蒿鳖甲汤；用于久病阴血内耗，手足蠕动，常配伍龟板、生地、白芍等，方如三甲复脉汤。

2. 软坚散结　用于疟疾日久，形成疟母，常配伍柴胡、黄芩、丹皮等，方如鳖甲煎丸；用于经闭，癥瘕，常配伍大黄、桃仁、干漆等，方如鳖甲煎丸。

【用量用法】10～30g，宜先煎。滋阴潜阳宜生用，软坚散结宜醋炙用。

【禁忌】阳虚无热，胃热呕哕，脾虚泄泻者，均不宜用。

【按语】鳖甲散上清液对小鼠淋巴细胞白血病（L1210）、HL-60 和胃癌 803 细胞生长均有抑制作用，临床上对胃癌前疾病可辨证应用。

【现代研究】

1. 化学成分　鳖甲主要含胶质以及多种无机元素类等成分。鳖甲胶质类鳖甲含动物胶质、角蛋白、天冬氨酸、丝氨酸、谷氨酸、甘氨酸、丙氨酸17 种氨基酸等；无机元素类有铁、铜、锌、镁、磷、铬、锰、铝、硒、碘等，尚含维生素 D、脂肪、糖类等成分。

2. 药理作用　能提高免疫功能，可促进免疫球蛋白形成，延长抗体存在时间；能抑制动物结缔组织增生；对动物肝损伤有保护作用，对肝损伤引起的贫血有缓解作用，并能促进动物肝内蛋白的合成，增加血浆白蛋白的含量；对小鼠移植性肿瘤有抑制作用，对肝癌细胞有抑制作用。

3. 临床研究　可用于治疗慢性感染、结核病、肿瘤等疾病引起的低热，慢性肝炎、早期肝硬化、肝脾肿大，肿瘤手术后、放疗后，继续治疗以扶正抗癌。

僵蚕

【出处】《神农本草经》。

【性味归经】咸、辛，平。入肝、肺经。

【功效应用】

1. 息风止痉　用于痰热壅盛及肝风内动所致急惊风，常配伍牛黄、全蝎等，方如千金散；用于脾虚久泻之慢惊风，常配伍天麻、党参、白术等，方如醒脾散；用于中风口眼歪斜，常配伍白附子、全蝎，方如牵正散；用于癫痫，常配伍蜈蚣、蝉蜕、全蝎等。

2. 疏散风热　用于肝经风热，头痛，目赤，常配伍桑叶、木贼等，方如白僵蚕散；用于风热咽痛，吞咽困难，常配伍桔梗、薄荷等，方如六味汤。

3. 化痰散结　用于瘰疬痰核，常配伍浙贝母、夏枯草、海藻等。

【用量用法】　3～10g，水煎服。研末吞服，每次1～1.5g。散风宜生用，其余宜炒制用。

【按语】　僵蚕可败毒抗癌、祛风解痉、散结消肿。

【现代研究】

1. 化学成分　本品主要含蛋白质，脂肪。尚含多种氨基酸以及铁、锌、铜、锰、铬等微量元素。白僵蚕体表的白粉中含草酸铵。

2. 药理作用　僵蚕醇水浸出液对小鼠、家兔均有催眠、抗惊厥作用；其提取液在体内、外均有较强的抗凝作用；僵蚕粉有较好的降血糖作用；体外对金黄色葡萄球菌、铜绿假单胞菌有轻度的抑菌作用，其醇提取物体外可抑制人体肝癌细胞的呼吸，可用于直肠瘤型息肉的治疗。

3. 临床研究　可用于治疗小儿高热惊厥，高脂血症，多发性疖肿，癫痫、破伤风、百日咳、糖尿病等。

牡蛎

【出处】　《神农本草经》。

【性味归经】　咸、涩，微寒。入肝、肾经。

【功效应用】

1. 镇静安神　用于神志不安，胆怯惊恐，心悸怔忡，失眠多梦，常与龙骨相须为用。

2. 益阴潜阳　用于阴虚阳亢，烦躁不安，头晕目眩，耳鸣，心悸失眠，常配伍龙骨、龟板、牛膝等，方如镇肝熄风汤；用于热病伤阴，虚风内动，四肢抽搐，常配伍龟板、阿胶、天麻等，方如大定风珠。

3. 收敛固涩　用于自汗盗汗，常配伍麻黄根、浮小麦、黄芪等，方如牡蛎散；用于遗精滑精，常配伍莲须、芡实等，方如金锁固精丸；用于崩漏带下，常配伍阿胶、续断等，方如牡蛎丸。

4. 软坚散结　用于瘰疬痰核，常配伍玄参、贝母，方如清瘰丸。

【用量用法】　15～30g，先煎。制酸、收敛固涩煅用，其余生用。

【按语】　煅牡蛎为制酸剂，有和胃镇痛作用，治胃酸过多，与乌贼骨、浙贝母共为细末，内服取效。身体虚弱，盗汗及心悸动悸。对于怀孕妇及小儿钙质缺乏与肺结核等有效，但因牡蛎是一种海产品，故急慢性皮肤病患者忌食；脾胃虚寒，慢性腹泻便池者不宜多吃。

【现代研究】

1. 化学成分　本品含碳酸钙、磷酸钙及硫酸钙，并含铜、铁、锌、锰、锶、铬等微量元素及多种氨基酸。

2. 药理作用　牡蛎粉对动物实验有镇静，抗惊厥作用，并有明显的镇痛作用；煅牡蛎可明显提高抗实验性胃溃疡活性；牡蛎多糖具有降血脂，抗凝血，抗血栓等作用。

3. 临床研究　牡蛎粉治疗肺结核盗汗，以牡蛎配合其他中药水煎服治疗乳癖，还可以用牡蛎治疗慢性肝炎、泄泻、过敏性紫癜等。

夏枯草

【出处】《神农本草经》。

【性味归经】苦、辛，寒。入肝、胆经。

【功效应用】

1. 清肝火　用于肝火上炎，头痛，眩晕，两眼红肿，怕光多泪，常与栀子、菊花、桑叶等同用；用于肝虚目珠疼痛，夜间尤甚，不红不肿，多与当归、白芍配伍，方如夏枯草散。

2. 清热散结　用于肝郁化火，痰火互结所致瘰疬痰核，多与玄参、浙贝母、昆布等同用，方如夏枯草膏。

【用量用法】10～15g，单用可至30g。水煎或熬膏服。

【按语】夏枯草清肝、散结、利尿，煎剂对痢疾杆菌、伤寒杆菌、霍乱弧菌、大肠埃希菌、变形杆菌、铜绿假单胞菌和葡萄球菌、链球菌有抑制作用，抗菌谱亦较广，可应用于胃肠道炎症。

【现代研究】

1. 化学成分　本品含三萜皂苷、芸香苷、金丝桃苷等苷类物质及熊果酸、咖啡酸、游离齐敦果酸等有机酸；花穗中含飞燕草素、矢车菊素的花色苷、d-樟脑、d-小茴香酮等。

2. 药理作用　可明显降低实验动物血压，茎、叶、穗及全草均有降压作用，但穗的作用较明显；本品水煎醇沉液小鼠腹腔注射，有明显的抗炎作用；本品煎剂在体外对痢疾杆菌、伤寒杆菌、霍乱弧菌、大肠埃希菌、变形杆菌、葡萄球菌及人型结核分枝杆菌均有一定的抑制作用。

3. 临床研究　现代临床用以治疗高血压，有助降压；取其散结消肿而常用治甲状腺肿大、淋巴结肿大、乳腺增生、高血压等属于肝热者。

金钱草

【出处】《本草纲目拾遗》。

【性味归经】甘、淡、咸，微寒。入肝、胆、肾、膀胱经。

【功效应用】

1. 利水通淋　用于热淋、石淋、砂淋，尤为石淋所常用，可配伍海金沙、鸡内金、滑石等，方如二金排石汤。

2. 除湿退黄　用于湿热黄疸，常配伍茵陈、栀子、虎杖、黄柏等。

3. 清热解毒　用于疮疡肿毒，毒蛇咬伤，可用鲜草捣汁内服，以渣外敷。

【用量用法】30～60g，鲜品加倍，水煎服。外用适量。

【按语】在治疗萎缩性胃炎癌前病变者常用，金钱草除擅治肝胆及泌尿系结石外尚有解毒散瘀，消肿止痛之功。

【现代研究】

1. 化学成分　含多量单萜酮，其主要成分是1-蒎莰酮、1-薄荷酮和1-胡薄荷酮；尚含α-蒎烯、β-蒎烯、柠檬烯、对-聚伞花素、异薄荷酮、异蒎莰酮、芳樟醇、薄荷醇、α-松油醇。除上述挥发油成分外，尚含熊果酸、β-谷甾醇、棕榈酸、琥珀酸、多种氨基酸、鞣质、苦味质、胆碱、硝酸钾等。地下部分含水苏糖。

2. 药理作用 有显著的利尿作用，连续应用则利尿作用逐渐降低；对肝胆疾患有良好作用，可能与其所含的游离氨基酸有关。

3. 临床研究 可以用于治疗腮腺炎以及烧伤等疾病。

虎杖（见清热化浊药）

黄芩（见清热化浊药）

黄连（见清热化浊药）

黄柏（见清热化浊药）

五、泄浊解毒药

大黄（见通腑泄浊药）

枳实

【出处】《神农本草经》。

【性味归经】苦、辛，微寒。入脾、胃、大肠经。

【功效应用】

1. 破气消积 用于食积不化，脘痞腹胀，偏于虚者，可与白术同用，方如枳术丸，偏于实者，常配伍山楂、神曲、麦芽等；用于胃肠实热积滞，热结便秘、腹痛胀满，可与大黄、厚朴同用，方如大承气汤；用于湿热痢疾，常配伍黄连、大黄、茯苓等，方如枳实导滞丸。

2. 化痰除痞 用于痰热结胸，咯痰黄稠，胸脘痞闷作痛，常配黄连、半夏、瓜蒌，方如小陷胸加枳实汤；用于痰浊内阻之胸痹轻证，可配橘皮、生姜，方如橘枳姜汤；用于胸痹兼心下痞满，气从胁下上逆，常配伍瓜蒌、薤白、桂枝，方如枳实薤白桂枝汤。

【用量用法】3～10g，大量可用到30g，水煎服。炒制后作用较缓。

【禁忌】脾胃虚弱及孕妇慎用。

【按语】与大黄、芒硝、厚朴等同用，治疗胃肠积滞，热结便秘，腹满胀痛。与黄连、瓜蒌、半夏同用治疗痰热结胸。与川芎等配伍，可治疗气血阻滞之胸胁疼痛等。

【现代研究】

1. 化学成分 酸橙果皮含挥发油、黄酮苷（主要为橙皮苷、新橙皮苷、柚皮苷、野漆树苷及忍冬苷等）、N-甲基酪胺、对羟福林、去甲肾上腺素、色胺诺林等。另外，尚含脂肪、蛋白质、碳水化合物、胡萝卜素、核黄素、钙、磷、铁等。

2. 药理作用 枳实能缓解乙酰胆碱或氯化钡所致的小肠痉挛，可使胃肠收缩节律增加；可使胆囊收缩、奥狄氏括约肌张力增加；有抑制血栓形成的作用；具有抗溃疡作用；对动物离体心脏有强心作用，枳实注射液静脉注射能增加冠脉、脑、肾血流量，降低脑、肾血管阻力，有明显的升高血压作用。

3. 临床研究 可以治疗胆汁反流性胃炎，胃下垂，子宫脱垂，心力衰竭，用枳实为主治疗功能性消化不良、冠心病心绞痛，以枳实注射液治疗多种原因引起的休克等。

大戟

【出处】《神农本草经》。

【性味归经】苦，寒；有毒。入肺、肾、大肠经。

【功效应用】

1. 泻水逐饮：用于水肿喘满，胸腹积水，二便不利，常配伍甘遂、白芥子，方如控涎丹；用于腹水胀满，则常与甘遂、芫花、牵牛子等配伍，方如舟车丸。另外，单用本品水煎服，治精神病、精神分裂症及躁狂症有效。

2. 攻毒消肿：用于热毒痈肿及痰火结聚所致瘰疬痰核，常配伍山慈菇、雄黄、麝香等，方如紫金锭，内服、外敷均可。

【用量用法】内服煎汤 1.5～3g，入丸散或装胶囊 0.3～1g。外用适量。醋制可减低毒性。

【禁忌】体虚者及孕妇忌用。与山药相恶，畏菖蒲，反甘草。

【按语】大戟苦寒有毒，其性善行而下泄，能攻泻水饮，亦为逐水猛剂，可应用于重症的水肿胀满，胸腹积水等，可单用，也可与他药配伍应用。外用可消肿散结。

【现代研究】

1. 化学成分　大戟根含大戟苷、生物碱、大戟色素体 A、B、C，新鲜叶含维生素 C。

2. 药理作用　大戟根的抽提物确有致泻作用，热水抽提物对猫有剧烈泻下作用；对实验性腹水，服用大戟的煎剂或醇浸液，则能产生明显的利尿作用；大戟根皮的乙醇提取物能引起动物的末梢血管扩张，兴奋妊娠离体子宫，抑制肾上腺素的升压作用。

3. 临床研究　可用于治疗急慢性肾炎水肿，晚期血吸虫病腹水或其他肝硬变腹水。

巴豆

【出处】《神农本草经》。

【性味归经】辛，热；有大毒。入胃、大肠、肺经。

【功效应用】

1. 峻下寒积　用于寒滞食积，阻结肠胃，腹满胀痛，大便秘结，或卒然心腹胀痛，面色发青，呼吸急迫，牙关紧闭，常配伍干姜、大黄，方如三物备急丸。

2. 逐水消肿　用于腹水胀满，二便不通，水肿实证，常与杏仁合用；若与绛矾合用，又可用治血吸虫病晚期腹水。

3. 祛痰利咽　用于痰壅咽喉，气急喘促，胸膈胀满，窒息欲死，常配伍胆南星等；用于肺痈咳嗽胸痛，痰多腥臭，常配伍桔梗、贝母，方如三物白散。

4. 蚀疮消痈　用于疮痈脓成未溃，常与乳香、没药等配伍，方如咬头膏。

【用量用法】大多制成巴豆霜用，以减低毒性。内服 0.1～0.3g，多入丸散。生用力猛，峻下寒积；制用力缓，温通去积。外用适量，研末敷患处。

【禁忌】孕妇、体弱及无寒实积滞者忌用。畏牵牛。

【按语】其峻下积滞，荡涤蕴于中下焦之浊毒，并配合通腑泄浊药，给以通路，从其从二便分消而解，排出体外。多入丸散服用。

【现代研究】

1. 化学成分　含巴豆油 34%～57%，其中含巴豆油酸和甘油脂。油中尚含巴豆醇二脂和多种巴豆醇三酯。此外，还含巴豆毒素、巴豆苷、生物碱、β-谷甾醇等。

2. 药理作用　巴豆油外用，对皮肤有强烈刺激作用；巴豆煎剂对金黄色葡萄球菌、白喉杆菌、流感杆菌、铜绿假单胞菌均有不同程度的抑制作用；巴豆油有镇痛及促血小板凝集作用；巴豆提取物对小鼠腹水型与艾氏腹水癌有明显抑制作用；巴豆油、巴豆树脂和巴豆醇脂类有弱性致癌活性。

3. 临床研究　以巴豆为主或适当配伍还可用于治疗其他多种疾病：治疗胆囊炎、胆石症、急慢性化脓性骨髓炎、鼻窦炎，用巴豆制剂对甲状腺癌的疗效也较显著，还可用于痹证、面神经麻痹、急性肠梗阻及小儿鹅口疮等。

六、杀虫解毒药

雄黄

【出处】《神农本草经》。

【性味归经】辛、苦，温。入心、肝、胃经。

【功效应用】

1. 解毒　用于痈肿疔疮，常与麝香、乳香、没药同用，方如醒消丸；用于毒蛇咬伤，常与五灵脂为末外敷；用于疥癣，可配大风子、轻粉等外搽。

2. 杀虫　用于虫积腹痛，可配合苦楝皮、槟榔等同用；用于血吸虫病，可配伍槟榔、牵牛子、榧子等。

3. 燥湿祛痰　用于惊痫，疟疾，多与郁金、巴豆等同用，方如雄黄解毒丸。

【用量用法】每次 0.3 ~ 0.9g，入丸散剂，外用适量，研末敷。

【禁忌】孕妇忌服。切忌火煅。局部外用时，不能大面积长时涂敷，以免中毒。

【按语】雄黄辛温有毒，有较强的解毒作用，并能杀皮肤疥癣之虫，常用于疔疮肿毒、湿疹疥癣、蛇虫咬伤等证，故为外科之要药。内服可借其毒性以驱蛔杀虫，以治虫积腹痛。

【现代研究】

1. 化学成分　雄黄主要含二硫化二砷，并夹杂有少量硅、铅、铁、钙、镁等杂质。

2. 药理作用　雄黄体外对金黄色葡萄球菌有杀灭作用，也能杀灭大肠埃希菌，以及抑制结核分枝杆菌与耻垢杆菌；在试管内对堇色毛癣菌等多种致病性皮肤真菌有不同程度抑制作用；雄黄可通过诱导肿瘤细胞凋亡，抑制细胞 DNA 合成，增强机体的细胞免疫功能等多种因素发挥其抗肿瘤作用；此外，可抗血吸虫及疟原虫。

3. 临床研究　用雄黄或经适当配伍治疗疮疡、疖肿、银屑病、神经性皮炎、慢性湿疹、股癣、蛔虫腹痛、蛲虫病、疟疾、毒蛇咬伤等多种疾病，带状疱疹、输液后静脉炎、骨髓增生异常综合征、慢性支气管炎、支气管哮喘、流行性腮腺炎、慢性粒细胞性白血病、小儿遗尿、肝癌疼痛等。

硫黄

【出处】《神农本草经》。

【性味归经】酸，温；有毒。入肾、大肠经。

【功效应用】

1. 解毒杀虫　用于疥癣，常与胡桃肉、水银等同用，方如臭灵丹；用于油秃脱发，常与大黄同用，方如颠倒散。

2. 温肾助阳　用于命门火衰，腰膝冷痛，阳痿，常与附子、肉桂等同用，方如黑锡丹；用于脾肾阳虚，虚冷便秘，可配伍半夏，方如半硫丸；用于肾不纳气之虚喘，常配伍补骨脂、胡芦巴等同用。

【用量用法】外用适量，研末调油涂敷。内服 1 ~ 3g，多入丸散剂。

【禁忌】阴虚阳亢者及孕妇不宜服。畏朴硝、芒硝。

【按语】硫黄温热有毒，能以毒攻毒，外用解毒杀虫，对于疥癣瘙痒等皮肤病有较好疗效；内服能补肾火，助元阳以消阴寒，凡阳衰阴盛之证，均可应用。

【现代研究】

1. 化学成分　纯品主要含硫，尚含碲与硒，亦常杂有泥土及有机质等。

2. 药理作用　镇咳、祛痰作用；抗炎作用，还能降低大鼠毛细血管因注射蛋清而产生的渗透性增高；缓泻作用，硫黄内服后在体内转变为硫化氢，其在碱性环境、大肠埃希菌，特别是脂肪分解酶存在的情况下，能刺激胃肠黏膜，使之兴奋蠕动，导致下泻；有杀灭疥虫的作用，杀菌和杀霉菌的作用。

3. 临床研究　外治用于疥癣，秃疮，阴疽恶疮；内服用于阳痿足冷，虚喘冷哮，虚寒便秘，内服炮制后入丸散服；外服研末油调涂敷患处。

明矾

【出处】《雷公炮炙论》。

【性味归经】酸，寒。入肺、肝、脾、胃、大肠经。

【功效应用】

1. 涩肠止泻　用于虚性久泻，肠鸣，肛门下坠，常配伍五倍子、诃子等。

2. 收敛止血　用于便血、崩漏、外伤出血，常配伍地榆、血余炭、五倍子等。

3. 祛痰开窍　用于中风痰壅，突然昏倒，口噤，神志不清，常配伍白矾、半夏、皂角等；用于痰热内郁所致癫痫，常配伍郁金，方如白金丸。

4. 燥湿杀虫止痒：用于湿疹、疥癣，常与硫黄、轻粉研末外用；用于痈疽疮毒，可配雄黄、黄丹。

【用量用法】外用适量。内服 1～3g，入丸散。

【禁忌】体虚胃弱及无湿热痰火者忌服。多服易致呕吐。

【按语】明矾酸涩收敛，与催吐药同用则催吐，与收敛药同用则有收敛作用。生用内服则能涌吐痰涎，收敛止泻，止血；煅枯外用又善能收湿止痒。

【现代研究】

1. 化学成分　为含水硫酸铝钾，枯矾为脱水白矾。

2. 药理作用　白矾能强力凝固蛋白质，临床用又可以消炎、止血、止汗、止泻和用作硬化剂；可广谱抗菌，对多种革兰氏阳性球菌和阴性杆菌、某些厌氧菌、皮肤癣菌、白念珠菌均有不同程度抑菌作用，对铜绿假单胞菌、大肠埃希菌、金黄色葡萄球菌抑制明显；在体外有明显抗阴道滴虫作用。白矾经尿道灌注有止血作用；还能促进溃疡愈合；净化混浊生水。

3. 临床研究　可以用白矾或经适当配伍治疗脓疱疮、湿疹、黄水疮、手足癣、顽固性口腔溃疡、肠炎、痢疾、消化道出血、癫痫，还可用饱和明矾溶液加钳夹枯痔法，治疗痔疮、慢性肥厚性鼻炎，食管静脉曲张出血，还能防治稻田性皮炎，用治褥疮、烧烫伤、中耳炎、脚汗症、泌尿系手术出血、子宫脱垂、直肠脱垂、肾结石、高脂血症、病毒性肝炎等。

土槿皮

【出处】《本草纲目拾遗》。

【性味归经】辛，温，有毒。入肺、脾经。

【功效应用】

止痒杀虫　用于手脚癣，神经性皮炎，湿疹，癞痢头。

【用量用法】 只可外用，不可内服。外用根皮或近根树皮酒浸（土槿皮酊）外搽；或研细粉以醋调敷患处。

【现代研究】

1. 化学成分 根皮含土荆皮酸、β-谷甾醇、鞣质、挥发油、多糖等。

2. 药理作用 其有机酸、乙醇浸膏及苯浸膏，对我国常见的 10 种致病性皮肤真菌和白念珠菌均有一定抗菌作用；其水浸液，体外无抗真菌作用；土荆皮酸能抗癌细胞，还能抗早孕，抑制卵子受精；尚可抗中孕，但抗着床作用不明显。其提取物和制成的止血粉，实验均有良好止血作用。

3. 临床研究 可用于体癣、手足癣、头癣等多种癣病，湿疹，皮炎，皮肤瘙痒。

露蜂房

【出处】《本草纲目》。

【性味归经】 甘，平；有毒。入胃经。

【功效应用】

1. 攻毒疗疮 用于热毒痈疽疮疡，尚未化脓者，可与乳香、没药、公英等配伍；用于风疹瘙痒及瘾痒，可煎汤外洗。

2. 祛风止痛 用于风寒湿痹，常配伍防风、蜈蚣、白花蛇舌草等；用于风火虫牙疼痛，可配伍细辛、川椒煎水含漱。

【用量用法】 外用适量，研末调敷或煎水冲洗。内服煎汤 6～12g，研末 1.5～3g。

【禁忌】 气血虚弱者不宜用。

【按语】《本草纲目》："露蜂房为阳明药也。外科齿科及他病用之者，亦皆取其以毒攻毒，兼杀虫之功耳。"适用于浊毒内蕴中焦，风火上攻之牙痛，疗效显著。

【现代研究】

1. 化学成分 大黄蜂巢含露房油，蜂蜡，树脂，多种糖类，维生素和无机盐等。

2. 药理作用 露蜂房水提取液每日 2 次，每次灌胃 30g/kg，对巴豆油诱发的小鼠耳郭肿胀有明显的抑制作用，小鼠摘除肾上腺后其抗炎作用仍然存在；大鼠皮下注射本品 5g/kg，对蛋清所致的足垫肿胀、棉球诱发的肉芽组织增生均有显著的抑制作用；露蜂房皮下注射 3.3～9.9g/kg，对正常及摘除肾上腺小鼠可使体温明显下降，4 小时后恢复正常；对醋酸诱发的扭体反应有明显抑制作用；本品乙醇、醚、丙酮浸剂有止血作用，并能增强心脏收缩及有暂时性降压与利尿作用。

3. 临床研究 促进血液凝固作用，使心脏运动加快，血压短时间下降，并且有利尿、抗炎镇痛、抗寄生虫作用、抗肿瘤作用。

七、以毒攻毒药

蟾酥

【出处】《本草衍义》。

【性味归经】 甘、辛，温；有毒。入心经。

【功效应用】

1. 解毒消肿 用于痈疽、疮肿、咽喉肿痛，常与麝香、牛黄等制成丸剂内服。

2. 通窍止痛 用于感受暑湿秽浊之气所致的吐泻腹痛、神志昏迷，常与丁香、雄黄、麝香等制成丸剂应用。

【用量用法】外用适量，研末调敷或入膏药内贴患处。内服0.015～0.03g，入丸散。

【禁忌】孕妇忌服，外用不可入目，内服宜慎。

【按语】蟾酥具有解毒、止痛、辟秽化浊的功效，对于病证属于浊毒内蕴型，可以考虑使用，但本品有毒，在一定程度上限制了其的使用，需要临床进一步试验及扩大应用范围。

【现代研究】

1. 化学成分 蟾酥中含有大量的蟾蜍毒素类物质，该类物质均有强心活性，在化学上属甾族化合物，其C17上再接一α-吡喃酮基，则凡具有此种骨架的物质，总名蟾蜍二烯内酯，是蟾蜍浆液、蟾酥的主要有效成分。

2. 药理作用 蟾酥具有洋地黄样强心作用，能明显增强动物离体心脏的收缩力；蟾酥乙醇提取物有表面麻醉作用；蟾酥总苷注射液对变形杆菌、铜绿假单胞菌、四联球菌、白色葡萄球菌及卡他球菌有抑制作用；抗肿瘤和抗辐射作用。

3. 临床研究 防治恶性肿瘤，如消化道肿瘤，治疗肝癌，治疗肺癌，治疗癌前期病变。止痛麻醉治疗，防治白细胞减少症，治疗周围性面神经麻痹。

樟脑

【出处】《本草品汇精要》。

【性味归经】辛，热；有毒。入心经。

【功效应用】

1. 除湿杀虫 用于疥癣疮痒，常配伍硫黄、枯矾、苦参、黄柏等外用。

2. 散肿止痛 用于跌仆损伤，瘀滞肿痛，可用酒精配成酊剂外擦。

3. 开窍辟秽 用于中恶卒然昏倒，热病神识昏迷，可与麝香等配入散剂或制成丸剂应用。

【用量用法】外用适量，研末撒或调敷。内服0.1～0.2g，入散剂，或用酒溶化服。

【禁忌】内服应严格控制剂量。孕妇忌服。

【按语】樟脑芳香气烈，外用能除湿杀虫止痒，并有消肿止痛之功，内服有辟秽开窍之效，故凡疥癣、损伤肿痛、寒湿痹痛等证，皆有良效。对于中恶、吐泻腹痛之证，服之功效尤显。

【现代研究】

1. 化学成分 为纯粹的右旋樟脑，是莰类化合物。

2. 药理作用 樟脑有兴奋中枢神经系统的作用，且对于高级中枢尤为显著；具有明显的强心、升压和兴奋呼吸的作用；涂于皮肤有温和的刺激及防腐作用，可止痒止痛，有轻度的局部麻醉作用；体外实验对羊毛样小孢子菌、红色毛癣菌有强烈抑制作用，能完全抑制其在平皿中的生长；口服樟脑有驱风及轻微的祛痰作用。

3. 临床研究 治痧秽腹痛，治脚气肿痛，治疥疮有脓者，治小儿秃疮，治大人小孩满口糜烂，治远年烂脚，皮蛀作痒，臭腐疼痛，日渐痒大，难以收敛，治臁疮，治疬疮溃烂，治汤火疮、定痛，治冻疮，治牙痛，治牙齿虫痛。

斑蝥

【出处】《神农本草经》。

【性味归经】辛，寒；有毒。入肝、胃经。

【功效应用】

1. 攻毒蚀疮 用于痈疽脓熟不溃，可配大蒜捣膏外敷；用于顽癣，可配樟脑浸酒后搽患处；用于瘰疬、瘘管，可配白矾、白砒、青黛等研末掺疮上。

2. 破癥散结　用于气血瘀滞而致癥瘕痞块，或气血刺痛，常与元明粉研末，为丸服。

【用量用法】外用适量，研末敷贴发泡，或酒浸涂。内服 0.03～0.06g，作丸散服。

【禁忌】体弱及孕妇忌服。内服不可过量。

【按语】斑蝥素对治疗恶性肿瘤、皮肤病、白癜风及顽癣有特效，配伍大黄、桃仁、全蝎、蜈蚣等药，在胃癌及癌前病变的预防和治疗上取得了很大的进步。

【现代研究】

1. 化学成分　主要含有斑蝥素，此外还含有油脂、蚁酸、色素等。

2. 药理作用　斑蝥素有抗癌作用，尤其对小鼠腹水型肝癌及网状细胞肉瘤有抑制作用，它能抑制癌细胞蛋白质的合成，从而抑制其生长分化；斑蝥素的各种衍生物能刺激骨髓而有升高白细胞的作用；斑蝥素还有免疫增强作用、抗病毒、抗菌作用以及促雌激素样作用；斑蝥丹灸对家兔实验踝关节炎有明显消肿作用。此外，斑蝥素可刺激人和动物皮肤发红起泡。

3. 临床研究　可以用于治疗原发性肝癌，甲型肝炎（黄疸和非黄疸型），周围性面瘫，另有用斑蝥治疗痛经、神经性皮炎，风湿痛，变应性鼻炎，气管炎，寻常疣，甲沟炎等。

蜈蚣

【出处】《神农本草经》。

【性味归经】辛，温；有毒。入肝经。

【功效应用】

1. 息风止痉　用于惊风抽搐，常与全蝎相须为用，方如止痉散；用于小儿急惊风及破伤风，常配伍全蝎、僵蚕、钩藤等，方如撮风散；用于中风口眼歪斜，常配伍防风、僵蚕等。

2. 祛风通络　用于顽固性偏头痛，风湿顽痹，常配伍全蝎、天麻、川芎等。

3. 攻毒散结　用于疮痈肿毒，常配伍雄黄；用于瘰疬痰核，常配伍全蝎、胡桃仁、鹿角粉。

【用量用法】1～3g，水煎服；研末吞服，每次 0.6g～1g。外用适量。

【禁忌】孕妇忌用。

【按语】蜈蚣善于搜剔入络之邪，使邪去正气来复。虽然具有毒性，然临床适量巧妙应用，配伍土鳖虫、水蛭、斑蝥、全蝎等虫类药，以毒攻毒，治疗癌前期病变每每收到意想不到的效果。正如《素问·至真要大论》所述："有毒无毒，所治为主。"

【现代研究】

1. 化学成分　本品含有两种类似蜂毒成分，即组织胺样物质及溶血性蛋白质。含有脂肪油、胆甾醇、蚁酸及组氨酸、精氨酸、亮氨酸等多种氨基酸。尚含糖类、蛋白质以及铁、锌、锰、钙、镁等多种微量元素。

2. 药理作用　蜈蚣水提液对士的宁引起的惊厥有明显的对抗作用；其水浸剂对结核分枝杆菌及多种皮肤真菌有不同程度的抑制作用；蜈蚣煎剂能改善小鼠的微循环，延长凝血时间，降低血黏度，并有明显的镇痛、抗炎作用。

3. 临床研究　可用蜈蚣研末装胶囊吞服，治疗顽固性偏头痛，带状疱疹；蜈蚣与全蝎配用，治疗中风偏瘫。另有用蜈蚣等治疗癫痫、破伤风、百日咳、肺结核、各种肿毒等。

马钱子

【出处】《本草纲目》。

【性味归经】苦，寒；有毒。入肝、脾经。

【功效应用】

1. 通络散结　用于风湿顽痹，麻木拘挛，常与川乌、地龙、白花蛇、穿山甲等配伍。

2. 消肿定痛　用于疮痈肿毒，跌仆伤痛，常与僵蚕、炮山甲同用，方如青龙丸；用于瘰疬痰核，阴疽流注，常与当归、乳香、草乌等同用，方如小金丹；用于咽喉肿痛，可配山豆根、青木香等。

【用量用法】外用适量，研末调涂或吹喉。内服 0.3~0.9g，入丸散剂。

【禁忌】要严格控制用量，并注意炮制，孕妇忌服。

【按语】对于癌肿患者，配以三棱、莪术、乳香、没药等品，疗效显著。注意用量适度，不能多服久服。

【现代研究】

1. 化学成分　含有总生物碱，主要为番木鳖碱（士的宁）及马钱子碱，并含有微量的番木鳖次碱、伪番木鳖碱、马钱子碱、伪马钱子碱、奴伐新碱、α 及 β-可鲁勃林、士屈新碱以及脂肪油、蛋白质、绿原酸等。

2. 药理作用　所含的士的宁首先兴奋脊髓的反射功能，其次兴奋延髓的呼吸中枢及血管运动中枢，并能提高大脑皮层的感觉中枢功能；马钱子碱有明显的镇痛作用和镇咳祛痰作用；士的宁具强烈苦味，可刺激味觉感受器，反射性增加胃液分泌，促进消化功能和食欲；水煎剂对流感嗜血杆菌、肺炎双球菌、甲型链球菌、卡他球菌以及许兰氏黄癣菌等有不同程度的抑制作用。

3. 临床研究　可用于治疗面神经麻痹、慢性风湿性关节炎、慢性类风湿关节炎、慢性肥大性关节炎、一般性关节酸痛、神经性皮炎、手足癣、三叉神经痛、重症肌无力、呼吸肌麻痹、慢性支气管炎、精神分裂症、癫痫、漏肩风等。

（刘建平）

第九章

治 疗 方 剂

一、化浊解毒之方剂

甘露消毒丹

【来源】《医效秘传》。

【组成】滑石 450g，茵陈 330g，黄芩 1300g，石菖蒲 180g，川贝母 150g，木通 150g，藿香 120g，射干 120g，连翘 120g，薄荷 120g，白豆蔻 120g。

【用法】生研细末，每服 9g，开水调服；或以神曲糊丸如弹子大（9g 重），开水化服。

【功用】化浊解毒，清热利湿。

【主治】湿温时疫，邪在气分证。发热困倦，胸闷腹胀，肢酸咽肿，颐肿口渴，小便短赤，大便不调，舌苔淡白或厚腻或干黄者。或吐泻、淋浊、黄疸等。

【方义】方中重用滑石、茵陈、黄芩三药为君，滑石性寒滑利，既清热解暑，又渗利湿热，使湿热浊毒从小便而出；茵陈善清肝胆脾胃之浊毒，亦能利浊毒下行退黄；黄芩清热解毒燥湿化浊，三药相配，清热化浊两擅长。臣以木通助清热利湿，贝母、射干散结消肿而利咽，连翘、薄荷疏泄上焦而清热解毒。佐以石菖蒲，白蔻仁、藿香芳香化浊，醒脾和中。诸药合用，使湿去而热清，浊化而毒解，气机调畅，诸证得解。

【临证加减】咽喉肿痛甚时，加山豆根、板蓝根、夏枯草以增解毒利咽之功；黄疸明显时，加栀子、大黄以加强利胆退黄之功。

【注意事项】若湿重于热，或湿已化热，热灼津伤者，本方不宜。

藿香正气散

【来源】《太平惠民和剂局方》。

【组成】大腹皮 30g，白芷 30g，紫苏 30g，茯苓 30g，半夏曲 60g，白术 60g，陈皮 60g，厚朴 60g，桔梗 60g，藿香 90g，炙甘草 75g，生姜 5 片，大枣 1 枚。

【用法】水煎温服。

【功用】解表化浊，理气和中。

【主治】外感风寒，内伤浊邪证。头痛，恶寒，发热，胸脘满闷，脘腹疼痛，霍乱，呕恶泻痢，舌苔白腻。

【方义】方中藿香辛温，其气芳香，外散在表之风寒，内化脾胃之浊滞，辟秽和中，升清降浊，用量独重为君药。苏叶、白芷辛香发散，外解风寒，兼化湿浊；半夏曲、厚朴燥湿化浊和胃，降逆止呕。此二组助藿香解表化浊，为臣药。桔梗宣利肺气，陈皮理气和中，大腹皮行气消胀，此三味舒畅三焦气机，以助解表化浊；白术、茯苓健脾运湿，和中止泻，共为佐药，生姜、大枣、炙甘草健脾和胃，调和诸药，并为使药。诸药相合，共奏解表化浊、理气和中之功，使风寒得解，湿浊得化，气机调畅，清升浊降，诸症自消。

【临证加减】若里湿重，舌苔厚腻，苍术调成白术；内湿化热，舌苔兼黄者，加黄连、栀子；兼饮食停滞，吞酸吐腐，去甘草、大枣，加神曲、莱菔子；气滞脘腹胀痛较甚者，加元胡、沉香。

【注意事项】湿热霍乱，伤食吐泻均不宜服此方。

藿朴夏苓汤

【来源】《感证辑要》。

【组成】藿香6g，厚朴3g，姜半夏4.5g，茯苓9g，杏仁9g，生薏苡仁12g，白蔻仁1.8g，猪苓4.5g，淡豆豉9g，泽泻4.5g。

【用法】水煎温服。

【功用】理气化浊，疏表和中。

【主治】湿温初起。恶寒无汗，身热不扬，肢体困倦，肌肉烦疼，面色垢腻，口不渴或渴不欲饮，胸脘痞闷，大便溏而不爽，舌苔白滑或腻，脉濡缓或沉细似伏。

【方义】方中香豉、藿香芳化宣透以疏表浊，使阳不内郁；藿香、白蔻仁、厚朴芳香化浊；厚朴、半夏燥湿运脾，使脾能运化水湿，不为湿邪所困。再用杏仁开泄肺气于上，使肺气宣降，则水道自调；茯苓、猪苓、泽泻、苡仁淡渗利浊于下，使水道畅通，则浊有去路。全方用药照顾到了上、中、下三焦，以燥湿芳香化浊为主，开宣肺气，淡渗利浊为辅，与三仁汤结构略同，而利湿作用过之。

【临证加减】内湿化热，舌苔兼黄者，加黄连、栀子；兼饮食停滞，吞酸吐腐，加神曲、莱菔子以消食化滞。

【注意事项】热重于湿者不宜用。

黄连解毒汤

【来源】《外台秘要》。

【组成】黄连15g，黄芩12g，黄柏12g，栀子10g。

【现代用法】汤剂，水煎温服。

【功用】泻火解毒。

【主治】一切实热火毒，三焦热盛之证。大热干呕，口燥咽干，错语，烦热不眠；或热病吐血、衄血；或热甚发斑，身热下痢，湿热黄疸；外科痈疽疔毒，小便赤黄，舌红苔黄，脉数有力。

【方义】方中黄连泻心胃之火，为君药；黄芩清肺火，泻上焦之火，为臣药；黄柏泻下焦之火，为佐药；栀子通泻三焦之火，导热下行，从膀胱而出，为使药。四药合用，泻火解毒之效甚著，三焦之火邪去而毒热解。

【临证加减】咽喉肿痛，口鼻出血，加北山豆根、生地黄、牡丹皮凉血解毒；黄疸明显时，加茵陈、龙胆草化浊解毒退黄。口舌糜烂、心烦不寐，加连翘、牡丹皮清心凉血。

【注意事项】黄连解毒汤为大苦大寒之剂，久服易伤中土，非壮实体质内有实热者不宜使用。

龙胆泻肝汤

【来源】《医方集解》。

【组成】龙胆草12g，黄芩12g，栀子12g，泽泻9g，木通9g，车前子9g，当归15g，生地黄 15g，柴胡 12g，生甘草 6g。

【现代用法】汤剂，水煎温服。

【功用】泻肝胆实火，清下焦浊毒。

【主治】肝胆实火上扰，症见头痛目赤，胁痛口苦，耳聋、耳肿；或浊毒下注，症见阴肿，阴痒，筋痿阴汗，小便淋浊，妇女湿热带下等。

【方义】方中龙胆草善泻肝胆之实火，亦清下焦之湿热，为君药。黄芩、栀子化浊解毒，引热下行；车前子、木通、泽泻化浊解毒，使浊毒从小便而解，均为臣药。肝为藏血之脏，体阴而用阳，肝经有热则易耗伤阴血，加之苦寒燥热，再耗其阴，故佐以生地黄、当归养血益阴；柴胡条达肝气，入肝胆经，亦为佐药。甘草调和诸药为使。诸药合用，泻中有补，共奏泻肝胆实火，清肝经浊毒之功。

【临证加减】胸胁胀满，口苦，加茵陈、枳实行气利胆；黄疸明显，加茵陈、秦艽化浊退黄；阴肿阴痒，加苍术、地肤子化浊祛风。

【注意事项】本方药物多具苦寒之性，内服易有伤脾胃，中病即止，不宜过剂。

清胃散

【来源】《脾胃论》。

【组成】黄连 15g，生地黄 20g，当归 15g，牡丹皮 15g，升麻 9g。

【用法】上药为细末，都作一服，水一盏半，煎至七分，去滓，放冷服之（现代用法：汤剂，水煎温服）。

【功用】清胃凉血解毒。

【主治】胃有积热上冲。牙痛牵引头疼，面颊发热，其齿喜冷恶热，或牙宣出血，或牙龈红肿溃烂，或唇舌腮颊肿痛，口气热臭，口干舌燥，舌红苔黄，脉弦大滑数。

【方义】方中黄连大苦大寒，直泻胃中火毒，为君药。升麻散火解毒，与黄连配伍，升清与降浊并用，宣达郁遏之伏火，有"火郁发之"之意，为臣药。胃热则阴血亦必受损，故以生地黄凉血滋阴；牡丹皮凉血解毒；当归养血和血，为佐药。升麻兼以引经为使。诸药合用，共奏清胃凉血解毒之功。

【临证加减】兼便秘难下，加大黄以导热下行；口干欲饮，去当归，加芦根、石膏清热生津；口疮日久难愈，加连翘、竹叶、儿茶清心凉血。

【注意事项】风寒牙痛及虚火上炎所致的牙龈肿痛者不宜。

泻黄散

【来源】《小儿药证直诀》。

【组成】藿香叶 15g，栀子 15g，防风 15g，石膏 20g，甘草 15g。

【用法】上药锉，同蜜、酒微炒香，为细末。每服一至二钱（3～6g），水一盏，煎至五分，温服清汁，无时。（现代用法：汤剂，水煎温服）。

【功用】清胃热，泄郁毒。

【主治】脾胃伏火证。目疮口臭，烦渴易饥，口燥唇干，舌红脉数，以及脾热弄舌等。

【方义】方中石膏辛甘大寒，泻脾胃之毒；栀子苦寒，泻心脾之火，共为君药。防风得石膏、栀子之助，升散脾中伏火，属"火郁发之"之法，为臣药。藿香芳香发散，理气调中，亦助防风升散脾胃伏火，为佐药。甘草泻火和中，为使药，原方用蜜、酒调服，乃泻脾而不伤脾之意。

【临证加减】烦躁不宁者，加灯心草、赤茯苓清心降火；小便短赤，加滑石、车前子清热利水，亦能引火下行。

【注意事项】阴虚有热者不宜；小儿先天不足，大脑发育不全而弄舌者，不宜。

玉女煎

【来源】《景岳全书》。

【组成】石膏15g，熟地15g，麦门冬15g，知母15g，牛膝15g。

【用法】上药用水一盏半，煎七分，温服或冷服（现代用法：汤剂，水煎温服）。

【功用】清胃热，滋肾阴。

【主治】胃热阴虚证。烦热干渴，头痛，牙痛，齿松牙衄，舌红苔黄而干，脉浮洪而大，重按无力。亦治消渴，消谷善饥等。

【方义】方中石膏辛甘大寒，清胃火余热而不损阴，为君药。熟地黄滋阴降火，清热解毒为臣药。君臣相伍，清火滋水，虚实兼顾。知母滋清兼备，助石膏清泻胃热，又助熟地黄滋养肾阴；麦门冬甘润，助熟地滋肾阴，而润胃燥，共为佐药。牛膝导热引血下行，且补肝肾，以降上炎之火，而止上溢之血，为使药。诸药合用，共奏清胃滋肾之功。

【临证加减】热伤血络，齿衄出血，去熟地黄，加生地黄、牡丹皮清热凉血；火毒盛者，可加栀子清泄三焦火盛。

【注意事项】脾虚便溏者，不宜。

白头翁汤

【来源】《伤寒论》。

【组成】白头翁15g，黄柏12g，黄连12g，秦皮12g。

【用法】上药四味，以水七升，煮取二升，去渣，温服一升，不愈再服一升（现代用法：汤剂，水煎温服）。

【功用】清热解毒，凉血止痢。

【主治】热痢。症见腹痛下痢，泻下脓血，里急后重，肛门灼热，渴热饮水，舌红苔黄，脉弦数。

【方义】方中白头翁苦寒，归胃、大肠经，专入血分，清热解毒，凉血止痢，为君药。黄连苦寒，泻火解毒，厚肠止痢；黄柏清下焦湿热，两者助白头翁清热解毒止痢，共为臣药。秦皮苦寒而性涩，清热解毒而兼以收涩止痢，为佐使药。四药合用，共奏清热解毒，凉血止痢之功。

【临证加减】里急后重甚者，加木香、槟榔、乌药调气止痢；脓血多者，加赤芍药、牡丹皮、地榆凉血和血；完谷不化，夹有食滞者，加焦三仙、枳实消食导滞。

【注意事项】素体脾胃虚弱者，不宜。

普济消毒饮

【来源】《东垣试效方》。

【组成】黄芩15g，黄连15g，陈皮9g，甘草6g，玄参12g，柴胡12g，桔梗12g，连翘12g，板蓝根12g，马勃12g，牛蒡子12g，薄荷9g，僵蚕12g，升麻15g。

【用法】水煎温服。

【功用】解毒清热，疏风散邪。

【主治】大头瘟。风热疫毒之邪，发于头面，恶寒发热，头面红肿灼痛，目不能开，咽喉不利，舌燥口渴，舌红苔黄，脉数有力。

【方义】方中重用黄连、黄芩清热泻毒，祛上焦心肺热毒，为君药。牛蒡子、连翘、薄荷、僵蚕辛凉疏散头面风毒，为臣药。玄参、马勃、板蓝根清热解毒；配甘草、桔梗以清解咽喉热毒；陈皮理气化痰，以散邪热郁结，共为佐药。升麻、柴胡升阳散火，发散郁热，寓"火郁发之"之意，并引诸药上达头面，共为使药。诸药合用，清热解毒，疏散风热之力强。

【临证加减】若大便秘结者，可加大黄、芒硝泻热通便；腮腺炎并发睾丸炎者，可加川楝子、龙胆草清泻肝经；高烧不退、里热甚者，重用黄连、黄芩，并加用生石膏清热泻火。

【注意事项】本方药物多苦寒辛散，素体阴虚以及脾虚便溏者，不宜。

凉膈散

【来源】《太平惠民和剂局方》。

【组成】大黄6g，芒硝3g，甘草6g，栀子15g，荷叶15g，黄芩12g，连翘15g。

【用法】上研为粗末。每二钱，水一盏，入竹叶七片，蜜少许，煎至七分，去滓，食后温服。小儿可服半钱，更随岁数加减服之，得利下住服。（现代用法：汤剂，水煎温服）

【功用】清上泄下，泻毒通便。

【主治】上中二焦邪热炽盛证。面赤唇焦，胸膈烦热，口舌生疮，咽喉肿痛。或咽痛吐衄，大便秘结，小便短赤，或大便不畅，舌红苔黄，脉滑数。

【方义】方中重用连翘清心肺，解热毒，为君药。黄芩清心胸郁热；栀子通泻三焦之毒，引火下行，为臣药。薄荷、竹叶清泻肺胃心胸之毒；大黄、芒硝泄毒通便，引邪于出路，共为佐药。白蜜、甘草并用，既能缓大黄、芒硝峻泻之力，又可调和脾胃，以防苦寒败胃，为使药。诸药合用，共奏泻毒通便，清上泻下之功。

【临证加减】上焦热重伤津，心烦口渴者，加生石膏、天花粉生津止渴；口舌生疮，经久不愈者，加玄参、金银花、青黛清热泻火；热血上行，吐衄不止，加白茅根凉血止血。

【注意事项】本方药物多苦寒辛散，表里无实热者，不宜。

左金丸

【来源】《丹溪心法》。

【组成】黄连18g，吴茱萸3g。

【用法】为末，水泛为丸，每服2~3g，温开水送服（现代用法：汤剂，水煎温服）。

【功用】清肝泻毒，和胃降逆。

【主治】肝火犯胃证。胁肋胀痛，呕吐吞酸，嘈杂嗳气，口苦咽干，舌红苔黄，脉弦数。

【方义】方中重用黄连为君，泻心火以平肝木，使肝火得清，自不横逆犯胃；黄连亦善清泻胃热，胃火降则其气自和。肝胃同治，标本兼顾。配以辛热之吴茱萸，疏肝解郁，降逆止呕，以使肝气条达，并制黄连之寒，以免折伤中阳，使泻火而无凉遏之弊；两者合用，一寒一热，辛开苦降，以共收清泻肝火，降逆止呕之效。

【临证加减】脘腹胀满者，加枳实、厚朴以行气和胃；胃脘隐痛绵绵者，加延胡索、蒲公英以活血止痛；肝气郁滞者，加柴胡、郁金、合欢皮以舒肝理气。

【注意事项】用药时黄连与吴茱萸的用量比例宜为6∶1。本方药物多苦寒辛散，素体阴虚以及脾胃虚寒者，不宜。

旋覆代赭汤

【来源】《伤寒论》。

【组成】旋覆花15g，代赭石15g，人参6g，甘草6g，半夏9g，生姜9g，大枣12枚。

【用法】汤剂，水煎温服

【功用】和胃降逆，下气化痰。

【主治】胃气虚弱，痰浊内阻证。心下痞硬，噫气不除。或气逆不降，反胃呃逆，吐涎沫，舌淡苔白滑，脉弱而虚。

【方义】方中旋覆花性味咸温，下气消痰，降逆止呃，为君药。代赭石重镇降逆，助君药下气化痰止呕，配合半夏、生姜散水气，化痰结，共为臣药。人参、甘草、大枣，甘温益气而补虚，为佐药。甘草调和诸药，兼作使药。诸药合用，共奏和胃降逆，下气化痰之功。

【临证加减】胃灼热吐酸者，加生石膏、煅瓦楞子清胃制酸；胃热呕恶频频者，加苏叶、黄连和胃止呕；痰多苔腻者，加陈皮、茯苓理气化痰。

【注意事项】胃虚有热者，不宜。

二、清热化浊之方剂

三仁汤

【来源】《温病条辨》。

【组成】杏仁15g，滑石18g，白通草6g，白蔻仁6g，竹叶6g，厚朴6g，生薏苡仁18g，半夏10g。

【用法】水煎温服。

【功用】宣畅气机，清热化浊。

【主治】湿重于热之湿温病。头痛恶寒，头重身痛，面色淡黄，胸闷不饥，午后身热，舌白不渴，脉弦细而濡等。

【方义】方用"三仁"为君，其中杏仁苦辛，善入肺经，通宣上焦肺气，使气化则浊化；白蔻仁芳香苦辛，行气化浊，宣畅中焦；薏苡仁甘淡，渗湿健脾，疏导下焦。如此杏仁宣上，白蔻仁畅中，薏苡仁渗下，三焦并调。臣以半夏、厚朴辛开苦降，行气化浊，散满除痞，助苡仁以引湿热下行，诸药合用，宣上、畅中、渗下，气机调畅，使湿热从下焦分散。全方化浊于宣畅气机之中，清热于淡渗利浊之间。

【临证加减】湿温初起，卫分证明显者，可酌加藿香、佩兰；湿伏膜原，寒热往来者，酌加青蒿、草果；若夹秽浊，恶心呕吐者，加佩兰、石菖蒲；热重见苔黄腻者，可加黄芩。

【注意事项】热重于湿者不宜用。

连朴饮

【来源】《霍乱论》。

【组成】厚朴6g，黄连3g，石菖蒲3g，半夏3g，淡豆豉9g，栀子9g，芦根60g。

【用法】水煎温服。

【功用】清热化浊，理气和中。

【主治】湿热霍乱。上吐下泻，胸脘痞闷，心烦躁扰，小便短赤，舌苔黄腻，脉滑等。

【方义】方中黄连清热燥湿，厚肠止泻；厚朴行气化浊，消痞除闷。两者合用，苦降辛开，使气化浊行，浊去热清，升降复常，共为君药。芦根清热除烦止呕，半夏燥湿和胃而降逆，石菖蒲芳香辟秽以化浊，三药共为臣药，半夏配石菖蒲有化浊和中、降逆止呕之长。栀子、豆豉，宣泄胸脘郁热，栀子并能清利三焦，助黄连苦降泻热，为佐药。诸药合而成方，共奏清热化湿，开郁化浊，升降气机之功。

【临证加减】腹泻偏重者，可加薏苡仁、茯苓、泽泻以利湿止泻；湿热损伤肠道气血，下痢后重者，加木香、白芍以调和气血。

【注意事项】寒湿霍乱者，本方忌用。

蒿芩清胆汤

【来源】《重订通俗伤寒论》。

【组成】青蒿6g，竹茹9g，半夏5g，茯苓9g，黄芩9g，枳壳5g，陈皮5g，滑石6g，甘草1g，青黛3g。

【用法】水煎温服。

【功用】清胆利浊，和胃化痰。

【主治】少阳湿热，痰浊内阻证。寒热如疟，寒轻热重，口苦膈闷，吐酸苦水，或呕吐黄涎而黏，甚或干呕呃逆，胸胁胀满，舌红苔白或黄腻，间现杂色，脉滑数。

【方义】方中青蒿清暑热以透邪，黄芩化湿热以利胆，共为君药；竹茹、陈皮、半夏、枳壳理气降逆，和胃化痰，均为臣药；茯苓、碧玉散淡渗利浊，并导胆热下行，为佐、使药。诸药相合，共奏清胆热，化痰浊，畅气机之功。

【临证加减】胆热犯胃，呕吐重者，与左金丸合用，以增清胆和胃之功；湿热发黄，加茵陈、栀子以增强利湿退黄之功；经络瘀滞重，胁痛明显者，加川楝子、延胡索，以理气止痛。

【注意事项】本方为纯属祛邪之剂，体虚者禁用。

萆薢分清饮

【来源】《医学心悟》。

【组成】萆薢9g，黄柏3g，石菖蒲3g，茯苓6g，白术6g，莲子心4g，丹参9g，车前子9g。

【用法】水煎温服。

【功用】清热利浊，分清别浊。

【主治】下焦湿热之膏淋。小便浑浊，乳白或如米泔水，尿道热涩疼痛，尿时阻塞不畅，口干，舌红苔黄腻，脉濡数。

【方义】方中萆薢为主，利浊通淋，分清别浊，为本方之君药。黄柏清热燥湿，车前子利水通淋，清利膀胱湿热；石菖蒲化浊通窍、定心志以止小便频数，共为臣药。佐以茯苓、白术健脾祛湿，使脾旺能运化水湿；另配莲子心、丹参清心火，以阻心热下移于小肠，及小肠之热上扰于心。

【临证加减】少腹胀，尿涩不畅者，加乌药、青皮；小便夹血者，加小蓟、白茅根；脾肾两虚，中气下陷，肾失固摄者，以补中益气汤合七味都气丸益气升陷，滋肾固脱。

【注意事项】下焦虚寒之白浊，不宜。

芍药汤

【来源】《素问病机气宜保命集》。

【组成】芍药30g，当归15g，黄连15g，槟榔6g，木香6g，炙甘草6g，大黄9g，黄芩

15g，肉桂5g。

【用法】水煎温服。

【功用】清热化浊，调气和血。

【主治】湿热痢疾。腹痛，便脓血，赤白相兼，里急后重，肛门灼热，小便短赤，舌苔黄腻，脉弦数。

【方义】方中重用芍药养血和营、缓急止痛，为君药。黄芩、黄连性味苦寒，入大肠经，功擅清热燥湿化浊解毒，以除致病之因，当归养血活血，与芍药相配体现了"行血则便脓自愈"之义，且可兼顾浊毒熏灼肠络，伤耗阴血之虑；木香、槟榔行气导滞，"调气则后重自除"，四药相配，调和气血，共为臣药。大黄苦寒沉降，其泻下通腑作用可通导湿热积滞从大便而去，体现"通因通用"之法。方以少量肉桂，其辛热温通之性，既可助归、芍行血和营，又可防呕逆拒药，属佐助兼反佐之用。炙甘草和中调药，与芍药相配，又能缓急止痛，亦为佐使。诸药合用，湿去热清，浊化毒解，气血调和，故下痢可愈。

【临证加减】下痢如血者，渐加大黄用量；便血颜色紫黯者，加黄柏；苔黄而干，热甚伤津者，可去肉桂，加乌梅，避温就凉；苔腻脉滑，兼有食积，加山楂、神曲以消导；热毒重者，加白头翁、银花增强解毒之力；痢下赤多白少，或纯下血痢，加丹皮、地榆凉血止血。

【注意事项】痢疾初起有表证，虚寒性下痢者均禁用此方。

半夏泻心汤

【来源】《伤寒论》。

【组成】半夏12g，黄芩6g，干姜9g，人参9g，炙甘草9g，黄连3g，大枣4枚。

【用法】水煎温服。

【功用】寒热平调，消痞散结。

【主治】寒热错杂之痞证。心下痞，但满而不痛，或呕吐，肠鸣下利，舌苔腻而微黄。

【方义】方中半夏苦辛温燥，善散结消痞，和胃降逆为君药；干姜辛热，温中散寒，助半夏温胃消痞以和阴；黄连、黄芩苦寒清热，清泻里热以和阳，均为臣药。人参、大枣、甘草健脾益气，补虚和中，兼能生津，共为佐药。炙甘草又能调和诸药，兼为使药。七味相合，使寒热得除，气机得畅，升降复常，痞、呕、利等症自愈。

【临证加减】气机结滞者加枳实、升麻以开结散滞；食积者加神曲、焦槟榔以消食化积。

【注意事项】食积和痰浊内结之痞满者不宜使用此方。

三、渗湿利浊之方剂

五苓散

【来源】《伤寒论》。

【组成】猪苓12g，泽泻20g，白术12g，茯苓12g，桂枝8g。

【用法】做散剂，每服3~6g，或作汤剂水煎服。

【功用】渗湿利浊，温阳化气。

【主治】

伤寒太阳膀胱蓄水证。小便不利，头痛发热，烦渴欲饮，或水入即吐，苔白，脉浮。

水湿内停的水肿，泄泻，小便不利，以及霍乱、头痛、发热、身疼痛，热多欲饮水者。

痰饮，脐下动悸，吐涎沫而头眩或短气而咳者。

【方义】方中重用泽泻，甘咸入肾膀胱，通利水道兼能清热，为君药，猪苓、茯苓淡渗利浊，合而为臣，白术健脾燥湿，既能化水为津，又可输津四布。桂枝温通阳气，既能内助膀胱气化，协渗利药以步津行水，又可外散太阳经未散之邪，五药相配，使水行气化，表解脾健，则蓄水、痰饮所致诸证自除。

【临证加减】若水肿兼有表证者，可与越婢汤合用；水湿壅盛者，可与五皮散合用；泄泻偏于热者，须去桂枝，加车前子、木通以利水清热。

【注意事项】入汤剂不宜久煎，且本方渗湿作用强不宜常服。

五皮散

【来源】《华氏中藏经》。

【组成】生姜皮9g，桑白皮9g，陈皮9g，大腹皮9g，茯苓皮9g。

【用法】水煎温服。

【功用】行气化浊，利水消肿。

【主治】水停气滞之皮水证。一身悉肿，肢体沉重，心腹胀满，上气喘急，小便不利，苔白腻，脉沉缓；以及妊娠水肿等。

【方义】方用茯苓皮从上导下，甘淡渗湿利浊消肿，兼以健脾为君药。陈皮辛苦温，行肺脾之气；大腹皮行脾胃之气，疏小肠以复其泌清浊之功能，行气宽中除满，渗利湿浊，两者相协使气行则水行，共为臣药。生姜皮辛散肌肤之水湿，桑白皮泻肺降气，肺气清肃，则水自下趋，两者为佐药。五药相合，共奏利水消肿、理气化浊之功。

【临证加减】脾虚见倦怠食少者，加黄芪、白术以益气健脾；水饮聚集见肿著者，加猪苓、泽泻以增强利水消肿之力；肺失宣降，上气喘急者，加麻黄、葶苈子以宣降肺气。

【注意事项】本方为渗利之剂，不可常服。

茵陈蒿汤

【来源】《伤寒论》。

【组成】茵陈18g，栀子9g，大黄9g。

【用法】水煎温服。

【功用】清热，利浊，退黄。

【主治】湿热黄疸。一身面目俱黄，黄色鲜明如橘子色，腹微满，口渴胸闷，烦躁不安，或有头汗出，别处无汗，小便黄赤短涩，大便不畅（或秘），舌苔黄腻，脉滑数。

【方义】方中茵陈苦平微寒，最善清利湿热，化浊解毒，利胆退黄，且其芳香舒脾而能透表畅气，是治黄疸之要药，为本方君药，栀子清泄三焦浊毒，并可退黄为臣药，佐以大黄降瘀泻热，通利二便，以开浊毒下行之道。方中茵陈配栀子，能直导肝胆浊毒从小便而出，茵陈配大黄，使瘀热从大便而解，全方三药合用，使浊毒前后分消，黄疸自愈。

【临证加减】湿重于热而尿少便溏者，加茯苓、泽泻以淡渗利湿；热重于湿而舌红者，加龙胆草、蒲公英而清泻肝胆；胁下或脘腹胀满疼痛者，加柴胡、郁金、枳实以疏肝畅脾。

【注意事项】本方苦寒较甚，阴黄证不宜使用。

八正散

【来源】《太平惠民和剂局方》。

【组成】车前子，瞿麦，扁蓄，滑石，栀子，炙甘草，木通，大黄各500g。

【用法】作散剂，每服6~9g，灯心草煎汤送服；亦可作汤剂，加灯心草水煎服。

【功用】清热泻火，利浊通淋。

【主治】湿热淋证。尿频尿急，溺时涩痛，淋沥不畅，尿色浑赤，甚则癃闭不通，小腹急满，口燥咽干，舌苔黄腻，脉滑数。

【方义】方中瞿麦、扁蓄善清利膀胱湿热，有利小便、去淋浊、通癃闭之专长，共为君药。木通清心利小肠，车前子利浊通淋，滑石清利三焦并通淋利窍，共为臣药。君臣相配，清热利浊，利尿通淋之力增。栀子清泄三焦浊毒，大黄清热泻火，导热下行，两者相合使湿热从二便而解，共为佐药。灯心草清心除烦，炙甘草缓急止痛，调和药性为佐使药。诸药合用，共成清热泻火，利浊通淋之效。

【临证加减】血淋者，可加生地黄、小蓟、白茅根以凉血止血；石淋者，可加金钱草、海金沙、石韦以化石通淋；膏淋者，宜加萆薢、石菖蒲以分清化浊。

【注意事项】肾虚劳淋者，本方不宜使用；孕妇及虚寒病者忌用。

四、通腑泄浊之方剂

大承气汤

【来源】《伤寒论》。

【组成】大黄12g，厚朴15g，枳实12g，芒硝9g。

【用法】水煎服，大黄后下，芒硝溶服。

【功用】峻下热结，通腑泄浊。

【主治】

阳明腑实证。大便不通，频转矢气，脘腹痞满，腹通拒按，按之硬，甚或潮热谵语，手足濈然汗出。舌苔黄燥起刺，或焦黑燥裂，脉沉实。

热结旁流。下利清水，色纯青，脐腹疼痛，按之坚硬有块，口舌干燥，脉滑实。

里热实证之热厥、痉病或发狂等。

【方义】方中大黄泻热泄浊而通便，荡涤肠胃，为君药。芒硝助大黄泻热通便，并能软坚润燥，为臣药，两者相须为用，峻下热结之力甚强。积滞内阻，则腑气不通，故以厚朴、枳实行气散结，消痞除满，并助硝、黄推荡积滞以加速热结之排泄，共为佐使。四药相合，共奏峻下热结之效。

【临证加减】痞满较重者可重用厚朴，痞满较轻者可减轻厚朴用量。

【注意事项】凡气阴亏虚、表证不解、燥结不甚者，及年老、体弱、孕妇等，均不宜用。

枳实导滞丸

【来源】《内外伤辨惑论》。

【组成】大黄30g，神曲15g，枳实15g，黄芩9g，黄连9g，白术9g，茯苓9g，泽泻6g。

【用法】共为末，水泛为丸，每服6~9g，食后温开水送服。

【功用】消滞利浊，泄热通便。

【主治】湿热积滞证。脘腹痞闷，腹痛，大便窘迫，小便黄赤涩少，或大便不通，舌苔黄腻，脉沉有力。

【方义】方中重要大黄为君，攻积泄热。枳实为臣药，行气消积。两者相合，攻下破气，排除积滞，积滞消除，则腹部胀痛立减，即所谓"通则不痛"。黄连、黄芩，燥湿清热；泽泻、茯苓，利浊下行；四药清利浊毒，在大黄、枳实的配合之下使肠中垢腻浊邪得以外泄，刺激因素得以消除，所以泄痢得之可止，便秘得之可通；神曲消食健脾，白术补脾固胃，以防黄芩、黄连、大黄苦寒伤胃；共为佐药。诸药相伍，使积滞去，湿热清，气机畅。

【临证加减】胀满较重，里急后重者，可加木香、槟榔等以理气导滞；若热毒泻痢者，宜加金银花、白头翁以清热解毒止痢；若兼呕吐者，宜加竹茹以清胃止呕。

【注意事项】泻痢而无积滞者或兼脾胃虚弱者不可妄投。孕妇慎用。

宣清导浊汤

【来源】《温病条辨》。

【组成】猪苓15g，茯苓15g，寒水石18g，晚蚕沙12g，皂荚子9g。

【用法】水煎温服。

【功用】宣泄湿浊，通利二便。

【主治】湿温久羁，三焦弥漫，神志轻度昏迷，少腹硬满，大便不通，小便赤少，舌苔浊腻，脉象实者。

【方义】此湿久郁结于下焦气分，闭塞不通之象，故用能升、能降、苦泄滞、淡渗利浊之猪苓，合甘少淡多之茯苓，以渗浊利气；寒水石色白性寒，由肺直达肛门，宣浊清热，盖膀胱主气化，肺开气化之源，肺藏魄，肛门曰魄门，肺与大肠相表里之义也；晚蚕沙化浊中清气，既能下走少腹之浊部，又能化浊湿而使之归清，以己之正，正人之不正也，用晚者，本年再生之蚕，取其生化最速也，皂荚辛咸性燥，入肺与大肠，金能退暑，燥能除湿，辛能通上下关窍，子更直达下焦，通大便之虚闭，合之前药，俾郁结之湿邪，由大便而一齐解散矣。二苓、寒石，化无形之气；蚕沙、皂荚子，逐有形之湿也。

【注意事项】证属寒湿者不宜用。

木香槟榔丸

【来源】《医方集解》。

【组成】木香50g，槟榔50g，枳壳50g，陈皮50g，青皮50g，香附150g，三棱50g，莪术50g，黄连50g，黄柏150g，大黄150g，牵牛子200g，芒硝100g。

【用法】共为末，水泛为丸，每服6~9g，食后温开水送服。

【功用】行气泄浊，攻积泻热。

【主治】湿热积滞证。脘腹痞满胀痛，大便秘结，或赤白痢疾，里急后重，舌苔黄腻，脉实有力。

【方义】方中木香、槟榔行气化滞泄浊，消脘腹胀满，且能除里急后重，共为君药。以牵牛子、大黄攻积泄浊、邪热通便；以陈皮、青皮行气化积，助木香、槟榔之力，共为臣药。香附、莪术疏肝解郁，破血中之气；枳壳下气宽肠；黄连、黄柏清热燥湿化浊，且又止痢，皆为佐药。全方行气药与攻下药配伍，共奏行气泄浊，攻积泄热之效。

【临证加减】食积不化，嗳腐厌食者，加山楂、麦芽、鸡内金以消食和胃；气滞腹胀，疼痛明显者，可加厚朴、砂仁以行气消胀。

【注意事项】老人、体弱者慎用。

五、透表化浊之方剂

达原饮

【来源】《温疫论》。

【组成】槟榔 6g，厚朴 3g，草果仁 15g，知母 3g，芍药 3g，黄芩 3g，甘草 1.5g。

【用法】水煎温服。

【功用】开达膜原，辟秽化浊。

【主治】温疫或疟疾，邪伏膜原证。憎寒壮热，或一日 3 次，或一日 1 次，发无定时，胸闷呕恶，头痛烦躁，脉弦数，舌边深红，舌苔垢腻，或苔白厚如积粉。

【方义】方用槟榔辛散湿邪，化痰破结，使邪速溃，为君药。厚朴芳香化浊，理气祛湿；草果辛香化浊，辟秽止呕，宣透伏邪，共为臣药。以上三药气味辛烈，可直达膜原，逐邪外出。凡温热疫毒之邪，最易化火伤阴，故用白芍、知母清热滋阴，并可防诸辛燥药之耗散阴津；黄芩苦寒，清热燥湿，共为佐药。配以甘草生用为使者，既能清热解毒，又可调和诸药。全方合用，共奏开达膜原，辟秽化浊，清热解毒之功，可使秽浊得化，热毒得清，阴津得复，则邪气溃散，速离膜原。

【临证加减】若热重者，可加金银花、连翘以清热解毒；若湿浊明显胸闷者，可去知母、芍药，加苍术以燥湿化浊。若胁痛耳聋，寒热往来，呕而口苦者，可加柴胡。

【注意事项】瘟疫与温病属于热盛伤阴者，当忌用。

六、祛痰化浊之方剂

二陈汤

【来源】《太平惠民和剂局方》。

【组成】半夏 15g，橘红 15g，白茯苓 9g，炙甘草 4.5g，生姜 3g，乌梅 1 个。

【用法】水煎，温服。

【功用】燥湿化痰，理气化浊。

【主治】湿痰证。咳嗽痰多，色白易咯，恶心呕吐，胸膈痞闷，肢体困重，或头眩心悸，舌苔白滑或腻，脉滑。

【方义】方中半夏为君，取其辛苦温燥之性，既可燥湿化痰，又可降逆和胃而止呕，使胃气降则生痰无源。橘红为臣，理气燥湿，和胃化痰。佐以茯苓利浊健脾，是脾健则湿除，湿去则痰消；生姜降逆和胃，温化痰饮，用少许酸味收敛之乌梅以防祛痰理气药温燥辛散而伤阴。使以炙甘草调和诸药。

【临证加减】治湿痰，可加苍术、厚朴以增燥湿化痰之力；治热痰，可加胆南星、瓜蒌以清热化痰；治寒痰，可加干姜、细辛以温化寒痰；治风痰眩晕，可加天麻、僵蚕以化痰息风；治食痰，可加莱菔子、麦芽以消食化痰；治郁痰，可加香附、青皮、郁金以解郁化痰；治痰流经络之瘰疬、痰核，可加海藻、昆布、牡蛎以软坚化痰。

【注意事项】阴虚痰热者不宜用此方。

温胆汤

【来源】《三因极一病证方论》。

【组成】半夏 9g，竹茹 9g，枳实 9g，陈皮 12g，炙甘草 5g，茯苓 5g，生姜 3g，大枣 1 枚。

【用法】水煎温服。

【功用】理气化痰，化浊利胆。

【主治】胆郁痰扰证。胆怯易惊，头眩心悸，心烦不眠，夜多异梦，或呕恶呃逆，眩晕，癫痫，苔白腻，脉弦滑。

【方义】方中半夏为君，燥湿化痰浊，和胃降逆，使气降则痰降。竹茹为臣，清热化痰，除烦止呕。枳实苦辛微寒，降气化痰，开结除痞；陈皮理气和胃，燥湿化痰，使气顺则痰消；茯苓健脾除湿，使湿去则痰消，此三味共为佐药。生姜和胃化痰，大枣调和诸药，甘草益气和中，兼调和药性，此三味共为佐使。

【临证加减】若心热烦甚者，加黄连、栀子、淡豆豉以清热除烦；失眠者，加琥珀粉、远志以宁心安神；惊悸者，加珍珠母、生牡蛎、生龙齿以重镇定惊；呕吐呃逆者，酌加苏叶、枇杷叶、旋覆花以降逆止呕；眩晕者，可加天麻、钩藤以平肝息风；癫痫抽搐者，可加胆南星、钩藤、全蝎以息风止痉。

【注意事项】本方常用于神经官能症、急慢性胃炎、消化性溃疡、慢性支气管炎、梅尼埃病、更年期综合征、癫痫等属胆郁痰扰者。

小陷胸汤

【来源】《伤寒论》。

【组成】黄连6g，半夏12g，瓜蒌30g。

【用法】水煎，温服。

【功用】祛痰化浊，宽胸散结。

【主治】小结胸病。痰热互结，胸脘痞闷，按之则痛，或咳痰黄稠，舌苔黄腻，脉滑数者。

【方义】方中瓜蒌为甘寒滑润之品，清热涤痰化浊，宽胸散结，可开痰火下行之路而畅气机，为君药。黄连清热泻火解毒，助瓜蒌泻毒降浊；半夏化痰降逆，开结散痞，两者合用，辛开苦降，善治痰热内阻，共为臣药。三药相合，涤痰化浊泄热，开降气机，使郁结得开，痰浊火下行，结胸自除。

【临证加减】痰结气滞见胸脘痞闷较甚者，可加枳实、厚朴；痰热偏甚见咳吐黄痰者加贝母、知母；痰热扰心见心烦较甚者，可加竹叶、栀子。

【注意事项】湿痰、寒痰、以及中虚痞满者，本方不宜。

七、温阳化浊之方剂

苓桂术甘汤

【来源】《金匮要略》。

【组成】茯苓12g，桂枝9g，白术6g，炙甘草6g。

【用法】水煎温服。

【功用】温阳化浊，健脾利湿。

【主治】中阳不足之痰饮。胸胁支满，目眩心悸，短气而咳，舌苔白滑，脉弦滑或沉紧。

【方义】方中重用茯苓为君药，能健脾化浊，祛痰化饮，使浊邪从小便而出。以桂枝为臣药，温阳化气，布化津液，且能平冲降逆，并助茯苓气化以行浊。佐以白术健脾燥湿，使中焦健运，则水浊自除。佐使炙甘草，健脾补中，调和诸药。四药合用，共奏健脾利湿，温阳化浊之功，使中阳得健，浊饮得化，津液得布，诸症自愈。

【临证加减】咳嗽痰多者，加半夏、陈皮以燥湿化痰；心下痞或腹中有水声者，可加枳实、生姜以消痰散水。

【注意事项】本方药性偏温，痰饮兼内热者，不宜使用。

实脾散

【来源】《重订严氏济生方》。

【组成】厚朴 30g，白术 30g，木瓜 30g，木香 30g，草果仁 30g，大腹子 30g，附子 30g，茯苓 30g，干姜 30g，炙甘草 15g，生姜 5 片，大枣 1 枚。

【用法】水煎，温服。

【功用】温阳健脾，行气利浊。

【主治】脾肾阳虚，水气内停之阴水。身半以下肿甚，手足不温，口中不渴，胸腹胀满，大便溏薄，舌苔白腻，脉沉弦而迟者。

【方义】方中以附子、干姜为君，其中附子温脾肾，助气化，行阴水之停滞；干姜温脾阳，助运化，散寒水之互凝；两者合用，温养脾肾，扶阳抑阴。茯苓、白术健脾燥湿，淡渗利浊，使浊邪从小便而利，共为臣药。木瓜芳香醒脾，化湿利浊，以兴脾主运化之功；厚朴、木香、大腹子、草果下气导滞，化湿行浊，使气行则浊邪得化，共为佐药。使以甘草、生姜、大枣调和诸药，益脾和中。群药相伍，共奏温暖脾肾，行气利浊之效。

【临证加减】若气短乏力，倦惰懒言者，可加黄芪补气以助行水；小便不利，水肿甚者，可加猪苓、泽泻以增利水消肿之功；大便秘结者，可加牵牛子以通利二便。

【注意事项】阳水者忌用。

真武汤

【来源】《伤寒论》。

【组成】茯苓 9g，芍药 9g，白术 6g，生姜 9g，附子 9g。

【用法】水煎温服。

【功用】温阳化浊。

【主治】

1. 脾肾阳虚，水气内停证。小便不利，四肢沉重疼痛，腹痛下利，或肢体水肿，苔白不渴，脉沉。

2. 太阳病发汗过多，阳虚水泛。汗出不解，其仍发热，心下悸，头眩，身𥆧动，振振欲擗地。

【方义】君药附子大辛大热，使肾阳得复、气化得行。水为阴邪，"阴得阳助则化"；此即"壮元阳以消阴翳"。茯苓甘淡平，入脾肾诸经，健脾强运，可淡渗浊邪，使阴邪从小便而行；生姜辛而微温，走而不守，宣肺温胃，助附子行散溢于肌表之浊，共为臣药。白术甘苦而温，燥湿健脾，颇合"脾喜燥恶湿"之性，附子振肾阳于先，姜、术复脾阳于后；芍药一则柔肝以止腹痛。二则敛阴护液，敛阴缓急，以治身𥆧动，防姜、术、附等温燥之品伤阴之弊，三则《本经》载芍药"能利小便"，共为佐药。生姜、白术。茯苓三药培土制水，附子温壮肾阳，"釜底加薪"使散者散，利者利，健者健，已停浊邪得以排出。

【临证加减】若咳者，加干姜、细辛、五味子以温肺化饮；腹泻较重者，可去白芍之寒，加干姜、益智仁以温中止泻；呕者，可加吴茱萸、半夏以温胃止呕。

【注意事项】湿热内停所致小便不利，水肿者忌用。

八、李佃贵教授经验用方

疏肝理气方

【组成】香附 15g，紫苏 15g，青皮 15g，柴胡 15g，甘草 6g。

【用法】水煎温服。

【功用】化浊解毒，疏肝理气。

【主治】浊毒内蕴，肝胃不和证。脘腹胀满，胸脘痞闷，不思饮食，疼痛，嗳气，或有恶寒发热，舌黯红，苔薄黄，脉弦细滑。

【方义】方用香附理气畅中、养血和血；紫苏辛温解表，温中行气；青皮疏肝破气、消积化滞；柴胡始载于《神农本草经》，列为上品。具有疏肝解郁，升举阳气。甘草调和诸药，兼以补中。五味相合，使气机得畅，疏肝安中，痛、胀、嗳自愈。

【临证加减】内湿化热，舌苔兼黄者，加黄连、栀子；腹泻偏重可加薏苡仁、茯苓、泽泻以利湿止泻。

益气养阴方

【组成】龙胆草 15g，五味子 15g，贯众 15g，桑葚 15g，蚤休 12g

【功用】清热排毒，益气养阴。

【主治】无症状转氨酶升高。患者无不适症状，仅见肝功能检查转氨酶升高。

【方义】李佃贵教授认为无症状性转氨酶升高多为浊毒内蕴所致。《本草纲目》云，龙胆草可"疗咽喉痛，风热盗汗。相火寄在肝胆，有泻无补，故龙胆之益肝胆之气，正以其能泻肝胆之邪热也"，其性味甘、寒，功专清热燥湿，泻肝胆实火作用甚强；贯众苦，微寒，有小毒，归肝、脾经，可清热解毒，凉血止血，两者合用清热利湿以排毒，并泻肝火为君药。患者久病易伤阴，五味子温，酸、甘，归肺、心、肾经，可益气生津、补肾宁心；《本草经疏》认为桑椹，甘寒益血而除热，为凉血补血益阴之药，两者养阴生津，滋养肝脏，蚤休亦可清热解毒助君药之力，共为臣药。

【临证加减】湿热重者加用茵陈、银花、连翘、蒲公英；阴虚重者加用沙参、麦冬、生地、枸杞。

理气和胃方

【组成】百合 15g，乌药 9g，茯苓 15g，白术 9g，当归 12g，川芎 9g，白芍 30g，豆蔻 15g，鸡内金 15g，三七粉 2g（冲）。

【用法】水煎温服。

【功用】化浊解毒，理气和胃。

【主治】浊毒内蕴，脾胃不和证。食欲减退与食后腹胀同时并见，脘腹胀痛甚或腹泻，嗳气，恶心，呕吐等，舌黯红苔黄腻、黄厚腻，脉沉弦细。

【方义】中医学应用百合治疗疾病已有 2000 多年的历史。百合最早记载于《神农本草经》，其性甘、微寒；归肺、胃、心经，具有润肺止咳、清心安神和胃之功效。乌药辛，温。归肺、脾、肾、膀胱经。有行气止痛，温中散寒之功用。两者合用，首载于《百合乌药散》，有健脾和胃，行气止痛之功效。白术、茯苓是名方《四君子汤》的臣、佐之药，是治疗脾虚湿盛的常用药对。白术甘温补土，燥湿和中；茯苓甘淡渗利，健脾渗湿。白术以健脾为主，燥湿为辅；茯苓以渗湿为辅，健脾为主。两者合用，一健一渗，一补一利，使水湿得利，脾胃得补。当归、川芎、白芍养肝血，柔肝体，恢复肝正常的顺达之性，肝畅则胃安。豆蔻辛，热；归脾经、胃经。可散寒燥湿，化浊消痞，行气温中，开胃消食。鸡内金甘，寒。归脾、胃、小肠、膀胱经。健脾消食化积。三七粉止血、散瘀、定痛。

【临证加减】胃脘胀满者，加厚朴、枳实理气消痞；胃脘灼热吐酸加生石膏、瓦楞子、海螵蛸清胃制酸。

理气活血方

【组成】蒲黄9g，五灵脂15g，砂仁9g，元胡15g，白芷15g，蒲公英15g。

【用法】水煎温服。

【功用】化浊解毒，理气活血。

【主治】浊毒内蕴，气滞血瘀证。各种因气滞血瘀引起的胃痛、头痛、胁痛。舌质紫黯苔黄腻、黄厚腻，或见瘀斑、瘀点、脉沉弦涩。

【方义】方用蒲黄、五灵脂辛、肝，行血散瘀止痛；砂仁行气化浊，和胃安中；元胡理气安中，兼以止痛；白芷专入阳明经，辛香发散，外解风寒，兼化湿浊止痛；蒲公英清胃止痛。全方合用，共奏化浊解毒，理气活血之功，使浊毒轻，血瘀散，气滞消。

【临证加减】兼饮食停滞，吞酸吐腐，加神曲、莱菔子以消食化滞。兼气机结滞甚者加枳实、厚朴、广木香，开结散滞。

清胃制酸方

【组成】生石膏30g，瓦楞子15g，海螵蛸15g，浙贝12g，牡蛎20g，黄芩9g，黄连9g，栀子9g。

【功用】化浊解毒，清胃制酸。

【主治】浊毒内蕴所致的胃灼热，反酸，胃热嘈杂等症，舌红苔黄厚腻或黄腻，脉弦滑。

【方义】方中生石膏性大寒，清热泻火，泻肝胃之郁热，为君药；瓦楞子、海螵蛸可制酸止痛，共为臣药；牡蛎味咸、涩，性微寒，归肝、心、肾经，质重镇降，可散可收，浙贝开郁散结，黄芩、黄连、栀子共清上焦中焦之郁热，共为佐药。

【临证加减】脘痛腹胀者，加枳实、厚朴；疼痛较剧者加延胡索、白芷；大便秘结者，加柏子仁、瓜蒌、火麻仁润肠通便。

和胃降逆方

【组成】厚朴15g，枳实15g，半夏9g，姜黄9g，绞股蓝9g。

【用法】水煎温服。

【功用】化浊解毒，和胃降逆。

【主治】浊毒内蕴，胃气上逆证。恶心、呕吐，胸脘痞闷，便秘，舌黯红，苔黄腻，或黄厚腻，脉弦细滑或弦细。

【方义】方用厚朴、枳实行气散结，消痞除满，以除积滞内阻，畅通腑气不通；半夏味辛，性温，有毒；归脾、胃、肺经。燥湿化浊，和中健胃，降逆止呕；姜黄性温，味苦、辛。归经：脾经；肝经。具有破血行气、通经止痛之功效；绞股蓝味苦；微甘；性凉。具有益气健脾，清热解毒之功。有"不老长寿药草""天堂草""小人参"之称。

【临证加减】胃脘疼痛者，加元胡、白芷、三七粉活血化瘀；大便偏干可加大黄、芦荟泄浊解毒。

防癌抗癌方

【组成】白花蛇舌草15g，半枝莲15g，半边莲15g，茵陈15g，板蓝根15g，鸡骨草

15g，苦参 12g，黄芩 12g，黄连 12g，绞股蓝 12g，黄药子 12g。

【功用】化浊解毒，防癌抗癌。

【主治】癌前期病变或癌症浊毒内蕴型。浊毒内蕴日久所致的癌前期病变，癌变，口苦、口干、不欲饮食，恶心，水肿，舌红或黯红，苔黄厚腻，脉弦滑。

【方义】方中白花蛇舌草苦甘，寒，无毒，入心经、肝经、脾经，可清热解毒、利湿；半枝莲味辛、苦，性寒，归肺肝肾经，可清热解毒，散瘀止血，利尿消肿；两者合用可加强清热利湿解毒之功，且现代药理研究显示均有抗癌之功效。茵陈苦、辛，微寒，板蓝根苦寒，鸡骨草甘、苦，凉，苦参味苦，性寒，黄芩苦、寒，黄连苦、寒，六药合用，清热利湿之功尤著，癌症患者多有湿热瘀阻，故予绞股蓝、黄药子散结消肿为佐。

【临证加减】痛剧者加用元胡、白芷、蒲黄、五灵脂；鼓胀者加用茯苓、泽泻、车前子；有出血倾向者加用大蓟、小蓟、白茅根、棕榈炭等。

散结止痛方

【组成】鳖甲 15g，山甲珠 15g，冬葵子 15g，田基黄 12g，红景天 12g，急性子 12g，大黄 6g。

【功用】清热活血，散结止痛。

【主治】浊毒内蕴之鼓胀。腹部胀满，胀而不坚，胁下胀满或疼痛。纳少，嗳气，食后胀甚，小便短少。舌红苔黄腻，脉弦滑。

【方义】方用鳖甲咸，微寒，归肝、肾经；山甲珠咸，凉，微寒，归肝、胃经，两者共奏软坚散结止痛之效，同为君药。冬葵子甘、寒，可清湿热消肿止痛为臣药。急性子性苦、辛，温助君药软坚散结，另有活血之功效，田基黄助冬葵子清热消肿止痛，共为佐药。大黄清湿热祛瘀解毒，患者久病伤气，故予红景天益气活血。

【临证加减】兼气滞者加用柴胡、枳壳、香附、紫苏；血瘀重者加用桃仁、红花、当归、泽兰。

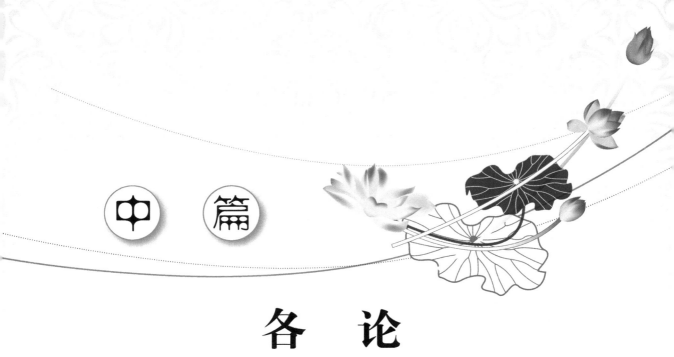

中 篇

各 论

第(一)章

慢 性 胃 炎

第一节 概　　述

一、西医学对本病的认识

慢性胃炎是指各种病因所引起的胃黏膜慢性炎症病变。其临床症状无特异性，确诊要靠胃黏膜活组织的病理检查。本病在临床上十分常见，其发病率在各种胃病中居首位，尤其在门诊患者中，占接受胃镜检查的 80% ~ 90%。40 岁以上多见，发病率随年龄的增长而增高，男性多于女性。

慢性胃炎的分型较多，按病因分为原发性与继发性两种，继发性胃炎指继发于胃的其他疾病，如手术后胃炎。原发性胃炎又分为浅表性、萎缩性及肥厚性三型。由于胃镜和活检技术的广泛应用，目前慢性胃炎的临床诊断基本以病理学诊断为依据，故慢性胃炎实际上是指慢性浅表性胃炎和慢性萎缩性胃炎。肥厚性胃炎未能用活组织检查证实，已不常用。2000 年在江西召开的全国第二届慢性胃炎会议上否定了肥厚性胃炎，增加了特殊型胃炎（如化学性、放射性等）。

慢性萎缩性胃炎是慢性胃炎的一种类型，呈局限性或广泛性的胃黏膜固有腺萎缩（数量减少，功能降低），常伴有肠上皮化生及炎性反应，其诊断主要依靠胃镜发现和胃黏膜活组织检查的病理所见。随着年龄的增长，本病的发生率也随之增高，病变程度也越重，故有人认为慢性萎缩性胃炎是中老年胃黏膜的退行性变，是一种"半生理"现象。胃癌高发区慢性萎缩性胃炎的发病率比低发区高。早在 1973 年，Strickland 等根据萎缩性胃炎血清免疫学检查与胃内病变的分布，将其分为 A 型与 B 型两个独立的类型。A 型萎缩性胃炎病变主要见于胃体部，多弥漫性分布，胃窦黏膜一般正常，血清壁细胞抗体阳性，血清胃泌素增高，胃酸和内因子分泌减少或缺少，易发生恶性贫血，又称为自身免疫性胃炎。B 型萎缩性胃炎病变多见于胃窦部，呈多灶性分布，血清壁细胞抗体阴性，血清胃泌素多正常，胃酸分泌正常或轻度减低，无恶性贫血，较易并发胃癌，这是一种单纯性萎缩性胃炎。此后，Glass 将同时累及胃窦、胃体的萎缩性胃炎称为 AB 型。

慢性胃炎无典型及特异的临床症状，大多数患者表现为消化不良的症状，如食欲减退、恶心、嗳气、泛酸、上腹部饱胀或钝痛等，少数患者可发生上消化道出血、消瘦、贫血、脆甲、舌炎或舌乳头萎缩等。

由于本病发病率高，且临床上常反复发作，不易治愈，又与胃癌的发生关系密切，因而慢性萎缩性胃炎越来越受到人们的重视。

二、中医学对本病的认识

慢性胃炎在中医学中无系统论述。根据其临床症状表现，该病可归入"胃脘痛""痞满""嘈杂""反酸"等范畴，1989 年 10 月全国第五届脾胃病交流会议上通过了慢性萎缩性胃炎属于"胃痞"诊断的意见。有关本病的记载，始见于《内经》，《素问·六元正纪大论》曰"木郁之发，民病胃脘当心而痛，上支两胁，膈咽不通，食饮不下"。隋·巢元方《诸病源候论·诸痞候》提出"八痞"之名，说明引起痞的原因非止一端，究其病机却不外乎营卫不和、阴阳隔绝、血气窒塞不得宣通。金元时期李东垣的《兰室秘藏》立"胃脘痛"专病、专方，对治疗慢性胃炎起到指导了作用。清·叶天士《临证指南医案·胃脘痛》，对于本病的辨证治疗有许多独到之处，提出"胃痛久而屡发必有凝痰"，"久痛入络"。

慢性胃炎病机错综复杂，病程较长，发病认识主要与饮食不节、进食粗糙或刺激性食物、嗜好烟酒、情志不遂、素体虚弱、劳倦内伤、用药不当、久病体虚等因素有关。其病在胃，与肝脾有关，病机为虚实夹杂。

第二节　病　因　病　机

一、西医学病因病理

（一）病因

西医学认为，慢性胃炎的病因迄今尚未完全阐明。一般认为物理性、化学性有害因素反复作用于易感人体即可引起胃黏膜慢性炎症。已明确的病因包括以下几方面。

1. 胃黏膜损伤因子　长期服用非甾体消炎药物（如水杨酸盐和保泰松）、食物过冷、过热、过酸、过辣、过咸，或经常暴饮暴食，长期饮用浓茶，长期酗酒、吸烟等均可引起慢性胃炎。烟草可直接作用于胃黏膜，也可通过胆汁反流而致病。酒精饮料可致胃黏膜产生红斑和糜烂损伤，酒精不仅增加 H^+ 反弥散，破坏黏膜内和黏膜下的正常组织结构，也可损伤正常的能量代谢，从而破坏细胞功能。此外，酒精可刺激胃酸分泌而加重胃黏膜损伤。但也有学者认为，辣椒能促使胃黏膜合成和释放前列腺素，继而具有细胞保护功能。

2. 幽门螺杆菌感染　幽门螺杆菌（Helicobacter pylori，Hp）感染是慢性胃炎的一个重要病因，Hp 有鞭毛在胃内可穿过黏液层，移向胃黏膜，因为黏附素而贴紧上皮细胞，长期定居于胃黏膜小凹处及其邻近上皮细胞表面繁殖，不易去除。在活动性胃炎中，胃黏膜的炎症越重，Hp 量越多。①Hp 含尿素酶能分解尿素产生氨，既能保持细菌周围的中性环境，又能损害上皮细胞膜。②含有空泡毒素蛋白，使上皮细胞受损。③细胞毒素相关基因蛋白能引起强烈的炎症反应。④菌体胞壁还可作为抗原产生免疫反应。以上因素可导致胃黏膜的慢性炎症。Hp 作为慢性胃炎的病原菌，其致病因素可能包括：Hp 产生的尿素酶、胃蛋白酶、细胞毒素等。Hp 感染后通过上述致病因素的作用，其胃黏膜屏障受损，黏膜细胞变性，大量中性粒细胞浸润可形成腺窝脓肿，从而使腺体的再生受到极大影响。

3. 免疫因素　免疫因素与慢性萎缩性胃炎的关系较密切。胃体黏膜萎缩为主（A 型）患者血能检测出壁细胞抗体（PCA）和内因子抗体（IFA），两者均为自身抗体，在伴有恶性贫血的胃黏膜萎缩者中检出率相当高。恶性贫血属自身免疫性疾病，其胃黏膜萎缩变薄，壁细胞数显减少或消失，黏膜固有层可见淋巴细胞浸润，而胃窦部黏膜病变较轻或基本正常。

4. 十二指肠液反流 幽门括约肌功能失调可使十二指肠液反流，而十二指肠液中含有胆汁肠液和胰液。胆盐可减低胃黏膜屏障对抗氢离子通透的功能，胆盐在胃窦部刺激 G 细胞、胃泌素，增加胃酸分泌。H^+ 通过损伤的黏膜反弥散进入胃黏膜引起炎症变化，H^+ 也能刺激细胞使组胺分泌增加，引起胃壁血管扩张及瘀血，炎症渗出增多，使得慢性炎症持续存在并形成恶性循环，这也是慢性胃炎难治的原因之一。目前认为，幽门括约肌的正常功能与促胰液素、胆囊收缩素及胃泌素之间的平衡密切相关。当胃泌素分泌增加，而促胰液素、胆囊收缩素分泌减少或相对减少时，产生平衡失调，导致幽门括约肌功能不全，从而使十二指肠液反流入胃。

（二）病理

慢性胃炎的病理改变主要表现为炎性细胞浸润，白细胞游走，各种细胞的管型，腺体萎缩，纤维化及肠上皮化生等。浅表性及萎缩性胃炎又有所不同，浅表性胃炎主要局限在胃黏膜的上 1/3，不影响腺体，肉眼可见黏膜充血水肿伴有渗出见于胃窦，重者可见糜烂出血；而萎缩性胃炎的病理变化波及黏膜全层，主要病理变化是萎缩、减少，炎症蔓延广泛，大量腺体破坏，使整个胃黏膜萎缩变薄称为胃萎缩。萎缩性胃炎有肠上皮化生，重者导致不典型增生，即所谓的癌前病变。

二、中医学病因病机

慢性胃炎病位在胃，细究之应在胃膜（胃络），而与肝之疏泄、脾之升清、胃之降浊均有密切关系。胃主受纳，为水谷之海，以通为用，以降为顺；脾主运化，以升为常，两者共为后天之本，气血生化之源；肝属木，为刚脏，喜条达，主疏泄，胃之功用依赖于脾之运化、肝之疏泄，若情志不调、脾胃虚弱，或感受邪气，均可导致本病的发生。

（一）病因

1. 脾胃虚弱 脾胃虚弱多由于劳倦伤脾，素体虚弱，久病损伤脾胃，或者先天肾阳不足，胃失于温煦或年高体衰，脾虚胃缓均可引起脾胃虚弱或虚寒，使脾失运化，胃失温养，升降失常，出现胃痛、胀满等症，久之形成慢性胃炎。

2. 饮食因素 暴饮暴食，饥饿失常；过食生冷，寒积胃脘；恣食肥甘、辛辣，过饮烈酒，致饮食停滞，损伤脾胃。寒凝阻络则气滞血瘀，湿热中阻则脾胃受困，日久损伤脾胃，形成胃炎。《兰室秘藏·中满腹胀》云"或多食寒凉，及脾胃久虚之人，胃中寒则胀满，或脏寒生满病"，"也有膏粱之人，湿热郁于内而成胀满者"。

3. 情志因素 肝主疏泄，性喜条达，忧思恼怒，情志不畅，肝郁气滞，疏泄失职，横逆犯胃，郁滞不行，不通则痛。故《沈氏尊生书》谓"胃痛，邪干胃脏病也。唯肝气相乘为尤甚。暴，且正克也"。肝气久郁，化而为火，五脏之火又以肝火最为横暴，火性炎上，迫灼肝胃之痛往往经久不愈。忧思伤脾，脾气郁结，运化失常，水谷不化，也可见胃脘胀满之症。

（二）病机

1. 病机特点 脾胃虚弱为本，邪气干胃为标。

慢性胃炎临床表现多种多样，如胃脘部疼痛、胀满、痞满、痞塞、嗳气、嘈杂等，属中医"胃痞""嘈杂"等范畴。引起胃痛的病因非常复杂，有外感六淫也有内伤七情及不节饮食等，根据中医"正气存内，邪不可干"，"邪之所凑，其气必虚"及《金匮要略》中"若五脏元真通畅，人即安和""四季脾旺不受邪"等理论，可以认为慢性胃炎的病机特点是虚实夹杂，脾虚为本，邪气干胃为标，脾胃虚弱，多为脾胃气虚，部分可伴阴血不足；邪气包括六淫、饮食、痰浊、瘀血等。

2. 主要病机

（1）胃气壅滞：腑气以通为用，胃气主降，脾胃功能受损，胃气不降，阻滞于中焦，则胃脘胀满疼痛，气或聚或散，故胀痛走窜不定；胃气失降而上逆，则嗳气、欲吐；胃肠气滞则肠鸣、矢气频作，矢气或嗳气之后，阻塞之气机暂得通畅，故胀痛减轻；若气急阻塞严重，上不得嗳气，下不得矢气，气聚不散，则脘腹胀痛加剧；胃肠之气不降则大便秘结；苔黄，脉弦，为浊气内停，气机阻滞之象。

（2）湿浊中阻：脾喜燥恶湿，湿浊中阻，湿困脾阳，运化失职，水湿内停，脾气郁滞，则脘腹痞胀或痛，食少；脾失健运，湿滞气机，则口中黏腻无味；水湿下渗则见大便稀溏，湿性重浊，也可见到大便黏腻不爽；湿性重浊，泛溢肌肤，则见头身困重，肢体肿胀等。舌红，苔腻，脉濡或滑，同为湿浊中阻之象。

（3）浊犯肝胃：情志不遂，肝失疏泄，肝气横逆犯胃，胃气郁滞，则胃脘、胸胁胀满疼痛，走窜不定；胃气上逆而见呃逆、嗳气；肝失条达，情志失调，则见精神抑郁，善太息；木郁作酸，肝气犯胃，则吞酸嘈杂；胃不主受纳，则不思饮食；肝气郁滞，则可见大便不爽；舌红，苔薄黄，脉弦滑，为肝气郁滞，肝气犯胃之象。

（4）浊毒内蕴：胃病日久，湿浊之气留滞于中焦，郁久化热，则见胃脘胀满，胀痛灼热；湿热浊毒之气耗伤气阴，则见口干口苦；浊气犯胃，胃失和降，胃气上逆，则见恶心呕吐；胃气受浊毒影响，不主受纳，则见纳呆；中焦气机阻滞，浊毒内蕴，阳气不能输布于体表四肢，则见怕冷；浊毒之气内蕴于中焦脏腑，气机不通，可见到大便不爽或便溏；舌红或紫红，苔黄腻，脉滑或滑数，为浊毒内蕴，湿热中阻之象。

（5）浊毒壅盛：湿浊之气郁滞于中焦，日久郁而化热，蕴热为毒，灼伤真阴，阴液不能上蒸于口，故见口干口苦；中焦气机郁滞，故见脐腹胀满疼痛；浊毒壅盛，上扰清窍，故见心烦躁扰，头晕胀痛，寐差；浊毒壅盛，中焦气机不通，湿浊之气壅滞，故见大便秘结不通，小便短赤或黄；舌紫红，苔黄厚腻，脉滑数或弦滑数，均为湿热中阻，浊毒壅盛之象。

（6）瘀血内结：脾胃病日久常见瘀血内结之象。瘀血阻滞，则可见胃脘部刺痛，痛有定处，以夜间为甚；血瘀日久伤阴，阴伤则燥，胸满口燥，面色黯滞也较为常见；舌质紫或紫黯，或有瘀点、瘀斑，脉弦涩，均为瘀血内结之象。

（7）毒热伤阴：胃病日久，毒热盛，耗伤阴液，常出现阴伤之象。胃阴不足，虚热内生，热郁于胃，气失和降，则见胃脘胀满、灼痛，嘈杂不舒，痞满不适；胃失阴滋，纳化迟滞，则饥不欲食或食少；胃阴亏耗，阴津不能上滋，则口燥咽干；不能下润，则大便秘结，小便短少；舌红少津，苔少或花剥，脉弦细或细数，是毒热内结，耗伤胃阴之象。

（8）脾胃虚弱：素体虚弱或浊毒日久伤脾，导致脾胃功能虚弱者在临床上也较为常见。脾胃功能虚弱，脾失健运，胃失和降，脾胃气机壅滞于中焦，则见胃脘部胀满或隐痛，胃部喜按喜暖；脾胃虚弱，其受纳腐熟水谷及运化功能失司，则见食少；气血生化乏源，机体失于濡养，则见气短、懒言、口淡、乏力、大便稀溏等；舌质淡，边有齿痕，脉细弱，均为浊毒伤脾，脾胃虚弱之象。

第三节　西医临床诊断与治疗

一、临床表现

（一）症状

慢性胃炎无典型与特异性的临床症状，临床症状与病变程度也不相一致。主要表现为持续的上腹不适、饱胀、钝痛、烧灼痛，无明显节律性，一般进食后较重；其次为食欲下降、泛酸、恶心等消化不良症状。这些症状用抗酸剂及解痉剂不能缓解。有胃黏膜糜烂者可出现少量出血及黑便，长期者尤其是萎缩性胃炎患者则有贫血症状。不同类型的慢性胃炎其临床表现各有侧重。

1. 慢性浅表性胃炎　尤以胃窦部炎症为主者，大多表现为上腹部胀痛、隐痛、钝痛或灼痛，多数在餐后出现，因情绪波动、劳累过度、气候变化及饮食不慎等因素而加重。上腹痛可引起恶心、呕吐、大便不正常等胃肠道激惹症状。

2. 慢性萎缩性胃炎　主要表现为上腹部饱胀感，终日觉胃部饱胀，而与是否进食关系不大，食欲不振，食量减少，对含蛋白质、脂肪较多的食物难以消化，且容易引起腹泻。大便内常有不消化的脂肪粒、肌纤维与菜渣等。多伴有面色苍白、身体消瘦、体倦、乏力、头晕、失眠等症状。

（二）常见并发症

慢性胃炎病情较轻，除有些患者病程较长外，临床上并发症并不多见；某些萎缩性胃炎伴重度肠腺化生或（和）不典型增生者有癌变可能，慢性萎缩性胃炎的癌变率为2.55%～7%。所以，对于症状长期存在的慢性萎缩性胃炎患者，或本来病情较为稳定而突然出现明显变化的慢性萎缩性胃炎患者，应行胃镜检查与常规活检以确诊。

二、实验室和其他检查

（一）胃镜检查

1. 浅表性胃炎的内镜表现　①充血性红斑：系慢性浅表性胃炎的主要表现，由于胃黏膜表层毛细血管充血所致。充血与不充血的黏膜交织呈现花斑状或条状，条状充血常见于皱襞隆起处。红斑的边缘模糊不清，但易与周围正常胃黏膜的橘红色相区别。充血性红斑多局限分布，但亦有弥漫性分布者。②水肿：可见胃黏膜肿胀湿润感，反光度增强，黏膜皱襞增厚且柔软，胃小凹明显。③红白相间：当充血性红斑与黏膜水肿交叉存在时，可出现红白相间，但白色处黏膜稍隆起，并以充血红色为主。④黏液增多：胃黏膜表面附着黏稠的灰白色或淡黄色黏液斑，多由破坏的黏膜组织、炎性渗出物与黏液组成，因水不易冲去，黏液斑仅在炎症明显时出现。⑤黏膜下出血：胃黏膜可出现斑点状、斑片状或条索状出血，可为鲜红色新鲜出血斑点或棕色陈旧性出血斑点。⑥糜烂：胃黏膜炎性剥脱，形成局限性或大片糜烂灶，糜烂面上常覆盖有附着性黏液斑。

2. 萎缩性胃炎的内镜表现　①失去正常黏膜的红色，代之以灰白色，且色调不均匀。②胃黏膜呈现明显的红白相间，有较大片的苍白区。③黏膜皱襞细小，甚至平坦，反光度增强，黏膜下血管显露。④有时可见散在不规则的颗粒或结节，为增生性改变。⑤杂以浅表性炎症或糜烂出血。以上表现常呈局灶性分布。

3. 疣状胃炎的内镜表现　胃黏膜上形成大小、数目不等的圆形或类圆形的隆起性病灶，主要发生在胃窦部，但在胃底和胃体也可看到。常沿皱襞嵴呈链状排列，大小一般为 4～10mm，高度一般 ≤5mm，病灶表面糜烂，中央凹陷，有时覆盖有血痂、灰白色或黄色分泌物，一般与周围黏膜分界清楚。活动期周围黏膜有充血、水肿等炎性反应；愈合后中心凹陷处则覆盖正常黏膜。Kawai 将其分为两型：①未成熟型：隆起基底部逐渐高起，隆起较低。病变易消失，一般不超过 3 个月，又称消失型。②成熟型：隆起高峻，中央凹陷较小而深，大多呈圆形。病变不易消失，隆起持续存在，又称持续型。与胃的淋巴瘤或转移性病变酷似，所以多处活检是必须的。病理学检查见胃黏膜以淋巴细胞浸润为主。

4. 残胃炎的内镜表现　残胃炎在胃镜下残胃黏膜的充血、水肿、粗糙、脆弱、出血和糜烂等炎症表现一览无遗，而且吻合口炎症常更严重，故胃镜常诊断为吻合口炎、残胃炎。

（二）胃酸的测定

浅表性胃炎胃酸分泌可正常或轻度降低，而胃体萎缩胃炎胃酸明显降低，其泌酸功能随胃萎缩、肠腺化生程度的加重而降低。

1. 五肽胃泌素　五肽胃泌素为白色或类白色粉末。本品能促进胃酸、胃蛋白酶及内因子的分泌，其促胃酸分泌作用相当于内源性胃泌素的 1/4，作用可持续 10～40 分钟。临床上主要用于胃酸分泌功能的检查。

2. 24 小时胃内 pH 连续监测　胃内 24 小时 pH 值监测临床多用于观察胃、十二指肠酸相关性疾病及胃、十二指肠、胆管手术后胃内 pH 变化。

（三）蛋白酶原的测定

萎缩性胃体炎血清胃蛋白酶原明显降低，与活组织病理检查结果常常吻合。因此，胃蛋白酶原活性诊断及随访有一定意义。

（四）胃泌素的测定

胃泌素是一种重要的胃肠激素，主要由 G 细胞分泌。G 细胞是典型的开放型细胞，以胃窦部最多，其次是胃底、十二指肠和空肠等处。A 型萎缩性胃炎时胃泌素常呈高分泌状态，而 B 型萎缩性胃炎时胃泌素常呈低分泌状态。

（五）内因子的测定

泌酸腺的壁细胞除分泌盐酸外，还分泌糖蛋白，称为内因子。内因子可与进入胃内的维生素 B_{12} 结合而促进其吸收；若胃黏膜病变加重，内因子分泌液减少，因而影响维生素 B_{12} 也下降。

（六）胃运动功能检测

胃压测定术，通过液压毛细管灌注系统测定食管各段及胃－十二指肠压。胃轻瘫患者餐后相位收缩减少，餐前、餐后幽门活动增强，幽门痉挛，胃－十二指肠活动不协调。胃运动功能障碍时，胃内压较低，胃内气囊容积较正常胃明显增大，同时有张力受损。

（七）X 线钡餐检查

用气钡双重造影显示胃黏膜细微结构时，萎缩性胃炎可出现胃黏膜皱襞相对平坦、减少甚者消失。胃窦胃炎 X 线征表现为胃窦黏膜呈钝锯齿状及胃窦部痉挛或幽门前段持续性向心性狭窄、黏膜粗乱等。疣状胃炎 X 线表现为胃窦部有结节状粗大皱襞，某些皱襞结节的中央有钡斑。X 线钡餐检查诊断慢性胃炎常常不准确也不全面，但在排除某些恶性病灶如浸润性胃癌、了解胃动力等方面，胃镜无法取代。

三、诊 断 要 点

2000 年，我国在江西召开了全国第二次慢性胃炎诊治座谈会，制定了诊断要点。

（一）病史体征

1. 慢性胃炎缺乏特异性症状，并且症状的轻重与胃黏膜的病变程度并非一致。大多数慢性 Hp 感染或组织学胃炎者并无明显的症状，部分有以下症状：①疼痛：一般为中、上腹部隐痛，也可发生在右上腹，多于进食后发作。②消化不良：多数慢性胃炎患者有消化不良证候，如上腹胀满、嗳气、恶心、反胃、食欲不振、反酸、胃灼热等，以进食后多见。胃镜或上消化道造影检查无溃疡及占位性病变。③肠道功能紊乱：约有半数以上的慢性胃炎患者出现便秘或便溏等肠道功能紊乱证候，伴下腹胀气、肠鸣。大便常规无异常，且结肠镜检查无结肠炎症或癌前病变发现。④严重萎缩性胃炎患者可有贫血、消瘦、舌炎、腹泻等。

2. 体征 慢性胃炎患者无特异性体征，有时可有上腹部轻度压痛。胃体胃炎严重者可有舌炎、贫血、消瘦和营养不良。

（二）内镜

1. 内镜下慢性胃炎分为浅表性（非萎缩性）胃炎和萎缩性胃炎，如同时存在平坦糜烂、隆起糜烂或胆汁反流，则诊断为浅表性胃炎或萎缩性胃炎伴糜烂或胆汁反流。

2. 病变的分布及范围 胃窦，胃体，全胃。

3. 内镜下慢性胃炎诊断依据 ①浅表性胃炎：红斑（点、片、条状），黏膜呈颗粒状，出血点/斑。②萎缩性胃炎：黏膜粗糙不平，黏膜血管显露，色泽灰暗，皱襞细小。

4. 活检病理检查证实有浅表性或萎缩性胃炎的组织学改变。

5. 内镜胃炎的诊断书写格式 除表明胃炎类型、分布范围外，对病因也尽可能加以描述；举例说明：浅表性胃炎伴糜烂，胃窦为主，Hp 阳性。

四、鉴 别 诊 断

（一）消化性溃疡

虽也有上腹痛、嗳气、恶心、呕吐等症状发作的病史，溃疡病疼痛发生往往有周期与节律性，通过胃肠 X 线钡餐检查或胃镜检查可以区别。

（二）胆囊炎与胆石症

有上腹部胀闷不适、嗳气不适等症状，其症状发生多与进食肥腻食物有关，上腹疼痛往往较明显，可放射至胁肋及背部，兼有发热与黄疸时则易分辨。可做 B 型超声波、腹部 X 线平片或胆囊造影等检查以明确。

（三）胰腺炎

急性胰腺炎者多为突然发作腹痛腹胀，呈持续剧痛，痛时喜弯腰曲背。腹部压痛明显或有腹肌紧张。慢性胰腺炎诊断较困难，凡有腹痛、脂肪泻、消瘦、糖尿病者应考虑，可做血、尿淀粉酶，或腹部 CT 检查。

五、治 疗

慢性胃炎西医尚无特效疗法，能找到病因者进行病因治疗，无症状者无须治疗。

（一）一般治疗

包括清除鼻腔、口腔部慢性感染灶，避免进食刺激性的食物与药物。应选择易消化无刺激的食物，少吃多餐，少吃过酸、过甜、脂肪性食物及饮料，忌烟酒、浓茶、咖啡等，进食应细嚼慢咽，纠正不良的饮食习惯，避免使用一切可能引起胃黏膜刺激的药物，如抗生素、NSAIDS 药物等。

（二）药物治疗

1. 清除幽门螺杆菌（Hp）感染　对幽门螺杆菌感染有效的药物包括铋剂、克拉霉素、四环素、左氧氟沙星、甲硝唑、替硝唑、呋喃唑酮等。质子泵抑制剂对幽门螺杆菌有较强的抑制作用，能加强抗菌药物的杀菌活性。临床常用的一线根除幽门螺杆菌治疗方案包括铋剂加两种抗生素和质子泵抑制剂加两种抗生素，一线治疗失败后可选择铋剂加质子泵抑制药加两种抗生素的四联治疗方案。

2. 胃黏膜保护　慢性胃炎、黏膜萎缩、肠上皮化生明显者，以胃黏膜保护药应用为主，主要作用是促进黏液分泌和细胞再生，稳定细胞膜，增加内源性前列腺素 E_2，常用的胃黏膜保护药有：硫糖铝、胶体果胶铋、铋与枸橼酸络合物、吉法酯、前列腺素类、瑞巴派特等。

3. 促进胃蠕动，减少肠液反流　消化不良、早饱为主要表现的病例，应用促动力药物，如甲氧氯普胺、多潘立酮、莫沙比利等治疗有助于改善症状，促进胃排空有利于改善胃炎症状和预防复发。

4. 制酸剂和碱性药物 H_2 受体阻带药　①H_2 受体阻滞药：如西咪替丁、雷尼替丁、法莫替丁，可口服给药或静脉给药。②质子泵抑制药：如奥美拉唑、兰索拉唑、雷贝拉唑、泮托拉唑等。

5. 稀盐酸和消化酶类　当腺体萎缩，黏膜屏障作用减退，胃酸消化酶分泌减弱时，可导致胃排空延迟，上腹胀满，使用消化酶类药物可改善消化不良症状，如达吉等。

6. 对伴缺铁性贫血者可补充铁剂，伴恶性贫血者可注射维生素 B_{12}。

7. 对于上述药物无效，且伴有精神症状，可加用抗抑郁药物。

（三）手术治疗

手术问题一定要慎重，萎缩性胃炎和肠腺化生并不是手术指征，因为手术后残胃很容易发残胃炎，甚至癌变。对于伴重度异型增生者可考虑手术切除。

第四节　中医辨证论治

一、辨证要点

（一）辨主证

慢性胃炎的主证变化多样，有以胃痛为主，则按胃脘痛辨证，有以痞胀为主，则按痞满辨证，还有以纳呆、便溏、嗳气、泛酸等证为主，有时数证同兼并见，则要根据具体症状分别辨证。

（二）辨缓急

凡胃痛暴作，起病急者，多因外受寒邪，或恣食生冷，或暴饮暴食，以致寒伤中阳，或积滞不化，胃失和降，不通则痛；胃胀突发者，多因暴怒伤肝，肝气失于疏泄，胃络失和，或饮食失宜，食滞胃脘，胃失和降所致；凡胃痛胃胀渐发，起病缓者，多因脾胃虚，胃络失其气血温煦或土壅木郁，而致肝胃不和，气滞血阻。

（三）辨虚实

胃痛而胀，大便闭结不通者多实，痛而不胀，大便不秘结者多虚；喜凉者多实，喜温者多虚，拒按者多实，喜按者多虚；食后痛胀甚者多实，饥则腹痛胀满者多虚；脉实气逆者多实，脉细弱者多虚；痛胀起病徐缓，按之濡软而不坚者多虚；新病体壮者多实，久病体衰者多虚。

（四）望颜面五官

浊毒蕴结，郁蒸体内，上蒸于头面，而见面色粗黄、晦浊。若浊毒为热蒸而外溢于皮肤则见皮肤油腻，患者每有面部洗不净的感觉，给人一种秽浊之象。浊毒上犯清窍而见咽部红肿，咳吐黏稠之涎沫、涕浊等。

（五）望舌苔

患者以黄腻苔多见，但因感浊毒的轻重不同而有所差别。浊毒轻者舌红，苔腻、薄腻、厚腻，或黄或白或黄白相间；浊毒重者舌质紫红、红绛，苔黄腻，或中根部黄腻。因感邪脏腑不同苔位亦异，如浊毒中阻者，苔中部黄腻；浊毒阻于肝胆者，苔两侧黄腻。苔色、苔质根据病情的新久而变，初感浊毒、津液未伤时见黄滑腻苔；浊毒日久伤津时则为黄燥腻苔。

（六）脉象

浊毒证患者滑数脉常见，尤以右关脉滑数突出。临床以滑数、弦滑、弦细滑、细滑多见。病程短，浊毒盛者，可见弦滑、弦滑数脉。病程长、阴虚有浊毒者，可见细滑脉、沉细滑脉。但患者出现沉细脉时多为浊毒阻滞络瘀，而不应仅仅认为是虚或虚寒脉，如《金匮要略方论》所言："太阳病，关节疼痛而烦，脉沉而细者，此名湿痹。"又："诸积大法，脉来细而附骨者，乃积也。"以上为细脉主湿浊主积而不主虚的明证。

二、治疗原则

在经过多年临床观察发现，从发病机制上提出"浊毒理论"，其次从理论上阐明了胃癌前病变的病因病机，并以此为理论依据，制定了以"化浊解毒"为主治疗胃癌前病变的一整套严谨的治则、治法，为中医药治疗胃癌前病变提供了一条思路和方法。

（一）胃气壅滞型

主要症状：脘腹痞胀疼痛，痛而欲吐，或腹胀痛剧，肠鸣走窜不定，矢气频作，矢气后胀痛减轻，或胀痛剧而无肠鸣矢气，大便秘结，舌红，苔厚，脉弦。

病机：浊蕴胃肠，气机阻滞。

治则：理气和胃，降逆消痞。

方药：木香 9g，枳实 15g，厚朴 15g，槟榔 15g，炒莱菔子 20g。

加减运用：胃气上逆，食入则吐，加生大黄、甘草；胃脘疼痛，加延胡索、白芷；嗳气，加石菖蒲、郁金、紫苏叶、黄连；食积滞气，嗳腐吞酸，加鸡内金、焦三仙、茵陈；呃逆，加丁香、柿蒂。

（二）湿浊中阻型

主要症状：胃脘堵闷，肢体困重，纳呆，口中黏腻无味，大便溏或不爽，舌红，苔腻，脉濡或滑。

病机：湿浊内生，阻滞气机。

治则：除湿化浊，和胃消痞。

方药：石菖蒲 15g，郁金 12g，茯苓 15g，白术 9g，茵陈 15g，砂仁 15g，肉豆蔻 15g，苍术 15g。

加减运用：胸骨后隐痛，痰多，恶心加半夏、旋覆花、代赭石；胃灼热反酸，加乌贼骨、瓦楞粉、煅龙骨、煅牡蛎；呕吐，加半夏、降香。

（三）浊犯肝胃型

主要症状：胃脘胀满或胀痛，胁肋胀满，嗳气，泛酸，善太息，遇烦恼郁怒则症状加重，精神抑郁，寐差，大便不爽，舌红，苔薄黄，脉弦滑。

病机：肝气不疏，肝胃不和。

治则：疏肝理气，和胃消痞。

方药：柴胡 15g，香附 12g，青皮 9g，荔枝核 15g，佛手 15g，绿萼梅 15g，八月札 15g，香橼 15g。

加减运用：腹胀满，加焦槟榔、炒莱菔子、大腹皮；浊阻气机，脘痞苔腻，加茯苓、泽泻、石菖蒲；气郁化火，胃中灼热，加黄芩、黄连、生石膏；寐差，加合欢皮、夜交藤。

（四）浊毒内蕴型

主要症状：胃脘胀满，胀痛灼热，口干口苦，恶心呕吐，纳呆，怕冷，小便黄，大便不爽或便溏，舌红或紫红，苔黄腻，脉滑或滑数。

病机：湿热中阻，浊毒内蕴。

治则：化浊解毒，和胃消痞。

方药：黄芩 12g，黄连 12g，黄柏 12g，蒲公英 12g，生石膏 30g，茵陈 15g，藿香 15g，佩兰 12g。

加减运用：伴恶心，加紫苏叶、黄连；大便不干、不溏，排便不爽，便次频数者，加葛根、白芍、地榆、秦皮、白头翁；伴肠化，加半枝莲、半边莲、绞股蓝、薏苡仁、白英；伴不典型增生，加三棱、莪术；伴 Hp 感染，加蒲公英、虎杖、连翘、黄连；心下痞，加瓜蒌、黄连、半夏；胃黏膜充血水肿，常加川芎、延胡索、三七。

（五）浊毒壅盛型

主要症状：口干口苦，脐腹胀满疼痛，心烦躁扰，头晕胀痛，寐差，大便秘结不通，小便短赤或黄，舌紫红，苔黄厚腻，脉滑数或弦滑数。

病机：湿热中阻，浊毒壅盛。

治则：泄浊攻毒。

方药：半边莲 15g，半枝莲 15g，白花蛇舌草 15g，苦参 9g，板蓝根 15g，鸡骨草 12g。

加减运用：口苦，纳呆，加龙胆草；心烦，加栀子、淡豆豉；便秘，加芦荟、番泻叶。对毒重浊轻者应以解毒为主，但对热毒治疗又常据毒之轻重而用药。毒轻用绞股蓝、黄芩、黄连、黄柏、蒲公英、连翘，毒中用半边莲、半枝莲、白花蛇舌草，毒重用白英、黄药子。伴肠化，加白花蛇舌草、薏苡仁、白英；伴不典型增生，加水红花子、穿山甲、全蝎、蜈蚣、水蛭。

（六）瘀血内结型

主要症状：胃脘胀满，刺痛，痛有定处，夜间加重，胸满口燥，面色黯滞，舌质紫或紫黯，或有瘀点、瘀斑，脉弦涩。

病机：浊毒中阻，瘀血内结。

治则：理气活血，化瘀消痞。

方药：当归15g，川芎12g，延胡索15g，三七2g，蒲黄15g，五灵脂15g，姜黄9g，白芷15g，丹参15g，鸡血藤15g。

加减运用：伴胃脘胀满气滞，加柴胡、香附、木香；心血暗耗，虚火内浮所致眠差，加酸枣仁；伴异型增生，加三棱、莪术。

（七）毒热伤阴型

主要症状：胃脘胀满，灼痛，胃中嘈杂，饥不思食或食少，口干，五心烦热，大便干结，舌红少津，苔少或花剥，脉弦细或细。

病机：毒热内结，耗伤胃阴。

治则：滋养胃阴，和胃消痞。

方药：百合15g，乌药12g，沙参15g，麦冬15g，五味子15g，山茱萸15g，乌梅15g，元参15g，玉竹15g，黄精15g。

加减运用：伴胃中烧灼，加生石膏、黄连；胃痛兼背痛，加沙参、威灵仙；伴胃酸缺乏，加石斛；伴口干，加天花粉；伴咽堵，加射干、桔梗、板蓝根。

（八）脾胃虚弱型

主要症状：胃脘胀满或隐痛，胃部喜按喜暖，食少，气短，懒言，呕吐清水，口淡，乏力，大便稀溏，舌质淡，边有齿痕，脉细弱。

病机：浊毒伤脾，脾胃虚弱。

治则：补气健脾，和胃消痞。

方药：党参15g，茯苓15g，白术9g，陈皮15g，扁豆15g，山药15g。

加减运用：脾阳不振，手足不温，加炙附子、炮姜；气虚失运，满闷较重，加木香、枳实、厚朴；气血两亏，心悸气短，神疲乏力，面色无华，加太子参、五味子；脾胃虚寒，加高良姜、荜茇。

三、其 他 治 疗

（一）中成药

1. 奇星四方胃药 （片剂）口服，每次3片，每日3次。适用于胃炎、胃酸过多、消化不良。

2. 三九胃泰冲剂 口服，每次1袋，每日2～4次。适用于脾胃湿热型浅表性、糜烂性、萎缩性胃炎。

3. 胃苏冲剂 口服，每次15g，每日3次。适用于气滞型慢性胃炎。

4. 胃炎康胶囊 口服，每次3粒，每日3次。适用于慢性萎缩性胃炎、浅表性胃炎，以及慢性伴有胆汁反流、胃黏膜糜烂、肠上皮化生、异型增生等。

5. 胃复春片 口服，每次4片，每日3次。适用于气滞血瘀型慢性萎缩性胃炎、浅表性胃炎。

6. 胃乃安胶囊 口服，每次4片，每日3次。适用于气滞血瘀型慢性萎缩性胃炎、浅表性胃炎、肠上皮化生、不典型增生等。

7. 健脾丸 口服，每次6g，每日2～3次。适用于慢性胃炎饮食停滞型。

8. 香砂养胃丸　口服，每次 6g，每日 2 次。适用于慢性胃炎。

（二）穴位敷贴

1. 化浊解毒降逆贴

【取穴】脾俞、胃俞、中脘、天枢、气海。

【药物】大黄、丁香各 1 份。

【功能】化浊解毒，清热止呕。

【主治】浊毒犯胃所致的痞满、胃痛、腹痛、呕吐、嗳气等。

【用法】研末醋调，敷于上述穴位，12 小时后去除，每日 1 次，5 次为一个疗程。

【禁忌】孕妇及对本药过敏者。

2. 化浊止痛贴

【取穴】脾俞、胃俞、中脘、天枢、神阙。

【药物】乳香、没药、木香各 1 份。

【功能】化浊解毒，祛瘀止痛。

【主治】浊毒瘀血所致的胃痛、痞满、腹痛、嗳气等。

【用法】研末醋调，敷于上述穴位，12 小时后去除，每日 1 次，5 次为一个疗程。

【禁忌】孕妇及对本药过敏者。

3. 解毒通腑贴

【取穴】脾俞、胃俞、中脘、大肠俞、小肠俞。

【药物】当归 2 份，大黄 1 份。

【功能】化浊解毒，泻下通腑。

【主治】浊毒所致痞满、胃痛、腹痛、便秘、呕吐、纳呆等。

【用法】研末醋调，敷于上述穴位，12 小时后去除，每日 1 次，5 次为一个疗程。

【禁忌】孕妇及对本药过敏者。

4. 温中消痞贴

【取穴】脾俞、胃俞、中脘、天枢、神阙。

【药物】丁香 2 份，肉桂 1 份。

【功能】温中行气，消痞散结。

【主治】寒邪所致痞满、腹痛、胃痛、呕吐、嗳气等。

【用法】研末醋调，敷于上述穴位，12 小时后去除，每日 1 次，5 次为一个疗程。

【禁忌】孕妇及对本药过敏者。

（三）水针疗法

1. 止呃水针疗法

【取穴】足三里、内关。

【药物】甲氧氯普胺、地西泮。

【功能】降逆止呃。

【主治】膈肌痉挛所致呃逆。

【用法】甲氧氯普胺 10mg 单侧足三里或内关封闭，每日 1~2 次；呃逆连连不止，加地西泮 10mg 单侧内关封闭，每日 1 次。

【禁忌】孕妇，对本药过敏者，肝性脑病等危重患者禁用。

2. 止嗳止呕水针疗法

【取穴】足三里、内关。

【药物】甲氧氯普胺、维生素 B_6。

【功能】降逆止呕，调畅气机。

【主治】急、慢性胃炎，胃溃疡等所致嗳气、恶心、呕吐等。

【用法】甲氧氯普胺 10mg 或维生素 B_6 100mg 单侧足三里或内关封闭，每日 1～2 次。

【禁忌】孕妇，对本药过敏者。

3. 止痛水针疗法

【取穴】足三里、三阴交。

【药物】丹参注射液、654-2 注射液。

【功能】活血化瘀，解痉止痛。

【主治】各种胃炎，消化性溃疡所致胃脘胀满疼痛、刺痛等。

【用法】丹参注射液 2ml 或 654-2 注射液 10mg，单侧足三里或三阴交封闭，每日 1～2 次。

【禁忌】孕妇，对本药过敏者。

（四）耳穴疗法

1. 浊毒内蕴型

【材料】皮内针或王不留行籽。

【耳穴】主穴：脾、胃、交感、神门；配穴：胰、胆、肝。

【功能】化浊解毒，清热止呕。

【主治】浊毒犯胃所致的胀满、疼痛、呕吐、嗳气等。

【方法】耳穴局部先用碘酒擦拭，再用酒精脱碘，再将皮内针或王不留行籽对准已选好的耳穴贴敷，然后稍加压力按压 1～2 分钟，一般为单耳取穴，两耳轮换，每日自行按压耳穴 3～4 次，留针 3～5 天，5 次为一个疗程，疗程间隔 3～5 天，可继续进行第二疗程。

【注意事项】埋针处不宜淋湿、浸水；夏季炎热多汗，贴敷时间不宜过长。

【禁忌】孕妇，对胶布及本药过敏者，耳郭有冻伤或炎症者。

2. 瘀浊阻络型

【材料】皮内针或王不留行籽。

【耳穴】主穴：胃、脾、交感、神门、皮质下、肺；配穴：胰胆、三焦。

【功能】化浊解毒，化瘀止痛。

【主治】浊毒瘀血所致的胃痛、胀满、腹痛、呕吐、嗳气等。

【方法】耳穴局部先用碘酒擦拭，再用酒精脱碘，再将皮内针或王不留行籽对准已选好的耳穴贴敷，然后稍加压力按压 1～2 分钟，一般为单耳取穴，两耳轮换，每日自行按压耳穴 3～4 次，留针 3～5 天，5 次为一个疗程，疗程间隔 3～5 天，可继续进行第二疗程。

【注意事项】埋针处不宜淋湿、浸水；夏季炎热多汗，贴敷时间不宜过长。

【禁忌】孕妇，对胶布及本药过敏者，耳郭有冻伤或炎症者。

3. 气滞浊瘀型

【材料】皮内针或王不留行籽。

【耳穴】主穴：胃、交感、神门、皮质下、大肠、小肠；配穴：脾、肝。

【功能】温中行气，消痞散结。

【主治】寒邪所致痞满、胀满、腹痛、呕吐、嗳气等。

【方法】耳穴局部先用碘酒擦拭，再用酒精脱碘，再将皮内针或王不留行籽对准已选好的耳穴贴敷，然后稍加压力按压 1～2 分钟，一般为单耳取穴，两耳轮换，每日自行按压耳穴 3～4 次，留针 3～5 天，5 次为一个疗程，疗程间隔 3～5 天，可继续进行第二疗程。

【注意事项】埋针处不宜淋湿、浸水；夏季炎热多汗，贴敷时间不宜过长。

【禁忌】孕妇，对胶布及本药过敏者，耳郭有冻伤或炎症者。

4. 浊毒阻滞型

【材料】皮内针或王不留行籽。

【耳穴】主穴：胃、脾、交感、神门、大肠、小肠。配穴：耳中。

【功能】化浊解毒，泻下通腑。

【主治】浊毒所致痞满、胀满、腹痛、呕吐、嗳气、纳呆等。

【方法】耳穴局部先用碘酒擦拭，再用酒精脱碘，再将皮内针或王不留行籽对准已选好的耳穴贴敷，然后稍加压力按压 1～2 分钟，一般为单耳取穴，两耳轮换，每日自行按压耳穴 3～4 次，留针 3～5 天，5 次为一个疗程，疗程间隔 3～5 天，可继续进行第二疗程。

【注意事项】埋针处不宜淋湿、浸水；夏季炎热多汗，贴敷时间不宜过长。

【禁忌】孕妇，对胶布及本药过敏者，耳郭有冻伤或炎症者。

（五）足浴疗法

1. 化浊通络方

【组方】佩兰 10g，土茯苓 15g，鸡血藤 20g，当归 12g，川芎 10g。

【功能】化浊祛湿，活血通络。

【主治】浊毒阻络所致的胃痛、腹痛、痞满、呕吐、嗳气、呃逆等。

【用法】水煎取汁 300ml，用时加适量热水泡足，每晚 1 次，每次泡 30 分钟，10 天为一个疗程。

【注意事项】餐后 30 分钟内不宜泡脚；不宜使用金属及塑料盆，以保温性能较好的木盆、陶盆为佳；水温以 40～45℃为宜；水位达踝关节以上 10～20cm。

【禁忌】对本药过敏者，孕妇、严重心脑血管疾病、精神患者及足部皮肤有破损者。

2. 解毒活血方

【组方】公英 20g，黄芩 10g，黄柏 10g，当归 12g，红花 6g。

【功能】清热解毒，活血化瘀。

【主治】热毒血瘀所致的胃痛、腹痛、痞满、胃灼热、反酸等。

【用法】水煎取汁 300ml，用时加适量热水泡足，每晚 1 次，每次 30 分钟，10 天为一个疗程。

【注意事项】餐后 30 分钟内不宜泡脚；不宜使用金属及塑料盆，以保温性能较好的木盆、陶盆为佳；水温以 40～45℃为宜；水位达踝关节以上 10～20cm。

【禁忌】对本药过敏者，孕妇、严重心脑血管疾病、精神患者及足部皮肤有破损者。

第五节　预后与调护

一、预　后

慢性胃炎一般预后良好，萎缩性胃炎伴有重症肠化生、不典型增生有发生癌变可能，故应定期随访胃镜检查及病理组织学检查，同时中药对萎缩性胃炎的治疗有其独特之处，且治疗效果佳，坚持中药治疗并且配合饮食、情志及运动调护等，慢性胃炎的预后可以较为理想。

二、调　护

（一）食、药调护

俗语有"三分治疗，七分调养"之说，浊毒学说同样主张以食、药同调，注重饮食调养，调动人体正气以抗邪，达到未病先防的目的。

饮食与"浊毒"的产生密切相关，并决定着浊毒病症的发展和预后。饮食调护应从以下几方面：

1. 淡　饮食宜淡，少食肥甘厚味及辛辣炙煿的食物，肥甘厚味之品易壅湿生痰，化浊生毒。

2. 少　饮食宜少，少食可以养胃，《千金翼方·养志食疗》："饮食当令节佳，或贪味伤多，肠胃此薄，多则不消。"告诫人们要规律、适量进食，过饥过饱易伤脾胃，会导致元气不足，变生为患。

3. 缓　饮食宜缓，不宜进食过快，进食过快易致饮食积滞，郁而化热生痰生湿而化浊毒。

4. 温　饮食宜温，过冷或过热易导致寒凉败胃或热阻中焦之证。

5. 鲜　饮食宜鲜，适量吃新鲜蔬菜、水果，不吃陈腐或过夜食物，不吃腌制食物。不宜吃熏、烤、煎、炸食物，此类食物多温热之性，易助湿生热；忌食南瓜、甘薯、土豆等壅塞气机之品。

此外，如感冒初起，食葱头红枣汤；反复外感，咳嗽迁延，饮鸡汁汤；病后亏损、畏寒、倦怠，炖老鸭汤；盛夏纳差，饮绿豆汤；多病早衰，饮蜂王浆；入寐困难，大枣桂圆莲子汤。水果可做滋补食品。苹果有健脾养阴的作用，适用于中气不足、神疲纳差者；梨可清热解毒，清心降火，适用邪热伤阴、口渴心烦或热病后少阴者；橘子理气、和胃、化湿，凡胸腹痞满、噫逆食少者宜食；柿子有润肺、祛痰、解酒作用等。饮食调护用之得当，疗效甚佳。

浊毒学说以天然药物的治疗，康复人的自然之疾。薏仁粥、菊花茶、赤豆汤、莲子粥、荷叶粥、百合汤等有化浊解毒、健脾开胃之功，常食之可健脾化浊解毒，荣养身体，排邪而安脏腑。此外，服药过程中应注意正确的煎服方法。化浊解毒的药物多宜武火煮沸，文火煎煮30~40分钟，空腹服用，以利药物充分吸收。

（二）情志调护

现代研究证明，情绪变化与疾病的发生有着密切联系。《素问·上古天真论》曰："恬淡虚无，真气从之，精神内守，病安从来"。"恬淡虚无"就是要内心保持一种平静安定的心态，真气才能够充足，气机才能顺畅，这是精神养生的一种重要举措。精神调畅，肝气不郁，气血运行通畅，脾胃升降如常，生浊无源，就不会产生浊毒郁结的情况，则不会发生疾病，《丹溪心法》云："气血冲和，百病不生。"老子在《道德经》中指出"静为躁君"，主张"致虚极，守静笃"，即要排除杂念，使心灵空虚而不杂，使神气静而不躁，并认为"淡然无为，神气自满，以此为不死之药"。疾病治疗过程中应采取积极乐观态度、增强战胜疾病的信心，克服恐惧、焦虑，树立必胜、必愈的信心和勇气，使自己时刻处于一种和谐、坦荡、乐观、向上的健康心理状态，保持恬淡、宁静、愉快的心境，还可酌情学习，开展文化娱乐、养鱼种花、琴棋书画、读书看报、旅游活动等，这样做可以移情志、除烦恼、陶冶情操，从而达到治病防病的效果。

（三）生活起居调护

浊毒之邪究其成因，有外感、内伤两端：感受湿热疫毒之邪，由表入里，阻于中焦困阻脾胃，久郁生浊化热成毒，或由于外感火热，入血分而为毒乃为致病之因；或由嗜食油腻肥甘损伤脾胃，运化失常，久则湿盛浊聚，湿浊化热变生浊毒。因此生活起居调养对预防外感之浊毒有重要的意义。

生活起居宜顺应自然规律，适寒温、慎起居，经云："虚邪贼风，避之有时。"李梴在《医学入门·保养说》中指出的"避风寒以保其皮肤、六腑"，"节劳逸以保其筋骨五脏"，避风寒就是顺四时以养生，使机体内外功能协调；节劳逸就是指慎起居、防劳伤以养生，使脏腑协调；从上述两个不同方面，对机体进行全面调理保养，使机体内外协调，适应自然变化，增强抗病能力，达到人与自然、体内脏腑气血阴阳的平衡统一。气候变化常常是疾病的诱因，要根据气候的变化及时调整外出和蛰藏的时间，适当增减衣物；要注意生活环境的清洁，避免秽浊之气侵犯人体而致病；要注意适量运动，做到"起居有常，不妄作劳"，避免过劳过逸，过劳则伤及筋骨，过逸则气血运行不畅，脾不健运，水湿不化，日久生浊生毒。运动养生早在《素问·上古天真论》，就有"和于术数"之说，即指人要恰当适度的运用各种运动养生方式方法，如导引、按蹻、吐纳、气功等锻炼健体，"五禽戏"强身保健、动静适宜，可使人"年且百岁，犹有壮容"，运动可振奋经气，畅行气血，滑利关节，肌肉坚实，增强新陈代谢，不致湿热浊毒之品蕴于体内而发病。

（四）"治未病"调护

浊毒学说主张未病先防，防治并举。浊毒学说的预防思想也属"治未病"的范畴，在未病之前，内养真气（精气）勿令竭乏，外避邪气，保持"五脏元真通畅，人即安和"。饮食起居有条不紊，恬淡虚无，精神调摄，既防外邪侵入，内又固真气充盛，形神内守和谐，故能形与神俱，尽终天年。"治未病"具有三方面的含义，一是未病先防；二是救其萌芽，早期治疗；三是已病防变，即预防疾病转变、防止并发症发生。可采用针灸、按摩、推拿等恢复人体自身的气化功能，扶人体之正气以抗邪；在疾病治疗过程中，要时刻注意病情的发展趋向，掌握主动权，以防病邪深入传变，即"见肝之病，知肝传脾，当先实脾"，针对疾病的先兆，采取一定的防范措施，扶助正气，及时阻断疾病的发生和发展，将有利于疾病的预防，也只有这样才能真正做到防患于未然。

（杜艳茹）

第二章

消化性溃疡

第一节　概　　述

一、西医学对本病的认识

消化性溃疡（peptic ulcer）主要指发生在胃和十二指肠的慢性溃疡，即胃溃疡（gastric ulcer，GU）和十二指肠溃疡（duodenal ulcer，DU），因溃疡形成与胃酸/胃蛋白酶的消化作用有关而得名。溃疡的黏膜缺损超过黏膜肌层，不同于糜烂。

消化性溃疡是全球性常见病。西方国家资料显示，自20世纪50年代以后，消化性溃疡发病率呈下降趋势。我国临床统计资料提示，消化性溃疡患病率在近十多年来亦开始呈下降趋势。本病可发生于任何年龄，但中年最为常见，DU多见于青壮年，而GU多见于中老年，后者发病高峰比前者约迟10年。男性患病比女性较多。临床上DU比GU为多见，两者之比约为2:1~3:1，但有地区差异，在胃癌高发区GU所占的比例有所增加。

二、中医学对本病的认识

古代医学中没有"消化性溃疡"之名，将其归属于中医"胃脘痛"的范畴。胃脘痛又称胃痛，主要症状是胃脘部近心窝处疼痛。本病首载于《内经》，有"胃脘当心而痛"之说，后世乃有"心痛即胃痛""胃痛非心痛"之争。《内经》对胃脘痛病因病机的基本认识及其针刺治疗方法的阐述，为后世医家治疗胃痛奠定了基础。如《素问·六元正记大论》："木郁之发，民病胃脘当心而痛，上支两胁，膈咽不通，食饮不下。"说明胃痛与木气偏旺，肝胃失和有关。《素问·举痛论》曰："寒气客于肠胃之间，膜原之下，血不得散，小络急引，故痛。"说明寒邪气滞也可产生胃痛。《素问·痹论》从饮食角度补充了胃痛的病因"饮食自倍，肠胃乃伤"。至隋唐，对本病证的认识日趋深入，日渐成熟。隋巢元方在《诸病源候论》对虚寒胃痛的发病机制作了进一步描述。唐孙思邈《千金要方·卷十三》提出九种心痛之说，其是对心痛、胃痛按病因、临床表现作出的归类。宋代严用和《济生方》总结前人九种心痛之说，认为"名虽不同"而都为"邪气搏于正气，邪正交结，气道闭塞，郁于中焦"所致。金元时期，学派林立，各树旗帜，见解独特。张子和强调腑气闭塞，痰食停滞是胃脘痛病证主要病机。李东垣认为饮食伤胃、劳倦伤脾，遂导致中气虚损，或客寒犯胃，或兼阴火上冲，脾胃之气下溜，生发之气不升是导致胃脘痞痛的主要病机。而朱丹溪则认为胃痛亦有属热的情况。《丹溪心法·心脾痛》说："若因病得之稍久则成郁，久郁则蒸热，热之必生火。"明代虞抟认为本病病机"未有不由痰涎食积于胸中，七情九气触于内之所至焉"。《明医指掌·心痛》指出，湿热中阻可引起胃痛。龚廷贤认为，饮食不节在本病发病中占有重要地位。张景岳论发病之因，强调"气滞"。明清以后，对胃脘痛的认识更为精辟详明。

第二节　病因病机

一、西医学病因病理

（一）病因

在正常生理情况下，胃十二指肠黏膜经常接触有强侵蚀力的胃酸和在酸性环境下被激活、能水解蛋白质的胃蛋白酶，此外，还经常受摄入的各种有害物质的侵袭，但却能抵御这些侵袭因素的损害，维持黏膜的完整性，这是因为胃、十二指肠黏膜具有一系列防御和修复机制。近年的研究已经明确，幽门螺杆菌和非甾体消炎药是损害胃十二指肠黏膜屏障从而导致消化性溃疡发病的最常见病因。少见的特殊情况，当过度胃酸分泌远远超过黏膜的防御和修复作用也可能导致消化性溃疡发生。现将这些病因及其导致溃疡发生的机制分述如下：

1. 幽门螺杆菌感染　幽门螺杆菌（Helicobacter pylori，Hp）感染是引起消化性溃疡的重要病因。Hp致病机制涉及炎症、免疫、泌酸、氧化等多方面，有毒力因子、细胞因子、自由基、毒力基因等多种致病因子参与。Hp可分泌尿素酶、黏蛋白酶、黏液酶、溶血素、脂多糖、磷脂酶、乙醇脱氢酶、神经氨酸酶等。其中尿素酶是Hp主要的毒力因子。目前认为，Hp致病的基本过程是胃黏膜受到Hp感染后，在多种致病因子作用下出现局部炎症反应及高胃泌素血症，生长抑素合成，分泌水平降低，胃蛋白酶及胃酸水平升高，引起胃、十二指肠黏膜损伤，导致溃疡形成。

2. 胃酸和胃蛋白酶　消化性溃疡的最终形成是由于胃酸/胃蛋白酶对黏膜自身消化所致。因胃蛋白酶活性是pH依赖性的，在pH > 4时便失去活性，因此在探讨消化性溃疡发病机制和治疗措施时主要考虑胃酸。无酸情况下罕有溃疡发生以及抑制胃酸分泌药物能促进溃疡愈合的事实均确证胃酸在溃疡形成过程中的决定性作用，是溃疡形成的直接原因。胃酸的这一损害作用一般只有在正常黏膜防御和修复功能遭受破坏时才能发生。少见的特殊情况如胃泌素瘤患者，极度增加的胃酸分泌的攻击作用远远超过黏膜的防御作用，而成为溃疡形成的起始因素。

3. 胃黏膜保护作用　正常情况下，各种食物的理化因素和酸性胃液的消化作用均不能损伤胃黏膜而导致溃疡形成，乃是由于正常胃黏膜具有保护功能，包括黏液分泌、胃黏膜屏障完整性、丰富的黏膜血流和上皮细胞的再生等。无论是黏液抑或重碳酸盐，单独均不能防止胃上皮免受胃酸和胃蛋白酶的损害，两者结合则形成有效的屏障。上述因素中任何一个或几个受到干扰，pH梯度便会减低，防护性屏障便遭到破坏。

4. 胃排空延缓和胆汁反流　胃溃疡病时胃窦和幽门区域的这种退行性变可使胃窦收缩失效，从而影响食糜的向前推进。胃排空延缓可能是胃溃疡病发病机制中的一个因素。十二指肠内容物中某些成分，如胆汁酸和溶血卵磷脂可以损伤胃上皮。十二指肠内容物反流入胃可以引起胃黏膜的慢性炎症。受损的胃黏膜更易遭受酸和胃蛋白酶的破坏。胃溃疡病时空腹胃液中胆汁酸结合物较正常对照者的浓度显著增高，从而推想胆汁反流入胃可能在胃溃疡病的发病机制中起重要作用。

5. 遗传因素　消化性溃疡的发生与遗传因素有密切关系。本病属多基因遗传。胃溃疡和十二指肠溃疡病系单独遗传，互不相干。临床上有十二指肠溃疡史患者的亲属，其十二指肠溃疡的发生率较一般人群高2～6倍。有胃溃疡家族史者，其发病率比正常人群高3倍。

6. 药物因素　有些药物对胃和十二指肠黏膜有损伤作用，其中以非甾体消炎药最为明显。长期服用这类药物的患者发生胃和十二指肠溃疡病的危险性比不服药者分别增加3.2倍和2.7倍。解热镇痛药、抗癌药等，如消炎痛、保泰松、阿司匹林、肾上腺皮质激素，氟尿嘧啶、氨甲蝶呤等曾被列为致溃疡因素。在上述药物中，对阿司匹林的研究比较多，规律性应用阿司匹林者较之不用阿司匹林者胃溃疡病的患病率约高3倍。肾上腺皮质类固醇很可能与溃疡的生成和再活动有关。皮质类固醇治疗超过30天或强的松总量超过1000mg时可引起溃疡。在既往有溃疡病史的患者，可使疾病加重。非类固醇抗炎药，如消炎痛、保泰松、布洛芬、萘普生等，也可在不同程度上抑制前列腺素的合成，从而在理论上可以产生类似阿司匹林的临床效应。

7. 环境因素　吸烟可刺激胃酸分泌增加，一般比不吸烟者可增加91.5%；吸烟可引起血管收缩，并抑制胰液和胆汁的分泌而减弱其在十二指肠内中和胃酸的能力，导致十二指肠持续酸化；烟草中烟碱可使幽门括约肌张力减低，影响其关闭功能而导致胆汁反流，破坏胃黏膜屏障。消化性溃疡的发病率在吸烟者显著高于对照组。在相同的有效药物治疗条件下，溃疡的愈合率前者亦显著低于后者。因此，长期大量吸烟不利于溃疡的愈合，亦可致复发。食物对胃黏膜可引起理化性质损害作用。暴饮暴食或不规则进食可能破坏胃分泌的节律性。据临床观察，咖啡、浓茶、烈酒、辛辣调料、泡菜等食品，以及偏食、饮食过快、太烫、太冷、暴饮暴食等不良饮食习惯，均可能是本病发生的有关因素。

8. 精神因素　精神心理因素是消化性溃疡发病的危险因素。根据现代的心理-社会-生物医学模式观点，消化性溃疡属于典型的心身疾病范畴之一。人在应激状态时，可能使胃的分泌和运动功能增强，增加胃酸排出量和加速胃排空，同时交感神经的兴奋使胃和十二指肠黏膜的血管收缩，黏膜血流量下降，削弱了黏膜的自身防御功能，而引起应激性溃疡，或促发消化性溃疡急性穿孔。目前认为长期精神紧张、焦虑、情绪波动的人易患十二指肠溃疡病，溃疡病已愈合的患者在焦虑和忧伤时，可使溃疡复发或发生并发症。

（二）病理

1. 大体病理　胃溃疡可单发或多发，十二指肠球部溃疡常为单发。有时胃和十二指肠可同时发生溃疡，称复合性溃疡。溃疡深浅不一，常穿透黏膜下层达肌层甚至浆膜层。此时浆膜面可见纤维蛋白渗出，或因机化而增厚，或与附近的网膜和其他脏器粘连。溃疡外观一般为圆形或卵圆形，特殊者呈线状，多与小弯长轴垂直。胃溃疡直径常在0.5～2.5cm，少数可>2.5cm。溃疡边缘整齐、锐利，其周围黏膜皱襞呈放射状向溃疡中心集中；切面可见溃疡基底部为灰白色的纤维瘢痕组织，肌层常已破坏，浆膜而常有脂肪组织粘连。有时在溃疡底部可见鱼口状的小动脉断面，管壁常因闭塞性脉管炎而增厚。溃疡边缘的黏膜肌层与肌层融合，成斜行方向，溃疡底部常有少量坏死组织或炎性渗出物覆盖而呈灰褐色或灰黄色。如将溃疡沿小弯切开，可见其略呈漏斗状，其轴斜贯胃壁。

2. 组织学病理　溃疡的基底部由外向内可分为 4 层：①渗出层：主要为中性粒细胞和纤维蛋白；②坏死层：为因组织退变坏死而无结构的嗜伊红组织；③肉芽层：为炎性肉芽组织，含丰富的毛细血管和大量炎性细胞，其中毛细血管常与溃疡面呈垂直排列；④瘢痕层：为较多致密的胶原纤维，与溃疡面呈平行排列，常发生玻璃样变性。瘢痕组织中的小动脉常因发生血栓闭塞性动脉内膜炎而致管壁增厚、管腔狭窄。这是机体的一种防御机制，可防止出血；但因局部血供障碍，亦可使溃疡经久不愈，成为慢性溃疡。胃壁的神经细胞多有退变，导致胃壁营养不良。活动性溃疡的渗出层和坏死层较厚，长期迁延不愈的溃疡底部常有大量纤维瘢痕组织，溃疡周围的黏膜有不同程度的炎症、腺体萎缩、肠化或假幽门腺化生。愈合时溃疡边缘的黏膜上皮增生并向溃疡底表面匍行，逐渐覆盖溃疡面。

二、中医学病因病机

本病病因，初则多由外邪、饮食、情志不遂所致，病因多单一，病机也单纯，常见饮食停滞、肝气犯胃、肝胃郁热、浊毒内蕴等证候，表现为实证；久则常见由实转虚，如日久损伤脾胃，热邪日久耗伤胃阴，多见脾胃虚弱、胃阴不足等证候，则属虚证。因实致虚，或因虚致实，皆可形成虚实并见证，如胃热兼有阴虚，以及兼夹瘀、食、气滞、痰饮等。本病的病位在胃，与肝脾关系密切，也与胆肾有关。基本病机为胃气阻滞，浊毒内蕴，胃络瘀阻，胃失所养，不通则痛。

（一）病因

1. 饮食因素　胃主受纳腐熟水谷，其气以和降为顺，故胃痛的发生与饮食不节关系最为密切。若饮食不节，暴饮暴食，损伤脾胃，饮食停滞，致使胃失和降，胃中气机阻滞，不通则痛；或五味过极，辛辣无度，或恣食肥甘厚味，或饮酒如浆，则伤脾碍胃，蕴湿生热，日久化浊成毒，浊毒内蕴，阻滞气机，以致胃气阻滞，不通则痛，而致胃痛。故《素问·痹论》曰："饮食自倍，肠胃乃伤。"《医学正传·胃脘痛》曰："初致病之由，多因纵恣口腹，喜好辛酸，恣饮热酒煎爆，复餐寒凉生冷，朝伤暮损，日积月深，……故胃脘疼痛。"因饮食不节，饥饱无度，或过食肥甘，食滞不化，气机受阻，胃失和降引起胃痛。

2. 情志因素　脾胃的受纳运化，中焦气机的升降，有赖于肝之疏泄，《素问·宝命全形论》所说的"土得木而达"即是这个意思。所以病理上就会出现木旺克土，或土虚木乘之变。忧思恼怒，情志不遂，肝失疏泄，肝郁气滞，横逆犯胃，以致胃气失和，胃气阻滞，即可发为胃痛。所以《杂病源流犀烛·胃病源流》谓："胃痛，邪干胃脘病也。……唯肝气相乘为尤甚，以木性暴，且正克也。"肝郁日久，或乘脾克胃，致脾胃运化功能失职，中焦失运，水谷不化，水反为湿，谷反为滞，湿滞日久化浊成毒，浊毒内蕴，阻滞气机，以致胃气阻滞，不通则痛；或又可化火生热，邪热犯胃，导致肝胃郁热而痛。

3. 脾胃虚弱　脾与胃相表里，同居中焦，共奏受纳运化水谷之功。脾气主升，胃气主降，胃之受纳腐熟，赖脾之运化升清，所以胃病常累及于脾，脾病常累及于胃。若素体不足，或劳倦过度，或饮食所伤，或过服寒凉药物，或久病脾胃受损，均可引起脾胃虚弱，致使胃失温养，发生胃痛。若是热病伤阴，或胃热火郁，灼伤胃阴，或久服香燥理气之品，耗伤胃阴，胃失濡养，也可引起胃痛。肾为先天之本，阴阳之根，脾胃之阳，全赖肾阳之温煦；脾胃之阴，全赖肾阴之滋养。若肾阳不足，火不暖土，可致脾阳虚，而成脾肾阳虚，胃失温养之胃痛；若肾阴亏虚，肾水不能上济胃阴，可致胃阴虚，而成胃肾阴虚。胃失濡养之胃痛。若劳倦内伤，久病脾胃虚弱。

（二）病机

消化性溃疡病位在胃，胃为阳土，胃为水谷之海，喜润恶燥，乃多气多血之腑，主受纳腐熟水谷，其气以和降为顺；病变涉及肝、脾两脏，肝主疏泄、藏血，脾主运化、统血。饮食、情志等因素致脾胃运化功能失调，脾失运化，胃失受纳，水反为湿，谷反为滞，湿滞蕴久化浊成毒，浊毒内蕴，浊遏毒伏，毒蕴浊中，浊与毒合，胶着难解，阻碍气机的运行，造成气机的升降出入失常或日久入络损胃或伤阴耗气致胃失所养而发生胃痛。

1. 胃气壅滞　忧思恼怒，情志不遂，致肝失疏泄，气机郁滞，肝气犯胃，胃失和降，而成胃痛。

2. 湿浊中阻　饮食不节或情志不畅致脾失健运，水液内停，湿邪内生，湿邪日久化浊，湿浊困阻中焦，胃失和降，气机阻滞，不通则痛。

3. 浊毒内蕴　饮食、情志等因素致脾胃运化功能失调，水反为湿，谷反为滞，湿滞日久化浊成毒，浊毒内蕴，脾胃纳运失司，升降失调，形成胃痛。

4. 胃络瘀阻　肝胃气滞，气滞血瘀，或久病入络，或离经之血留滞，或浊毒黏滞致使胃络瘀滞，而成胃痛。

5. 胃阴亏虚　素体阴虚，或年老津亏，或热病日久，损伤津液，或久泻久痢，或吐下太过，伤及阴津，或过食辛辣，或过服辛香燥热之药品，损伤胃阴，以致胃阴不足，胃失濡润，受纳与和降失司，而成胃痛。

6. 脾胃虚弱　素体脾虚，或久病伤脾，或劳倦过度，或饮食所伤，均可损伤脾胃，导致脾胃虚弱，中气不足，纳运失司，升降失调，而成胃痛。

第三节　西医临床诊断与治疗

一、临床表现

（一）症状

1. 上腹部疼痛

（1）疼痛部位：胃溃疡疼痛的位置在剑突下和剑突下偏左处，十二指肠溃疡的疼痛多出现于中上腹部，或在脐上方，或在脐上方偏右处。疼痛范围常较固定而局限于数厘米直径大小。

（2）疼痛的性质：多呈钝痛、灼痛或饥饿样痛，一般较轻而能耐受，持续性剧痛提示溃疡穿透或穿孔。

（3）疼痛的特点

长期性：由于溃疡发生后可自行愈合，但每于愈合后又好复发，故常有上腹疼痛长期反复发作的特点。整个病程平均 6～7 年，有的可长达一、二十年，甚至更长。

周期性：上腹疼痛呈反复周期性发作，尤以十二指肠溃疡更为突出。中上腹疼痛发作可持续几天、几周或更长，继以较长时间的缓解。发病季节多在秋冬、冬春之交，常因精神刺激、过度疲劳、饮食不当等因素诱发或加重。

节律性：溃疡疼痛与饮食之间的关系具有明显的相关性和节律性。胃溃疡疼痛的发生常在餐后 1 小时内发生，经 1 ~ 2 小时后逐渐缓解，直至下餐进食后再复出现上述节律。十二指肠溃疡的疼痛好在二餐之间发生，持续不减直至下餐进食或服制酸药物后缓解。一部分十二指肠溃疡患者，由于夜间的胃酸较高，尤其在睡前曾进餐者，可发生半夜疼痛。

2. 其他伴随症状　常有反酸、胃灼热、嗳气、上腹饱胀、恶心，甚至呕吐、食欲减退等消化不良症状，但这些症状常缺乏特异性，其原因可能与慢性胃炎有关。

3. 体征　溃疡发作期中上腹有局限性轻度压痛。少数患者因慢性失血或营养不良引起贫血、心率增快等征象。

（二）常见并发症

1. 出血　出血是本病最常见并发症，其发生率约占本病患者的 20% ~ 25%，也是上消化道出血的最常见原因。十二指肠溃疡比胃溃疡更易并发出血。临床表现主要为呕血与黑粪。溃疡一次出血 60ml 以上即可出现黑粪，呕血则与出血部位、出血量和出血速度有关。胃溃疡一次出血量较多（250 ~ 300ml）时可出现呕血，如出血速度慢或出血量少量，也可仅有黑粪，球部溃疡伴呕血者一般较少见，但出血量大或速度快致血流反流入胃，也可出现呕血。总之多数患者仅有黑粪，而无呕血，有呕血者一般均有黑粪。全身症状取决于出血量和出血速度，及患者的反应性。如一次出血 60 ~ 100ml 时则仅出现黑粪，而无全身症状。出血量 <500ml，由于循环代偿，或有轻度头昏、面色略苍白、脉搏多正常或稍速，血压多无变化。继续出血则可发生晕厥或休克，红细胞、血红蛋白、血球容积等在出血后数小时内常无变化，约 6 ~ 12 小时后血液稀释而下降。出血性休克控制后可有低热（38.5℃以下），持续 3 ~ 5 天或粪便转黄后降至正常。出血量多时，可出现轻度肠源性氮质血症，血尿素氮升高，但大多不超过 140mmol/L。

2. 穿孔　消化性溃疡病灶穿透胃或十二指肠浆膜层而致穿孔，发病率约占 5% ~ 15%。溃疡穿透浆膜层而达游离腹腔即可致急性穿孔；如溃疡穿透与邻近器官、组织粘连，则称为穿透性溃疡或溃疡慢性穿孔。后壁穿孔或穿孔较小而只引起局限性腹膜炎时，称亚急性穿孔。临床上表现为突发持续性上腹部剧痛，如刀割样，由于胃、十二指肠内容随着穿孔口外流刺激腹膜使疼痛迅速扩大至全腹，伴有恶心、呕吐。患者可呈现痛苦不安、面色苍白、出冷汗、脉搏加快、血压下降、腹式呼吸消失、不愿移动体位。个别腹部肌肉紧张而呈"板硬"，全腹压痛、反跳痛，但以上腹部为甚，部分患者则以右下腹部显著。穿孔后由于气体进入腹腔，检查时常有肝浊音界消失或缩小，肠鸣音消失，腹部 X 线透视可发现膈下有游离气体。治疗上一经确诊应争取紧急手术治疗，根据具体情况作单纯修补术或行胃大部份切除术。

3. 幽门梗阻　临床上约 2% ~ 4% 的消化性溃疡可发生幽门梗阻。大多由十二指肠溃疡引起，但也可发生于幽门前及幽门管溃疡。其发生原因通常是由于溃疡活动期，溃疡周围组织的炎性充血、水肿或反射性地引起幽门痉挛。此类幽门梗阻属暂时性，可随溃疡好转而消失；内科治疗有效，故称之功能性或内科性幽门梗阻。反之，由溃疡愈合，瘢痕形成和瘢痕组织收缩或与周围组织粘连而阻塞幽门通道所致者，则属持久性，非经外科手术而不能自动缓解，称之器质性和外科性幽门梗阻。

4. 癌变　约有 5% 的胃溃疡可发生癌变，十二指肠溃疡癌变极少。凡慢性胃溃疡患者出现下列情况应警惕癌变的可能性：①经积极内科治疗症状不见好转，或溃疡迁延不愈者；②无并发症而疼痛节律性消失，对原有治疗有效药物失效；③体重减轻；④粪便潜血试验持续阳性者；有上述情况者，应进一步 X 线钡气双重造影及胃镜复查及黏膜活检以排除早期癌变，严密随访观察。

二、实验室和其他检查

（一）大便潜血试验

活动期胃和十二指肠溃疡常有少量出血，粪隐血试验阳性，经积极治疗，多在 1～2 周内阴转。如胃溃疡患者大便潜血持续阳性应高度怀疑有癌变的可能。

（二）胃镜检查

胃镜检查对消化性溃疡有确诊价值，能准确的评价药物治疗的效果，并可直视下采标本做活组织检查以鉴别良恶性溃疡及幽门螺杆菌检测。

根据胃镜下溃疡面的特点，可将消化性溃疡分为三期。

1. 活动期（A 期）

A1 期：溃疡底部有白苔，但周围黏膜肿胀，无再生上皮形成，无黏膜皱襞集中。

A2 期：溃疡底部有白苔，但周围黏膜肿胀减轻，周围出现再生上皮形成的红晕，开始出现溃疡黏膜皱襞集中。

2. 愈合期（H 期）

H1 表现为溃疡白苔变薄，溃疡缩小，再生上皮增生形成的红晕向上隆起。

H2 表现为溃疡缩小，溃疡底白苔变薄，溃疡可缩小为线状或小点状。

3. 瘢痕期（S 期）

S1 期表现为溃疡面消失，瘢痕开始形成，瘢痕中心发红，成为红色瘢痕。

S2 期表现为再生上皮由红色逐渐变为白色，与周围黏膜颜色一致，成为白色瘢痕期。

（三）幽门螺杆菌

消化性溃疡绝大多数与幽门螺杆菌有关，特别是十二指肠溃疡，应列为常规检查。结果阳性者，应作杀菌治疗。

（四）X 线钡餐检查

X 线钡餐检查是消化性溃疡的一种常见检查方法，气钡双重造影能更好地显示黏膜像。阳性率为 80%～90%。消化性溃疡 X 线征象包括有直接征象和间接征象。

1. 直接征象　钡剂充填溃疡的凹陷部分所造成的龛影是诊断消化性溃疡的直接征象。从正面观，龛影呈圆形或椭圆形，边缘光整，溃疡周围有一圈因黏膜水肿所造成的透亮带环绕。因溃疡纤维瘢痕组织的收缩，周围黏膜皱襞呈放射状向龛影集中。切面观，龛影突出于胃腔轮廓之外，呈半圆形、乳头状或长方形，浅小溃疡或愈合期溃疡可呈漏斗形，溃疡周边一般光整而平滑。胃溃疡的龛影多见于胃小弯，十二指肠溃疡的龛影常见于球部。

2. 间接征象　溃疡的间接征象包括痉挛性切迹、十二指肠球部局部激惹、球部畸形等。胃小弯溃疡可因环形肌收缩而在溃疡对侧产生胃大弯的痉挛性切迹。胃幽门或胃窦溃疡可伴有胃窦痉挛性收缩，若有纤维瘢痕增生则可导致幽门梗阻。十二指肠溃疡由于周围组织的炎症和局部痉挛，局部组织有激惹现象。溃疡愈合时，瘢痕收缩使局部发生变形，十二指肠球部可呈三叶草形、花瓣样变形等恒定的球部畸形是十二指肠溃疡的一个重要特征。

（五）胃液分析

胃液分析多用五肽促胃液素刺激法。胃溃疡患者胃酸分泌正常或稍低于正常；十二指肠溃疡患者则常有胃酸分泌过高，以基础酸排出量和最大酸排出量为明显，其余则在正常偏高范围。

三、诊 断 要 点

参照郑芝田主编的《消化性溃疡病》、2002 年版《中药新药临床研究指导原则》、中华医学会消化病学分会 2003 年在安徽桐城制定的"幽门螺杆菌共识意见"拟定。

消化性溃疡的诊断标准：①症状与体征：长期反复发生的周期性、节律性慢性上腹部疼痛，应用碱性药物可缓解；上腹部有局限性深压痛。②辅助检查：X 线钡餐造影见溃疡龛影；胃镜下见到活动期溃疡。

Hp 阳性的诊断标准：①组织学检查：用 Warthin ~ Starry 银染色，可在显微镜下直接看到细菌。②^{13}C-尿素呼气试验阳性。两者均为阳性时可诊断为阳性。

四、鉴 别 诊 断

（一）功能性消化不良

功能性消化不良中的溃疡样症状酷似消化性溃疡，其鉴别有赖于内镜或 X 线检查。

（二）慢性胆囊炎和胆石症

对不典型的患者，鉴别需借助 B 型超声检查或内镜下逆行胆道造影检查。

（三）胃癌

消化性溃疡与胃癌很难从症状上作出鉴别，必须依赖钡餐检查和内镜检查，特别是后者可在直视下取组织做病理检查。Ⅲ型（凹陷型）早期胃癌的内镜和 X 线表现易与胃良性溃疡相混淆，活检可帮助澄清。胃癌如属晚期，则钡餐和内镜检查一般容易与良性溃疡鉴别。恶性溃疡 X 线钡餐检查示龛影位于胃腔之内，边缘不整，龛影周围胃壁强直，呈结节状，向溃疡聚集的皱襞有融合、中断现象；内镜下恶性溃疡形状不规则，底凹凸不平，苔污秽，边缘呈结节状隆起。

（四）胃泌素瘤

亦称 Zollinger-Ellison 综合征，是胰腺非 β 细胞瘤能分泌大量胃泌素者所致。肿瘤往往很小（＜1cm），生长慢，半数为恶性。胃泌素瘤分泌的大量胃泌素可刺激壁细胞增生和大量胃酸分泌，使上消化道经常浸浴于高酸环境，除了在典型部位（胃、十二指肠球部）发生溃疡外，在不典型部位（十二指肠降段、横段、甚或空肠近端及胃大部切除后的吻合口）也可发生溃疡。这种溃疡易并发出血、穿孔，具有难治性的特点。部分患者可伴有腹泻，这是由于进入小肠的大量胃酸损伤黏膜上皮细胞、影响胰酶活性等原因所致。对难治、多发、不典型部位、胃大部切除后迅速复发或伴有腹泻的消化性溃疡，应警惕胃泌素瘤的可能性。

五、治　　疗

治疗的目的是消除病因、缓解症状、愈合溃疡、防止复发和防治并发症。针对病因的治疗如根除幽门螺杆菌，有可能彻底治愈溃疡病，是近年消化性溃疡治疗的一大进展。

（一）一般治疗

生活要有规律，避免过度劳累和精神紧张。注意饮食规律，戒烟、酒。服用 NSAID 者尽可能停用，即使未用亦要告诫患者今后慎用。

（二）药物治疗

治疗消化性溃疡的药物可分为抑制胃酸分泌的药物和保护胃黏膜的药物两大类，主要起缓解症状和促进溃疡愈合的作用，常与根除幽门螺杆菌治疗配合使用。现就这些药物的作用机制及临床应用分别简述如下：

1. 抑制胃酸药物 溃疡的愈合与抑酸治疗的强度和时间成正比。H_2 受体拮抗剂可抑制基础及刺激的胃酸分泌，以前一作用为主，而后一作用不如质子泵抑制剂充分。质子泵抑制剂抑酸作用比 H_2 受体拮抗剂更强且作用持久。

2. 保护胃黏膜药物 枸橼酸铋钾（胶体次枸橼酸铋）因兼有较强抑制幽门螺杆菌作用，可作为根除幽门螺杆菌联合治疗方案的组分，但要注意此药不能长期服用，因会过量蓄积而引起神经毒性。米索前列醇具有抑制胃酸分泌、增加胃十二指肠黏膜的黏液及碳酸氢盐分泌和增加黏膜血流等作用，主要用于 NSAID 溃疡的预防。

3. 根除幽门螺杆菌治疗 对幽门螺杆菌感染引起的消化性溃疡，根除幽门螺杆菌不但可促进溃疡愈合，而且可预防溃疡复发，从而彻底治愈溃疡。因此，凡有幽门螺杆菌感染的消化性溃疡，无论初发或复发、活动或静止、有无并发症，均应予以根除幽门螺杆菌治疗。

（1）根除幽门螺杆菌的治疗方案：已证明在体内具有杀灭幽门螺杆菌作用的抗生素有克拉霉素、阿莫西林、甲硝唑（或替硝唑）、四环素、呋喃唑酮、某些喹喏酮类如左氧氟沙星等。PPI 及胶体铋体内能抑制幽门螺杆菌，与上述抗生素有协同杀菌作用。目前尚无单一药物可有效根除幽门螺杆菌，因此必须联合用药，如三联疗法、四联疗法。

（2）根除幽门螺杆菌治疗结束后的抗溃疡治疗：在根除幽门螺杆菌疗程结束后，继续给予一个常规疗程的抗溃疡治疗。在有并发症或溃疡面积大的患者尤为必要，但对无并发症且根除治疗结束时症状已得到完全缓解者，也可考虑停药以节省药物费用。

（3）根除幽门螺杆菌治疗后复查：治疗后应常规复查幽门螺杆菌是否已被根除，复查应在根除幽门螺杆菌治疗结束至少 4 周后进行，且在检查前停用质子泵抑制剂或铋剂 2 周，否则会出现假阴性。

4. 溃疡复发的预防 有效根除幽门螺杆菌及彻底停服 NSAID，可消除消化性溃疡的两大常见病因，因而能大大减少溃疡复发。对溃疡复发同时伴有幽门螺杆菌感染复发（再感染或复燃）者，可予根除幽门螺杆菌再治疗。下列情况则需用长程维持治疗来预防溃疡复发：①不能停用 NSAID 的溃疡患者，无论幽门螺杆菌阳性还是阴性（如前述）；②幽门螺杆菌相关溃疡，幽门螺杆菌感染未能被根除；③幽门螺杆菌阴性的溃疡（非幽门螺杆菌、非 NSAID 溃疡）；④幽门螺杆菌相关溃疡，幽门螺杆菌虽已被根除，但曾有严重并发症的高龄或有严重伴随病患者。长程维持治疗一般以 H2RA 或 PPI 常规剂量的半量维持，而 NSAID 溃疡复发的预防多用 PPI 或米索前列醇，已如前述。

（三）手术治疗

由于内科治疗的进展，目前外科手术主要限于少数有并发症者，包括：①大量出血经内科治疗无效；②急性穿孔；③瘢痕性幽门梗阻；④胃溃疡癌变；⑤严格内科治疗无效的顽固性溃疡。

第四节　中医辨证论治

一、辨证要点

（一）辨虚实

虚证胃痛多见于久病体虚者，其胃痛隐隐，痛势徐缓而无定处，或摸之莫得其所，时作时止，痛而不胀或胀而时减，饥饿或过劳时易诱发疼痛或致疼痛加重，揉按或得食则疼痛减轻，伴有食少乏力，脉虚等症；实证胃痛多见于新病体壮者，其胃痛兼胀，表现胀痛、刺痛，痛势急剧而拒按，痛有定处，食后痛甚，伴有大便秘结，脉实等症。

（二）辨气血

初痛在气，久痛在血。胃痛且胀，以胀为主，痛无定处，时痛时止，常由情志不舒引起，伴胸脘痞满，喜叹息，得嗳气或矢气则痛减者，多属气分；胃痛久延不愈，其痛如刺如锥，持续不解，痛有定处，痛而拒按，伴食后痛增，舌质紫黯，舌下脉络紫黯迂曲者，多属血分。

二、治疗原则

治疗胃脘痛，首应辨其疼痛的虚、实、寒、热性质及病在气在血，然后审证求因，给予恰当的治疗。胃痛的治法，古虽有"通则不痛"的原则，但决不限于"通"之一法，临证之时，应运用四诊八纲，详加审察，根据病者的不同情况，确立恰当的治疗方法。

（一）胃气壅滞型

主要症状：胃脘胀痛，嗳气频繁，胸闷胁胀，大便不通，舌淡红苔薄白，脉弦。

治则：理气和胃

方药：香附20g，木香6g，枳实15g，八月札12g，白芍20g，地榆20g。

加减运用：若疼痛明显者加元胡、川楝子；大便干燥者加火麻仁、柏子仁；苔厚腻者加厚朴、薏苡仁；反酸者加生牡蛎、胡黄连；胸脘胀闷者加青皮、陈皮；嗳气频繁者加石菖蒲、郁金。

（二）湿浊中阻型

主要症状：胃脘隐痛或撑胀，胸闷，口中黏腻无味，恶心，纳呆食少，大便溏或大便不爽，肢体困重，舌黯红苔腻，脉濡或滑。

治则：祛湿化浊

方药：石菖蒲20g，郁金12g，薏苡仁10g，豆蔻12g，茵陈15g，佩兰12g。

加减运用：若湿邪有化热之势者加用蒲公英、黄连清热化湿解毒；反酸明显者加生牡蛎、胡黄连；有黑便者加三七粉、白及、仙鹤草、地榆炭；舌苔厚腻者加砂仁、藿香、芦根芳香化浊和胃。

（三）浊毒内蕴型

主要症状：胃脘灼痛，口干口苦，渴不欲饮，或牙龈肿痛，口舌生疮，或心烦不寐，大便干燥，小便黄，舌黯红，苔黄厚或腻，脉弦滑或数。

治则：化浊解毒

方药：生石膏15g，黄芩9g，栀子6g，黄连6g，蒲公英30g，砂仁12g。

加减运用：若大便干燥者加火麻仁、柏子仁、虎杖、大黄；反酸嘈杂者加生牡蛎、石菖蒲、郁金；阴伤者加沙参、麦冬、石斛；舌红光剥者加玄参、生地；伴失眠者加酸枣仁、合欢皮。

（四）胃络瘀阻型

主要症状：胃脘痛如针刺或如刀割，痛处不移，拒按，可痛彻胸背，肢冷汗出，可有呕血或黑便史，舌质黯红或紫黯，或见瘀斑，脉涩或沉弦。

治则：活血通络

方药：当归12g，川芎9g，丹参20g，赤芍20g，姜黄12g，枳壳15g。

加减运用：若兼气虚者加白术、党参；泛酸者加胡黄连、生牡蛎；热盛者加生石膏、败酱草；兼有黑便者加三七粉、白及化瘀止血；兼血虚者加山萸肉、黄精补血而不留瘀。

（五）胃阴亏虚型

主要症状：胃脘隐痛不适，似饥而不欲食，口燥咽干，五心烦热，消瘦乏力，大便干结，舌红少津，苔少或花剥，脉细。

治则：养阴益胃

方药：百合20g，乌药12g，沙参15g，麦冬20g，女贞子20g，石斛12g。

加减运用：若兼气滞者加香橼、八月札理气和胃；大便秘结不通加柏子仁、生地、当归；反酸胃灼热者加石菖蒲、郁金、生牡蛎、胡黄连。

（六）脾胃虚弱型

主要症状：胃脘隐痛，绵绵不断，空腹及劳累后尤甚，得食痛减，口泛清水，纳差，神疲乏力，大便溏，舌淡，苔白，脉细弱。

治则：健脾益胃

方药：党参20g，黄芪24g，茯苓20g，白术12g，陈皮9g，半夏12g。

加减运用：若胃脘隐痛，四肢不温，为脾胃虚寒，加桂枝、高良姜温中祛寒；反酸明显加吴茱萸、生牡蛎以制酸。

三、其 他 治 疗

（一）中成药

1. 十味百合颗粒（河北省中医院制剂） 口服，每次1袋，每日3次，适用于浊毒内蕴，胃失和降，脾失健运所致的胃痛，胀满，胃灼热等症；消化性溃疡见上述症状者。

2. 气滞胃痛冲剂 口服，1次1袋，1日2~3次，开水冲服。适用于气滞型消化性溃疡，症见胃脘胀痛、胁腹胀满者。

3. 健胃愈疡片 口服，每次4~6片，每日4次。适用于气滞型、湿浊中阻型或气虚型胃溃疡，症见胃脘胀痛连胁、心烦易怒或伴纳少乏力者。

4. 元胡胃舒胶囊 口服，一次2~4粒，一日3次。用于胃溃疡、胃炎、十二指肠溃疡属肝胃不和证，症见胃痛，痞满，纳差，反酸，恶心，呕吐等。

5. 胃康胶囊 口服，一次2~4粒，一日3次。用于胃脘痛的气滞证和血瘀证，胃、十二指肠溃疡、慢性胃炎、上消化道出血。

6. 益胃膏 口服，每次15g，早晚各1次。适用于浊毒内蕴型消化性溃疡，症见胃脘胀痛、烧灼感明显者。

7. 云南白药 每次0.25~0.5g，1日4次。适用于治疗胃、十二指肠溃疡合并出血的患者。

（二）针灸

1. 辨病治疗

【取穴】中脘、足三里、内关，以选用足阳明胃经。任脉经穴为主。

【加减】若反酸较甚者，加太冲；若胃脘胀痛而不适者，加期门、阳陵泉；若脘腹冷痛者，加气海、关元；大便色黑或潜血阳性者，加隐白。

【治法】和胃止痛。毫针刺，一般用平补平泻法，脘腹胀痛者可用泻法，脘腹冷痛者可用补法，并兼加艾灸。每日或隔日 1 次，留针 20~30 分钟，10 次为一个疗程。

2. 辨证治疗

（1）胃气壅滞

【主症】胃脘胀痛，胁肋不适，嗳气频繁，苔薄白，脉弦。

【取穴】中脘、期门、内关、足三里、阳陵泉。

【治法】理气和胃止痛。毫针刺，用泻法，或平补平泻法。

（2）浊毒内蕴

【主症】胃脘疼痛有热感，嘈杂口干而苦，口渴不欲饮，苔黄腻，脉滑数。

【取穴】中脘、足三里、天枢、阳陵泉、曲池。

【治法】化浊解毒和胃。毫针刺，用泻法，或平补平泻法。

（3）胃络瘀阻

【主症】胃脘刺痛。痛处固定，音质紫黯有瘀斑，脉涩。

【取穴】中脘、期门、内关、足三里、血海、行间。

【治法】理气活血止痛。毫针刺，用泻法。

（4）胃阴亏虚

【主症】胃脘隐痛，口渴咽干，手足心热，舌红苔少，脉弦细。

【取穴】中脘、曲池、内关、足三里、三阴交。

【治法】养阴生津和胃。毫针刺，用补法，或平补平泻法。

（5）脾胃虚弱

【主症】胃脘隐痛，喜温喜按，纳少乏力，舌质淡，脉软弱。

【取穴】中脘、脾俞、胃俞、关元、内关、足三里、公孙。

【治法】温中健脾和胃。毫针刺，用补法，可加艾灸。

（三）艾灸法

用艾条一端点燃后，置于足三里（外膝眼下 3 寸，胫骨粗隆约一横指）、中脘（脐上 4 寸）、神阙（脐中）等穴，距离穴位皮肤约 1 寸左右，反复放置施灸，一般每穴灸 3~5 分钟，各穴可交替施灸，每天 1 次，1 周为一个疗程，连用数周。

（四）穴位敷贴

敷脐疗法：取麝香暖脐膏（当归、白芷、乌药、小茴、大茴、香附各 4g，木香 2g，丁香、肉桂、沉香各 1g，人工麝香 0.5g），烘热后敷于神阙穴，每日 2 次，痛止即停用。

（五）耳穴疗法

【材料】皮内针或王不留行籽

【耳针取穴】主穴：脾、胃、交感、神门；配穴：胰胆、肝。

【功能】化浊解毒平溃。

【主治】浊毒犯胃所致的胀满、疼痛、嗳气等。

【方法】耳穴局部先用碘酒擦拭，再用酒精脱碘，再将皮内针或王不留行籽对准已选好的耳穴贴敷，然后稍加压力按压 1~2 分钟，一般为单耳取穴，两耳轮换，每日自行按压耳穴 3~4 次，留针 3~5 天，5 次为一个疗程，疗程间隔 3~5 天，可继续进行第二个疗程。

【注意事项】埋针处不宜淋湿、浸水；夏季炎热多汗，贴敷时间不宜过长。

【禁忌】孕妇；对胶布本药过敏者；耳郭有冻伤或炎症者。

（六）**推拿**

1. 按揉中脘穴，按摩上腹部各 5 分钟，再按摩双侧足三里、内关各 2 分钟。揉按腹部，两手交叉，以肚脐为中心揉按腹部划太极图，顺时针 36 圈，逆时针 36 圈。本法可止痛消胀，增进食欲。

2. 小腿肚内侧 1/3 处的肌肉部分（腓肠肌内侧缘）。方法：用手捏住上述部分肌肉，拇指与四指相对，稍用力按捏，以自觉有较强的酸痛为度。自上而下按捏，再自下而上按捏。一般以各 15~30 次为宜。根据疼痛情况，酌情加减。每日可进行 1~3 次。

（七）**拔罐**

【取穴】①大椎、肝俞、脾俞；②身柱、胃俞、中脘。

【施术】两组穴位交替使用，每次用 1 组，采用刺络拔罐法，每日或隔日 1 次。

（八）**刮痧**

1. 胃气壅滞型：采用泻法，先刮膻中、中脘穴，然后刮期门、内关穴，最后刮足三里、太冲穴。

2. 浊毒内蕴型：采用泻法，先刮上脘穴，然后刮合谷穴，再刮三阴交、梁丘穴，最后刮内庭和行间穴。

3. 胃络瘀阻型：采用泻法，先刮膈俞、中脘、期门穴，再刮内关穴，然后刮三阴交、公孙穴，最后刮足三里穴。

（九）**足浴疗法**

1. 化浊通络方

【组方】佩兰，土茯苓，鸡血藤，当归，川芎。

【功能】化浊祛湿，活血通络。

【主治】浊毒阻络所致的胃痛、腹痛、痞满、呕吐、嗳气、呃逆等。

【用法】水煎取汁 300ml，用时加适量热水泡足，每晚 1 次，每次泡 30 分钟，10 天为一个疗程。

【注意事项】餐后 30 分钟内不宜泡脚；不宜使用金属及塑料盆，以保温性能较好的木盆、陶盆为佳；水温以 40~45℃为宜；水位达踝关节以上 10~20cm。

【禁忌】对本药过敏、孕妇、严重心脑血管疾病、精神病患者及足部皮肤有破损者。

2. 解毒活血方

【组方】公英，黄芩，黄柏，当归，红花。

【功能】清热解毒，活血化瘀。

【主治】热毒血瘀所致的胃痛、腹痛、痞满、胃灼热、反酸等。

【用法】水煎取汁 300ml，用时加适量热水泡足，每晚 1 次，每次 30 分钟，10 天为一个疗程。

【注意事项】餐后30分钟内不宜泡脚；不宜使用金属及塑料盆，以保温性能较好的木盆、陶盆为佳；水温以40~45℃为宜；水位达踝关节以上10~20cm。

【禁忌】对本药过敏、孕妇、严重心脑血管疾病、精神病患者及足部皮肤有破损者。

第五节　预后与调护

一、预　　后

消化性溃疡是一种具有反复发作倾向的慢性病，病程长者可达一、二十年或更长；但经多次发作后不再发作者也不在少数。许多患者尽管一再发作，然后始终无并发症发生；也有不少患者症状较轻而不被注意，或不经药物治疗而愈。由此可见，在多数患者，本病是预后良好的病理过程。但高龄患者一旦并发大量出血，病情常较凶险，不经恰当处理，病死率可高达30%。球后溃疡较多发生大量出血和穿孔。消化性溃疡并发幽门梗阻、大量出血者，以后再发生幽门梗阻和大量出血的机会增加。少数胃溃疡患者可发生癌变，其预后显然变差。本病往往有反复发作、迁延缠绵、病程较长之特点，治疗要有耐心，持之以恒。即使治愈后，每年也要定期复查，以减少该病复发。

二、调　　护

（一）精神调养

患者应心情舒畅，清静养神，消除紧张、焦虑等不良心理状态，保持心理平衡。精神紧张可增加胃酸的分泌，影响胃肠道黏膜的血液营养供应，易致消化道溃疡出血。使患者胸怀舒畅而有助于舒肝脾之郁结，保持良好的精神状态，从而转移注意力，可以有效地避免因溃疡所致疼痛的加重，可以辅助本病的治疗。

（二）生活起居

患者居住环境要安静、舒适，空气要流通、冷暖相宜，保证充足的睡眠。秋冬与冬春之交为消化性溃疡的高发时期，要顺应气候，适寒温，慎起居。

（三）饮食调护

饮食宜营养丰富、均衡，含渣滓少、易于咀嚼、容易消化；要按时定量，有规律，少食多餐，细嚼慢咽；在溃疡出血期，饮食以流质、易消化的饮食为主。在溃疡恢复期，不必过分限制饮食，以清淡为主；忌暴饮饱食；禁食辛辣油腻之品；不抽烟、不喝酒；不宜多吃促进胃酸分泌的浓缩肉汁、香料、浓茶、咖啡、酒（除有治疗作用者外）及过甜、过酸、过辣、过硬的或含纤维素（纤维素食品）过多的不易消化及易产气的食物，如芹菜、韭菜、泡菜、老菜帮等；为避免便秘（便秘食品），宜常吃香蕉、蜂蜜（蜂蜜食品）等润肠食物。若并发大量出血、幽门梗阻、急性穿孔，应停止一切饮食，及时送医院抢救或手术治疗。

（四）坚持锻炼

体育锻炼，增强体质促进胃肠蠕动。如太极拳、散步、慢跑等。

（五）积极治疗如鼻、咽、口腔等慢性炎症一定要及时治愈，以免使细菌及毒素侵入胃中引发胃黏膜炎症。

（六）防止滥用药物

如退热止痛药、红霉素、四环素、利血平、消炎痛、激素类（强的松、可的松等）等。

（七）根除幽门螺杆菌感染

凡有幽门螺杆菌感染的溃疡，均需抗菌药物联合治疗，才可能根治。许多中药如槟榔等有抑杀幽门螺杆菌作用。

（张　纨）

第（三）章

溃疡性结肠炎

第一节 概　　述

一、西医学对本病的认识

溃疡性结肠炎（Ulcerative Colitis，UC）是一种原因不明的直肠与结肠慢性炎症性疾病，以黏膜溃疡糜烂为主，多累及远端结肠，亦可累及全结肠，主要症状有血性黏液便、腹痛、里急后重、腹泻。可伴有消化道症状食欲减退、上腹部饱胀不适、恶心、呕吐等。同时，一些溃疡性结肠炎可能表现出一些胃肠外表现，如关节炎、结节性红斑、多形性红斑、口腔黏膜顽固性溃疡、虹膜炎、虹膜睫状体炎和角膜溃疡等。

溃疡性结肠炎的病因并不是十分明确。西医主要认为有以下几个因素：感染因素、精神因素、自身免疫因素、遗传因素，尚有一些其他关于溃疡性结肠炎的学说，但还处于研究探讨阶段，在临床上尚无指导意义。

在治疗方面，西医最常用的治疗溃疡性结肠炎的药物以磺胺类抗菌药为首选。其次是调整肠道菌群的药物地衣芽孢杆菌活菌、双歧杆菌活菌、双歧三联活菌等。急性发作期及暴发期的患者，考虑以糖皮质激素来控制病情，当抗菌药和激素治疗效果欠佳，可试用免疫抑制剂，如硫唑嘌呤。另外，病变在左半结肠者，采用中药或西药灌肠，对症状有明显的缓解。一些严重发作、病变范围广泛和出现严重并发症的患者尚需外科手术治疗。

二、中医学对本病的认识

中医无溃疡性结肠炎名称，据其临床表现应归属于中医学中医内科"泄泻""痢疾""便血""肠风"或"脏毒"等范畴。溃疡性结肠炎的典型患者主要表现为腹痛、腹泻、黏液脓血便、里急后重等症状，符合中医"痢疾"的诊断。患者一般表现有缓解期、发作期等不同，病程长，复发率高，属"痢疾"中"休息痢"（慢性复发型）或"久痢"（慢性持续型）范畴。症状不典型者，仅表现为腹泻，大便次数多，粪质清稀，属中医"泄泻"范畴。

《内经》称本病为"肠澼"，对本病的病因、症状、预后等方面都有所论述，如《素问·太阴阳明论》说："食饮不节，起居不时者，阴受之，……阴受之则入五脏，……脏则䐜满闭塞，下为飧泄，久为肠澼。"指出本病病因与饮食不节有关。《素问·至真要大论》说："火淫所胜，……民病泄注赤白，……腹痛溺赤，甚为血便。"指出本病的病因与气候有关，症状为腹痛，便下赤白。汉《金匮要略·呕吐哕下利病脉证并治》将本病与泄泻合称"下利",制定了寒热不同的白头翁汤和桃花汤治疗本病,开创了痢疾的辨证论治,两方一直为后世医家所喜用。隋《诸病源候论》有"赤白痢""血痢""脓血痢""热痢"等20余种痢候记载,对本病的临床表现和病因、病机已有较深刻的认识。唐《备急千金要方》称本病为"滞下",宋《严氏济生方》正式启用"痢疾"之病名:"今之所谓痢疾者,古所谓滞下是也",一直沿用至今。清代出现了痢疾专著,如《痢疾论》《痢证论》等,对痢疾理论和临床进行了系统总结,学术上也有所创新。

本病主要病变在于脾胃与大小肠,而与肝肾关系密切。而脾虚、湿盛是导致本病发生的重要因素。外因与湿邪关系最大,内因则与脾虚关系尤为重要。

第二节　病 因 病 机

一、西医学病因病理

(一) 病因

溃疡性结肠炎确切病因还不明确。目前关于本病的病因学有以下几个学说。

1. 感染学说　已经证明某些细菌和病毒在溃疡性结肠炎的发病过程中起重要作用。因本病的病理变化和临床表现与细菌痢疾非常相似,某些病例粪便中培养出细菌,部分病例应用抗生素治疗有效,似乎提示细菌性感染与本病有关。1973年Fakmer从6例溃疡性结肠炎中培养出巨细胞病毒(cytomegalovirus,CMV),1977年Cooper也从中毒性结肠扩张患者体内分离出巨细胞病毒。近年来的有些研究发现结核分枝杆菌(mycobacterium- paratuberculosis)、副黏液病毒(麻疹病毒 paramyxovirus)、单核细胞增多性利斯特菌(Listeriamoncytogenes)等也可能与溃疡性结肠炎及克罗恩病的发病有关。因此提出某些细菌或病毒可能在溃疡性结肠炎的发病过程中起重要作用。但究竟哪种病原体感染引起本病,感染性病原体是本病的原因还是结果还需要进一步的研究才能确定。

2. 免疫学因素　持此观点的人认为自身免疫介导的组织损伤是溃疡性结肠炎发病的重要因素之一。有作者发现某些侵犯肠壁的病原体(如大肠埃希菌等)与人体大肠上皮细胞存在着交叉抗原,当机体感染这些病原体以后,循环中的自身抗体不仅与肠壁内的病原体作用也同时杀伤了自身的上皮细胞。近年来从溃疡性结肠炎患者结肠上皮内发现了一种40KD的抗原,可在激活机体产生抗结肠上皮抗体的同时也激活结肠上皮表面的补体及抗原抗体复合物。溃疡性结肠炎患者的免疫淋巴细胞和巨噬细胞被激活后,可释放出多种细胞因子和血管活性物质,促进并加重组织的炎症反应。有报告CD95(TNF类)所介导的结肠上皮细胞凋亡在溃疡性结肠炎的发病机制中的作用。发现在溃疡性结肠炎患者结肠炎症区域及其相邻的非炎症区域均发生了CD95- CD95L所介导的细胞凋亡,推论其可能是溃疡性结肠炎蔓延的原因之一。

此外,近年来也有报告指出,机体循环中的抗体和T淋巴细胞与溃疡性结肠炎患者肠上皮细胞内的热休克蛋白(heatshockprotein,HSP)相作用,产生了肠上皮的损伤。在溃疡性结肠炎患者有关T、B淋巴细胞计数测定结果、血白细胞、巨噬细胞及淋巴细胞转化率测定结果均提示本病与细胞免疫学方面的改变有关。

3. 遗传因素　一些资料表明,溃疡性结肠炎与遗传因素密切相关。种族差异表现在白种人的发病率明显高于黑种人,亚洲人的发病率最低。其中白种人的犹太人发病率比非犹太人高 2 ~ 4 倍，而在有色人种大约少 50% 。单卵双生双胞胎发病率比双卵双生者高。同时有作者报告在溃疡性结肠炎患者的组织相关抗原 HLA- DR2 较正常人增多。日本学者近来报告在溃疡性结肠炎患者体内发现了与之有关的特异基因表现型 P- ANCA 明显高于正常人群。

4. 精神因素　精神因素在溃疡性结肠炎发病中的作用可能与精神障碍引起自主神经功能失调，导致肠壁炎症及溃疡形成有关。但有作者将溃疡性结肠炎患者与正常人群进行对照研究发现在疾病发作时并没有明显的精神诱因。相反，因溃疡性结肠炎而行结肠切除术后，患者原有的精神上的病态如抑郁症、焦虑、紧张多疑等症状有显著改善。似乎说明精神因素不是引起本病的原因，更像是本病引起的后果。

（二）病理

病变开始时为黏膜基底 Lieberkülin 隐窝有圆细胞和中性多核细胞浸润，形成隐窝脓肿，光镜下可见覆盖的上皮细胞染色过浅和空泡形成。电镜中可见线粒体肿胀，细胞间隙增宽以及内浆网质增宽。随着病变进展，隐窝脓肿联合和覆盖上皮脱落，形成溃疡。溃疡邻近则有相对正常的黏膜，但有水肿，成为白肉样外貌，在相邻的溃疡间变得很孤立。溃疡区被胶原和肉芽组织放纵地生长所占领，并深入溃疡，但罕有穿透肌层者。在暴发型溃疡性结肠炎和中毒性巨结肠时，这些病变可穿透整个肠壁，导致穿孔。所幸，这种类型的病变不多见，分别占 15% 和 3% 。病理变化为临床表现提供了清楚的解释。几乎每天有 20 次以上的血便。因为肠壁光剥、明显变形的黏膜已不能吸收水和钠，每一次肠蠕动都将从暴露的肉芽组织面上挤出大量血液。早期 X 线表现为结肠袋消失是黏膜肌层麻痹之故，钡灌肠中结肠短缩和僵直呈烟囱管状则是反复损伤后瘢痕形成的结果。

1. 病变部位溃疡性结肠炎可发生在结直肠的任何部位，以直肠和乙状结肠多见，也可累及升结肠和结肠的其他部位，或累及整个结肠。少数全结肠受累并可侵及末端回肠，受累的肠管多限于距回盲瓣 10cm 以内的末端回肠。大多溃疡性结肠炎都累及直肠，但如病变局限在直肠则可称为溃疡性直肠炎。现在还不知道为什么有些病例的病变仅局限在直肠，而另一些则整个结肠受累。多数炎症向近端扩展，侵犯左侧结肠，约有 1/3 患者整个结肠受累，称为全结肠炎。在 10% 的全结肠炎患者中末端数厘米回肠也有溃疡，称为反液压性回肠炎。溃疡性结肠炎时病变区域都是相邻的，罕有呈节段性或跳跃式分布。决定疾病严重性和病期的因素还不清楚，可能这些因素与免疫紊乱的范围有关。有证据表明前列腺素可能在疾病的急性发作期具有重要地位，遗憾的是还没有关于对前列腺素合成酶抑制剂如消炎痛有良好效应的报道。

2. 病理形态

（1）大体形态：溃疡性结肠炎是以黏膜为主的炎症，其并发症较克罗恩病少，所以溃疡性结肠炎因并发症手术切除的标本没有克罗恩病多。浆膜层一般完整，外观光滑、光泽，血管充血，肠管缩短，以远端结肠和直肠最明显，一般看不到纤维组织增生；肠管黏膜表面有颗粒感、质脆，广泛充血和出血，有多个浅表性溃疡，沿结肠带呈线状分布或呈斑块状分布。严重者可见黏膜大片剥脱，甚至暴露出肌层，黏膜病变呈连续性，从直肠或乙状结肠开始，常常远段重，近段轻；左半结肠重，右半结肠轻。黏膜表面还可见到许多大小不等、形态各异的炎性息肉，以结肠多见，直肠则较少见。有时可见到炎性息肉相互粘连而形成的黏膜桥。

（2）组织形态：黏膜和黏膜下层高度充血、水肿，炎性细胞弥漫性浸润，主要为中性粒细胞、淋巴细胞、浆细胞和巨噬细胞。初起炎症限于黏膜，在上皮和腺体受损后炎症可发展到黏膜下层，一般不累及肌层和浆膜层。中性粒细胞浸润肠上皮，可导致隐窝炎和隐窝脓肿，上皮细胞增殖，杯状细胞减少或消失。小溃疡多位于黏膜层，呈弥漫性分布，底部可达黏膜下层，极少累及全层；溃疡底仅见薄层肉芽组织。

肉眼观察经过修复达到完全缓解的病例，其结肠黏膜难与正常黏膜区别，但病理学检查仍有异常改变，表现为腺管不规则，且有分支；杯状细胞增多，细胞增大，潘氏细胞化生。因而，溃疡性结肠炎最主要的病理变化为：①弥漫性连续性黏膜炎症；②黏膜溃疡；③隐窝脓肿；④假性息肉；⑤特殊细胞变化，潘氏细胞增生、杯状细胞减少。

二、中医学病因病机

溃疡性结肠炎（UC）西医学对溃疡性结肠炎的病因和确切发病机制目前尚不十分清楚，在病因方面一般认为与感染、遗传、免疫、饮食、环境以及精神心理因素均有密切关系。

溃疡性结肠炎属中医"泄泻""痢疾"的范畴，本病源于脾虚，以浊瘀毒为标。《景岳全书》早就记载"泄泻之本，无不由脾"，脾虚则不足以运化水湿，脾胃升降功能失调，顽痰宿湿阻滞肠间，大肠传导功能失常，缠绵难愈，痰湿久羁大肠而不去，水湿内蕴化为浊，郁热内生，浊热弥散入血而为毒。浊毒滞积于肠腑，与气血胶结，脂络受伤，则为肿胀、糜烂，遂成本病。气滞络阻，肠络瘀滞，气不布津，血不养经，浊与毒相干为害，加之与气血相胶结，也是溃疡性结肠炎经久不愈的关键。本病病位在肠，与脾密切相关。此外虚实夹杂也是 UC 的发病关键，浊毒源于脾虚，中期以标实为主，但迁延日久，又常虚实并见，多由浊毒久蕴，耗伤阴液，阴损及阳，损伤脾阳正虚邪恋所致，这也是疾病后期常需攻补皆施，寓攻于补的治法依据。溃疡性结肠炎的活动期浊毒为其发病关键，在溃疡性结肠炎的缓解期乃浊毒与正气相持阶段或因毒成虚、浊毒留恋不去的阶段。

第三节 西医临床诊断与治疗

一、临床表现

本病起病缓慢，多呈慢性、迁延性，反复发作性，少数突发起病，呈持续进展或暴发性过程。

1. **主要症状** 消化系统表现以腹痛和腹泻最为常见，腹痛多局限左下腹或下腹部，轻症者亦可无腹痛，随病情发展腹痛加剧，排便后可缓解。腹泻以黏液脓血便最常见，便血主要由于结肠黏膜局部缺血及溶解纤维蛋白的活力增加所致。一般为小量便血，重者可呈大量便血或血水样便，每日数次至 10 次不等，常伴里急后重。里急后重系由于炎症刺激直肠所致，并常有骶部不适。消化不良时尚有厌食、饱胀、嗳气、上腹不适、恶心、呕吐等。急性暴发型重症患者，出现发热、水电解质失衡、维生素、蛋白质丢失、贫血、体重下降等。常有肠外表现：关节炎，结节性红斑，慢性活动性肝炎，口腔溃疡等。

2. **体征** 左下腹或全腹压痛，可扪及降结肠特别是乙状结肠呈硬管状，并有压痛，有时腹肌紧张，肛诊可发现肛门括约肌痉挛，指套有黏液或血性黏液分泌物，直肠有触痛。

3. 分型　按临床表现和过程可分 4 型。

（1）初发型：症状轻重不一，既往无溃疡性结肠炎史，可转变为慢性复发型或慢性持续型。

（2）慢性复发型：症状较轻，临床上最多见，治疗后常有长短不一的缓解期。复发高峰多在春秋季，而夏季较少。在发作期结肠镜检查，有典型的溃疡性结肠炎病变，而缓解期检查仅见轻度充血、水肿，黏膜活检为慢性炎症，易误为肠易激综合征。有的患者可转为慢性持续型。

（3）慢性持续型：起病后常持续有轻重不等的腹泻、间断血便、腹痛及全身症状，持续数周至数年，其间可有急性发作。本型病变范围较广，结肠病变呈进行性，并发症多，急性发作时症状严重，需行手术治疗。

（4）急性暴发型：国内报道较少，约占溃疡性结肠炎的 2.6%，国外报道占 20%。多见于青少年，起病急骤，全身及局部症状均严重，高热、腹泻每天 20 ~ 30 次，便血量多，可致贫血、脱水与电解质紊乱、低蛋白血症、衰弱消瘦，并易发生中毒性结肠扩张，肠穿孔及腹膜炎，常需紧急手术，病死率高。

二、实验室和其他检查

（一）实验室检查

1. 粪便检查　活动期以糊状黏液、脓血便最为常见，镜下检查有大量的红细胞、脓细胞，其数量变化常与疾病的病情相关。涂片中常见到大量的多核巨噬细胞。溃疡性结肠炎患者大便隐血试验可呈阳性。为了避免因口服铁剂或饮食引起大便隐血试验呈假阳性，可以采用具有较高特异性的抗人血红蛋白抗体作检查。粪便病原学检查有助于排除各种感染性结肠炎，容易混淆的病原体包括痢疾杆菌、结核分枝杆菌、空肠弯曲杆菌、沙门菌、贾兰鞭毛虫等，其次为阿米巴原虫、难辨梭状杆菌、沙眼衣原体、巨细胞病毒、性病性淋巴肉芽肿病毒、单纯性疱疹病毒、Norwalk 病毒、组织胞浆菌、芽生菌、隐球菌、耶尔森小肠结肠炎杆菌等。

2. 血沉（ESR）　溃疡性结肠炎患者在活动期时，ESR 常升高，多为轻度或中度增快，常见于较重病例。但 ESR 不能反映病情的轻重。

3. 白细胞计数　大多数患者白细胞计数正常，但在急性活动期，中、重型患者中可有轻度升高，严重者出现中性粒细胞中毒颗粒。

4. 血红蛋白　50% ~ 60% 患者可有不同程度的低色素性贫血。

5. C 反应蛋白（CRP）　正常人血浆中仅有微量 C 反应蛋白，但轻度炎症也能导致肝细胞合成和分泌蛋白异常，因此，CRP 可鉴别功能性与炎症性肠病。损伤 16 小时 CRP 可先于其他炎性蛋白质升高，而纤维蛋白原和血清黏蛋白则在 24 ~ 48 小时后才升高。在 Crohn 患者，CRP 较溃疡性结肠炎患者高，提示两者有着不同的急性反应相。IBD 有活动时，CRP 能反映患者的临床状态。需要手术治疗的患者 CRP 常持续升高；在病情较严重的患者，若 CRP 高时，对治疗的反应则缓慢。该试验简单易行、价廉，较适合在基层医院使用。

6. 免疫学检查　一般认为免疫学指标有助于对病情活动性进行判断，但对确诊本病的意义则有限。在活动期，血清中 IgG、IgA 和 IgM 可升高，T/B 比率下降。在 Crohn 病和一些溃疡性结肠炎患者中，白介素 – 1（IL-1）和白介素 – 1 受体（IL-1R）的比值较正常人和其他炎症患者为高。炎症性肠病的组织中 IL-1 含量增加，而且其含量与病变的活动性成正比。有资料表明，炎症性肠病中巨噬细胞处于高度活跃状态，并分泌 TNF-α，而测定 TNF 对了解 IBD 患者病变的程度与活动度具有重要意义。

（二）影像学检查

1. X 线检查　X 线检查一直是诊断溃疡性结肠炎的重要方法，即使结肠镜应用后，其在诊断和鉴别诊断方面仍具有独有的价值，是溃疡性结肠炎诊断的重要措施。

（1）腹部平片：在临床上已很少应用腹部平片诊断溃疡性结肠炎，其最重要的价值在于诊断中毒性巨结肠。对中毒性巨结肠患者应每隔 12 ~ 24 小时作一次腹部平片检查，以监测病情变化。X 线表现为结肠横径超过 5.5cm，轮廓可不规则，可出现"指压迹"征。

（2）钡剂灌肠检查：钡灌肠检查是溃疡性结肠炎诊断的主要手段之一，但 X 线检查对轻型或早期病例的诊断帮助不大。气钡双重对比造影明显优于单钡剂造影，有利于观察黏膜水肿和溃疡。X 线主要表现为：

1）黏膜皱襞粗乱或有细颗粒变化，有人形象地描述为"雪花点"征，即 X 线示肠管内充满细小而致密的钡剂小点。

2）多发性浅龛影或小的充盈缺损。

3）肠管缩短，结肠袋消失呈管状。初期所见为肠壁痉挛收缩，结肠袋增多，黏膜皱襞增粗紊乱，有溃疡形成时，可见肠壁边缘有大小不等的锯齿状突起，直肠和乙状结肠可见细颗粒状改变。后期由于肠壁纤维组织增生以致结肠袋消失，管壁变硬，肠腔变窄，肠管缩短，呈水管状。有假息肉形成时，可见肠腔有多发的圆形缺损。

（3）肠系膜上或肠系膜下动脉选择性血管造影：血管造影可使病变部位的细小血管显影，对本病的诊断可提供有力帮助。典型表现可见肠壁动脉影像有中断、狭窄及扩张，静脉像早期则显示高度浓染，而毛细血管像显示中度浓染。

2. CT 和 MRI 检查　以往 CT 很少用于肠道疾病的诊断，而近几年随着技术的提高，CT 可模拟内镜的影像学改变用于溃疡性结肠炎的诊断。表现有：

（1）肠壁轻度增厚。

（2）增厚的肠壁内可显示有溃疡。

（3）增厚的结肠壁内、外层之间呈环状密度改变，似"花结"或"靶征"。

（4）可显示溃疡性结肠炎的并发症，如肠瘘、肛周脓肿。但 CT 所示肠壁增厚为非特异性改变，且不能发现肠黏膜的轻微病变和浅表溃疡，对溃疡性结肠炎的诊断存在有一定的局限性。

MRI 检查费用昂贵，对肠道疾病诊断效果差，但在诊断溃疡性结肠炎的肠腔外病变和并发症方面可能有一定价值。

（三）结肠镜检查

结肠镜检查是诊断溃疡性结肠炎最重要的手段之一，既可直接观察结肠黏膜的变化，可确定病变的基本特征和范围，又能进行活组织检查，因此，可以大大提高诊断溃疡性结肠炎的准确率，对本病的诊断有重要价值。此外，在溃疡性结肠炎癌变监测过程中也起着十分重要作用。但病变严重并疑将穿孔、中毒性结肠扩张、腹膜炎或伴有其他急腹症时，应列为结肠镜检查的禁忌证。内镜下黏膜形态改变主要表现为糜烂、溃疡和假息肉形成，表现为：黏膜多发性浅表溃疡，伴充血、水肿，病变多从直肠开始，呈弥漫性分布；黏膜粗糙呈细颗粒状，黏膜血管模糊，质脆易出血；病变反复发作者可见到假息肉，结肠袋消失、肠壁增厚等表现。

1. 在活动期，受累的同一肠段的改变几乎均匀一致。初期主要是黏膜充血、水肿，血管纹理紊乱、模糊，半月襞增厚，肠管常呈痉挛状态；随后黏膜面变粗糙，出现弥漫分布、大小较一致的细颗粒，组织变脆，有自然出血或接触出血，腔内有黏液性分泌物；进一步发展则黏膜出现糜烂，伴有许多散在分布的黄色小斑，乃隐窝脓肿形成后脓性分泌物附于腺管开口所致；而后黏膜面形成许多溃疡，溃疡较小而表浅，针头样、线形或斑片状，形态不规则，排列无规律，围绕肠管纵轴和横轴相互交错，这是溃疡性结肠炎内镜下的重要特征。周围黏膜亦有明显充血、糜烂等炎性反应，几乎无正常残存黏膜可见。

2. 在缓解期，内镜的主要表现为黏膜萎缩和炎症性假息肉。因本病的病理改变一般不超过黏膜下层，所以不形成纤维化和瘢痕，可完全恢复正常。病情较轻者，炎症消退后肠黏膜充血、水肿也逐渐消失，溃疡缩小呈细线状或愈合消失，渗出物吸收；慢性持续型或复发缓解型病例，肠黏膜出现萎缩性改变，色泽变得苍白，血管纹理紊乱，黏膜正常光泽丧失，略显干燥，残存黏膜小岛可因上皮和少量纤维组织增生可形成假性息肉，假性息肉多少不定，大小不等，可有蒂或无蒂。黏膜桥是溃疡反复发作向下掘进，而边缘上皮不断增生，在溃疡上相对愈合连接，两端与黏膜面连接而中间悬空的桥状形态而形成的，并非溃疡性结肠炎所特有。

3. 在晚期，严重且反复发作的溃疡性结肠炎者，可出现结肠袋消失，肠管缩短，肠腔狭窄，黏膜面粗糙呈虫咬样，形成 X 线上所谓铅管样结肠。

暴发性溃疡性结肠炎是引起中毒性巨结肠最常见的原因。内镜检查可见病变累及全结肠，正常形态消失，肠腔扩大，结肠袋和半月襞均消失，黏膜明显充血、糜烂、出血并见溃疡形成，大片黏膜剥脱。因肠壁菲薄，必须指出暴发性溃疡性结肠炎并中毒性巨结肠时应禁忌内镜检查，否则极易引起穿孔或使病变进一步加重。

结肠镜下活体组织学检查呈炎性反应，可根据隐窝结构、固有层内的炎症细胞浸润程度及炎症的分布，来区分急性与慢性病变，以糜烂、溃疡、隐窝脓肿、腺体异常排列、杯状细胞减少及上皮的变化较常见。隐窝形状不规则、扩张或分支是慢性溃疡性结肠炎的表现，也可有隐窝萎缩，使黏膜面变形。固有层中可见中性粒细胞、单核细胞、浆细胞等炎症细胞浸润，也可见帕内特细胞（潘氏细胞）化生。

依内镜所见，对溃疡性结肠炎活动性分级方法颇多，其中 Miner 分级法为较多学者所采用。

0 级：黏膜苍白，血管网清晰，呈分支状。黏膜下见细小结节，其表面黏膜正常。

Ⅰ级：黏膜尚光滑，但充血、水肿，折光增强。

Ⅱ级：黏膜充血、水肿，呈颗粒状，黏膜脆性增加，接触易出血或散在自发性出血点。

Ⅲ级：黏膜明显充血、水肿、粗糙，明显自发性出血和接触性出血。有较多炎性分泌物，多发性糜烂与溃疡形成。

（四）超声显像检查

因肠腔内气体和液体的干扰，超声显像难以得到满意的结果，因此，超声显像被认为不适合于胃肠疾病的检查，但仍有学者致力于超声在胃肠疾病诊断中应用价值的探索。研究者提出溃疡性结肠炎的主要超声征象是肠壁增厚，范围在 4～10mm（正常为 2～3mm）；同时可显示病变的部位、范围和分布特点。

三、诊 断 标 准

参考由中华医学会消化病学分会炎症性肠病协作组 2007 年制订的我国炎症性肠病诊断治疗规范的共识意见。

（一）诊断标准

1. 临床表现　有持续或反复发作的腹泻、黏液脓血便伴腹痛、里急后重和不同程度的全身症状。病程多在 4~6 周以上（强调了时间）。可有关节、皮肤、眼、口及肝、胆等肠外表现。

2. 结肠镜检查　病变多从直肠开始，呈连续性、弥漫性分布，表现为：①黏膜血管纹理模糊、紊乱、充血、水肿、易脆、出血及脓性分泌物附着。亦常见黏膜粗糙，呈细颗粒状；②病变明显处可见弥漫性多发糜烂或溃疡；③慢性病变者可见结肠袋囊变浅、变钝或消失，假息肉及桥形黏膜等。

3. 钡剂灌肠检查主要改变　①黏膜粗乱及（或）颗粒样改变；②肠管边缘呈锯齿状或毛刺样，肠壁有多发性小充盈缺损；③肠管短缩，袋囊消失呈铅管样。

4. 黏膜病理学检查有活动期与缓解期的不同表现

（1）活动期

①固有膜内弥漫性、慢性炎细胞及中性粒细胞、嗜酸性粒细胞浸润；②隐窝急性炎细胞浸润，尤其上皮细胞间中性粒细胞浸润、隐窝炎，甚至形成隐窝脓肿，可有脓肿溃入固有膜；③隐窝上皮增生，杯状细胞减少；④可见黏膜表层糜烂，溃疡形成，肉芽组织增生。

（2）缓解期：①中性粒细胞消失，慢性炎细胞减少；②隐窝大小形态不规则，排列紊乱；③腺上皮与黏膜肌层间隙增大；④潘氏细胞化生。

5. 手术切除标本病理检查可发现肉眼及组织学上溃疡性结肠炎的上述特点。

（强调排斥性）在排除细菌性痢疾、阿米巴痢疾、慢性血吸虫病、肠结核等感染性结肠炎及结肠克罗恩病、缺血性结肠炎、放射性结肠炎等的基础上，可按下列诊断标准诊断：

（1）具有上述典型临床表现者为临床疑诊，安排进一步检查；

（2）同时具备 1 和 2 或 3 项中任何一项，可以拟诊为本病；

（3）如再加上 4 或 5 项中病理检查的特征性改变，可以确诊；

（4）初发病例、临床表现和结肠镜改变均不典型者，暂不诊断溃疡性结肠炎，可随访 3~6 个月，观察发作情况。

（5）结肠镜检查发现的轻度直肠、乙状结肠炎不能与 UC 等同，应观察病情变化，认真寻找病因。

（二）诊断内容

一个完整的诊断应包括其临床类型、严重程度、病变范围、病情分期及并发症。

1. 临床类型　可分为慢性复发型、慢性持续型、暴发型、初发型。

初发型指无既往史而首次发作；

暴发型指症状严重，血便每天 10 次以上，伴全身中毒性症状，可伴中毒性巨结肠、肠穿孔、脓毒血症等并发症。

除暴发型外，各型可相互转化。

2. 临床严重程度分级　可分为轻度、中度和重度。

轻度：患者腹泻每日 4 次以下，便血轻或无，无发热、脉搏加快或贫血，血沉正常）、中度（介于轻度和重度之间）、重度（腹泻每日 6 次以上，明显黏液血便，体温在 37.5℃以上，脉搏在 90 次/分以上，血红蛋白 <100g/L，血沉 >30mm/h。

详见 Truelove 分度、Truelove and WittsUC 分度。

项目	轻度	重度
粪便次数（次/天）	<4	>6
便血	间歇	频繁
体温（℃）	正常	>37.5
脉搏（次/分）	正常	>90
Hb	正常	<75%
ESR（mm/h）	<30	>30

3. 病情分期　可分为活动期或缓解期。Sourtherland 疾病活动指数（DAI），也称 Mayo 指数，较为简单实用。慢性活动性或顽固性 UC 指诱导或维持缓解治疗失败，通常为皮质激素抵抗或依赖的病例。前者指泼尼松龙足量应用 4 周不缓解，后者为泼尼松龙减量至 10mg/d 即无法控制发作或者停药后 3 月复发者。

Sourtherland DAI

项目记分			
0	1	2	3
腹泻	正常超过正常 1~2 次/天	超过正常 3~4 次/天	超过正常 5 次/天
便血	无　少许	明显	以血为主
黏膜表现	正常　轻度易脆	中度易脆	重度易脆伴渗出
医师评估病情	正常　轻	中	重

注：总分之和 <2 分症状缓解；3~5 分轻度活动；6~10 分中度活动；11~12 分重度活动

4. 病变范围：可为直肠、直乙结肠、左半结肠（脾曲以远）、广泛结肠（脾曲以近）、全结肠。

5. 肠外表现及并发症：肠外可有关节、皮肤、眼部、肝、胆等系统受累；并发症可有大出血、穿孔、中毒性巨结肠、癌变等。

（三）诊断要点

根据临床表现疑诊本病时，推荐以下诊断步骤：

1. 病史中注意病程，腹泻腹痛多在 4~6 周以上，应特别注意新近肠道感染史、抗生素和 NSAIDs 等用药史，戒烟与应急因素等。

2. 大便常规与大便培养不少于 3 次，根据流行病学特点，为除外阿米巴痢疾、血吸虫病等疾病应做相关的检查。

3. 结肠镜检查，兼做活检。重症患者或暴发型患者可暂缓检查或者仅做直、乙状结肠检查，以策安全。

4. 钡剂灌肠检查可酌情使用；重度患者不推荐。

5. 常规的实验室检查，血常规、血浆蛋白、血沉、C反应蛋白、腹部平片、超声检查有助于确定疾病严重程度和活动度。

诊断举例：溃疡性结肠炎初发型、中度、活动期、直乙结肠受累。

四、鉴 别 诊 断

1. 急性自限性结肠炎 各种细菌感染，如痢疾杆菌，沙门菌，直肠杆菌，耶尔森菌、空肠弯曲菌等。急性发作时发热、腹痛较明显，外周血血小板不增加，粪便检查可分离出致病菌，抗生素治疗有良好效果，通常在4周内消散。

2. 阿米巴肠炎 病变主要侵犯右侧结肠，也可累及左侧结肠，结肠溃疡较深，边缘潜行，溃疡间的黏膜多属正常。粪便或结肠镜取溃疡渗出物检查可找到溶组织阿米巴滋养体或包囊。血清抗阿米巴抗体阳性。抗阿米巴治疗有效。

3. 血吸虫病 有疫水接触史，常有肝脾大，粪便检查可发现血吸虫卵，孵化毛蚴阳性，直肠镜检查在急性期可见黏膜黄褐色颗粒，活检黏膜压片或组织病理检查发现血吸虫卵。免疫学检查亦有助鉴别。

4. 克罗恩病鉴别要点。

5. 大肠癌 多见于中年以后，直肠指检常可触到肿块，结肠镜与X线钡剂灌肠检查对鉴别诊断有价值，活检可确诊。须注意溃疡性结肠炎也可引起结肠癌变。

6. 肠易激综合征 粪便可有黏液但无脓血，显微镜检查正常，结肠镜检查无器质性病变证据。

7. 其他 其他感染性肠炎（如肠结核、真菌性肠炎、出血坏死性肠炎、抗生素相关性肠炎）、缺血性结肠炎，放射性肠炎，过敏性紫癜、胶原性结肠炎、白塞病，结肠息肉病、结肠憩室炎以及HIV感染合并的结肠炎应和本病鉴别。此外应特别注意因下消化道症状行结肠镜检查发现的轻度直、乙结肠炎不能与UC等同，需认真检查病因，观察病情变化。

五、治 疗

（一）治疗原则

1. 确定溃疡性结肠炎的诊断

从国情出发，应认真排除各种"有因可查"的结肠炎；对疑诊病例，可按本病治疗，进一步随诊，但建议先不用皮质类固醇激素。

2. 掌握好分级、分期、分段治疗的原则

如诊断标准所示，分级指疾病的严重度，分为轻、中、重度，采用不同药物和不同治疗方法；分期指疾病的活动期、缓解期，活动期以控制炎症及缓解症状为主要目标，而缓解期应继续维持缓解，预防复发；分段治疗指确定病变范围，以选择不同给药方法，远段结肠炎可用局部治疗，广泛性及全结肠炎或有肠外症状者则以系统性治疗为主。溃疡性直肠炎治疗原则和方法与远段结肠炎相同，局部治疗更为重要，优于口服药物。

3. 参考病程和过去治疗情况，以确定治疗药物、方法及疗程，尽早控制发作，防止复发。

4. 注意疾病并发症，以便估计预后，确定治疗终点，选择内、外科治疗方法。注意药物治疗过程中的毒副作用，随时调整治疗。

5. 判断全身情况，以便评估预后及生活质量。

6. 综合性、个体化的处理原则，包括采用营养、支持、心理、对症处理；内、外科医师共同会诊以确定内科治疗的限度与进一步处理的方法。

（二）一般治疗

活动期的目标是尽快控制炎症、缓解症状，缓解期应继续维持治疗。

1. 活动期的处理

（1）轻度溃疡性结肠炎的处理：条件允许患者尽量选用相当剂量的 5- 氨基水杨酸（5ASA）制剂。其剂量基于 5ASA 克分子计算，SASP 1g 相当于美沙拉嗪 0.4g，巴沙拉嗪 1g 相当于美沙拉嗪 0.36g，奥沙拉秦 1g 相当于美沙拉嗪 1g。

病变分布于远段结肠者可酌用 5ASA 栓剂 1g，2 次/日；或氢化可的松琥珀酸钠盐灌肠液 100～200mg，每晚 1 次保留灌肠。有条件者用布地奈德 2mg 保留灌肠，每晚 1 次，宜可用中药保留灌肠。或用相当剂量 5- 氨基水杨酸的制剂灌肠。亦可用中药保留灌肠治疗。

（2）中度溃疡性结肠炎的处理：可用上述剂量水杨酸类制剂治疗，反应不佳者，适当加量或改口服皮质类固醇激素，常用泼尼松（强的松）30～40mg/日，分次口服。

（3）重度溃疡性结肠炎的处理：重度溃疡性结肠炎一般病变范围较广，病情发展变化较快，作出诊断后应及时处理，给药剂量要足，治疗方法如下：

如患者尚未用过口服皮质类固醇激素可口服强的松龙 40～60mg/d，观察 7～10 天，亦可直接静脉给药。已使用者，应静脉滴注氢可的松 300mg/d 或甲基强的松龙 48mg/d。

肠外应用广谱抗生素控制肠道继发感染，如氨苄青霉素、硝基咪唑及喹诺酮类制剂。

应使患者卧床休息，适当输液，补充电解质，以防水盐平衡紊乱。

便血量大、Hb 在 90g/L 以下和持续出血不止者应考虑输血。

营养不良、病情较重者可用要素饮食，病情严重者应予肠外营养。

静脉皮质类固醇激素使用 7～10 天后无效者可考虑环孢菌素静滴 2～4mg/（kg·d）。由于药物有免疫抑制作用、肾脏毒性作用及其他不良反应，应严格监测血药浓度。因此，从医院监测条件综合考虑，主张在少数医学中心使用。

顽固性患者亦可考虑其他免疫抑制剂，如硫唑嘌呤等，剂量及用法参考药典和教科书。

如上述药物治疗疗效不佳，应及时内、外科会诊，确定结肠切除手术的时机与方式。

慎用解痉剂及止泻剂，以避免诱发中毒性巨结肠。

密切监测患者生命体征及腹部体征变化，及早发现和处理并发症。

2. 缓解期的处理 除初发病例、轻症远段结肠炎患者症状完全缓解后，可停药观察外，所有患者完全缓解后均应继续维持治疗。维持治疗的时间尚无定论，可能 3～5 年甚至终生用药，诱导缓解后 6 个月内复发者也应维持治疗。已经公认皮质类固醇激素无维持治疗效果，在症状缓解后逐渐减量，应尽可能过渡到用氨基水杨酸维持治疗。可用与诱导缓解相当剂量的新型 5- 氨基水杨酸类药物。6- 硫基嘌呤或硫唑嘌呤等用于对上述药物不能维持或对皮质类固醇激素依赖者。

3. 其他治疗 5ASA 与免疫抑制剂均无效者，应考虑新型生物制剂，如肿瘤坏死因子 α 单克隆抗体，亦可用益生菌维持治疗。中药方剂中不乏抗炎、止泻、黏膜保护、抑制免疫等多种药物，作为替代治疗的重要组成部分，可以辨证施治，适当选用，多种中药灌肠制剂也有一定的疗效，但需要进一步按现代的原理进行科学总结。治疗中应注重对患者的教育，以提高治疗的依从性，早期识别疾病发作与定期随访。

（三）外科手术治疗

1. 绝对指征 大出血、穿孔、明确的或高度怀疑癌肿以及组织学检查重度异型增生或肿块性损害中出现轻中度异型增生。

2. 相对指征 重度溃疡性结肠炎伴中毒性巨结肠，静脉用药无效者；内科治疗症状顽固、体能下降、对皮质类固醇激素耐药或依赖者，替代治疗无效者；或溃疡性结肠炎合并坏疽性脓皮病、溶血性贫血等肠外并发症者。

（四）癌变的监测

病程 8～10 年以上的广泛性结肠炎及全结肠炎，病程 30～40 年以上的左半结肠炎、直乙结肠炎，应行监测性结肠镜检查，至少 2 年 1 次。组织学检查如发现有异型增生者，更应密切随访，如为重度异型增生，一经确认即行手术治疗。

（五）疗效标准

1. 完全缓解 临床症状消失，结肠镜检查发现黏膜大致正常。

2. 有效 临床症状基本消失，结肠镜检查发现黏膜轻度炎症或假息肉形成。

3. 无效 经治疗后临床症状、内镜及病理检查结果均无改善。

第四节 中医辨证论治

一、辨证要点

（一）辨虚实

《景岳全书·痢疾》指出"痢疾最当察虚实，辨寒热"。一般说来，起病急骤，病程短者属实；起病缓慢，病程长者多虚。形体强壮，脉滑实有力者属实；形体薄弱，脉虚弱无力者属虚。腹痛胀满，痛而拒按，痛时窘迫欲便，便后里急后重暂时减轻者为实；腹痛绵绵，痛而喜按，便后里急后重不减，坠胀甚者为虚。

（二）辨寒热

痢下脓血鲜红，或赤多白少者属热；痢下黏稠臭秽者属热；身热面赤，口渴喜饮者属热；舌红苔黄腻，脉滑数者属热。痢下白色黏冻涕状，或赤少白多者属寒；痢下清稀而不甚臭秽者属寒；面白肢冷形寒，口和不渴者属寒；舌淡苔白，脉沉细者属寒。

二、治疗原则

（一）化浊解毒

本病的基本病机是浊毒壅滞肠中，只有祛除浊毒之壅滞，才能恢复肠腑传导之职，避免气血之凝滞，脂膜血络之损伤，故为治本之法。因此，清除肠中之浊毒为重要。常用化浊解毒法，以达祛邪导滞之目的。我们研制了化浊解毒、健脾祛湿的消痈消溃汤（白花蛇舌草、半枝莲、白头翁、黄连、广木香）和和胃理肠、清化湿热、行气消胀、止痢定痛的葛根清肠颗粒（葛根、诃子肉、生龙骨、香附、秦皮、生地榆、白芍、云苓、青皮、金樱子、五倍子、黄连、儿茶、木香），作为院内制剂使用了十余年，取得了较为满意的效果。

（二）调气和血

正如刘河间所说："调气则后重自除，行血则便脓自愈。"为顺畅肠腑凝滞之气血，祛除腐败之脓血，恢复肠道传送功能，促进损伤之肠道尽早修复，以改善腹痛、里急后重、下痢脓血等临床症状。常采用疏肝理气、活血化瘀、凉血止血、收湿敛疮等治法。

（三）养肝和胃

人有胃气则生，而治痢尤要。由于治疗实证初期化浊解毒方药之中，苦寒之品较多，长时间大剂量使用，有损伤胃气之弊。因此，应注意顾护胃气，并贯穿于治疗的始终。常采用养肝和胃法。

此外，古今学者提出有关治疗之禁忌，如忌过早补涩，以免关门留寇，病势缠绵不已；忌峻下攻伐，忌分利小便，以免重伤阴津，戕害正气等，都值得临床时参考借鉴。

总之，痢疾的治疗，热痢清之，寒痢温之，初痢则通之，久痢虚则补之。寒热交错者，清温并用；虚实夹杂者，通涩兼施。赤多者重用血药，白多者重用气药。始终把握祛邪与扶正的辩证关系、顾护胃气贯穿于治疗的全过程。

三、辨 证 治 疗

中医辨证分型，口服汤药治疗溃疡性结肠炎的目的，主要是从机体内环境出发，从整体上改善阴阳偏盛偏衰的状况，临床上一般分：

（一）大肠湿热型

治法：清热除湿。

方药：葛根芩连汤加减。本方重在清化肠中湿热，升清止泻。如发热较著者，可加柴胡、银花、连翘；如湿邪偏重，胸脘痞闷，渴不欲饮，苔腻时，宜酌加藿香、佩兰、苍术、厚朴、薏仁；若热邪偏重，发热，口渴喜冷饮，苔黄厚，可选加银花、白头翁、秦皮、黄柏等；伴恶心呕吐者，可加竹茹、陈皮、半夏；大便下血者可用当归、白头翁等以养血祛湿，清热解毒，或可用地榆、槐花以凉血止血，还可加三七粉、云南白药，以化瘀止血。

（二）寒湿凝滞型

治法：温化寒湿，调气和血。

方药：胃苓汤加减。如兼恶寒身痛，发热无汗、脉浮等表证者，可合用藿香正气散以疏表解肌；若寒邪偏盛、泄下清稀如水样，腹痛肠鸣者，将桂枝改为肉桂9g，加乌药10g，良姜10g以温化寒湿；若小便不利者加猪苓10g；兼暑湿加草果10g，藿香10g，砂仁6g以解暑化湿。

（三）食滞胃肠型

治法：消食导滞，调和脾胃。

方法：保和丸加减。肉滞重用山楂，面积重用麦芽、莱菔子，谷停可加炒谷芽，酒伤可加葛花。如腹胀痛甚，大便泻下不畅者，可加大黄6g、枳实15g、槟榔12g以通腑导滞；如积滞化热甚加黄连12g以清热厚肠；如恶心呕吐，加白蔻仁10g以和胃止呕；如食欲不振，加藿香15g，佩兰15g以芳香醒胃；如舌苔垢腻，加苍术15g，苡仁20g以芳香和渗湿同用，增强祛湿之功。

（四）浊毒壅盛型

治法：化浊解毒，凉血宁血。

方药：白头翁汤合黄连解毒汤加减。如热毒侵入营血，高热神昏谵语者，可加用紫雪丹或安宫牛黄丸2～3g，以清解热毒，开窍安神；若高热、抽搐痉厥者加用紫雪散2g，全蝎9g，钩藤15g以清热息风镇痉；如呕吐频繁，胃阴耗伤，舌红绛而干，则可酌加西洋参10g，麦冬10g，石斛15g，扶阴养胃；如屡饮屡吐，可用玉枢丹吞服以和胃止呕；若下利无度，饮食不进或突然四肢不温、面白、出冷汗，喘促乃毒热内闭，阳气外脱，应急用独参汤或四逆加人参汤浓煎顿服，以益气救阳。

（五）瘀阻肠络型

治法：化瘀通络、止痛止血。

方药：少腹逐瘀汤加减。如气血瘀滞，化为脓血，大便夹有赤白黏冻，可合白头翁汤同用，以清热凉血；兼食滞加槟榔10g，山楂10g以消食导滞；如夹有痰阻者，以滞下黏液为主，本方合苓桂术甘汤同用，以温化痰湿；如血热、大便暗红色较多，上方加三七粉2g（冲服），大黄炭10g以凉血止血；如气虚明显，见神疲、乏力、肢倦者，加党参10g，白术10g，以益气行血。

（六）肝郁脾虚型

治法：抑肝扶脾、理气化湿。

方药：逍遥散合痛泻要方加减。若两胁胀痛，脉弦有力，上方加元胡15g。郁金12g以疏肝止痛；便秘和腹泻交替发作，则上方加槟榔15g，沉香6g以疏导积滞；如腹胀腹痛者，上方加枳实15g，厚朴15g以行气消胀；嗳气呕恶为肝气犯胃，胃气上逆，则上方加旋覆花15g，代赭石30g以降逆止呕；如脾虚较重，腹泻次数增多，则上方加党参15g，升麻10g以升补脾气；如情怀郁结、不思饮食、加香橼15g，佛手15g以舒肝醒胃。

（七）脾气虚弱型

治法：补中益气、升阳止泻。

方药：补中益气汤加减。如脾气下陷重者，上方加重黄芪药量至20g；如见心慌气短失眠者，为心神失养，当于上方加炒枣仁15g，煅龙骨、牡蛎各20g以养心安神；如气虚血少，见面色无华、眩晕、乏力、气短，当补益气血，上方加阿胶10g，当归10g，山药15g；伴发热、汗出者，上方加桂枝6g，白芍10g以调和营卫；夹食滞见嗳气呕恶者，如莱菔子10g，山楂10g，鸡内金10g以消食导滞；如泄泻日久，脾虚夹湿，肠鸣辘辘，舌苔厚腻，或食已即泻，当于健脾止泻药中加升阳化湿的药物，原方去白术，加苍术10g，厚朴10g，羌活10g。防风6g以升阳燥湿；如脾虚而夹湿热，大便泻下黄褐者加黄连6g，厚朴10g以清化湿热。

（八）脾虚湿困型

治法：健脾益气，化湿和中。

方药：参苓白术散加减。如腹胀中满，气滞湿阻症状明显者，去方中炙甘草加大腹皮15g以理气化湿宽中；有停食者加山楂、麦芽、神曲各15g；若湿蕴化热，舌苔黄腻者，加黄芩15g，滑石30g以清利湿热；如腹痛而冷者，上方加干姜10g以温运脾阳。

（九）脾胃虚寒型

治法：温中健脾，散寒祛湿。

方药：理中汤加味。如腹中冷痛，肢凉畏寒较甚者，上方加炮附子9g；如伴呕吐吞酸，寒热夹杂者，加黄连12g，以兼清热；如小腹拘急冷痛者，上方加小茴香、乌药各9g，以温暖下元，理气止痛。

（十）寒热错杂型

治法：扶正祛邪，调理寒热。

方药：连理汤加减。如兼食滞者，加麦芽 10g，山楂 10g，神曲 10g；泻利休止时可用香砂六君子汤合香连丸健脾益气，兼清余热以巩固疗效。

（十一）气阴亏虚型

治法：益气养阴，健脾补肾。

方药：参芪地黄汤加减。如虚中夹实，合并大肠湿热者，宜加入酒军、瓜蒌仁之类药清热除湿；如合并有大便下血则加地榆清肠止血；如便秘与泄泻交替者，可用大剂量白术（30g 以上）、山药、首乌、当归健脾益肾，养血润肠，适时加减，解除痛苦。

（十二）脾肾阳虚型

治法：健脾温肾止泻。

方药：四神丸合附子理中汤加减。或真人养脏肠。如脾阳虚为主者，重用党参、白术、炮姜、石莲子，肾阳虚偏重者，重用附子、肉桂、补骨脂；滑脱不禁，舌苔无滞腻者，加罂粟壳 10g，诃子肉 10g，赤石脂 10g，石榴皮 10g 等；如下腹隐痛加吴萸 10g，香附 10g；如腹痛加金狗脊 10g，菟丝子 10g；如久泻不止，兼见脱肛者，上方加生黄芪 15g，升麻 10g，以升阳益气固脱；若久泻不愈，由阳及阴，脾肾阴虚者，又当填阴之剂，加天门冬 15g，黄精 15g，麦冬 10g。

四、其他治疗

（一）中药保留灌肠法

UC 一般均有局部结肠黏膜充血水肿，溃疡糜烂，黏膜血管脆弱易破裂等病理改变。其病变 95% 位于直肠及结肠下段，而绝大多数患者就诊于活动期，UC 灌肠给药可使药物直达病所，通过门静脉系统及直肠淋巴系统的吸收，从而很快的提高病变部位药物浓度和血药浓度，改善局部血运，有利于药物作用的发挥，从而可以更好的起到抗炎、促进溃疡愈合的作用。我们根据 UC 以脾虚为本，湿盛浊瘀阻络为标的病机，创立了健脾活血，化浊解毒的溃结康灌肠液（组成：党参、当归、飞扬草、凤尾草、生苡仁、土茯苓、五倍子、儿茶、地榆）。

1. 灌肠药的配制　将药物混匀，加入 6 倍左右水浸泡约 1.5 小时，然后置火上煎煮两次，每次约 45 分钟，合并两次煎液再浓缩至 1/2 量，放置沉淀 24 小时，再虹吸清液，继续浓缩，重复操作一次，达到需要量，装入瓶内，置 100℃ 内消毒 30 分钟即可备用。

2. 操作事宜　保留灌肠应选择在临睡前进行，预先嘱患者排空大小便，静卧 15 分钟左右后实施灌肠，操作者应做到轻、慢、柔以减少管壁对肠黏膜的刺激。

3. 体位　给药时，患者应取左侧卧位。给药后应保持膝胸卧位半小时，再取左侧卧位，后右侧卧位，臂部应垫高，在给药后一般应静卧数小时，以减轻肠黏膜受到刺激、肠蠕动增加产生的痉挛，防止药液过早排出，至痉挛减轻后，可适当活动，促进药液尽快吸收。病变在直肠下端，下床活动可早些。

4. 导管插入深度　一般插入 15～30cm 为宜。太浅则药液外渗，使进药量不足，又不便保留，影响疗效，太深则易使肠黏膜磨擦受损，加重病损。

5. 药量　灌肠液的多少要因人而异，如病变部位距肛门较近，范围较小，则灌肠液宜少，相反如病变范围较广泛，则灌肠液宜多些，但也不能灌的大多，否则反不易取得应有效果。一般以每次 100～150ml 为宜。对高位病灶患者，药量可酌情加至 200ml 左右；注意药量应由少渐多，根据患者的适应能力，逐渐加量。

6. 药液保留时间 保留时间越长，疗效越佳，所以要求药液浓煎，一般最少保留 4 小时以上，最好在晚上临睡前用药，保留到次日早晨。或可在使用粉剂时加入适量藕粉调成糊状，保留效果较水剂为好。

7. 药液温度 一般而言，药温应保持在 40℃ 左右，但应因人、因时做适应性变化。如冬季温度应偏高，可在 45℃ 左右；夏季温度应偏低，可在 38℃ 左右。湿热阻滞型患者，药温偏低，虚寒性患者药温偏高。

8. 疗程 一般 2 周为一个疗程，休息二天后继续应用，疗程的长短与复发率的高低有很大关系，因此在治疗过程中，当起效果后，仍须坚持一段时间，以 1 个月为一个疗程，一般在用药 2～3 个疗程后，逐渐减少灌肠的次数，由原来的每日一次改为隔日一次或每周 2 次，直至半年左右再停用。

（二）简易方治疗

1. 煨肉豆蔻、炒五味子各 60g，煨广木香、诃子肉各 2g，炒吴茱萸 15g，共研细末，每服 6g，每日 2 次。

2. 破叶莲，生药粉碎，装于胶囊中，每次口服 2.5g，一日 3 次，30 天为一个疗程。

3. 鲜薜荔草 500g 洗净，加水 2000ml，煎至 1500ml，待温时洗脚，早晚各一次，15 天为一个疗程，疗程间隔 5 天。

4. 鲜猪胆汁 15～20ml，儿茶细粉末 2g，加生理盐水 35～50ml 保留灌肠。

5. 枯矾、赤石脂、炉甘石、青黛各 50g，梅花点舌丹 5g，每次取药粉 10g，加温水 50ml，适量加入藕粉保留灌肠。

6. 中药 加味香连丸，6g/次，每日 2 次，用于气滞湿阻型溃疡性结肠炎；理中丸，1 丸/次，每日 2 次，用于脾气虚寒型溃疡性结肠炎；四神丸，6g/次，日 2 次，用于脾肾阳虚型溃疡性结肠炎。

（三）针灸

1. 大肠湿热型 取下脘、合谷、内庭穴。均用泻法。

2. 饮食积滞型 取璇玑、足三里、胃俞、大肠俞、中脘穴。均用泻法。

3. 脾胃虚寒型 取天枢、大肠俞、中脘、气海穴。均用灸法、补法。

4. 脾虚湿盛型 取脾俞、水分，均用灸法；取阴陵泉、公孙，均用泻法。

5. 肝郁脾虚型 取脾俞、胃俞、足三里，均用补法；太冲、行间，均用泻法。

6. 久泻，脾肾阳虚型 可用隔药灸、隔盐灸、隔姜灸等灸法。

7. 邪实、偏热、暴泄之患者 可用黄连素穴位注射。

8. 维生素 B_1、B_{12}、K_3，阿托品加普鲁卡因（或仅用其一）、樟脑油、胎盘组织液等药品注射穴位、水针治疗本病，亦可酌情选用。

（四）拔火罐

一般于脾俞、肾俞、中脘、关元、天枢等穴位处拔火罐。

（五）耳针

取小肠、大肠、脾、胃、肾、肝、交感等穴，可针刺，也可贴敷。

（六）推拿

患者先取坐位，用拇指平推下背部两侧足太阳膀胱经循行部位，约 10 分钟；继之掐揉脾俞、胃俞、足三里。再让患者俯卧，用掌摩腰部两侧，约5分钟，最后点揉命门、肾俞、大肠俞、八髎等穴。若恶心、腹胀摩上腹部与脐周围，并取上脘、中脘、天枢、气海穴作点揉。

第五节　预后与调护

一、预　　后

溃疡性结肠炎预后的好坏，取决于病型、有无并发症和治疗条件。轻型者预后良好，缓解率80%～90%，重型者缓解率约50%。全肠炎型死亡率高达25%左右。急性暴发型死亡率高达35%。总之，病情多迁延反复，少数患者也可长期缓解。

二、调　　护

1. 因溃疡性结肠炎，常常迁延不愈，经治疗后约有60%～70%反复发作；10%～15%持续进展；5%～10%长期缓解；5%～8%死亡，5%～10%呈暴发发作。故本病难以根除，是世界公认的难治性疾病，患者的工作质量和生活质量均受到了较大影响，因此，平时注意饮食卫生，及时防治消化道传染病，对本病预防有重要意义。

2. 本病在急性发作期应卧床休息；重症、暴发型患者应住院治疗。平时还要注意劳逸适度，避免恼怒、郁闷和精神过度紧张，这样有利于恢复和巩固疗效，预防复发。

3. 注意气候的影响，秋冬季节天气变化明显，应注意保暖，适寒温，保持居住环境安静整洁，空气清新，特别要注意腹部的保暖，以防外寒直中而诱发溃疡性结肠炎。

4. 注意饮食的适度，夏天天气酷热，人们常喜吃生冷之品，而且食物也较易变质，易招致寒湿之邪侵犯或者暑湿困脾，诱发腹泻。

5. 溃疡性结肠炎对饮食较敏感，故本病初起或反复发作较重之时，多属湿热俱重，呈实象，应以消导清热化湿为主，食性宜偏温；便次较多时，亦可酌用酸涩收敛之食物以助止泻。

6. 本病无论虚实，脾胃俱有所损，食疗以扶正为主，参以祛邪，尤须注意进食不当或饮食不节更伤脾胃。

7. 饮食以柔软、易消化、营养丰富、有足够的热量为原则，宜少食多餐，并补充足量维生素、生冷、肥厚、黏腻、刺激之品，损伤脾胃，均属不宜，牛奶过敏者慎食牛奶及乳类制品。在平时无高热、呕吐等情况之下，宜多食以下食品：荞麦、芋艿、刀豆、荠菜、香椿、刺苋菜、马齿苋、萝卜、冬瓜、山楂、无花果、石榴、向日葵、藕菱、山药、鲤鱼、鸡蛋、龟肉、猪肝、莲子、绿茶等食品。

（李　刚）

第四章

胃 癌

第一节 概 述

一、西医学对本病的认识

胃癌是我国最常见的恶性肿瘤之一，在我国其发病率居各类肿瘤的首位，每年约有20万人死于胃癌，几乎接近全部恶性肿瘤死亡人数的1/4，且每年还有2万以上新的胃癌患者产生出来，胃癌确实是一种严重威胁人民身体健康的疾病。胃癌可发生于任何年龄，但以40~60岁多见，男多于女，约为2:1。胃癌可发生于胃的任何部位，但多见于胃窦部，尤其是胃小弯侧，根据癌组织浸润深度分为早期胃癌和进展期胃癌（中、晚期胃癌）。胃癌临床早期往往毫无症状，中晚期出现上腹疼痛、消化道出血、穿孔、幽门梗阻、消瘦乏力、代谢障碍以及癌肿扩散转移而引起的相应症状。胃癌早期症状常不明显，如捉摸不定的上腹部不适、隐痛、嗳气、泛酸、食欲减退、轻度贫血等，部分类似胃十二指肠溃疡或慢性胃炎症状，有些患者服用止痛药、抗溃疡药或饮食调节后疼痛减轻或缓解，因而往往被忽视而未做进一步检查，随着病情的进展，胃部症状渐转明显，出现上腹部疼痛，食欲不振、消瘦，体重减轻和贫血等。后期常有癌肿转移，出现腹部肿块，左锁骨上淋巴结肿大，黑便、腹水及严重营养不良等，由于胃癌在我国极为常见，危害性大，有关研究认为其发病原因与饮食习惯，胃部疾病等有关，所以了解有关胃癌的基本知识对胃癌防治具有十分重要的意义。

二、中医学对本病的认识

胃癌属于中医学中的"伏梁""积聚""噎膈"及"胃反"等范畴。《灵枢·邪气脏腑病形》："胃脘当心痛……膈咽不通，食饮不下。"《灵枢·五变》："皮肤薄而不泽，肉不坚而淖泽，如此则肠胃恶，恶则邪气留止积聚，乃伤脾胃之间，寒温不次，邪气稍至，蓄积留止，大聚乃起。"胃癌主要由六淫外侵，七情内伤，饮食劳倦或禀赋不足，导致脏腑阴阳气血失调，正气亏虚，气滞、痰湿、瘀血、热毒等病邪合而成"浊毒"，缠绵留滞，聚而成瘤。胃癌的病机错综复杂，多脏同病，虚实并见，终至正气虚衰，病入膏肓，所谓"邪之所凑，其气必虚"。《灵枢·百病始生》："壮人无积，虚则有之。"一般癌症多发生于中年以上，因年高之人，元气亏虚，脏腑气血亏虚，是形成癌症的基础。

第二节　病因病机

一、西医学病因病理

（一）病因

目前认为下列因素与胃癌的发生有关：

1. 环境因素　不同国家与地区发病率的明显差别说明与环境因素有关，其中最主要的是饮食因素。食盐可能是外源性胃癌诱发因素之一，居民摄入食盐多的国家胃癌发病率也高。亚硝胺类化合物已成功地在动物体内诱发胃癌。熏制的鱼肉含有较多的 3，4-苯并芘；发霉的食物含有较多的真菌毒素；大米加工后外面覆有滑石粉，其化学性质与结构都与石棉纤维相似，上述物质均被认为有致癌作用。

2. 遗传因素　某些家庭中胃癌发病率较高。一些资料表明胃癌发生于 A 型血的人较 O 型血者为多。

3. 免疫因素　免疫功能低下的人胃癌发病率较高，可能机体免疫功能障碍，对癌症的免疫监督作用下降，在胃癌发生中有一定意义。

4. 癌前期变化　所谓癌前期变化是指某些具有较强的恶变倾向的病变，这种病变如不予以处理，有可能发展为胃癌。癌前期变化包括癌前期状与癌前期病变。

（1）胃的癌前期状态包括：①慢性萎缩性胃炎：慢性萎缩性胃炎与胃癌的发生率呈显著的正相关；②恶性贫血：恶性贫血患者中 10% 发生胃癌，胃癌的发生率为正常人群的 5～10 倍；③胃息肉：腺瘤型或绒毛型息肉虽然占胃息肉中的比例不高，癌变率却为 15%～40%。直径大于 2cm 者癌变率更高。增生性息肉多见，而癌变率仅 1%；④残胃：胃良性病变手术后残胃发生的癌瘤称残胃癌。胃手术后尤其在术后 10 年开始，发生率显著上升；⑤良性胃溃疡：胃溃疡本身并不是一个癌前期状态。而溃疡边缘的黏膜则容易发生肠上皮化生与恶变；⑥巨大胃黏膜皱襞症（Menetrier 病）：血清蛋白经巨大胃黏膜皱襞漏失，临床上有低蛋白血症与水肿，约 10% 可癌变。

（2）胃的癌前期病变包括：①异型增生与间变：前者亦称不典型增生，是由慢性炎症引起的可逆的病理细胞增生，少数情况不可发生癌变。胃间变（anaplasia）则癌变机会多；②肠化生：有小肠型与大肠型两种，小肠型（完全型）具有小肠黏膜的特征，分化较好。大肠型（不完全型）与大肠黏膜相似，又可分为 2 个亚型：Ⅱa 型，能分泌非硫酸化黏蛋白；Ⅱb 型能分泌硫酸化黏蛋白，此型与胃癌发生关系密切。

（二）病理

1. 胃癌的发生部位　胃癌可发生于胃的任何部位，半数以上发生于胃窦部、胃小弯及前后壁，其次在贲门部，胃体区相对较少。

2. 巨体形态分型

（1）早期胃癌：不论范围大小，早期病变仅限于黏膜及黏膜下层。可分Ⅰ.隆起型（息肉型）、Ⅱ.浅表型（胃炎型）和Ⅲ.凹陷型（溃疡型）三型。Ⅱ型中又分Ⅱa（隆起表浅型），Ⅱb（平坦表浅型）及Ⅱc（凹陷表浅型）三个亚型。以上各型可有不同的组合。如Ⅱc＋Ⅱa，Ⅱc＋Ⅲ等。早期胃癌中直径在 5～10mm 者称小胃癌，直径 <5mm 称微小胃癌。

（2）中晚期胃癌：也称进展型胃癌，癌性病变侵及肌层或全层，常有转移。有以下几种类型：

1）蕈伞型（或息肉样型）：约占晚期胃癌的1/4，癌肿局限，主要向腔内生长，呈结节状、息肉状，表面粗糙如菜花，中央有糜烂、溃疡，亦称结节蕈伞型。癌肿呈盘状，边缘高起，中央有溃疡者称盘状蕈伞型。

2）溃疡型：约占晚期胃癌的1/4。又分为局限溃疡型和浸润溃疡型，前者的特征为癌肿局限，呈盘状，中央坏死。常有较大而深的溃疡；溃疡底一般不平，边缘隆起呈堤状或火山口状，癌肿向深层浸润，常伴出血、穿孔。浸润溃疡型的特征为癌肿呈浸润性生长，常形成明显向周围及深部浸润的肿块，中央坏死形成溃疡，常较早侵及浆膜或发生淋巴结转移。

3）浸润型：此型也分为两种，一种为局限浸润型，癌组织浸润胃壁各层，多限于胃窦部，浸润的胃壁增厚变硬，皱襞消失，多无明显溃疡和结节。浸润局限于胃的一部分者，称"局限浸润型"；另一种是弥漫浸润型，又称皮革胃，癌组织在黏膜下扩展，侵及各层，范围广，使胃腔变小，胃壁厚而僵硬，黏膜仍可存在，可有充血水肿而无溃疡。

4）混合型：同时并存上述类型的两种或两种以上病变者。

5）多发癌：癌组织呈多灶性，互不相连。如在萎缩性胃炎基础上发生的胃癌即可能属于此型，且多在胃体上部。

3. 组织分型

（1）根据组织结构可分为4型：①腺癌：包括乳头状腺癌、管状腺癌与黏液腺癌，根据其分化程度分为高分化、中分化与低分化3种；②未分化癌；③黏液癌（即印戒细胞癌）；④特殊类型癌：包括腺鳞癌、鳞状细胞癌、类癌等。

（2）根据组织发生方面可分为两型。①肠型：癌起源于肠腺化生的上皮，癌组织分化较好，巨体形态多为蕈伞型；②胃型：癌起源于胃固有黏膜，包括未分化癌与黏液癌，癌组织分化较差，巨体形态多为溃疡型和弥漫浸润型。

4. 转移途径

（1）直接播散：浸润型胃癌可沿黏膜或浆膜直接向胃壁内、食管或十二指肠发展。癌肿一旦侵及浆膜，即容易向周围邻近器官或组织如肝、胰、脾、横结肠、空肠、膈肌、大网膜及腹壁等浸润。癌细胞脱落时也可种植于腹腔、盆腔、卵巢与直肠膀胱陷窝等处。

（2）淋巴结转移：占胃癌转移的70%，胃下部癌肿常转移至幽门下、胃下及腹腔动脉旁等淋巴结，而上部癌肿常转移至胰旁、贲门旁、胃上等淋巴结。晚期癌可能转移至主动脉周围及膈上淋巴结。由于腹腔淋巴结与胸导管直接交通，故可转移至左锁骨上淋巴结。

（3）血行转移：部分患者外周血中可发现癌细胞，可通过门静脉转移至肝脏，并可达肺、骨、肾、脑、脑膜、脾、皮肤等处。

二、中医学病因病机

脾胃为后天之本，胃为水谷之海，人体所需的精微物质，全赖由口摄入到胃的营养物质。饮食失常五味不节，嗜酒过度，物聚类杂等皆可伤胃。另外六淫七情，饮食劳倦皆可伤胃。胃癌之因，或有先天禀赋失常，易患肿瘤物质；或幼稚脾胃不足，渐生慢性胃肠疾病；或因饥饱不时；或恣食生冷辛热，醇酒肥甘，屡屡伤损；或平素心胸狭窄，久处逆境心情抑郁不舒；或蒙受天灾人祸，情志剧变。以致脾胃失和，升降不利，造成胃气受损，水谷不化，气结痰凝，血瘀阻络，宿食痰浊瘀血积久结毒，形成浊毒之邪，发于胃脘，渐成癌瘤。

1. 外邪六淫 毒邪内侵，正气不足以祛邪，致使外邪久留不去，伤及脏腑，阻滞气机，气血不畅，痰湿内生，瘀血留滞，而成积聚，发为本病。《灵枢·五变》中说："肠胃之间，寒温不次，邪气稍至，蓄积留止，大聚乃起，由寒气在内所生也，气血虚弱，风邪搏于脏腑，寒多则气涩，气涩则生积聚也。"张介宾在《景岳全书》中也认为："风寒外感之邪，亦能成积，如经曰："虚邪之中人也，留而不去传舍于肠胃之外，募原之间，留著于脉，息而成积。"且进一步指出，风以致积，积成而证已非风。故治此者，当治其所留，明确了肿瘤发生的因果关系和治疗方向。

2. 情志因素 忧思伤脾，脾伤则气结，气结而津液不能输布，聚而成痰；恼怒伤肝，肝伤则气郁，气郁则血液不能畅行，积而为瘀。痰瘀互结，壅塞腔道，阻膈胃气，而引起进食噎塞难下，或食入良久反吐。如《素问·通评虚实论》说：隔绝闭塞，上下不通，则暴忧之病也。肝气郁滞，常可横逆犯胃侮脾，以致肝胃不和，气郁过久，则可化火伤阴，损及脉络，而见胃痛，吐血，便黑等症。

3. 饮食因素 饮酒过度，过多食辛香燥热之品，胃有积热，热久伤阴，以致阴液亏损，津枯血燥，瘀热停聚，胃脘干槁，发为本病。饮食不节，损伤脾胃，失其运化功能，气血无以化生，而致气血两亏，久则阳气有衰，而见脾胃虚寒的表现。如《局方发挥》说："积而久也，血液俱耗，胃脘干槁，其槁在下，与胃为近，食虽可入，难尽入胃，良久复出，曰反胃。"《景岳全书·反胃》篇亦说："以酷饮无度，伤于酒湿，或以纵食生冷，败其真阳，总之无非内伤之甚，致损胃气而然。"

4. 素体因素 正气虚弱是形成肿瘤的内在根据，胃癌的发病多先有气血亏损，脾胃虚弱损伤，在此基础上复因情志失调，饮食失节，而致痰气瘀热搏结，津枯血槁，发为本病。诚如《医宗必读·反胃噎膈》所说："大抵气血亏虚，复因悲思忧恚，则脾胃受伤，血液渐耗，噎塞所由成也。脾胃虚伤，运行失职，不能腐熟悉五谷，变化精微，朝食暮吐，暮食朝吐，食虽入胃，复反而出，反胃所由成也。"素体真阳不足，火不生土，脾胃虚寒，不能消化谷食，日久亦可发生本病，所以有食入反出，是无火也之说。

第三节 西医临床诊断与治疗

一、临 床 表 现

（一）症状

早期胃癌70%以上可毫无症状。根据发生机制可将晚期胃癌症状分为4个方面：

1. 因癌肿增殖而发生的能量消耗与代谢障碍，导致抵抗力低下、营养不良、维生素缺乏等，表现为乏力、食欲不振、恶心、消瘦、贫血、水肿、发热、便秘、皮肤干燥和毛发脱落等。

2. 胃癌溃烂而引起上腹部疼痛、消化道出血、穿孔等。胃癌疼痛常为咬啮性，与进食无明确关系或进食后加重。有的像消化性溃疡的疼痛，进食或抗酸剂可缓解，这种情况可维持较长时间，以后疼痛逐渐加重而持续。癌肿出血时表现为粪便隐血试验阳性、呕血或黑粪，5%患者出现大出血，甚至有因出血或胃癌穿孔等急腹症而首次就医者。

3. 胃癌的机械性作用引起的症状，如由于胃充盈不良而引起的饱胀感、沉重感，以及无味、厌食、疼痛、恶心、呕吐等。胃癌位于贲门附近可侵犯食管，引起打嗝、咽下困难，位于幽门附近可引起幽门梗阻。

4. 癌肿扩散转移引起的症状，如腹水、肝大、黄疸及肺、脑、心、前列腺、卵巢、骨髓等的转移而引起相应症状。

（二）体征

早期胃癌可无任何体征，中晚期癌的体征中以上腹压痛最为常见。1/3 患者可扪及上腹部肿块，质坚而不规则，可有压痛。能否发现腹块，与癌肿的部位、大小及患者腹壁厚度有关。胃窦部癌可扪及腹块者较多。

其他体征多由胃癌晚期或转移而产生，如肿大，质坚、表面不规则的肝脏，黄疸，腹水，左锁骨上与左腋下淋巴结肿大。男性患者直肠指诊时于前列腺上部可扪及坚硬肿块，女性患者阴道检查时可扪及肿大的卵巢。其他少见的体征尚有皮肤、腹白线处结节，腹股沟淋巴结肿大，晚期可发热，多呈恶病质。此外，胃癌的癌旁综合征包括血栓性静脉炎，黑色棘皮病和皮肌炎可有相应的体征。

（三）诊断

（1）症状：早期表现为上腹不适，约为 80% 患者有此表现，将近 50% 胃癌患者有明显食欲减退或食欲不振。晚期可出现乏力，腰背疼及梗阻后出现恶心、呕吐、进食困难。肿瘤表面溃疡时出现呕血、黑便。

（2）体征：早期无特殊体征，晚期可见上腹肿块，直肠指诊可及肿块，左锁骨上淋巴结肿大，同时贫血、消瘦、腹水等恶液质表现。

（3）实验室检查：早期可疑胃癌，游离胃酸低度或缺，如红血球压积、血红蛋白、红细胞下降，大便潜血（＋）。血红蛋白总数低，白/球倒置等。水电解质紊乱，酸碱平衡失调等化验异常。

（4）X 线表现：气钡双重造影可清楚显示胃轮廓、蠕动情况、黏膜形态、排空时间，有无充盈缺损、龛影等。检查准确率近 80%。

（5）纤维内窥镜检查：是诊断胃癌最直接准确有效的诊断方法。

（6）脱落细胞学检查：有的学者主张临床和 X 线检查可疑胃癌时行此检查。

（7）B 超：可了解周围实质性脏器有无转移。

（8）CT 检查：了解胃肿瘤侵犯情况，与周围脏器关系，有无切除可能。

（9）免疫学 CEA、FSA、GCA、YM 球蛋白等检查。

（四）常见并发症

（1）当并发消化道出血，可出现头晕、心悸、柏油样大便、呕吐咖啡色物。

（2）胃癌腹腔转移使胆总管受压时，可出现黄疸，大便陶土色。

（3）合并幽门梗阻，可出现呕吐，上腹部见扩张之胃型、闻及震水声。

（4）癌肿穿孔致弥漫性腹膜炎，可出现腹肌板样僵硬、腹部压痛等腹膜刺激征。

（5）形成胃肠瘘管，见排出不消化食物。

二、实验室和其他检查

（一）胃肠 X 线检查

其为胃癌的主要检查方法，包括不同充盈度的投照以显示黏膜纹，如加压投照力双重对比等方法，尤其是钡剂、空气双重对比方法，对于检出胃壁微小病变很有价值。早期胃癌的 X 线表现为在适当加压或双重对比下，隆起型常显示小的充盈缺损，表面多不光整，基部稍宽，附近黏膜增粗、紊乱，可与良性息肉鉴别。

（二）内镜检查

可直接观察胃内各部位，对胃癌，尤其对早期胃癌的诊断价值很大：

1. 早期胃癌　隆起型主要表现为局部黏膜隆起，突向胃腔，有蒂或广基，表面粗糙，有的呈乳头状或结节状，表面可有糜烂。表浅型表现为边界不整齐，界限不明显的局部黏膜粗糙，略为隆起或凹陷，表面颜色变淡或发红，可有糜烂，此类病变最易遗漏。凹陷型有较为明显的溃疡，凹陷多超过黏膜层。上述各型可合并存在而形成混合型早期胃癌。

2. 中晚期胃癌　常具有胃癌典型表现，内镜诊断不难。隆起型的病变直径较大，形态不规则，呈菜花或菊花状。

（三）胃液检查

约半数胃癌患者胃酸缺乏。基础胃酸中乳酸含量可超过正常（100μg/ml）。但胃液分析对胃癌的诊断意义不大。

（四）生物学与生物化学检查

包括癌的免疫学反应、本内特殊化学成分的测定及酶反应等。血如血清胃蛋白酶原 I 及胃蛋白酶原 I／II 之比；CEA，CA19-9，CA125 等癌胚抗原及单克隆抗体的检测等，但这些检查假阳性与假阴性均较高，特异性不强。

三、诊断要点

1. 临床上早期症状不明显，大多出现胃脘痛、食欲减退、恶心呕吐、消瘦等消化道症状。亦常按胃病治疗，直至出现梗阻症状或上腹包块、胃出血、黑便等时，往往病情已晚。故凡遇有上腹胀满不适、隐痛、食欲减退、进行性消瘦、呕血、黑便或大便潜血阳性者，特别是 40 岁以上患者，应作进一步检查。在体检中见有上腹压痛、饱满、紧张感，或触及包块，锁骨上窝淋巴结肿大，肛查触及肿块时，应做详细检查及鉴别诊断。

2. 实验室检查血常规，大便潜血，胃液分析，肝、肾功能等。胃癌患者胃液分析缺酸或低酸者多，胃液内混有血液；大便潜血检查阳性者等。

3. X 射线钡餐检查，采用气钡双重对比造影法，对早期表浅型胃癌的诊断率与胃镜检查相近。

4. 胃镜检查与直视活检可得病理诊断。对疑癌而活检未证实者，应做放大内镜、染色法内镜、荧光检测诊断等检查，如不具备以上方法，应密切随访，内镜复查，间隔不超过 1 个月。

5. 胃脱落细胞学检查操作简便，阳性率高。

6. 淋巴结穿刺涂片和活组织检查，在需确定是否为转移癌灶时采用。

7. 此外，尚有四环素荧光试验、胃液极谱分析、胃癌免疫学诊断等方法。

8. 临床上需鉴别一些容易和胃癌相混淆的病证。胃溃疡病较常见于青年与中年，病程较长，反复发作，疼痛有典型的节律性，进食、制酸剂可使疼痛暂时缓解，呕吐较少见，一般无食欲减退，一般情况良好，腹内无肿块，胃液分析呈胃酸过多或正常，大便隐血试验阳性治疗后可转为阴性，胃镜检查为典型的良性溃疡。此外，胃癌还应与胃部良性肿瘤、胃息肉、慢性胃炎等加以鉴别。

四、鉴 别 诊 断

胃癌须与胃溃疡、胃内单纯性息肉、良性肿瘤、肉瘤、胃内慢性炎症相鉴别。有时尚需与胃皱襞肥厚、巨大皱襞症、胃黏膜脱垂症、幽门肌肥厚和严重胃底静脉曲张等相鉴别。鉴别诊断主要依靠 X 线钡餐造影、胃镜和活组织病理检查。

五、治 疗

目前，西医治疗胃癌仍以手术、放疗、化疗为首选。但由于放疗对胃癌的敏感性低、疗效差，加之胃部周围重要脏器多，放射治疗常伤及机体的正常细胞和组织，故一般较少采用（个别情况下，常使用放疗与手术配合以提高手术切除率），多是先行手术切除。手术的最大优点是快捷了当地将肿瘤切除，解决了机体当前的致命伤。手术切除对局部治疗效果极佳，不过，对全身治疗与机体防御反应的提高毫无作用。

化疗的优点是进行了全身的治疗，而且对癌细胞的杀伤力很强，不管对原发的、残留的、扩散的或转移的，均有独到与回生（有些肿瘤患者如果不化疗，往往于短期内死亡）之功。其缺点是毒副作用大，使全身遭受到某种程度的损害。

胃癌的治疗与其他恶性肿瘤的治疗相同，均应将手术治疗作为首选的方法，同时根据情况合理的配合化疗、放疗、中医中药和免疫治疗等综合治疗。

根据 TNM 分期，当前采用综合治疗方案，大致如下：

Ⅰ期胃癌属于早期胃癌，主要以手术切除为主。对个别Ⅱa十Ⅱc型侵及黏膜下层，淋巴结出现转移者，应配合一定化疗。

Ⅱ期胃癌属于中期胃癌，主要以手术切除为主。有的辅助化疗或免疫疗法。

Ⅲ期胃癌多侵及周围组织并出现较广泛淋巴结转移，虽以手术切除为主，但应配合化疗、放疗、免疫治疗和中医中药治疗。

Ⅳ期胃癌已属晚期，多采用非手术疗法，有适于手术者尽量切除原发与转移病灶，配合化疗、放疗、免疫、中医中药综合疗法。

（一）手术治疗分为根治性手术、姑息性手术和短路手术。

1. 根治性手术切除 此概念是相对的，指从主观判断认为肿瘤已被切尽，可以达到治疗的效果，实际上只有一部分能达到治愈。

2. 姑息性切除 指主观上判断肿瘤已不可能完全切除，但主要的瘤块可切除，切除肿瘤可解除症状，延长寿命，为进一步综合治疗创造条件。

3. 短路手术 主要用于已不可能手术切除的伴有幽门梗阻的病例，作胃空肠吻合术可缓解梗阻。

（二）放射治疗

1. 术前放疗 指对某些进展期胃癌，临床上可摸到肿块，为提高切除率而进行的术前局部照射。每次 200cGY，5 次/周，共 4 周，总量为 4000cGY。停止放疗后行手术治疗，可增加局部切除率，但不能影响淋巴结转移的程度，术前费时 6 周。因此对 5 年生存的影响难以估价。

2. 术中放疗 指肿瘤切除后建立胃肠吻合前，针对以腹腔动脉为中心的术野进行一次大剂量照射，以 3000～3500cGY 为宜。对进展期胃癌可提高 5 年生存率约 10%。术中确保将肠道隔离在照射野外，防止放射性并发症的发生。

3. 术后放疗 多数学者认为无效。

（三）化疗

早期胃癌可不用化疗外，其他进展期胃癌均应适当化疗。

1. 周身化疗 临床上决定化疗方案。首先考虑肿瘤病理类型、部位、病期等因素。胃癌多为腺癌，常选用 5-FM、MMC、ADM、MeCCNu 等药物。术后第一年应作三个疗程，每疗程约 2 个月，休息 2 个月后作第二疗程。第二、三年每年作二个疗程，第四、五年每年作一个疗程，五年后可不必化疗。常用化疗方案：FAM：5-Fu 500mg iv d1d8d15，ADM 30～50mg iv d1，MMC 4～10mg iv d1，21 天为一周期。

2. 腹腔化疗 可术后腹腔置管或腹腔埋置化疗泵及插管化疗。增加局部浓度。

（四）免疫疗法免疫治疗与化疗并用

可延长患者生命。常用干扰素、IL-2、BCG 等药物。

（五）中医中药治疗

以扶正为主，可对抗放疗副作用，提高白细胞、血小板，调整胃肠功能，提高机体抵抗力。

第四节 中医辨证论治

一、辨 证 要 点

本病的辨证主要在于分清虚与实的关系，虚是以脾胃气虚为主，还是以胃阴不足为主，脾虚是否及肾等；实则要分清食积、气结、热蕴、痰凝、血瘀何者为患，或协同为患。本病辨证尤需注意舌苔的变化，苔乃胃气所附，苔厚口臭乃食积不化之象；苔白而腻，口黏且干，乃湿邪为患；苔黄口苦则有化热之势，苔花剥则胃阴伤矣。临床观察胃癌的舌苔以厚腻苔或花剥苔多见，舌质则以裂纹舌、淡黯舌为多，脉象多沉缓，提示胃癌辨证为脾气虚，胃阴不足，痰湿夹瘀多见。

二、治 疗 原 则

胃癌属正虚邪实，正气亏虚为本，邪气聚结为其标，故治疗胃癌要从标本变化特征中掌握治疗原则。癌肿初现，正虚不露者，以驱邪抗癌治标为主，扶正治本为次；癌肿虽见，但正气衰弱，正不抗邪者，扶正培本为主，驱邪抗癌治标为次；驱邪不忘扶正，扶正辅以驱邪。驱邪当行气除湿、化痰消瘀；扶正要注重调补脾肾，气血不足补脾胃，激发气血生化之源，阴阳不足补肝肾，使元气津血渐复。

（一）邪热内陷型

主要症状：胃脘有肿块，痞满，内有灼热，按之满甚，心中烦热，咽干口燥，身热汗出，大便干结，小便短赤，舌红，苔黄，脉滑数。

病机：外邪入里，邪热结于心下，故胃脘有肿块，痞满急迫；热结于里，故心中烦热，身热汗出；热盛伤津，故大便干结，小便短赤；舌红，苔黄，脉数均为邪热内陷之证。

治则：泄热消痞，理气开结。

方药：大黄黄连泻心汤（张仲景《伤寒论》）加味

加减运用：可酌加金银花、蒲公英以助泻热，加枳实、厚朴、木香等以助行气消痞之力。若便秘心烦者，可加全瓜蒌、栀子以宽中开结，清心除烦；口渴欲饮者，加天花粉、连翘以清热生津。

（二）痰气交阻型

主要症状：进食梗阻，脘膈痞满，甚则疼痛，情志舒畅则减轻，精神抑郁加重，嗳气呃逆，呕吐痰涎，口干咽燥，大便干涩，舌红，苔薄腻，脉弦滑。

病机：痰气交阻，食管不利，则进食困难，胸膈痞满，甚则疼痛；情志舒畅减轻，精神抑郁加重，是为气结初期的表现；气结津液不能上承，且郁热伤津，故口干咽燥，大便干涩；中焦受阻，胃气上逆，则嗳气呃逆，呕吐痰涎；舌红，苔薄腻、脉弦滑为气郁交阻，兼有郁热伤津之象。

治则：开郁化痰，润燥降气。

方药：启膈散（《医学心悟》）加减

加减运用：可酌加瓜蒌、半夏、天南星以助化痰之力，加麦冬、玄参、天花粉以增润燥之效。若津伤便秘，可加增液汤和白蜜，以助生津润燥之力；若胃失和降，泛吐痰涎者，加半夏、陈皮、旋覆花以和胃降逆。

（三）痰湿凝滞型

主要症状：脘膈痞闷，呕吐痰涎，进食发噎不利，口淡纳呆，大便时结时溏，舌体胖大有齿痕，苔白厚腻，脉滑。

病机：痰湿凝结，气机阻滞，则脘膈痞闷；脾胃升降失和，则呕吐痰涎，进食发噎不利，脾虚则湿浊内生，口淡纳呆，大便时结时溏；痰湿凝滞则舌体胖大有齿痕，苔白厚腻，脉滑。

治则：燥湿健脾，消痰开胃。

方药：二陈汤（《太平惠民和剂局方》）加味

加减运用：气短乏力，可加黄芪、党参，健脾扶正；呕恶频繁，为痰气上逆，加生姜、藿香，行气化浊止呕。

（四）肝胃不和型

主要症状：胃脘胀满，时时隐痛，窜及两胁，呃逆呕吐，情志不舒，善太息，易怒。舌红，苔白腻（黄腻），脉沉或弦细。

病机：肝气郁结，横犯脾胃，则胃脘胀满流窜作痛；胃失和降，则嗳气呕吐；肝气乘脾，则食欲不振；肝经郁热，则口苦心烦；舌红，苔白腻（黄腻），脉沉或弦细，为肝胃不和。

治则：舒肝和胃，降逆止呕。

方药：柴胡疏肝散（《医学统旨》）加味

加减运用：若口干口苦，胃脘痞胀伴灼热感，属郁热不宣，去当归、柴胡、生姜，加吴茱萸、黄连、黄芩，以清热消痞满；若便秘燥结，腑气不通者，加瓜蒌仁、郁李仁、火麻仁，润燥通便；服药后大便仍不畅者，去半夏、茯苓、生姜，加生大黄、芒硝、以峻下通腑泄实；若嗳腐吞酸，矢气臭，胃内停食者，加山楂、神曲、连翘、莱菔子，消食化积除滞。

（五）肝胃郁热型

主要症状：胃脘灼热，痛势急迫，喜冷恶热，得凉则舒，心烦易怒，泛酸嘈杂，口干口苦，舌红，苔黄（黄腻），脉弦数。

病机：肝胃不和，气机郁滞，久则化热，热积中焦，故胃脘灼热，痛势急迫；肝气犯胃，则见两胁烦痛，心烦易怒，泛酸嘈杂；热伤津液，故口干口苦而喜凉饮；舌红，苔黄（黄腻），脉弦数为肝胃郁热之象。

治则：舒肝理气，泄热和中。

方药：丹栀逍遥散合左金丸（前方见《内科摘要》，后方见《丹溪心法》）加味

加减运用：若火邪已伤胃阴，可加麦冬、石斛；肝体阴而用阳，阴常不足，阳常有余，郁久化热，易伤肝阴，应慎用香燥之品，可选用白芍、香橼、佛手等理气而不伤阴的解郁止痛之品，也可用金铃子、郁金等偏凉性的理气药，或与白芍、甘草等柔肝之品配合应用；若火热内盛，灼伤胃络，而见吐血，并出现脘腹灼热痞满，心烦便秘，面赤舌红，脉弦数有力等症者，可用泻心汤，苦寒泄热，直折其火。

（六）气滞血瘀型

主要症状：胃脘部肿块，局部固定性疼痛，腹泻与便秘交替，或肝脾肿大，舌紫黯或舌边有瘀点，苔黄（黄腻），脉弦或弦数。

病机：气滞血瘀，则腹部肿块，局部固定性疼痛；气机不调，则大便改变、腹泻与便秘交替；气滞血瘀可见舌质紫黯、边有瘀点，苔薄黄，脉弦或弦数。

治则：活血行气，软坚散结。

方药：失笑散合血府逐瘀汤（前方见《太平惠民和剂局方》，后方见《医林改错》）加味

加减运用：局部痛甚者，加延胡索、木香、以行气止痛；胃脘部积块明显者，去桃仁、红花，加三棱、莪术、丹参，以消积破瘀散结；伴便血者加仙鹤草、地榆炭、三七、以止血活血，使血止而不留瘀。

（七）浊毒内蕴型

主要症状：胃脘刺痛，痛时拒按，上腹肿块，肌肤甲错，眼眶黧黑，舌质黯紫或瘀斑，舌下络脉紫胀，脉弦涩。

病机：浊毒瘀血凝聚胃脘，日久不散，则上腹肿块；瘀阻气滞，则胃脘刺痛，痛时拒按；瘀血阻滞脉络，气血运行受阻，络伤血溢，则呕血便血；瘀血不去，新血不生，则肌肤甲错，眼眶黧黑；舌质紫黯或瘀斑，舌下络脉紫胀，脉弦涩为浊毒内蕴之象。

治则：化浊解毒，活血散结。

方药：化浊解毒方加减

加减运用：藿香、佩兰、砂仁芳香化浊，芳香之品悦脾醒脾，内消湿浊，砂仁具有化湿行气、温中止泻之功效，白花蛇舌草、半枝莲、半边莲三者合用，加强了消肿清热解毒之功，全蝎、蜈蚣、白花蛇、壁虎等虫类药攻毒散结，通络止痛。神疲乏力者，加黄芪、党参，补气健脾；服后泛恶纳减者，加神曲、藿香，化湿浊助消化；可加白花蛇舌草、半枝莲、蜂房、仙鹤草解毒祛瘀。若出血兼见舌质光红，口咽干燥，脉细数者，加沙参、地黄、麦冬滋阴养血；失血日久，心悸少气，多梦少寐，体倦纳差，唇白舌淡，脉虚弱者，

加酸枣仁、黄芪、茯苓、远志补气养血、宁心安神。

(八) 中虚脏寒型

主要症状：胃脘隐痛，绵绵不断，喜按喜暖，食生冷痛剧，进热食则舒，时呕清水，大便溏薄，或朝食暮吐，面色㿠白无华，神疲；兼脾阳虚，则肢冷，大便溏薄，舌淡而胖，有齿痕，苔白滑润，脉沉细或沉缓。

病机：中虚脏寒则胃脘隐痛，绵绵不断，喜按喜暖，食生冷痛剧，进热食则舒，时呕清水；饮食不化则朝食暮吐，暮食朝吐；脾胃失健运，气血生化乏源，则面色㿠白无华，神疲；兼脾阳虚，则肢冷，大便溏薄，舌淡而胖，有齿痕，苔白滑润，脉沉细或沉缓均为阳虚内寒之征。

治则：温中和胃，健脾益气。

方药：理中丸合四君子汤（前方见《伤寒论》，后方见《仙授理伤续断秘方》）加味

加减运用：便溏泄泻，属脾肾阳虚，加山药、芡实、鸡内金、儿茶、补骨脂、肉豆蔻，温中止泻；脘胀嗳气，呕恶，苔白厚腻，寒湿内盛，减人参量，酌加藿香、苍术、草果，行气燥湿止泻。

(九) 胃热伤阴型

主要症状：胃脘嘈杂灼热，痞满吞酸，食后痛胀，口干喜冷饮，五心烦热，大便干燥，舌质红绛，舌苔黄糙或剥苔、无苔，脉细数。

病机：久病阴液亏损，胃失和养，则胃脘嘈杂灼热；阴虚津液不足则口干喜冷饮，大便干燥，阴虚内热，则五心烦热；舌质红绛，舌苔黄糙或剥苔、无苔，脉细数为阴虚内热之征。

治则：清热和胃，养阴润燥。

方药：玉女煎（《景岳全书》）加味

加减运用：恶心呕吐，吐痰涎，兼见痰气上逆者，去知母，加法半夏、黄连降逆祛秽止呕；脘痛腹胀，气血不和者，加木香、大腹皮、延胡索，行气活血除胀；便结，加生大黄，泻下通便。

(十) 津亏热结型

主要症状：进食时梗涩而痛，水饮可下，食物难进，食后复出，胸背灼痛，形体消瘦，肌肤枯燥，五心烦热，口燥咽干，渴欲饮冷，大便干结，舌红而干，或有裂纹，脉弦细数。

病机：胃津亏损，食管失于濡润，故进食时梗涩而痛，尤其进固体食物为甚；热结痰阻，阻于食管，故食物反出；热结伤津，胃肠枯干，则口燥咽干，大便干结，渴欲饮冷；胃不受纳，无以化生精微，故形体消瘦，肌肤枯燥。舌红而干、或有裂纹、脉弦细而数等为津亏热结之象。

治则：养阴生津，泻热散结。

方药：沙参麦冬汤（《温病条辨》）加味

加减运用：可加玄参、地黄、石斛以助养阴之力，加栀子、黄连、黄芩以清肺胃之热。若肠燥失润，大便干结，可加火麻仁、瓜蒌仁、何首乌润肠通便；若腹中胀满，大便不通，胃肠热盛，可用大黄甘草汤泻热存阴，但应中病即止，以免重伤津液，若食管干涩，口燥咽干，可饮五汁安中饮以生津养胃。

（十一）脾胃虚弱型

主要症状：胃脘痞闷，胀满时减，喜温喜按，食少不饥，身疲乏力，少气懒言，大便溏薄，舌淡，苔薄白，脉沉弱或虚大无力。

病机：脾胃虚弱，运化失职，气机不畅，则生胀满，故胃脘痞闷，喜温喜按；病程日久，饮食稍有不慎，则病情加重，故胀满时减时重；脾胃虚弱，腐熟不力，纳食不香，故不知饥，不欲食；体倦乏力，气短懒言，乃气虚之征；舌淡、苔白、便溏、脉沉弱为脾胃虚弱之象。

治则：健脾益气，升清降浊。

方药：补中益气汤（《脾胃论》）加味

加减运用：若见阳虚内寒者，可用大建中汤化裁，或加肉桂、干姜等温中散寒；兼恶心反酸者，加吴茱萸、煅瓦楞、海螵蛸等制酸之品。

（十二）气血两虚型

主要症状：胃脘疼痛、肿块坚硬、恶心呕吐，甚可见严重消瘦、神疲倦怠、皮肤枯燥甲错，大量呕血，甚至腹水，舌质淡，苔薄白，脉沉细无力。

病机：胃癌晚期，气血多已衰败，属邪实正衰，故除胃脘疼痛、肿块坚硬、恶心呕吐等中期所具之症状外，可见严重消瘦、神疲倦怠、皮肤枯燥甲错等恶病质征象以及大量呕血便血，甚至腹水等证候；形瘦纳少，舌质淡，苔薄白，脉沉细无力，为气血两虚之象。

治则：以扶正为主，佐以驱邪。

方药：十全大补汤（《太平惠民和剂局方》）加味

加减运用：若脾胃阳虚、命火衰微，证见顽固呕吐、食入经久复吐出，时吐清稀痰涎，形寒畏冷，面白气短，或肢体水肿，舌淡脉沉细者，可加肉桂、附子、干姜以温补脾肾之阳；若阴虚，可加女贞子、山萸肉、枸杞子。若肿块坚硬拒按，或有结节，呕血，便血，肌肤甲错，舌黯，脉沉涩而细者，可加茵陈、五灵脂、三七粉、水蛭逐瘀通络，活血止痛；若痰湿较重者，可去熟地黄、阿胶，加贝母、南星、海藻、牡蛎、莱菔子以化痰散结；若有腹水，加猪苓、大腹皮、商陆、车前子以利尿逐水。

（十三）气虚脉微型

主要症状：进食梗阻不断加重，饮食不下，面色苍白，精神疲倦，形寒肢冷，面浮足肿，泛吐清涎，腹胀便溏，舌淡，苔白，脉细弱。

病机：阴损及阳，脾肾阳微，饮食无以受纳及运化，浊气上逆，故进食受阻，饮食不下，泛吐清涎；脾肾衰败，阳气衰微，气化功能丧失，寒湿停滞，故面色苍白，形寒肢冷，面浮足肿而腹胀便溏；舌淡，苔白、脉细弱为气虚阳衰之象。

治则：温补脾肾，益气回阳。

方药：温脾用补气运脾汤（《统旨方》）加味、温肾用右归丸（《景岳全书》）加味

加减运用：前方以人参、黄芪、白术、茯苓、甘草补脾益气，砂仁、陈皮、半夏和胃降逆，可加旋覆花、代赭石降逆止呕，加附子、干姜温补脾肾；若气阴两虚加石斛、麦冬、沙参以滋阴生津。后方以附子、肉桂、鹿角胶、杜仲、菟丝子补肾助阳，熟地黄、山茱萸、山药、枸杞、当归补肾滋阴；若中气下陷，少气懒言，可用补中益气汤。若脾虚血亏，心悸气短，可用大全大补汤加减。

第五节 预后与调护

一、预 后

胃癌的预后取决于癌肿的部位与范围、组织类型、浸润胃壁的深度、转移情况、宿主反应、手术方式等。

二、调 护

避免或减少摄入可能的致癌物质，可多进食含维生素 C 丰富的蔬菜、水果等。对所谓癌前期病变，要进行密切随访，以早期发现变化，及时进行治疗。具体注意以下几点：

1. 养成良好的生活习惯，戒烟限酒。吸烟，世界卫生组织预言，如果人们都不再吸烟，5 年之后，世界上的癌症将减少 1/3；其次，不酗酒。烟和酒是极酸的酸性物质，长期吸烟喝酒的人，极易导致酸性体质。

2. 不要过多地吃咸而辣的食物，不吃过热、过冷、过期及变质的食物；年老体弱或有某种疾病遗传基因者酌情吃一些防癌食品和含碱量高的碱性食品，保持良好的精神状态。

3. 有良好的心态应对压力，劳逸结合，不要过度疲劳。可见压力是重要的癌症诱因，中医认为压力导致过劳体虚从而引起免疫功能下降、内分泌失调，体内代谢紊乱，导致体内酸性物质的沉积；压力也可导致精神紧张引起气滞血瘀、毒火内陷等。

4. 加强体育锻炼，增强体质，多在阳光下运动，多出汗可将体内酸性物质随汗液排出体外，避免形成酸性体质。

5. 生活要规律，生活习惯不规律的人，如彻夜唱卡拉 OK、打麻将、夜不归宿等生活无规律，都会加重体质酸化，容易患癌症。应当养成良好的生活习惯，从而保持弱碱性体质，使各种癌症疾病远离自己。

6. 不要食用被污染的食物，如被污染的水，农作物，家禽鱼蛋，发霉的食品等，要吃一些绿色有机食品，要防止病从口入。

（李 刚）

第五章

肝　硬　化

第一节　概　述

一、西医学对本病的认识

肝硬化（liver cirrhosis）是一种常见的慢性肝病，可由一种或多种原因引起肝脏损害，肝脏呈进行性、弥漫性、纤维性病变。具体表现为肝细胞弥漫性变性坏死，继而出现纤维组织增生和肝细胞结节状再生，这三种改变反复交错进行，结果肝小叶结构和血液循环途径逐渐被改建，使肝变形、变硬而导致肝硬化。该病早期无明显症状，后期则出现一系列不同程度的门静脉高压和肝功能障碍，直至出现上消化道出血、肝性脑病等并发症死亡。

二、中医学对本病的认识

肝硬化属中医"胁痛""癥积痞块"等病证范畴，多因正气不足，湿浊邪毒乘虚而入，藏匿于肝；加之饮食失当，脾失健运，情志不舒，肝失疏泄，内生湿热，酿生浊毒，熏蒸肝胆，肝病既久乘脾犯胃及肾，致肝、脾、肾俱损，在浊毒壅盛病理基础上，导致肝气郁滞、肝络瘀阻等证，从而形成本病。从微观辨证角度，依据肝硬化肝脏纤维组织增生的病理及生化特征，亦属于湿热壅盛，酿生浊毒，迁延日久，浊毒、气滞、血瘀相互胶结为害，肝体失于濡养，硬结变性，因此本病的关键在于浊毒内蕴。治疗方面，在中医的整体观和辨证施治原则指导下立足化浊解毒，科学运用中医理论，辨病与辨证结合，宏观与微观结合，综合全身整体调理，以化浊解毒为大法，兼疏肝理气、活血化瘀、软坚散结、养肝和胃等治疗方法，组成系列验方，取得较好疗效，为中医药治疗肝硬化开辟了一条新的途径。

第二节　病因病机

一、西医学病因病理

（一）病因

肝硬化的西医病因有很多，在临床上多见有病毒性肝炎、酒精肝、脂肪肝、自身免疫性疾病等。

1. 病毒性肝炎　据研究发现慢性病毒性肝炎一般都伴有程度不等的肝硬化，因为病毒的持续性存在，反复或持续的炎症浸润，无疑是对肝细胞的一个损伤，可导致肝实质发生炎症、坏死等病理变化，致使肝脏持续不断的纤维增生而逐渐形成肝硬化。

2. 酒精肝　酗酒可导致酒精肝病情的发展，因其中间代谢产物乙醛不仅直接损伤肝脏而且可对肝脏产生氧化应激和脂质过氧化损伤，进而可诱发肝脏代谢紊乱，促进炎症免疫反应和肝硬化的发生，若长此以往下去，可导致酒精性肝硬化的发生。

3. 脂肪肝　由于各种原因引起的脂肪在肝内过度蓄积，造成肝脏的持续性损伤，导致肝细胞的脂肪变性、脂质代谢紊乱，使肝脏对炎症反应和各种肝损伤因素的易感性增高，进而促进肝脏纤维化的发生及发展。

4. 自身免疫性疾病　在临床上像肝细胞受累的自身免疫性肝炎或是胆管细胞受累的原发性胆汁性肝硬化和原发性硬化性胆管炎，这类患者其自身的免疫系统会攻击肝脏，而引起感染，导致肝硬化的发生。

5. 胆汁淤积　持续肝内胆汁淤积或肝外胆管阻塞时，高浓度胆酸和胆红素可损伤肝细胞，引起原发性胆汁性肝硬化或继发性胆汁性肝硬化。

6. 肝静脉回流受阻　慢性充血性心力衰竭、缩窄性心包炎、肝静脉阻塞综合征、肝小静脉闭塞病等引起肝脏长期淤血缺氧。

7. 遗传代谢性疾病　先天性酶缺陷疾病，致使某些物质不能被正常代谢而沉积在肝脏，如肝豆状核变性（铜沉积）、血色病（铁沉积）、$\alpha 1$-抗胰蛋白酶缺乏症等。

8. 工业毒物或药物　长期接触四氯化碳、磷、砷等或服用双醋酚汀、甲基多巴、异烟肼等可引起中毒性或药物性肝炎而演变为肝硬化；长期服用甲氨蝶呤（MTX）可引起肝纤维化而发展为肝硬化。

9. 血吸虫病　虫卵沉积于汇管区，引起纤维组织增生，导致窦前性门静脉高压。但由于再生结节不明显，故严格来说应称之为血吸虫性肝纤维化。

10. 隐源性肝硬化　病因仍不明者约占 5%～10%。

总之，引起肝硬化的病因很多，不管什么原因导致的都应积极治疗，以最大限度地逆转肝硬化，对疾病的治疗及预后都是很有益处的。

（二）病理

在大体形态上，肝脏早期肿大、晚期明显缩小，质地变硬，外观呈棕黄色或灰褐色，表面有弥漫性大小不等的结节和塌陷区。切面见肝正常结构被圆形或近圆形的岛屿状结节代替，结节周围有灰白色的结缔组织间隔包绕。在组织学上，正常肝小叶结构被假小叶所代替。

根据结节形态，肝硬化分为 3 型：①小结节性肝硬化：结节大小相仿、直径小于3mm。②大结节性肝硬化：结节大小不等，一般平均直径大于 3mm，最大结节直径可达5cm 以上。③大小结节混合性肝硬化：肝内同时存在大、小结节两种病理形态。

二、中医学病因病机

肝硬化属中医"胁痛""癥积痞块"等病证范畴，本病的关键在于浊毒内蕴。

（一）病因

1. 正气不足　正气不足，湿浊邪毒乘虚而入，藏匿于肝。

2. 饮食不节　饮食失当，脾失健运，内生湿热，酿生浊毒，熏蒸肝胆。

3. 肝气不舒　情志不舒，肝失疏泄，脾失健运，内生湿热，酿生浊毒，熏蒸肝胆，肝病既久乘脾犯胃及肾，致肝、脾、肾俱损。

（二）病机

1. 病机特点　多因正气不足，湿浊邪毒乘虚而入，藏匿于肝；加之饮食失当，脾失健运，情志不舒，肝失疏泄，内生湿热，酿生浊毒，熏蒸肝胆，肝病既久乘脾犯胃及肾，致肝、脾、肾俱损，在浊毒壅盛病理基础上，导致肝气郁滞、肝络瘀阻等证，从而形成本病。从微观辨证角度，依据肝脏纤维组织增生的病理及生化特征，亦属于湿热壅盛，酿生浊毒，迁延日久，浊毒、气滞、血瘀相互胶结为害，肝体失于濡养，硬结变性，因此本病的关键在于浊毒内蕴。

2. 主要病机

（1）浊毒内蕴：由于脾胃虚弱，肝气不疏肝，木克脾土，脾失健运，湿浊内生，浊邪内蕴，日久化热成毒，浊毒使气、血、水搏结，水湿内停，肝络瘀阻，肝体失养，硬结变性。

（2）痰瘀互结：由于体内邪毒内侵，阻滞肝络，化热灼津，脾不运化，水湿成痰，气滞血瘀而致。

（3）肝肾阴虚：由于肝肾同源，肝病日久，势必伤及肾脏，耗伤阴液，是肾阴亏虚而致。

（4）肝脾阳虚：由于肝主疏泄，脾主运化，功能失职，木横克土，致水湿停滞，气机不畅而致。

第三节　西医临床诊断与治疗

一、临床表现

（一）症状

由于早期肝硬化在临床上无任何特异性的症状和体征，常易与原有慢性肝病相混淆或不引起患者的重视，故处于亚临床的病理变化阶段，但有部分早期肝硬化患者可有如下症状：

1. 早期肝硬化全身症状　主要有乏力、易疲倦、体力减退。疲乏无力，此肝硬化临床表现为早期常见症状之一，少数早期肝硬化患者可出现脸部色素沉着。

2. 早期肝硬化慢性消化不良症状　肝硬化临床表现食欲减退，往往是最早症状，有时伴恶心，呕吐。食纳减退、腹胀或伴便秘、腹泻或肝区隐痛，劳累后明显，临床上部分患者无明显的慢性肝病史，肝硬化临床表现为原因不明的出现上述消化不良症状，对症治疗效果不佳，经进一步检查才发现。

3. 慢性胃炎，许多慢性肝炎患者出现反酸，嗳气，呃逆，上腹部隐痛及上腹饱胀等胃区症状。

4. 早期肝硬化体征　肝硬化临床表现出血，慢性肝炎由于肝功能减退影响凝血酶原及其他凝血因子的合成，肝硬化临床表现常出现蜘蛛痣、鼻衄，牙龈出血，皮肤和黏膜有紫斑或出血点，女性常有月经过多。肝脏轻度到中度肿大，多见于酒精性肝硬化患者，一般无压痛。脾脏可正常或轻度肿大。

（二）失代偿期常见伴发症

1. 肝性脑病。是最常见的死亡原因。

2. 上消化道大量出血。其中门脉高压性因素有六种，以食管胃底曲张静脉破裂出血多见，其他出血原因如急性出血性糜烂性胃炎、贲门黏膜撕裂综合征等。

3. 感染。肝硬化易并发各种感染如支气管炎、肺炎、结核性腹膜炎、胆道感染、肠道感染、自发性腹膜炎及革兰氏阴性杆菌败血症等。

4. 原发性肝癌。肝硬化和肝癌关系令人瞩目，推测其机制可能是乙型肝炎病毒引起肝细胞损害继而发生增生或不典型增生，从而对致癌物质（如黄曲霉素）敏感，在小剂量刺激下导致癌变。据资料分析，肝癌和肝硬化合并率为84.6%，显示肝癌与肝硬化关系密切。

5. 肝肾综合征。肝硬化合并顽固性腹水且未获恰当治疗时可出现肝肾综合征。其特征为少尿或无尿、氮质血症、低血钠或低尿钠、肾脏无器质性病变，故亦称功能性肾衰竭。此并发症预后极差。

6. 门静脉血栓形成。血栓形成与门静脉梗阻时门静脉内血流缓慢，门静脉硬化，门静脉内膜炎等因素有关。如血栓缓慢形成，局限于肝外门静脉，且有机化，或侧支循环丰富，则可无明显临床症状，如突然产生完全梗阻，可出现剧烈腹痛、腹胀、便血、呕血、休克等。

二、实验室和其他检查

（一）病理学检查

肝活检病理学检查是诊断肝硬化的金标准，可了解是否有肝硬化及肝硬化发展的程度；可对酒精性肝硬化、肝炎后肝硬化、及是否伴有活动性肝炎等进行鉴别诊断。是明确诊断、衡量炎症活动度、纤维化程度以及判定药物疗效的重要依据。目前一般采用半定量计分系统。但是，由于肝硬化在肝内分布不均匀，而且肝穿刺组织仅占全肝的五万分之一，可造成诊断误差。因此强调肝活检标本至少15mm，并包含6个以上汇管区。Bedossa等研究表明：按METAVIR计分系统标准，如肝穿组织为15mm，肝硬化诊断符合率为65%，如肝穿组织为25mm，符合率为75%，因此主张不少于25mm。另外肝活检是一种创伤性检查，穿刺后疼痛（24.6%）以及其他并发症使半数左右患者不愿接受该项检查。

（二）生化学检测

1. 血常规　根据WBC、PLT、Hb了解肝硬化的程度。

2. 肝功能　根据ALB、GLB、TBIL、AKP、GGT了解肝硬化的程度。

3. AFP　对发现早期肿瘤意义重大。

4. HBV-DNA荧光定量　治疗前进行病毒定量检测，可以指导选择抗病毒药物，避免盲目用药；治疗后定量PCR直接准确地测定体内病毒数量，有助于疗效的判断。

5. 肝纤五项　检查诊断慢性肝病患者病情发展状况和治疗效果，衡量炎症活动度，纤维化程度的重要依据。

（三）影像学检查

1. 彩超诊断仪　能够检测肝胆胰脾疾病。检测肝脏大小、肝脏包膜是否完整、肝实质回声情况、管腔结构、肝内胆管是否扩张；胆囊大小、囊壁是否光滑、有无回声，脾的厚度，实质回声情况、被膜光滑度；门静脉和脾静脉情况；胰腺外形、回声、主腔管是否扩张。

2. 肝 CT　确定病变的部位、范围、大小和性质，还能了解肿瘤有无转移，门静脉或腔静脉有无瘤栓等。对手术治疗或经导管栓塞化疗后的复查也较好。CT 还能对上腹部情况包括胆囊、脾、腹膜后腔、有无腹水等作全面了解。CT 是肝检查的首选检查法，对病变的典型表现可以确诊。

（四）电子胃镜

检测胃底食管静脉情况，明确慢性肝病诊断，并能对食管、胃、十二指肠疾病进行明确镜下诊断，提高镜下诊断与病理组织活检的吻合率及进行相关治疗。

（五）^{13}C 呼气试验

临床检测肝脏细胞损害和肝脏储备功能较为客观指标之一。"呼气检测"可以通过对人体呼出气体进行检测，反映肝脏储备功能、胃幽门螺杆菌感染、胰腺外分泌功能等人体内部各方面的代谢功能变化，为外科肝切除术、肝移植术提供客观准确的依据，并可量化评估肝病药物治疗的效果。

三、诊断要点

（一）体格检查

肝硬化早期在体格检查时，叩诊时肝区可有不同程度的压痛、叩击痛；触诊时肝区常可触及肿大的肝脏，部分可触及肿大的脾脏。

（二）肝活检病理学检查

肝活检病理学检查是诊断肝硬化的金标准，可了解是否有肝硬化及肝硬化发展的程度；可对酒精性肝硬化、肝炎后肝硬化、及是否伴有活动性肝炎等进行鉴别诊断。是明确诊断、衡量炎症活动度、纤维化程度以及判定药物疗效的重要依据。

（三）生化学检测

血常规、肝功能了解肝硬化的程度。AFP 对发现早期肿瘤意义重大。HBV-DNA 荧光定量：治疗前进行病毒定量检测，可以指导选择抗病毒药物，避免盲目用药；治疗后定量 PCR 直接准确地测定体内病毒数量，有助于疗效的判断。肝纤五项：检查诊断慢性肝病患者病情发展状况和治疗效果，衡量炎症活动度，纤维化程度的重要依据。

（四）影像学检查

1. 彩超诊断仪　能够检测肝胆胰脾疾病。

2. 肝 CT　是肝检查的首选检查法，对病变的典型表现可以确诊。

（五）^{13}C 呼气试验

临床检测肝脏细胞损害和肝脏储备功能较为客观指标之一。

肝硬化患者症状典型的确诊容易，但部分患者可以无典型的临床症状，处于隐匿性代偿期，此时确诊有一定困难。因此，诊断肝硬化是一综合性诊断。

1. 病史和生活史　有病毒性肝炎、长期营养不良、血吸虫病或化学药物中毒等病史或长期嗜酒等不良生活习惯。

2. 症状　早期（代偿期）有食欲不振、腹水、恶心、腹泻、肝脾轻度肿大、血管痣，晚期（失代偿期）有腹水、出血倾向、黄疸、肝掌、脾肿大、肝体积缩小等。

3. 肝功能检查　代偿期肝功正常或轻度异常，失代偿期肝功明显异常，血浆白蛋白降低，球蛋白升高，其比例倒置，蛋白电泳 γ 球蛋白明显增加。

4. 血象检查 脾功能亢进者白细胞和血小板减少，严重时全血细胞减少。

5. 食管钡透或内镜检查，有食管或胃底静脉曲张。

6. B 超检查 肝脏大小变化、表面和形态，回声改变，门静脉、脾静脉增粗，有腹水，可见液性暗区，脾体积增大。

7. 肝组织学检查 有纤维隔形成且小结节性或混合结节性增生者可确诊。

四、鉴 别 诊 断

1. 其他原因所致的肝肿大，如慢性肝炎、原发性肝癌和肝脂肪浸润等。

2. 其他原因所致的脾肿大，特别是所谓特发性门静脉高压（斑替氏综合征），其病理为肝内窦前性门脉纤维化与压力增高，临床表现为脾肿大、贫血、白细胞与血小板减少、胃肠道反复出血等。晚期血吸虫病也有窦前性肝内门静脉阻塞和高压、脾功能亢进和腹水等表现，应注意鉴别。

3. 与其他原因引起的上消化道出血，尤其是消化性溃疡、胃炎等。

4. 与其他原因所致的腹水症，特别是缩窄性心包炎、结核性腹膜炎、腹膜癌肿及卵巢癌。卵巢癌中特别是假黏液性囊腺癌，常以慢性腹水为主要表现，腹水也为漏出液性质，有时可造成鉴别诊断上的困难，腹腔镜检查对诊断很有帮助。

5. 与其他原因引起的神经精神症状如尿毒症、糖尿病酮症酸中毒所引起的昏迷，须与肝性脑病相鉴别。

五、治 疗

本病目前无特效治疗，关键在于早期诊断，针对病因给予相应处理，阻止肝硬化进一步发展，后期积极防治并发症，及至终末期则只能有赖于肝移植。

（一）饮食治疗

应给予适量高蛋白、高热量、高维生素的混合性饮食。每天蛋白 1g/kg 体重，及新鲜蔬菜水果等。一般主张食物热量供给的来源，按蛋白质 20%、脂肪及碳水化合物各 40% 分配。

（二）病因治疗

针对原发病去除致病因素，如抗乙型肝炎、丙型肝炎病毒治疗、抗血吸虫治疗、戒酒等。血吸虫病患者在疾病的早期采用吡喹酮进行较为彻底的杀虫治疗，可使肝功能改善，脾脏缩小。动物实验证实经吡喹酮早期治疗能逆转或中止血吸虫感染所致的肝硬化。酒精性肝病及药物性肝病，应中止饮酒及停用中毒药物。

（三）病情重、进食少、营养状况差的患者

可通过静脉纠正水电解质平衡，适当补充营养，视情况输注白蛋白或血浆。

（四）抗纤维化治疗

针对肝硬化本身的治疗，如通过抑制炎症或脂质过氧化，或者抑制肝星状细胞的增生活化，以及促进胶原降解等。目前已发现了具有抗纤维化作用的药物，其中很多仅在各种动物模型中验证了效果并且探讨了机制。在这里我们重点讨论的是已经在各种临床慢性肝病中应用过的抗纤维化药物，特别是探讨了近 5 年来进行的临床试验中这些药物的疗效。

1. 皮质类固醇激素 皮质类固醇常被用做各种肝病时的抗炎症药物，但是目前仅在两类慢性肝病时证实有效。一类是自身免疫性肝炎，2004 年 Czaja 等报道 87 例自身免疫

性肝炎患者应用皮质类固醇平均治疗 5 年的结果，通过对 325 个肝活组织样本分析提示，53% 患者的纤维化积分改善，26% 患者纤维化无进展。与以前报道的临床疗效一致。另一类是重症酒精性肝炎特别是对有脑病症状的患者，类固醇短期治疗者存活期延长，但 2006 年 Phillips 等报道认为这种对生存率的提高在 1 年后变得不再显著。

2. 秋水仙碱　是一种植物碱类，其机制是通过抑制胶原分泌过程中的微管聚合达到抑制纤维化的目的。从 1986 年开始报道对原发性胆汁性肝硬化患者的许多生物化学指标有改善，但是没有减轻纤维化。然而 1988 年 Kershenobich 等报道了秋水仙碱治疗酒精性肝炎和其他多种肝病纤维化患者的随机双盲临床试验，对 100 例患者随访了 14 年，结果表明秋水仙碱不仅可以改善纤维化，还可以显著提高患者生存率。但是此项研究被质疑方法学有问题而没有常规应用于临床。随后进行的多项荟萃分析和 2005 年 Morgan 等用秋水仙碱治疗酒精性肝硬化的随机双盲临床试验中，秋水仙碱对于纤维化和生存率均没有明显改善。

3. 水飞蓟素　水飞蓟素是植物乳蓟的活性成分，可以有抗脂质过氧化和纤维形成的作用。所有临床研究证实其使用是安全的，但是对抗纤维化的结果不一致。Ferenci 等报道在酒精性肝硬化中，水飞蓟素可以降低病死率，缓解早期肝硬化。但 Parés 等报道 200 例肝活组织检查或腹腔镜证实有酒精性肝硬化的患者，进行随机双盲安慰剂对照试验，结果却不支持水飞蓟素可以改善酒精性肝硬化患者的生存率。2002 年 Lucena 等其他小样本研究也发现 6 个月的短期临床治疗仅有抗脂质过氧化等作用。

4. 干扰素（干扰素 α 和干扰素 γ）　Poynard 等报道四个临床试验的 3010 例初治的丙型肝炎纤维化患者用干扰素 α 联合利巴韦林治疗 24 周，以 METAVIR 积分减轻最少 1 期为标准，大多患者的纤维化都比治疗前有所减轻。入组时有肝硬化的患者中，49% 有肝硬化逆转。纤维化的减轻与开始的纤维化程度、对病毒应答率、病毒水平与年龄和体重均有关。干扰素 γ 虽然抗病毒的效果弱于干扰素 α，但是可以通过抑制星状细胞的细胞外基质合成等机制产生抗肝硬化效果。Muir 等报道对 20 例干扰素 α 治疗无效或不能耐受的丙型肝炎患者，用干扰素 γ 治疗 24 周，治疗前后做肝穿刺检查。结果提示应用干扰素 γ 是安全的，有 30% 的患者有纤维化改善。Weng 等用干扰素 γ 治疗 99 例乙型肝炎肝硬化患者，疗程 9 个月，通过肝活组织检查，治疗组有 63%，对照组有 21% 的患者肝硬化有改善。

5. 熊去氧胆酸　熊去氧胆酸可以通过稳定细胞膜的细胞保护作用减轻炎症和纤维形成。Poupon 等对 367 例原发性胆汁性肝硬化患者用熊去氧胆酸治疗 2 年，随机对照研究提示可以减轻纤维化，特别是在开始阶段 I／II 期的早期的患者，可以显著改善纤维化的进展。除了原发性胆汁性肝硬化以外，熊去氧胆酸可以减轻儿童的家族性肝内胆汁淤积和囊性纤维化的纤维化形成。Lindor 等报道 166 例非酒精性脂肪性肝炎患者的随机、安慰剂对照研究，随访 2 年的配对肝活组织检查，提示熊去氧胆酸对肝硬化，甚至对脂肪肝和炎症坏死均没有改善。Dufour 等应用熊去氧胆酸和维生素 E 联合治疗非酒精性脂肪性肝炎患者的研究，结果提示 2 年的治疗仅可以改善实验室生物化学指标和脂肪肝程度。

6. 多不饱和磷脂酰胆碱　对肝脏炎症和纤维形成中的氧化应激过程进行有效的抗氧化作用。Lieber 等报道对 789 例酒精性肝病患者的随机、双盲、安慰剂对照试验中，观察持续 2 年时间后，由于没有料想到入选患者的平均每日饮酒量从 224g 乙醇减少至 35g 乙醇，结果显示多不饱和磷脂酰胆碱没有比安慰剂更显著地改善纤维化，但是对一些亚组患者多不饱和磷脂酰胆碱可以降低转氨酶和胆红素。

7. 白细胞介素（IL）-10　IL-10 是抗炎和免疫抑制的细胞因子，通过减少炎症前细胞因子肿瘤坏死因子 α 和 IL-1 等减轻炎症反应，并使 T 细胞向 Th2 转化。Nelson 等报道 IL-10 治疗抗病毒无效的 30 例丙型肝炎肝硬化患者的 1 年试验中，IL-10 可以减轻肝内炎症和纤维化，但是 HCV-RNA 从治疗开始的 12.3mEq/ml 增加到 38mEq/ml。这使得病毒性肝炎患者长期应用 IL-10 受到了质疑。

8. 氯沙坦　肾素-血管紧张素-醛固酮系统在纤维化形成中有重要作用。其主要的效应因子血管紧张素 Ⅱ 可以通过诱导转化生长因子 β_1 表达刺激胶原沉积。应用血管紧张素转换酶抑制剂氯沙坦可以观察到肝组织纤维化程度减轻。Yokohama 等观察了 7 例非酒精性脂肪性肝炎合并高血压的患者，口服氯沙坦 48 周后有 4 例肝组织学纤维化改善，与丙型肝炎肝硬化后肝移植患者的回顾性试验研究结果相似。

9. 吡非尼酮　2005 年 Azuma 报道包括 107 例肺间质纤维化患者的随机、双盲、安慰剂对照的临床研究，结果提示患者的氧合能力显著改善，肺功能急性加重频率显著降低，治疗组生存率显著提高。随后在多种肝硬化动物模型中证实了吡非尼酮可阻断纤维化，表现为病理纤维化评分改善、组织胶原含量降低、α-平滑肌肌动蛋白阳性细胞减少等，同时伴有转化生长因子 β_1 表达下降、促进胶原降解的基质金属蛋白酶表达上调等。

2006 年 Armenda'riz-Borunda 等报道应用吡非尼酮（1200mg/d）治疗丙型肝炎肝硬化患者 15 例的小样本临床研究，疗程 12 周，治疗前后肝活组织检查比较，53% 患者肝脏炎症指数改善，30% Ishak 肝硬化分期降低，60% 患者脂肪变性好转。

10. 复方牛胎肝提取物　蔡卫民等做了复方牛胎肝提取物片治疗大鼠肝硬化的实验研究，结果显示：治疗组大鼠死亡数和肝硬化组织学半定量计分，明显低于对照组。李谦等采用多中心、自身对照研究，观察复方牛胎肝提取物片治疗 115 例肝硬化患者的效果，患者口服复方牛胎肝提取物片 2 片/次，3 次/天，治疗 24 周，治疗前均做肝活组织检查，其中有 38 例患者在治疗后再次做肝活体组织检查。结果显示：血清肝硬化标志物透明质酸、层粘连蛋白、Ⅳ型胶原蛋白，治疗后 24 周和 36 周，较治疗前（0 周）比较显著降低，差异有统计学意义。肝活组织病理检查显示，治疗后肝组织纤维化分期比治疗前有明显降低（$P < 0.01$）。

11. 汉防己甲素　为中药汉防己中提取物，每次用量 50mg，3 次/天，6 个月为一个疗程，可使血清中 Ⅲ 型前胶原肽及透明质酸酶比治前下降，肝组织纤维化程度减轻。

12. 秋水仙碱　可降低胶原的合成，治疗慢性肝炎，阻止向肝硬变方向发展，有效率达 66%。每次用量 0.5mg，分次温服，每周用药 5 次，疗程至少 3 个月。

其他如中药柴苓汤、赖氨酸、精氨酸及其同分异构体、山黛豆衍生物、D-青霉胺等可根据医生的不同经验酌情使用。

（五）腹水的治疗

治疗腹水不但可减轻症状，且可防止在腹水基础上发展的一系列并发症如 SBI：肝肾综合征等。

1. 限制钠和水的摄入　钠摄入量限制在 60 ~ 90mmol/d（相当于食盐 1.5 ~ 2g/d）。限钠饮食和卧床休息是腹水的基础治疗，部分轻、中度腹水患者经此治疗可发生自发性利尿，腹水消退。应用利尿剂时，可适当放宽钠摄入量。有稀释性低钠血症（< 125mmol/L）者，应同时限制水摄入，摄入水量在 500 ~ 1000ml/d。

2. 利尿剂　对上述基础治疗无效或腹水较大量者应使用利尿剂。临床常用的利尿剂为螺内酯和呋塞米。

3. 提高血浆胶体渗透压 对低蛋白血症患者，每周定期输注白蛋白或血浆。

4. 难治性腹水的治疗 使用最大剂量利尿剂（螺内酯400mg/d加上呋塞米160rag/d）而腹水仍无减退的难治性腹水的治疗可选择下列方法：

（1）大量排放腹水加输注白蛋白：在1~2小时内放腹水4~6L。同时输注白蛋白8~10g/L腹水，继续使用适量利尿剂。可重复进行。注意不宜用于有严重凝血障碍、肝性脑病、上消化道出血等情况的患者。

（2）自身腹水浓缩回输：将抽出腹水经浓缩处理（超滤或透析）后再经静脉回输，起到清除腹水，保留蛋白，增加有效血容量的作用。使用该法前必须对腹水进行常规、细菌培养和内毒素检查，感染性或癌性腹水不能回输。不良反应包括发热、感染、DIC等。

（3）经颈静脉肝内门体分流术（TIPS）：该法能有效降低门静脉压，可用于治疗门静脉压增高明显的难治性腹水，但易诱发肝性脑病，故不宜作为治疗的首选。

（4）肝移植：顽固性腹水是肝移植优先考虑的适应证。

（六）并发症的治疗

1. 食管胃底静脉曲张破裂出血

（1）急性出血的治疗：死亡率高，急救措施包括防治失血性休克、积极的止血措施预防感染和肝性脑病等。

（2）预防再次出血：可以在内镜下对曲张静脉进行套扎。如果无条件作套扎，可以使用硬化剂注射。对胃底静脉曲张宜采用组织胶注射治疗。没有条件的地方可采用药物预防再出血。首选药物为p阻滞剂普萘洛尔，普萘洛尔由10mg/d开始，逐日加10mg，逐渐加量至静息心率降为基础心率75%左右，或心率不低于55次/分。

（3）预防首次出血：对中重度静脉曲张伴有红色征的患者，预防首次出血，普萘洛尔是目前最佳选择之一。

2. 自发性细菌性腹膜炎

（1）抗生素治疗：应选择对肠道革兰氏阴性菌有效、腹水浓度高、肾毒性小的广谱抗生素，以头孢噻肟等第三代头孢菌素为首选，可联合半合成广谱青霉素与β-内酰胺酶抑制药的混合物如舒他西林、替门汀等和（或）喹诺酮类药物，静脉给药，要足量、足疗程。一般于用药48小时复查腹水常规，如PMN减少一半以上可认为抗生素有效，继续至腹水白细胞恢复正常数天后停药。

（2）静脉输注白蛋白：对发生HRS的高危患者（总胆红素>68g·mol/L、血肌酐>88.4p.mol/L）推荐开始用1.5g/（kg·d）、连用2天，继1g/（kg·d）至病情明显消化系统疾病改善。

（3）SBP的预防：急性曲张静脉出血或腹水蛋白低于1g/L为发生SBP高危因素，宜予喹诺酮类药物口服或静脉用药。

3. 肝性脑病 去除肝性脑病发作的诱因是其一般治疗的基本原则，亦是其他药物治疗的基础，减少氨的吸收和加强氨的排出是药物治疗的主要手段。

4. 肝肾综合征 积极防治HRS的诱发因素如感染、上消化道出血、水电解质紊乱、大剂量利尿剂等和避免使用肾毒性药物，是预防HRS发生的重要措施。肝移植是唯一能使患者长期存活的疗法。

5. 肝肺综合征 本病目前无有效内科治疗，给氧只能暂时改善症状但不能改变自然病程。肝移植为唯一治疗选择。

（七）门静脉高压症的手术治疗

手术治疗的目的主要是切断或减少曲张静脉的血流来源、降低门静脉压力和消除脾功能亢进，一般用于食管胃底静脉曲张破裂大出血各种治疗无效而危及生命者，或食管胃底静脉曲张破裂大出血后用于预防再出血特别是伴有严重脾功能亢进者。

（八）肝移植

是对晚期肝硬化治疗的最佳选择，掌握手术时机及尽可能充分做好术前准备可提高手术存活率。

第四节　中医辨证论治

一、辨　证　要　点

（一）辨病与辨证

中医无肝硬化之名，肝硬化属中医"胁痛""癥积痞块"等范畴辨证论治，但其根本原因为肝硬化，故在辨证时要辨肝硬化之病。

（二）辨宏观与微观

宏观辨证上多因正气不足，湿浊邪毒乘虚而入，藏匿于肝；加之饮食失当，脾失健运，情志不舒，肝失疏泄，内生湿热，酿生浊毒，熏蒸肝胆，肝病既久乘脾犯胃及肾，致肝、脾、肾俱损，在浊毒壅盛病理基础上，导致肝气郁滞、肝络瘀阻等证，从而形成本病。从微观辨证角度，依据肝硬化肝脏纤维组织增生的病理及生化特征，属于湿热壅盛，酿生浊毒，迁延日久，浊毒、气滞、血瘀相互胶结为害，肝体失于濡养，硬结变性，因此本病的关键在于浊毒内蕴。

二、治　疗　原　则

在治疗方面，在中医的整体观和辨证施治原则指导下立足化浊解毒，科学运用中医理论，辨病与辨证结合，宏观与微观结合，综合全身整体调理，采用化浊解毒为大法，兼疏肝理气、活血化瘀、软坚散结、养肝和胃等治疗方法。

（一）浊毒内蕴

主要症状：胁肋胀痛或灼热疼痛，腹胀如鼓，胸闷纳呆，口渴而苦，小便黄赤，大便不爽，舌质红，苔黄燥，脉象弦数。

病机：由于脾胃虚弱，肝气不疏肝，木克脾土，脾失健运，湿浊内生，浊邪内蕴，日久化热成毒，浊毒使气、血、水搏结，水湿内停，肝络瘀阻，肝体失养，硬结变性。

治则：化浊解毒，软肝化坚。

方药：白花蛇舌草15g，半枝莲15g，半边莲15g，茵陈15g，板蓝根15g，苦参15g，黄芩15g，黄连15g，山栀15g，黄柏15g，猪苓15g，茯苓15g，白术15g，泽泻15g，陈皮15g，木香9g，车前子15g，泽兰15g，鳖甲15g，山甲珠9g。

加减运用：肝功能异常者，常选用龙胆草、五味子、垂盆草保肝降酶。

（二）痰瘀互结

主要症状：身困体倦，头晕眼花，两胁隐痛，肌肤甲错，食少便溏，胁肋下或见癥块，舌质淡紫有瘀斑，脉象滑数。

病机：由于体内邪毒内侵，阻滞肝络，化热灼津，脾不运化，水湿成痰，气滞血瘀而致。

治则：健脾化痰，活血祛瘀。

方药：陈皮12g，半夏9g，茯苓15g，当归15g，川芎15g，赤芍15g，生地黄15g，红景天15g，桃仁15g，红花15g，甘草16。

加减应用：若痰结胶固，加胆南星、僵蚕、礞石等。

（三）肝肾阴虚

主要症状：面色黧黑，胁肋隐痛，口干咽燥，潮热盗汗，心烦易怒，失眠多梦，悠悠不休，头晕目眩，舌红少苔，脉细弦而数。

病机：由于肝肾同源，肝病日久，势必伤及肾脏，耗伤阴液，是肾阴亏虚而致。

治则：滋养肝肾，育阴清热。

方药：沙参15g，麦冬15g，生地黄15g，枸杞15g，川楝子15g，白蒺藜15g，丹皮15g，栀子15g，知母15g，黄柏15g，赤芍15g，甘草9g。

加减应用：肾阴不足加女贞子、旱莲草等。

（四）肝脾阳虚

主要症状：症见两胁胀痛，胸腹满闷，嗳气纳差，畏寒肢冷，倦怠乏力，面色萎黄，大便溏薄，脉象弦细，舌质淡，苔黄。

病机：由于肝主疏泄，脾主运化，功能失职，木横克土，致水湿停滞，气机不畅而致。

治则：疏肝健脾，温阳利湿。

方药：柴胡15g，白芍15g，枳壳15g，白术15g，香附15g，川芎15g，厚朴15g，茯苓15g，桂枝15g，干姜15g，甘草9g。

加减应用：若大便溏薄明显加扁豆、炒薏米、莲子肉等。

三、其 他 治 疗

一、中成药辨证治疗肝硬化

1. 安络化纤丸　口服，一次6g，每天2次或遵医嘱，3个月为一个疗程。适用于慢性乙型肝炎、乙肝后早、中期肝硬化，表现为肝脾两虚、痰热互结者，症见：胸胁疼痛、脘腹胀满、神疲乏力、口干咽燥、纳食减少、便溏不爽、小便黄等。

2. 复方鳖甲软肝片　口服。一次4片，每天3次，6个月为一个疗程，或遵医嘱。适用于慢性肝炎肝纤维化，以及早期肝硬化属瘀血阻络，气血亏虚，兼热毒未尽者。症见：胁肋隐痛或肋下痞块，面色晦黯，脘腹胀满，纳差便溏，神疲乏力，口干口苦，赤缕红丝等。

3. 大黄䗪虫丸　口服，水蜜丸一次3g；每天1~2次。适用于瘀血内停，腹部肿块，肌肤甲错，目眶黯黑，潮热羸瘦，经闭不行。

4. 肝乐冲剂　温开水冲服。每日3次，每次1包或遵医嘱。适用于急、慢性肝炎，肝纤维化，肝硬化活动期，肝炎病毒携带者。

5. 虫草头孢菌丝胶囊　用于肝病，口服每次1.5~2g，每天3次，饭前服，疗程2~4个月。适用于慢性乙型肝炎、肝硬化、房性或室性早搏等。

6. 益肝灵（水飞蓟素片） 口服，一次 2 片，每天 3 次。适用于急、慢性肝炎及迁延性肝炎。

二、针灸

【主穴】 阳陵泉、阴陵泉、肝俞、胆俞、脾俞、中脘、章门、足三里。

【配穴】 心悸失眠加内关、神门，尿少加关元，纳差加胃俞，腹水加肾俞、水分、三阴交。

【功能】 化浊解毒。

【主治】 浊毒犯胃所致的痞满、胃痛、腹痛、呕吐、嗳气等。

【用法】 每次取主穴 3 ~ 4 个，据症酌加配穴。背部穴，针刺得气后，轻刺激施补法 1 分钟，即去针，腹部穴宜留针 15 ~ 20 分钟，用平补平泻法，四肢穴以中等强度的刺激，施平补平泻法 2 分钟之后，留 20 ~ 25 分钟。留针期间，每隔 5 分钟，行针 1 次。针后在气海、关元、肝俞，用艾条熏灸或太乙神针灸半小时，以局部出现红晕为度。隔日 1 次，15 次为一个疗程，间隔 5 ~ 7 天，继续下一疗程。

【禁忌】 孕妇及对本药过敏者。

三、穴位敷贴

【取穴】 期门、日月、肝俞、神阙。

【用法】 敷药制备：黄芪、当归、鳖甲、龟板、柴胡、桃仁、三棱等研末，配制成膏药，膏药摊在 8cm×8cm 不吸水的棉纸上备用。如伴腹水，另加甘遂末 1g 于膏药上。

主穴仅取患侧，将膏药贴在期门和神阙穴区。可令患者每日自行换药 1 次，3 个月为一个疗程。

【功能】 化浊解毒，软肝化坚。

【主治】 浊毒内蕴所致肝瘀血瘀结等。

【禁忌】 孕妇及对本药过敏者。

第五节 预后与调护

一、预 后

如果治疗不当主要可通过两大危害形成：一是由于肝组织结构的破坏，使肝内血管受压扭曲、闭锁或动脉与静脉之间出现"短路"吻合，造成门静脉系统血管阻力增大，形成门静脉高压，导致脾肿大、腹水生成和胃底食管静脉曲张，有上消化道曲张静脉破裂出血的潜在危险；二是正常肝细胞之间的血液微循环通道因纤维组织成分的沉积而造成循环障碍，影响肝细胞的血液供应，使因炎症受损的肝细胞不易修复甚至加重损伤，直至功能正常的肝细胞愈来愈少，最后导致肝功能衰竭。两大危害都是致命的。

二、调 护

1. 情绪稳定 肝脏与精神情志的关系非常密切。情绪不佳，精神抑郁，暴怒激动均可影响肝的功能，加速病变的发展。树立坚强意志，心情开朗，振作精神，消除思想负担，会有益于病情改善。

2. 动静结合 肝硬化代偿功能减退，并发腹水或感染时应绝对卧床休息。在代偿功能充沛、病情稳定期可做些轻松工作或适当活动，进行有益的体育锻炼，如散步、做保健操、太极拳、气功等。活动量以不感觉到疲劳为度。

3. 用药从简　盲目过多地滥用一般性药物，会加重肝脏负担，不利于肝脏恢复。对肝脏有害的药物如异烟肼、巴比妥类应慎用或忌用。正确地应用养肝保肝药物，如多种维生素，某些生物化学制剂，消炎利胆药物和清热解毒、养血柔肝等中西药物，以帮助肝功能的恢复。抗肝硬化治疗。实验也已表明，活血化瘀制剂，可以使肝硬化逆转，且副作用较少；抗病毒治疗。抗病毒仍以西药（如干扰素和腺苷类药物）为主，中药为辅。

4. 戒烟忌酒　酒能助火动血，长期饮酒，尤其是烈性酒，可导致酒精性肝硬化。因此，饮酒可使肝硬化患者病情加重，并容易引起出血。长期吸烟不利于肝病的稳定和恢复，可加快肝硬化的进程，有促发肝癌的危险。

5. 饮食调护　以低脂肪、高蛋白、高维生素和易于消化饮食为宜。做到定时、定量、有节制。早期可多吃豆制品、水果、新鲜蔬菜，适当进食糖类、鸡蛋、鱼类、瘦肉；当肝功能显著减退并有肝昏迷先兆时，应对蛋白质摄入适当控制，提倡低盐饮食或忌盐饮食。食盐每日摄入量不超过 1~1.5g，饮水量在 2000ml 内，严重腹水时，食盐摄入量应控制在500mg 以内，水摄入量在 1000ml 以内。有腹水时要卧床休息，增加营养，并限制盐的摄入，最好采用无盐或低盐饮食，每日食盐量不超过 5g 为好。腹水大明显时还要限制水的摄入，一般进水量以控制在每日 1000ml（相当于医院用的盐水瓶 2 瓶）以内。严重低钠血症者，应限制在 500ml 以内最好。应忌辛辣刺激之品和坚硬生冷食物，不宜进食过热食物以防并发出血。饮食方面应提供足够的营养，食物要多样化，供给含氨基酸的高价蛋白质、多种维生素、低脂肪、少渣饮食，要防止粗糙多纤维食物损伤食管静脉，引起大出血。

6. 血氨偏高或肝功能极差者　应限制蛋白质摄入，以免发生肝昏迷。出现腹水者应进低盐或无盐饮食。

7. 每日测量腹围和测定尿量，腹部肥胖可是自我鉴别脂肪肝的一大方法。

8. 应定期到医院作肝功能、甲胎蛋白、超声波等检查。注意出血、紫癜、发热、精神神经症状的改变，并及时和医生取得联系。有肝昏迷可能时，应限制蛋白质的摄入，三餐应以低蛋白类、蔬菜为主。

9. 对于早期肝硬化要力争早发现、早治疗、千万不能麻痹大意。

10. 积极预防：肝硬化是由不同原因引起的肝脏实质性变性而逐渐发展的一个后果。

要重视对各种原发病的防治，积极预防和治疗慢性肝炎、血吸虫病、胃肠道感染，避免接触和应用对肝脏有毒的物质，减少致病因素。

（孟宪鑫）

第六章

大 肠 癌

第一节 概 述

一、西医学对本病的认识

大肠癌包括结肠癌、直肠癌及肛管癌，是常见的恶性肿瘤之一，在北美、西欧发病率有较高，美国结肠癌占全部癌死亡原因的第二位。在我国大部分省市死亡率占全部恶性肿瘤死亡率的第五～六位，近年来有上升趋势。其发病与生活方式、遗传、大肠腺瘤等关系密切。发病年龄趋老年化，男女之比为 1.65∶1。从 40 岁开始上升，60～75 岁达到峰值。大肠癌具有明显的地理分布性，家族遗传性因素也有所报道。由于癌瘤生长速度缓慢，在其达到产生症状、体征之前要经过相当长的时间，因此，一般早期不易引起注意，一旦症状出现，通过 X 线钡灌肠和纤维结肠镜检查，多数可发现病灶。根治切除有可能使 70% 患者得到治愈。

大肠癌的分型可分为形态分型和组织学分型。按形态分型可将大肠癌分为三型。肿块型（软癌），浸润型（硬癌），溃疡型。按组织学分型可分为腺癌，黏液腺癌和未分化癌。大肠癌可通过直接浸润、种植转移、淋巴转移和血行转移四种途径扩散。

大肠癌患者早期可毫无症状，随着病程的发展，可出现排便习惯和粪便性质改变，腹痛，腹胀，腹部肿块，便血，肠梗阻及全身乏力，消瘦，贫血等全身症状。临床上一般以横结肠中段为界，将结肠分成右半及左半两部分。由于癌肿的部位及病理类型不同，临床表现亦不同。

二、中医学对本病的认识

古代医家认为，大肠癌病因主要有饮食因素、起居不节、感受外邪、先天因素、情志因素等方面，现代医家参合前人认识和临床经验，发展了大肠癌的病因病机理论，主要包括浊毒、气滞、血瘀、热毒、湿聚、正虚等 6 个方面。浊毒、湿热、火毒、瘀滞属病之标，脾虚、肾亏等正气不足乃病之根本，两者互为因果，由虚而致积，因积而益虚，逐渐形成恶性循环。

第二节 病 因 病 机

一、西医学病因病理

（一）病因

大肠癌的病因尚未明确，可能与下列因素有关：

（1）饮食因素：大肠癌的发病情况在不同国家、不同地区差异很大，一般认为高脂食谱与食物纤维不足是主要发病原因。高脂肪饮食，特别是含有饱和脂肪酸的饮食，食后使肠内的胆酸、胆固醇量增加，在肠道细菌的作用下，此两者的代谢产物可能为大肠癌的致病物质。食物纤维（如纤维素、果胶、半纤维、木质素等）能稀释肠内残留物，增加粪便量，使粪从肠道排空加快，减少致癌物质和大肠黏膜接触的机会，故进食富含纤维的食物可减少大肠癌的发病机会。

（2）结肠息肉：据统计，大肠癌的发病率在有结肠息肉者高出无结肠息肉者约5倍。结肠息肉主要为管状腺瘤与乳头状腺瘤（亦称绒毛状腺瘤）。组织病理学证实，结肠腺瘤可癌变，尤其是后者的癌变率可达40%～50%，家族性多发性结肠息肉病，癌变发生率更高。

（3）溃疡性结大肠癌发生率高于正常人群5～10倍，慢性、慢性阿米巴肠病以及克罗恩病发生大肠癌者比同年龄对照人群高。据认为，在炎症增生的过程中，常可形成炎性息肉，进而发生癌变，但所需时间较长，比结肠息肉的大肠癌发生率为低。女性生殖系癌经放射治疗后，常引起放射性结直肠炎，少数可发生癌变。慢性血吸虫病，因肠壁虫卵沉积与毒素刺激，可能导致肠黏膜慢性溃疡、上皮增生、炎性息肉形成，进而引起癌变。

（4）其他因素：亚硝胺类化合物，可能是大肠癌的致病因素之一。钼是硝酸还原酶作用中不可缺少的成分，当土壤中钼含量减少或缺乏时，可使植物中的硝酸盐积聚，硝酸盐是形成亚硝胺的前身。原发性与获得性免疫缺陷症也能成为本病的致病因素。

（二）病理

1. 形态学分型

（1）肿块型（菜花型、软癌）结肠癌：肿瘤向肠腔内生长、瘤体较大，呈半球状或球状隆起，易溃烂出血并继发感染、坏死。该型多数分化较高，浸润性小，生长较慢，好发于右半结肠。

（2）浸润型（缩窄型、硬癌）结肠癌：肿瘤环绕肠壁浸润，有显著的纤维组织反应，沿黏膜下生长，质地较硬，易引起肠腔狭窄和梗阻。该型细胞分化程度较低，恶性程度高，出现转移早。好发于右半结肠以远的大肠。

（3）溃疡型结肠癌：肿瘤向肠壁深层生长并向肠壁外浸润，早期即可出现溃疡，边缘隆起，底部深陷，易发生出血、感染，并易穿透肠壁。细胞分化程度低，转移早。是结肠癌中最常见的类型，好发于左半结肠、直肠。

2. 组织学分型

（1）腺癌：大多数结肠癌是腺癌，约占四分之三，腺癌细胞可辨认，排列成腺管状或腺泡状，按其分化程度可分为三级，Ⅲ级分化最差，细胞排列为片状或索条状。

（2）黏液癌：癌细胞分泌黏液，在细胞内可将细胞核挤到一边（状似戒指，有称作印戒细胞癌），在细胞外可见间质内有黏液以及纤维组织反应，癌细胞在片状黏液中似小岛状。分化低，预后较腺癌差。

（3）未分化癌：癌细胞小，形状与排列不规则，易侵入小血管及淋巴管，浸润明显。分化很低，预后最差。

二、中医学病因病机

（一）病因

1. 正气虚弱古代医家认为，先天不足，脏腑亏虚，是大肠癌发生的根本原因。《灵枢·百病始生》云："风雨寒热，不得虚，邪不能独伤人……此必因虚邪之风，与其身形，两虚相得，乃客其形。是故虚邪之中人也，留而不去，传舍于肠胃之外，募原之间，留着于脉，稽留而不去，息而成积。"

2. 饮食失调常见于饮食不节或不洁、恣食生冷、饮食过饱、肥甘厚味等，多种原因伤及脾胃，脾胃运化失司，日久痰湿内生，毒邪蕴结，大肠络脉受阻，结而成积。

3. 感受外邪也是导致大肠癌的重要原因之一。如《素问·风论》曰："久风入中，则为肠风飧泄。"认为感受风邪是肠风的主要致病原因。

4. 起居不节如《灵枢·百病始生》曰："起居不节，用力过度，则脉络伤……阴络伤则血内溢，血内溢则后血。肠胃之络伤，则血溢于肠外，肠外有寒，汁沫与血相搏，则并合凝聚不得散而积成矣。"

5. 情志因素忧思抑郁等是导致大肠癌类疾病的重要原因。如张子和《儒门事亲》曰："积之始成也，或因暴怒喜悲思恐之气。"说明七情不适，人体气血郁滞不通，可导致积聚的发生和发展。

（二）病机

1. 浊毒内蕴或饮食不节，或情志内伤，损伤脾胃，水谷运化失常，反为湿滞，日久凝为浊毒，浊毒下注肠道，坏血伤形，发为癌病。

2. 脾胃虚弱　由于患者素体不足，或后天失养，或长期患慢性肠道疾病，久治不愈，脾胃损伤，运化失司，正气虚弱，火毒、湿邪、瘀血、气滞等邪气相互交结，留而不化，日久成为肠癌。

3. 湿邪久困　因饮食不节，醉饮无时，恣食肥腻；或久坐湿地，或寒温失节，湿邪侵入；或情志失调，脾胃不和。湿邪留滞肠道，湿毒凝聚，反复发作，形成肿瘤。

4. 热毒内壅　因暴饮暴食，醇酒厚味，或误食不洁之品损伤脾胃。运化失司，湿热内生。热毒蕴结于脏腑，火热注于肛门，浸润流注肠道，毒结日久不化，逐渐蕴结成肿块。

5. 气滞血瘀　情志抑郁、痰饮、湿浊、瘀血、宿食等原因均可影响气的正常运行，引起气滞，日久不解，气滞血瘀，长期蕴结不散，蓄结日久，聚结成肿块。

第三节　西医临床诊断与治疗

一、临床表现

（一）早期症状

直肠癌在早期缺少症状，患者无明显异常改变。当肿块达 1~2cm 时，由于肿瘤的侵蚀，肠黏膜遭受到肿块的异物性刺激，分泌物增多，因此在排便时也有少量的黏液排出，多数在大便的前端或于粪便的外面附着。随着肿瘤的增大，分泌黏液也增加，有时随着排气或突然咳嗽腹内压增加，可有黏液从肛门流出。当肿瘤增大，形成溃疡或有坏死合并感染时，便会出现明显的直肠刺激症状，出现排便次数和粪便性质的改变。排便次数增加，每天2~3次，呈黏液便，稀便，黏液血便。常被误诊为"肠炎""痢疾""溃疡性结肠炎"等。但是，直肠癌腹泻症状并不像结肠炎那样，来势急，好转快；也不像痢疾那样典型的出现里急后重症状。直肠癌的直肠刺激症状是既缓慢又逐渐进展，在合并感染时刺激症状明显，一经对症处理也可以暂时好转，但是经过较长时间的治疗仍有黏液血便者，应引起足够的重视。当患者出现下列情况时，应去医院做详细检查。

1. 大便习惯异常，排便次数增加，同时出现少量黏液性便、黏液血便，经治疗不好转者，或经治疗后好转而复发者，应及时确诊治疗。

2. 既往有黏液便、腹泻病史，但症状轻微者突然增重，与原来排便次数、排便的性质发生变化时，也应再次复查确诊。

3. 无明显原因的便秘与腹泻交替出现，经短期治疗无好转者，在胃部经过钡剂透视未发现异常时，应去医院做直肠部位的检查。

4. 排便费力，排出的大便有压迹，呈槽沟状扁条状、细条状等，一定要做直肠指诊。以上四种情况有任何一项都应及时去医院检查。有条件的地方，最好请外科或肛肠科医生检查。

（二）中晚期症状

早期直肠癌的临床特征主要为便血和排便习惯改变，在癌肿局限于直肠黏膜时便血作为唯一的早期症状占85%，可惜往往未被患者所重视。当时作肛指检查，多可触及肿块，中、晚期直肠癌患者除一般常见的食欲不振、体重减轻、贫血等全身症状外，尚有排便次数增多，排便不尽、便意频繁、里急后重等癌肿局部刺激症状。癌肿增大可致肠腔狭窄，出现肠梗阻征象。

直肠癌到晚期常侵犯周围组织器官，如膀胱和前列腺等邻近组织，引起尿频、尿急和排尿困难。侵及骶前神经丛，出现骶尾和腰部疼痛。直肠癌还可以向远处转移到肝脏，引起肝肿大，腹水、黄疸，甚至恶液质等表现。

直肠癌容易被误诊。早期出现的大便次数增多、大便有黏液和脓血时，易误诊为痢疾、肠炎或痔疮等疾病，因而失去了早期治疗的机会。因此，成年人出现排便异常时，应提高警惕，必要时作直肠镜或乙状结肠镜检查。

二、实验室和其他检查

血常规示小细胞性贫血，血沉增快。大便潜血试验持续阳性。X线表现为钡剂充盈缺损，病变肠壁僵硬，蠕动减弱或消失，结肠袋不规则，肠管狭窄或扩张。结肠镜检查能明确病变性质，大小、部分甚至发现早期病变。另外血清癌胚抗原（CEA）、B超、腹部CT检查亦有助于诊断。

三、诊断要点

（一）临床表现

1. 排便习惯与粪便性状的改变　大便一日数行或数日一行，粪便时干时稀，粪便凹陷或变细，甚则顽固性便秘。

2. 便血　粪便色暗，状如猪肝色，粪便隐血试验持续阳性。典型的为大便下血，血色暗紫或鲜红。

3. **腹痛** 早期无腹痛，或仅有腹部胀满不适。当癌肿阻塞肠腔，可出现腹胀，腹痛难忍，恶心呕吐等。肠鸣如雷或肠鸣音消失。癌瘤浸润腰骶神经丛可出现难以忍受的腰痛，尾骶疼痛。

4. **贫血** 有些患者因不明原因的进行性贫血就诊而被查出。

5. **恶病质** 多为晚期患者，表现为形体羸瘦，精神疲乏，口干舌燥，肌肤甲错，步履艰难，甚至可出现黄疸，腹水等症状。

6. **体征** 早期大肠癌患者无明显体征。中晚期有贫血貌，腹部可扪及肿块，以右腹为多见。晚期大肠癌可在腹股沟、左锁骨上窝触及肿大、质硬的淋巴结，是淋巴转移的常见征象。癌细胞血行播散，通过门静脉转移至肝，出现继发性肝癌体征。癌细胞活体循环转移到肺、肾、肾上腺等处，再现相应的体征。

（二）实验室检查

1. **直肠指检** 对直肠癌诊断极为重要，有50%～60%的大肠癌可经直肠指检发现肿块。对每一个有肠功能性疾患，全身慢性消耗性体征或急腹症患者，均应做直肠指检，以了解肛门与直肠有无狭窄，有无肿块。

2. **大便** 隐血试验直肠指检阴性者，可做大便潜血试验，此法可作为大肠癌普查初筛方法和结肠疾病的常规检查。

3. **结肠X线检查** 本检查对早期大肠癌诊断有困难，病变在乙状结肠中段以上者，须用X线检查。为提高诊断准确率，宜采用结肠气钡双重对比造影法，常可显示癌的部分与范围，有钡剂充盈缺损，肠腔狭窄，黏膜破坏等征象。

4. **纤维结肠镜检查** 能观察到全结肠黏膜形态，对可疑病灶在直观下采取活检或刷取细胞涂片，可以显著地提高诊断的准确率，特别是对微小病灶的诊断很有价值。

5. **癌胚抗原（CEA）血清CEA测定** 该测定在本病不具有特异性。但是血清CEA测定结果仍可供诊断结肠癌参考，特别是通过系列测定，在癌切除后可见血清CEA逐渐下降，有复发时升高，对监测结肠癌手术预后有一定的价值。

四、鉴别诊断

（一）痢疾

痢疾与大肠癌在腹痛、泄泻、里急后重、排脓血便等临床症状上有相似点，要注意区别。痢疾是以腹痛腹泻，里急后重，排赤白脓血便为主要临床表现的具有传染性的外感疾病。一般发病较急，常以发热伴呕吐而开始，继则腹痛腹泻、里急后重、排赤白脓血便为突出的临床特征，其腹痛多呈阵发性，常可在腹泻后减轻，腹泻次数可达每日10～20次，粪便呈胶冻状、脓血状。而大肠癌起病较为隐匿，早期症状多较轻或不明显，中晚期伴见明显的全身症状如神疲倦怠、消瘦等；腹痛常为持续性隐痛，常见腹泻但每日次数不多，泄泻与便秘交替出现是其特点。此外，实验室检查对明确诊断具有重要价值，如血常规检查、大便细菌培养、大便隐血试验、直肠指诊、全结肠镜检查等。

（二）痔疾

痔疾也常见大便带血、肛门坠胀或异物感的临床表现，应注意区别。痔疾属外科疾病，起病缓，病程长，一般不伴有全身症状，其大便下血特点为便时或便后出血，常伴有肛门坠胀或异物感，多因劳累、过食辛辣等而诱发或加重。直肠指诊、直肠镜检查等实验室检查有助于明确诊断。

1. 结肠良性肿物 病程较长，症状较轻，X 线表现为局部充盈缺损，形态规则，表面光滑，边缘锐利，肠腔无狭窄，未受累的结肠袋完整。

2. 结肠炎性疾患 包括结核、血吸虫病肉芽肿、溃疡性结肠炎等，肠道炎症性病变病史方面各有其特点，大便镜检都可能有其特殊发现，如虫卵、吞噬细胞等。X 线检查病变受累肠管较长，而癌肿一般很少超过 10cm。肠镜及病理组织学检查可进一步确诊。

3. 结肠痉挛 X 线检查为小段肠腔狭窄，为可复性。

4. 阑尾脓肿 有腹部包块，但 X 线检查包块位于盲肠外，患者有阑尾炎病史。

五、治 疗

结肠癌治疗原则是以手术切除为主的综合治疗，同时联合化疗、放疗等降低手术后复发率，提高生存率。对于不能切除的结肠癌，可采取新辅助化疗，一方面可以降低肿瘤的分期，使部分不能切除的肿瘤转化为能够切除的肿瘤；另一方面可延长患者的生存时间，提高患者的生存质量。现将结肠癌主要治疗方法列举如下：

（一）手术治疗

根治性结肠癌手术的切除范围包括癌肿所在肠袢及其全结肠系膜（complete mesocolic excision，CME）。既切除了癌肿本身，又可以彻底清除了可能转移的区域淋巴结。因此，只有进行了彻底的手术才有可能治愈结肠癌。

另外，对于有肝、肺转移的患者，也不是完全丧失了治疗的机会。新的观点认为，如果转移病灶能够同时切除，就与结肠癌的病灶一起切除，转移灶不能切除先进行新辅助化疗，降期后再切除。在一部分肝转移患者中，肝转移局限一叶或一段，手术切除不但简单，而且 5 年生存率可达 50%。手术适应证的选择与外科医生的经验是决定手术的关键因素。

肺是结肠癌最常见肝外转移部位，发生率为 10%～25%，如果不加以治疗，其平均生存时间不超过 10 个月。随着外科治疗经验的积累，更多的外科专家认为只要肺转移灶可以完全切除，即使转移瘤为多发，也建议进行手术治疗。外科手术治疗 5 年生存率可达 22.0%～48.0%。

（二）其他治疗

1. 化疗 结肠癌随着生长发育逐渐向远处转移，有 3/4 的患者在诊断时就已经有转移，能够接受根治性手术切除者，也有半数患者最终发生远处转移。因此，根治术后的化疗即辅助化疗是结肠癌综合治疗的一个重要组成部分。辅助化疗的机制在于用化疗控制减灭根治术后体内的残留病灶。术后机体荷瘤减轻，远处微小转移灶的增殖导致其对化疗的敏感性增高，术后早期化疗可以达到最大的消灭肿瘤的目的。

2. 放疗 对于不能切除的肿瘤或有远处转移病灶者，局部放疗也是晚期结肠癌治疗常用的方法之一，可以使肿瘤缩小，改善患者的症状，常和其他治疗方案联合应用。目前研究较多、效果较好的是外科和放射综合治疗，包括术前放射、术中放射、术后放射、"三明治"放疗等。

但放疗对机体有较大的伤害，对身体功能差的晚期结肠癌患者应慎用，一定要防止毒副作用造成的人体免疫功能的损伤。

3. 生物治疗 免疫疗法和基因疗法均属于生物治疗，目前临床上应用得较多的是免疫疗法。主要是调动人体的天然抗癌能力，恢复机体内环境的平衡，相当于中医的"扶正培本，调和阴阳"。生物治疗能够预防肿瘤的复发和转移，还能提高放疗、化疗的疗效，减少放疗、放疗的毒副作用。

4. 靶向治疗 所谓的分子靶向治疗，是在细胞分子水平上，针对已经明确的致癌位点（该位点可以是肿瘤细胞内部的一个蛋白分子，也可以是一个基因片段），来设计相应的治疗药物，药物进入体内会特异地选择致癌位点来相结合发生作用，使肿瘤细胞特异性死亡，而不会波及肿瘤周围的正常组织细胞，所以分子靶向治疗又被称为"生物导弹"。

2010 年美国临床肿瘤协会（ASCO）报告，分子靶向治疗在结肠癌上带来了许多令人鼓舞的研究结果，如单克隆抗体与化疗联合方案可使患者平均生存期延长 24 个月左右。

但是靶向治疗的研究才刚起步，靶向治疗的预测指标仍不明确，也就是说，我们难以在用药前预测患者是否从治疗中获益。虽然一些靶向药物对晚期结肠癌治疗的疗效已经获得公认，但是这些药物应用时间及应用方式仍存在很大的争议。随着靶向药物的广泛应用，耐药问题也日益突出。目前结肠癌的药物治疗处于从单纯细胞毒性治疗逐渐过渡到分子靶向治疗时代。结肠癌的靶向治疗研究任然任重而道远。

第四节 中医辨证论治

一、辨 证 要 点

（一）辨便血
直肠癌的患者便血为常见症状。其血色鲜红，常伴大便不爽，肛门灼热，此为湿热浊毒下注、热伤血络所致。

（二）辨大便形状
大便变细、变扁，常夹有黏液或鲜血，症状进行性加重，这是由于肿块不断增大堵塞肠道所致。

（三）辨腹痛
腹痛时作时止，痛无定处，排便排气稍减，为气滞；痛有定处，腹内结块为血瘀；腹痛隐隐，得温可减，为虚寒；痛则虚汗出或隐痛绵绵，为气血两虚。

（四）辨腹泻
大便干稀不调多为气滞；泻下脓血、腥臭，为湿热浊毒；久泻久痢，肠鸣而泻，泻后稍安，常为寒湿；泻下稀薄，泻后气短头晕，多为气血两虚。

二、治 疗 原 则

辨证与辨病相结合是治疗大肠癌的一般原则，在多年临床中，我们运用浊毒理论为指导，将化浊解毒贯穿大肠癌治疗的始终，可以有效延长患者生存期及改善生存质量。为中医药治疗大肠癌开辟了新的途径。

（一）浊毒壅滞型
主要症状：腹部疼痛阵作，大便次数增多，下脓血和黏便，里急后重，寒热腹痛，舌苔黄腻，脉滑数。

病机：浊毒壅滞，气血瘀滞。

治则：清热解毒，理气化滞。

方药：白花舌蛇草30g，半枝莲30g，莪术10g，川楝子10g，木香10g，土茯苓30g，苡仁20g，红藤30g，败酱草30g，地榆10g，藤梨根30g，马齿苋30g。

加减运用：腹痛剧烈加元胡、白芷，便血加仙鹤草等。

（二）痰瘀互结型

主要症状：胸闷膈满，面黄虚胖，呕吐痰涎，腹胀便溏，腹部可扪及包块，质地坚硬，固定不移，舌边黯紫，或质紫，或见瘀斑，脉细涩。

病机：痰瘀交阻，坏血伤形。

治则：化痰散结，活血化瘀。

方药：夏枯草30g，牡蛎30g，菝葜15g，山慈菇15g，穿山甲10g，三棱10g，莪术10g，半夏10g。

加减运用：黏液血便加地榆炭、马齿苋、仙鹤草、茜草炭、大黄炭等。

（三）脾虚湿盛型

主要症状：腹部胀满作痛，大便带黏液或脓血，胃纳不佳，形体消瘦，腹部可扪及包块，苔白或腻，脉细。

病机：脾气虚弱，湿邪凝聚。

治则：温补脾肾，健脾化湿。

方药：黄芪30g，白术10g，茯苓15g，山药10g，生熟苡仁各20g，舌蛇草30g，焦楂曲各15g，炒谷麦芽各15g，炙鸡金10g，炙甘草5g。

加减运用：腹水加土茯苓、大腹皮、茯苓皮、车前子、泽泻等。疼痛酸胀，加川楝子、延胡索、乌药、白芍、甘草、炮姜。

（四）气血两虚型

主要症状：全身乏力，心悸气短，头晕目眩，面色无华，虚烦不寐，自汗盗汗，舌质淡苔薄白，边有齿痕，脉细。

病机：气血两虚。

治则：益气养血。

方药：黄芪30g，白术10g，茯苓15g，炒当归10g，生白芍10g，熟地10g，阿胶10g，茜草10g，炙鸡内金10g，炙甘草5g。

加减运用：舌红光嫩，加西洋参。肛门下坠，加黄芪、葛根、升麻、炙甘草。

三、其 他 治 疗

（一）中成药

根据病情选择应用补脾益肠丸、参苓白术丸、平消片、补中益气丸、肠胃康颗粒、贞芪扶正胶囊、芪胶升白胶囊、金水宝胶囊、百令胶囊、六味安消散、养血健脾糖浆等。

（二）灌肠治疗

黄柏60g，黄芩60g，紫草60g，虎杖120g，藤梨根250g，苦参60g，乌梅15g。

浓煎成500ml，每次30～50ml，睡前作保留灌肠。

（三）外用栓剂

硇砂 3g，鸦胆子 9g，乌梅 15g，冰片 1.5g。

此为 3 个栓剂的量，加辅剂制成栓，每日 1~2 次，每次 1 枚。

第五节 预后与调护

一、预 后

大肠癌预后较好，根治术后总五年存活率可达 50% 以上，早期患者的五年存活率可达到 80% 以上，而晚期只有 30% 左右。

影响结肠癌的预后的因素有以下两方面：

1. 临床因素

（1）年龄：年龄小的大肠癌患者的预后较差，同时年轻患者肿瘤的分化较差，其中黏液腺癌较多。

（2）肿瘤的生物学表现：肿瘤直径、肿瘤的浸润固定、外侵程度均可影响预后。

（3）临床分期：病期晚则预后差。

2. 生物学特性

（1）血癌胚抗原（CEA）浓度：结肠癌复发的可能性与术前 CEA 浓度有关，CEA 的浓度与肿瘤分化程度成反比，CEA 浓度越高，肿瘤分化程度越低，肿瘤越容易复发。

（2）肿瘤的倍体和染色体：癌细胞的恶性程度取决于癌细胞 DNA 含量、倍体的构成、增殖及染色体的畸变等不同程度的改变。

二、调 护

世界卫生组织提出了预防结肠癌的十六字方针，即"合理膳食、适量运动、戒烟限酒、心理平衡"。具体措施包括以下方面：

（一）饮食调护

改善饮食习惯：改变以肉类及高蛋白食物为主食的习惯。少吃高脂肪性食物，特别是要控制动物性脂肪的摄入。合理安排每日饮食，多吃新鲜水果、蔬菜等含有丰富的碳水化合物及粗纤维的食物，适当增加主食中粗粮、杂粮的比例，不宜过细过精。研究证明，高脂肪膳食会促进肠道肿瘤的发生。美国不同移民人群的研究显示，亚洲本土的华人结肠癌发生率比较低，而出生于美国的华裔后代的结肠癌发生率较高。脂肪摄入量与结肠癌发病呈正相关，但不同类型的脂肪对结肠癌发病的作用完全不一样。动物来源的饱和脂肪与结肠癌发病的关系最为密切。植物油与结肠癌发病无关，而富含不饱和脂肪酸的鱼油，则具有结肠癌的预防作用。因此，应合理安排每日饮食，多吃新鲜水果、蔬菜等含有丰富的碳水化合物及粗纤维的食物，适当增加主食中粗粮、杂粮的比例，不宜过细过精。

高脂肪、高蛋白、低纤维饮食所产生的致癌物质多，作用于大肠时间长，必然导致大肠癌的发生率增加。因此，少吃或不吃富含饱和脂肪和胆固醇的食物，包括：猪油、牛油、肥肉、动物内脏、鱼子等。植物油限制于每人每日 20~30g 左右（约合 2~3 汤匙）。不吃或少吃油炸食品。适量食用含不饱和脂肪酸的食物，如橄榄油、金枪鱼等。每日补充膳食纤维素 35g 以上。多吃富含膳食纤维素的食物：魔芋、大豆及其制品、新鲜蔬菜和水果、海藻类等。用部分粗粮替代细粮。多吃新鲜蔬菜和水果，以补充胡萝卜素和维生素C。适量食用核桃、花生、奶制品、海产品等，以补充维生素E。注意摄取麦芽、鱼类、蘑菇等富含微量元素硒的食物。

肠癌患者禁忌辛辣食物，辣椒、胡椒等食物对肛门有刺激作用，一定不能吃。结肠癌术后的患者，手术后注意加强护理和饮食营养，促进患者身体恢复。初期不能正常进食时，应以静脉补液为主。能够进食后，饮食要以流食开始，逐渐过渡到半流食、软食，待胃肠道逐步适应后再增加其他饮食。应注意不要吃过多的油脂，要合理搭配糖、脂肪、蛋白质、矿物质、维生素等食物，每天都要有谷类、瘦肉、鱼、蛋、乳、各类蔬菜及豆制品，每一种的量不要过多。这样才能补充体内所需的各种营养。

（二）运动调护

积极锻炼：寻找适合自己的锻炼方式，增强体质，提高免疫力，自我放松，缓解压力，保持良好的心态。康复期应根据具体情况，适当参加一些体育运动，如晨起散步，做操，打太极拳等。

（三）情志调护

情志不畅，精神抑郁，可使气机逆乱，阴阳气血失调，脏腑功能失常，故平时要保持良好心态，避免一切不良精神刺激，以利气血调和，促进康复。

（刘小发）

第七章

肠易激综合征

第一节 概 述

一、西医学对本病的认识

肠易激综合征（irritable bowel syndrome，IBS）是一种以腹痛或腹部不适伴排便习惯改变为特征的功能性肠病，该病缺乏可解释症状的形态学改变和生化异常。本病是最常见的一种功能性肠道疾病，在普通人群进行问卷调查，有 IBS 症状者欧美报道为 10% ~ 20%，我国北京和广州的报道分别为 7.3% 和 5.6%。肠易激综合征是胃肠道最为常见的功能性疾病之一，主要累及大肠或小肠，是由肠管运动与分泌功能异常所引起。其特点是肠道无结构上的缺陷，但对刺激有过度的反应或反常现象，表现为结肠性腹痛，便秘或腹泻或便秘与腹泻交替出现。本病多为精神因素所引起，病理改变纤维镜可见肠管痉挛，充气激惹性疼痛，黏液分泌可能增加或可见轻度的充血水肿。主要表现以肠道功能紊乱为主，患者常见腹泻、腹部不适、腹胀、肠鸣音亢进、或便秘等症状。体检可触及乙状结肠肠段有敏感性压痛。可分为腹泻型、便秘型、腹泻便秘交替型、黏液便型四种。

二、中医学对本病的认识

本病属于中医学的"腹痛""泄泻""便秘""下痢""肠郁"等范畴。中医认为本病主要是由情志因素引起，情志不畅，气机郁滞，糟粕内停，郁怒伤肝，肝失疏泄，肝气克脾，肝脾失调，引起通降失调，产生胸胁胀闷，食少嗳气，抑郁恼怒时即腹痛腹泻，临床上经常以加减痛泄要方治疗肠易激综合征。

第二节 病 因 病 机

一、西医学病因病理

尚不十分清楚，可能与多种因素有关。目前认为 IBS 属多因素的生理心理性疾病。IBS 的病理生理学基础主要是胃肠动力学障碍和内脏感觉异常，而造成这些变化的机制则尚未完全阐明。

1. 胃肠动力学异常 生理状况下，结肠的基础电节律为慢波频率 6 次/分，而 3 次/分的慢波频率则与分节收缩有关，IBS 以便秘、腹痛为主者 3 次/分慢波频率明显增加。正常人结肠高幅收缩波主要出现在进食或排便前后，与肠内容物长距离推进性运动有关，腹泻型 IBS 高幅收缩波明显增加。使用核素显像技术显示腹泻型 IBS 口-盲肠通过时间较正常人明显增快，而便秘型正好相反。

2. 内脏感觉异常 直肠气囊充气试验表明，IBS 患者充气疼痛阈明显低于对照组。回肠运动研究发现，回肠推进性蠕动增加可使 60% IBS 患者产生腹痛，而在健康对照组仅 17%。

3. 精神因素心理应激对胃肠运动有明显影响。大量调查表明，IBS 患者存在个性异常，焦虑、抑郁积分显著高于正常人，应激事件发生频率亦高于正常人。

4. 感染 近年不少研究发现相当部分患者 IBS 症状发生于肠道感染治愈之后，提示感染可能与 IBS 发病有关。

二、中医学病因病机

中医学认为，脾胃虚弱是本病的病理基础，病机主要在于肝脾气机不畅，运化失常，大肠传导失司，日久及肾，形成肝、脾、肾、肠胃等脏功能失调。忧思恼怒，久郁不解，伤于肝，肝气不舒，横逆及脾，脾气失和，可形成肝脾不调证。根据临床观察，一些明显的精神变化，均能影响自主神经功能，从而引起结肠运动功能和内分泌失调。中医"脾藏意""肝主舒泄""思虑伤脾""木郁克土"的传统理论，表明十分重视神经活动在病因学中的地位。另一方面，脾胃的腐熟与输运，依赖肾阳之温煦，肾阳虚衰，不能温煦脾阳，也是脾运不健的重要原因。此外，气运不调，生湿、生热、生痰、生浊毒，也可形成寒热互结，虚实夹杂的征候。其早期多属于肝郁脾虚；后期累及肾，表现为脾肾阳虚；波及血分可见气滞血瘀等症，日久可出现浊毒内蕴等症。

第三节 西医临床诊断与治疗

一、临床表现

起病隐匿，症状反复发作或慢性迁延，病程可长达数年至数十年，但全身健康状况却不受影响。精神、饮食等因素常可诱使症状复发或加重。最主要的临床表现是腹痛或腹部不适、排便习惯和粪便性状的改变。

1. 腹痛或腹部不适为 IBS 必具症状。腹痛程度不等，部位不定，以下腹和左下腹多见。多于排便或排气后缓解。极少有睡眠中痛醒者。

2. 腹泻一般每日 3~5 次左右，少数严重发作期可达十数次。大便多呈稀糊状，也可为成形软便或稀水样。可带有黏液，部分患者粪质少而黏液量很多，但绝无脓血。排便不干扰睡眠。部分患者腹泻与便秘交替发生。

3. 便秘排便困难，粪便干结、量少，呈羊粪状或细杆状，表面可附黏液。

4. 其他消化道症状多伴胀气或腹胀感，可有排便急迫感或排便不净感。部分患者同时有消化不良症状。

5. 全身症状相当部分患者可有失眠、焦虑、抑郁、头昏、头痛等精神症状。

6. 体征无明显体征，可在相应部分有轻压痛，部分患者可触及腊肠样肠管，直肠指检可感到肛门痉挛、张力较高、可有触痛。

肠易激综合征根据临床症状可分为腹泻为主（diarrhea-predominant pattern）、便秘为主（constipation-predominant pattern）和腹泻便秘交替（diarrhea-constipation alterative pattern）。

二、实验室检查

对初诊的肠易激综合征患者应在详细采集病史和进行体格检查的基础上有针对性地选择辅助检查。一般情况良好、具有典型 IBS 症状者，粪便常规（红、白细胞、隐血试验、寄生虫）为必要的检查，可视情况选择相关检查，也可先予治疗，视治疗反应，有必要时再选择进一步检查。建议将结肠镜检查做为除外器质性疾病的重要手段。其他辅助检查包括全血细胞计数、粪便潜血及镜检、粪便培养、肝、肾功能、红细胞沉降率等生化检查、腹部超声检查和消化系统肿瘤标志物检测，必要时行腹部 CT 扫描，钡剂灌肠检查酌情使用。对诊断难和症状顽固、治疗无效者，应有选择地做进一步的检查：血钙、甲状腺功能检查、乳糖氢呼气试验、72 小时粪便脂肪定量、胃肠通过时间测定、肛门直肠压力测定等对其动力和感知功能进行评估，指导调整治疗方案。

三、诊 断 要 点

目前国际上通用的是罗马 II 标准：在过去 12 个月内至少累计有 12 周（不必是连续的）腹痛或腹部不适，并伴有下列 3 项症状中的 2 项：①腹痛或腹部不适在排便后缓解；②腹痛或腹部不适发生伴随排便次数改变；③腹痛或腹部不适发生伴随粪便性状改变。在排除可以引起上述症状的器质性疾病后，可建立 IBS 的诊断。下列症状并非 IBS 诊断所必需，但属 IBS 的常见症状，症状越多 IBS 的诊断越可靠（对这些症状的详细了解并有助于 IBS 的分型），这些症状包括：①排便频率异常（每天排便 >3 次或每周排便 <3 次）；②粪便性状异常（块状硬便或稀水样便）；③排便过程异常（费力、急迫感、排便不净感）；④黏液便；⑤胃肠胀气或腹部膨胀感。

四、鉴 别 诊 断

腹痛为主者应与引起腹痛的疾病鉴别。腹泻为主者应与引起腹泻的疾病鉴别，其中要注意与常见的乳糖不耐受症鉴别。以便秘为主者应与引起便秘的疾病鉴别，其中功能性便秘及药物不良反应引起的便秘常见，应注意详细询问病史。

五、治 疗

治疗目的是消除患者顾虑，改善症状，提高生活质量。治疗原则是在建立良好的医患关系基础上，根据主要症状类型进行对症治疗和根据症状严重程度进行分级治疗。强调综合治疗和个体化治疗的原则。

（一）一般治疗

详细的病史询问以求发现促发因素并设法予以祛除。耐心的解释工作和心理辅导以消除患者顾虑、提高对治疗的信心。教育患者建立良好的生活习惯。饮食上避免诱发症状的食物，因人而异，一般而言宜避免产气的食物如奶制品、大豆等，高纤维食物有助改善便秘。对失眠、焦虑者可适当予镇静剂。

（二）药物治疗

1. 解痉剂抗胆碱能药物用于腹痛较重的短期对症治疗。匹维溴铵（pinaverium bromide）为选择性作用于胃肠道平滑肌的钙通道阻滞剂，不良反应少，对缓解腹痛有一定疗效，用法为 50mg/次，3 次/日，疗程 2～6 周。

2. 止泻药洛哌丁胺或复方地芬诺酯止泻效果好，适用于腹泻症状较重者，但不宜长期使用。一般的腹泻宜使用吸附止泻药。止泻药的使用参见本篇第十章慢性腹泻。

3. 导泻药对便秘型患者酌情使用导泻药，但不宜长期使用。导泻药的使用方法详见本章第三节功能性便秘。

4. 肠道动力感觉调节药 5-HT4 受体部分激动剂替加色罗对改善便秘、腹痛、腹胀有效，适用于便秘型 IBS，用法 6mg/次、每日 2 次、疗程 4～8 周。

5. 抗抑郁药对腹痛症状重而上述治疗无效且精神症状明显者可试用，用法详见第八章第一节《功能性消化不良》。

6. 其他近年有使用益生菌制剂治疗 IBS 的报道，但尚需进一步临床验证。中医中药亦可应用。

（三）心理和行为疗法

包括心理治疗、催眠术、生物反馈疗法等，症状严重而顽固者可应用。

第四节　中医辨证论治

一、辨证要点

（一）辨寒热

腹痛拘急冷痛，疼痛暴作，痛无间断，腹部胀满，肠鸣切痛，遇冷痛剧，得热则痛减者，或伴大便秘结者，为寒痛；腹痛灼热，时轻时重，腹胀便秘，得凉痛减者，或泻下急迫，气味臭秽者，为热痛。

（二）辨虚实

腹痛绵绵，喜揉喜按，排便无力，或泻下不止，乏力纳呆者，为虚证；痛势急剧，痛时拒按，痛而有形，泻后痛减者，为实证。

（三）辨气血

腹痛胀满，时轻时重，痛处不定，得嗳气或矢气后则胀痛减轻者，多于情绪过激后发作者，在气分；腹部刺痛，痛无休止，痛处不移，痛处拒按，入夜尤甚者，在血分。

（四）辨急缓

突然发病，腹痛泄泻较剧，伴随症状明显，多为肝郁、湿热、浊毒为患；发病缓慢，病程迁延，腹痛绵绵，痛势不甚，多为脾胃虚弱或肠道津亏所致。

二、治疗原则

对于肠易激综合征的治疗，应根据患者的具体情况而采用个体化方案，积极寻找并祛除诱因，减轻和缓解患者的心理负担，对症治疗与辨证治疗相结合，疏肝健脾与化浊解毒相结合，标本兼治，方可取得满意疗效。

（一）肝郁脾虚证

主要症状：每因情志怫郁即腹痛肠鸣泄泻，泻后痛减，脘痞胸闷，急躁易怒，嗳气少食，舌边红，苔薄白，脉弦。

病机：肝郁脾虚，气机不畅。

治法：抑肝扶脾，调理气机。

方药：痛泻要方加味。炒白术 12g，生白芍 12g，陈皮 10g，炒枳壳 10g，制香附 10g，煨木香 10g，防风 9g，柴胡 9g，生甘草 6g。

加减应用：腹痛甚者，加元胡、川楝子；嗳气频繁者加代赭石、沉香；泄泻加党参、乌梅、木瓜；腹满胀痛，大便秘结或欲便不能加大黄、枳实、槟榔。

（二）寒热夹杂证

主要症状：腹中作痛或肠鸣腹泻，便下黏腻不畅，或夹泡沫，或腹泻与便秘交替，烦闷不欲食，脘腹喜暖，口干，舌红苔腻，脉滑。

病机：寒热错杂，肠胃不和。

治法：平调寒热，理肠和胃。

方药：乌梅丸加减。党参 15g，炒白术 10g，乌梅 10g，黄柏 10g，茯苓 10g，炮姜 10g，煨木香 10g，当归 10g，黄连 6g，甘草 6g，炒川椒 6g，制附子 5g，细辛 3g，炒白芍 2g。

加减应用：少腹疼痛，胀满恶寒者去黄连，加荔枝核、小茴香；胃脘灼热，口苦者去川椒、炮姜、附子，加栀子、吴茱萸；温邪内阻，腹满后重者去党参、甘草，加川朴、山楂、槟榔、藿香。

（三）脾胃虚弱证

主要症状：大便时溏时泻，水谷不化，不思饮食，食后脘闷不舒，稍进油腻与刺激性食物大便次数明显增多，上腹部隐隐作痛，面色萎黄，精神疲，舌淡苔白，脉缓弱。

病机：脾胃虚弱。

治法：健脾益气。

方药：参苓白术散加减。炒薏苡仁 40g，炒扁豆 30g，党参 12g，茯苓 12g，白芍 12g，山药 12g，莲子 12g，炒白术 10g，炒陈皮 6g，木香 6g，甘草 6g，砂仁 4g。

加减应用：久泻不止，脾虚下陷者加升麻、柴胡、生黄芪；肾阳已衰，寒气内盛者可加肉桂；黎明泄泻，伴腰膝酸冷者加补骨脂、肉豆蔻；腹痛喜按，怯寒便溏加干姜、肉桂。

（四）肠道津亏证

主要症状：便秘数日一行，便结难下，大便如卵状、羊屎状。部分患者可于左下腹触及包块，少腹疼痛，伴失眠、头痛、烦闷、手足汗出，舌红少苔或燥苔，脉弦。

病机：津亏液少，无力载舟。

治法：滋水清肝，润肠通便。

方药：一贯煎和增液汤加减。生地 24g，北沙参 15g，麦冬 12g，当归 12g，白芍 12g，玄参 10g，川楝子 10g，玫瑰花 6g。

（五）浊毒内蕴证

主要症状：泄泻腹痛，泻下急迫，势如水注，泻而不爽，粪色黄褐，气味臭秽，肛门灼热，舌质黯红，苔黄腻，脉弦滑。

病机：浊毒内蕴，传化失常。

治法：化浊解毒。

方药：化浊解毒汤（自拟）。藿香12g，佩兰12g，黄连15g，茵陈15g，白芍15g，大腹皮15g，川楝子10g，葛根15g，广木香9g。

加减应用：盛夏之季腹泻较重者加荷叶、扁豆，疼痛剧烈者加元胡、白芷等。

三、其他治疗

（一）中成药

1. 补脾益肠丸6~9g/次，3次/天，适用于脾肾两虚所致的慢性泄泻。
2. 麻仁丸6~9g/次，2次/天，适用于肠胃燥热、便秘之实证。
3. 麻仁润肠丸6g/次，3次/天，适用于虚人便秘。
4. 四神丸9g/次，1~2次/天，适用于脾肾虚寒之久泻。
5. 便秘通1支/次，2次/天，适用于虚人便秘。
6. 肠胃适4~6粒/次，4次/天，适用于以湿热型腹泻为主者。
7. 谷参肠安2~4粒/次，3次/天，适用于以脾虚腹泻为主者。
8. 六味安消或六味能消胶囊2粒/次，2~3次/天，适用于便秘为主者。

（二）针灸

泄泻取足三里、天枢、三阴交。实证用泻法，虚证用补法。脾胃虚弱加脾俞、章门，脾肾阳虚加肾俞、命门、关元，也可用灸法，脘痞加公孙，肝郁加肝俞、行间。便秘取背腧穴和腹部募穴及下合穴为主，一般取大肠俞、天枢、支沟、丰隆，实证宜泻，虚证宜补，寒证加灸。热秘加合谷、曲池，气滞加中脘、行间用泻法，阳虚加灸神阙。

第五节　预后与调护

肠易激综合征的预后良好，日常调护对本病的预后十分重要。

（一）情志调护

本病易在思想负担加重、情绪紧张、焦虑、愤怒、抑郁、恐惧等情况下反复。因此，从病因着手，要防止IBS的复发，就要注意患者的调养和护理。在药物预防的同时，学习舒缓压力，改善调整心理应激、焦虑和情绪异常，保持愉快心情和乐观的生活态度，以减少肠道对食物的高敏感性，预防IBS的发生。

（二）饮食调护

其原则是减少对消化道的不良刺激，避免食物过敏反应和少摄入能在消化道内产气的食品。应避免过分辛辣、甘、酸、粗糙等刺激性食物。多食易消化、富营养的食品。便秘患者应多摄入富含纤维素的食品和水果。对有过敏史者，就避免摄入可能引起过敏的食物。对疑有乳糖不耐受者，应避免摄入大量牛奶及牛奶制品。宜细嚼慢咽、戒烟、少饮碳酸饮料。

（三）生活起居调护

嘱患者合理膳食、适度劳逸、规律起居、戒烟限酒、调摄情志心理、锻炼身体等，并倡导气功、太极拳等有益身心的健身方法，以达到强壮身体、增强正气、防病保健的作用。只有将治疗与调养护理结合，双管齐下，才能真正达到防止IBS复发的目的。

（刘小发）

第八章

功能性消化不良

第一节 概　　述

一、西医学对本病的认识

功能性消化不良（funetional dyspepsia，FD）是指具有餐后饱胀不适，早饱，上腹痛或上腹烧灼感，经检查排除引起这些症状的器质性疾病的一组临床综合征。罗马标准将其分为餐后不适综合征和上腹疼痛综合征。各国报道的患病率在20%～49%之间，在我国以消化不良症状就诊者约占消化门诊的20%～40%，功能性消化不良发病率在我国呈进一步上升趋势。

二、中医学对本病的认识

中医古籍无功能性消化不良病名，根据临床症状的不同，将其归属于中医学的"痞满""胃脘痛""胃缓""呕吐""嘈杂"等范畴。功能性消化不良的临床表现以上腹部痞满为主症时，应属于中医"痞满"范畴，出现以上腹部或胸骨后疼痛为主症时，命名"胃脘痛"为宜；当表现以胃灼热反酸为主症时，则应归属于"嘈杂""反酸"范畴。《伤寒论·辨太阳病脉证并治》明确痞的基本概念，"但满而不痛者，此为痞"。《素问·至真要大论》曰："阳之复，厥气上行，心胃生寒，胸膈不利，心痛痞满。"指出本病胸膈满闷，心下痞塞的症状。《灵枢·本藏》篇曰："脾应肉，肉坚大者胃厚，肉么者胃薄……肉不称身者胃下，胃下者下脘约不利。肉不坚者胃缓。"《灵枢·经脉》云："食则呕，胃脘痛，腹胀善噫。"《诸病源候论》曰："谷不消则胀满而气逆，所以为好噫而吞酸。"上腹胀、早饱是本病最常见的症状，故多认为痞满与之最接近。

本病多因饮食不节，损伤脾胃；或忧思伤脾，恼怒伤肝，肝木乘土；或中气不足，外邪内侵等，使脾失健运，胃失和降，中焦气机不利，升降失常而发病。气候因素与六淫均与功能性消化不良有关，其中与寒冷关系最密切，其次为海鲜或辛辣食物，精神因素主要与忧郁多虑有关。本病病位在胃，涉及肝脾，为本虚标实之证。

第二节 病 因 病 机

一、西医学病因病理

功能性消化不良是常见病，其发病机制尚未完全清楚，大多数学者认为功能性消化不良不是一个明确的单一的疾病过程，而是包括多种不同机制和多因素所致的综合征，且没有器官或结构上的异常被发现来解释这些症状的出现。目前认为与下列因素有关：

1. 胃肠动力障碍　目前普遍认为胃肠动力障碍是功能性消化不良的主要病理生理基础，胃排空延迟曾被认为是功能性消化不良最主要的病理生理机制。胃排空延迟与消化不良症状的类型及其严重程度相关，胃固体食物排空障碍患者更易出现餐后饱胀、恶心和呕吐等症状。国内研究显示，功能性消化不良患者中31.8%存在胃排空延迟，45.5%存在近端胃容受性障碍。上消化道运动功能障碍可能是引起上腹饱胀、嗳气、早饱等症状的主要原因。

2. 内脏高敏感性　内脏高敏感性一直被认为是功能性消化不良发生的主要机制之一，内脏感觉过敏表现为一个或多个部位对机械或化学刺激的敏感性增高，主要是指胃肠黏膜和平滑肌对外界刺激的反应，如机械性扩张敏感性增高、酸的感觉阈值降低、容量阈值降低等，正常情况下人体一般难以感觉到消化过程中的生理刺激作用，但在某些情况下却能感觉得到功能性胃肠病患者可能存在胃肠道感觉功能异常，因而正常生理性刺激也能引起症状。另外，内脏高敏性对胃排空正常的功能性消化不良起重要作用，其痛阈降低，使胃刺激信号在中枢放大，出现各种临床不适。

3. 幽门螺杆菌（Hp）感染　Hp在功能性消化不良中的作用一直受到争议。曾有人提出30%～70%的功能性消化不良患者有Hp感染，并提出Hp可能是促进功能性消化不良症状发展的病理生理学基础。在消化不良症状的改变和生活质量的改善方面，是否根除Hp并没有显著的差别。且胃镜检查发现，约有半数患者有Hp感染，但并不显著高于一般对照人群，另有相当一部分患者的临床症状很明显，却不能证实有Hp感染。流行病学研究未能证实Hp感染与功能性消化不良之间密切关系，但也无足够证据排除两者间可能存在一定的因果关系。鉴于根除Hp后确有部分患者近期症状改善，且更重要的是可能获得临床症状的长期缓解，目前大部分学者肯定Hp感染在功能性消化不良发病中的作用。

4. 精神、心理因素　精神、心理因素可能与功能性消化不良的发病有关。功能性消化不良患者较健康人更具有神经质、焦虑和抑郁倾向，在工作和家庭方面有更多的不顺心，并提示在药物治疗的基础上配合心理治疗可明显提高功能性消化不良的临床疗效，表明精神、心理因素和功能性消化不良的发病有关。有证据表明，中枢神经系统对内脏高敏感性的发生起重要作用。功能性消化不良是一种公认的身心疾病，精神、心理因素的研究进展表明其可能是功能性消化不良的重要病因。功能性消化不良具有明显的神经质倾向和个性内向的特点。其神经质的个性特征与焦虑、抑郁存在正相关性。功能性消化不良患者常伴有焦虑和抑郁等心理障碍，这些心理障碍会影响胃酸的分泌、胃黏膜的血流、胃肠蠕动功能而导致功能性消化不良，且功能性消化不良患者迷走神经张力较正常人低。

5. 其他　胃肠激素、一氧化氮、饮食因素（如高脂饮食、喝茶、喝咖啡、吸烟、饮酒等）和胃酸等，均被认为与功能性消化不良的发病有关。

二、中医学病因病机

功能性消化不良病位在胃，涉及肝脾两脏，饮食不节、情志失调、中气虚弱、湿热外感等是主要病因，饮食不节，脾胃运纳失职，清阳不升，浊阴不降，中焦气机阻滞，升降失司而致本病；情志失调，肝郁气滞，横逆犯脾，亦可致气机郁滞而致本病；实证日久，可由实转虚，正气日渐消耗，损伤脾胃，或素体脾胃虚弱，而致中焦运化无力；湿热之邪或肝胃郁热日久伤阴，阴津伤则胃失濡养，和降失司而致本病，脾胃气机失常是基本病机。

（一）病因

1. 饮食不节 "饮食自倍，肠胃乃伤"，暴饮暴食，食积中焦，使脾胃气机壅滞，造成胃脘胀痛。若常饮食不节，饥饱无常，食无定时，损伤脾胃，则胃虚不能腐熟水谷，脾虚不能转输精微，食稍不慎则会导致脾胃升降失常，气机壅滞则痞满。李东垣在《兰室秘藏·中满腹胀论》中指出"多食寒凉及脾胃久虚之人，胃中寒则生胀满，或脏寒生满病"，在《脾胃论》中提出"有膏粱之人，湿热郁于内而成胀满者"。王纶《明医杂著》循东垣之说，进一步提出："惟饮食不节，起居不时，损伤脾胃，胃损则不能纳，脾损则不能化，脾胃俱损，纳化皆难，元气斯弱，百邪易侵，而饱闷、痞积……等症作矣。"

2. 情志内伤 忧思恼怒，肝郁气滞，肝木失于疏泄，横逆犯胃，木旺克土，导致气滞中焦，胃脘胀痛而上支两胁；亦可因脾胃素虚，土虚木乘，导致胃脘胀痛，李东垣《脾胃论》云："因为喜怒忧恐，损伤元气，资阻心火，心与元气不两位，火胜则乘土位，此所以病也。"《脾胃论·散滞气汤》："忧气结，中脘腹皮底微痛，心下痞满，不思饮食，虽食不散，常常有痞气。"张景岳更是推崇此说，其在《景岳全书》中指出，"怒气暴伤，肝气未平而痞皆有呕证"。唐容川在《血证论》中进一步指出："木之性主于疏泄，食气入胃，全赖干木之气以疏泄之，而水谷乃化；若肝之清阳不升，则不能疏泄水谷，渗泄中满之证，在所难免。"

3. 脾胃虚弱 素体脾胃虚弱者，若脾阳不振，寒自内生，或过食生冷，或过服寒凉药物，耗伤中阳，使胃络失于温养，则致胃凉隐痛；脾胃虚弱，过食辛辣油炸煎炒之物，或遇暑热之气，则胃脘热痛隐隐。李东垣《兰室秘藏·中满腹胀论》提出："脾胃久虚之人，胃中寒则生胀满，或脏寒生满病。"朱丹溪《丹溪心法》认为："脾气不和，中央痞塞，皆土邪之所为也。"又云："……有中气虚弱，不能运化精微而为痞者。"《景岳全书》："虚寒之痞，凡过于忧思，或过于劳倦，或饥饱失时，或病后脾气未醒，或脾胃素弱之人而妄用寒凉剋伐之剂，以致重伤脾气者，皆能有之……又凡脾胃虚者，多兼寒证，何也？盖脾胃属土，土虚者多因无火，土寒则气化无权，故多痞满，此则寒生于中也。"

4. 外感六淫 多与外感寒、湿、暑有关，指脾胃运化功能失常，气机壅滞则痞满，如巢元方《诸病源候论·虚劳心腹痞满候》指出："……为寒邪所乘，脏腑之气不宣发于外，停积在里，故令心腹痞满也。"《兰室秘藏·中满腹胀论》更有："风寒有余之邪，自表传里，寒变为热，而作胃实腹满。"《脾胃论·长夏湿热胃困尤甚用清暑益气汤论》："时当长夏，湿热大胜，蒸蒸而炽，人感之多四肢困倦，精神短少，懒于动作，胸满气促，肢节沉疼；或气高而喘，身热而烦，心下膨痞，小便黄而数，大便溏而频，或痢出黄如糜，或如汾色；或渴或不渴，不思饮食，自汗体重……可见痞满证。"

（二）病机

1. 病机特点 脾胃虚弱为本，邪气干胃为标。

功能性消化不良病位在胃，但涉及肝脾，脾虚土乘、肝气横逆、肝失疏泄、胃失和降、气机不利致病。本病脾虚为本，气滞血瘀、食积痰湿、浊毒等实邪为标，往往本虚标实，虚实夹杂。基本病机为脾虚气滞，贯穿疾病的始终。

2. 主要病机

（1）肝胃不和：肝气郁滞，肝气犯胃，肝郁化火，横逆犯胃，肝胃气机不畅，则胃部胀满或疼痛，两胁作胀；气郁化火，胃失和降，胃气上逆，则纳少泛恶；胃收纳失司则纳呆；肝失条达，心神不宁，则心烦易怒；舌苔薄白，脉弦为肝胃不和之象。

（2）食浊积滞：饮食积滞，化生湿浊，蕴结中焦，气机壅滞，则胃脘痞满，胀痛不舒；食滞中焦，纳化失常，胃失和降，浊气上逆，则恶心呕吐，嗳气吞酸，呕出食物积滞减少故稍舒；腑气不畅故大便不爽；积滞郁久酸腐，故矢气臭秽。舌质红，苔厚腻，脉细弦滑为饮浊积滞之象。

（3）浊毒内蕴：湿热蕴结中焦，湿凝成浊，热蕴成毒，浊毒内蕴，胃气壅塞，则胃脘痞满；浊毒中阻，脾失健运，胃失和降，胃之受纳失司，则食少纳呆；浊毒损伤阴液则口干，浊为阴邪则不欲饮；浊毒扰神则心烦，湿浊重着缠绵，阻滞经络，则身重困倦；浊毒下注，肠腑气机壅滞则大便不爽，小便赤黄；舌红，苔黄腻，脉滑数均为浊毒内蕴之象。

（4）痰浊中阻：痰凝成浊，痰浊中阻，脾胃运化失职，气机壅滞，则胃部胀满或疼痛，胸脘痞塞，满闷不舒；脾失健运，胃失和降，胃气上逆，则呃逆嗳气，呕吐痰涎；湿性重浊黏腻，下注肠道，则大便黏腻不爽；湿性重浊，泛溢肌肤，则身重倦怠等。舌淡红，苔白腻，脉象细滑为痰浊中阻之象。

（5）胃络瘀阻：久病入络，浊毒久居体内，瘀血内结，胃络瘀阻，则胃脘痞满，或胃脘疼痛，痛有定处，胃痛拒按；血瘀日久破血，则呕血黑便；舌质紫或紫黯，或有瘀点、瘀斑，脉弦涩，均为胃络瘀阻之象。

（6）脾虚气滞：素有脾胃虚弱，或病后中气不足，以致脾失健运，胃失受纳，运化失职，气机壅塞，则胃部胀满或疼痛，餐后明显，胸脘不舒，反复发作，时轻时重气机壅滞，胃失和降，胃气上逆，则呃逆嗳气；脾虚气血生化无源，故全身乏力，气短懒言，舌淡胖，苔白，脉象弦细为脾虚气滞之象。

（7）浊毒伤阴：浊毒久蕴，损伤胃阴，胃失濡养，虚热郁胃，胃失和降，则脘腹痞闷，嘈杂，饥不欲食；胃气上逆则恶心嗳气；浊毒伤阴，阴津不上承，则口燥咽干；阴津亏虚，无以行舟，则大便秘结；舌底或舌边嫩红、苔少或无苔，脉弦细兼数，均为浊毒伤阴，胃阴不足之象。

第三节　西医临床诊断与治疗

一、临床表现

（一）症状

1. 症状　功能性消化不良的症状主要表现在四点：

（1）上腹痛：患者常表现为不适感觉，有些患者感觉组织器官受损，有时患者无腹痛主诉而表现为特别不适；症状位于脐上、胸骨下缘下、两侧锁骨中线内区域。

（2）上腹部烧灼感：主要指难受的灼热感，症状位于脐上、胸骨下缘下、两侧锁骨中线内区域。

（3）餐后饱胀：指食物长时间潴留在胃内的不适感觉。

（4）早饱感：即进食不久患者即感到胃已充盈，而不能进常规量的饮食，以往常将这一症状描述为早饱，新标准用早饱感，用于强调进食过程中食欲消失，部分患者伴有失眠、焦虑、抑郁、头痛、注意力不集中等精神症状，无贫血、消瘦等消耗性疾病表现。

以上症状常以某 1 个或某 1 组症状为主，至少持续或累积 4 周/年以上，在病程中症状也可发生变化。起病多缓慢，病程常经年累月，呈持续性或反复发作，不少患者由饮食、精神等因素诱发。临床上将功能性消化不良分为 3 型：溃疡型（上腹痛及反酸为主）、动力障碍型（早饱、食欲不振及腹胀为主）和非特异型。

2. 体征　功能性消化不良的体征多无特异性，大多数患者中上腹有触痛或触之不适感。

（二）常见并发症

功能性消化不良是一种良性胃肠道功能性疾病，经适当治疗可得到有效控制，其预后良好。临床症状（早饱、食欲不振、恶心、呕吐等）如不能缓解，可出现维生素缺乏、低蛋白症等。

二、实验室和其他检查

1. 电子内镜，病理活检，X 线，B 超检查　以排除器质性疾病引起的消化不良（如胃溃疡，十二指肠球溃疡，胃食管反流病，胆道病，胰腺病和胃胰肿瘤等）。对于胃炎，日本学者认为胃黏膜浅表性炎症，轻度充血，水肿属于正常，不列入器质性病变。欧洲学者曾对 3667 例有消化不良症状的人进行内镜检查，炎症仅占 20.9%。故镜下胃、十二指肠黏膜炎症仍有不少病例在消化不良范围内。即使胃镜下未发现明确病变，亦应在胃体和胃窦部取活检，用于病理诊断和 Hp 检测。对消化不良疑有肝胆脾胰病变者，应常规进行肝胆脾胰 B 超检查，以便进行诊断和鉴别诊断。

2. 胃排空试验　正常人固体食物从胃近端到远端需 3 小时，每小时排空 25% 左右。胃窦余 25% 左右。功能性消化不良患者固体食物排空延缓每小时排空 10% 左右。排空延长或胃远端食物少近端多。用同位素作标记的胃排空试验为金标准。现采用放射线 ROM 制作胶囊或 20 根钡条作为标志物吞下，若 6 小时后不排空为排空延迟，表明胃运动功能障碍。

3. 胃十二指肠压力测定　常规方法有末端开放灌注导管测压法和气束测压法。功能性消化不良患者常有近端胃容受舒张性障碍和餐后胃窦部运动减弱。

三、诊 断 要 点

对于功能性消化不良的诊断，不同时期、不同国家和地区所用标准不一样，2006 年 5 月美国胃肠病协会正式发布了罗马Ⅲ诊断标准，功能性消化不良诊断的标准在病程和发病时间方面发生了变化，建议诊断之前症状至少存在 6 个月并且后 3 个月符合诊断标准，并将功能性消化不良分为两种亚型：餐后不适综合征和上腹疼痛综合征，而不仅基于以前要求的具有上腹部不适或疼痛。

罗马Ⅲ中功能性消化不良的诊断标准为：病程至少 6 个月，近 3 个月满足以下诊断标准且至少具备下列 1 个症状：①餐后饱胀；②早饱感；③上腹痛；④上腹烧灼感。同时无器质性原因可解释上述症状（包括上消化道内镜检查结果）。

餐后不适综合征诊断标准为：病程至少 6 个月，近 3 个月满足以下诊断标准且至少具备下列 1 个症状：①每周发作数次，进常规量饮食后出现餐后饱胀；②每周发作数次，因早饱感而不能进常规量饮食。患者可同时具有：①上腹胀气或餐后恶心或大量嗳气；②可同时具有上腹痛综合征症状。

　　上腹痛综合征诊断标准为：病程至少6个月，近3个月满足以下诊断标准且需同时具备下列所有条件：①每周至少1次有中度上腹痛或烧灼感；②疼痛间歇发作；③不向胸部或腹部其他部位发射；④排气或排便后不能缓解；⑤不符合胆囊及肝、胰、壶腹括约肌功能障碍标准。患者可同时具有：①疼痛为烧灼样，但不是胸骨后；②疼痛可在餐后诱发或减轻，但空腹时亦发生；③可同时具有餐后不适综合征症状。

　　对于疑诊为功能性消化不良的患者，应在详尽排除器质性疾病后作出结论，目前认为最首选的手段还是胃镜检查，胃镜检查应在症状的发作期，且停用所有抑酸药物时进行其他检查，应根据患者的临床表现恰当选择，如果伴有"报警"症状，如消瘦、贫血等，则应作出相应的排除性检查，不应以简单的功能性疾病作出解释，必要时选择肝、肾功能、超声、CT等检查来排除器质性疾病，临床经验认为，一般病程越长、症状越多的患者较病程短、症状少的患者诊断为功能性胃肠病的可能性越大。

四、鉴 别 诊 断

　　诊断功能性消化不良患者时，必须除外器质性消化不良，后者经有关检查能显示相关病因，如消化性溃疡、糜烂性胃炎、食管炎及恶性疾病等。功能性消化不良需与下列疾病鉴别。

（一）慢性胃炎

　　慢性胃炎的症状与体征均很难与功能性消化不良鉴别。胃镜检查发现胃黏膜明显充血、糜烂或出血，甚至萎缩性改变，则常提示慢性胃炎。

（二）消化性溃疡

　　消化性溃疡的周期性和节律性疼痛也可见于功能性消化不良患者，X线钡餐发现龛影和胃镜检查观察到溃疡病灶可明确消化性溃疡的诊断。

（三）慢性胆囊炎

　　慢性胆囊炎多与胆结石并存，也可出现上腹饱胀、恶心、嗳气等消化不良症状，腹部B超、口服胆囊造影、CT等影像学检查多能发现胆囊结石和胆囊炎征象可与功能性消化不良鉴别。

（四）胃癌

　　胃癌的早期常无特异的症状，只有胃镜和病理检查才能发现。但随着肿瘤的不断增长，影响到胃的功能时会出现消化不良的类似症状，在临床上主要表现为上腹部疼痛或不适感，食欲减退，恶心、呕吐等。但胃癌的发病年龄多在40岁以上，会同时伴有消瘦、乏力、贫血等提示恶性肿瘤的所谓"报警"症状，通过胃镜检查及活组织病理检查不难确诊。

（五）其他

　　功能性消化不良还需与其他一些继发胃运动障碍疾病，如糖尿病胃轻瘫、胃肠神经肌肉病变相鉴别，通过这些疾病特征性的临床表现与体征一般可作出鉴别。

五、治 疗

　　主要是缓解或消除消化不良症状，改善患者的生活质量，去除诱因，恢复正常生理功能，预防复发。功能性消化不良的治疗策略依据可能存在的病理生理学异常进行整体调节，选择个体化的治疗方案。

（一）一般治疗

帮助患者认识及理解病情；建立良好的生活习惯，避免烟、酒及服用非甾体消炎药，避免个人生活经历中会诱发症状的食物；注意根据患者不同特点进行心理治疗，提高患者应对症状的能力。

（二）药物治疗

1. 根除 Hp 治疗　研究分析显示 Hp 的清除对于功能性消化不良患者具有明显的作用，亦有研究表明是否根除 Hp 对功能性消化不良者症状改善没有显著差异。Hp 在功能性消化不良中的致病作用尚未完全阐明，故无须常规应用抗 Hp 治疗，对少部分有 Hp 感染的功能性消化不良患者可能有效，对于症状严重者可试用。对慢性活动性胃炎、肠化、糜烂等均可考虑抗 Hp 的根除治疗，其他患者本人要求行该治疗者亦应给予治疗。

2. 抑制胃酸分泌药　一般适用于 EPS 患者，可选择 H2 受体拮抗剂或质子泵抑制剂。H2 受体拮抗剂治疗功能性消化不良比安慰剂更为有效，认为 H2 受体拮抗剂治疗功能性消化不良的疗效优于安慰剂，其他荟萃分析亦得出相似结论。但标准剂量的 H_2 受体拮抗剂的应用周期不要超过 8 周。提高 H_2 受体拮抗剂的用量和使用时间并无必要，而且，PPI 的作用好于 H2 受体拮抗剂和安慰剂。

3. 促胃肠动力药　胃排空延迟被认为是功能性消化不良的主要病理生理机制，促胃肠动力制剂，诸如多潘立酮、西沙比利等已在世界范围内广泛用于治疗功能性消化不良。有资料显示，多潘立酮和西沙比利比安慰剂明显有效。促胃肠动力药一般适用于 PDS 患者。多潘立酮 10mg，3 次/天，或西沙必利 5~10mg，3 次/天，均在餐前 15~30 分钟服用，疗程 2~8 周。其他动力药还包括红霉素、胆囊收缩素拮抗剂和鸦片制剂拮抗剂等。对疗效不佳者，抑制胃酸分泌药和促胃肠动力药可换用或合用。

4. 抗抑郁药　上述治疗效果欠佳而伴随精神症状明显者可试用。常用的有三环类抗抑郁药如阿米替林，如帕罗西汀等，宜从小剂量开始，注意药物的不良反应。

由于功能性消化不良发病机制目前尚不明确，故暂无特效药，主要是经验性治疗。对功能性消化不良患者进行心理护理可改善其认知水平及应对能力，缓解其心理应激反应，使其保持乐观的生活态度和自信平稳的情绪，对改善症状、提高生活质量有重要作用。临床发现，伴有焦虑、抑郁等精神症状者每晚加服多塞平并加强心理暗示、情绪调控等治疗后，在焦虑、抑郁等症状缓解或减轻的同时，功能性消化不良症状亦有明显好转或减轻。

第四节　中医辨证论治

一、辨证要点

（一）辨主证

功能性消化不良主证繁多，当据主证之不同辨证，以痞满为主证时，则按痞满辨证，以胃痛为主证时，则以胃脘痛辨证，以呕吐为主证时，则以呕吐辨证，若数症并见，具体分出其主次再行辨证。

（二）辨虚实

外邪所犯，食浊内停，痰湿中阻，浊毒内蕴，气机失调等所成之本病皆为有邪，有邪即为实证；痞满能食，食后尤甚，饥时可缓，伴便秘，舌苔厚腻，脉实有力者为实证；脾胃气虚，无力运化，或胃阴不足，失于濡养所致之本病，则属虚证。饥饱均满，食少纳呆，大便清利，脉虚无力者属虚证。

（三）辨寒热

痞满绵绵，得热则减，口淡不渴，或渴不欲饮，舌淡苔白，脉沉迟或沉涩者属寒；而痞满势急，口渴喜冷，舌红苔黄，脉数者为热。

（四）望颜面五官

浊毒蕴结，郁蒸体内，上蒸于头面，而见面色粗黄、晦浊。若浊毒为热蒸而外溢于皮肤则见皮肤油腻，患者每有面部洗不净的感觉，给人一种秽浊之象。浊毒上犯清窍而见咽部红肿，咳吐黏稠之涎沫、涕浊等。

（五）望舌苔

患者以黄腻苔多见，但因感浊毒的轻重不同而有所差别。浊毒轻者舌红，苔腻、薄腻、厚腻，或黄或白或黄白相间；浊毒重者舌质紫红、红绛，苔黄腻，或中根部黄腻。因感邪脏腑不同苔位亦异，如浊毒中阻者，苔中部黄腻；浊毒阻于肝胆者，苔两侧黄腻。苔色、苔质根据病情的新久而变，初感浊毒、津液未伤时见黄滑腻苔；浊毒日久伤津时则为黄燥腻苔。

（六）脉象

浊毒证患者滑数脉常见，尤以右关脉滑数突出。临床以滑数、弦滑、弦细滑、细滑多见。病程短、浊毒盛者，可见弦滑、弦滑数脉。病程长、阴虚有浊毒者，可见细滑脉、沉细滑脉。但患者出现沉细脉时多为浊毒阻滞络瘀，而不应仅仅认为是虚或虚寒脉，如《金匮要略方论》中说："太阳病，关节疼痛而烦，脉沉而细者，此名湿痹。"又说："诸积大法，脉来细而附骨者，乃积也。"以上说明细脉主湿浊主积而不主虚的明证。

二、治 疗 原 则

经过多年临床实践，总结出浊毒内蕴中焦为功能性消化不良新的病因病机，从而完善了功能性消化不良的中医理论基础，并以此理论基础制定了化浊解毒的治则治法。

（一）肝胃不和型

主要症状：胃部胀满或疼痛，痞塞不舒，纳少泛恶，心烦易怒，两胁作胀，善太息，舌质红，苔薄白，脉弦。

病机：肝气郁滞，肝气犯胃。

治则：疏肝解郁，理气和胃。

方药：柴胡 12g，半夏 6g，白芍 12g，枳壳 12g，香附 9g，川芎 12g，甘草 6g。

加减应用：苔腻湿甚，加茯苓、薏苡仁以化湿；胸脘满闷甚，加厚朴、槟榔以行气；气郁化火，口苦心烦轻，加栀子、黄芩；重者加龙胆草、川楝子以清火；痰多者，加陈皮、茯苓以化痰。

（二）食浊积滞型

主要症状：胃脘痞满，胀痛不舒，嗳腐吞酸，恶心呕吐，吐后症轻，矢气臭秽，舌质红，苔厚腻，脉细弦滑。

病机：饮食停滞，气机壅塞。

治则：消积导滞，行气和胃。

方药：枳实 15g，大黄 9g，白术 15g，焦三仙 30g，茯苓 15g，陈皮 12g，半夏曲 9g，炒莱菔子 15g，鸡内金 9g，厚朴 12g。

加减应用：胃胀明显，加槟榔、紫苏梗以行气消胀；厌食明显，加杏仁、砂仁以开胃；呕吐明显，加旋覆花、代赭石以降逆止呕；腹胀便秘，加芒硝、火麻仁以润肠通便；舌苔厚腻，加苍术、茯苓以除湿化痰。

（三）痰浊中阻型

主要症状：胃部胀满或疼痛，胸脘痞塞，满闷不舒，呃逆嗳气，呕吐痰涎，大便黏滞不爽，身重倦怠，舌淡红，苔白腻，脉象细滑。

病机：痰浊阻滞，气机不和。

治则：祛湿化痰，理气化浊。

方药：白术 12g，茯苓 15g，炙甘草 6g，陈皮 12g，法半夏 9g，厚朴 12g，炒莱菔子 15g，焦三仙 30g，胆南星 9g。

加减应用：脘腹胀满甚，加枳实、紫苏子以下气除胀；胸脘满闷明显，加丹参、檀香、砂仁以理气活血；疲乏无力明显，加黄芪、黄精以滋阴养血；痰多，加紫苏子、白芥子以化痰。

（四）浊毒内蕴型

主要症状：胃脘痞满，食少纳呆，口干不欲饮，口苦心烦，身重困倦，大便不爽，小便赤黄，舌红，苔黄腻，脉滑数。

病机：湿热中阻，浊毒内蕴。

治则：清热利湿，化浊解毒。

方药：陈皮 12g，半夏 9g，茯苓 15g，栀子 9g，茵陈 15g，黄连 6g，砂仁 15g（后下），豆蔻 12g（后下），甘草 6g。

加减应用：胃胀明显，加槟榔，厚朴以消胀；嗳气呃逆明显，加丁香、柿蒂以降逆；心烦易怒，加香附、栀子以清心；舌苔厚腻，加广藿香、佩兰以芳香化湿；胸脘满闷甚，加瓜蒌、枳壳以行气化痰；恶心呕吐，加竹茹、旋覆花以止呕。

（五）胃络瘀阻型

主要症状：胃脘痞满，或胃脘疼痛，痛有定处，胃痛拒按，或见吐血黑便，舌质紫或紫黯，或有瘀斑，脉弦涩。

病机：瘀停胃络，脉络壅滞。

治则：活血化瘀，理气除痞。

方药：蒲黄 12g，五灵脂 15g，元胡 15g，白芷 12g，砂仁 9g。

加减应用：如痛甚可加三七粉、三棱、莪术，并可加理气之品，如枳壳，木香、郁金；若四肢不温，舌淡脉弱者，当为气虚无以行血，加党参、黄芪等以益气活血；便黑可加三七、白及化瘀止血。

（六）脾虚气滞型

主要症状：胃部胀满或疼痛，餐后明显，胸脘不舒，反复发作，时轻时重，呃逆嗳气，气短乏力，大便稀溏，舌淡胖，苔白，脉象弦细。

病机：脾胃虚弱，气机壅滞。

治则：健脾益气，理气消胀。

方药：白术 15g，茯苓 15g，陈皮 12g，青皮 9g，厚朴 12g，炒莱菔子 15g，枳实 12g，槟榔 6g，炙甘草 6g。

加减应用：脘腹胀痛明显，加延胡索，川楝子以和胃止痛；胸脘满闷甚，加瓜蒌皮15g，薤白9g以理气开胸；咽中有痰，加法半夏9g以化痰降逆。

（七）浊毒伤阴型

主要症状：脘腹痞闷，嘈杂，饥不欲食，恶心嗳气，口燥咽干，大便秘结，舌底或舌边红、苔少或无苔，脉弦细兼数。

病机：胃阴亏虚，和降失司。

治则：养阴益胃，调中消痞。

方药：生地黄15g，北沙参12g，麦冬12g，当归身9g，枸杞子12g，川楝子6g，白芍15g，甘草6g。

加减应用：若津伤较重者，可加石斛、花粉等以加强生津；腹胀较著者，加枳壳、厚朴花理气消胀；食滞者加谷芽、麦芽等消食导滞；便秘者，加火麻仁、玄参润肠通便。若痛甚者可加香橼、佛手；若脘腹灼痛，嘈杂反酸，可加左金丸；若胃热偏盛，可加生石膏、知母、芦根清胃泄热，或用清胃散。

三、其他治疗

（一）中成药

1. 胃苏颗粒　口服，1次1袋，1日3次，适用于气滞型功能性消化不良。

2. 健脾舒肝丸　口服，1次1丸，1日2次。适用于肝胃不和型功能性消化不良。

3. 越鞠丸　冲服，1次6g，1日3次；适用于痰浊阻滞型功能性消化不良。

4. 香砂养胃丸　口服，1次6g，1日3次；适用于胃阳不足，湿滞气阻的功能性消化不良。

5. 加味保和丸　口服，1次6g，1日2次；适用于饮食停滞型功能性消化不良。

6. 健胃消食片　口服，1次3片，1日3次；适用于脾虚气滞型功能性消化不良。

7. 大山楂丸　口服，1次1丸，1日3次。适用于饮食停滞型功能性消化不良。

8. 藿香正气水或口服液　口服，1次1支，1日3次。适用于浊毒内蕴型功能性消化不良。

（二）穴位贴敷

【取穴】中脘　足三里　内关等穴位辨证取穴。

【药物】穴位贴敷治疗贴。

【功能】化浊解毒和胃。

【主治】浊毒犯胃所致功能性消化不良。

【用法】治疗贴敷于上述穴位，12小时后去除，每日一次，5次为一个疗程。

【禁忌】孕妇及对本药过敏者。

（三）针灸

【取穴】内关、中脘、足三里、太冲等穴位辨证取穴。

【功能】化浊和胃、理气消痞。

【主治】浊毒犯胃、饮食积滞、肝气不舒所致功能性消化不良。

【用法】毫针刺，每次留针30分钟，每日一次，10次为一个疗程。

【加减应用】脾虚气滞者，加脾俞、胃俞，针用补法，期门、太冲，针用泻法；痰阻者，加丰隆，针用泻法；饮食积滞者，加梁门、建里，针用补法；脾胃虚寒者，加神阙、气海、脾俞、胃俞，针用补法。

【禁忌】 孕妇及极其虚弱患者。

（四）穴位注射

【取穴】 足三里、内关等穴位辨证取穴。

【功能】 化浊和胃、理气消痞。

【主治】 浊毒犯胃、饮食积滞、肝气不舒所致的功能性消化不良等。

【用法】 选用盐酸甲氧氯普胺或者维生素 B_6 穴位注射，每日一次，连用一周。

【禁忌】 对以上药物过敏者禁用。

（五）中药灌肠

【药物组成】 大黄 15g，枳实 12g，厚朴 15g，芒硝 15g，炒莱菔子 15g 等。

【功能】 化浊解毒、通便除痞。

【主治】 浊毒犯胃所致的痞满、大便秘结。

【方法】 中药煎汤取汁 200ml，每晚灌肠一次。

【注意事项】 灌肠后保持体位 1 小时。

（六）按摩疗法

1. 提拿捏脊　双手拇、食指沿督脉路线自上而下反复提拿（大椎穴至命门穴一段），施术捏脊法自下而上 10 次。

2. 推揉腹部　单掌或双掌顺时针推揉脘腹为补法；逆时针推揉脘腹为泻法。

（七）中药足浴

1. 足浴 1 号方

【药物组成】 威灵仙 30g，木瓜 30g，川牛膝 30g，赤芍 30g，鸡血藤 30g。

【适应证】 浊毒内蕴证、胃络瘀阻证、饮食积滞证、肝气犯胃证等患者。

【方法】 加水 2000ml，煎煮至沸腾后，再煎 10 分钟取药液，待适温后，泡洗双脚 30 分钟，每日 1 次，10 天为一个疗程。

2. 足浴 2 号方

【药物组成】 黄芪 30g，炒白术 20g，茯苓 30g，威灵仙 30g，鸡血藤 30g。

【适应证】 脾胃虚弱证、胃阴亏耗证等患者。

【方法】 上述药物加水 2000ml，煎煮沸腾后，再煎 10 分钟取药液，待适温后，泡洗双脚 30 分钟，每日 1 次，10 天为一个疗程。

第五节　预后与调护

一、预　后

功能性消化不良是低风险和预后良好的疾病，如处置得当不会有病情加重甚至影响生命的不良预后，并且经过患者的生活方式调整和适当的治疗，功能性消化不良的症状能够得到较明显的缓解和控制，如果诱因不能去除，功能性消化不良症状可能会反复发作。充分了解相关知识，规避日常生活中的功能性消化不良症状诱发因素，可减少症状复发。

二、调　护

功能性消化不良患者在饮食中应调整饮食和生活方式，避免诱因，培养良好的生活习惯。避免烟酒和刺激性食物，饮食宜规律，细嚼慢咽，戒烟限酒；避免情绪过于波动，放松身心，适量运动，劳逸结合。

（一）饮食调护

1. 供给充足的热能和蛋白质。由于长期慢性病程，机体消耗大，应供给充足的热能，以防止体重继续下降。可供给高蛋白、高热能、低脂、半流质饮食或软饭，蛋白质 100g/d 以上，脂肪 40g/d，总热能为 10460MJ/d（2500kcal/d），选择脂肪含量少且易消化的食物，严重者可采用静脉高营养或要素饮食及匀浆饮食，以保证热能及正氮平衡。

2. 补充足够的维生素。除食物补充外，必要时补给维生素制剂。结合临床症状，重点补充相应的维生素，如维生素 A、复合维生素 B、维生素 C、维生素 D、维生素 K 等。

3. 注意电解质平衡。严重腹泻时电解质的补充极为重要，早期可静脉补充。饮食中给予鲜果汁、无油肉汤、蘑菇汤等。缺铁性贫血者可进食含铁丰富的食物，如动物肝脏等，必要时口服铁剂。

4. 少量多餐。选择细软易消化的食物，既保证足够营养，又不致加重肠道负担。在烹调上尽量使食物细、碎、软、烂，以煮、烩、烧、蒸等方法为宜，避免油煎、油炸、爆炒等，以减少脂肪供给量。应注意食物的色、香、味、形，想方设法提高患者食欲。每日以 6~7 餐为宜。

5. 为保证营养供给，对食欲不振的患者可用代替性治疗。口服要素膳，全营养制剂等，以补充营养。

6. 建立良好的饮食习惯，进餐时应保持轻松的心情，进餐应定时，避免穿束紧腰部衣物就餐；忌匆促进食，囫囵吞食，暴饮暴食；勿饭前或饭后大量饮用液体；勿进餐时讨论问题或争吵；勿进餐时饮酒；忌辛辣、油腻食物。

（二）情志调护

中医常说的"百病皆生于气""肝胃不和""肝脾不和"等，大致讲得就是情绪致病，肝主疏泄，还可以排泌胆汁，通过排泌胆汁来促进食物的消化吸收。如果情绪异常，就会导致肝气郁结，从而出现肝气横逆犯胃或横逆克脾，导致脾胃不和，脾失健运，胃失通降，胆汁排泌不畅，人的消化吸收功能障碍，因此出现消化不良的种种表现。中医常说"大怒伤肝""思则气结""忧思伤脾"等，就是讲的情绪致病。这种由情绪异常导致的胃病，治疗上就应以疏肝理气为原则，配合调理情绪。

功能性消化不良的病因很多，主要有情绪心理因素的影响及饮食生活不规律。首先要保持良好的心态，乐观的情绪，淡定自如、处事不惊的生活态度。《黄帝内经》中的《素问·上古天真论》一篇谈到养生时就说道，"美其食，任其服，高下而不相慕"，意思是人要安于现状、自得其乐，吃粗茶淡饭时宛如食山珍海味，穿布衣烂履时犹如着绫罗绸缎，见别人当官，自己既不艳羡也不妒忌，淡然处之，毫不动心，这样才能够益寿延年。

（陈艳哲）

第九章

脂 肪 肝

第一节 概 述

一、西医学对本病的认识

脂肪肝，是指由于各种原因引起的肝细胞内脂肪堆积过多的病变。脂肪肝正严重威胁国人的健康，成为仅次于病毒性肝炎的第二大肝病，已被公认为隐蔽性肝硬化的常见原因。脂肪肝是一种常见的临床现象，而非一种独立的疾病。其临床表现轻者无症状，重者病情凶猛。一般而言，脂肪肝属可逆性疾病，早期诊断并及时治疗常可恢复正常。

脂肪肝的发病率近几年在欧美和我国迅速上升，成为仅次于病毒性肝炎的第二大肝病。在某些职业人群中（白领人士、出租车司机、职业经理人、个体业主、政府官员、高级知识分子等）脂肪肝的平均发病率为 25%；肥胖人群与 2 型糖尿病患者中脂肪肝的发病率为 50%；嗜酒和酗酒者脂肪肝的发病率为 58%；在经常失眠、疲劳、不思茶饭、胃肠功能失调的亚健康人群中脂肪肝的发病率约为 60%。近年来脂肪肝人群的年龄也不断下降，平均年龄只有 40 岁，30 岁左右的患者也越来越多，45 岁以下男性脂肪肝明显多于女性。

脂肪肝在病理上可分为单纯性脂肪肝、脂肪性肝炎和脂肪性肝硬化，病因上则有酒精性脂肪肝和非酒精性脂肪肝二大类。临床起病隐匿，即使已发生脂肪性肝炎，也可无明显症状，有症状者表现为肝区隐痛、不适、腹胀、乏力、纳差等。

脂肪肝属于一种病理现象，不需要单独作为一种疾病来治疗，也绝非无药可医。若发现患有脂肪肝，应及早到医院认真检查，找出病因，对因治疗，绝大多数脂肪肝是可逆的。脂肪肝早期无症状，可在体检时查出脂肪肝而就医，所以应重视体检，有效地把疾病控制在早期阶段。

二、中医学对本病的认识

中医无脂肪肝这一病名，根据其临床特点，多将其归为"胁痛""积证"等范畴，正如《内经》所说："肝之积，曰肥气。"脂肪肝是由于饮食不节，嗜食肥甘厚味，大量饮酒，劳倦失度，情绪不畅，痰湿内生，湿凝成浊，浊毒内生，浊毒阻络所致。此外，由于津血同源，痰湿、瘀血可互化。由痰致瘀或由瘀致痰，痰瘀搏结成为新的病因，又使病情缠绵，或病情进展，变生他证。脂肪肝的病理因素主要为痰浊、浊毒、瘀血，如《证治准绳》云："夫人饮食起居，一失其宜，皆能使血瘀不行。"痰湿、浊毒、瘀血停积于肝，为积为痛，形成脂肪肝。《古今医鉴》所讲："胁痛者……或痰积流注于血，与血相搏"。病机主要为肝失疏泄，脾失健运，湿热内蕴，痰浊郁结，瘀血阻滞而最终形成湿痰瘀阻互结，痹阻肝脏脉络。其病位在肝，与脾、肾相关，为本虚标实之证。

第二节　病 因 病 机

一、西医学病因病理

（一）病因

脂肪肝的病因学包括脂肪肝发生的条件（诱因）和导致脂肪肝的原因（致病因素）两个方面。脂肪肝的致病因素有化学因素、营养因素、内分泌代谢因素、生物性致病因素、遗传因素等。

1. 化学因素　包括化学毒物（黄磷、砷、铅、苯、四氯化碳、氯仿等）、药物（甲氨蝶呤、四环素、胺碘酮、糖皮质激素等）、酒精等，嗜酒一直是欧美脂肪肝和肝硬化最常见的原因。

2. 营养因素　长期摄入高脂饮食或长期大量吃糖、淀粉等碳水化合物，使肝脏脂肪合成过多，肥胖，缺乏运动，使肝内脂肪输入过多是近年来引起脂肪肝最常见的因素之一，蛋白质及热量缺乏是脂肪肝的另一重要原因。食物中缺乏蛋白质，即使热量足够也可引起脂肪肝。营养不良引起的脂肪肝主要见于儿童许多内分泌代谢性疾病如皮质醇增多症、甲状腺功能亢进、高尿酸血症、高脂蛋白血症和糖尿病高脂血症等均可引起肝细胞脂肪变性，其中以非胰岛素依赖性糖尿病与脂肪肝的关系最为密切。

3. 生物性致病因素　包括病毒和细菌等病原微生物及寄生虫，这些致病因素主要引起肝细胞变性坏死及炎性细胞浸润。近来研究发现部分丙型肝炎病毒、丁型肝炎病毒感染可分别引起大泡性和小泡性肝细胞脂肪变性。肺结核、败血症等一些慢性细菌感染性疾病，也可因营养不良、缺氧以及细胞毒素损害等因素导致肝细胞脂肪变性。此外各型病毒性肝炎恢复期以及慢性病毒感染均可诱发肥胖性脂肪肝。

4. 遗传因素　主要是通过遗传物质基因的突变或染色体的畸变直接致病的。在肝脏，它们主要引起先天性代谢性肝病，其中肝豆状核变性、半乳糖血症、糖原累积病、果糖耐受不良等遗传性疾病可引起大泡性脂肪肝，而尿素循环酶先天性缺陷、线粒体脂肪酸氧化遗传缺陷等则可引起小泡性脂肪肝。此外某些家庭中的人具有某种疾病的体质，如肥胖、1型糖尿病、原发性高脂血症等，此种现象称其为遗传易感性。

（二）病理

脂肪肝是一种多病因引起的脂肪在肝细胞内异常积累的病理状态。这种病理状态是肝脏对各种损伤产生的最常见反应。

脂肪肝肉眼观肝脏弥漫性肿大，但妊娠期急性脂肪肝肝脏重量增加，可达 3～6kg，大体形态和大小正常或缩小，重症者则明显缩小，可小至 800g 左右；脂肪肝边缘钝而厚质如面团，压迫时可出现凹陷，表面色泽较苍白或带灰黄色，切面呈黄红或淡黄色有油腻感。光镜下肝细胞肿大，胞质内充满大小不等的脂肪空泡或脂滴，大部分病例脂滴弥漫分布于肝小叶中央区（肝腺泡Ⅲ区），严重者可累及肝腺泡Ⅰ区，即整个小叶的大多数肝细胞均有脂滴沉积，但有时脂肪浸润呈灶状或不规则分布。当脂滴变多直径增大至 $5\mu m$ 左右时，光镜下可见脂滴呈串珠状聚集在肝细胞的窦面，进而肝细胞胞质内充满这些微滴，此即小泡性脂肪变。随着肝内脂肪含的单个大脂滴，细胞核和细胞器被挤压移位至脂滴边缘，但是细胞非脂肪部分的容积常无变化，此种改变称为大泡性脂肪变。肝细胞小泡性脂肪变一般不伴有坏死、炎症和纤维化，即常表现为单纯性脂肪肝，在脂肪变性的基础上伴肝细胞变性坏死和炎症细胞浸润，可伴有 Mallory 小体和纤维化时表现为脂肪性肝炎，在脂肪肝特别是脂肪性肝炎的基础上出现中央静脉周围和肝细胞周围纤维化，甚至汇管区纤维化和中央汇管区纤维分隔连接时表现为脂肪性肝纤维化，继发于脂肪肝的肝小叶结构改建，假小叶及再生结节形成时表现为脂肪性肝硬化。

根据肝脏脂质含量占肝湿重的比率或肝活检组织病理切片脂肪染色镜检，可将脂肪肝分为轻度（含脂肪 5%～10% 或每单位面积见 1/3～2/3 的肝细胞脂变）、中度（含脂肪 10%～25% 或 2/3 以上肝细胞脂变）和重度（含脂肪 25%～50% 或以上，或几乎所有肝细胞均发生脂肪变）三型。根据肝组织病理学变化，可将脂肪肝分为三个时期，Ⅰ期为不伴炎症反应的单纯性脂肪肝，Ⅱ期为伴有汇管区炎症和纤维化的脂肪性肝炎，Ⅲ期为脂肪肝伴肝小叶内纤维组织增生乃至完全纤维化假小叶形成即脂肪性肝硬化。脂肪肝的分型和分期之间并无必然联系，从脂肪肝至脂肪性肝硬化的转化过程中，脂肪性肝炎是一个重要的中间环节，但酒精性脂肪肝有时例外。

二、中医学病因病机

脂肪肝病位在肝，与脾、肾密切相关，脂肪肝的形成与饮食不节密切相关，饮食物通过胃的受纳、脾的运化生成水谷精微，并由脾的转输散精作用而布散营养周身。其中，肝主疏泄、肾藏精主水对于水谷精微的正常代谢也起重要作用。肝脾肾三脏功能失调均可导致水谷精微（包括脂质）的运化输布失常，痰饮、水湿、浊毒内生，瘀血停留，形成脂肪肝。

（一）病因

1. **饮食不节** 肥甘厚味食之太过，必伤脾胃，肥能生热，甘能壅中，肥甘太过可壅滞中焦，损伤脾胃，化湿生热，炼津为痰，痰凝成浊，热化成毒，浊毒内蕴变生本病，张志聪在补注《内经》时指出："中焦之气，蒸津液化，其精微……溢于外则皮肉膏肥，余于内则膏肓丰满。"厚味肥甘入胃肠，中阳不运，脂质浸淫脉道，血脉不利，气机失畅，气滞血瘀，肝主藏血，受之尤重。

2. **恣饮醇酒** 中医认为酒味甘、苦，性温，有毒。"少饮则和血行气"（《本草纲目》），"肆意痛饮，脏腑受害不一"（《万氏家传点点经》）。因饮酒太过，酒毒湿热蕴结中焦，伤及脾胃，脾胃受纳运化失职，脾失健运，不能为胃行其津液，致痰饮、水湿内生，日久凝聚生浊毒，停积于肝而成脂肪肝。对此，《诸病源候论》中有所描述"夫酒癖者，因大饮酒后……酒与饮不散，停滞于胁肋下，结聚成癖，时时而痛"，"今人荣卫否涩，痰水停积者，因复饮酒，不至大醉大吐，反酒与痰相搏，不能消者，故令腹满不消"。

3. **情志失调** 肝乃将军之官，性喜条达，主调畅气机。若因情志所伤，或暴怒伤肝，或抑郁忧思，皆可使肝失条达，疏泄不利，气滞血瘀，肝郁乘脾，脾运失健，痰浊内生，终成痰浊瘀血，流注于肝则成脂肪肝。正如《金匮翼·肝郁胁痛》云："肝郁胁痛者，悲哀恼怒，郁伤肝气。"若气郁日久，血行不畅，瘀血渐生，阻于胁络，不通则痛，亦致瘀血胁痛。《临证指南医案·胁痛》云："久病在络，气血皆窒"。

4. 贪逸少劳 《素问·上古天真论》所谓："起居有常，不妄作劳，故能形与神俱。"过劳少逸或贪逸少劳，均可损伤人体而致病，如《素问·宣明五气论》有"久视伤血，久立伤骨，久行伤筋，久卧伤气，久坐伤肉"，张景岳也认为"惟安闲柔脆之辈，……斯为害矣"（《景岳全书·虚损》）。脂肪肝患者由于少劳多逸，使气血运行不畅，脾胃功能减弱，脾失健运，痰饮、水湿内停，化生浊毒而致病。陆九芝在《逸病解》中说："逸乃逸豫，安逸所生病，与劳相反。"并指出"逸之病，脾病也"。王孟英亦说："过逸则脾滞，脾气困滞而少健运，则饮停湿聚矣。"（《温热经纬·薛生白湿热病篇》）

（二）病机

1. 病机特点 素体脾虚是发病的根本，气滞、痰湿、血瘀、浊毒是基本病理因素。

脂肪肝属中医"胁痛""积聚"等范畴，饮食、情志、过逸是相关致病因素。饮食不节致脾胃受损，聚湿生痰；郁怒伤肝，思虑伤脾，久则气机升降失调，影响水液代谢、血液运行，变生痰、瘀，浊毒阻络于肝。《证治准绳》云"夫人饮食起居，一失其宜，皆能使血瘀不行"。痰湿、瘀血停积于肝，为积为痛，形成脂肪肝。《古今医鉴》所讲："胁痛者……或痰积流注于血，与血相搏"。过逸少劳则脾胃失和，肝血不畅，气滞血瘀，痰湿交结，浊毒内蕴，积聚于肝。故脂肪肝病机是虚实夹杂，脾虚为本，产生痰湿、浊毒、瘀血，停积于肝所致。《灵枢·百病始生》所讲："湿气不行，凝血蕴里而不散，津液涩渗，著而不去，而积皆成矣。"

2. 主要病机

（1）肝郁脾虚：浊毒蕴结，肝失疏泄，肝气郁滞，则胁肋胀痛；肝气郁滞，情志不畅，则心情抑郁不舒；肝气横逆犯脾，脾气虚弱，不运化水谷，则纳呆，脘腹痞闷；气滞浊阻，则肠鸣矢气，便溏；舌不红，苔薄，脉弦或沉细为肝郁脾虚之象。

（2）痰浊内阻：痰浊内蕴，阻滞中焦，肝失疏泄条达则胁肋隐痛；木不疏土，脾虚运化失职，气机壅塞，则脘腹痞闷，胃之收纳失司，则纳呆，痰浊中阻，胃气上逆则恶心，湿浊重着，停留经络，则肢体困重；木不疏土，脾虚运化失职，则倦怠乏力，大便溏稀；舌淡红胖大，苔白腻，脉濡滑为痰浊内阻之象。

（3）痰瘀互结：痰浊阻滞，气滞血瘀，痰瘀互结，肝络瘀阻，则胁部刺痛或胀痛；痰浊瘀血为阴邪及有形之邪，长期阻滞肝络则胁下痞块；痰湿阻滞，气机壅塞，则可见脘腹痞闷；肝失疏泄，脾失运化，胃之收纳失司，则纳呆；舌胖大瘀紫，苔白腻，脉细滑涩痰，为痰瘀互结之象。

（4）浊毒内蕴：浊毒蕴结，肝失条达，疏泄失职，则见胁肋胀痛或脘腹痞闷；浊气犯胃，胃失和降，胃气上逆，则见恶心呕吐；浊毒内蕴，阻滞胆汁的排泄，故见口苦；木不疏土，脾虚运化失职，则困倦乏力，肝失疏泄、横克脾土，故便秘或秘而不爽；舌质红，苔黄腻，脉弦滑均为湿热中阻，浊毒内蕴之象。

（5）肝肾亏虚：浊毒久蕴，耗伤阴液，肝肾精血不足，肝失调达，则见胁部隐痛；肝肾精血不足，不能上荣于头则头晕，不能滋养耳窍则耳鸣；浊毒扰神则失眠；肝虚疏泄失职，故胸闷善太息；舌红少津，脉细数，脉细或脉沉，是浊毒内蕴，耗伤阴液之象。

第三节 西医临床诊断与治疗

一、临床表现

(一) 症状

脂肪肝的临床表现多样，轻度脂肪肝可无任何临床症状，尤其是老年人由于饮食过量或高脂饮食造成者，临床称为"隐性脂肪肝"。中重度脂肪肝有类似慢性肝炎的表现，可有食欲不振、疲倦乏力、腹胀、嗳气、恶心、呕吐、体重减轻、肝区或右上腹胀满隐痛等症状。重症脂肪肝可合并门静脉高压症和消化道出血，同时由于维生素缺乏还可伴有贫血、舌炎、外周神经炎以及神经系统症状，查体中75%的患者肝脏轻度肿大，少数患者可出现脾肿大、蜘蛛痣和肝掌。

(二) 常见并发症

1. 糖尿病　脂肪肝患者易引起脂代谢失调，从而可引发和加重糖代谢失调，久而久之可引起胰岛素分泌不足或胰岛素抵抗，而糖尿病的发病正是由胰岛素分泌不足、或胰岛素抵抗而形成的，以糖代谢紊乱为主的疾病，所以糖尿病是脂肪肝常见的并发症之一，发病率高达50%，脂肪肝患者需定期进行血糖监测，以及时发现异常。

2. 高脂血症　肝功能下降可能会导致机体对脂质合成发生障碍，导致血液黏稠度异常及脂质含量过高而引起高脂血症。

3. 心脑血管疾病　肝脏内大量的脂肪蓄积可造成脂质代谢紊乱、肝脏功能减退，其中小分子量的低密度脂蛋白很容易穿过动脉血管内膜在血管壁沉着，导致血液循环发生障碍，血液中的黏稠度增加，进而促进动脉粥样硬化的形成，所以高血压、动脉硬化是脂肪肝常见的并发症之一，脂肪肝多合并心血管疾病的原因亦是因此。

4. 肝硬化、肝癌　脂肪肝不仅是肝脏脂代谢失调的产物，而且也是加重肝脏损伤的主要因素，而长期的肝细胞变性，会引起肝细胞的再生障碍和坏死，久而久之就可形成肝纤维化、肝硬化，甚至是肝癌，所以肝硬化、肝癌亦是脂肪肝常见的并发症之一。

5. 机体免疫力下降　脂肪肝还可降低机体免疫、降低机体抗病能力，这主要是因为脂肪肝时，患者多半有肝、脾肿大，进而诱发脾功能亢进，从而有效抑制细胞免疫的功能，降低机体免疫、降低机体抗病能力，这对脂肪肝的治疗及恢复亦是十分不利的。

二、实验室和其他检查

(一) B超检查

弥漫性脂肪肝的超声波图像主要表现为回声波衰减，按其衰减的程度，脂肪肝可分为3种：①轻度脂肪肝：表现为近场回声增强，远场回声衰减不明显，肝内管状结构仍可见。②中度脂肪肝：前场回声增强，后场回声衰减，管状结构模糊。③重度脂肪肝：近场回声显著增强，远场回声明显衰减，管状结构不清，无法辨认。超声对重度脂肪肝的灵敏度达95%。

(二) CT检查

CT诊断的准确性优于B超，主要表现为肝密度普遍或局限性降低，甚至低于脾及肝内血管密度，而相比之下，门静脉内回声增强，密度降低与脂肪化严重程度相一致。动态的 CT 变化可反映肝内脂肪浸润的增减。弥漫性脂肪肝在 CT 上表现为肝的密度普遍低于脾脏和肝内血管密度，肝脏与脾脏的 CT 值之比小于或等于 1。弥漫性肝脏密度降低，肝/脾 CT 比值≤1.0 但大于 0.7 者为轻度脂肪肝；肝/脾 CT 比值≤0.7 但 >0.5 者为中度脂肪肝；肝/脾 CT 比值≤0.5 者为重度脂肪肝，增强后 CT 扫描，脂肪肝的肝内血管影显示得非常清楚，其形态、走向均无异常，有时血管可变细、变窄，但无推移、包绕现象，有助于鉴别肝癌与脂肪肝内的灶性非累及区（正常"肝岛"）。

（三）血清学检查

1. 血清酶学检查　①谷丙转氨酶（ALT）、谷草转氨酶（AST）：一般为轻度升高，达正常上限的 2~3 倍，酒精性脂肪肝的 AST 升高明显，AST/ALT >2 有诊断意义；非酒精性脂肪肝时则 ALT/AST >1；ALT >130U，提示肝小叶脂肪浸润明显，ALT 持续增高提示有脂肪性肉芽肿。②谷氨酰转肽酶（γ-GT）、碱性磷酸酶（ALP）：酒精性脂肪肝时 γ-GT 升高较常见，ALP 也可见升高，达正常上限的 2 倍，非酒精性脂肪肝患者 γ-GT 可以升高。③谷胱甘肽巯基转移酶（GST）：可反映应激性肝损伤，较 ALT 更敏感。④谷氨酸脱氢酶（GDH）、鸟氨酸氨甲酰转移酶（DCT）：脂肪肝时两酶都升高，尤其是酒精性脂肪肝，其 GDH/OCT >0.6。⑤胆碱酯酶（CHE）、卵磷脂胆固醇酰基转移酶（LCAT）：80% 脂肪肝血清 CHE 和 LCAH 升高，但低营养状态的酒精性脂肪肝升高不明显，CHE 对鉴别肥胖性脂肪肝有一定意义。

2. 血浆蛋白变化　β 球蛋白，α1、α2、β 脂蛋白多升高，白蛋白多正常，肥胖性脂肪肝时，低密度脂蛋白胆固醇（LDL-C）升高，高密度脂蛋白胆固醇（HDL-C）显著降低，载脂蛋白 B（Apo B），载脂蛋白 E（Apo E），载脂蛋白 C（Apo C）升高。

3. 血浆脂类　甘油三酯、胆固醇、磷脂常升高，其中胆固醇升高显著，常大于 13mmol/L。

4. 胆红素　严重脂肪肝时可有血胆红素升高，轻中度脂肪肝胆红素多正常。

5. 凝血酶原时间（PT）　非酒精性脂肪肝多正常，部分可延长。

6. 血胰岛素水平呈高反应延迟型，糖耐量曲线高峰上升，下降延迟。

7. 血尿素氮、尿酸偶见升高。

（四）MRI 检查

一般认为其价值较超声和 CT 为小。脂肪肝的磁共振（MRI）表现为全肝、一叶或灶性脂肪浸润，自旋回波（SE）序列和反转恢复（IR）脉动序列的 T1 加权信号正常。短的 IR 序列和 SE 的 T2 加权像信号可稍高，但只显示脂肪的质子像；脂肪浸润区为高信号，肝内血管位置正常。近年有人用 MRI 测定肝组织脂肪含量。

（五）肝活检

是确诊脂肪肝的重要方法，尤其对局限性脂肪肝。在 B 超引导下抽吸肝组织活检远较过去盲目肝穿刺法准确、安全。肝活检的意义在于确定肝内是否存在脂肪浸润，有无纤维化。脂肪肝肝活检标本肝脂肪变需大于33%，而达不到此程度仅称为肝细胞脂肪变。

局灶性脂肪肝或弥漫性脂肪肝伴正常肝岛难以与恶性肿瘤区别，需要在 B 超引导下进行肝活检。目前肝活检适用于以下临床问题：

1. 局灶性脂肪肝或弥漫性脂肪肝伴正常肝岛难以与恶性肿瘤区别，需要在 B 超引导下进行肝活检。

2. 探明某些少见的脂肪性肝疾患的病因，如胆固醇酯贮积病、糖原累积病、Wilson

病等。

3. 无症状性可疑的非酒精性脂肪性肝炎，肝活检是唯一的确诊手段。

4. 戒酒和酒精性肝病或酒精性肝病有不能解释的临床或生化异常表现者，以及酒精性肝炎考虑皮质类固醇治疗前需肝活检排除活动性感染。

5. 肥胖性脂肪肝患者减少原有体重的 10% 后，肝功能酶学仍持续异常者，需肝活检寻找其他原因。

6. 怀疑重症肝炎系脂肪肝所致，需肝活检明确诊断并了解其病因者。

7. 评估某些血清学指标以及 B 超、CT 等影像学检查诊断脂肪肝、纤维化的可靠性，需以肝活组织学改变作为金标准，并用以客观评价某一治疗方案对脂肪肝纤维化治疗的确切效果。

8. 任何怀疑不是单纯性肝细胞脂肪变或怀疑多种病因引起的脂肪肝或肝功能损害者，需通过肝活检明确其具体病因或以何种病因为主。

三、诊 断 要 点

1. 无饮酒史或饮酒折合乙醇量男性每周 140g，女性 70g。

2. 排除病毒性肝炎、药物性肝病、全胃肠外营养、肝豆状核变性等可导致脂肪肝的特定疾病。

3. 除原发疾病临床表现外，有乏力、消化不良、肝区隐痛、肝脾肿大等非特异性症状及体征。

4. 可有超重/内脏性肥胖、空腹血糖增高、血脂紊乱、高血压等代谢综合征。

5. 血清转氨酶和谷氨酰转肽酶水平可由轻至中度增高（小于 5 倍正常值上限），通常以丙氨酸氨基转移酶（即过去俗称的"GPT"）升高为主。

6. 肝脏影像学表现符合弥漫性脂肪肝的影像学诊断标准。

7. 肝活检组织学改变符合脂肪肝的病理学诊断标准。

凡具备上述第 1~5 项和第 6 或第 7 项中任何一项者即可诊断为脂肪肝。

四、鉴 别 诊 断

应与其他常见肝病如病毒性肝炎、自身免疫性肝炎、代谢性肝病、肝硬化等相鉴别。对局灶性脂肪肝，需与原发或继发性肝癌、肝血管瘤等占位性病变鉴别。

（一）重度脂肪肝

重症脂肪肝是指临床症状凶险，预后不良的脂肪肝。严格来说，它是某些危重疾病的一种病理过程。主要包括妊娠急性脂肪肝、脑病脂肪肝综合征。它与一般脂肪肝在临床症状、体征、疾病预后方面具有明显不同。

1. 妊娠急性脂肪肝

本病又称为产科急性黄色肝萎缩，是妊娠的严重并发症，临床较为少见，预后恶劣。本病多于妊娠末三个月（30~40 周）发病。据认为，妊娠期大量口服与滴入四环素，有可能诱发本病。

主要临床症状：骤发的持续性恶心，呕吐，甚至呕血，伴有上腹疼痛，一周出现黄疸，常无瘙痒，以后黄疸迅速加深，继之出现不同程度的意识障碍或昏迷；血清胆红素轻至中度升高，如合并 DIC，则呕吐咖啡色液或鲜血。以及尿血，便血，紫癜，齿龈及注射部位出血，同时，血小板及纤维蛋白原减少，FDP 值上升及凝血酶原时间延长，半数患者少尿，代谢性酸中毒等早期肾衰竭的表现。

2. 脑病脂肪肝综合征（Reye 综合征）

本病主要发生于小儿和青少年。发病前常有某种病毒感染，感冒样前驱症状和水痘，感染症状改善 2～3 天后，突然出现频繁呕吐，伴剧烈头痛，数小时内进入谵妄，痉挛，木僵和去大脑皮质状态，最后进入昏迷。常伴有发热，低血糖，肝功能异常等表现。本病起病凶险，病死率高。

（二）肝癌、肝血管瘤、肝脓肿、肝囊肿

局限性脂肪肝改变需与它们相鉴别。肝癌，尤其是小细胞肝癌和甲胎蛋白阴性的肝癌，很难与局限性脂肪肝鉴别。通常情况下小细胞肝癌多呈衰减，常有包膜影和门静脉侵犯。转移性肝癌多为超声增强，常见多结节，无门脉系统侵犯，CT 显示肝癌多呈边界较清楚的密度减低区，加注造影剂后扫描组织对比增强。选择性肝动脉造影能较好地显示肿瘤血管或血管瘤。肝动脉造影虽然在鉴别肝血管瘤和肝癌时存在困难，但对于排除肝脓肿、肝囊肿等仍有一定价值。B 超引导下肝穿刺活检是确诊各种肝内占位性病变的有效方法。

（三）病毒性肝炎

脂肪肝患者肝内脂肪变性呈弥漫性分布，常需与病毒性肝炎等鉴别。病毒性肝炎患者除具有乏力、纳差、发热、恶心、呕吐、黄疸、尿黄等表现外，流行病学、病原学检查有助于确诊。

五、治 疗

脂肪肝西医尚无特效疗法，尚无防治脂肪肝的有效药物，轻度脂肪肝只需去除病因，合理膳食，适量运动即可，重度脂肪肝需服用保护肝细胞药物、祛脂药物、抗氧化剂及抗纤维化药物。

（一）一般治疗

1. 去除病因 脂肪肝是一种多病因引起的获得性疾病，寻找与去除病因和积极控制原发病对脂肪肝的防治至关重要。轻度或中度脂肪肝在去除病因和控制原发病后，肝组织学改变即可获得好转，甚至完全恢复正常，大多数药物性脂肪肝在及时停药后 2～3 个月内可完全恢复正常。因长期酗酒、酒精中毒所致的酒精性脂肪肝患者应戒酒；营养不良性脂肪肝者应合理加强营养；肥胖和糖尿病性脂肪肝治疗的关键在于有效控制体重和血糖；胃肠外营养所致脂肪肝应避免过高热量及过多脂肪乳剂的输注，并尽可能及早开放经口或经管饲饮食；妊娠呕吐引起的脂肪肝补充营养后肝脏损伤消失，而妊娠期急性脂肪肝在终止妊娠和控制并发症后，肝内脂肪沉积可完全消退，且不留任何后遗症。

2. 合理膳食 脂肪肝饮食治疗的原则主要为适宜的热量摄取，合理分配三大营养要素并兼顾其质量，适当补充维生素、矿物质及膳食纤维，戒酒和改变不良饮食习惯。调整饮食是治疗大多数慢性脂肪肝的基本方法，也是预防和控制脂肪肝进度的重要措施。饮食疗法应根据患者理想的目标体重，正确调整每天热能摄入和科学分配各种营养要素，坚持合理的饮食制度。瘦肉、鱼类、蛋清及新鲜蔬菜等富含亲脂性物质的膳食，有助于促进肝内脂肪消退，高纤维类的食物有助于增加饱感及控制血糖和血脂，对于营养过剩性脂肪肝尤其重要。对于酒精性肝病、恶性营养不良和蛋白质-热量营养不良引起的脂肪肝以及脂肪肝性肝硬化，特别应强调补充足够优质蛋白及热量的营养支持疗法。脂肪肝患者每天蛋白质的摄入量不宜低于 60g，素食者植物蛋白不应低于 80g/d，但糖尿病性脂肪肝兼有肾病的患者蛋白质摄入量不宜过多。总之，应根据患者不同的病因和病情来制定不同的饮食治疗方案，并在病情变化时及时进行调整。

3. 运动疗法　对肥胖、糖尿病、高脂血症引起的脂肪性肝炎患者，可在医生指导下完成中等量的运动，即最大强度的 50% 左右，使心率达到一定标准（20～30 岁，130 次/分；40～50 岁，120 次/分；60～70 岁，110 次/分），每次持续 10～30 分，每周 3 次以上。对肥胖者运动疗法比单纯节食减肥更重要，其原因为运动减肥祛除的主要是腹部内脏脂肪，常可引起三酰甘油、低密度脂蛋白（LDL）下降及高密度脂蛋白（HDL）升高、葡萄糖耐量改善以及血压下降。每天锻炼热能消耗 1260kJ，4 个月可减重 4.5kg。

（二）药物治疗

药物治疗对于促进肝内脂肪及其伴随炎症的消退，以及阻止其向肝纤维化、肝硬化发展有积极意义。然而，至今尚无防治脂肪性肝炎的有效药物。一般常选用保护肝细胞、祛脂药物、抗氧化剂及抗纤维化药物等用于伴有肝功能损害和（或）症状明显的非酒精性脂肪性肝炎和酒精性肝病患者的治疗。

1. 降血脂药物　包括以降低甘油三酯为主的氯贝丁酯类，以降低胆固醇为主的还原酶抑制剂，弹性酶，至今尚无降脂药物对肝内脂肪沉积有减轻作用的证据，因此不伴高脂血症的脂肪肝患者原则上不用降脂药物，伴有高脂血症者则在综合治疗的基础上应用降血脂药，但需检测肝功能。

2. 护肝祛脂药物　目前常用的调脂药物包括胆碱、蛋氨酸和部分 B 族维生素。胆碱是卵磷脂的组成部分，是磷酰胆碱的前身物质，在促进磷脂合成加速肝内脂肪转运和脂蛋白生成中具有重要作用。适合于蛋白质——热量不足或恶性营养不良以及长期接受胃肠外静脉高能营养治疗者，对其他类型的脂肪肝无效。蛋氨酸是一种必需氨基酸，具有促进肝内脂肪代谢及保肝、解毒等功效，仅适用于蛋白质、热量不足所致脂肪肝的治疗。维生素 B、C、E 在体内参与肝脏脂肪代谢，对肝细胞有一定的保护作用，额外补充维生素 B、E、β 胡萝卜素等抗氧化剂似有助于防治酒精性以及非酒精性脂肪性肝炎。

3. 熊去氧胆酸　具有增加胆汁中脂质的分泌、膜稳定、细胞保护、免疫调节作用。

4. 抗氧化剂药物　维生素 E A 还原型谷胱甘肽水飞蓟素、牛磺酸具有抗氧化作用。可用于脂肪肝的治疗。

第四节　中医辨证论治

一、辨 证 要 点

（一）辨在气在血

大抵胁肋部胀痛多属气郁，且疼痛游走不定，时轻时重，症状轻重与情绪变化有关；刺痛多属血瘀，且痛处固定不移，疼痛持续不已，局部拒按，入夜尤甚。

（二）辨虚实

实证之中以气滞、血瘀、浊毒为主，多病程短，来势急，症见胁肋部疼痛较重而拒按，脉实有力。虚证多为阴血不足，脉络失养，症见胁肋部隐痛隐隐，绵绵不休，且病程长，来势缓，并伴见全身阴血亏耗之证。

（三）望舌苔

患者以黄腻苔多见，但因感浊毒的轻重不同而有所差别。浊毒轻者舌红，苔腻、薄腻、厚腻，或黄或白或黄白相间；浊毒重者舌质紫红、红绛，苔黄腻，或中根部黄腻。舌红苔薄黄，脉弦多为肝郁气滞之证，舌红，苔厚腻微黄，多为痰浊阻滞之象，舌红，苔黄厚腻，脉弦滑多为浊毒内蕴之象，舌黯红，有瘀斑瘀点，苔黄腻，脉弦滑涩多为痰瘀内结之象，舌红，有裂纹，苔黄燥多为浊毒伤阴之象。

（四）脉象

浊毒证患者滑数脉常见，尤以右关脉滑数突出。临床以滑数、弦滑、弦细滑、细滑多见。病程短，浊毒盛者，可见弦滑、弦滑数脉。病程长、阴虚有浊毒者，可见细滑脉、沉细滑脉。但患者出现沉细脉时多为浊毒阻滞络瘀，而不应仅仅认为是虚或虚寒脉。

二、治 疗 原 则

经过临床总结，发现浊毒内蕴为脂肪肝新的病因病机，只是疾病发展阶段不同，浊毒轻重程度不等，治疗以化浊解毒为治疗总则，据浊毒轻重程度不同施不同之法。

（一）肝郁脾虚型

主要症状：胁肋胀痛，心情抑郁不舒，乏力，纳呆，脘腹痞闷，便溏，舌不红，苔薄，脉弦或沉细。

病机：肝失调达，肝气郁滞，脉络失和。

治则：疏肝理气，健脾解郁。

方药：柴胡15g，川芎9g，枳实15g，香附15g，陈皮10g，厚朴10g，白芍10g，当归15g，茯苓15g，白术9g，甘草5g。

加减应用：若胁痛甚，可加青皮、延胡索以增强理气止痛之力；若气郁化火，症见胁肋掣痛，口干口苦，烦躁易怒，溲黄便秘，舌红苔黄者，可去方中辛温之川芎，加山栀、丹皮、黄芩、夏枯草；若肝郁化火，耗伤阴津，症见胁肋隐痛不休，眩晕少寐，舌红少津，脉细者，可去方中川芎，酌配枸杞、菊花、首乌、丹皮、栀子；若兼见胃失和降，恶心呕吐者，可加半夏、陈皮、生姜、旋覆花等；若气滞兼见血瘀者，可酌加丹皮、赤芍、当归尾、川楝子、延胡索、郁金等。

（二）痰浊内阻型

主要症状：胁肋隐痛，脘腹痞闷，纳呆，口黏，困重乏力，头晕恶心，便溏不爽，形体肥胖，舌淡红胖大，苔白腻，脉濡滑。

病机：痰浊内阻，气机壅塞。

治则：理气化痰，祛痰泄浊。

方药：陈皮9g，茯苓15g，半夏9g，苍术15g，厚朴15g，泽泻15g，薏苡仁15g，白术9g，海藻15g，砂仁15g，山药15g。

加减应用：若痰湿盛而胀满甚者，可加枳实、紫苏梗、桔梗等，或合用半夏厚朴汤以加强化痰理气；气逆不降，嗳气不止者，加旋覆花、代赭石、枳实、沉香等；痰湿郁久化热而口苦、舌苔黄者，改用黄连温胆汤；兼脾胃虚弱者加用党参、白术健脾和中。

（三）痰瘀互结型

主要症状：胁部刺痛或胀痛，乏力，纳呆，口黏，脘腹痞闷，胁下痞块，便溏不爽，舌胖大瘀紫，苔白腻，脉细滑涩。

病机：痰瘀互结，肝络瘀阻。

治则：化痰散结，活血通络。

方药：茯苓 15g，半夏 6g，陈皮 9g，当归 9g，赤芍 9g，柴胡 9g，茯苓 9g，白术 9g，桃仁 6g，桔梗 9g，枳壳 9g，海藻 9g，莱菔子 6g。

加减应用：若胁肋下有癥块，而正气未衰者，可酌加三棱、莪术、地鳖虫以增加破瘀散结消坚之力，或配合服用鳖甲煎丸。

（四）浊毒内蕴型

主要症状：脘腹痞闷，胁肋胀痛，恶心呕吐，便秘或秽而不爽，困倦乏力，小便黄，口苦，舌质红，苔黄腻厚，脉弦滑。

病机：湿热中阻，浊毒内蕴。

治则：清热利湿，化浊解毒。

方药：柴胡 15g，黄芩 12g，龙胆草 15g，姜半夏 9g，栀子 15g，枳壳 12g，茵陈 15g，制大黄 6g，虎杖 15g，车前草 15g，甘草 6g。

加减应用：若恶心呕吐明显者，加竹茹、生姜、旋覆花以止呕；纳呆不食者，加鸡内金、谷芽、麦芽以开胃导滞；嘈杂不舒者，可合用左金丸；便溏者，去大黄，加扁豆、陈皮以化湿和胃。如寒热错杂，用半夏泻心汤苦辛通降。

（五）浊毒伤阴型

主要症状：胁部隐痛，腰膝酸软，足跟痛，头晕耳鸣，失眠，午后潮热，盗汗，舌红少津，脉细数，脉细或脉沉。

病机：浊毒伤阴，肝络失养。

治则：化浊解毒，滋阴补肾。

方药：北沙参 9g，枸杞子 12g，当归 9g，熟地黄 9g，麦冬 6g，山茱萸 15g，丹皮 15g，茯苓 15g，桑寄生 15g，泽泻 15g，山药 15g，决明子 15g，陈皮 9g。

加减应用：若阴亏过甚，舌红而干，可酌加石斛、玄参、天冬；若心神不宁，而见心烦不寐者，可酌配酸枣仁、炒栀子、合欢皮；若肝肾阴虚，头目失养，而见头晕目眩者，可加菊花、女贞子等；若阴虚火旺，可酌配黄柏、知母、地骨皮等。

三、其 他 治 疗

（一）中成药

1. 双虎清肝颗粒　开水冲服，一次 2 袋，一日 2 次，清热利湿、化痰宽中、理气活血。适用于肝胆湿热型胆囊炎。

2. 茵莲清肝颗粒　开水冲服，一次 1 袋，一日 3 次，清热解毒，调肝和脾，用于脂肪肝属"湿热中阻、肝脾不和"证者。

3. 阿拉坦五味丸　口服，一次 11～15 粒，一日 1～2 次。适用于肝胆热证，黄疸，胃肠炽热，宿食不消。

（二）外治法

1. 葱白 20g，莱菔子 15g，共捣烂后加热，外敷贴于右胁下。

2. 香附 30g，盐适量，混合后捣烂，外敷贴于右胁处。

（三）针灸疗法

1. 体针 实证取期门、支沟、阳陵泉、足三里、太冲，用泻法；虚证取肝俞、肾俞、期门、行间、足三里、三阴交，用平补平泻手法。

2. 皮肤针 用皮肤针叩打胸胁处，加拔火罐。

3. 耳针 取患侧肝、胆、神门、胸等穴，实证用强刺激，虚证用轻刺激。留针 30 分钟，或埋皮内针。

（四）饮食疗法

1. 素馨花茶 素馨花 10g，冰糖适量，用开水泡服。适用于肝气郁结型脂肪肝。

2. 郁金三七花煲瘦肉 三七花 15g，郁金 10g，猪瘦肉 100g，共煲汤，加盐调味吃肉饮汤。适用于瘀血停着型脂肪肝。

3. 鸡骨草煲瘦肉 鸡骨草 30g，猪瘦肉 100g，共煲汤，加盐调味吃肉饮汤。适用于湿热型脂肪肝。

4. 沙参玉竹煲老鸭 北沙参、玉竹各 30g，老鸭半只，加水煲至烂熟，加盐调味服食。适用于肝阴不足型脂肪肝。

5. 何首乌粥 取何首乌 20g，粳米 50g，大枣 2 枚。将何首乌洗净晒干，打碎备用，再将粳米、红枣加清水 600ml，放入锅内煮成稀粥，兑入何首乌末搅匀，文火煮数沸，早晨空腹温热服食。

6. 赤小豆鲤鱼汤 取赤小豆 150g，鲤鱼 1 条（约 500g），玫瑰花 6g。将鲤鱼活杀去肠杂，与余两味加水适量，共煮至烂熟。去花调味，分 2~3 次服食。

7. 菠菜蛋汤 取菠菜 200g，鸡蛋 2 只。将菠菜洗净，入锅内煸炒，加水适量，煮沸后，打入鸡蛋，加盐、味精调味，佐餐。

第五节 预后与调护

一、预 后

形成脂肪肝的原因是多方面的，主要与现在人们的饮食和生活方式有重要关系，随着生活水平的提高，人们摄入过多高脂高蛋白的食物，再加之饮酒增多、运动量减少、肥胖等原因。通过调整生活习惯和科学饮食，控制体重以及合理治疗，脂肪肝是可以治愈的，预后良好，部分患者可发展为脂肪性肝炎和肝纤维化，最后导致肝硬化，因此，必须对脂肪肝进行及早有效防治。

二、调 护

合理的饮食控制和运动锻炼是大多数慢性脂肪肝患者治疗的基本方法，也是预防和控制脂肪肝进展的重要措施。但绝大多数患者，难以长期坚持运动及饮食等行为治疗。预防和消除脂肪肝，不仅要调理饮食，还要进行适量的运动锻炼，情志调护。

（一）饮食调护

1. 合理膳食 每日三餐膳食要调配合理，做到粗细搭配营养平衡，足量的蛋白质清除肝内脂肪。

2. 控制能量摄入 对于脂肪肝患者，能量供给不宜过高。从事轻度活动，体重在正常范围内的脂肪肝患者每日每公斤应供给 126 ~ 147kJ（30 ~ 35kcal），以防止体重增加和避免加重脂肪堆积。对于肥胖或超重者，每日每公斤应为 84 ~ 105kJ（20 ~ 25kcal），以控制或减轻体重，争取达到理想或适宜体重。

3. 提高蛋白质的质与量　供给充足的蛋白质，有利于脂蛋白合成，清除肝内积存的脂肪，促进肝细胞的修复与再生。蛋白质供给量每日以 110 ~ 115g，重体力劳动者加至每日 115 ~ 210g，占总能量的 10% ~ 15% 为宜，并保证一定量的优质蛋白。此外，保持氨基酸的平衡很重要。蛋白质中蛋氨酸、胱氨酸、色氨酸、苏氨酸和赖氨酸等均有抗脂肪肝作用。鱼、虾、贝类，牛、羊、猪的瘦肉、禽蛋类等，可补充蛋白质的食品，它们都能促进肝细胞的修复和再生，补充机体代谢消耗，提供一定热量。

4. 适量脂肪　脂肪肝患者仍应给予适量的脂肪，而且必需脂肪酸参与磷脂的合成，能使脂肪从肝脏顺利运出，对脂肪肝有利。建议每天给予脂肪 <30g，约占总能量的 20% 为宜。植物油含有的谷固醇、大豆固醇和必需脂肪酸有较好的趋脂作用，可阻止或消除肝细胞的脂肪变性，对治疗脂肪肝有益。烹调油应该选用植物油。对含胆固醇高的食物应作适当限制。芝麻、花生、大豆、菜籽、玉米、葵花子、椰子等食品及植物油、蛋黄、牛奶等，可为脂肪肝患者提供脂肪酸，补充热量，帮助脂溶性维生素的吸收。

5. 控制碳水化合物　应摄入低碳水化合物饮食，禁食富含单糖和双糖的食品，如高糖糕点、冰淇淋、干枣和糖果等，以促进肝内脂肪消退。但是过分限制碳水化合物可使机体对胰岛素的敏感性降低。每日碳水化合物以占总能量的 60% 左右为宜。

6. 补充足够的维生素、矿物质和微量元素　肝脏贮存多种维生素。在肝病时贮存能力降低，如不及时注意补充，就会引起体内维生素缺乏。注意补充富含维生素 C、维生素 B_6、维生素 B_{12}、维生素 E、叶酸、胆碱、肌醇、钾、锌、镁等的食物，以维持正常代谢，保护肝脏，纠正和防止缺乏。

7. 补充足够的膳食纤维　膳食纤维可减缓胃排空时间，减少脂肪和糖的摄入和吸收，具有降血脂、降血糖的作用。饮食不宜过分精细，主食应粗细杂粮搭配，多吃蔬菜、水果和菌藻类，以保证足够数量的膳食纤维摄入。

（二）情志调护

肝病患者多急躁易怒，因此在调理过程中，就要重视舒缓情志，心身并治，保持一颗"平常心"。因为在正常的生理情况下，如果肝的疏泄功能正常，既不亢奋也不抑郁，那么人体就能很好地协调自身的精神情志，表现为精神愉快，心情舒畅。反之就会表现为抑郁寡欢、急躁易怒等。

情绪保肝的核心是学会制怒，即使生气也不要超过 3 分钟。脂肪肝人群可以通过适当的娱乐来达到调节情绪的目的，如听音乐，看喜剧，可使人分泌一些有益于健康的激素：酶和乙酰胆碱等物质，能使胃的蠕动变得有规律，有利于消化功能的改善。同时，脂肪肝人群也要多交朋友，多与朋友交流等。

（三）运动调护

1. 运动误区要纠正　"脂肪肝是吃出来的，多运动、少饮食，自然会好"，这个粗浅的概念似乎人人都懂。于是乎，一些误区也随之出现。诸如"我每天动个不停，家务全是我做的"；"平时我没空，逢节假日我会去健身中心锻炼个半天"；"我每天工作量很大，已经够我消耗的了，不必再作其他运动"等。其实，合适的运动要根据患者的具体情况制订出运动治疗方案。

2. 具体情况具体对待 患者的具体情况包括：性别、年龄、体重、平时活动量的大小，锻炼场所的条件，工作的特殊性以及是否伴有其他疾病等。比如说一般以餐后散步为宜，但对有些患者来说可能就不适宜；对一些伴有下肢关节退行性病变的患者来说，则不宜选择类似慢跑、登梯等关节活动度较大的运动；同样年龄和其他健康状况相似的男女青壮年，由于性别、体型的不同，所给予的运动量也应不同，这就是为何在治疗脂肪肝时一定要由专业医师根据患者的具体情况进行综合评估后作出相应的指导。

3. 运动也需开处方 治疗性运动需要在消化科医师和康复科医师根据患者的具体情况对患者作出客观、综合的评估后，制定一个科学的运动处方，在运动的方法、时间、强度、频率和运动量各方面作出具体量化指标，然后再对患者的适应性和疗效进行阶段性评估，不断调整、不断完善。各项运动项目，由于其量化指标不同，所产生的"耗氧量"也不同。专科医生为你开设的运动处方，将为你度身量制。运动处方的制定既要适合患者的具体情况，又要掌握其适宜的"耗氧量"，这样才能达到既合情合理、又科学安全的标准。

4. 适度运动 脂肪肝患者的运动项目应以低强度、长时间的有氧运动为主。因为以有氧代谢为特征的动力性活动对脂肪肝患者降脂减肥、促进肝内脂肪消退的效果较好，如慢跑、中快速步行（115～125/分钟）、骑自行车、上下楼梯、爬坡、打羽毛球、踢毽子、拍皮球、跳舞、广播体操、跳绳和游泳等，可使交感神经兴奋，血浆胰岛素减少，而儿茶酚胺、胰高血糖素和生长激素分泌增加，抑制甘油三酯的合成，并促进脂肪分解。运动强度应按照脂肪肝患者的生活背景和肥胖程度考虑时间和强度的搭配，强度高的运动持续时间要比较短，如果强度低则持续时间就要长，运动量渐增，并做到有恒、有序和有度，每次锻炼时必须完成规定的运动指标。

（陈艳哲）

第十章

胆　囊　炎

第一节　概　述

一、西医学对本病的认识

胆囊炎是细菌性感染或化学性刺激（胆汁成分改变）引起的胆囊炎性病变，为胆囊的常见病。在腹部外科中其发病率仅次于阑尾炎，本病多见于35～55岁的中年人，女性发病较男性为多，尤多见于肥胖且多次妊娠的妇女。

胆囊炎根据胆囊感染、梗阻程度和病程的不同阶段分为急性胆囊炎与慢性胆囊炎。

急性胆囊炎的症状，主要有右上腹疼痛、恶心、呕吐和发热等。急性胆囊炎会引起右上腹疼痛，一开始疼痛与胆绞痛非常相似，但急性胆囊炎引起的腹痛其持续的时间往往较长，作呼吸和改变体位常常能使疼痛加重，因此患者多喜欢向右侧静卧，以减轻腹疼。有些患者会有恶心和呕吐，但呕吐一般并不剧烈。大多数患者还伴有发热，体温通常在38.0～38.5℃之间，高热和寒战并不多见。少数患者还有眼白和皮肤轻度发黄。当医生检查患者的腹部时，可以发现右上腹部有压痛，并有腹肌紧张，大约在1/3的患者中还能摸到肿大的胆囊。化验患者的血液，会发现多数人血中的白细胞计数及中性白细胞增多。B超检查可发现胆囊肿大、囊壁增厚，并可见结石堵在胆囊的颈部。根据以上的症状、体格检查和各种辅助检查，医生一般能及时作出急性胆囊炎的诊断。

慢性胆囊炎是最常见的一种胆囊疾病，患者一般同时有胆结石，但无结石的慢性胆囊炎患者在我国也不少见。慢性胆囊炎有时可为急性胆囊炎的后遗症，但大多数患者过去并没有患过急性胆囊炎，由于胆囊长期发炎，胆囊壁会发生纤维增厚，疤痕收缩，造成胆囊萎缩，囊腔可完全闭合，导致胆囊功能减退，甚至完全丧失功能。患了慢性胆囊炎后，患者主要会有以下两组症状：①结石一时性阻塞胆囊管，引起胆绞痛的发作，疼痛多位于上腹部或右上腹，持续数分钟至数小时不等，疼痛可牵涉到背部或右肩胛骨处，可伴恶心和呕吐。②常有腹胀、上腹或右上腹不适、胃灼热、嗳气、吞酸等一系列消化不良的症状，进食油煎或多脂的食物往往会使这些症状加剧。因此，有的患者可以并无胆绞痛的发作，只是感到上腹不适、嗳气、吞酸等一些消化不良的症状，往往误认为自己患了"胃病"。这些患者"症"虽在"胃"，但病"根"却在"胆"，虽长期按"胃病"进行"对症治疗"，但因未消除病"根"，故病情经久不愈。胆囊造影和B型超声肝胆扫描是诊断慢性胆囊炎很有价值的检查方法。胆囊造影可以发现胆结石、胆囊缩小变形，以及浓缩和收缩不良等情况，有时胆囊不显影。B超检查除了可探查出胆结石和胆囊外型改变以外，还能看到胆囊壁有变毛糙、增厚等征象。有上述症状的患者，应及时就医，通过以上检查，一般可以明确慢性胆囊炎的诊断。一般认为胆囊小结石易阻塞胆囊管，引起急性胆囊炎；而较大的结石常无明显的腹部绞痛，仅引起慢性胆囊炎的表现。慢性胆囊炎的临床表现多不典型，亦不明显。平时可能经常有右上腹部隐痛、腹胀、嗳气、恶心和厌食油腻食物等消化不良症状，有的患者则感右肩胛下，右季肋或右腰等处隐痛。在站立、运动及冷水浴后更为明显。患者右上腹肋缘下有轻度压痛，或压之有不适感。B超检查可见胆囊增大，排空功能障碍。口服胆囊造影剂发现有结石时，则诊断可以确定。

二、中医学对本病的认识

胆囊炎是西医学病名，中医对本病的病因病机、诊断、辨证治疗等阐述，散见于历代著作中的"胆胀""胁痛""黄疸"等有关章节，如《灵枢·胀论》云："胆胀者，胁下痛胀，口中苦，善太息。"中医认为，胆属中清之腑，负责存储和输送胆汁，喜通降下行，若患者情志不遂、饮食不节、寒暑失调或直接感染湿热之邪等，致肝胆气机不利，湿热瘀滞，久则致阴阳气血失调，胆汁郁滞而为本病，其病机在于"不通"，故而治疗当以通利为主。胆囊炎发病机制错综复杂，病程长，反复发作，迁延难愈，严重影响患者生活质量，其病在胆，与肝脾有关，病机为虚实夹杂。

第二节 病 因 病 机

一、西医学病因病理

（一）病因

西医学认为胆囊炎的病因迄今尚未完全阐明，已明确的病因包括以下几方面：

1. 梗阻因素　是由于胆囊管或胆囊颈的机械性阻塞，胆囊即膨胀，充满浓缩的胆汁，其中高浓度的胆盐即有强烈的致炎作用，形成早期化学性炎症，以后继发细菌感染，造成胆囊化脓性感染，以结石造成者居多，较大结石不易完全梗阻，主要为机械刺激，呈现慢性炎症。有时胆囊管过长、扭曲、粘连压迫和纤维化等亦是不可忽视的梗阻因素。少数情况可能有蛔虫窜入胆管胆囊，除造成机械刺激外，随之带入致病菌，引起感染。也可因胆囊、奥迪括约肌功能障碍、运动功能失调等，均能引起胆道排空障碍、胆汁滞留，使胆囊受化学刺激和细菌感染成为可能。

2. 感染因素　全身感染或局部病灶之病菌经血行、淋巴、胆道、肠道，或邻近器官炎症扩散等途径侵入，寄生虫的侵入及其带入的细菌等均是造成胆囊炎的重要原因。常见的致病菌主要为大肠埃希菌，其他有链球菌、葡萄球菌、伤寒杆菌、产气杆菌、铜绿假单胞菌等，有时可有产气荚膜杆菌，形成气性胆囊炎。

3. 化学性因素　胆汁潴留于胆囊，其中高浓度的胆盐，或胰液反流进入胆囊，具有活性的胰酶，均可刺激胆囊壁发生明显炎症变化。在一些严重脱水者，胆汁中胆盐浓度升高，亦可引起急性胆囊炎。

4. 其他因素　如血管因素，由于严重创伤、烧伤、休克、多发骨折、大手术后等因血容量不足、血管痉挛，血流缓慢，使胆囊动脉血栓形成，致胆囊缺血坏死，甚至穿孔；有时食物过敏、糖尿病、结节性动脉周围炎、恶性贫血等，均与胆囊炎发病有关。

（二）病理

1. 急性胆囊炎的病理变化 急性胆囊炎依炎症程度分为单纯性胆囊炎、化脓性胆囊炎、坏疽性胆囊炎及胆囊穿孔，各病理变化分述如下：

（1）单纯性胆囊炎可见胆囊壁充血，黏膜水肿，上皮脱落，白细胞浸润，胆囊与周围并无粘连，解剖关系清楚，易于手术操作。属炎症早期，可吸收痊愈。

（2）化脓性胆囊炎胆囊明显肿大、充血水肿、肥厚，表面可附有纤维素性脓性分泌物，炎症已波及胆囊各层，多量中性多核细胞浸润，有片状出血灶，黏膜发生溃疡，胆囊腔内充满脓液，并可随胆汁流入胆总管，引起奥迪括约肌痉挛，造成胆管炎、胆源性胰腺炎等并发症。此时胆囊与周围粘连严重，解剖关系不清，手术难度较大，出血亦多。

（3）坏疽性胆囊炎胆囊过分肿大，导致胆囊血运障碍，胆囊壁有散在出血、灶性坏死，小脓肿形成，或全层坏死，呈坏疽改变。

（4）胆囊穿孔在（3）的基础上，胆囊底或颈部出现穿孔，常在发病后三天发生，其发生率约6%～12%，穿孔后可形成弥漫性腹膜炎、膈下感染、内或外胆瘘、肝脓肿等，但多被大网膜及周围脏器包裹，形成胆囊周围脓肿，呈现局限性腹膜炎征象。此时手术甚为困难，不得不行胆囊造瘘术。

2. 慢性胆囊炎的病理变化 常由急性胆囊炎发展而来，或起病即是慢性过程。经多次发作、或长期慢性炎症，黏膜遭到破坏，呈息肉样改变，胆囊壁增厚，纤维化、慢性炎细胞浸润、肌纤维萎缩、胆囊功能丧失，严重者胆囊萎缩变小，胆囊腔缩小、或充满结石，形成所谓萎缩性胆囊炎。常与周围组织器官致密粘连，病程长者90%的病例含有结石。若胆囊颈（管）为结石或炎性粘连压迫引起梗阻，胆汁持久潴留，胆汁原有的胆色素被吸收，代之以胆囊所分泌的黏液，为无色透明的液体，称为"白胆汁"，胆囊胀大称为胆囊积液。

二、中医学病因病机

（一）病因

胆囊炎病位在胆，与肝之疏泄、脾之升清、胃之降浊均有密切关系，胆属六腑之一，位于胁下而附于肝，与肝相为表里，内藏精汁，中医认为胆是"中清之腑"，输胆液而不传化水谷糟粕。胆以通为用，以降为顺，任何因素影响胆腑的"中清不浊""通降下行"即可引起胆病。

1. 情志失调 肝胆同主疏泄，性喜畅达，能疏利气机，使人体气血运行保持畅通无阻。胆汁的分泌、输送、贮存、排泄、亦因之而正常进行。忧则气郁，思则气结，怒则气逆，情志致病，主要引起五脏的气机失调，故情志致病最易影响肝胆的疏泄功能。《医方考》说："胁者，肝胆之区也。肝为尽阴，胆无别窍，怒之则气无所泄，郁之则火无所越，故病症恒多。"《灵枢·邪气脏腑病形》说："有所大怒，气上而不下，积于胁下而伤肝。"又如《素问·奇病论》所指出的："数谋虑不决，故胆虚，气上逆而口为之苦。"说明过度的忧思郁怒，情志不舒，可引起肝胆疏泄失常，气机运行障碍，胆汁化生、输送、排泄失常而发病。

2. 饮食不节 饥饱失常，暴饮暴食，或五味偏嗜，过食肥甘厚味，酗酒过度，或恣食辛辣煎炒等物，损伤脾胃，脾失健运，水湿不化，湿浊内生，困阻气机，久遏蕴化为热，湿热熏蒸肝胆，肝失疏泄，则胆汁排泄不畅而发病。《景岳全书·胁痛》中认为："以饮食劳倦而致胁痛者，此脾胃之所传也。"《张氏医通·胁痛》说："饮食劳动之伤，皆足以致痰凝气聚，……然必因脾气衰而致。"

3. 外邪侵袭　外感湿热之邪入侵人体，内阻中焦，郁而不达，使脾胃运化失常，湿热交蒸于肝胆，使肝胆失于疏泄。或循少阳、厥阴经络入于胆道，影响胆汁疏泄，即可发病。故《素问·咳论》云："邪气客于足少阳之络，令人胁痛，咳，汗出。"汉·张仲景《伤寒论》认为本病发生是由于外邪入侵少阳胆经所致，原文266条："本太阳不解，转入少阳者，胁下硬满，干呕不能食，往来寒热，……与小柴胡汤。"描述了邪气侵入少阳经可以出现类似于胆囊炎胁痛、腹胀、寒热、呕吐的表现，并提出了治疗的方剂。97条又描述了少阳病的发生机制"血弱气尽，腠理开，邪气因入，与正气相搏，结于胁下，正邪分争，往来寒热……小柴胡汤主之"，分析了邪入少阳经的条件和寒热产生的原因，此与胆囊炎的发病机制颇为相似。

4. 蛔虫上扰　进食生冷不洁之物，则可能发生肠蛔虫病，成为胆道蛔虫病的原发疾病。宿有蛔虫寄生肠道，若寒温不适，脾胃功能失调，蛔虫上窜，钻入胆道，肝胆气机郁闭，不通则痛，发生胆道蛔虫病。若失治误治，虫滞胆道，可产生湿热、火毒及砂石等一系列并发症。《伤寒论》厥阴病篇所论述的乌梅丸证就已经认识到蛔虫的致病因素，如原有蛔虫病，病机发展到厥阴病阶段，出现肝木横逆、犯胃乘脾的上热下寒证时，易致蛔虫不安而上窜。《伤寒论》中还详细描述了蛔厥的发病过程和临床表现："蛔厥者，其人当吐蛔，今病者静而复时烦者，此为藏寒，蛔上入其膈，故烦，须臾复止，得食而呕，又烦者，蛔闻食臭出，其人常自吐蛔。"

5. 肝肾阴虚　或久病耗伤，或劳欲过度，均可使精血亏损，导致水不涵木，肝阴不足，络脉失养，不荣则痛，而成胁痛。正如《金匮翼·胁痛统论》所说："肝虚者，肝阴虚也，阴虚则脉绌急，肝之脉贯膈布胁肋，阴虚血燥则经脉失养而痛。"

（二）病机

1. 病机特点　肝失疏泄为本，邪气蕴结为标

胆囊炎主要责之于肝胆，且与脾、胃、肾相关。因肝与胆有表里关系，肝的疏泄功能表现胆汁的分泌、排泄，肝失疏泄可致胆道不利，以致胆汁淤积而为病。脾胃有运化水谷精微的作用，为气血生化之源。若脾失健运，胃失和降，水湿内停，日久蕴热，湿热蒸于中焦，也可使肝胆的疏泄不利。由此可知肝胆病可传及脾胃，脾胃病亦可及肝胆，是互相影响的。病机转化较为复杂，既可由实转虚，又可由虚转实，而成虚实并见之证；既可气滞及血，又可血瘀阻气，以致气血同病。胆囊炎的基本病机为气滞、血瘀、湿热、浊毒蕴结致肝胆疏泄不利，或肝阴不足，络脉失养。

2. 主要病机

（1）肝胆气郁，胆失通降：气机郁滞是胆道疾病最基本的病机之一。《医方考》说："胁者，肝胆之区也。肝为尽阴，胆无别窍，怒之则气无所泄，郁之则火无所越，故病证恒多。"肝性喜条达，恶抑郁，主疏泄，主司一身之气机。胆附于肝，内贮精汁，与肝之经脉，互为络属，共主疏泄。中医学认为胆与精神情志活动也有联系，《素问·灵兰秘典论》说："胆者，中正之官，决断出焉。"情志忧郁不畅，易伤肝脏条达之性，影响其疏泄气机之职，以致肝气郁结，疏泄不利；胆附于肝，胆气不舒，腑气不通，而生胁痛。《灵枢·邪气脏腑病形》说："有所大怒，气上而不下，积于胁下则伤肝。"《金匮翼·胁痛统论》说："肝郁胁痛者，悲哀恼怒，郁伤肝气。"《杂病源流犀浊·肝病源流》也说："气郁，由大怒气逆，或谋虑不决，皆令肝火动甚，以致胠胁肋痛。"凡此皆可以说明胁痛与肝气郁结之关系最为密切。精神情志异常，可导致胆的功能失常，如《医学准绳·六

要》说："若夫谋虑不决，不眠辛苦，胆气伤而作痛。"肝胆气机郁滞，经脉气血运行不畅，则见胸胁苦满，胀痛走窜，得嗳气则舒；胆气横逆犯胃，则见呕恶口苦；脘闷纳呆，反复发作，每与情绪波动有关。

（2）浊毒内蕴，土壅木郁：浊毒之邪是胆囊炎最常见、最重要的致病因素，湿浊具有黏腻滞着之性，若困遏脏腑经络，可致气机壅滞，升降失常，湿浊黏滞还表现为病情的缠绵难愈。脾胃运化功能失调是浊毒内生的根本原因，因脾主运化水湿，其性喜燥恶湿，脾胃又是人体气机升降之枢纽，脾宜升则健，胃宜降则和，因此，脾健胃和，是肝胆正常疏泄、排泌胆汁的重要保证。脾运失健，水液聚而生湿，胃为多气多血之腑，湿邪郁久易从热化毒，湿热胶结，浊毒蕴结尤难祛除。若饥饱失常，生冷不节，或五味偏嗜，过食肥甘厚味，饮酒过度，既可损伤脾胃，使脾胃运化失度，湿浊内生，困阻气机，或郁久化热成毒，成浊毒内蕴之势。脾胃虚弱，易招致外湿，浊邪内犯常先困脾，又湿浊为阴邪，易伤阳气，所以湿浊邪客于人体，最易困阻脾阳。终致脾虚为本，浊毒为标之本虚标实证。肝胆同主疏泄，协调脾胃升降运化，若浊毒蕴结中焦，势必熏蒸肝胆，影响肝胆之疏泄功能而致疏泄失常。肝胆失于疏泄，脾胃升降运化失常，则见腹胀、纳差、呕恶、口苦、便秘；浊毒蕴结胆道，气血阻滞，不通则痛；正邪交争，则见寒热；浊毒蕴蒸肝胆，以致肝失疏泄，胆汁外溢，而形成黄疸；浊毒酿痰，上扰心神，则见心悸怔忡；聚于局部，则成积聚；浊毒化火，失于清解，内陷心营，则见昏谵；腐败血肉，则成内痈；且湿性黏滞，阻遏气机，所以浊毒蕴结，与气机郁滞常互为因果，亦是胆道疾病最基本的病机之一。

（3）瘀血阻络，留而不去：肝胆调畅气机，主协调气血运行，气为血之帅，气行则血行，气止则血止。肝胆郁结，气血运行不利，日久结为瘀血；湿热留恋，火毒蕴结，久病邪气入血入络，脉道运行不畅，气行滞涩，或因病伤气，气虚则无力推动，血液瘀积于胆道及其脉络，可形成瘀血阻络病机。临床可见脘胁刺痛，固定不移，入夜尤甚，舌诊常见舌质紫黯、有瘀点或瘀斑、舌下静脉曲张等瘀血证候。瘀血结于肝胆，不通则痛，久痛入络，痛久必瘀，亦可引本病发作。

（4）浊毒伤阴，肝失濡养：胆囊炎虽以实证居多，但由于患者年老体弱，正气不足；或病程日久，浊毒长居体内，浊毒伤阴，肝失濡养，成虚实夹杂之证。本病多发于老年人，若素体阴亏，或年老阴精渐衰，复由胆病郁火浊毒所伤，致阴液亏乏，加之治疗过程中，苦寒清利，使阴津益损，胆道及脉络失于濡养，胆汁分泌不足，则形成阴亏失濡的病机，临床上出现胁肋隐痛、发热久不退、五心烦热，虚烦易怒、口渴咽干等脉细数等邪恋阴伤之证。《景岳全书·胁痛》说："内伤虚损胁肋疼痛者，凡房劳过度，肾虚阴弱之人，多有胸胁间隐隐作痛，此肝肾精虚不能化气，气虚不能生血而然。"《金匮翼·胁痛统论》也说："肝虚者，肝阴虚也，阴虚则脉绌急，肝之脉贯膈布胁肋，阴虚血燥则经脉失养而痛。"由此可见，肝阴不足与胁痛也有着密切的关系。

第三节 西医临床诊断与治疗

一、临床表现

（一）症状

1. 急性胆囊炎 急性胆囊炎不少患者在进油腻晚餐后半夜发病，因高脂饮食能使胆囊加强收缩，而平卧又易于小胆石滑入并嵌顿胆囊管。主要表现为右上腹持续性疼痛、阵发性加剧，可向右肩背放射；常伴发热、恶心呕吐，但寒战少见，黄疸轻。腹部检查发现右上腹饱满，胆囊区腹肌紧张、明显压痛、反跳痛。

（1）腹痛：常因饮食不当、饱食或脂餐、过劳或受寒、或某些精神因素所引起，多在夜间突然发作，上腹或右上腹剧烈绞痛，阵发性加重，可放射至右肩背部或右肩胛骨下角区。常伴有恶心呕吐，患者坐卧不安、大汗淋漓，随着病情的发展，腹痛可呈持续或阵发性加剧，范围扩大，甚至呼吸、咳嗽，转动体位亦可使腹痛加重，说明炎症已波及胆管周围和腹膜。绞痛时可诱发心绞痛，心电图也有相应改变，即所谓"胆心综合征"。

（2）全身表现：早期可无发热，随之可有不同程度的发热，多在 38～39℃ 间，当有化脓性胆囊炎或并发胆管炎时，可出现寒战高热。严重者可出现中毒性休克。

（3）消化道症状：患者常有恶心、呕吐、腹胀和食欲下降等，吐物多为胃内容物或胆汁。

（4）黄疸：1/3 患者因胆囊周围肝组织及胆管炎、水肿或梗阻，可出现不同程度的黄疸。

2. 慢性胆囊炎　慢性胆囊炎症状、体征不典型。多数表现为胆源性消化不良，厌油腻食物、上腹部闷胀、嗳气、胃部灼热等，与溃疡病或慢性阑尾炎近似；有时因结石梗阻胆囊管，可呈急性发作，但当结石移动、梗阻解除，即迅速好转。查体，胆囊区可有轻度压痛或叩击痛；若胆囊积水，常能扪及圆形、光滑的囊性肿块。

（二）常见并发症

胆囊炎多由胆固醇代谢失常以及细菌感染引发，急性胆囊炎反复发作，从而就形成了慢性胆囊炎，患者在初期往往不多加重视病情的治疗，从而导致胆囊炎并发症的发生，主要有七大并发症：

1. 急性阻塞性化脓性胆管炎　为胆囊炎常见并发症之一，其表现为发热、腹痛、黄疸三联征，严重时出现休克。

2. 细菌性肝脓肿　主要是伴有结石的胆囊炎，结石梗阻胆道，形成化脓性胆管炎后，细菌自胆管向上扩散到肝脏，引起肝脓肿，表现为：右上腹胀痛，寒战高热、大汗淋漓、全身乏力。

3. 胆道出血　胆管发炎形成脓肿，脓肿溃破，侵蚀了肝脏里的血管而发生。表现为：右上腹剧烈绞痛、吐血（或黑便），严重者可发生休克。

4. 中毒性休克　胆道被结石梗阻发生感染，吸收细菌毒素而引起的。其表现为：右上腹疼痛、黄疸、高热、寒战、神昏、烦躁不安、面色苍白、四肢冰冷、血压下降。

5. 胆源性胰腺炎　胆总管结石在壶腹部嵌顿，或在排出时损伤十二指肠乳头，均可能导致胆汁反流入胰管，从而诱发急性胰腺炎。

6. 消化道胆瘘　当结石侵蚀穿透胆管壁及相邻胃肠时便形成消化道胆瘘。

7. 胆囊坏死穿孔，胆汁性腹膜炎　胆囊一旦坏死穿孔，脓性胆汁流入腹腔，引起腹膜炎。这是较严重的并发症，老年患者尤其易发生。表现为：腹痛突然加剧，腹肌压痛、肌紧张及反跳痛。

二、实验室和其他检查

（一）实验室检查

1. 白细胞总数及中性粒细胞　约80%患者白细胞计数增高，平均在 $(10～15)×10^9/L$。

其升高的程度和病变严重程度及有无并发症有关。若白细胞总数在 $20 \times 10^9/L$ 以上时，应考虑有胆囊坏死或穿孔存在。

2. 血清总胆红素 临床上约 10% 患者有黄疸，但血清总胆红素增高者约 25%。单纯急性胆囊炎患者血清总胆红素一般不超过 34μmol/L，若超过 85.5μmol/L 时应考虑有胆总管结石并存；当合并有急性胰腺炎时，血、尿淀粉酶含量亦增高。

3. 血清转氨酶 40% 左右的患者血清转氨酶不正常，但多数在 400U 以下，很少高达急性肝炎时所增高的水平。

（二）影像学检查

1. B 型超声 B 超是急性胆囊炎快速简便的非创伤检查手段，其主要声像图特征为：①胆囊的长径和宽径可正常或稍大，由于张力增高常呈椭圆形。②胆囊壁增厚，轮廓模糊；有时多数呈双环状，其厚度大于 3mm。③胆囊内容物透声性降低，出现雾状散在的回声光点。④胆囊下缘的增强效应减弱或消失。

2. X 线检查 近 20% 的急性胆囊结石可以在 X 线平片中显影，化脓性胆囊炎或胆囊积液，也可显示出肿大的胆囊或炎性组织包块阴影。

3. CT 检查 B 超检查有时能替代 CT，但有并发症而不能确诊的患者必须行 CT 检查。CT 可显示增厚超过 3mm 胆囊壁。若胆囊结石嵌顿于胆囊管导致胆囊显著增大，胆囊浆膜下层周围组织和脂肪因继发性水肿而呈低密度环。胆囊穿孔可见胆囊窝部呈液平脓肿，如胆囊壁或胆囊内显有气泡，提示"气肿性胆囊炎"，这种患者胆囊往往已坏疽，增强扫描时，炎性胆囊壁密度明显增强。

4. 静脉胆道造影 对难诊断的急性胆囊炎，血清胆红素如果在 3mg% （51μmol/L）以内，肝功能无严重损害，可在入院后 24 小时内做静脉胆道造影（患者不需要准备，用 30% 胆影葡胺 20ml）。如果胆管及胆囊均显影，可以排除急性胆囊炎；仅胆囊延迟显影者，也可排除急性胆囊炎。胆管显影而胆囊经过 4 小时后仍不显影，可诊断为急性胆囊炎。胆囊胆管均不显影者，其中大多是急性胆囊炎。目前由于超声显像已成为胆系疾病的首选检查方法，口服及静脉胆道造影已很少用。

5. 放射性核素显像 静脉注射 [131]I-玫瑰红或 [99m]Tc-二甲基亚氨二醋酸 （[99m]Tc-HIDA）后进行肝及胆囊扫描，一般在注射后 90 分内胆囊如无放射性，提示胆囊管不通，大都是急性胆囊炎所致。本法安全可靠，阳性率较高，故有报告 ^{99m}Tc-HIDA 闪烁可作为急性胆囊炎的首选检查法。

三、诊 断 要 点

根据胆囊炎的典型临床表现，认真仔细地综合分析，一般多可作出初步诊断。患者常有反复发作的胆道疾病史、或有慢性上腹痛和消化不良，在一定诱因下引起典型的胆绞痛发作，具有右肩背部放散性痛和全身中毒症状、消化道症状或黄疸，再结合右上腹、剑突下腹膜刺激体征、瘀胆性肝肿大表现、再联系实验室或其他辅助检查结果，细致分析，即可作出急、慢性胆囊炎的诊断，诊断要点如下：

（一）症状

1. 急性期（急性胆囊炎）

（1）腹痛：常因饮食不当、饱食或脂餐、过劳或受寒、或某些精神因素所引起，多在夜间突然发作，上腹或右上腹剧烈绞痛，阵发性加重，可放射至右肩背部或右肩胛骨下角区。常伴有恶心呕吐，患者坐卧不安、大汗淋漓，随着病情的发展，腹痛可呈持续或阵发性加剧，范围扩大，甚至呼吸、咳嗽，转动体位亦可使腹痛加重，说明炎症已波及胆管周围和腹膜。绞痛时可诱发心绞痛，心电图也有相应改变，即所谓"胆心综合征"。

（2）全身表现：早期可无发热，随之可有不同程度的发热，多在 38～39℃ 间，当有化脓性胆囊炎或并发胆管炎时，可出现寒战高热。严重者可出现中毒性休克。

（3）消化道症状：患者常有恶心、呕吐、腹胀和食欲下降等，吐物多为胃内容物或胆汁。

（4）黄疸：1/3 患者因胆囊周围肝组织及胆管炎、水肿或梗阻，可出现不同程度的黄疸。

2. 慢性期（发作间歇期）

（1）慢性非结石性胆囊炎：其临床表现多不典型，平素多为右上腹或上腹不同程度的隐痛或刺痛，同时感到右肩胛下区疼痛，常伴有上腹饱胀、嗳气、恶心呕吐等消化不良的症状，过多脂餐或劳累后症状加重。可间歇性发作，发作时间不长。胆囊管有梗阻时，可出现绞痛，很少出现黄疸、发冷发烧，病变波及十二指肠时，可有十二指肠溃疡的表现。

（2）慢性结石性胆囊炎：常见于中年以上妇女、肥胖者及多次妊娠者，女性多于男性（2～3:1），多有反复发作或绞痛史，每于冬秋之交发作较频繁。平时可有右上腹隐痛、腹胀、嗳气和厌油等消化不良症状，类似"胃病"，或右上腹、右季肋部持续隐痛，伴有胃肠道症状，右肩胛下区及右腰部牵扯痛，误为"肝炎"。有时出现脂餐后上腹饱胀、压迫感或隐痛。发作时可伴有发热，少有寒战或黄疸。较大结石有时长期无症状。

（二）体征

1. 急性胆囊炎者（结石和非结石）：因其炎症波及胆囊周围和腹膜。表现局部腹膜刺激征，腹式呼吸减弱受限，右上腹或剑突下压痛、腹肌紧张，或有反跳痛，以胆囊区较明显，有时约 1/3～1/2 的患者可扪及肿大而有压痛的胆囊，墨菲（Murphy）氏征阳性，即在右肋缘下胆囊区触诊时，嘱患者深呼吸，至胆囊被触及时，患者感到疼痛而停止呼吸。有反复发作史者可触摸不到胆囊，但常有肝大，偶有脾大。如发生胆囊穿孔，可有弥漫性腹膜炎的体征。1/3 患者出现轻度黄疸。

2. 慢性胆囊炎者（结石和非结石）：体检时可无腹部阳性体征，或右上腹有轻度压痛，无肌紧张。如结石堵塞于胆囊颈部，可引起胆囊积液，此时右肋缘下可触及梨状胆囊包块，随呼吸上下移动，易误为右肾下垂。

（三）实验室检查

胆囊炎白细胞总数和中性白细胞计数增高，与感染程度呈比例上升。当有胆（肝）总管或双侧肝管梗阻时，肝功能测定，显示有一定损害，呈现梗阻性黄疸，黄疸指数、血清胆红素、谷氨酰转肽酶（γ-GT）、碱性磷酸酶（ALP）、（乳酸脱氢酶）LDH 等均有升高，而转氨酶升高不显，一般在 400μ 以下，与胆红素升高不成正比，提示为梗阻性黄疸。一侧肝管梗阻，黄疸指数与血清胆红素水平多正常，但谷氨酰转肽酶（γ-GT）、碱性磷酸酶（ALP）、（乳酸脱氢酶）LDH 往往升高，尿胆红素阳性、尿胆元及尿胆素阴性，但肝功损害严重时尿胆红素、尿胆元及尿胆素均可阳性，尿中若见蛋白及颗粒管型等，显示肾功损害。如出现重症急性胆管炎（ACST）者血培养可为阳性，血尿淀粉酶测定可显示升高，血化学及血气分析，可显示不同程度的酸中毒指标。

（四）影像学检查

1. B 超是诊断的主要依据，可显示胆囊肿大程度、积液、积脓、胆囊周围渗出性改变。
2. 腹部 X 线摄片胆囊区可见阳性结石。
3. 静脉胆道造影胆囊不显影。
4. CT 或 MRI 显示胆囊结石。

四、鉴 别 诊 断

（一）急性胰腺炎

该病可继发于急性胆囊炎和胆管炎，腹痛较急性胆囊炎剧烈，呈持续性，范围较广并偏向腹部左侧，压痛范围也较为广泛，血与尿淀粉酶一般均升高。

（二）急性阑尾炎

高位急性阑尾炎与急性胆囊炎的不同点主要在于详细分析病史和体征。

（三）胆道蛔虫

发病突然，腹痛在剑突下呈阵发性绞痛，呕吐频繁，常有吐蛔虫史，腹痛可自行缓解。早期上腹部压痛不明显，无腹肌紧张。

（四）溃疡病穿孔

患者多有胃、十二指肠溃疡史，腹痛发作突然，呈持续性，较急性胆囊炎剧烈，并很快波及整个腹部，腹肌强直，但很少有呕吐现象。因较小的十二指肠穿孔，或穿孔后很快形成一个局限的炎性病灶时，容易与急性胆囊炎混淆。

（五）肝脓肿

位于肝右叶前下方的脓肿，触诊时易把肿大的肝脏误认为胆囊炎性包块。

五、治 疗

（一）一般治疗

卧床休息，给易消化的流质饮食，忌油腻食物，严重者禁食、胃肠减压，静脉补充营养、水及电解质。

（二）药物治疗

1. 解痉镇痛治疗 阿托品 0.5mg 或盐酸消旋山莨菪碱注射液肌内注射；硝酸甘油 0.3 ～ 0.6mg，舌下含化；维生素 K_3 8 ～ 16mg，肌内注射；杜冷丁或美沙酮等镇痛，不宜用吗啡。

2. 抗感染治疗 急性胆囊炎需应用抗感染治疗，抗生素的使用是为了预防菌血症和治疗化脓性并发症，氨苄青霉素、环丙沙星、甲硝唑；还可选用氨基糖苷类或头孢菌素类抗生素，最好根据细菌培养及药敏试验结果选择抗生素。

3. 利胆治疗 舒胆通、消炎利胆片、苗岭胆炎方、蒲草清胆方或清肝利胆口服液口服，发作缓解后方可应用。

（三）手术治疗

手术治疗适应证：①临床症状严重，药物治疗无效，病情继续恶化，非手术治疗不易缓解的患者。②胆囊肿大或逐渐增大，腹部压痛明显，腹肌严重紧张或胆囊坏疽及穿孔，并发弥漫性腹膜炎者。③急性胆囊炎反复发作，诊断明确，经治疗后腹部体征加重，有明显腹膜刺激征者。④化验检查，血中白细胞明显升高，总数在 $20 \times 10^9/L$ 以上者。⑤黄疸加深，属总胆管结石梗阻者。⑥畏寒，寒战，高热并有中毒休克倾向者。

急性胆囊炎一般主张经12～24小时积极的内科治疗，待症状缓解再择期手术。慢性胆囊炎微创腹腔镜下胆囊切除是首选，极少数患者胆囊已经萎缩和癌变，更应尽早切除胆囊。

第四节　中医辨证论治

一、辨证要点

（一）辨外感内伤

凡由湿热外邪侵袭肝胆，肝胆失于疏泄条达而致者，伴有寒；热表证，且起病急骤，同时可出现恶心呕吐，目睛发黄，苔黄腻等肝胆湿热症状；凡内伤者则由肝郁气滞，瘀血内阻，或肝阴不足所引起，不伴恶寒、发热等表证，且起病缓慢，病程较长。

（二）辨气血

凡在气者多以胀满、胀痛为主，且游走不定，时轻时重，症状的轻重每与情绪变化有关；凡在血者多以刺痛为主或胁下有积块，且痛处固定不移，疼痛持续不已，局部拒按，入夜尤甚，或胁下有积块。

（三）辨虚实

实证由肝郁气滞，瘀血阻络，外感湿热、浊毒内蕴所致，起病急，病程短，疼痛剧烈而拒按，脉实有力；虚证由肝阴不足，络脉失养所引起，常因劳累而诱发，起病缓，病程长，疼痛隐隐，绵绵不休而喜按，脉虚无力。

（四）望颜面五官

浊毒蕴结，郁蒸体内，上蒸于头面，而见面色粗黄、晦浊。若浊毒为热蒸而外溢于皮肤则见皮肤油腻，患者每有面部洗不净的感觉，给人一种秽浊之象。浊毒上犯清窍而见咽部红肿、咳吐黏稠之涎沫、涕浊等。

（五）望舌苔

患者以黄腻苔多见，但因感浊毒的轻重不同而有所差别。浊毒轻者舌红，苔腻、薄腻、厚腻，或黄或白或黄白相间；浊毒重者舌质紫红、红绛，苔黄腻，或中根部黄腻。因感邪脏腑不同苔位亦异，如浊毒中阻者，苔中部黄腻；浊毒阻于肝胆者，苔两侧黄腻。苔色、苔质根据病情的新久而变，初感浊毒、津液未伤时见黄滑腻苔；浊毒日久伤津时则为黄燥腻苔。

（六）脉象

浊毒证患者滑数脉常见，尤以右关脉滑数突出。临床以滑数、弦滑、弦细滑、细滑多见。病程短，浊毒盛者，可见弦滑、弦滑数脉。病程长、阴虚有浊毒者，可见细滑脉、沉细滑脉。但患者出现沉细脉时多为浊毒阻滞络瘀，而不应仅仅认为是虚或虚寒脉，如《金匮要略方论》中说："太阳病，关节疼痛而烦，脉沉而细者，此名湿痹。"又说："诸积大法，脉来细而附骨者，乃积也。"以上说明细脉主湿浊主积而不主虚的明证。

二、治疗原则

在经过多年临床观察发现，从发病机制上提出"浊毒理论"，其次从理论上阐明了胆囊炎的病因病机，并以此为理论依据，制定了以"化浊解毒"为主治疗胆囊炎的一整套严谨的治则、治法，为中医药治疗胆囊炎开辟了崭新的思路和方法。

（一）肝气郁滞型

主要症状：胁肋胀痛，走窜不定，甚则连及胸肩背，情志不舒则痛增，胸闷，善太息，得嗳气则舒，饮食减少，脘腹胀满，舌质红，苔薄白，脉弦。

病机：浊蕴肝胆，气机阻滞。

治则：疏肝理气化浊。

方药：柴胡10g，青皮10g，枳实15g，厚朴15g，槟榔15g，炒莱菔子20g。

加减运用：胁痛重者，酌加郁金、川楝子、延胡索；若兼见心烦急躁，口干口苦，尿黄便干，舌红苔黄，脉弦数等气郁化火之象，酌加栀子、黄芩、胆草等；若伴胁痛，肠鸣，腹泻者，为肝气横逆，脾失健运之证，酌加白术、茯苓、泽泻、薏苡仁以健脾止泻；若伴有恶心呕吐，是为肝胃不和，胃失和降，酌加半夏、陈皮、藿香、生姜等以和胃降逆止呕。

（二）浊毒内蕴型

主要症状：胁肋疼痛、胃脘胀满灼痛，烦躁易怒、泛酸嘈杂、口干口苦、舌质红，苔黄腻或黄厚腻，脉弦滑或弦滑数。

病机：湿热中阻，浊毒内蕴。

治则：化浊解毒。

方药：白花蛇舌草15g，半枝莲15g，茵陈15g，黄连12g，黄芩12g，龙胆草15g，栀子12g，柴胡15g，生石膏30g，泽泻9g，车前草10g。

加减应用：若便秘，腹胀满者为热重于湿，肠中津液耗伤，可加大黄、芒硝以泄热通便存阴。若白睛发黄，尿黄，发热口渴者，可加黄柏、金钱草以清热除湿，利胆退黄。久延不愈者，可加三棱、莪术、丹参、当归尾等活血化瘀。

（三）浊毒瘀滞型

主要症状：胁肋疼痛、痛有定处而拒按、疼痛持续不已，入夜尤甚，胃脘胀满疼痛、或胁下有积块，或面色晦黯，舌质紫黯、苔黄腻或薄黄腻，脉弦滑涩。

病机：浊毒内蕴，瘀血阻络。

治则：活血化瘀，化浊解毒。

方药：桃仁15g，红花15g，川芎9g，赤芍15g，茵陈15g，黄连9g，黄芩12g，柴胡15g，枳壳15g，当归12g，生地黄20g。

加减应用：若胁肋部有积块，而正气未衰者，可酌加三棱、莪术、穿山甲以增强破瘀散结消坚之力。

（四）浊毒伤阴型

主要症状：胁肋隐痛，绵绵不已，遇劳加重，口干咽燥，两目干涩，心中烦热，头晕目眩，舌质红，少苔，脉弦细滑。

病机：浊毒内蕴，肝阴不足。

治则：化浊解毒，养阴柔肝。

方药：生地20g，枸杞15g，沙参15g，麦冬15g，当归12g，川楝子15g，白花蛇舌草15g，红景天15g。

加减运用：若两目干涩，视物昏花，可加草决明、女贞子；头晕目眩甚者，可加钩藤、天麻、菊花；若心中烦热，口苦甚者，可加栀子、丹参。

三、其他治疗

（一）中成药

1. 消炎利胆片　口服，一次6片，一日3次，清热祛湿利胆，用于肝胆湿热引起的胁痛，口苦，急性胆囊炎，胆管炎。

2. 阿拉坦五味丸　口服，一次11~15粒，一日1~2次。适用于肝胆热证，黄疸，胃肠炽热，宿食不消。

3. 双虎清肝颗粒　开水冲服，一次2袋，一日2次，清热利湿、化痰宽中、理气活血，适用于肝胆湿热型胆囊炎。

4. 清肝利胆颗粒　开水冲服，一次1袋，一日3次，用于治疗纳呆、胁痛、疲倦、乏力、尿黄、苔腻、脉弦、肝郁气滞、肝胆湿热未清等症。

5. 大黄利胆胶囊　口服，一次2粒，一日2~3次，清热利湿、解毒退黄、用于肝胆湿热所致的胁痛，口苦，食欲不振，胆囊炎，脂肪肝。脂肪肝酒精肝，胆囊炎，肝肿胀，右胁疼痛，肝区隐痛，酒后肝不适胆固醇升高等。

6. 利胆排石片　口服，一次4~6片，一日2次。清热利湿，利胆排石。用于湿热蕴毒、腑气不通所致的胁痛、胆胀，症见胁肋胀痛、发热、尿黄、大便不通；胆囊炎、胆石症见上述证候者。

7. 金茵利胆胶囊　口服，1次5粒，一日3次，清热利湿舒肝利胆，适用于肝郁气滞肝胆湿热证引起的胁痛胃痛食少纳呆症状的改善。

8. 利胆舒胶囊　口服，一次4粒，一日3次，疏肝利胆，理气活血，清热利湿。适用于慢性胆囊炎活动期属气滞血虚、湿热中阻所见的胁肋疼痛，目黄尿黄，呕恶腹胀等症状的改善。

（二）针刺疗法

1. 实证

【治则】疏肝理气，活血止痛，逐浊通络。

【处方】期门　阳陵泉　胆俞　中脘　足三里。

【方义】肝经布胁肋，期门穴乃肝之募穴，可舒肝解郁，宽胸理气；配胆经合穴阳陵泉疏理肝胆，调理气血，共奏理气解郁，活血止痛之功。

【配穴】肝气郁结加太冲，气滞血瘀加三阴交，肝胆湿热浊毒加支沟，绞痛加合谷；高热加曲池；呕吐加内关。

【操作方法】毫针刺，泻法，每日1次，每次留针20~30分，10次为一个疗程。

2. 虚证

【治则】补益肝肾。

【处方】肝俞　肾俞　期门　三阴交。

【方义】肝藏血，肾藏精，取肝、肾之背俞穴，充益精血以柔肝；取肝之募穴期门，和络止痛；三阴交扶助脾胃，以资气血生化之源，充益精血，濡养肝络。

【操作方法】毫针刺，补法，每日1次，每次留针30分，10次为一个疗程。

（三）耳穴治疗

1. 肝气郁滞型

【材料】皮内针或王不留行籽。

【耳穴】肝、胆、脾、胃、交感、神门、皮质下。

【功能】疏肝理气，健脾和胃。

【主治】肝气郁滞所致胁肋部胀痛，胃脘胀满，嗳气。

【方法】耳穴局部先用碘酒擦拭，再用酒精脱碘，再将皮内针或王不留行籽对准已选好的耳穴贴敷，然后稍加压力按压 1~2 分钟，一般为单耳取穴，两耳轮换，每日自行按压耳穴 3~4 次，留针 3~5 天，5 次为一个疗程，疗程间隔 3~5 天，可继续进行第二疗程。

【注意事项】埋针处不宜淋湿、浸水；夏季炎热多汗，贴敷时间不宜过长。

【禁忌】孕妇，对胶布及本药过敏者，耳郭有冻伤或炎症者。

2. 浊毒内蕴型

【材料】皮内针或王不留行籽。

【耳穴】肝、胆、脾、胃、大肠、小肠、交感、神门、胰。

【功能】化浊解毒，清热利湿。

【主治】浊毒所致的胁肋部胀满、疼痛、口苦、大便黏滞不爽等。

【方法】耳穴局部先用碘酒擦拭，再用酒精脱碘，再将皮内针或王不留行籽对准已选好的耳穴贴敷，然后稍加压力按压 1~2 分钟，一般为单耳取穴，两耳轮换，每日自行按压耳穴 3~4 次，留针 3~5 天，5 次为一个疗程，疗程间隔 3~5 天，可继续进行第二疗程。

【注意事项】埋针处不宜淋湿、浸水；夏季炎热多汗，贴敷时间不宜过长。

【禁忌】孕妇，对胶布及本药过敏者，耳郭有冻伤或炎症者。

3. 瘀血阻络型

【材料】皮内针或王不留行籽。

【耳穴】脾、胃、肝、胆、三焦、胰、肺、交感、神门。

【功能】化浊解毒，化瘀止痛。

【主治】浊毒瘀血所致的胁肋疼痛、固定不移等。

【方法】耳穴局部先用碘酒擦拭，再用酒精脱碘，再将皮内针或王不留行籽对准已选好的耳穴贴敷，然后稍加压力按压 1~2 分钟，一般为单耳取穴，两耳轮换，每日自行按压耳穴 3~4 次，留针 3~5 天，5 次为一个疗程，疗程间隔 3~5 天，可继续进行第二疗程。

【注意事项】埋针处不宜淋湿、浸水；夏季炎热多汗，贴敷时间不宜过长。

【禁忌】孕妇，对胶布及本药过敏者，耳郭有冻伤或炎症者。

4. 肝阴不足型

【材料】皮内针或王不留行籽。

【耳穴】肝、胆、肾、三焦、交感、神门、皮质下。

【功能】养阴柔肝。

【主治】肝阴不足所致胁肋隐痛、口干、目涩等。

【方法】耳穴局部先用碘酒擦拭，再用酒精脱碘，再将皮内针或王不留行籽对准已选好的耳穴贴敷，然后稍加压力按压 1~2 分钟，一般为单耳取穴，两耳轮换，每日自行按压耳穴 3~4 次，留针 3~5 天，5 次为一个疗程，疗程间隔 3~5 天，可继续进行第二疗程。

【注意事项】埋针处不宜淋湿、浸水；夏季炎热多汗，贴敷时间不宜过长。

【禁忌】孕妇，对胶布及本药过敏者，耳郭有冻伤或炎症者。

（四）穴位敷贴

1. 疏肝理气贴

【取穴】肝俞、胆俞、脾俞、胃俞、中脘、日月、气海。

【药物】柴胡、木香各 1 份。

【功能】疏肝理气，化浊止痛。

【主治】肝气郁滞所致胁肋部胀痛，胃脘胀满，嗳气等。

【用法】研末醋调，敷于上述穴位，12 小时后去除，每日 1 次，5 次为一个疗程。

【禁忌】孕妇及对本药过敏者。

2. 化浊解毒贴

【取穴】肝俞、胆俞、脾俞、胃俞、日月、期门。

【药物】藿香、砂仁各 1 份。

【功能】化浊解毒，清热利湿。

【主治】浊毒所致的胁肋部胀满、疼痛、口苦等。

【用法】研末醋调，敷于上述穴位，12 小时后去除，每日 1 次，5 次为一个疗程。

【禁忌】孕妇及对本药过敏者。

3. 解毒活血贴

【取穴】肝俞、胆俞、脾俞、胃俞、中脘、血海。

【药物】赤芍 2 份，大黄 1 份。

【功能】化浊解毒，活血通络。

【主治】浊毒瘀血所致胁肋疼痛、固定不移等。

【用法】研末醋调，敷于上述穴位，12 小时后去除，每日 1 次，5 次为一个疗程。

【禁忌】孕妇及对本药过敏者。

4. 柔肝养阴贴

【取穴】肝俞、胆俞、肾俞、三焦俞、脾俞、神阙。

【药物】生地 2 份，枸杞 1 份。

【功能】柔肝养阴。

【主治】肝阴不足所致胁肋隐痛、口干、目涩等。

【用法】研末醋调，敷于上述穴位，12 小时后去除，每日 1 次，5 次为一个疗程。

【禁忌】孕妇及对本药过敏者。

（五）足浴疗法

1. 化浊解毒通络方

【组方】藿香 20g，佩兰 20g，鸡血藤 30g，络石藤 30g，伸筋草 30g。

【功能】化浊解毒，活血通络。

【主治】浊毒阻络所致的胁肋部疼痛，口干口苦等。

【用法】水煎取汁 300ml，用时加适量热水泡足，每晚 1 次，每次泡 30 分钟，10 天为一个疗程。

【注意事项】餐后 30 分钟内不宜泡脚；不宜使用金属及塑料盆，以保温性能较好的木盆、陶盆为佳；水温以 40～45℃为宜；水位达踝关节以上 10～20cm。

【禁忌】对本药过敏者，孕妇、严重心脑血管疾病、精神患者及足部皮肤有破损者。

2. 养阴通络方

【组方】生地 20g，枸杞 20g，沙参 20g，麦冬 20g，当归 15g。

【功能】柔肝养阴，活血通络。

【主治】肝阴不足所致胁肋隐痛、口干、目涩等。

【用法】水煎取汁 300ml，用时加适量热水泡足，每晚 1 次，每次 30 分钟，10 天为一个疗程。

【注意事项】餐后 30 分钟内不宜泡脚；不宜使用金属及塑料盆，以保温性能较好的木盆、陶盆为佳；水温以 40~45℃ 为宜；水位达踝关节以上 10~20cm。

【禁忌】对本药过敏者，孕妇、严重心脑血管疾病、精神患者及足部皮肤有破损者。

第五节 预后与调护

一、预 后

胆囊炎的预后与其病情变化轻重有关，一般慢性胆囊炎预后良好，伴有胆囊结石及胆管结石则胆囊炎易反复发作，可选用中药治疗效果较佳，急性胆囊炎病情发展较快，当有并发症出现的时候的则病情危重，应及时选择有效的治疗方法，必要时可行手术治疗，手术后长期服用中药治疗，并配合饮食、情志、运动调护等。

二、调 护

（一）饮食调护

1. 急性发作胆绞痛时应予禁食，可由静脉补充营养。

2. 慢性或急性发作缓解后，可食清淡流质饮食或低脂、低胆固醇、高碳水化合物饮食。选择鱼、瘦肉、奶类、豆制品等含优质蛋白质且胆固醇含量相对不太高的食物，蛋白质应适量，过多可刺激胆汁分泌，过少不利于组织修复。每日脂肪摄入量应限制在 45g 以内，主要限制动物性脂肪，控制动物肝、肾、脑或鱼子等食品摄入。可补充适量植物油如玉米油、葵花籽油、花生油、豆油等植物油摄入比例，因其具有利胆作用。

3. 保证新鲜蔬菜、水果的供给。绿叶蔬菜，可提供必要的维生素和适量纤维素，酸奶、山楂、糙米等食物也对患者有利，但脂溶性维生素 A、E、K、类胡萝卜素如虾青素等需要胆汁分泌参与吸收，所以要根据患者恢复情况适量进补，以免造成患者病情恶化。

4. 适量膳食纤维，可刺激肠蠕动，预防胆囊炎发作。

5. 大量进饮料有利胆汁稀释，每日可饮入 1500~2000ml。

6. 少量多餐，可反复刺激胆囊收缩，促进胆汁排出，达到引流目的。

7. 忌用刺激性食物和酒类。

8. 合理烹调，宜采用煮、软烧、卤、蒸、烩、炖、焖等烹调方法，忌用熘、炸、煎等。高温油脂中，含有丙烯醛等裂解产物，可刺激胆道，引起胆道痉挛急性发作。

9. 食物温度适当，过冷过热食物，都不利于胆汁排出。

（二）情志调护

气机郁滞是胆道疾病最基本的病机之一。吴昆《医方考》说："胁者，肝胆之区也。

肝为尽阴，胆无别窍，怒之则气无所泄，郁之则火无所越，故病证恒多。"肝性喜条达，恶抑郁，主疏泄，主司一身之气机。《灵枢·经脉》中说："肝足厥阴之脉，挟胃属肝络胆，布胁肋。"胆附于肝，内贮精汁，与肝之经脉，互为络属，共主疏泄，故维持肝脏正常的疏泄功能，使气机通畅条达，是保证胆汁能够正常地生成和排泄，进而协助脾胃运化的重要前提。情志忧郁不畅，易伤肝脏条达之性，影响其疏泄气机之职，以致肝气结，疏泄不利；胆附于肝，胆气不舒，腑气不通，而生胁痛，《灵枢·邪气脏腑病形》说："有所大怒，气上而不下，积于胁下则伤肝。"《金匮翼·邪痛统论》说："肝郁胁痛者，悲哀恼怒，郁伤肝气。"《杂病源流犀浊·肝病源流》也说："气郁，由大怒气逆，或谋虑不决，皆令肝火动甚，以致胁肋痛。"故只有保持精神调畅、肝气不郁，气血运行通畅，脾胃升降如常，生浊无源，就不会产生浊毒郁结的情况，则不会发生疾病，在日常生活中我们可以做到立志养德，形成正确的精神调养，树立正确的人生观，对生活充满信心，光明磊落，性格豁达，心理宁静，心态平和才能很好地进行道德风貌的修养和精神调摄，有利于神志安定，气血调和，精神饱满，形体健壮。《论语》中说："发愤忘食，乐以忘忧，不知老之将至云尔。"乐观的情绪是调养精神，舒畅情志，防衰抗老的最好的精神营养。还可开展文化娱乐、养鱼种花、琴棋书画、读书看报、旅游活动等，这样做可以移情志、除烦恼、陶冶情操，从而达到治病防病的效果。

（三） 生活起居调护

外邪之中，胆道疾病与浊毒关系最为密切，所以《金匮要略》说："黄家所得，从湿得之。"《圣济总录·三十六黄》"黄病有三十六种，……大抵东南之域，其地湿，其气热，湿热相燕，易成痒毒，人感其邪，有此黄病，疗不及时，及伤害至速。"外感浊毒之邪入侵人体，内阻中焦，郁而不达，使脾胃运化失常，湿热交蒸于肝胆，使肝胆失于疏泄。或循少阳、厥阴经络入于胆道，影响胆汁疏泄，即可发病。故《素问·咳论》云："邪气客于足少阳之络，令人胁痛，咳，汗出。"故在生活起居中应顺应自然，避风寒，节劳逸，对机体进行全面调理保养，使机体内外协调，适应自然变化，增强抗病能力，达到人与自然、体内脏腑气血阴阳的平衡统一。同时应注意运动养生，适量运动，持之以恒，使气血运行畅达，防止浊毒邪气郁结体内而发病。

（陈艳哲）

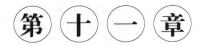

第十一章

胆 石 症

第一节　概　述

一、西医学对本病的认识

胆石症，胆管或胆囊产生胆石而引起剧烈的腹痛、黄疸、发烧等症状之疾病，称为"胆石症"。胆石症是最常见的胆道疾病。

我国的一种常见病，近年来有逐年升高趋势。按结石所含的成分，分为三类：胆固醇结石、胆色素结石、混合型结石，其中以胆固醇结石最为多见。按发生的部位来分，可分为胆囊结石、肝外胆管结石和肝内胆管结石，其中胆囊结石占全部结石的50%左右。

二、中医学对本病的认识

中医属于"胆胀""胁痛""黄疸""结胸"等范围，由于饮食不节、七情所伤、外邪内侵、蛔虫上扰等累及肝胆，使肝胆功能失调，肝胆之气郁结，胆汁由清变浊；浊而不清的胆汁，降浊不畅，渐致胆腑壅阻，浊汁淤积，日久凝结不散，成为结石。

胆石症病机错综复杂，病程较长，发病认识主要与情志失调、饮食不节、外邪侵袭、蛔虫上扰等因素有关。其病在胆，与肝脾有关，病机为虚实夹杂。

第二节　病 因 病 机

一、西医学病因病理

（一）病因

1. 胆囊结石成因

（1）代谢因素：正常胆囊胆汁中胆盐，卵磷脂，胆固醇按比例共存于一稳定的胶态离子团中，一般胆固醇与胆盐之比为1∶20～1∶30之间，如某些代谢原因造成胆盐，卵磷脂减少，或胆固醇量增加，当其比例低于1∶13以下时，胆固醇便沉淀析出，经聚合就形成较大结石，如妊娠后期者、老年人，血内胆固醇含量明显增高，故多次妊娠者与老年人易患此病；又如肝功能受损者，胆酸分泌减少也易形成结石，先天性溶血患者，因长期大量红细胞破坏，可产生胆色素性结石。

（2）胆系感染：大量文献记载，从胆石核心中已培养出伤寒杆菌、链球菌、魏氏芽孢杆菌、放线菌等，足见细菌感染在结石形成上有着重要作用，细菌感染除引起胆囊炎外，其菌落、脱落上皮细胞等可成为结石的核心，胆囊内炎性渗出物的蛋白成分，可成为结石的支架。

（3）其他：如胆汁的淤滞，胆汁 pH 过低，维生素 A 缺乏等，也都是结石形成的原因之一。

2. 胆管结石成因

（1）继发于胆囊结石系某些原因胆囊结石下移至胆总管，称为继发性胆管结石，多发生在结石性胆囊炎病程长，胆囊管扩张，结石较小的病例中，其发生率为 14%。

（2）原发性胆管结石可能与胆道感染，胆管狭窄，胆道寄生虫感染（尤其蛔虫感染）有关，当胆道感染时，大肠埃希杆菌产生 β - 葡萄糖醛酸苷酶，活性很高，可将胆汁中的结合胆红素水解成游离胆红素，后者再与胆汁中钙离子结合成为不溶于水的胆红素钙，沉淀后即成为胆色素钙结石，胆道蛔虫病所引起的继发胆道感染，更易发生此种结石，这是由于蛔虫残体、角皮、虫卵及其随之带入的细菌、炎性产物可成为结石的核心，胆管狭窄势必影响胆流通畅，造成胆汁滞留，胆色素及胆固醇更易沉淀形成结石，当合并慢性炎症时，则结石形成过程更为迅速，总之，胆道的感染，梗阻在结石的形成中，互为因果，相互促进。

（二）病理

胆石的类型按其所含成分可分为 3 类：

1. **胆固醇结石** 结石的主要成分为胆固醇，多呈椭圆形（单发者）或多面形（多发者），表面平滑或稍呈结节状，黄色或黄白色，质轻软，剖面呈放射状线纹，X 线平片上不显影，此种结石多在胆囊内，常为单个，体积较大，直径可达数厘米，此类结石在我国较欧美为少，其发生率大约不超过胆石症的 20%。

2. **胆色素性结石** 结石成分以胆红素钙为主，可含少量胆固醇，多为泥沙样，质软而脆，有的如泥团状，有的如沙粒，为棕黑或棕红色，大小不等，因含钙少，X 线平片上多不显影，砂粒状者大小为 1~10mm，常为多个，多在肝内，外胆管中。

3. **混合性结石** 由胆固醇，胆色素和钙盐等 2 种以上主要成分间隔而成，外形不一，为多面形颗粒，表面光滑，边缘钝圆，呈深绿或棕色，切面呈环层状或像树干年轮或呈放射状，因含钙质较多，在 X 线平片上有时显影（即称阳性结石），多在胆囊内，亦可见于较大胆管中，大小、数目不等，常为多个，一般 20~30 个，以胆红素为主的混合性胆石在我国最多见，约占全部胆石症病例的 90% 以上。

二、中医学病因病机

胆为"中清之腑"，位于右胁下而附于肝，与肝相表里，输胆汁而不传化水谷，功能上以通降下行为顺。任何因素当影响到胆的"中清"和"通降下行"时，即可发病。下列因素可引起胆的"中清"和"通降下行"。

（一）病因

1. **情志失调** 肝主疏泄条达，疏利气机，使胆汁的分泌、输送、贮存、排泄正常进行，以助脾胃纳化水谷。过度忧思郁怒、情志不畅，导致肝气郁结，疏泄失常，从而使胆汁分泌、输送、贮存、排泄失常而致病。

2. **饮食不节** 饥饱无常，过食肥甘厚味、辛辣醇酒等，致使脾胃运化功能失常，湿浊内生，阻碍气机，郁而化热，郁热和湿浊相蕴蒸，胆腑失于通降而发病。

3. 外邪侵袭　寒温不适，感受外邪，少阳气机不利，胆腑失于通降。

4. 蛔虫上扰　蛔虫上扰，使肝胆气郁，疏泄失职，胆汁排泄不畅，久而化热，湿热蕴蒸，形成胆石。《伤寒论》记载的"蛔厥"与胆道蛔虫病相似。

（二）病机

1. 病机特点　肝胆气郁为本，邪结于胆为标。

本病的病机一般以肝胆气郁起始，以上各种致病因素，导致肝气郁结，胆气不通，脘胁疼痛。肝胆气郁，横逆犯胃，故恶心呕吐。肝胆气郁，脾胃运化失常，湿热内蕴，则成肝胆湿热，故发热或寒热往来、口苦。湿热交蒸，迫使胆汁外溢，则肌肤、白睛发黄。脘胁疼痛、发热是胆石症的主症，发展到一定阶段可以出现黄疸。若热结不散，则血肉腐败，酝而成脓。热毒化火，侵入营血或内扰神明，甚则"亡阴""亡阳"。

2. 主要病机

（1）肝郁气滞：情志不舒，肝气失于条达，胆汁排泄不畅，故有右上腹绞痛阵作、疼痛向肩背放射、每因情志之变动加剧；肝气犯胃，胃失和降，可有饮食减少、口苦、嗳气、恶心、呕吐；肝胆郁滞化热，则可伴轻度发热恶寒；舌苔薄腻、脉弦紧为肝胆气滞之象。

（2）瘀血内结：气郁热结日久，血行不畅，瘀血停积，则胁痛如刺、持续不解、入夜尤甚；胆经行于身体之侧，故痛引肩背；瘀血有形测疼痛部位可触及积块；气滞则胸腹胀满；热结则寒热时发；气郁热结，瘀血停积，胆汁排泄受阻，故有黄疸不退；邪热下迫大肠和膀胱，则有便秘尿黄；舌质紫黯、唇舌有瘀斑、脉弦数是为瘀血之证。

（3）浊毒内蕴：浊毒蕴结于肝胆，肝络失和，胆不疏泄，故有持续性右上腹胀痛或绞痛；胆经行于身体之侧，故痛引肩背；浊毒内结，邪热炽盛，故有发热畏寒；浊毒中阻，脾胃受困，故见胸闷纳呆、泛恶呕逆、口苦咽干；舌苔黄腻、脉弦紧是为肝胆湿热之象。

（4）浊毒壅盛：浊毒日久，浊毒壅滞肝胆，气机受阻，故脘腹、胁肋绞痛拒按、持续不止、腹部胀满；胆经行于身体之侧，故痛引肩背；邪热浊毒炽盛，故壮热寒战、汗出；邪热浊毒迫使胆汁外溢，则见黄疸；邪热浊毒扰乱心神，则谵语神昏；邪热下迫大肠和膀胱，可有便秘溲黄；舌质红绛、苔黄糙、脉细数是为湿热浊毒壅盛之征。

第三节　西医临床诊断与治疗

一、临 床 表 现

一般而言，胆石发生在胆道的不同部位时，其症状并不完全相同，现按胆囊结石，肝外胆管结石及肝内胆管结石分别描述其临床表现。

（一）胆囊结石的临床表现

1. 胆绞痛或上腹痛　胆绞痛是一种内脏性疼痛，多数是因胆囊管被结石暂时性梗阻所致，如果胆囊有急性炎症并存时，则胆囊壁可有不同程度的充血，水肿或增厚等病理表现，在典型病例，患者常有反复发作的上腹部疼痛，常位于右上腹或上腹部，重者表现为绞痛，疼痛可因进食而加重；部分病例疼痛可于夜间发作，绞痛发作多发生于缺乏体力活动或缺乏运动者（如长期卧床者），胆绞痛的典型发作多表现为在 15 分或 1 小时内逐渐加重，然后又逐渐减弱；约有 1/3 的患者疼痛可突然发作，少数患者其疼痛可突然终止，如疼痛持续 5～6 小时以上者，常提示有急性胆囊炎并存，约半数以上的患者疼痛常放射到右肩胛区，后背中央或右肩头，胆绞痛发作时患者常坐卧不安，疼痛发作的间歇期可为数天，数周，数月甚至数年，在发作的时间上无法预测是胆绞痛的一个特点。

2. 恶心与呕吐　多数患者在胆绞痛发作的同时伴有恶心与呕吐，重者伴出冷汗，呕吐后胆绞痛常有一定程度的减轻，呕吐的持续时间一般不会很长。

3. 消化不良　消化不良表现为对脂肪和其他食物的不能耐受，常表现为过度嗳气或腹部膨胀，餐后饱胀及早饱，胃灼热等症状，消化不良症状的发生可能与胆石的存在或并存有胆囊炎等有关。

4. 畏寒，发热　当并发急性胆囊炎时，患者可有畏寒，发热；当胆囊积水继发细菌感染形成胆囊积脓或坏疽，穿孔时，则寒战，发热更为显著。

5. 黄疸　单纯胆囊结石并不引起黄疸，只有当伴有胆总管结石或炎症（胆管炎），或胆囊结石排入胆总管引起梗阻时可出现黄疸，部分患者伴有皮肤瘙痒。

6. 右上腹压痛　部分单纯胆囊结石患者在体检时，右上腹可有压痛，如并发急性胆囊炎时，则右上腹明显压痛，肌紧张，有时可扪及肿大的胆囊，墨菲征阳性。

7. 胆心综合征　因胆囊结石等胆道疾病，反射性引起心脏功能失调或心律的改变，而导致的一组临床症候群称为胆心综合征，而患者的冠状动脉或心脏并无器质性病变，胆石症引起冠心病样症状的机制是由于胆石症，胆道梗阻，胆管内压增高时，可通过脊髓神经反射（胆囊与心脏的脊神经支配，在胸 4～5 脊神经处交叉），即经内脏-内脏神经反射途径，引起冠状血管收缩，血流量减少，重者可导致心肌缺氧而发生心绞痛，心律失常或心电图改变等。

（二）肝外胆管结石的临床表现

肝外胆管结石是指发生在肝总管及胆总管内的结石，最多见的是胆总管结石，约有 15% 的胆囊结石患者可并存有胆总管结石，且随年龄的增加，两者并存的比例增高，反之，约 95% 的胆总管结石患者并存有胆囊结石，胆总管结石者，其结石多位于胆总管的下端及十二指肠壶腹部，当胆石引起胆总管梗阻即可产生典型症状与体征，其临床表现主要与胆道阻塞，胆管内压力增高，胆汁排泄受阻以及胆汁并发细菌感染等因素密切相关，典型症状有胆绞痛，寒战，高热及黄疸，称之为胆总管结石的三联征，即 charcot 征。

1. 上腹疼痛或绞痛　约 90% 以上的胆总管结石患者有上腹部或右上腹部疼痛或绞痛，可放射至右肩背部，发生绞痛的原因是结石嵌顿于胆总管下端壶腹部后，胆总管梗阻并刺激奥迪括约肌和胆管平滑肌所致，绞痛可在进食油腻食物后诱发，或体位改变，身体受到颠簸后诱发，重者可伴有冷汗，面色苍白，恶心与呕吐等症状。

2. 寒战与高热　约 75% 的胆总管结石患者，在发作胆绞痛后，因并发胆道细菌感染而引起寒战与高热，体温可达 40℃，寒战，高热的原因是感染向肝内逆行扩散，致病菌及其毒素经肝血窦，肝静脉至体循环而导致全身性感染的结果。少数胆总管结石者，如为急性胆管梗阻，同时伴严重胆管内感染而引起急性化脓性炎症时，则称为急性化脓性胆管炎或称为重症急性胆管炎，可出现低血压，中毒性休克及败血症等全身中毒的临床表现。

3. 黄疸　约 70% 的胆总管结石患者，在上腹绞痛，寒战，高热后的 12～24 小时即可出现黄疸，发生黄疸的机制是因结石嵌顿于乏特壶腹部不能松动，胆总管梗阻不能缓解所致，常伴有皮肤瘙痒，尿呈浓茶色，粪便色泽变淡或呈现陶土色。多数患者黄疸可呈波动性，在 1 周左右可有所缓解，系因胆管扩张以后，结石有所松动之故或系结石经松弛的括约肌而排入十二指肠的缘故。有学者认为黄疸呈间歇性出现或表现为时深时浅是胆总管结石的特征。

4. 上腹部压痛：体检时在剑突下和右上腹有深压痛，炎症重者常伴腹肌紧张，肝区可有叩击痛，如胆囊管通畅者，有时也可扪及肿大的胆囊。

（三）肝内胆管结石的临床表现

原发于左右肝管分叉处以上部位的结石，称为肝内胆管结石，结石可广泛分布于肝内胆管系统，也可散在于肝内胆管的某一分支内，也可发生在某一肝叶或肝段的胆管内，大量资料表明，结石发生于左侧肝内胆管者多见，主要临床表现有：

1. 上腹部疼痛 肝内胆管结石的症状常不典型，散在于肝内胆管的较小结石通常不引起症状，或仅表现为右上腹和胸背部的持续性胀痛或钝痛，一般不发生绞痛。

2. 黄疸 一般的肝内胆管结石不出现黄疸，只有当双侧或左、右叶的胆管均被结石阻塞时才出现黄疸，此时多数可伴有胆绞痛或较剧烈的疼痛，如并发胆道感染时，也可出现寒战与高热，重者亦可发展为急性化脓性胆管炎。

3. 上腹部压痛 体检时常可触及肿大的肝脏并有压痛，少数可有肝区叩击痛，多数资料表明，肝内胆管结石常与胆总管结石并存，所以当患者有胆石症的典型症状（绞痛，寒战与高热，黄疸）时，常是胆总管结石的症状。

二、实验室和其他检查

（一）实验室检查

1. 胆红素代谢 当胆石引起胆管梗阻时，血清总胆红素增高，其中主要是结合胆红素增高，即 1 分钟胆红素与总胆红素之比常大于 40%；如胆管完全梗阻，其比值可大于 60%，尿中胆红素含量显著增加，而尿胆原则减少或缺如，粪胆原亦减少或消失。

2. 血清酶学检查 梗阻性黄疸时，碱性磷酸酶（ALP）明显增高，常高于正常值的 3 倍；γ-谷氨酰转肽酶（γ-GT）亦显著性升高；血清转氨酶（ALT，AST）呈轻到中度升高；乳酸脱氢酶（LDH）一般稍增高。

3. 凝血酶原时间测定 胆管梗阻时，凝血酶原时间延长，应用维生素 K 后凝血酶原时间可恢复正常，但如胆管长期梗阻而引起肝功能严重损害时，即使注射维生素 K，凝血酶原时间也不会恢复正常，提示肝细胞制造凝血酶原有障碍。

4. 血清铁与铜含量测定 正常人血清铁与血清铜的比值为 0.8 ~ 1.0，当胆道发生梗阻时，血清铜含量增加，使铁铜比值小于 0.5。

5. 十二指肠引流液检查 目前已较少采用，主要是引流液的采集较麻烦，且不能为多数患者所接受，目前采集十二指肠液有两种方法，即十二指肠插管法与逆行胆管造影时进行，一般需在应用八肽缩胆囊素刺激胆囊收缩后，再收集富含胆汁的十二指肠液，然后将此液体置于显微镜下观察，如发现胆固醇结晶和（或）胆色素钙盐颗粒则对胆石症的诊断有重要帮助。

（二）影像学检查

1. X 线腹部平片，口服胆囊造影及静脉胆道造影：传统的 X 线平片，口服胆囊造影和静脉胆道造影检查方法近年来已较少采用。

（1）含钙的混合性结石在 X 线平片上可能显影，而单纯胆固醇性结石和胆色素性结石在 X 线平片上不能显影；胆囊结石中 10% ～20% 为含钙阳性结石可在腹部平片上显示，80% ～90% 为阴性结石，平片上不能见到，需造影才能显示。

（2）口服胆囊造影的胆囊显影率很高，可达 80% 以上，故可发现胆囊内，其至肝外胆管内有无结石存在，但由于显影受到较多因素的影响，故诊断胆囊结石的准确率仅为 50% ～60% 。

（3）静脉胆道造影可了解肝胆管，胆总管有无结石及梗阻存在，各级胆管有无扩张等，由于静脉胆道造影受较多因素的影响，故其诊断的准确率并非很高，仅达 50% 左右。

2. 经内镜逆行胆管造影（ERCP）：内镜下逆行胆管造影是用纤维十二指肠镜经十二指肠乳头插管，注入造影剂，显示胆道系统及胰管的方法，对胆石症的诊断有极高的价值，造影后可清晰显示整个胆管系统及胆囊，因此可发现胆管及胆囊有无结石，胆管有无扩张或狭窄等改变，ERCP 诊断胆总管结石的阳性率可达 95% 左右，若胆管存在狭窄，梗阻因素，则仅能显示梗阻以下胆管的影像，而梗阻以上的胆管内有无结石常不能显示，此时应再结合 PTC 等其他检查方法以进一步明确诊断。

3. 经皮肝穿刺胆道造影（PTC）：经皮肝穿刺胆道造影适于原因不明的梗阻性黄疸，拟诊胆道结石，狭窄及与其他胆管疾病鉴别，在 X 线电视或 B 超引导下，经皮穿刺胆管的成功率可达 80% ～100% ，PTC 能清楚显示肝内外整个胆道系统，可提供胆道内正确的解剖关系、病变部位、范围和性质，对本病的诊断及鉴别诊断有较大帮助，PTC 诊断胆总管结石的阳性率达 90% 左右，由于 PTC 属损伤性检查，因此有一定的并发症，如出血，胆漏，感染或发生胆管炎等。

4. CT 或 MRI 检查：经 B 型超声波检查未能发现病变时，可进一步作 CT 或 MRI 检查，CT 对含钙的结石敏感性很高，常可显示直径为 2mm 的小结石，CT 诊断胆石的准确率可达 80% ～90% ，平扫即可显示肝内胆管、总肝管、胆总管及胆囊内的含钙量高的结石；经口服或静脉注射造影剂后，CT 可显示胆色素性结石和混合性结石，亦能显示胆囊内的泥沙样结石，CT 对单纯胆固醇性结石有时易发生漏诊，近年来 MRI 诊断技术已逐渐应用于临床，其对胆石的诊断正确率也很高，由于 CT 或 MRI 检查的费用较昂贵，所以一般不作为首选的检查方法。

5. 术中胆道造影：对术前胆道疾病未明确诊断者，本法是一种极好的补充，方法简单易行且安全，术中经胆囊管插管或直接穿刺胆总管，注入浓度 15% ～20% 的造影剂 30ml 左右，即可获得较清楚的胆系影像，结合探查所见，便能全面了解肝胆情况，有利于诊断治疗，可降低胆道残余结石率，有条件的基层单位应开展此项检查。

6. B 型超声波检查：超声检查具有检查方便，无创伤性，可反复多次，诊断准确率高等优点，已成为诊断胆石症的首选检查方法，无论是胆囊结石，肝外胆管结石还是肝内胆管结石，在 B 超声像图上，结石表现为回声增强的光团或光斑，其后方常伴有声影，胆囊结石典型表现如下：

（1）胆囊内一个或多个强回声光团。

（2）回声光团可随患者体位的改变而移动。

（3）在强回声光团的后方有清晰的声影。

位于胆总管下端的结石如受胃肠道气体的干扰时，常难于显示，因此，B 超对胆总管下端结石的诊断正确率较低，同时还可出现假阳性或假阴性，由于胆囊结石结构，成分和位置不同，可出现一些不典型表现，如胆囊内充满结石，由于缺乏胆汁衬托，其声像图可不明显而只见声影，疏松的结石可不出现典型的声影，胆囊萎缩合并结石可造成实质性回声而后方声影不清晰等，一般认为，B 超诊断胆囊结石的正确率可达 95% ~ 97%，诊断胆总管结石的正确率为 53% ~ 84%，肝内胆管结石的正确率为 80% ~ 90%，特别是对于可透 X 线结石及在胆囊造影不显影时，B 超可作出正确的诊断。

三、诊 断 要 点

胆石症的诊断要点

1. 体征。右上腹压痛及叩击痛，有时可扪及肿大的胆囊。墨菲征阳性。

2. 实验室检查。急性期实验室检查同上，慢性间歇期实验室检查变化不明显。

3. B 型超声、CT 或 MRI。可显示肝内或肝外胆管、胆囊有无扩张、扩大和有无结石。

4. 主要症状。右上腹部疼痛，或连及肩背部，疼痛发作同时伴有恶心、呕吐、发热、寒战、黄疸等。

5. 腹部 X 片。胆囊区有时可见不透光的结石，或胆囊（管）造影（口服法或静脉注射法）或 ERCP 可衬透出透光的结石阴影。

四、鉴 别 诊 断

（一）与胆绞痛相鉴别的疾病

1. 胆道蛔虫症 单纯的胆道蛔虫症多见于青少年，常表现为突然发作的剑突下绞痛或呈钻顶样痛，少数患者采取膝胸卧位时疼痛可有所减轻，疼痛常阵发性发作，缓解期与常人一样可毫无症状，多数患者伴有呕吐，甚至有呕吐出胆汁者，也有呕吐出蛔虫者，疼痛发作期症状虽很重，但腹部常缺乏体征，这是胆道蛔虫症的特点，如行 B 超检查，有时在胆管内可发现虫体影像，一般而言，根据疼痛特点及 B 超检查，本病的确诊率可达 90% 以上。

2. 急性胰腺炎 疼痛常在暴饮暴食后诱发，疼痛多呈持续性上腹部剧痛，有时呈刀割样痛，常向左腰部放射，呈束带状牵引痛，患者血，尿淀粉酶常明显升高；B 型超声波检查可见胰腺呈弥漫性或局限性肿大；CT 或 MRI 检查也可发现胰腺肿大等对诊断均有重要价值，如患者出现休克，腹腔穿刺抽出血性腹水，其中淀粉酶含量显著升高时，则可诊断为急性出血坏死性胰腺炎，必须指出，有时胆总管结石可诱发急性胰腺炎（称胆源性胰腺炎），此时两者的症状可发生混淆，故应加以警惕。

3. 消化性溃疡穿孔 上腹部剧痛并迅速遍及全腹，体检发现腹肌板样强直，全腹有压痛与反跳痛，肝浊音界缩小或消失，X 线透视或平片可发现膈下游离气体，结合既往有溃疡病史等诊断不难确定。

4. 心绞痛或急性心肌梗死 少数心绞痛或急性心肌梗死患者可表现为上腹剑突下剧痛，且疼痛可向左上腹和右上腹放射，严重时常有烦躁不安，出冷汗，有恐惧感或濒死感，心电图检查可发现深而宽的 Q 波，ST 段抬高及 T 波倒置等改变，血清肌酸磷酸激酶（CPK），谷草转氨酶（AST），乳酸脱氢酶（LDH）及肌钙蛋白，肌红蛋白升高等对诊断极有帮助。

5. 其他疾病：胆石症还需与急性肠梗阻、急性肠扭转、肠穿孔、急性阑尾炎并发穿孔、肠系膜血管栓塞或血栓形成、女性宫外孕及卵巢囊肿等疼痛性疾病相鉴别。

（二）与黄疸相鉴别的疾病

1. 急性病毒性肝炎　多有食欲减退、乏力及低热等前驱症状，黄疸出现快，逐渐加深，1~2 周达到高峰，多伴有肝脏肿大和压痛，B 超检查可排除梗阻性黄疸的声像图表现，仅见肝脏稍增大，肝实质回声增强，密集等一般征象，血清酶学检查常有 ALT、AST 显著升高，多数患者可检查出肝炎的病毒标志物。

2. 胰头癌　胰头癌以男性多见，发病年龄一般较大，黄疸常呈进行性加深，上腹部疼痛多与体位有关，平卧位时疼痛加重，而身体前倾时疼痛可减轻或缓解，十二指肠低张造影可发现十二指肠曲扩大、移位及胃肠受压等征象，B 超、胰胆管造影（ERCP）及 CT 或 MRI 等检查均可发现胰头部的肿块影。

3. 乏特壶腹癌　黄疸常为首发症状，多呈进行性加深，胃肠钡餐低张造影，胃镜或十二指肠镜检查，B 超、CT 或 MRI 等检查均可发现壶腹部的肿块，对诊断极有帮助，内镜下结合活组织检查可作出病理诊断。

4. 其他疾病　胆石症还需与胆总管癌、原发性肝癌转移至肝门部淋巴结（肿大的淋巴结可压迫胆总管而致黄疸）等黄疸性疾病相鉴别。

五、治　　疗

急性发作期宜保守治疗，如病情严重、保守治疗无效，应及时手术。

（一）非手术疗法

1. 适应证：①初次发作的青年患者；②经非手术治疗症状迅速缓解者；③临床症状不典型者；④发病已逾三天，无紧急手术指征，且在非手术治疗下症状有消退者。

2. 针刺、中医中药治疗。

3. 常用的非手术疗法包括卧床休息、禁饮食、输液，必要时输血，纠正水、电解质和酸碱平衡紊乱，腹胀者应予以胃肠减压，应用广谱抗生素（头孢霉素类、氧氟沙星、甲硝唑），适时应用解痉止痛与镇静剂。

4. 对慢性病例的治疗可用利胆剂（消溶肝胆结石片），同时注意饮食调节。

5. 经皮肝穿刺胆道引流术。

6. 内镜下十二指肠乳头切开术。

7. 体外震波碎石对胆囊结石效果差。

（二）手术治疗

急性期如出现明显全身中毒症状、腹膜刺激征、黄疸加深者应紧急手术。

急性胆囊炎具备急症手术指征者，宜在发病 48 小时以内施行急症手术。

慢性胆囊炎胆石症者，应择期施行手术。

胆道结石与胆管炎者在非发作期间择期进行手术。

手术方法：

1. 胆囊切除术。

2. 胆囊造瘘术。

3. 胆总管探查引流术。

4. 胆肠内引流术。

5. 肝叶切除术。

第四节 中医辨证论治

一、辨证要点

(一) 辨主证

胆石症的主证变化多样，有以胆胀为主，则按胆胀辨证，有以胁肋部疼痛为主症者，则按胁痛辨证，还有以黄疸、结胸等证为主，有时数证同兼并见，则要根据具体病证分别辨证要点。

(二) 辨缓急

胆石症在静止期可无明显症状及体征，或仅有上腹部不适、隐痛、厌油腻饮食等症状；当湿热日久，脓毒壅滞肝胆，气机受阻，邪热脓毒炽盛，邪热脓毒迫使胆汁外溢，扰乱心神则脘腹、胁肋绞痛拒按、持续不止、腹部胀满，痛引肩背，壮热寒战、汗出，黄疸，谵语神昏。

(三) 望颜面五官

浊毒蕴结，郁蒸体内，上蒸于头面，而见面色粗黄、晦浊。若浊毒为热蒸而外溢于皮肤则见皮肤油腻，患者每有面部洗不净的感觉，给人一种秽浊之象。浊毒上犯清窍而见咽部红肿，咳吐黏稠之涎沫、涕浊等。

(四) 望舌苔

患者以黄腻苔多见，但因感浊毒的轻重不同而有所差别。浊毒轻者舌红，苔腻、薄腻、厚腻，或黄或白或黄白相间；浊毒重者舌质紫红、红绛，苔黄腻，或中根部黄腻。因感邪脏腑不同苔位亦异，如浊毒中阻者，苔中部黄腻；浊毒阻于肝胆者，苔两侧黄腻。苔色、苔质根据病情的新久而变，初感浊毒、津液未伤时见黄滑腻苔；浊毒日久伤津时，则为黄燥腻苔。

(五) 脉象

浊毒证患者滑数脉常见，尤以右关脉滑数突出。临床以滑数、弦滑、弦细滑、细滑多见。病程短，浊毒盛者，可见弦滑、弦滑数脉。病程长、阴虚有浊毒者，可见细滑脉、沉细滑脉。但患者出现沉细脉时多为浊毒阻滞络瘀，而不应仅仅认为是虚或虚寒脉，如《金匮要略方论》中说："太阳病，关节疼痛而烦，脉沉而细者，此名湿痹。"又说："诸积大法，脉来细而附骨者，乃积也。"以上说明细脉主湿浊主积而不主虚的明证。

二、治疗原则

胆石症的发生，是由于脏腑功能失调，引起胆汁运化失常而发病，因此通过中药或配合其他一些疗法调理脏腑、化浊解毒、疏肝利胆、理气活血等，可恢复肝胆正常的功能，使一些患者的胆石排出、消失；还可以防止炎症的发生；并能起到预防结石再发的作用。

(一) 肝郁气滞证

主要症状：胁肋痛或绞痛时牵扯掣背部疼痛，口苦咽干，心烦易怒，脘腹胀满，不欲饮食，或呃逆嗳气，舌黯红，苔薄白，脉弦。

病机：浊蕴肝胆，气机阻滞。

治则：疏肝理气，排石止痛。

方药：木香9g，枳实15g，厚朴15g，郁金15g，炒莱菔子20g。

加减运用：饮食减少者，加鸡内金，以开胃；有口苦、嗳气、恶心、呕吐等症者，加左金丸，以辛开苦降，和胃降逆；伴发热者，加蒲公英、金银花、连翘，以清热解毒。

（二）瘀血内结型

主要症状：胁痛如刺、持续不解、入夜尤甚，痛引肩背，疼痛部位可触及积块，胸腹胀满，寒热时发，黄疸不退，便秘尿黄，舌质紫黯，唇舌有瘀斑、脉弦数。

病机：浊毒中阻，瘀血内结。

治则：理气活血，化瘀消石。

方药：当归15g，川芎12g，延胡索15g，三七2g，蒲黄15g，五灵脂15g，姜黄9g，白芷15g，丹参15g，鸡血藤15g。

加减运用：腹胀痛甚者，加延胡索、川楝子，以理气止痛；发热者，加金银花、连翘、蒲公英，以加强清热之功。

（三）浊毒内蕴型

主要症状：胁肋胀闷疼痛，背部酸沉疼痛，口苦而黏，恶心欲呕，厌油腻，周身困倦，大便不畅或便溏，目黄身黄，尿黄，舌红胖，苔黄腻，脉弦滑数。

病机：湿热中阻，浊毒内蕴。

治则：清热祛湿，利胆排石。

方药：黄芩12g，黄连12g，黄柏12g，金钱草30g，茵陈15g，藿香15g，佩兰12g。

加减运用：高热畏寒者，加柴胡、蒲公英，以清热；恶心呕吐、口苦咽干者，加左金丸，以降逆止呕；大便不爽或便秘者，加生大黄、芒硝，以泻火通便。

（四）浊毒壅盛型

主要症状：口干口苦，脐腹胀满疼痛，心烦躁扰，头晕胀痛，寐差，大便秘结不通，小便短赤或黄，舌紫红，苔黄厚腻，脉滑数或弦滑数。

病机：湿热中阻，浊毒壅盛。

治则：泄浊攻毒。

方药：半边莲15g，半枝莲15g，白花蛇舌草15g，苦参9g，板蓝根15g，鸡骨草12g。

加减运用：汗出脉细者，加太子参30g、麦冬9g、五味子6g，以益气敛汗复脉；神昏谵语者，急用安宫牛黄丸1粒吞服，以芳香开窍。

三、其他治疗

（一）中成药

1. 消炎利胆片：口服，每次5片，每日3次。适用于气滞型胆石症。

2. 龙胆泻肝丸：口服，每次10g，每日3次。适用于湿热型胆石症。

（二）体针

【取穴】日月、胆俞穴。配阳陵泉、胆囊。

【功能】排石止痛。

【主治】胆结石所致疼痛。

【用法】以日月、胆俞为主穴，以阳陵泉、胆囊穴为副穴，肝内胆管结石加太冲为配穴。取右侧胆俞、日月、胆囊穴、阳陵泉3穴。胆俞斜刺0.8寸，用提插泻法，运针1分钟，针感向右小腹部或肝胆区感传。日月穴直刺1.5寸（要避免刺到肝脏），用提插泻法，运针 1 分钟，针感向剑突下感传或局部酸胀。阳陵泉、胆囊穴刺 1.5～2 寸，用提泻法，运针 1 分钟，针感沿胆经向上感传至右小腹部或肝胆区。用电针强刺激，可止痛及促进排石。

【禁忌】孕妇，对本药过敏者，肝性脑病等危重患者禁用。

（三）耳穴疗法

【材料】皮内针或王不留行籽。

【耳穴】主穴：胰、胆、肝、三焦、十二指肠等穴。

【功能】化浊解毒，利胆排石。

【主治】浊毒蕴胆所致的胀满、疼痛、呕吐、嗳气等。

【方法】耳穴局部先用碘酒擦拭，再用酒精脱碘，再将皮内针或王不留行籽对准已选好的耳穴贴敷，然后稍加压力按压 1～2 分钟，一般为单耳取穴，两耳轮换，每日自行按压耳穴 3～4 次，留针 3～5 天，5 次为一个疗程，疗程间隔 3～5 天，可继续进行第二疗程。

【注意事项】埋针处不宜淋湿、浸水；夏季炎热多汗，贴敷时间不宜过长。

【禁忌】孕妇，对胶布及本药过敏者，耳郭有冻伤或炎症者。

第五节　预后与调护

一、预　后

胆石症通过积极的治疗预后良好，当合并胆囊穿孔、急性化脓性胆管炎、肝脓肿或急性出血坏死性胰腺炎等严重并发症时预后较差。

二、调　护

（一）食、药调护

俗语有"三分治疗，七分调养"之说，浊毒学说同样主张以食、药同调，注重饮食调养，调动人体正气以抗邪，达到未病先防的目的。

饮食与"浊毒"的产生密切相关，并决定着浊毒病症的发展和预后。饮食调护应从以下几方面：

1. 多喝水，不憋尿　不要憋尿，多喝多尿有助于细菌、致癌物质和易结石物质快速排出体外，减轻肾脏和膀胱受害的机会。

2. 少喝啤酒　有人认为啤酒能利尿，可防止尿结石的发生。其实，酿啤酒的麦芽汁中含有钙、草酸、乌核苷酸和嘌呤核苷酸等酸性物质，它们相互所用，可使人体内的尿酸增加，成为肾结石的重要诱因。

3. 肉类、动物内脏要少吃　控制肉类和动物内脏的摄入量，因为肉类代谢产生尿酸，动物内脏是高嘌呤食物，分解代谢也会产生高血尿酸，而尿酸是形成结石的成分。因此，日常饮食应以素食为主，多食含纤维素丰富的食品。

4. 少吃食盐　太咸的饮食会加重肾脏的工作负担，而盐和钙在体内具有协同作用，并可以干扰预防和治疗肾结石药物的代谢过程。食盐每天的摄入量应小于 5g。

5. 慎食菠菜　据统计，90% 以上的结石都含钙，而草酸钙结石者约占 87.5%。如果食物中草酸盐摄入量过多，尿液中的草酸钙又处于过饱和状态，多余的草酸钙晶体就可能从尿中析出而形成结石。在食物中，含草酸盐最高的是菠菜，而菠菜又是人们常吃的蔬菜之一。

6. 睡前忌喝牛奶 由于牛奶中含钙较多，而结石中大部分都含有钙盐。结石形成的最危险因素是钙在尿中浓度短时间突然增高。饮牛奶后 2~3 小时，正是钙通过肾脏排除的高峰，如此时正处于睡眠状态，尿液浓缩，钙通过肾脏较多，故易形成结石。

7. 不宜多吃糖 服糖后尿中的钙离子浓度、草酸及尿的酸度均会增加，尿酸度增加，可使尿酸钙、草酸钙易于沉淀，促使结石形成。

8. 晚餐早吃 人的排钙高峰期常在进餐后 4~5 小时，若晚餐过晚，当排钙高峰期到来时，人已上床入睡，尿液便潴留在输尿管、膀胱、尿道等尿路中，不能及时排出体外，致使尿中钙不断增加，容易沉积下来形成小晶体，久而久之，逐渐扩大形成结石。

9. 多吃蔬菜和水果 蔬菜和水果含维生素 B_1 及维生素 C，它们在体内最后代谢产物是碱性的，尿酸在碱性尿内易于溶解，故有利于治疗和预防结石。

10. 减少蛋白质的摄入 有研究表明高蛋白饮食可增加尿结石的发病率。因此节制食物中的蛋白质，特别是动物蛋白质，对所有结石患者都是有益的。

患了胆结石，除了用药物胆石化瘀方中药治疗之外，在饮食方面也要科学安排，应做到"七要"与"五忌"。

五忌：一忌胆固醇较高的食物，如动物心、肝、脑、肠以及蛋黄、松花蛋、鱼子及巧克力等。二忌高脂肪食物，如肥肉、猪油、油炸食品，油多的糕点也不宜多吃，因为过多的脂肪引起胆囊收缩，导致疼痛。三忌节假日或亲友聚会时大吃大喝，因为暴饮暴食会促使胆汁大量分泌，而胆囊强烈的收缩又会引起胆囊发炎、局部绞痛等。四忌食辛辣刺激的调味品，如辣椒、胡椒等。五忌烟、酒、咖啡等，这些带有刺激性的食品会使胃酸过多，胆囊剧烈收缴而导致胆道口括约肌痉挛、胆汁排出困难，易诱发胆绞痛。

七要：一要多吃含维生素 A 的食物，如绿色蔬菜、胡萝卜、番茄、白菜等，平时应多吃些香蕉、苹果等水果。二要用植物油炒菜，所吃的菜以炖、烩、蒸为主。三要常吃些瘦肉、鸡、鱼、核桃、黑木耳、海带、紫菜等、四要多吃些能促进胆汁分泌和松弛胆道后约肌、有利胆作用的食物如山楂、乌梅、玉米须（泡茶慢慢喝）。五要吃早餐，不可空腹的时间太长。六要经常运动，防止便秘。七要减肥。

（二）情志调护

保持一个愉快的心情，切忌忧虑、暴怒、精神刺激及过度疲劳。人的气体通畅，气血调和，肝的疏泄正常，胆汁就不易"潴留"而生石。

（三）生活起居调护

适当控制体重，防止过于肥胖，尤其是中年女性。防止胆道蛔虫感染及驱除肠道寄生虫，减少致病因素。

（孟宪鑫）

第十二章

脑 梗 死

第一节 概 述

一、西医学对本病的认识

脑梗死是指脑部的动脉系统中（主要为颈内-大脑中动脉系统或椎-基底动脉系统两个脑供血系统）的动脉粥样硬化和血栓形成导致动脉管腔狭窄、闭塞，使该动脉供血区局部脑组织的坏死，临床上表现为偏瘫、偏身麻木、讲话不清等突然发生的局限性神经功能缺损症状，旧称脑血栓形成。该病为最常见的脑血管病，占脑血管病的70%，55岁以上的老年人发病率高，男性比女性高。

二、中医学对本病的认识

脑梗死属中医"中风"的范畴，中风根据病情轻重和病位的深浅沿用《金匮要略》的分类方法辨中经络还是中脏腑。脑梗死发病过程中一般无神志改变，表现为不经昏仆而突然发生口眼歪斜、语言不利、半身不遂等症，故属中风中经络。中医辨证根据1993年国家卫生和计划生育委员会制定发布《中药新药临床研究指导原则》中有关中风中经络的辨证方法，分为肝阳暴亢、风火上扰证；风痰瘀血、痹阻脉络证；痰热腑实、风痰上扰证；气虚血瘀证；阴虚风动证等五型。在脑梗死急性期以前三型更为常见。

第二节 病 因 病 机

一、西医学病因病理

（一）病因

根据栓子来源可以分为：

1. 心源性 占60%～75%，常见病因为慢性心房颤动，栓子主要来源是风湿性心瓣膜病、心内膜炎赘生物及附壁血栓脱落等，以及心肌梗死、心房黏液瘤、心脏手术、心脏导管、二尖瓣脱垂和钙化，先天性房室间隔缺损（静脉反常栓子）等。

2. 非心源性 如动脉粥样硬化斑块脱落、肺静脉血栓或凝块、骨折或手术时脂肪栓和气栓、血管内治疗时血凝块或血栓脱落等；颈动脉纤维肌肉发育不良（女性多见）；肺感染、败血症、肾病综合征的高凝状态等可引起脑栓塞。

3. 来源不明 约30%的脑栓塞。

（二）病理

脑组织对缺血和缺氧非常敏感，局部脑供血中断10秒钟，就出现神经功能障碍，当某一动脉完全闭塞而又得不到侧支循环代偿时，其供血区域脑组织很快出现缺血性坏死即脑梗死或脑软化。在动脉闭塞后6小时以内，大体检查，常看不到明显病变。但从动脉闭塞后8~48小时，病变部位出现明显的脑肿胀，脑沟变窄，脑回扁平，脑灰白质界限不清。7~14天脑软化、坏死、逐渐达到高峰，并开始液化。如果系动脉主干如大脑中动脉发生闭塞，病变范围较大，脑组织高度肿胀，则可引起中线移位，甚至脑疝形成。3~4周后坏死组织液化、被吞噬和移走。同时出现胶质纤维增生的修复现象。小的病灶可变为胶质疤痕，大的病灶则变为中风囊。完成此修复过程有时需要几个月甚至1~2年。

二、中医学病因病机

（一）病因

1. 正衰积损 "年四十而阴气自半，起居衰矣"，年老体弱，或久病气血亏损，元气耗伤脑脉失养。气虚则运血无力，血流不畅，而致脑脉瘀滞不通；阴血亏虚则阴不制阳，内风动起携痰浊、瘀血上扰清窍，突发本病。正如《景岳全书·非风》说："卒倒多由昏聩，本皆内伤积损颓败而然。"

2. 劳倦内伤 "阳气者，烦劳则张"，顿劳过度，易使升张，引动风阳，内风旋动，气火俱浮，或兼夹痰浊、瘀血上扰清窍脉络。因肝阳暴张，血气上涌骤然而中风者，病情多重。

3. 脾失健运，浊毒阻络 过食肥甘醇酒，致使脾胃受伤，脾失运化，痰浊内生，郁久内热，郁久化生浊毒，浊毒互结，壅滞经脉，上蒙清窍；或素体肝旺，气机郁结，克伐脾土，浊毒内生；或肝郁化火，烁津成痰，痰郁互结，携风阳之邪，窜扰经脉，发为本病。

4. 五志所伤，情志过极 七情失调，肝失条达，气机郁滞，血行不畅，瘀结脑脉；暴怒，肝阳暴张，或心火暴盛，风火相煽，血随气逆，上冲犯脑。凡此种种，均易引起气血逆行，上扰脑窍而发为中风。尤以暴怒引发本病者最为多见。

另外，部分学者认为中风病有因外邪侵袭而引发者。如风邪乘虚入中经络，气血痹阻，肉筋脉失于濡养；或外因引动痰湿，痹阻经络，而致不遂，此即古人所谓"卒中"。

本病常见的诱因为：气候骤变，烦劳过度，情志过激，跌仆努力等。

（二）病机

1. 病机特点 综观本病，由于患者脏腑功能失调，或气血素虚，加之劳倦内伤、忧思恼怒、饮酒饱食、用力过度，而致瘀血阻滞、痰热内蕴，或阳化风动、血瘀气逆，导致脑脉痹阻或血溢脑脉之外，引起昏仆不遂，发为中风。其病位在脑，与心、肾、肝、脾密切相关。其病机概而论之有虚（阴虚、阳虚）、火（肝火、心火）、风（肝风、外风）、痰（风痰、湿痰）、气（气虚、气逆）、血（血瘀）、浊毒，多在一定条件下相互影响，相互作用。病性多为本虚标实，上盛下虚。在本为肝肾阴虚，气血衰少，在标为风火相煽，痰湿阻络，瘀血阻滞，气血逆乱。而其基本病机为气血逆乱，上犯于脑。

2. 主要病机 脑梗死属中医中风的范畴，中风根据病情轻重和病位的深浅，沿用

《金匮要略》的分类方法辨中经络还是中脏腑。脑梗死发病过程中一般无神志改变，表现为不经昏仆而突然发生口眼歪斜、语言不利、半身不遂等症，故属中风中经络。中医辨证根据 1993 年国家卫生和计划生育委员会制定发布《中药新药临床研究指导原则》中有关中风中经络的辨证方法，分为肝阳暴亢、风火上扰证；风痰瘀血、痹阻脉络证；痰热腑实、风痰上扰证；气虚血瘀证；阴虚风动证等五型。在脑梗死急性期以前三型更为常见。

（1）肝阳暴亢、风火上扰证：年老体衰、肝肾阴虚，水不涵木，肝阳鸥张，阳化风动，风阳煎的津液为痰，风痰阻于经络，故半身不遂，口舌歪斜，舌强语謇或不语，偏身麻木；肝肾阴虚、风阳内动，上冒巅顶，故眩晕头痛、面红目赤；肝阳暴亢，引动心火则心烦易怒、口苦咽干；热移膀胱则尿赤；热灼津液，大肠失润则便干；舌质红或红绛，舌苔薄黄，脉弦有力，均为阴虚阳亢、风火上扰之征。

（2）风痰瘀血、痹阻脉络：正气不足，脉络空虚，卫外不固，风邪乘虚入中经络，痹阻气血，故半身不遂、口舌歪斜、舌强言謇或不语；正气不足，气血虚弱，肢体肌肤失养故偏身麻木。正气不足，气血亏虚，脑失所养故头晕目眩。舌质黯淡，苔薄白或白腻，脉弦滑均为风痰瘀血、痹阻脉络之征。

（3）痰热腑实、风痰上扰，浊毒阻络：嗜酒肥甘、饥饱失常致脾虚失运，聚湿生痰。或肝阳素旺，横克脾土，脾失健运，湿停为痰，痰浊停聚，郁而化热，热盛动风，风痰上扰，横窜经络，痹阻气血故出现半身不遂，口舌歪斜，舌强言謇或不语，偏身麻木；痰热夹湿浊毒阻于中焦，传导失司，升清降浊受阻，下则腑气不通故便干便秘，腹胀，上则清阳不升故头晕目眩；舌苔黄或苔腻，脉弦滑是痰热腑实之征。脉大为病进，偏瘫侧脉弦滑而大是痰浊浊毒阻络，病有发展趋势。

（4）气虚血瘀：气为血帅，气虚不能运血，气不能行，血不能荣，气血瘀滞，脉络痹阻，则出现半身不遂，口舌歪斜，言语謇涩或不语，偏身麻木；气虚则面色㿠白，气短乏力，口流涎，自汗出；心气虚故心悸；脾气虚，水湿不运，泛于肌肤则手足肿胀；中气下陷则便溏；舌质黯淡，舌苔薄白或白腻，脉沉细，细缓或细弦，均为气虚血瘀之征象。

（5）阴虚风动：肝肾亏虚，阴虚阳亢，虚风内动，脉络瘀阻故半身不遂，口舌歪斜，舌强言謇或不语，偏身麻木；肾阴不足，不能上交于心，虚火上扰心神，故烦躁失眠；肾精亏耗，髓海空虚，故眩晕耳鸣；手足心热、舌质红绛或黯红，少苔或无苔，脉细弦或细弦数，均为阴虚火旺、虚风内动之象。

第三节　西医临床诊断与治疗

一、临 床 表 现

（一）症状

1. 呈突然起病，常开始于一侧上肢，然后在数小时或一、二天内其神经功能障碍症状进行性累及该侧肢体的其他部分。

2. 多数不伴头痛、呕吐等颅内高压症状，较大动脉闭塞后数日内发生的继发性脑水肿可使症状恶化并导致意识障碍，严重脑水肿还可引起致命性的脑疝危险。

3. 大脑中动脉及其深穿支 最易受累，出现对侧偏瘫（程度严重）、偏侧麻木（感觉丧失）、同向偏盲，主侧半球（通常为左侧）受累时可表现失语，非优势半球受累时则发生失用症。

4. 颈内动脉 可引起同侧眼失明，其他症状常常与大脑中动脉及其深穿支闭塞后出现的症状体征难于鉴别。

5. 大脑前动脉 不常见，一侧可引起对侧偏瘫（下肢重，上肢轻）、强握反射及尿失禁。双侧受累时可引起情感淡漠、意识模糊，偶可出现缄默状态及痉挛性截瘫。

6. 大脑后动脉 可有同侧偏盲、对侧偏身感觉丧失、自发的丘脑性疼痛、或突然发生不自主的偏身抽搐症；优势半球受累时可见失读症。

7. 椎—基底动脉：眼球运动麻痹、瞳孔异常、四肢瘫痪、进食吞咽困难、意识障碍甚至死亡。

（二）常见并发症

1. 心肌梗死是脑梗死的常见并发症，目前发病机制不明，有研究表明，很多脑梗死患者，在急性期，常常伴有心肌缺血的表现，但是这种改变大部分患者在度过急性期后能够改变，有部分患者，可能发展成为心肌梗死。所以，对脑梗死患者，我们要进行常规心电图检查，如发现有心肌梗死，应对应心脑血管病症采取同时治疗方案。

2. 肺部感染是脑梗死患者最常见的并发症。有很多研究表明，肺部感染成为脑梗死的最主要的致死因素。因此，在护理工作中，提倡勤翻身，勤吸痰。照顾不当，引起患者饮水或饮食呛咳而引发的吸入性肺炎。患者使用抗生素不当，造成菌群失调，加上患者多为老年人，抵抗力差，也增加了易感因素。

3. 尿路感染 见于留置导尿管的患者，或大小便失禁，得不到良好护理的患者，常用细菌性尿路感染起效迅速的抗生素，及安全可靠，预后效果好的中药治疗。

4. 肾功能不全 也是造成患者死亡的重要并发症，主要与以下方面因素有关：脑梗死是一种"应激"状态，体内的高肾上腺素水平，容易造成肾动脉收缩，影响肾血流量。很多药物如甘露醇、抗生素也会对肾功能造成不同程度的影响。

5. 褥疮 患者长期卧床，如果不经常翻身的话，患者的某些骨隆突部分，会对固定的组织压迫，造成局部组织长期缺血、坏死，就形成了褥疮。预防褥疮的最好方法是勤翻身，条件许可，应给患者使用气垫床。

6. 关节挛缩 脑梗死患者如果没有得到良好的康复训练，患侧的肌肉会发生废用性萎缩，在肌肉萎缩和张力升高的共同作用下，关节长期不能正常活动，会造成患者关节畸形、挛缩。患处的关节活动会变得很疼痛。

7. 应激性溃疡 出血性中风患者和大面积脑梗死患者，常常出现上消化道大出血，也是临床上常见并发症和常见死亡原因。

8. 继发性癫痫 无论是出血性还是缺血性中风，在度过急性期后，原来脑内的病灶可能会留下"瘢痕"，如果成为异常放电灶，就有可能诱发癫痫，以大发作为主。如果患者发生继发性癫痫，就要开始正规的抗癫痫治疗。

9. 脑梗死后的精神科问题 这个问题越来越得到了关注。

10. 痴呆 目前，有报道说，腔隙性缺血灶和血管性痴呆有一定的联系。更有的患者，出现了广泛的皮质下的动脉硬化、梗死，出现认知功能的下降。

二、实验室和其他检查

（一）心电图、超声心动图、胸部 X 线摄片及监测血压

可提供原发疾病的征象，如不同类型的心脏疾病等。

（二）头颅 X 线摄片

有时可发现颈内动脉虹吸部有钙化影；梗死范围较广者可在发病 2～3 日后出现中线波移位，持续约 2 周。

（三）脑血管造影

可发现动脉闭塞或狭窄的部位，脑水肿所致血管受压、移位和侧支循环等情况。

（四）脑 CT 及磁共振检查

可显示脑梗死的部位、大小、及其周围脑水肿情况和有无出血征象等，是最可靠的无创性诊断手段。

三、诊断要点

1. 有脑动脉硬化的症状和体征，而初发于 45 岁以上者。
2. 排除了颅内肿瘤、炎症、中毒、外伤等原因。
3. 有高血压史，特别是 Ⅱ 期以上的高血压。
4. 有眼底动脉硬化的表现。
5. 心血管系统及其他部位具有某些动脉硬化者：冠状动脉硬化的临床和心电图改变，主动脉硬化的 X 线征，颈动脉、锁骨下动脉杂音，桡、颞、足背动脉硬化征。

如具有上述各方面的表现，临床可确定。如只具有 1、2 两项，而不全具备 3、4、5 项者，应进行以下辅助检查：①血脂测定，胆固醇 >200～250mg%，甘油三酯 >130mg%，β 脂蛋白 >450～600mg%。②脑血流图，包括药物试验。③脑电图，包括压颈诱发试验。④必要时作脑血管造影。⑤有条件时作局部血流测定。

四、鉴别诊断

（一）脑出血

发病更急，数分钟或数小时内出现神经系统局灶定位症状和体征，常有头痛、呕吐等颅内压增高症状及不同程度的意识障碍，血压增高明显。但大面积脑梗死和脑出血，轻型脑出血与一般脑血栓形成症状相似。可行头颅 CT 以鉴别。

（二）脑栓塞

起病急骤，数秒钟或数分钟内症状达到高峰，常有心脏病史，特别是心房纤颤、细菌性心内膜炎、心肌梗死或其他栓子来源时应考虑脑栓塞。

（三）颅内占位

某些硬膜下血肿、颅内肿瘤、脑脓肿等发病也较快，出现偏瘫等症状及体征，需与本病鉴别。可行头颅 CT 或 MRI 鉴别。

五、治　　疗

脑梗死的治疗原则是：对大面积梗死应及时应用脱水剂，以清除脑水肿。对一般梗死灶则宜应用抗血小板聚集药、钙拮抗剂、血管扩张剂，以防止再形成新的梗死以及加强侧支循环，以利于病灶的修复。急性期后应尽早开始神经功能的锻炼，降低致残率。

（一）急性期治疗

1. 脱水剂 对较大面积的梗死应及时应用脱水治疗，如 20% 甘露醇 250ml 静脉点滴，每日 2~4 次，有心律紊乱者或心功能不全者禁用。此外可选用 10% 甘油 500ml 静脉点滴，每日 1 次。该药作用起效较慢，但持续时间较长，且无反跳作用。

2. 抗血小板聚集药 可选用低分子右旋糖酐 500ml 静脉点滴，每日 1 次，10~14 次为一个疗程。有心、肾疾患者慎用。此外，可口服小剂量阿司匹林，30~50mg 每日 1 次；有出血倾向或溃疡病患者禁用。

3. 钙拮抗剂 是一组能够阻止各种原因导致钙离子（Ca^{2+}）从细胞外流入细胞内的药物，此类药物可选择性扩张脑血管，增加缺血区脑血流量，对脑缺血、缺氧等损伤有保护作用。现广泛地应用于治疗缺血性脑血管病。常用于临床的药物有：尼莫地平，口服 20mg/次，每日 2~3 次。尼卡地平，口服 20mg/次，每日 3 次，3 天后可渐增量，每日量为 60~120mg；或 0.6~1.2mg 加入 5% 葡萄糖 500ml，静脉点滴，每日 1 次，15~30 日为一个疗程。脑益嗪 25mg 口服，每日 3 次，盐酸氟桂嗪（西比灵）5~10mg/次，口服，每晚 1 次。

4. 血管扩张剂 根据局部脑血流测定的研究，近年来有人对缺血性脑血管病应用血管扩张药提出了异议，认为这类药不能用于缺血性脑血管病急性期（发病后两周以内），因血管扩张药可引起"脑内盗血"现象，并可引起颅内压增高的危险。但多数学者认为血管扩张药可用于缺血性脑血管病的极早期（起病 3 小时以内）或多用于中风恢复期（发病 2 周至半年）。临床常用血管扩张药有：罂粟碱，90~120mg 加入生理盐水 500ml 或 5% 葡萄糖 500ml，静脉点滴，每日 1 次，7~10 次为一个疗程。烟酸 200~300mg 加入生理盐水或 5% 葡萄糖 500ml 静脉点滴，每日 1 次，7~10 次为一个疗程。

5. 血栓溶解剂 关于血栓溶解剂将已形成的血栓溶解，在理论上是一种可取的治疗方法，但临床上应用时疗效欠理想，其原因可能是血栓溶解剂使血栓内纤维蛋白溶解系统激活的同时，血液内该系统也被激活，使纤维蛋白溶解酶原量明显下降，破坏了正常的凝血过程，易引起全身出血；其次，溶血栓剂治疗仅适用于发病的早期，血栓老化后血栓溶解剂则难以发挥作用，当脑组织因梗死后供血恢复，脑功能也难以恢复，且易导致梗死区的出血，即出血性梗死。尽管如此，血栓溶解剂目前仍被较多地应用于临床，常用药物有：链激酶，首次剂量要大，一般为 20 万~50 万 U 加入生理盐水 100ml 中静滴，30 分钟内滴完，维持剂量为每小时 5 万~10 万 U 加入生理盐水或葡萄糖溶液中静脉持续滴注，直至血栓溶解或病情不再发展为止，一般应用 12 小时至 5 天。蛇毒抗栓酶，是蛇毒酶制剂，用法是 0.5U 加入 5% 葡萄糖盐水 500ml 中静滴，每日 1 次，10~15 天为一个疗程。

6. 抗凝治疗 对缺血性脑血管病患者，应用抗凝治疗即被动地使机体增加肝素或类肝素含量，以加强抗凝过程，阻止凝血或血栓形成，在理论上讲是十分必要的，但由于个体对抗凝药物的敏感性、耐受性差异较大，因此每个人治疗剂量应是不同的，治疗过程中应定时监测全血凝血时间及（或）凝血酶原时间，另外治疗前应作颅 CT 肯定排除脑出血、内脏活动性出血，以及亚急性细菌性心内膜炎等绝对禁忌证。严重高血压者舒张压大于 13.3kPa 也应慎用。常用药物有藻酸双酯钠，又称多糖硫酸，用量 2~4mg/kg 加入葡萄糖液 500ml 中静脉滴注，每分钟 20~30 滴每日 1 次，10 次为一个疗程；或口服 0.1g/次，每日 3 次。肝素钠，静脉给药作用快，多用于紧急状态（如脑梗死）起病的头 1~2 天，静脉给药 6000～12500U，溶于 5% 葡萄糖液或生理盐水 500～1000ml，静脉滴注，20 滴/分，8～12 小时 1 次。

（二）恢复期治疗

继续口服抗血小板聚集药、钙拮抗剂等，但主要应加强功能锻炼，进行康复治疗，可选用理疗、针灸、促进神经代谢药物等。

（三）紫外线照射充氧自血回输疗法

该疗法是指小剂量自血在体外经紫外线光量子照射及充氧后再输回体内的方法，属光量子疗法的一种。近年来应用于急性脑血管病，通过临床观察证实该疗法有明显改善微循环，增加组织血流量的作用。

具体方法是：采患者静脉血 150～200ml，经血液辐射治疗仪，接通氧气（流量 5L/min），并经紫外线照射后将其回输给患者，隔日 1 次，连续 5 次为一个疗程，一周后可重复一疗程。

第四节　中医辨证论治

一、辨 证 要 点

（一）辨主证

脑梗死属中医中风的范畴，中风根据病情轻重和病位的深浅沿用《金匮要略》的分类方法辨中经络还是中脏腑。脑梗死发病过程中一般无神志改变，表现为不经昏仆而突然发生口眼歪斜、语言不利、半身不遂等症，故属中风中经络。

（二）辨缓急

急性期多以标实证候为主。若出现半身不遂，甚或神昏、抽搐、肢体强痉拘急，属肝风内动；若神昏，喉中痰鸣，舌苔白腻，属痰浊壅盛；若两目红赤，躁动不宁，口干口苦，大便秘结，小便黄赤，则属肝阳邪热；若肢体瘫软，而舌质紫黯，则属正气不足，瘀血内阻。恢复期及后遗症期，则表现为气阴不足，阳气虚衰为主。如肢体瘫痪，手足肿胀，气短，自汗，多属气虚；若畏寒肢冷，则为阳气虚衰；若兼有心烦少寐，手足心热，口干咽干，舌红少苔，多属阴虚内热。

（三）辨虚实

本病分为中经络和中脏腑。中经络无神志改变，中脏腑有神志改变。中脏腑又须区别闭证、脱证。本病为本虚标实之证。闭证，属实证，证见神昏，口噤不开，牙关紧闭，肢体强痉；根据有无热象，又有阳闭、阴闭之分。阳闭，症见面赤身热，气粗口臭，躁扰不宁，舌苔黄腻，脉弦滑而数，为痰热闭阻清窍。阴闭，症见面白唇黯，静卧不烦，四肢不温，痰涎壅盛，舌苔白腻，脉沉滑而缓，为湿痰内闭清窍。脱证，症见昏聩不知，目合口开，手撒肢冷，二便自遗，为五脏真阳散脱于外，乃中风危候。

（四）脉象

浊毒证患者滑数脉常见，尤以右关脉滑数突出。临床以滑数、弦滑、弦细滑、细滑多见。病程短，浊毒盛者，可见弦滑、弦滑数脉。病程长、阴虚有浊毒者，可见细滑脉、沉细滑脉。但患者出现沉细脉时多为浊毒阻滞络瘀，而不应仅仅认为是虚或虚寒脉，如《金匮要略方论》中说："太阳病，关节疼痛而烦，脉沉而细者，此名湿痹。"又说："诸积大法，脉来细而附骨者，乃积也。"以上说明细脉主湿浊主积而不主虚的明证。

二、治 疗 原 则

在经过多年临床观察发现，从发病机制上提出"浊毒理论"，其次从理论上阐明了脑梗死的病因病机为浊毒阻滞脑络，并以此为理论依据，制定了以"化浊解毒"为主治疗脑梗死的一整套严谨的治则、治法，为中医药治疗脑梗死提供了一条思路和方法。

1. 肝阳暴亢、风火上扰型证候：半身不遂、口舌歪斜，舌强语謇或不语，偏身麻木，眩晕头痛，面红目赤，口苦咽干，心烦易怒，尿赤便干，舌质红或红绛，舌苔薄黄，脉弦有力。

治法：镇肝息风、滋阴潜阳。

方药：怀牛膝15g，代赭石15g，龙骨15g，牡蛎15g，白芍30g，玄参15g，龟板15g，天冬15g，茵陈15g，川楝子9g，生麦芽15g，甘草6g。

加减应用：如肝阳上亢甚者加天麻、钩藤以增强平肝息风之力；心烦甚者加栀子、黄芩以清热除烦；头痛较重者加羚羊角、石决明、夏枯草以清息风阳；痰热较重者，加胆星、竹沥、川贝母以清化痰热。

2. 风痰瘀血浊毒、痹阻脉络型

证候：半身不遂，口舌歪斜，舌强言謇或不语，偏身麻木，头晕目眩、舌质黯淡，舌苔薄白或白腻，脉弦滑。

治法：祛风、养血、活血、祛痰，化浊解毒通络。

方药：羌活15g，独活15g，防风15g，当归15g，白芍15g，熟地15g，川芎15g，白术15g，茯苓15g，黄芩15g，石膏30g，生地20g

加减应用：如年老体衰者，加黄芪以益气扶正。如呕逆痰盛、苔腻脉滑甚者，去地黄，加半夏、南星、白附子、全蝎等祛风痰，通经络。无内热者可去石膏、黄芩。

3. 痰热腑实、浊毒上扰型

证候：半身不遂，口舌歪斜，舌强言謇或不语，偏身麻木，腹胀，便干便秘，头晕目眩，咯痰或痰多，舌质黯红或黯淡，苔黄或黄腻，脉弦滑或偏瘫侧弦滑而大。

治法：化痰通腑。

方药：胆南星15g，全瓜蒌15g，生大黄15g，芒硝15g

加减应用：如头晕重者，可加钩藤、菊花、珍珠母。舌质红而烦躁不安，彻夜不眠者，属痰热内蕴而兼阴虚，可选加鲜生地、沙参、麦冬、玄参、茯苓，夜交藤等育阳安神之品，但不宜过多，否则有碍于涤除痰热。

4. 气虚血瘀型

证候：半身不遂，口舌歪斜，言语謇涩或不语，偏身麻木，面色㿠白，气短乏力，口流涎，自汗出，心悸便溏，手足肿胀，舌质黯淡，舌苔薄白或白腻，脉沉细，细缓或细弦。

治法：益气活血。

方药：生黄芪25g，当归尾15g，川芎15g，赤芍15g，桃仁15g，红花15g，地龙15g。

加减应用：如半身不遂较重者加桑枝、穿山甲、水蛭等药加重活血通络、祛瘀生新；言语不利甚者加菖蒲、远志化痰开窍；手足肿胀明显者加茯苓、泽泻、薏仁、防己等淡渗利湿；如大便溏甚者去桃仁加炒白术、山药以健脾。

5. 阴虚风动型

证候：半身不遂，口舌歪斜，舌强言謇或不语，偏身麻木，烦躁失眠，眩晕耳鸣，手足心热，舌质红绛或黯红，少苔或无苔，脉细弦或细弦数。

治法：滋阴息风。

方药：鸡子黄 1 枚，阿胶 15g，地黄 15g，麦冬 15g，白芍 15g，龟板 15g，鳖甲 15g，五味子 15g，炙甘草 9g。

加减应用：如偏瘫较重者可加牛膝、木瓜、地龙、蜈蚣、桑枝等通经活络之品；如舌质黯红、脉涩等有血瘀证时加丹参、鸡血藤、桃仁、地鳖等以活血祛瘀；语言不利甚加菖蒲、郁金、远志开音利窍。

三、其他治疗

（一）针灸疗法

1. 取头穴　前神聪，百会，四神聪，水沟穴（取病灶区）。电针留针 30 分钟。

2. 体针疗法　取肢瘫侧：内关，曲池，足三里，部分阿是穴等。电针留针 30 分钟。

（二）专方验方

1. 蓖麻子（去壳）30g 或加冰片 1g，研膏敷于患侧面部，冬天加干姜、附子各 3g。用于口眼歪斜。

2. 鳝鱼血入麝香少许外涂息侧，单纯鳝鱼外涂亦可。用于口眼歪斜。

（三）中成药治疗

1. 大活络丹，1 丸，每日 2 次，用于风寒湿痹引起的中风偏瘫，口眼歪斜、语言不利。

2. 牛黄清心丸，1 丸，每日 2 次，用于气血不足，痰热上扰引起中风不语、口眼歪斜、半身不遂。

3. 华佗再造丸，8g，每日 2 次，用于瘀血或痰湿闭阻经络之中风瘫痪、口眼歪斜、言语不清。

4. 人参再造丸，1 丸，每日 2 次，用于风痰瘀血痹阻经络引起的中风偏瘫、语言不利、口眼歪斜。

5. 川芎嗪注射液，80mg，加入 5% 葡萄糖 500ml 中静脉滴注，每日 1 次，10～15 次，为一个疗程。对本药过敏者，孕妇、严重心脑血管疾病、精神患者及足部皮肤有破损者禁用。

第五节　预后与调护

一、预　　后

脑梗死的死亡率较脑出血低，一般预后较脑出血好一些，但病情严重的脑梗死，预后不佳。脑梗死的预后与下列因素有关。

1. 与阻塞的血管大小有关　如阻塞的是小血管，脑缺血范围小，侧支循环易形成，恢复较快，预后较好。如阻塞的血管大，脑缺血范围大，脑组织受损严重，临床症状恢复慢，预后较差。

2. 与发病速度有关　缓慢逐渐发病者，较易形成侧支循环，脑缺血可逐渐代偿，预后较好。急性起病者，未能建立侧支循环，预后较差。

3. 与梗死的次数和数量有关　首次发作，预后较好。但一次大面积梗死，预后较差。发生两次以上的梗死，特别是两侧脑血管均受累预后较差。梗死灶越多，预后越差。梗死灶单一者，预后较好。

4. 与栓子的性质有关　如栓子疏松，在随血液运行过程中，自身破碎，流到血流的远端，阻塞小血管者，预后较好。而脂肪栓子、空气栓子、细菌栓子，比心源性栓子预后严重。但心源性栓子引起脑脓肿者，预后较差。

5. 与局灶定位症状轻重有关　发病后偏瘫失语等定位症状较轻，预后较好。反之，偏瘫失语程度较重者，预后较差。

6. 与昏迷程度有关　昏迷程度严重，持续时间越长，预后越差。起病时无昏迷，以后进入昏迷，且昏迷程度逐渐加重者，预后较差。患者神志始终处于清醒状态，预后较好。

7. 与有无并发症有关　如合并褥疮，肺部感染，尿路感染，糖尿病，冠心病，心律不齐，心力衰竭等，预后较差，无并发症者，预后较好。

8. 与患者年龄有关　年龄大，体质差，预后较差。年龄小，体质好，预后好。

二、调　护

脑梗死是中老年人的多发病常见病，瘫痪肢体的功能恢复比较困难。所以预防脑梗死病应予重视。脑梗死与脑出血就其致病因素，它们有其共同的地方在脑动脉硬化形成后，其发病诱因却有不同。在致病因素的预防上可参照脑出血一章的预防措施，现仅对脑栓塞的前驱症状和一些诱因的预防措施叙述如下。

（一）治疗各种心脏病

脑栓塞的主要原因是风湿性心脏病二尖瓣上的赘生物当心脏跳动过快，栓子易脱落，特别在全身用力时，心脏用力收缩，血流速度加快，栓子在快速血流的冲击下，更容易脱落，脱落的栓子堵塞血管就发病，所以对风湿性心脏病或细菌性心内膜炎患者，除积极治疗外，还不适合做急重的运动或劳动。是对脑栓塞的重要预防措施。

（二）戒烟

烟草中有一种尼古丁的物质，对人体毒害很大，尼古丁吸入人体内，刺激自主神经，使血管痉挛，心跳加快，血压升高，血中胆固醇增加，从而加速动脉硬化。

（三）把脑梗死病防止在发病前阶段

各种脑梗死病的危险因素，如不认真地预防治疗，任其发展下去，这些因素就会由量变到质变，直到暴发脑血管病，因此预防脑梗死病要早抓，警惕脑梗死病前的各种信号。可分为五个方面：

1. 意识和精神状态改变，如嗜睡，即整天昏昏沉沉的睡觉。性格反常态，变得孤僻寡言，表情淡漠和烦躁不安，有的可出现短暂性的意识丧失或智能减退。这些表现与脑缺血有关。

2. 运动障碍表现为突然嘴歪，说话困难，吐字不清，失语或语不达意。吞咽困难，偏身无力或活动失灵，持物失落，走路不稳，突然摔倒，有的可出现肢体抽动。

3. 感觉障碍表现为舌、面、唇及四肢麻木。耳听力减退，视物有旋转感。

4. 头痛、头晕头痛形式与往日不同，头痛程度重持续时间长。

5. 自主神经及其他障碍，全身乏力，出虚汗、低热、胸闷、心悸、突然打嗝、呕吐等自主神经症状。少数患者有脸结合膜，视网膜出血及鼻出血。如果出现上述征兆，应及时就医，予以详细检查，作出诊断，及时处理，这样可以避免或推迟脑梗死的发作。

（孟宪鑫）

第十三章

冠 心 病

第一节 概 述

一、西医学对本病的认识

冠状动脉粥样硬化性心脏病简称冠状动脉性心脏病或冠心病，有时被称为冠状动脉病或缺血性心脏病。主要是由于冠状动脉粥样硬化使管腔狭窄或阻塞导致心肌缺血、缺氧而引起的心脏病，为动脉粥样硬化导致器官病变的最常见类型。可以导致心肌缺血、缺氧的冠状动脉病，除冠状动脉粥样硬化外，还有炎症（风湿性、梅毒性、川崎病和血管闭塞性脉管炎等）、痉挛、栓塞、结缔组织病、创伤和先天性畸形等多种。由于绝大多数由冠状动脉粥样硬化引起，所以临床上常用冠心病一词来代替冠状动脉粥样硬化性心脏病。

按照 1979 年世界卫生组织（WHO）发表的"缺血性心脏病"的命名和诊断标准，可以将本病归纳为：①隐匿型或无症状性冠心病；②心绞痛；③心肌梗死；④缺血性心肌病；⑤猝死等 5 型。1980 年第一届全国内科学术会议建议采用世界卫生组织的命名和诊断标准，以利于国际交流。近年来，从提高诊治效果和降低死亡率出发，临床上提出两种综合征的分类：①慢性心肌缺血综合征；②急性冠状动脉综合征。

二、中医学对本病的认识

我国古代医籍中没有冠心病这个病名，根据其病因病机及临床特征，冠心病属于中医"厥心痛""真心痛"和"胸痹"等病证范畴。从该病病机上讲，大多数医家认为其病机以阳虚寒凝为主，心气不足、心阳不振，以致气滞、瘀血、痰浊阻碍心脉，影响气血运行所致。对冠心病的临床症状早在《素问·藏气法时论》中就曾有表述："心病者，胸中痛，胁支满，胁下痛，膺背肩胛间痛，两臂内痛。"；对冠心病急性心肌梗死并发休克及病情转归与预后在《灵枢·厥病》中有如下描述："真心痛，手足青至节，心痛甚，旦发夕死，夕发旦死。"汉代张仲景在《金匮要略》中对胸痹心痛立有专病专篇论治，《金匮要略·胸痹心痛短气》有"胸痹之病，喘息咳唾，胸背痛，短气"以及"胸痹，不得卧，心痛彻背"等记载。对冠心病的病因病机历代医家有较多研究与记载，如《素问·藏气法时论》指出："寒气入经而稽迟，泣而不行，客于脉外则血少，客于脉中则气不通，故卒然而痛。"《素问·至真要大论》曰："太阳只胜寒厥之胃，则内生心痛。"张仲景认为阳微阴弦，阴乘阳位，痰浊内阻胸膺是其病机。而《素问·刺热论》曰："心热病者，先不乐，数日乃热，热争则卒心痛。"《血证论·脏腑病机论》亦有"火结则为结胸，为痞，为火痛，火不宣发则为胸痹"的论述，认为心痛有部分属热。隋代巢元方认为心痛可分虚实两类，《诸病源候论》提出胸痹是邪盛正虚之证，邪气客五脏六腑，皆可上冲胸部发病，不限于直犯心肺。《圣济总录·心痛总论》认为胸痹心痛的病机多为"卒心痛者，本于脏腑虚弱，寒气卒然客之"，或"脏腑虚弱，阴阳不和，风邪冷气，攻注胸中"。清代《玉机微义》曰："病久气血虚损及素作劳羸弱之人患心痛者，皆虚痛也"。此外亦有从情志论述者，如陈言《三因极一病证方论》："真心痛皆脏气不平，喜怒忧思所致，属内所因。"《景岳全书》："然必以积劳积损及忧思不遂者，乃有此病。"

近现代医家蒲辅周认为冠心病属于虚证，乃"心气不足，营气不周"所致，任应秋认为心痛时首先为阳气亏虚，其次才是血脉之损，岳美中认为心痛为"浊阴弥漫"，董建华认为冠心病为胸中气血闭阻塞滞，路志正认为胸中阳气虚衰，邪气乘虚而入阳位为其基本的病因病机，邓铁涛认为气虚乃冠心病的病机共性之一。

第二节　病 因 病 机

一、西医学病因病理

（一）病因

西方医学研究认为，冠心病的主要病因是冠状动脉粥样硬化，但动脉粥样硬化的原因尚不完全清楚，可能是多种因素综合作用的结果。大量的研究表明动脉粥样硬化的形成是动脉壁细胞、细胞外基质、血液成分（特别是单核细胞、血小板及低密度脂蛋白）、局部血流动力学、环境及遗传学等多因素参与的结果。流行病学研究发现，与动脉粥样硬化相关的重要危险因子为血脂蛋白异常、高血压、糖尿病、吸烟、肥胖、血同型半胱氨酸增高、体力活动少、高龄等。此外，大多数研究人员认为本病发生的危险因素还与年龄、性别、家族史等有关系。

（二）病理

动脉粥样硬化始发于内皮损伤，是一种与脂质代谢障碍，特别是与胆固醇代谢障碍有密切关系的疾病。病变早期，血液中的胆固醇及其他脂质和复合糖类在动脉内膜中沉淀下来，继而引起内膜纤维组织增生，内膜逐渐隆起、增厚，形成肉眼能够看到的灰黄色斑块；以后斑块不断扩大，中心部分因营养不足而发生软化、崩溃，可见黄色"粥样"物质；再以后动脉的中层也有脂质沉淀下来，而且中层的弹性纤维和平滑肌纤维断裂，血管内膜下逐渐发生纤维组织增生，还有钙质沉淀下来，结果，动脉管壁就变脆、变硬，管腔变窄。整个病变形成主要经历了三个基本的生物学过程：①内膜平滑肌细胞、各种巨噬细胞及T淋巴细胞的局部迁移、堆积和增殖；②堆积的平滑肌细胞在各种生长调节因子的作用下合成较多的细胞外基质包括弹力蛋白、胶原、蛋白聚糖等；③脂质在巨噬细胞和平滑肌细胞以及细胞外基质中堆积，最终内膜增厚、脂质沉积形成动脉粥样硬化病变。另外，血小板在损伤、溃破的内皮表面黏附、聚集可导致内皮细胞进一步损伤，并可促发凝血过程形成血栓，加重甚至完全阻塞冠脉管腔。

动脉粥样硬化根据其原因、后果和病理形态的不同，大体上可分为3种类型：①细小动脉硬化，主要发在高血压患者。②动脉中层硬化，多发生在四肢的中等大小的动脉，一般不引起管腔狭窄，不产生症状。③动脉粥样硬化，常发生在大型动脉，如主动脉、冠状动脉、脑动脉等重要部位的血管。

二、中医学病因病机

冠心病属于中医"厥心痛""真心痛"和"胸痹"等病证范畴。通常是由于常年饮食作息不科学，摄入过量肥甘厚味、饥饱失常、劳作不规律或吸烟饮酒等不良嗜好导致身体积累大量的毒邪，搏结痰湿血瘀形成顽固的有形之浊，逐渐侵蚀拥堵血脉，造成血行不畅，心失濡养而发，并常为风寒邪气或情志失常气机不畅而诱发绞痛，或年久积损，绞痛规律隔时而发。

（一）病因

1. 饮食失节　随着人们生活水平的不断提高，饮食习惯趋于高热量、高蛋白、高脂肪，强食过饮现象非常普遍，而过食肥甘厚味，超出脾胃运化功能，则湿聚食积，化为痰饮，蕴郁日久，化为浊毒之邪瘀阻脉络，则气滞血瘀，胸阳失展而发心绞痛。

2. 长期嗜烟好酒　"酒为百药之长"，易入血分，适量饮酒可以驱除风寒、疏通筋脉、解除疲劳、振奋精神，而过量或长期嗜酒则会危害人的健康，出现头目不爽、倦怠乏力、口干口黏、舌苔厚腻等湿浊阻滞之象，而长期嗜酒者每见面垢多眵、食少脘闷、口干口苦、舌苔黄腻等湿热阻滞之征。烟对人体有百害而无一利，因此即便少量吸烟，也会给身体带来不容忽视的危害，大量的研究证明，吸烟可以导致冠状动脉痉挛，使血小板活性增加并凝聚成血栓。"烟为辛热之魁"（《顾松园医镜·虚劳》），香烟燥热，长期嗜烟者每多见咳嗽多痰等痰浊内蕴之象。湿热痰浊郁久，则气滞血瘀，痹阻心脉而发病。

3. 情志失调　情志变化刺激过于突然、持久，使脏腑功能紊乱，升降出入失常，影响气机的通调条达，津血的输布，可蓄郁而为毒，从而使血行失畅，心脉痹阻。《证治准绳·喘》谓："七情内伤，郁而生痰。"《医述·血证》亦曰："或因忧思过度，而致营血郁滞不行；或因怒伤血逆，上不得越，下不归经，而留积于胸膈之间者，此皆瘀血之因也。"

4. 年迈体虚　人体是否发病，主要取决于人体的正气强弱。"正气存内，邪不可干"，"邪之所凑，其气必虚"，年老脏腑虚衰，心阴亏虚或心阳不振，可使血行不畅，气滞血瘀，而使胸阳失运，心脉阻滞。

（二）病机

1. 病机特点　以血瘀以主，为浊毒之邪郁结于心而发。

本病临床多由寒凝、气滞、瘀血、痰浊等阻碍心脉，影响气血运行所致。病机以血瘀以主，为浊毒之邪郁结于心而发，可兼见寒凝、湿热、痰浊、气滞、心脾阳虚等证，其病位在心，与肝、脾关系密切。

2. 主要病机

（1）心阴虚：心阴不足，血不养心则胸闷痛、夜寐不安；精血亏少，不能上营于头目则头晕耳鸣、目眩、口干咽燥；肝阴不足，情志抑郁故心烦易怒。阴虚生内热，迫津液外泄，故潮热盗汗；舌质红，舌苔少，脉细数，或沉细而数均为阴虚之象。

（2）心阳虚：心阳不足，鼓动无力，血行不畅，则心前区痛；心血痹阻胸中，转行于背则心痛彻背；心阳不足，不能温煦四末，故畏寒肢冷；舌胖嫩、黯淡，脉沉细或沉迟为心阳不足之象。

（3）心血瘀阻：瘀血痹阻脉络，胸阳不通，不通则痛，故见胸痛如针刺，或呈绞痛，痛处固定不移；气滞不畅，故胸闷气短、心悸；唇舌黯紫，或有瘀斑，脉细涩或结代，为气滞血瘀之象。

（4）寒凝心脉：阴寒凝滞，气血痹阻，见卒然心痛如绞，心痛彻背，胸闷气短；形冷，手足不温皆为寒象，苔薄白，脉沉紧或沉细为寒凝血脉之象。

（5）气滞心胸：情志抑郁，或郁怒伤肝，肝郁气滞，故时欲太息，情志不遂易诱发或加重气机瘀滞，心脉痹阻，故心胸满闷，隐痛阵发。

（6）痰浊痹阻：痰浊盘踞，胸阳失展，故胸闷重；痰多气短，肢体沉重，形体肥胖，故倦怠乏力；气机痹阻，脉络阻滞，故胸闷心痛；苔浊腻或白滑，脉滑，皆为痰浊聚积之象。

（7）浊毒内蕴：胸胁为气机升降之道路，浊阻胸膈，胸阳失展则胸闷心痛，久而导致心之功能下降，血亏气虚，故心悸怔忡；舌红，苔黄腻，脉弦细或弦滑，则为浊毒在心之象。

第三节　西医临床诊断与治疗

一、临 床 表 现

（一）症状

冠心病在临床分为隐匿型、心绞痛型、心肌梗死型、心力衰竭型（缺血性心肌病）、猝死型五个类型。其中最常见的是心绞痛型，最严重的是心肌梗死和猝死。

1. 心绞痛是一组由于急性暂时性心肌缺血、缺氧所起的综合征：

（1）胸部压迫窒息感、闷胀感、剧烈的烧灼样疼痛，一般疼痛持续 1～5 分钟，偶有长达 15 分钟，可自行缓解；

（2）疼痛常放射至左肩、左臂前内侧直至小指与无名指；

（3）疼痛在心脏负担加重（例如体力活动增加、过度的精神刺激和受寒）时出现，在休息或舌下含服硝酸甘油数分钟后即可消失；

（4）疼痛发作时，可伴有（也可不伴有）虚脱、出汗、呼吸短促、忧虑、心悸、恶心或头晕症状。

2. 心肌梗死是冠心病的危急症候，通常多有心绞痛发作频繁和加重作为基础，也有无心绞痛史而突发心肌梗死的病例（此种情况最危险，常因没有防备而造成猝死）。心肌梗死的表现为：

（1）突发时胸骨后或心前区剧痛，向左肩、左臂或他处放射，且疼痛持续半小时以上，经休息和含服硝酸甘油不能缓解；

（2）呼吸短促、头晕、恶心、多汗、脉搏细微；

（3）皮肤湿冷、灰白、重病病容；

（4）大约 1/10 的患者的唯一表现是晕厥或休克。

心肌缺血的临床表现主要是心脏增大、心力衰竭和心律失常。

（二）常见并发症

1. 乳头肌功能失调或断裂　二尖瓣乳头肌因缺血、坏死等使收缩功能发生障碍，造成不同程度的二尖瓣脱垂并关闭不全。

2. **心脏破裂**　常在心肌梗死 1 周内出现，多为心室游离壁破裂，造成心包积血引起急性心脏压塞而猝死。

3. **栓塞**　左心室附壁血栓脱落所致，引起脑、肾、脾、或四肢等动脉栓塞。

4. **心室壁瘤**　主要见于左心室，体格检查可见左侧心界扩大，心脏搏动范围较广。

5. **心肌梗死后综合征**　心肌梗死后数周至数月内出现，可反复发生，表现为心包炎、胸膜炎或肺炎，有发热、胸痛等症状，可能为机体对坏死物质的过敏反应

二、实验室和其他检查

（一）心电图

大部分冠心病患者，没有症状发作时的心电图都是正常的，或基本正常。所以，心电图正常不能排除冠心病。当出现心绞痛症状时，常发生暂时的 T 波倒置，或 ST 段压低；当休息或含化硝酸甘油症状消失后，心电图恢复正常。当然，少数情况下发生较严重的缺血（如时间超过十五分钟），心电图异常可以持续数天。如果患者没有明显的症状，而心电图长期的异常（多数为 T 波倒置，或伴 ST 段压低），多数不是冠心病，可能为心肌病。此外，正常人也可见心电图 T 波倒置。

（二）平板运动、踏车运动试验

它诊断冠心病的准确性在 70% 左右。当然，运动试验有一定风险，有严格的适应证和禁忌证。如急性心肌梗死、不稳定性心绞痛、没有控制的高血压、心力衰竭、急性心肺疾病等属于运动试验的绝对禁忌证。

（三）放射性核素显像

它诊断冠心病的准确性也是 70%。但确诊心肌梗死的准确性接近 100%。

（四）冠状动脉选择性造影

是显示冠状动脉粥样硬化病变最有价值的有创性检测手段。它诊断冠心病的准确性达 90% 以上，可以检测出其他检查无法发现的早期动脉硬化症。

（五）超声心动图

该检查是诊断心脏疾病极其有价值的一项检查。可以确诊或排除多种器质性心脏病，通过观察心腔形态的改变、心室射血分数来判断心肌缺血。尤其对确诊急性心肌梗死、陈旧性心肌梗死等有明确室壁运动异常的疾病有重要临床意义。

（六）磁共振和 CT 断层显像

可以获得心脏解剖、心肌灌注与代谢、心室功能及冠状动脉成像的信息。

（七）其他

对不能进行运动试验的患者还可用药物负荷试验配合以上检查进行临床确诊，包括双嘧达莫试验、腺苷试验、多巴酚丁胺试验和异丙肾上腺素静脉滴注。麦角新碱诱发试验常用于诊断冠状动脉痉挛。

三、诊　断　要　点

（一）心绞痛

隐匿性冠心病主要根据静息、动脉或负荷试验的心电图检查、放射性核素显像发现，发作性心绞痛的诊断，根据患者发病的特点和体征，结合年龄和存在的危险因素，除外其他原因所致的心绞痛后一般即可建立诊断。通过各种辅助检查可以进一步明确诊断。

1. 疼痛性质　心绞痛是压榨紧缩、压迫窒息、沉重闷胀性疼痛，而非"绞痛"也非刀割样、尖锐痛或抓痛、短促的针刺样或触电样痛或昼夜不停的胸闷感觉，少数可以表现为烧灼感、紧张感或呼吸短促伴咽喉或气管紧榨感，一般开始时较轻，逐渐加剧，然后逐渐消失，很少为体位改变或深呼吸所影响。

2. 疼痛部位　常位于胸骨或邻近，也可以发生在上腹至咽喉之间的任何水平处，但极少在咽部以上。有时可位于左肩或左臂，偶尔也可位于右臂、下颌、下颈椎、上胸椎、左肩胛骨或肩胛骨上区，位于左腋下或左胸下者很少。疼痛或不适的范围常为手掌或拳头大。

3. 疼痛的时限　一般 1～15 分钟，多数 3～5 分钟，偶尔有 30 分钟的（中间综合征除外），疼痛持续仅数秒钟或持续整天或数天者均不似心绞痛。一般舌下含服硝酸甘油片应在 1～2 分钟内缓解。

4. 常见诱发因素　以体力劳累为主，其次为情绪激动。此外用力过度、暴露寒冷环境、身体其他部位疼痛都可以诱发。此外大量饮酒，体质指数（BMI）增加，用药不当等均可为该病诱发因素。

（二）心肌缺血

主要根据动脉粥样硬化的证据和摒除可引起心脏扩大、心力衰竭和心律失常的其他器质性心脏病，心电图可见 ST 段压低、T 波平坦或倒置，QT 间期延长、QRS 波电压低等，放射性核素检查见心肌显像不佳；超声心动图可显示室壁的异常运动，如以往有心绞痛或心肌梗死史，可有助于诊断。冠状动脉造影和血管腔内超声显像可确立诊断。

四、鉴 别 诊 断

（一）X 综合征

多见于绝经期前女性，冠心病的危险因素不明显，疼痛症状不典型，冠状动脉造影未见有意义的狭窄但常可见血流缓慢和冠状动脉血流储备降低，治疗反应不稳定但预后良好。

（二）心脏神经症

常自诉胸痛，但为短暂（几秒钟）的刺痛或较持久（几小时）的隐痛，常喜欢不时地深吸一大口气或叹息性呼吸。疼痛部位多在左胸乳房下心尖部附近，或常变动。

（三）急性心肌梗死

该病疼痛部位相仿，但性质更剧烈，持续时间可达数小时，含服硝酸甘油多不能缓解，常伴休克、心律失常和心力衰竭，并有发热，有特征性的心电图和心肌损伤标志物的改变。

（四）心肌桥

冠状动脉造影可显示收缩期血管腔节段被挤压，舒张期恢复正常，被称为挤奶现象，血管内超声更能准确反映出心肌桥的存在，冠脉内多普勒可呈现特征性的舒张早期血流加速及收缩期前向血流减弱或逆流现象。

（五）肋间神经痛

本病通常累及 1～2 个肋间，不一定局限在前胸，为刺痛或灼痛，多为持续性而非发作性，咳嗽、用力呼吸和身体转动可使疼痛加剧，沿神经走行处有压痛，手臂上举活动时局部有牵拉疼痛。

（六）其他

如严重的主动脉瓣病变、风湿热或其他原因引起的冠状动脉炎、梅毒性主动脉炎引起冠状动脉口狭窄或闭塞、肥厚型心肌病肥厚心肌相对缺血、先天性冠状动脉畸形等均可引起心绞痛。

五、治　　疗

（一）一般治疗

心绞痛发作时应立刻停止活动，一般在休息后症状即可消除，平时应尽量避免各种诱发的因素，如过度体力活动、情绪激动、饱餐或油腻饮食、大量饮酒等，冬季应注意保暖。

（二）药物治疗

1. 改善预后的药物治疗，如抗血小板药物（阿司匹林）、血管紧张素转化酶抑制剂（ACEI）与血管紧张素 Ⅱ 受体拮抗剂（ARB）、调节血脂药物（他汀类药物）、β 受体阻滞剂（美托洛尔）等。

2. 改善症状、减轻缺血发作的药物，如硝酸酯制剂（硝酸异山梨酯）、β 受体阻滞剂、钙拮抗剂（二氢吡啶类）、代谢类药物（曲美他嗪）、窦房结抑制剂（伊伐布雷定）等。

（三）血运重建治疗

1. 经皮冠状动脉介入术（PCI），能使患者症状迅速改善，生活质量提高，但是心肌梗死的发生率和死亡率无显著差异。

2. 外科治疗，主要是施行主动脉-冠状动脉旁路移植手术（CABG）或内乳动脉远端-冠状动脉吻合术。

第四节　中医辨证论治

一、辨证要点

（一）辨虚实

辨证首先辨别虚实，心胸满闷，隐痛阵发，时欲太息，苔薄或薄腻，脉细弦者，多属气滞；胸闷而痛，伴唾吐痰涎，苔腻，脉弦滑或弦数者，多属痰浊；胸痛如绞，遇寒则发，或得冷加剧，伴畏寒肢冷，舌淡苔白，脉细，多属寒凝心脉；刺痛固定不移，痛有定处，夜间多发，舌紫黯或有瘀斑，脉结代或涩，多属心脉瘀滞。除区别气滞、瘀血、痰浊、湿热、寒凝的不同，还应区别阴阳气血亏虚的不同。

（二）辨轻重

疼痛持续时间短暂，瞬息即逝，偶发者轻；持续时间长，反复发作，发作频繁者重；若持续数小时甚至数日不休者常为重症或危候。疼痛遇劳发作，休息或服药后能缓解者为顺症；服药后难以缓解者常为危候。

二、治疗原则

冠心病病机以瘀以主，在治疗上，当以化浊解毒为基本方法，虚证辅以温补滋养之药，使气滞、瘀血、痰浊、湿热、寒凝等阻碍心脉，影响气血运行的因素得以祛除，浊毒既清，瘀滞得行，则可阻断冠状动脉粥样硬化的生成发展，杜绝症积形成之源。

（一）心阴虚型

主要症状：胸闷痛，心烦易怒，头晕耳鸣，口干咽燥，目眩，夜寐不安，或有潮热盗汗，舌质红，舌苔少，脉细数，或沉细而数。

病机：心阴不足，血不养心则胸闷痛、夜寐不安；精血亏少，不能上营于头目则头晕耳鸣、目眩、口干咽燥；肝阴不足，情志抑郁故心烦易怒。阴虚生内热，迫津液外来，故潮热盗汗；舌脉变化为阴虚之证。

治则：滋阴养心。

方药：酸枣仁 12g，柏子仁 10g，当归 10g，天冬 9g，麦冬 10g，生地 15g，人参 10g，丹参 9g，玄参 10g，云苓 12g，五味子 8g，远志肉 9g，桔梗 8g。

加减应用：心悸怔忡者加桂枝、甘草，不能入眠者加龙眼肉、夜交藤，脾胃虚弱者加白术、党参，心火较盛者加灯心草、栀子，心悸甚者加磁石、龙齿。

（二）心阳虚型

主要症状：心前区痛，或心痛彻背不易缓解，心悸、气短、自汗，动则加重，畏寒肢冷，舌胖嫩、黯淡，脉沉细或沉迟。

病机：心阳不足，鼓动无力，血行不畅，则心前区痛；心血瘀阻胸中，转行于背则心痛彻背；心阳不足，不能温煦四末，故畏寒肢冷；舌、脉为心阳不足之征象。

治则：温通心阳。

方药：熟附子 9g，干姜 9g，炙甘草 12g，桂枝 12g。

加减应用：腹胀脘闷者加茯苓、白术，芍药，水肿甚者加猪苓、泽泻、葶苈子，汗多者加龙骨、牡蛎、浮小麦，纳呆食少者，加砂仁、鸡内金、炒三仙，便溏腹泻者，加炒山药、芡实。

（三）心血瘀阻型

主要症状：心胸发作性疼痛，多为刺痛、绞痛、痛处固定，或痛引肩背，胸闷气短，心悸、舌黯紫，有瘀点或瘀斑，脉细涩或结代。

病机：瘀血痹阻脉络，胸阳不通，不通则痛，故见胸痛如针刺，或呈绞痛，痛处固定不移；气滞不畅，故胸闷气短、心悸；唇舌黯紫，或有瘀斑，脉细涩或结代，为气滞血瘀之象。

治则：活血化瘀通络。

方药：当归 9g，生地 9g，桃仁 12g，红花 9g，枳壳 6g，赤芍 6g，柴胡 3g，甘草 6g，桔梗 4.5g，川芎 4.5g，牛膝 9g。

加减应用：血瘀气滞并重者，加沉香、檀香、荜茇，气滞痛甚者，加田七、广木香、降香、郁金、元胡，兼有阳虚者，加人参、附子、肉桂，胸部憋闷明显者，加青皮、瓜蒌皮。

（四）寒凝心脉型

主要症状：卒然心痛如绞，心痛彻背，喘息不得平卧，多因气候骤冷或骤感风寒而发病或加重，伴形冷，甚至手足不温，冷汗不出，胸闷气短、心悸、脸色苍白，苔薄白，脉沉紧或沉细。

病机：素体阳虚，阴寒凝滞，气血痹阻，故见心痛彻背，胸闷气短；形冷，手足不温，皆为寒象，苔薄白，脉沉紧或沉细为寒凝血脉之象。

治则：通阳散寒，活血通脉。

方药：当归 12g，桂枝 9g，芍药 9g，细辛 3g，通草 6g，大枣 8 枚，炙甘草 6g。

加减应用：气血亏虚者，加黄芪、川芎、生地、白术；肝肾阴虚如，肝阳偏亢者，加天麻、钩藤、白蒺藜、蔓荆子；肾阴虚者，加熟地、山药、枸杞子、山茱萸；痰湿郁甚者，加半夏、天麻、白术、茯苓；气滞血瘀者，加桃仁、红花、川芎、莪术；疼痛甚者，加蜈蚣、地龙、全蝎。

（五）气滞心胸型

主要症状：心胸满闷，隐痛阵发，时欲太息，遇情志不遂时容易诱发或加重，或兼有脘腹胀闷，苔薄或薄腻，脉细弦。

病机：情志抑郁，或郁怒伤肝，肝郁气滞，故时欲太息，情志不遂易诱发或加重气机瘀滞，导致心脉痹阻，故心胸满闷，隐痛阵发。

治则：疏肝理气，活血通络。

方药：陈皮 12g，柴胡 12g，川芎 9g，枳壳 9g，芍药 9g，炙甘草 6g，香附 9g。

加减应用：易激动，失眠健忘者，加夜交藤、酸枣仁、珍珠母；腹痛甚者，加延胡索、郁金；脾胃虚弱者，加党参、山药、白术；脾湿困中者加白扁豆、薏苡仁。

（六）痰浊痹阻证

主要症状：胸闷重而心痛微，痰多气短，肢体沉重，形体肥胖，遇阴雨天易发作或加重，伴有倦怠乏力，纳呆便溏，咯吐痰涎，舌体胖大且边有齿痕，苔浊腻或白滑，脉滑。

病机：痰浊盘踞，胸阳失展，故胸闷重；痰多气短，肢体沉重，形体肥胖，故倦怠乏力；气机痹阻，脉络阻滞，故胸闷心痛，苔浊腻或白滑，脉滑，皆为痰浊聚积之象。

治则：通阳泄浊，豁痰宣痹。

方药：瓜蒌 12g，薤白 12g，半夏 9g。

加减应用：偏痰饮者，加桂枝、生姜；偏痰浊者，加黄连、茯苓；偏风痰者，加桑白皮、葶苈子、胆南星。

（七）浊毒内蕴型

主要症状：心胸憋闷疼痛，心悸怔忡，气短，烦躁易怒，口苦而黏，舌质红，苔薄黄或黄腻，脉弦细，或弦滑数。

病机：胸胁为气机升降之道路，浊阻胸膈，胸阳失展则胸闷心痛，久而导致心之功能下降，血亏气虚，故心悸怔忡，舌红，苔黄腻，脉弦细或弦滑，则为浊毒在心之象。

治则：清心降逆，化浊解毒。

方药：黄芩 12g，黄连 12g，黄柏 12g，蒲公英 12g，生石膏 30g，茵陈 15g，藿香 15g，佩兰 12g。

加减运用：兼见恶心者，加紫苏叶、黄连；浊毒壅盛者，加半枝莲、半边莲、绞股蓝、薏苡仁、白英；胸痛痰多者，加半夏、旋覆花、代赭石。

三、其他治疗

（一）中成药

1. 复方丹参片　口服，每次 3 片，每日 3 次。适用于气滞血瘀，症见胸闷、心前区刺痛者。

2. 速效救心丸　含服，1～3 丸含服。行气活血，祛瘀止痛，可增加冠脉血流量，缓解心绞痛。

3. 冠心苏合丸　口服，每次 1 丸，每日 1～3 次，主要有改善微循环，增加冠状窦血流量，提高耐缺氧能力，减慢心率等作用。热郁神昏、气虚津伤者禁用。

4. 复方丹参注射液　每次 2ml，每日 1～2 次，肌内注射；或用 4～8ml 加入 10% 葡萄糖液 250ml 中静脉滴注。适用于心绞痛及急性心肌梗死，有减慢心率、镇静、安眠和短暂降压作用。

（二）针灸

1. 寒凝血脉型

【主穴】心俞、膈俞、内关、气海、关元。

【功能】散寒止痛。

【方法】双手消毒后，背腰部腧穴使用 25mm 毫针直刺，得气后留针片刻即起针，其余诸穴依据补虚泻实原则手法操作，留针 30 分钟，每日一次。

2. 气滞血瘀型

【主穴】心俞、膈俞、巨阙、膻中、合谷、太冲。

【功能】行气活血。

【方法】双手消毒后，背腰部腧穴使用 25mm 毫针直刺，得气后留针片刻即起针，其余诸穴依据补虚泻实原则手法操作，留针 30 分钟，每日一次。

3. 气虚血瘀型

【主穴】心俞、膈俞、内关、百会、气海。

【功能】益气活血、通脉止痛。

【方法】双手消毒后，背腰部腧穴使用 25mm 毫针直刺，得气后留针片刻即起针，其余诸穴依据补虚泻实原则手法操作，留针 30 分钟，每日一次。

4. 气阴两虚型

【主穴】心俞、膈俞、巨阙、膻中、三阴交、气海。

【功能】益气养阴、活血通脉。

【方法】双手消毒后，背腰部腧穴使用 25mm 毫针直刺，得气后留针片刻即起针，其余诸穴依据补虚泻实原则手法操作，留针 30 分钟，每日一次。

5. 心阴亏虚型

【主穴】心俞、膈俞、巨阙、膻中、三阴交、太溪。

【功能】养心安神。

【方法】双手消毒后，背腰部腧穴使用 25mm 毫针直刺，得气后留针片刻即起针，其余诸穴依据补虚泻实原则手法操作，留针 30 分钟，每日一次。

6. 痰阻血瘀型

【主穴】心俞、膈俞、膻中、丰隆、血海。

【功能】健脾化痰、活血通脉。

【方法】双手消毒后，背腰部腧穴使用 25mm 毫针直刺，得气后留针片刻即起针，其余诸穴依据补虚泻实原则手法操作，留针 30 分钟，每日一次。

7. 心阳不振型

【主穴】心俞、巨阙、厥阴俞、命门、膻中、内关。

【功能】温振心阳。

【方法】双手消毒后，背腰部腧穴使用 25mm 毫针直刺，得气后留针片刻即起针，其余诸穴依据补虚泻实原则手法操作，留针 30 分钟，每日一次。

8. 真心痛

【主穴】水沟、涌泉、郄门、阴郄、内关。

【功能】回阳救逆。

【方法】双手消毒后，背腰部腧穴使用 25mm 毫针直刺，得气后留针片刻即起针，其余诸穴依据补虚泻实原则手法操作，留针 30 分钟，每日一次。

（三）耳穴疗法

【材料】皮内针或王不留行籽。

【耳穴】主穴：心、神门、交感、皮质下、肾上腺；配穴：胸、耳背心。

【方法】耳穴局部先用碘酒擦拭，再用酒精脱碘，再将皮内针或王不留行籽对准已选好的耳穴贴敷，然后稍加压力按压 1~2 分钟，一般为单耳取穴，两耳轮换，每日自行按压耳穴 3~4 次，留针 3~5 天，5 次为一个疗程，疗程间隔 3~5 天，可继续进行第二疗程。

第五节　预后与调护

一、预　　后

经积极治疗后症状可缓解或消失，决定预后的主要因素为冠状动脉病变范围和心功能，左冠状动脉主干病变最严重，左主干狭窄患者第一年的生存率为 70%，三支血管病变及心功能减退的患者（LVEF < 25%）的生存率与左主干狭窄相同。心肌缺血 5 年病死率为 50% ~ 84%，死亡原因主要是进行性充血性心力衰竭、心肌梗死和严重心律失常。心肌梗死的预后与梗死范围大小、侧支循环产生的情况、有无其他疾病并存及治疗是否及时有关，总死亡率为 30%，长期预后的影响因素中主要是患者的心功能状况、梗死后心肌缺血及心律失常、梗死的次数和部位及患者的年龄、是否合并高血压和糖尿病等有关。

二、调　　护

相关研究显示，通过对冠心病患者的教育和管理，可以明显改善冠心病等心血管疾病的预后，因此，指导院外患者的用药及生活方式，进而控制血压、血脂、血糖等风险因素，从而降低冠脉的再狭窄率，降低医疗成本就显得十分重要。

（一）饮食调护

饮食宜清淡，少盐、少油、少动物性食物的饮食，选择易消化类食物，少食多餐，忌喝浓茶、咖啡，食盐中的钠具有增高血压、加重心脏负担、引起水肿的作用；有的冠心病的患者每天食盐的消耗量应限制在 5g 以内。要摄入足够的蔬菜和水果，保持排便通畅，避免用力排便。平素要戒烟少酒。吸烟是造成心肌梗死、中风的重要因素，应绝对戒烟。少量饮低度酒可促进血脉流通，气血调和，但过量，作用则相反，同时亦不能喝烈性酒。

（二）情志调护

情绪激动与过度疲劳是心绞痛、心肌梗死的两大主要诱因，而前者对心血管系统的影响并不亚于后者。情绪兴奋提高人体交感神经系统兴奋水平，使自主神经处于极度不稳定状态，可以增加肾上腺素、去甲肾上腺素和加压素等兴奋性激素分泌，使周围血管收缩，外周阻力增大，心率加快，血压升高，并激发冠状动脉发生痉挛，加上体内儿茶酚胺增多使血小板聚集，形成血栓从而影响对心肌供血。所以不良情绪如愤怒、焦虑、烦躁、抑郁、紧张、惊恐等过分激动都会诱发冠心病心肌缺血，心绞痛发作、心肌梗死，甚则猝死。《素问·阴阳应象大论》中说："人有五脏化五气，以生喜怒悲忧恐"，《灵枢·口问》："悲哀愁忧则心动，心动则五脏六腑皆摇。"故冠心病患者平素生活应保持身心愉快，避免暴怒、惊恐、过度思虑以及过喜等大的情绪波动。

（三） 运动调护

运动应根据各人自身的身体条件、兴趣爱好选择，劳逸结合，避免过重体力劳动或突然用力，如打太极拳、乒乓球、健身操等。要量力而行，使全身气血流通，减轻心脏负担，活动量以不感觉到疲劳为度。饱餐后不宜运动。

（四） 生活起居调护

生活起居有常，顺应自然规律，早睡早起，避免熬夜工作，临睡前不看紧张、恐怖的小说和电视。在气温适宜的时间多开窗通风，保持室内空气凉爽、湿润，特别是冬季应注意保暖。

（孙中强）

第十四章

糖 尿 病

第一节 概　　述

一、西医学对本病的认识

糖尿病（diabetes）是由遗传因素、免疫功能紊乱、微生物感染及其毒素、自由基毒素、精神因素等各种致病因子作用于机体导致胰岛功能减退、胰岛素抵抗等而引发的糖、蛋白质、脂肪、水和电解质等一系列代谢紊乱综合征。临床以多饮、多食、多尿、乏力、消瘦或尿有甜味为主要临床表现。糖尿病（血糖）一旦控制不好会引发多种并发症，导致肾、眼、足等部位的衰竭病变，且病死率高，应积极防治。本病发病率日益增高，已成为世界性的常见病、多发病。

糖尿病的病因目前尚不清楚。糖尿病不是单一疾病，是复合病因的综合征，其与饮食、自身免疫、环境因素、遗传有关。根据 1997 年美国糖尿病协会（ADA）标准将糖尿病分 1 型糖尿病、2 型糖尿病、其他特殊类型糖尿病及妊娠糖尿病。其中 1 型糖尿病多发生于青少年，其胰岛素分泌缺乏，必须依赖外源性胰岛素治疗维持生命，约占糖尿病患者总数的 10%；2 型糖尿病多见于 30 岁以后中老年人，其胰岛素的分泌量并不低甚至还偏高，主要是机体对胰岛素不敏感（即胰岛素抵抗），此型约占糖尿病总数的 90%。糖尿病本身并不可怕，但是它能够引发数十种并发症，范围遍布全身，从头到脚，从皮肤到脏器都有可能出现糖尿病并发症。因此，人们把糖尿病称为"百病之母"，常见的糖尿病并发症有心脑血管病变、肾脏病变、神经病变、视网膜病变、足溃疡、皮肤病等。

临床上糖尿病以高血糖为主要特点，典型病例可出现多尿、多饮、多食、消瘦等表现，即"三多一少"症状，但这种典型症状常仅见于 1 型糖尿病和一小部分 2 型糖尿病患者，绝大多数 2 型糖尿病患者常没有上述典型表现或仅表现其中某一症状，因无太大的痛苦，也不被人们所重视，因此常被误诊和延误治疗。

二、中医学对本病的认识

糖尿病为西医病名，根据其多饮、多食、多尿、身体消瘦的临床特点，归属于中医学"消渴"范畴。早在《黄帝内经》中就有"消渴""消瘅""消中""鬲消""肺消"等不同名称的记载，且其中约十四篇，对消渴病的名称、概念、病因病机、临床表现、治则、预后及调摄方法等都分别做了论述；东汉张仲景在《金匮要略》中，以消渴作为篇名，专篇讨论，认为胃热肾虚是导致消渴的主要机制，并提出治法，首创白虎加人参汤、肾气丸等治疗方剂，至今仍为治疗消渴的有效方剂，为临床医家所推崇；隋·巢元方《诸病源候论》根据临床证候，将消渴归纳为"消渴候""消病候""大病后气虚候""渴利候""渴利后虚损候""内消候""强中候"等八种证候。认为导致消渴的主要原因为"少服五石诸丸散，积经年岁"而成。巢氏还首次详尽地阐述了其并发症"其病变多发痈疽"，提出导引和散步是治疗消渴病的"良药"。唐·孙思邈《千金方·消渴》认为消渴乃嗜酒之人，"三觞之后，制不由己，饮啖无度，……积年长夜，……遂使三焦猛热，五脏干燥"所致，创立了清热泻火、生津止渴的治疗大法，对后世产生了深远影响。宋·王怀隐等著《太平圣惠方》，其中有"三痟论"一卷，明确提出了"三痟"一词。金·刘河间《三消论》是阐述三消燥热学说的专著，可称为是我国第一部消渴病专著。

消渴病主要由于素体阴虚，饮食不节，复因情志失调，劳欲过度等导致阴虚燥热，日久气阴两伤，阴阳俱虚，并出现诸多变证。

第二节　病因病机

一、西医学病因病理

（一）病因

西医学认为，糖尿病的病因目前尚不清楚，一致认为不是单一病因，是复合病因的综合征，与饮食、自身免疫、环境因素、遗传等因素有关。

1. 1 型糖尿病明确的病因主要是遗传因素和环境因素。

（1）遗传因素：1 型糖尿病患者具有明显的遗传因素并与 HLA 抗原中某些特异性易感性基因有关。

（2）环境因素：1 型糖尿病的发病与环境中的病毒感染、特殊化学物质，以及可能的牛奶蛋白、生活方式及精神应激有关。病毒感染直接侵袭胰岛 B 细胞，大量破坏 B 细胞致胰岛素分泌缺乏；或病毒长期滞留在胰岛中，不断抑制 B 细胞生长，B 细胞数量逐渐减少，胰岛分泌缺乏，最终引发 1 型糖尿病；病毒感染-HLA 抗原易感基因——自身免疫及细胞因子的作用破坏胰岛分泌缺乏。

2. 2 型糖尿病的发病与胰岛抵抗和胰岛分泌的相对性缺乏有关，两者呈不均一性。2 型糖尿病的临床表现在年龄大小，体脂量及分布、病情轻重程度，以及对治疗的反应等均有所不同。2 型糖尿病具有明显的遗传异质性，并受到多种环境因素的影响。

（1）遗传因素：家系、HLA、染色体异常与 2 型糖尿病的发生均有不同程度的相关性。

（2）环境因素：作为 2 型糖尿病发病的诱发因素，主要有肥胖，饮食成分结构不合理或热量摄入过多，吸烟、年龄、应激等诸多因素。

（3）胰岛素作用的抵抗：2 型糖尿病患者均具有程度不等的胰岛素作用的抵抗性，且在疾病的早期就已存在。在肥胖型患者中更为明显。发生胰岛素抵抗的原因有三，一胰岛素基因突变：胰岛素分子结构异常，成为变异型胰岛素，临床上常伴有高胰岛素血症和高胰岛源血症；二胰岛靶细胞胰岛素受体缺陷、胰岛素受体后缺陷；三血液中存在拮抗胰岛素生理作用的物质，如生长激素、儿茶酚胺、糖皮质激素、胰高血糖素的应用。胰岛素抗体、胰岛素受体抗体等。

（4）胰岛淀粉样多肽（IAPP）：IAPP 在胰岛内损伤 B 细胞并降低胰岛素的合成及释放入血。且具有拮抗胰岛素外周组织的作用。但 IAPP 并不影响胰岛素的代谢清除率和胰岛素与其受体结合。

3. 特异性糖尿病　单基因突变所致的糖尿病共同特点有：起病年龄较经典的 2 型糖尿病为早；胰岛 B 细胞功能明显降低，或需用胰岛素治疗；母系糖尿病遗传。已知的单基因突变有：胰岛素基因突变、胰岛素受体基因突变、葡萄糖转运蛋白基因突变、葡萄糖激酶基因突变，以及线粒体基因突变所致的糖尿病。

（二）病理

1. 1 型糖尿病　胰岛病理改变特征为胰岛 B 细胞数量显著减少及胰岛炎，病程短于 1 年死亡病例的 B 细胞数量仅为正常的 10% 左右。50%～70% 病例有胰岛炎，表现为胰岛内淋巴细胞和单核细胞浸润。其他改变有胰岛萎缩和 B 细胞空泡变性，少数病例胰岛无明显病理改变。分泌胰高糖素、生长抑素及胰多肽的细胞数量正常或相对增多。

2. 2 型糖尿病　胰岛病理改变特征为淀粉样变性，90% 患者的胰岛在光镜下见淀粉样物质沉积于毛细血管和内分泌细胞间，其程度与代谢紊乱程度相关；此外，胰岛可有不同程度纤维化。胰岛 B 细胞数量中度或无减少，胰高糖素分泌细胞增加，其他胰岛内分泌细胞数量无明显改变。

糖尿病大血管病变的病理改变为大、中动脉粥样硬化和中、小动脉硬化，与非糖尿病者基本相同。

糖尿病微血管病变是指微小动脉和微小静脉之间管腔直径 <100μm 的毛细血管和微血管网的病变。常见于视网膜、肾、肌肉、神经、皮肤等组织，特征性病变是 PAS 阳性物质沉积于内皮下，引起毛细血管基膜增厚。糖尿病控制不良时可引起肝脂肪沉积和变性（脂肪肝）。

二、中医学病因病机

糖尿病归属于中医"消渴"范畴，《内经》认为人体感受外邪，不得入里，郁而化热；或先天禀赋不足，五脏柔弱，津亏血少；或饮食失节、过食肥甘厚味、脾胃（肠）积热内蕴；或素体肥胖；或情志失调、郁而化热；或脏腑寒热相移等都是消渴病的病因。以致积热伤阴，阴虚火旺，耗损肺、脾（胃）、肾诸脏。热伤肺阴，肺液干涸，敷布失职，多饮而烦渴不止；邪伤胃阴，胃火炽盛，消谷善饮，肌肉消瘦；热邪伤肾，肾阴亏虚，精气不足，固摄失机，精微不藏，多尿而频，或有甜味，或如脂膏。此三者其始虽异，其终则同，最后损伤肺、胃、肾阴液，而致成本病。其病变涉及三焦、五脏六腑的气血阴阳，往往是多脏腑的寒热虚实互见、三焦同病。

（一）病因

1. 禀赋不足，五脏柔弱　《灵枢·五变》指出"五脏皆柔弱者，善病消瘅"，说明糖尿病发病的内在因素为先天禀赋不足，五脏柔弱。这一理论与西医学关于糖尿病的发病和遗传因素有关的理论十分一致。

2. 情志不调，郁久化火　情志失调，肝气郁结，化火伤阴，上灼肺津，中伤胃液，下耗肾水，而成上、中、下三消。刘河间的《三消论》明确指出："消渴者……燥热郁盛之所成也。此乃五志过极，皆从火化，热盛伤阴，致令消渴。"叶天士《临证指南医案》指出"心境愁郁，内火自燃，乃消渴大病"。

3. 饮食不节，蕴热伤津　长期过食肥甘，醇酒厚味，损伤脾胃，脾胃运化失司，积热内蕴，消谷耗液，损耗阴津，易发生消渴病。《素问·通评虚实论》有"消瘅，肥贵人，则膏粱之极也"之说。这是世界上最早的关于肥胖和饮食过度甘美可致糖尿病的论述。《内经·奇病论》进一步指出："此肥美之所发也，此人必数食甘美而多肥也，肥者，令人内热，甘者，令人中满，故其气上溢，转为消渴。"

4. 六淫侵袭，化热损阴　外感六淫之邪，化热生燥，燥邪耗伤肺阴，阴液不能敷布全身，形成由肺燥、胃火、肾虚的传变过程，而出现多饮、多食、多尿及消瘦的临床特征。《灵枢·百病始生》："夫百病之始生也，皆生于风雨寒暑，清湿喜怒。"《灵枢·五变》则更明确指出："百疾之始期也，必生于风雨寒暑，循毫毛而入腠理……或为消瘅……"

5. 劳逸失度，房劳伤肾　肾为先天之本，主一身之阴，过劳则伤津耗气，过度安逸亦耗气损阴。古代医家认为，房室不节，房劳过度，不仅可令人早衰短寿，还可诱发本病。《备急千金要方·消渴》篇说：消渴由于"凡人生放恣者众，盛壮之时，不自慎惜，快情纵欲，极意房中，稍至年长，肾气虚竭，……此皆由房室不节之所致也。"《外台秘要·消渴消中》篇说："房室过度，致令肾气虚耗故也，下焦生热，热则肾燥，肾燥则渴"。说明房室过度、肾燥精虚，与本病的发生有一定的关系。

6. 滥服药物耗伤阴津　此外如今西药盛行，很多西药使用不当均会对人体造成不同程度的毒副作用。近年的研究观察认为多种西药如利尿剂、β-受体阻滞剂、钙通道阻滞剂、血管扩张剂、激素、抗生素、避孕药等，其中有不少品种可直接或间接地抑制胰岛素分泌，或使外周组织对胰岛素的敏感性下降，影响血糖的利用。

（二）病机

1. 病机特点　气虚阴虚为本，燥热血瘀痰浊为标。

内热伤阴耗气是贯穿糖尿病病程始终的基本病机，病位主要在于肺、脾胃、肾，也可兼及他脏久病多虚，可见气阴两虚，甚或阴阳俱虚，多脏同虚，病入络，络脉瘀结，可累及五脏六腑、四体百骸。消渴病虽有在肺、脾胃、肾的不同，但常常互相影响。如肺燥津伤，津液失于敷布，则脾胃不得濡养，肾精不得滋助；如脾胃燥热偏盛，上可灼伤肺津，下可耗伤肾阴；肾阴不足则阴虚火旺，上灼肺胃，终致肺燥胃热肾虚，故三多之证常可相互并见。

2. 主要病机

（1）阴虚为本，燥热为标：阴虚与燥热两者往往互为因果，燥热甚者则阴愈虚，阴愈虚者则燥热益甚。其病变部位主要在肺、脾（胃）、肾，影响到人体上、中、下三焦，始终围绕着人体水液的代谢、精血盈亏及其输布为机转。肺、脾（胃）、肾三脏中，虽可有所偏重，但往往又互相影响。

热伤肺阴，则津液干枯，不能敷布，故多饮而烦渴不止；而肺燥阴虚，津液失于滋布，则胃失濡润，肾失滋源。热伤胃阴，则胃火炽盛而善饥多食，肌肉消瘦；而胃热偏盛，则可灼伤肺津，耗损肾阴。热伤肾阴，则肾阴不足，精气亏虚，固摄无权，精微不藏，多尿而频，或尿如脂膏或发甜。而肾阴不足，阴虚火旺，亦可上炎肺胃。终致肺燥、胃热、肾虚常同时存在。

（2）气虚为本，血瘀为标：糖尿病以高血糖为主要标志。血糖系饮食所化之精微，饮食的消化和吸收，其功能主要在脾。脾气健旺则饮食归于正化，健运正常，不生疾病；脾虚失运，则血中之糖不能输布于脏腑，蓄积增高，蓄积过多的血糖从小便漏泄，致尿甜、尿糖阳性。脾与肾是先后天关系，一脏有病势必影响他脏，使二脏俱病，加重病情。糖尿病之病理变化是：任何有"三多一少"证候的证型，亦一定有乏力、嗜卧或动则汗出的证候。而临床确有不少糖尿病患者，不表现为"三多一少"的证候，只有乏力、嗜卧或动则汗出的证候。

"三多一少"的证候主要反映阴虚的病理，实际上糖尿病的全过程中，尽管有阴虚、燥热、湿热、血瘀、阳虚和寒湿等病理演变，但它们是阶段性的，而唯有气虚的病理是贯穿糖尿病的始终。临床所见，大多数糖尿患者具有血瘀表现。其血瘀的形成可因热灼津亏而致血瘀；或因气滞而致血瘀；或因气虚而致血瘀；或因阳虚寒凝而致血瘀；或因痰浊阻络而致血瘀。血瘀症状又可贯穿在糖尿病的整个过程中。近年来许多医家对糖尿病瘀血证进行了广泛研究。

（3）气阴两伤，阴阳俱虚：本证迁延日久，阴损及阳，可见气阴两伤或阴阳俱虚，甚则表现肾阳式微之候。如肺失滋润，日久可并发肺痨。肾阴亏损，肝失涵养，肝肾精血不能上承于耳目，则可发为白内障、雀盲、耳聋。燥热内结，营阴被灼，络脉瘀阻，蕴毒成脓，发为疮疖、痈疽。阴虚燥热内炽，炼液成痰、痰阻经络，蒙蔽心窍而为中风偏瘫。阴损及阳，脾肾衰败，水湿潴留，泛滥肌肤，则成水肿。若阴津极度耗损，虚阳浮越，可见面红、头痛、烦躁、恶心、呕吐、目眶内陷、唇舌干红、息深而长等症。最后可因阴竭阳亡而见昏迷、四肢厥冷、脉微细欲绝等危象。

（4）浊毒为患：糖尿病病机变转之要素：浊邪之邪，黏滞于血分瘀败腐化必酿毒性而成浊毒。浊毒为患，不仅具有浊邪胶着壅滞之特点，亦因毒邪性烈善变，可直伤脏腑，如浊毒蕴热上可灼肺津，中可劫胃液，下可耗肾水；亦可扰人血络，壅腐气血；或毒瘀火结；灼伤血脉。由此可见，由浊酿毒、浊毒侵害，两者生变相合，构成了糖尿病虚实夹杂、顽固难愈的病理变化过程。脏腑因浊毒损伤后，易再生浊毒进一步耗灼气血津液，加重气血津液之生成、输布、代谢的紊乱，形成恶性的循环演变。又因浊毒积甚可酿生火毒，常与其他病邪相兼为恶（如与瘀血相兼则变瘀毒、与痰相混则生痰毒等），并随毒损脏腑脉络之部位不同而并发症丛生，如临床上可能损伤肌肤、毒损肾络，或热毒犯脑、毒损心脉，或毒害目络、毒侵经脉四末，从而变生多种复杂病证，且病情多缠绵难愈而转为"坏病"。

第三节　西医临床诊断与治疗

一、临床表现

（一）症状

糖尿病典型病例有"三多一少"（多饮、多食、多尿、消瘦）代谢紊乱综合征，可有皮肤瘙痒，尤其外阴瘙痒，血糖升高较快时可使眼房水、晶体渗透压改变而引起屈光改变致视力模糊，严重者发生酮症酸中毒及昏迷。而多数患者无明显"三多一少"症状，仅在体检或以慢性并发症存在去就诊而被确诊。不同类型的糖尿病其临床表现各有侧重。

1. 1型糖尿病　多以典型的"三多一少"症状起病，易出现并发症。

2. 2型糖尿病　起病缓慢，发展隐匿，患者绝大多数为中老年人。在疾病的早期通常无明显症状，患者大多体态肥胖，食欲良好，精神体力一般无异常，或偶感疲倦。常在健康查体或患其他疾病时进行血糖、尿糖检查时，可发现糖尿病。2 型糖尿病存在家庭聚集性和遗传倾向。

（二）常见并发症

1. 慢性病变症群 糖尿病因长期高血糖等而导致动脉硬化和微血管病变，发生早而严重的心、脑、肾、眼、神经、皮肤等器官受损，出现相应脏器的症状及体征。常见的症状有以下几类：

（1）糖尿病性眼病：常见的糖尿病并发症之一：糖尿病性眼病。在糖尿病患病过程中，眼睛的大部分组织都受到影响，从而产生不同程度的和不同症状的眼部病变。糖尿病所致的眼病主要有视网膜病变、白内障和青光眼等。患糖尿病 15 年后，大约 2% 的患者失明，10% 左右的患者视力严重下降。

（2）糖尿病性神经病变：常见的糖尿病并发症之二：糖尿病性神经病变。是糖尿病对神经造成的一种损害，虽然糖尿病性神经病变会引发许多不同的表现，但常见症状大多为感觉迟钝甚至消失、尿路感染、性功能障碍、便秘、腹泻、皮肤多汗或少汗。

（3）糖尿病下肢血管病变：常见的糖尿病并发症之三：糖尿病下肢血管病变。糖尿病多导致下肢坏疽，发生溃疡，是截肢的主要原因。其中糖尿病足是糖尿病严重并发症之一，其主要特征是：足部皮肤温度变凉、间歇性小腿肌肉疼痛、容易水肿等。

（4）糖尿病肾病：常见的糖尿病并发症之四：糖尿病肾病。肾脏是机体的过滤器，身体内的各种毒素经过肾脏排泄到尿中，人体有益的物质保留在血液中。而当肾脏出现问题时，一方面身体内的毒素排泄不畅，另一方面，部分有益物质又会随尿液而排出体外。因而早期可表现为眼睑、踝关节、腹部和胸部的水肿、高血压，尿中有微量蛋白。严重者因为肾功损伤则可出现口臭、厌食、恶心、呕吐、乏力等。10% ～20% 的糖尿病者可死于肾衰竭。

（5）糖尿病性心脏病：常见的糖尿病并发症之五：糖尿病性心脏病。主要为冠心病和糖尿病心肌病，主要表现为心慌、胸闷，甚至剧烈的胸痛、呼吸短促、出汗、踝部肿胀等。50% 的糖尿病患者死于心血管疾病。

2. 急性并发症群 糖尿病常因机体免疫力和防御功能下降，易合并皮肤黏膜及软组织感染性疾病（疖、痈、蜂窝织炎、坏疽）、呼吸道感染（肺炎、肺结核），真菌等感染而出现相应的症状及体征，严重者由此而诱发酮症酸中毒及昏迷。

（1）酮症酸中毒：深大呼吸，呼气烂苹果味，严重者昏迷，血糖 > 16.7mmol/L，尿酮体阳性。

（2）非酮症性高渗综合征：脱水、低血压，严重者可有意识障碍，血糖多 >33.3mmol/L，尿酮体阴性或弱阳性。

（3）低血糖症：心悸、饥饿、乏力、手抖、四肢湿冷、视物模糊，严重者出现意识障碍。

二、实验室和其他检查

（一）血液检查

1. 血糖 血糖测定在糖尿病的诊断和病情监控方面有着重要的价值，血糖水平是判断糖尿病的唯一标准。血样标本不同，测定方法不同，血糖的正常值也不同，应注意鉴别。空腹血糖和餐后血糖是诊断糖尿病的重要依据。

（1）空腹血糖

1）葡萄糖氧化酶法：正常人空腹全血血糖正常值为 3.6 ~ 5.3mmol/L，血浆血糖正常值为 3.9 ~ 6.1mmol/L。

2）邻甲苯胺法：空腹全血血糖为 3.3 ~ 5.6mmol/L，血浆血糖正常值为 3.9 ~ 6.4mmol/L。

（2）餐后血糖：许多患者空腹血糖正常，但餐后血糖明显升高，因此怀疑有糖尿病可能时不仅要检测空腹血糖，同时也要查餐后血糖，并且餐后血糖还有利于判断病情的控制情况。

餐后血糖主要查餐后 2 小时血糖，正常值为：葡萄糖氧化酶法为 < 7.2mmol/L，邻甲苯胺法为 < 7.8mmol/L。凡餐后 2 小时血糖 > 11.1mmol/L，一般即可诊断为糖尿病，若 < 11.1mmol/L，不能确诊，应进一步做葡萄糖耐量试验。

2. 葡萄糖耐量试验（GTT）　临床采用空腹或静脉的方法，给一定量的葡萄糖以助检查患者的胰岛功能，称其谓"葡萄糖耐量试验"（GTT）。GTT 是糖尿病的诊断性检查方法，当空腹血糖浓度达不到糖尿病诊断标准而又怀疑有糖尿病时可进行这一试验。常用方法有静脉葡萄糖耐量试验（VGTT）、口服葡萄糖耐量试验（OGTT）及馒头试验。

当口服或静脉注射葡萄糖后糖尿病患者的胰岛细胞对葡萄糖处理的能力已显示出不如正常人那样迅速有效，血中葡萄糖含量升高，表现为餐后 2 小时血糖增高，糖耐量曲线异常，这种状态谓之糖耐量减低。目前国内多采用 OGTT 和馒头试验，两者的判断标准相同，一般常用 OGTT，OGTT 对诊断糖尿病有一定价值，它与肠道中的吸收、体内组织的利用及肾脏处理能力都有一定关系。

（1）适应证

1）尿糖阳性者，临床上怀疑为糖尿病伴空腹或餐后血糖正常或稍高者。

2）对原有糖耐量减低者的随访。

3）对怀疑妊娠糖尿病患者的随诊。

4）其他原因引起的糖尿的鉴别，如肾性糖尿、应激后糖尿等，尤其是空腹血糖正常或可疑升高者。

5）其他如有糖尿病家族史、空腹血糖正常但有症状体征者，伴或不伴并发症，尤其对 50 岁前的患者。妊娠有自发性流产史、早产史、死胎史和巨婴者，或非妊娠成人提示低血糖的症状者。

但临床必须强调，如果已确诊为糖尿病者禁止做此试验，以免服糖后引起病情恶化。

（2）OGTT 结果：正常人（15 ~ 50 岁）空腹血糖 3.9 ~ 6.1mmol/L，血糖高峰浓度出现于 0.5 ~ 1 小时，一般应小于 9.4mmol/L，也有人主张小于 10mmol/L，2 小时恢复正常范围或小于 7.2mmol/L，3 小时降至正常。每次尿糖定性均为阴性。

3. 糖化血红蛋白测定　血中葡萄糖与红细胞的血红蛋白相结合的产物称为糖化血红蛋白，为葡萄糖与血红蛋白的 β 链 N 端缬氨酸结合而成，HbAic 为糖化血红蛋白的主要成分，查糖化血红蛋白主要是测定 HbAic，测定方法在国内主要采用离子交换层析（微注法）和亲和层析法。

（1）正常值：外周血糖化血红蛋白（HbAic）含量正常值为血红蛋白总量的 5% ~ 7%。

（2）临床意义：糖化血红蛋白含量增加意味着糖尿病血糖控制不佳，如果 > 11.5% 时说明糖尿病患者存在着持续性高血糖，可以出现在糖尿病肾病、糖尿病性白内障等并发症中。因此临床经常以糖化血红蛋白作为指标，来了解患者近阶段的血糖情况以及糖尿病慢性并发症的进展状态，糖化血红蛋白是一项说服力较强、数据较客观的生化指标，在糖尿病很有临床参考价值，是判定糖尿病治疗效果的重要指标。

糖化血红蛋白在未控制的糖尿病患者中含量较正常高 2～4 倍，在积极控制糖尿病后糖化血红蛋白含量并不很快下降，约 2 个月后可降低至正常或接近正常，它可反映 2～3 个月内血糖总的变化，反复测定有助于判断糖尿病控制程度。

4. 胰岛素测定　胰岛素是由胰岛 β 细胞分泌的一种激素，参与人体内糖的代谢，胰岛素在血循环中降解快，半衰期为 4～5 分钟。糖尿病发病是由于胰岛素绝对或相对缺乏引起，胰岛 β 细胞功能减退是糖尿病的主要病理改变，测定胰岛素的浓度可以了解病情及 β 细胞的生理功能。目前主要采用放射免疫法测定空腹血浆胰岛素水平，具有灵敏度高、特异性强、误差小的特点，正常值为：5～24μg/L，1 型糖尿病患者胰岛素往往在 4μg/L 以下，有时接近零或测不出；2 型糖尿病患者常稍低于正常，但肥胖患者可正常或稍高于正常，对诊断有一定的价值，但在临床上应用血浆胰岛素进行诊断者不多。

5. C 肽测定　胰岛 β 细胞分泌胰岛素时首先合成一种胰岛素前体物质，称为胰岛素原，胰岛素原在酶的作用下裂解为一个分子的胰岛素和同样一个分子的连接肽，简称 C 肽。C 肽没有胰岛素的生理作用，而胰岛 β 细胞分泌胰岛素和 C 肽呈等分子关系，两者是平行分泌的，即分泌几个胰岛素分子，同时必然分泌几个 C 肽分子，所以通过糖尿病患者血中 C 肽的多少可以反映胰岛 β 细胞的功能状态，也可反映糖尿病病情的轻重。C 肽和胰岛素有助于了解 β 细胞功能和指导治疗，但不作为诊断糖尿病的依据。

血清 C 肽浓度测定主要用放射免疫法测定，正常值为 ≥400pmol/L（≥0.4nmol/L），1 型糖尿病患者 C 肽水平很低，甚至有时空腹及刺激后均未能测出。

6. 胰岛素及 C 肽释放试验　为 OGTT 的同步试验，在进行 OGTT 时可同时测定血浆胰岛素及 C 肽浓度，以反映胰岛 β 细胞的贮备功能，用于评价胰岛 β 细胞的功能水平及潜在能力，从而有助于糖尿病的早期诊断、分型及治疗。

本试验对诊断糖尿病前期及亚临床期有一定意义，对临床上显性糖尿病或化学性糖尿病的诊断意义虽然不大，但可了解胰岛 β 细胞功能，对临床仍有一定指导意义。

7. 果糖胺测定　果糖胺又称糖化血红蛋白，是指人体内葡萄糖与血清白蛋白或其他蛋白质的某些特殊分子部位结合而形成的高分子酮胺结构。果糖胺和糖化血红蛋白测定是反映受检者在一定时期内的血糖水平，红细胞存活期较长，故糖化血红蛋白反映 6～8 周内的血糖水平。由于血清蛋白代谢快，一般白蛋白半寿期短，为 19～21 天，果糖胺仅反映测定前 1～3 周中血糖的变化情况，因此果糖胺的浓度作为"血糖记忆"反映这一时期内持续变化的血糖浓度均值，果糖胺与糖化血红蛋白相平行。糖尿病患者不论 1 型、2 型均增高，尤以 2 型增高明显。

由于血清蛋白的半寿期短，如 2 型糖尿病治疗效果好时，3 天左右果糖胺浓度便下降，而糖化血红蛋白浓度要 2 周才开始变化。停药后若血糖没有得到有效控制，果糖胺便明显升高，这种变化也早于糖化血红蛋白，故随意取样测定果糖胺结果可以很好地判断糖尿病被控制的情况。

8. 可的松葡萄糖耐量试验　可的松葡萄糖耐量试验又称皮质素葡萄糖耐量试验，是诊断隐性糖尿病的主要方法。隐性糖尿病患者葡萄糖耐量试验正常，但给予可的松后葡萄糖负荷试验可呈现不正常，可用于糖耐量试验尚不能确诊的病例，或糖尿病患者家属有亚临床期糖尿病可疑者应采用本试验。试验方法同糖耐量试验，但在服糖前 8 及 2 小时口服可的松 50mg，若服糖 1 小时血糖≥10.2mmol/L、2 小时血糖≥8.9mmol/L 为阳性反应，表明糖耐量减低。

9. 血酮体　糖尿病患者在胰岛素严重不足的情况下，体内葡萄糖利用障碍，机体只能通过大量动员脂肪组织来产生生命活动所必需的能量，而且由于胰岛素缺乏，可产生丙酮、乙酰乙酸、β 羟丁酸等代谢产物，通称为酮体。由于这些物质多呈酸性，积聚过多易发生酮症酸中毒。

正常人血酮体定性为阴性，定量（以丙酮计）< 0.34mmol/L，若血酮定性阳性或定量 > 0.34mmol/L 则诊断为酮血症，伴有二氧化碳结合力下降则为酮症酸中毒，对糖尿病患者来讲血酮监测有助于早期诊断糖尿病性酮症酸中毒。

10. 二氧化碳结合力　正常人二氧化碳结合力为 22～30mmol/L，当糖尿病合并酮症酸中毒或乳酸性酸中毒时二氧化碳结合力常降低，我国乳酸性酸中毒极为少见，酸中毒以酮症酸中毒为主，二氧化碳结合力下降与酮症酸中毒病变程度成正比。

11. 自身免疫性疾病　对于 1 型糖尿病患者存在着针对胰岛抗原的自身免疫性抗体，目前能检测的抗体有抗谷氨酸脱羧酶抗体（GADA）、抗胰岛细胞抗体（ICA）、抗胰岛素抗体（IAA），1 型糖尿病时以上 3 种抗体阳性。

（1）抗胰岛细胞抗体（ICA）：新诊断的 1 型糖尿病患者中有 80% ICA 阳性，在发病后 6 个月至 3 年后其滴定度逐渐降低或消失。新诊断的 2 型糖尿病患者中 ICA 阳性率仅 1.5%～8.3%。

（2）抗胰岛素抗体（IAA）：新诊断的患者在胰岛素治疗前 IAA 阳性率为 40%～50%，在 ICA 阳性的患者中不能区分注射胰岛素后产生的胰岛素抗体，IAA 不是糖尿病患者体内的特异性抗体，它还可以出现于胰岛素自身免疫综合征和自身免疫性甲状腺疾病的患者中。

（3）谷氨酸脱羧酶自身抗体（GAD_{65}）：新诊断的 1 型糖尿病患者 GAD_{65} 阳性率为 60%～96%，且更具敏感性，特异性强，持续时间长，有助于区分 1 型糖尿病和 2 型糖尿病，并提示应及早应用胰岛素治疗。

12. 血脂　正常人血脂正常值为：总胆固醇 3.7～5.72mmol/L，甘油三酯 0.3～1.72mmol/L，高密度脂蛋白 1.16～1.55mmol/L，极低密度脂蛋白 0.01～0.6mmol/L，载脂蛋白 A 1.0～1.6g/L，载脂蛋白 B 0.59～0.89g/L。糖尿病未经控制或未治疗者常伴以高脂血症和高脂蛋白血症，尤以 2 型糖尿病合并血脂异常多见，血脂异常多见糖尿病伴有动脉硬化、心脑血管病及肾脏病变者。

13. 肾功能检查　肾功能包括肌酐、尿素氮和尿酸，正常值为：肌酐女性 44.2～97μmol/L，男性 53～106μmol/L；尿素氮 3.2～7.1mmol/L，尿酸 142～416mol/L。当糖尿病肾病发展到晚期可出现肾功能异常，肌酐和尿素氮升高。

（二）尿液检查

1. 尿糖　尿糖测定主要是测尿中的葡萄糖，可作为糖尿病诊断的参考依据，也是患者自我监测病情的最简单、最常用的手段，正常人尿糖定性为阴性。

2. 蛋白尿　正常人尿内含有少量蛋白 <80 ± 24mg/24 小时，或 <20μg/分钟，常规定性方法阴性。当尿中蛋白质含量超过 150mg/24 小时或常规定性方法阳性时称为蛋白尿。糖尿病患者无并发症时呈阴性。糖尿病患者出现蛋白尿是诊断糖尿病肾病的重要依据，但并非糖尿病患者出现蛋白尿均为糖尿病肾病（详见"糖尿病肾病"一节）。

3. 高比重尿 正常人在普通饮食下尿比重多波动在 1.015～1.025 之间，糖尿病患者尿比重常增高，视糖尿及蛋白尿程度而定，有时可达 1.050 以上。

4. 酮尿 血酮体经肾脏滤过进入尿中，即称尿酮体。正常情况下尿中酮体含量极微，24 小时尿酮体总量（以丙酮计）为 20～50ng，尿酮体定性阴性。当发生酮症酸中毒时尿酮体定性阳性，称为酮尿的尿酮体阳性与尿糖阳性不成比例。

5. 镜下血尿和其他 镜下血尿偶见高血压、肾小球硬化症、肾动脉硬化症、肾盂肾炎、肾乳头炎伴坏死或心力衰竭等病例中，大量白细胞常提示有尿路感染，往往比非糖尿病者为多见。

三、诊 断 要 点

（一）病史体征

1. 临床表现是糖尿病诊断的重要依据之一。多饮、多食、多尿和体重下降为糖尿病的典型症状。1 型糖尿病和部分 2 型糖尿病中，临床症状较为明显，诊断不难。而大部分 2 型糖尿病的起病较隐匿，甚或以糖尿病并发症的症状而就诊，因此诊断时需仔细询问病史，并要注意询问家族史、血压及血脂测定情况，糖皮质激素、利尿剂、雌激素及 β 受体阻滞剂等药物的使用情况。

2. 糖尿病患者一般无明显体征，久病者可出现各种并发症的体征，如水肿、感觉功能减退。糖尿病大疱、糖尿病足等，具有明显特征的体征。眼底可见视网膜出血点，渗出等，此为糖尿病视网膜病变。

（二）实验室检查

1. 血糖 正常进食条件下，血糖明显升高是诊断糖尿病最为有力的依据。轻中度 2 型糖尿病患者的空腹血糖可以在正常范围内，而餐后血糖则明显升高。1 型和重度的 2 型糖尿病患者的空腹和餐后血糖均明显升高。

2. 血脂 血脂改变不是本病诊断的直接依据，但却为本病诊治中不可忽视的一个方面。血生化分析可发现高甘油三酯血症，高胆固醇血症及高密度脂蛋白降低等改变。

3. 尿糖 糖尿病患者的尿糖为血糖升高超过肾糖阈所致。轻度患者的血糖仅轻微升高，因此尿糖常呈阴性，或仅在餐后及有感染或较重外伤等应激情况下才出现。中重度患者的尿糖则明显增多。但少数病程较长的老年患者，由于肾糖阈升高，虽然血糖水平较高，尿糖仍可为阴性。

4. 其他糖尿病酮症、糖尿病肾病等急慢性并发症 可见电解质、血 pH、二氧化碳结合力、肌酐、尿素氮、糖化血红蛋白、白蛋白等多种改变。患者的尿中尚可存在尿蛋白，各种管型、白细胞、脓细胞及尿酮体等，与糖尿病的并发症有关。

四、鉴 别 诊 断

（一）甲状腺功能亢进症、胃肠吻合术后

因碳水化合物在肠道吸收快，可引起进食后 0.5～1 小时血糖过高，出现糖尿，但 FPG 和餐后 2 小时血糖正常。

（二）弥漫性肝病

葡萄糖转化为肝糖原功能减弱，肝糖原贮存减少，进食后 0.5～1 小时血糖可高于正常，出现糖尿，但 FPG 偏低，餐后 2 小时至 3 小时血糖正常或低于正常。

（三）药物引起高血糖

噻嗪类利尿药、呋塞米、糖皮质激素、口服避孕药、阿司匹林、吲哚美辛、三环类抗抑郁药等可抑制胰岛素释放或拮抗胰岛素的作用，引起糖耐量减低，血糖升高，尿糖阳性。

（四）继发性糖尿病

肢端肥大症（巨人症）、Cushing 综合征、嗜铬细胞瘤可分别因生长激素、皮质醇、儿茶酚胺分泌过多，拮抗胰岛素而引起继发性糖尿病或糖耐量减低。此外，长期服用大量糖皮质激素可引起类固醇糖尿病。详细询问病史，注意起病经过的特殊性，全面、细致地体格检查，配合必要的实验室检查，一般不难鉴别。

五、治　　疗

糖尿病治疗的主要目的包括：纠正代谢紊乱，消除症状，保障（儿童患者）正常生长发育，维护良好健康和学习、劳动能力；预防各种急性或慢性并发症和伴随症的发生，延长寿命，降低病残率和病死率，提高患者生活质量。

（一）一般治疗

包括糖尿病教育、心理治疗、自我监测、自我保护。对糖尿病患者及其家属进行糖尿病知识教育提高患者战胜疾病的自信心与自觉性，既要重视疾病又不悲观失望，争取最好的结果。让患者学会自我监测血糖，了解自己的病情及治疗是否达到了控制目标或要求，以此作为调整饮食、运动及药物治疗的依据，调整饮食及运动，并在医生指导下合理调整治疗方案；定期到医院检查：血糖、尿糖、尿蛋白、糖化血红蛋白、血脂、血压、体重；必要时监测尿酮体，尿微量白蛋白及眼底等。

预防并发症的发生：如警惕低血糖反应、预防感染等，学会处理一些常见的并发症；监测的项目及频度，因人、因病情而异。

（二）饮食疗法

饮食治疗是治疗糖尿病的基础措施。饮食治疗的原则：饮食中的碳水化合物、脂肪和蛋白质的比例应适宜并且必须有足够的维生素、矿物质、微量元素和膳食纤维。饮食治疗的目的：①维持标准体重；②纠正代谢紊乱；③减轻胰岛负担；④利于降糖药物的使用。

（三）运动疗法

应进行有规律的合适运动，根据年龄、性别、体力、病情及有无并发症等不同条件，循序渐进和长期坚持。可促进糖的利用、减轻胰岛负担，为本病有效疗法之一。

（四）药物治疗

1. 口服抗糖尿病药物

（1）磺酰脲类：此组药物有多种。第一代药物目前还常用者为甲苯磺丁脲，氯磺丙脲因其对肝脏的毒副反应和长效，容易发生低血糖而不宜选用。第二代药物有格列本脲、优降糖、格列齐特、甲磺吡脲、达美康、美吡达或优哒灵等药，目前国内较多选用达美康、美吡达和优降糖等第二代药物。磺酰脲类的降血糖作用机制可分胰内胰外两部分：胰内刺激 β 细胞释放胰岛素；胰外强化胰岛素与其受体结合促进糖的利用。

（2）双胍类：双胍类的作用机制对正常人并无降血糖作用，故单独应用不会引起低血糖反应；双胍类对胰岛素分泌并无刺激作用，故不引起高胰岛素血症；促进肌肉等外周组织摄取葡萄糖，加速无氧糖酵解；可能有促进受体后效应和葡萄糖运载体的作用；可能有抑制葡萄糖异生作用和延缓糖在肠道的吸收作用。

二甲双胍（商品名包括美迪康、格华止、二甲双胍肠溶片）：0.25～0.5mg，3次/天。作用平和，副作用少；苯乙双胍：降糖灵，每片剂量：25mg，每日剂量不宜超过75mg。服用150mg/日以上易发生乳酸性酸中毒。副作用较大，价格便宜。

（3）α-葡萄糖苷酶抑制剂：主要通过竞争抑制小肠黏膜刷膜内的α-葡糖苷酶，延迟蔗糖、糊精、麦芽糖等多糖分解为单糖并在肠道的吸收，因此主要降低餐后高血糖和缓解高胰岛素血症。本类药物类被应用者为阿卡波糖（acarbose，拜糖平）和miglitol等，目前常用者为拜糖平。

（4）噻唑烷二酮类（格列酮类）：主要通过增加靶细胞对胰岛素作用的敏感性而降低血糖。常用药为罗格列酮，吡格列酮。

2. 胰岛素

适应证：①1型糖尿病，必须终身替代治疗。②糖尿病非酮症性高渗昏迷、乳酸性酸中毒、酮症酸中毒或反复出现酮症者。③合并严重感染、创伤、手术、发热、心肌梗死、脑血管意外等。④严重慢性并发症，如增殖性视网膜病变、糖尿病肾病、神经病变、心脏病变。⑤严重的慢性消耗性疾病。肝功能及肾功能不全。妊娠期和哺乳期。⑥2型糖尿病患者口服降糖药失效或经饮食和口服降糖药物治疗未获得良好控制。⑦妊娠糖尿病。⑧各种继发性糖尿病（胰腺切除、皮质醇增多症等）。

目前我国临床常用的胰岛素制剂有：

（1）短效胰岛素（RI）：普通（正规）胰岛素、基因重组人胰岛素为高纯度胰岛素（诺和灵R、优必林R和甘舒霖R），皮下注射后30分钟开始降糖，2～4（1～3）小时作用高峰，作用持续5～7小时，可用于皮下、肌内注射和静脉注射。中效胰岛素（NPH）：慢胰岛素锌悬液、中性精蛋白锌胰岛素皮下注射起效1.5～3小时，作用高峰8～12小时，持续18～24小时。可以单独，也可与短效胰岛素以所需比例混合注射，每日1～2次。中效胰岛素是混悬液，抽取前要摇匀，只可皮下或肌内注射，不可静脉点滴。

（2）长效胰岛素（PZI）：特慢胰岛素锌悬液、鱼精蛋白锌胰岛素起效3～6小时，作用高峰14～20小时，作用持续24～36小时，亦为混悬液，不可静滴。

PZI可与短效胰岛素混合使用，一般RI：PZI约为（2～4）：1使用，如RI：PZI＝1：1作用持续时间相当于NPH可按病情需要皮下注射每日1～2次。无论哪一类型的糖尿病，胰岛素治疗应在一般治疗和饮食治疗的基础上进行。首次用胰岛素应从小剂量开始，以后据治疗反应逐步调节剂量和使用方法。初用胰岛素时，宜使用短效胰岛素。

第四节 中医辨证论治

一、辨证要点

（一）辨年龄

本病一般多发生于中年以后，但也有青少年患病者。由于发病年龄的不同，病情的发生发展、轻重程度及预后转归各有差异，年龄越小者一般发病急、发展快、病情重，症状多典型，预后较差，这与幼年儿童为"稚阴稚阳"之体、机体易虚易实的生理特点有关。中年以后发病者，一般起病缓慢，病程较长，部分患者表现不典型，其临床表现有类于虚劳，常有痈疽、肺痨及心、脑、肾等并发症。

（二）辨病位

消渴病的"三多"症状，往往同时存在，但根据其表现程度的轻重不同，而有上、中、下三消之分，及肺燥、胃热、肾虚之别。通常把以肺燥为主，多饮症状较突出者，称为上消；以胃热为主，多食症状较为突出者，称为中消；以肾虚为主，多尿症状较为突出者，称为下消。

（三）辨标本

本病以阴虚为主，燥热为标，两者互为因果，常因病程长短及病情轻重的不同，而阴虚和燥热之表现各有侧重。一般初病多以燥热为主，病程较长者则阴虚与燥热互见，日久则以阴虚为主。进而由于阴损及阳，可见气阴两虚，并可导致阴阳俱虚之证。

（四）辨本证与并发症

多饮、多食、多尿和乏力、消瘦为消渴病本证的基本临床表现，而易发生诸多并发症为本病的另一特点。本证与并发症的关系，一般以本证为主，并发症为次。多数患者，先见本证，随病情的发展而出现并发症。但亦有少数患者与此相反，如少数中老年患者，"三多"及消瘦的本证不明显，常因痈疽、眼疾、心脑病症等为线索，最后确诊为本病。

（五）辨主证与兼证

1. 辨主证

（1）肺胃阴虚证：口干咽燥，烦渴喜饮，多食易饥，小便频数，大便干结。舌红，苔少，脉细数。

（2）胃肠实热证：脘腹胀满，痞塞不适，大便秘结，口干口苦，或有口臭，或咽痛，或牙龈出血，口渴喜冷饮，饮水量多，多食易饥，舌红，边有瘀斑，舌下络脉青紫，苔黄，脉滑数。

（3）上热下寒证：心烦口苦，口干喜饮，肠鸣腹泻，四肢不温，腰膝酸软，舌红，苔黄腻，脉沉迟。

（4）气阴两虚证：口干喜饮，形体消瘦，神疲倦怠，气短懒言，易汗出，心慌胸闷，脘腹胀满，腰膝酸软，小便清长，舌淡体胖，苔薄白或少苔，脉细无力。

2. 辨兼证

（1）瘀证：胸闷刺痛，肢体麻木或疼痛，疼痛不移，肌肤甲错，健忘心悸，心烦失眠，或中风偏瘫，语言謇涩，或视物不清，唇舌紫黯，舌质黯，有瘀斑，舌下脉络青紫迂曲，苔薄白，脉弦或沉而涩。

（2）痰浊证：嗜食肥甘，形体肥胖，呕恶眩晕，口黏痰多，食油腻则加重，舌体胖大，苔白厚腻，脉滑。

（3）湿浊证：头重昏蒙，四肢沉重，遇阴雨天加重，倦怠嗜卧，脘腹胀满，食少纳呆，便溏或黏滞不爽，舌胖大，边齿痕，苔腻，脉弦滑。

（六）辨三消

三消辨证为消渴的主要辨证方法，在临床上应用最为广泛，三消症状有所侧重时可采用三消辨证，上焦多肺燥，中焦多胃热，下焦多肾虚。三消症状虽有侧重但同时并见时辨证宜以脏腑、气血、阴阳辨证方法为主。脏腑辨证多见肺、脾（胃）、肾等脏腑病证，气血辨证则多见气虚、血瘀病证，阴阳辨证则多见阴虚内热、阴阳两虚及气阴两虚证候。

（七）辨转归

典型的消渴病就其自然发病过程，常以阴虚燥热开始，病程日久可导致阴损及阳，而形成阴阳俱虚，或以阳虚为主之重症，并常有各种严重并发症，最后多死于阴竭阳亡。因此根据患者症状，可判断病情之轻重：

1. "三多"和消瘦的程度是判断病情轻重的标志，若"三多"严重并大骨枯槁、大肉陷下多属危候，反之则病情较轻。

2. 气尿是本病轻重的征兆，戴元礼在《证治要诀》中指出："三消久而小便不臭反作甜，气在溺桶中滚涌，其病为重。"

3. 消渴并发神志恍惚、嗜睡、烦躁、痈疽、水肿等多为恶候，病情重。

4. 多食为消渴特点之一，若病见反不能食者，则多传变为恶候，病情重，预后差。《医宗金鉴》谓："若能食大便硬，脉大强实者为胃实热，下之尚可医也；若不能食，湿多苔白滑者，病久则传变水肿泄泻，热多舌紫干者，病久则发痈疽而死也。"

二、治 疗 原 则

《医学心悟·三消》说："治上消者，宜润其肺，兼清其胃"；"治中消者，宜清其胃，兼滋其肾"；"治下消者，宜滋其肾，兼补其肺"，深得治疗该病之要旨。在经过多年临床观察发现，从发病机制上提出"浊毒理论"，并从理论上阐明了糖尿病的病因病机，制定了以"化浊解毒"为主治疗糖尿病的一整套严谨的治则、治法，为中医药治疗胃癌前病变提供了一条新的思路和方法。

（一）肺胃津伤型

主要症状：烦渴多饮，口干舌燥，尿量频多，多食易饥，形体消瘦，大便干燥。舌红，苔黄燥，脉滑数。

病机：肺胃热盛，耗伤津液。

治则：清热泻火，生津止渴。

方药：生石膏30g，知母10g，党参15g，甘草6g，粳米30g，黄芩10g，地骨皮15g，天冬15g，麦冬15g，天花粉15g，玄参10g，栀子10g。

加减运用：烦渴频饮者，倍生石膏、天花粉、天麦冬用量；胸闷嗳气，脘腹作胀，加玫瑰花、佛手花、川楝子；肠腑热结，大便秘结选用郁李仁、瓜蒌仁、火麻仁、大黄；气短懒言，自汗神疲，脉细弱，合生脉散；肌肤并发痈、疮病者，酌加银花、连翘、蒲公英、紫花地丁、鸭跖草、败酱草等。

（二）胃火炽盛型

主要症状：多食易饥，渴喜冷饮，口舌生疮，牙龈肿痛，口臭，便秘溲赤，舌红苔黄，脉洪数。

病机：胃火炽盛，胃热消谷，耗伤津液。

治则：清胃泻火。

方药：生石膏30g，知母10g，生地15g，麦冬10g，淡竹叶6g，黄连6g，牛膝10g。

加减运用：大便秘结甚者加生大黄，以清胃泻火，引热下行。口渴引饮明显者加玄参、石斛以养阴生津止渴。有心悸、失眠见证者，加炒枣仁、柏子仁以养阴安神。

（三）肾阴亏虚型

主要症状：尿频量多，浑浊如胭膏，或尿甜，口干舌燥，舌红，脉沉细数。

病机：肾阴亏虚，肾失固摄。

治则：滋阴固肾。

方药：北沙参10g，麦冬10g，枸杞子10g，当归10g，生熟地各15g，葛根15g，丹参30g，知母10g，石膏5g，黄连6g，黄精10g，五味子10g。

加减运用：阴虚火旺而烦躁，五心烦热，盗汗者，加知母、黄柏滋阴泻火；目干涩，视物模糊加菊花、青葙子、草决明；胁肋疼痛甚加泽兰、玄胡、郁金；失眠多梦，健忘加女贞子、首乌藤；渴饮无度，口干少津加天花粉、玉竹养阴生津；尿量多而浑浊者，加益智仁、桑螵蛸等益肾缩尿。

（四）脾肾阳虚型

主要症状：形寒肢冷，面色㿠白，神疲乏力，腰腿酸软，小便频数，余沥不尽，面目水肿，五更泄泻，阳痿遗精，舌淡，苔薄白或白滑，脉沉细弱。

病机：脾肾阳虚，失于温煦。

治则：温肾补脾。

方药：补骨脂12g，吴茱萸6g，肉豆蔻6g，五味子10g，党参12g，炒白术10g，茯苓10g，甘草6g。

加减运用：阳痿，腰腿酸软者加肉桂、附片、锁阳以壮肾阳。夜尿频数或遗滑早泄者加桑螵蛸、覆盆子、益智仁、乌药以固涩缩尿。耳鸣失聪加桑寄生、灵磁石重镇益阴通窍。

（五）阴阳两虚型

主要症状：小便频数，混浊如膏，甚至饮一溲一，面色黧黑，耳轮焦干，腰膝酸软，形寒畏冷，阳痿不举，舌淡苔白，脉沉细无力。

病机：阴损及阳，肾阳衰微，肾失固摄。

治则：滋阴温阳，补肾固涩。

方药：附子10g，肉桂3g，熟地10g，生地10g，怀山药15g，山萸肉10g，茯苓10g，泽泻10g，丹皮10g，菟丝子15g，五味子10g，黄芪20g，金樱子15g。

加减运用：血瘀加红花、丹参、泽兰；合并肾病加车前子、覆盆子、川断、桑寄生；有感染加蒲公英、银花；合并冠心病胸闷加瓜蒌、薤白头、丹参。

（六）气阴两虚型

主要症状：口干唇燥，尿频量多或混浊，神疲乏力，自汗，动则尤甚，头晕目糊，腰膝酸软。舌红，苔薄或少，脉细或细数。

病机：脾肾亏虚，阴伤气耗。

治则：益气养阴，补脾滋肾。

方药：红参6g，黄芪30g，麦冬10g，天冬30g，五味子10g，熟地黄15g，山药15g，茯苓15g，泽泻15g，山茱萸10g，白术10g，桂枝10g，桑葚子15g，熟大黄6g，黄精30g，天花粉15g。

加减运用：肺气虚加重黄精用量，太子参易党参；便溏加茯苓、生薏仁、车前子；遗精加知母、黄柏；不思食，恶心干呕加乌梅、鸡内金、半夏、竹茹。

（七）瘀血内阻型

舌燥少饮，肢端或肢体麻木疼痛，或偏瘫，或胸闷刺痛，或目盲。舌或有瘀斑，脉细涩。

病机：邪入营阴，瘀血阻络。

治法：活血化瘀，益气养阴。

处方：生黄芪 30g，怀山药 30g，桃仁 10g，红花 6g，干地龙 10g，川芎 10g，当归 10g，赤芍 10g，丹参 30g，茯苓 10g，生地 20g，元参 10g，丹皮 10g，葛根 10g。

加减运用：头昏疼痛明显加草决明、白芷；胸闷、肢体疼痛较剧加桂枝、生山楂、瓜蒌、鸡血藤、豨莶草、丝瓜络；瘀痰互结，头晕身重，喘逆，胸闷，加桔梗、牛蒡子、皂荚、路路通；合并心血管病变加黑豆。蚕蛹、何首乌、枸杞子、炒核桃仁、白茯苓。

（八）浊毒内蕴型

主要症状：口干苦黏腻，乏力，头身困重无力，双腿胫前皮肤现褐色斑，或肥胖或腹、腰肥，血糖多居高不下或脂代谢紊乱。或伴皮肤及外阴瘙痒，或伴疔疮肿痛，或伴潮热；大便不爽或干燥，舌黯红，苔黄腻或燥。

病机：浊毒内蕴，血络瘀阻。

治则：化浊解毒，扶正祛瘀。

方药：黄芩 12g，黄连 12g，黄柏 12g，蒲公英 12g，生石膏 30g，茵陈 15g，藿香 15g，佩兰 12g。

加减运用：口大渴，易饥便秘者，可加生石膏、知母。口干多饮多尿、虚烦者，可加麦冬、玄参。兼有肝胆郁热者，可合用加味逍遥散。

三、其他治疗

（一）中成药

1. 金匮肾气丸（水丸）　每服 20 粒，每日 3 次。适用于肾阳虚衰所致肢体冷痛，麻木不仁之神经病变。

2. 活血止痛胶囊　每服 4 粒，每日 3 次，适合于血瘀阻滞，筋脉不通，肢体麻木者。

3. 筋脉通胶囊（协和医院内部制剂）　由生黄芪、生地、丹参、葛根、桂枝、菟丝子等组成。每服 5 粒，每日 3 次，适用于气阴两虚，肾虚血瘀，筋脉不通所致周围神经病变。

4. 糖足康　由藏红花、海螵蛸、红花、桃仁、黄芩等组成，外用，摇匀后喷涂于患处，每日 2~3 次，或以敷料形式填充溃疡处，早晚各一次。适用于 1~4 级糖尿病足患者，及糖尿病足预防。

（二）辨证选择静脉滴注中药注射液

如丹参注射液、参麦注射液、血栓通、血塞通注射液、黄芪注射液、丹红注射液、川芎嗪注射液、红花注射液、舒血宁注射液等。

（三）基础治疗

1. 降糖治疗　根据《中国 2 型糖尿病诊疗指南》选择治疗方案。配合使用"双 C 方案"即动态血糖监测加胰岛素泵治疗。有适应证者，条件成熟，可进行胰岛素移植和（或）干细胞治疗，以及臭氧治疗。

2. 并发症治疗　根据《中国 2 型糖尿病诊疗指南》选择治疗方案。条件成熟，配合非药物疗法，如激光治疗、臭氧治疗、气压循环驱动治疗、安诺治疗仪。

（四）中药外用

1. 中药泡洗　下肢麻和（或）凉和（或）痛和（或）水肿者，可采用汤剂泡洗，条件成熟，可选用腿浴治疗器和足疗仪。

2. 中药外敷　可选用中药穴位敷贴。

3. 中药离子导入　可根据具体情况，辨证使用中药离子导入。条件成熟，可配合选用智能型中药熏洗蒸汽自控治疗仪。

（五）针灸治疗

针刺疗法

1. 肺胃津伤

【取穴】针太溪、三阴交、中脘、足三里、行间、胰俞、照海，承浆。

【功能】滋阴清热。

【主治】肺胃津伤所致的烦渴多饮，口干舌燥，尿量频多，多食易饥，形体消瘦，大便干燥。

【用法】得气后平补平泻，留针30分钟，每日1次，15日为一个疗程。

【禁忌】糖尿病孕妇、糖尿病合并有皮肤感染、溃疡者及糖尿病急性代谢紊乱时，如糖尿病酮症酸中毒或糖尿病高渗昏迷时不宜针灸。

2. 气阴两虚

【取穴】针脾俞、肾俞、气海、中脘、足三里、太溪穴、胰俞。若脾胃气虚明显可加胃俞，而肾阴亏甚可加三阴交。

【功能】益气养阴。

【主治】由气阴两虚引起的口干唇燥，尿频量多或混浊，神疲乏力，自汗，动则尤甚，头晕目糊，腰膝酸软。

【用法】得气后平补平泻，留针30分钟，每日1次，15日为一个疗程。

【禁忌】糖尿病孕妇、糖尿病合并有皮肤感染、溃疡者及糖尿病急性代谢紊乱时如糖尿病酮症酸中毒或糖尿病高渗昏迷时不宜针灸。

3. 瘀血内阻

【取穴】膻中穴、膈俞穴（刺血拔罐法）。

【功能】活血祛瘀。

【主治】由于瘀血内阻所致的舌燥少饮，肢端或肢体麻木疼痛，或偏瘫，或胸闷刺痛，或目盲。

【用法】得气后平补平泻，留针30分钟，每日1次，15日为一个疗程。

【禁忌】糖尿病孕妇、糖尿病合并有皮肤感染、溃疡者及糖尿病急性代谢紊乱时如糖尿病酮症酸中毒或糖尿病高渗昏迷时不宜针灸。

4. 浊毒内蕴

【取穴】劳宫、脾俞、意舍、中脘、足三里、曲池、合谷。

【功能】化浊解毒。

【主治】由糖尿病引起的口干苦黏腻，乏力，头身困重无力，双腿胫前皮肤现褐色斑或肥胖或单腹腰肥，血糖多居高不下或脂代谢紊乱。

【用法】得气后用泻法，留针30分钟，每日1次，15日为一个疗程。

【禁忌】糖尿病孕妇、糖尿病合并有皮肤感染、溃疡者及糖尿病急性代谢紊乱时如糖尿病酮症酸中毒或糖尿病高渗昏迷时不宜针灸。

5. 胃火炽盛

【取穴】胃俞、脾俞、足三里、中脘、太渊、曲池、大肠俞。

【功能】通腑泻火。

【主治】胃火炽盛所导致的多食易饥，渴喜冷饮，口舌生疮，牙龈肿痛，口臭，便秘溲赤。

【用法】得气后用泻法，留针 30 分钟，每日 1 次，15 日为一个疗程。

【禁忌】糖尿病孕妇、糖尿病合并有皮肤感染、溃疡者及糖尿病急性代谢紊乱时如糖尿病酮症酸中毒或糖尿病高渗昏迷时不宜针灸。

6. 阴阳两虚

【取穴】（补法）（并可用艾温灸）气海、关元、肾俞、命门、脾俞、三阴交、足三里。

【功能】阴阳双补。

【主治】各型糖尿病所导致的小便频数，混浊如膏，甚至饮一溲一，面色黧黑等。

【用法】得气后平补平泻，留针 30 分钟，每日 1 次，15 日为一个疗程。

【禁忌】糖尿病孕妇、糖尿病合并有皮肤感染、溃疡者及糖尿病急性代谢紊乱时，如糖尿病酮症酸中毒或糖尿病高渗昏迷时不宜针灸。

耳穴疗法

【材料】王不留行籽。

【取穴】肺、脾、胃、肾、胰胆、三焦、内分泌。

【功能】降糖。

【主治】各型糖尿病。

【方法】耳穴局部先用碘酒擦拭，再用酒精脱碘，再将皮内针或王不留行籽对准已选好的耳穴贴敷，然后稍加压力按压 1~2 分钟，一般为单耳取穴，两耳轮换，每日自行按压耳穴 3~4 次，留针 3~5 天，5 次为一个疗程，疗程间隔 3~5 天，可继续进行第二疗程。

【注意事项】埋针处不宜淋湿、浸水；夏季炎热多汗，贴敷时间不宜过长。

【禁忌】孕妇，对胶布及本药过敏者，耳郭有冻伤或炎症者。

（六）**非药物疗法**

根据病情需要选择。

1. 膳食与中药配合调理　做到个体化，达到膳食平衡。尽可能基于中医食物性味理疗，进行药膳饮食治疗。

2. 运动治疗　运动治疗的原则是适量，经常性和个体化。坚持有氧运动。保持健康为目的的体力活动：运动时注意安全性。如：散步、快走、慢跑、广播操、太极拳、游泳、打球、骑自行车、瑜伽等。

3. 气功治疗　气功治疗糖尿病，自古至今积累了丰富经验，大致可分为内气疗法和外气疗法。其中以内气练功治疗糖尿病较为广泛，其对降低血糖、血脂和防治糖尿病并发症均有良好作用。

第五节　预后与调护

一、预　　后

糖尿病史现代社会中发病率甚高的一种疾病，尤以中老年人发病较多，早期发现、坚持长期治疗、生活规律、重视饮食控制的患者，其预后较好。儿童患本病者少，大多病情较重。高血糖的毒性作用是引发多种并发症的重要因素，随浊毒所伤不同脏腑经络而变证多端，影响病情、损伤患者劳动力和危及患者生命，应十分注意及早防治各种并发症。

二、调护

（一）生活起居

1. 糖尿病是一种不能根治的终身性疾病，所以糖尿病患者的自我管理十分重要。日常生活中，糖尿病患者应避免焦虑紧张的情绪，还应建立良好的生活习惯，不吸烟、不饮酒、少吃富含盐和糖类、油脂以及热量高的食物。

2. 糖尿病患者由于体内代谢紊乱，体质弱，抵抗力差，容易合并各种急性和慢性感染，一旦感染，不仅难治，而且还会使糖尿病恶化，因此糖尿病患者应特别注意个人卫生、勤洗澡、勤换衣、注意口腔卫生，女性患者要保持外阴清洁。

3. 特别提出要讲究脚的卫生，足部病变是糖尿病常见的并发症，是一种损及神经、血管、皮肤、肌腱甚至骨骼以及使其坏死的慢性进行性变，它可激发感染甚至导致截肢，因此糖尿病患者的足部保护十分重要。由于糖尿病患者多对冷、热、疼、痛等感觉不灵敏，所以穿鞋前务必检查有无异物，每天检查足部情况，发现有水疱、皮裂、磨伤、鸡眼、甲癣等，应及时处理，不可用锐利刀剪自行修剪。每天用温水泡脚，水温不可过热，鞋要宽松舒适，袜子要松软，透气性好，指甲也不可剪得太短。

4. 为了使血糖保持在接近正常水平，糖尿病患者还应掌握自我检测血糖的方法并定期到医院测定血糖，以合理调整治疗方案。

（二）饮食调节

糖尿病饮食疗法是糖尿病治疗中的重要组成部分，通过临床干预糖尿病患者的饮食，使患者在住院期间掌握正确、科学的饮食方法，对糖尿病患者终身长期的饮食控制起到了正确引导的作用，长期严格的坚持饮食治疗，才能更好地控制血糖，提高生活质量，延缓并发症的发生。

指导患者养成良好的饮食习惯，总热量每天三餐各占三分之一，或少食多餐，使糖分平均分配。禁食糖果、糕点；限制含胆固醇高的食物。饮食以少盐清淡为宜，少食动物内脏、少食松花蛋黄、少食含饱和脂肪酸多的食物，少食肥肉、动物油等。最好是粗纤维含量较多的食品，如：糙米，面，蔬菜等，因含粗纤维较多的饮食能增加胃肠道蠕动，促进排空，减少消化吸收，有利于控制高血糖。

1. 饮食的基本原则

（1）定时、定量、定餐次：一日至少保证三餐，早、中、晚餐能量按 1/3、1/3、1/3 或 1/5、2/5、2/5 的比例分配。在体力活动稳定的情况下，饮食做到定时、定量、定餐次。这样可使血糖维持相对稳定状态，不致波动幅度太大，有利于医生调整药物的用量，尤其应用胰岛素治疗的患者，注射后半小时必须用餐，避免低血糖的发生。并控制每日总热量，维持适宜的体重。

（2）清淡饮食：每日盐的摄入量应控制在 6g 以下，油的摄入量控制在 20g 以下。禁食含糖量高的食物，如各种糖类、蜜枣、糕点、蜂蜜、含糖饮料等。

2. 各种营养素的需要量

（1）碳水化合物：每日摄入碳水化合物应占总能量的 50% ～55%。目前大多数糖尿病专家认为，碳水化合物限制不宜过严，适当提高碳水化合物在总能量中的比例，可以提高机体对胰岛素的敏感性，改善糖耐量。

（2）蛋白质：每日蛋白质的摄入应占总能量的 15% ~ 20%。有资料显示，糖尿病患者的蛋白质摄入过多可能是引发糖尿病肾病。其中动物性蛋白质应占总蛋白质摄入量的 40% ~ 50%。对处于生长发育的儿童或有特殊需要或消耗者如妊娠、哺乳、消耗性疾病、消瘦患者，蛋白质的比例可适当增加。

（3）脂肪：脂肪的摄入量应占总能量适合的比例为 20% ~ 25%。

（4）膳食纤维：增加膳食中的植物纤维可以降低糖尿病患者的空腹及餐后血糖，延缓患者的易饥感。糖尿病患者应进食高纤维饮食，ADA 推荐的膳食纤维摄入标准是每日 20g ~ 35g。

（5）蔬菜：蔬菜是维生素和矿物质的主要来源，并含有较大量的纤维素，进食后对控制糖尿病有益，每日摄入量 500g 左右。

（6）水果：水果中含有很多微量元素，如铬、锰等。微量元素具有提高胰岛素敏感性，提高身体葡萄糖耐量的作用。在血糖控制良好的情况下，每日可进食 200g 的含糖量低的水果。

3. 食物选择

（1）主食：选择主食时可根据食物血糖生成指数（GI）来确定。GI 是衡量食物摄入后引起血糖反应的一项有生理意义的指标，提示含有 50g 有价值的碳水化合物与相等量的葡萄糖和面包相比，在一定时间内血糖应达水平的百分比。将葡萄糖的 GI 值定为 100%，则 GI >70% 食物为高升糖食物，<55% 为低升糖食物。应尽量选择 GI 值低的食物，以避免餐后高血糖。制作主食时，应粗细粮搭配，豆类和谷类搭配，有助于提高蛋白质的利用率。如蒸米时加入海带粉、绿豆，做馒头时加入高粱面、荞麦面、燕麦面等，但粗粮并非多多益善，大量进食粗粮，可导致一次性摄入大量不溶性膳食纤维，加重胃排空延迟，造成腹胀、消化不良，并在一定程度上阻碍了部分常量元素和微量元素的吸收，特别是钙、铁、锌等。粗细粮合适的搭配比例是粗粮 1 份加细粮 3 份或 4 份。这样既能发挥粗粮的功效，又能避免粗粮进食过多而产生不良反应。研究提示粥类食物其淀粉糊化程度较非粥类食物高，越是淀粉糊化程度高、容易消化吸收的食物，其 GI 值越高，对血糖影响越大。糖尿病患者应尽量减少进食粥类食物。

（2）蛋白质：人体所需要的蛋白质来源于植物性蛋白质和动物性蛋白质，动物蛋白质中的蛋、奶、肉、鱼等以及大豆蛋白质的氨基酸模式与人体蛋白质氨基酸模式接近，所含氨基酸在体内的利用率就高，被称为优质蛋白，糖尿病患者的优质蛋白应占 40% ~ 50%。经济条件差的农村患者建议增加豆制品的量，豆制品营养全面，富含蛋白质和矿物质，含钙高而碳水化合物低，不含单糖和双糖，特别适合糖尿病患者食用。

（3）油脂类：包括烹调用油和坚果类，选择以植物油为主，如：豆油、花生油、菜子油等，忌用动物油，猪皮、鸡皮、鸭皮、奶油，并限制用油量。

（4）蔬菜：碳水化合物含量在 3% 以下的蔬菜，可不加限制，这类蔬菜包括大小白菜、油菜、菠菜、芹菜、冬瓜、黄瓜、豆芽等；碳水化合物含量在 3% ~ 7% 的蔬菜适当限制，每进食 200g ~ 400g 减主食 25g，这类蔬菜包括白萝卜、胡萝卜、蒜苗、南瓜、豆角等；碳水化合物含量在 8% 以上的蔬菜，应严格限制，详细计算热量，从主食中扣除，这类蔬菜包括马铃薯、芋头、藕、蚕豆等。

（5）水果：选择含糖量低的水果，如：西瓜、草莓、梨、苹果、柚子、猕猴桃等。吃水果的时间应在两餐之间作为加餐，安排在 10：00～11：00 或 15：00～16：00。每次量不宜过多，100g 左右即可，每日不超过 200g。血糖控制不良时，尽量不吃水果；如果吃时应计算在每日总热量中，如吃一个约 200g 的水果，减去 25g 主食。对于含糖量高的香蕉、红枣、荔枝、柿子等应尽量不食用。

（6）膳食纤维：膳食中膳食纤维的主要来源是谷物。谷物的麸皮，全谷类和干豆类，燕麦和大麦等富含膳食纤维，而精加工的谷类食品则含量较少。

（三）运动指导

运动疗法能促进糖的氧化利用，增强末梢组织特别是肌肉对胰岛的敏感性，从而降低血糖，将更多的皮下注射储存的胰岛素调动到血液中，使肥胖患者的体重降低，对糖尿病患者十分有益。应要求患者坚持长期而有规律的体育锻炼，采取的锻炼形式应为需氧活动，如步行、骑自行车、健身操及家务劳动等，因人而异、循序渐进、定时、定量。一般每日坚持半小时左右，可酌情延长至 1 小时。运动时间宜在餐后 1 小时，可达到较好的降糖效果。不宜空腹运动，长时间运动者应适当增加食量。为了避免低血糖的发生，最好选择在饭后血糖较高时进行。但活动要以不感觉疲累为主，运动时手边要备有糖块或饼干等易食用的小食品，一旦自觉有出汗、心慌等低血糖症时，立即食用，以预防或减轻低血糖症状。

（四）情志调节

《素问·上古天真论》中有："适嗜欲于世俗之间，无恚嗔之。行不欲离于世，举不欲观于俗，外不劳于事，内无思想之患，以恬愉为务，以自得为功，形体不敝，精神不散，亦可以百数"的论述，说明了精神调摄养生是传统养生术中的重要措施。历代医家在长期实践中认识到，人的精神心态保持清静、乐观、坚强、开朗，才能有益于身体健康与疾病的恢复。

糖尿病患者要保持心情舒畅、精神愉快，做到"既来之，则安之"的正常心态正视现实，一个良好的心理状态，对战胜疾病是非常重要的。

（张金丽）

第十五章

高 血 压

第一节 概　　述

一、西医学对本病的认识

　　高血压（hypertensive disease）是一种以动脉血压持续升高为主要表现的慢性疾病，它有原发性高血压和继发性高血压之分。常引起心、脑、肾等重要器官的病变并出现相应的后果。高血压患病率随年龄增长而升高；女性在更年期前患病率略低于男性，但在更年期后迅速升高，甚至高于男性。

　　高血压定义为收缩压≥140mmHg 和（或）舒张压≥90mmHg，根据血压升高水平，又进一步将高血压分为 1~3 级。收缩压≥140mmHg 和舒张压＜90mmHg 单列为单纯性收缩期高血压。患者既往有高血压史，目前正在用抗高血压药，血压虽然低于 140/90mmHg，亦应该诊断为高血压。按照世界卫生组织（WHO）建议使用的血压标准是：凡正常成人收缩压应小于或等于 140mmHg，舒张压小于或等于 90mmHg，亦即收缩压在 141~159mmHg 之间，舒张压在 91~94mmHg 之间为临界高血压。诊断高血压时，必须多次测量血压，至少有连续两次舒张压的平均值在 90mmHg 或以上才能确诊为高血压。仅一次血压升高者尚不能确诊，需随访观察。

　　在高血压患者中约 90% 为原发性高血压，10% 为继发性高血压，原发性高血压即高血压病，其发病机制尚未完全阐明，继发性高血压是继发某种疾病或原因发生的血压升高，如继发于急慢性肾小球肾炎，肾动脉狭窄等肾疾病之后的肾性高血压。继发于嗜铬细胞瘤等内分泌疾病之后的内分泌性高血压，继发于脑瘤等疾病之后的神经源性高血压，以及机械性血流障碍性高血压，医源性高血压，妊娠高血压综合征和其他原因引起的高血压。根据高血压对心，脑，肾等器官的损害程度，高血压可分为 1 期高血压，临床无心、脑、肾等重要器官的损伤；2 期高血压，临床表现有左心室肥厚或劳损，视网膜动脉出现狭窄，蛋白尿或肌酐水平升高；3 期高血压，临床出现有左心衰竭，肾衰竭，脑血管意外，视网膜出血，渗出，合并或不合并视乳头水肿。

　　高血压根据起病缓急和病情进展情况，临床上分缓进型高血压和急进型恶性高血压两种。缓进型高血压比较多见，约占 95%，起病隐匿，病情发展缓慢，病程长达 10~20 年以上，早期常无任何症状，偶尔查体时发现血压升高，个别患者可突然发生脑出血，此时才被发现高血压。由于部分高血压患者并无明显的临床症状，高血压又被称为人类健康的"无形杀手"，因此提高对高血压的认识，对早期预防，及时治疗有极其重要的意义。

二、中医学对本病的认识

高血压乃西医学病名。中医学并无血压这一概念，故在传统的中医文献中也没有"高血压"这个病名。但没有这个病名，并不等于说中医学对高血压丝毫没有认识。事实上，与高血压有关的各种临床症状及相应的治疗方法，中医学文献中均早有记载。

高血压的主要临床证候、病程和转归，以及其并发症，均属中医学中的"头痛""眩晕""中风"等范畴。早在《内经》中就有"诸风掉眩，皆属于肝""髓海不足，则脑转身鸣"的记载，认为本病的眩晕与肝肾有关。《丹溪心法·头眩六十七》提出"无痰不眩""无火不晕"，认为"痰"与"火"是引起眩晕的另一种原因，以上这些论述，与高血压均有一定关系。

高血压机错综复杂，病程较长，发病认识主要与情志失调、饮食不节、年高肾亏、先天不足或房事不节、病后体虚等因素有关。其病在脑，与肝、脾、胃、肾有关，病机为虚实夹杂。

第二节　病　因　病　机

一、西医学病因病理

（一）病因

原发性高血压的病因尚未阐明，目前认为是在一定的遗传背景下由于多种后天环境因素作用使正常血压调节机制失代偿所致。

1. 遗传学说

约75%的原发性高血压患者具有遗传素质（genetic predisposition），同一家族中高血压患者常集中出现。据信原发性高血压是多基因遗传病。据报道，高血压患者及有高血压家族史而血压正常者有跨膜电解质转运紊乱，其血清中有一种激素样物质，可抑制 Na^+/K^+-ATP 酶活性，以致钠钾泵功能降低，导致细胞内 Na^+、Ca^{2+} 浓度增加，动脉壁 SMC 收缩加强，肾上腺素能受体（adrenergic receptor）密度增加，血管反应性加强。这些都有助于动脉血压升高。近来研究发现，血管紧张素（AGT）基因可能有 15 种缺陷，正常血压的人偶见缺陷，而高血压患者在 AGT 基因上的 3 个特定部位均有相同的变异。患高血压的兄弟或姐妹可获得父母的 AGT 基因的同一拷贝。有这种遗传缺陷的高血压患者，其血浆血管紧张素原水平高于对照组。

2. 环境因素

（1）饮食：不同地区人群血压水平和高血压患病率与钠盐平均摄入量显著有关，摄盐越多，血压水平和患病率越高，但同一地区人群中个体间血压水平与摄盐量并不相关，摄盐过多导致血压升高主要见于对盐敏感的人。钾摄入量与血压呈负相关。饮食中钙摄入对血压的影响尚有争议，多数认为饮食低钙与高血压发生有关。高蛋白质摄入属于升压因素。饮食中饱和脂肪酸或饱和脂肪酸与多不饱和脂肪酸比值较高也属于升压因素。饮酒量与血压水平线性相关，尤其与收缩压，每天饮酒量超过 50g 乙醇者高血压发病率明显升高。

（2）精神应激：城市脑力劳动者高血压患病率超过体力劳动者，从事精神紧张度高的职业者发生高血压的可能性较大，长期生活在噪声环境中听力敏感性减退者患高血压也较高。

3. 其他因素

（1）体重：超重或肥胖是血压升高的危险因素。高血压患者约三分之一有不同程度肥胖。血压与体重指数呈显著正相关。肥胖的类型与高血压发生密切相关，腹型肥胖者容易发生高血压。

（2）避孕药：服避孕药妇女血压升高发生率及程度与服用时间长短有关。35 岁以上妇女容易出现血压升高。口服避孕药引起的高血压一般为轻度，并且可以逆转，在终止避孕药后 3~6 个月血压常恢复正常。

（3）睡眠呼吸暂停低通气综合征（SAHS）：SAHS 是指睡眠期间反复发作性呼吸暂停。有中枢性和阻塞性之分，SAHS 患者 50% 有高血压，血压升高程度与 SAHS 病程有关。

（二）病机

血压的调节：影响因素众多，主要决定于心排血量及体循环的周围血管阻力。

$$平均动脉血压（BP）＝心排血量（CO）×总外周阻力（PR）$$

心排血量随体液容量的增加、心率的增快及心肌收缩力的增强而增加；总外周阻力则与以下因素有关：①阻力小动脉结构改变，如继发的血管壁增厚，使外周阻力持续增高。②血管壁顺应性（尤其是主动脉）降低，使收缩压增高，舒张压降低。③血管的舒、缩状态。如交感神经 α 受体激动、血管紧张素、内皮素-1 等物质使血管收缩，阻力增高；一氧化氮、前列环素、缓激肽、心钠素等物质的作用使血管扩张，阻力降低。此外，血流黏稠度高也使阻力增加。

血压的急性调节主要通过压力感受器及交感神经活动来实现，慢性调节主要通过肾素-血管紧张素-醛固酮系统及肾脏对体液容量的调节来完成。如上述调节机制失去平衡则导致高血压。

1. 交感神经系统活性亢进 各种因素使得神经中枢功能发生变化，各种神经递质浓度与活性异常，包括去甲肾上腺素、肾上腺素、多巴胺、5-羟色胺、血管加压素等，导致交感神经系统活性亢进，血浆儿茶酚胺浓度升高，阻力小动脉收缩增强。

2. 肾素—血管紧张素系统（RAS） 肾小球入球动脉的球旁细胞可以分泌肾素，后者可作用于肝合成的血管紧张素原二生成血管紧张素Ⅰ，然后经血管紧张素转换酶（ACE）的作用转变为血管紧张素Ⅱ（ATⅡ），ATⅡ可以通过其效应受体使小动脉平滑肌收缩，外周血管阻力增加；并可刺激肾上腺皮质球状带分泌醛固酮，使水钠潴留，继而引起血容量增加；此外，ATⅡ还可通过交感神经末梢突触前膜的正反馈使去甲肾上腺素分泌增加。以上作用可使血压升高，是参与高血压发病并使之持续的重要机制。然而，在高血压患者中，血浆肾素水平测定显示增高的仅为少数。近年来发现，很多组织，例如血管壁、心脏、中枢神经、肾脏及肾上腺中均有 RAS 各成分中的 mRNA 表达，并有 ATⅡ受体存在。因此，组织中 RAS 自成系统，在高血压形成中可能具有更大作用。

引起 RAS 激活的主要因素有：肾灌注减低，肾小球内液钠浓度减少，血容量降低，低钾血症。利尿剂及精神紧张，寒冷，直立运动等。

3. 钠与高血压 流行病学和临床观察均显示食盐纳入量与高血压的发生密切相关，高钠摄入可使血压升高，而低钠饮食可降低血压。但是，改变钠盐摄入并不能影响所有患者的血压水平。高钠盐摄入导致血压升高常有遗传因素参与，即高钠盐摄入仅对那些体内有遗传性钠转运缺陷的患者才有致高血压作用。其次，正常肾脏通过利钠作用维持血管内容量和调节血压，某些患者肾脏利钠作用被干扰，需要有较高的灌注压才能产生同等的利钠效应，因此使血压维持在高水平上。此外，某些影响钠排出的因子，如心钠素等也可能参与高血压的形成。

钠引起高血压的机制尚不清楚，钠潴留使细胞外液容量增加，因此心排血量增加；血管平滑肌细胞内钠水平增高又可导致细胞内钙离子浓度升高，并使血管收缩反应增强，因此外周血管阻力升高，这些均促进高血压的形成。

4. 细胞膜离子转运异常　血管平滑肌细胞有许多特异性的离子通道、载体和酶，组成细胞膜离子转运系统，维持细胞膜内外钠、钾、钙离子浓度的动态平衡。遗传性或获得性细胞膜离子转运异常，包括钠泵活性降低，Na^+-K^+ 协同转运缺陷，钙泵活性降低，可导致细胞内钠、钙离子浓度升高，膜电位降低，激活平滑肌细胞兴奋-收缩耦联，使得血管收缩反应性增强和平滑肌细胞增生与肥大，血管阻力升高。

5. 精神神经学说　动物实验证明，条件反射法可形成狗的神经精神源性高血压。人在长期精神紧张、压力、焦虑或长期环境噪音、视觉刺激下也可引起高血压，这可能与大脑皮层的兴奋、抑制平衡失调，以致交感神经活动增强，儿茶酚胺类介质的释放使小动脉收缩并继发引起血管平滑肌增殖肥大有关，而交感神经的兴奋还可促使肾素释放增多，这些均促使高血压的形成并使高血压状态维持。交感神经活动增强是高血压发病机制中的重要环节。

6. 血管内皮功能异常　血管内皮通过代谢、生成、激活和释放各种血管活性物质而在血液循、心血管功能的调节中起着非常重要的作用。内皮细胞生成血管舒张及收缩物质，前者包括前列环素（PGI2）、内皮源性舒张因子（EDRF，Nitric Oxide，NO）等；后者包括内皮素（ET-1）、血管收缩因子（EDCF）、血管紧张素 II 等。

高血压时，NO 生成量减少，而 ET-1 增加，血管平滑肌细胞对舒张因子的反应减弱而对收缩因子反应增强。

7. 胰岛素抵抗　据观察，大多数高血压患者空腹胰岛素水平增高，而糖耐量有不同程度降低，提示有胰岛素抵抗现象。实验动物自发性高血压大鼠中也有类似现象。胰岛素抵抗在高血压发病机制中的具体意义尚不清楚，但胰岛素的以下作用可能与血压升高有关：①使肾小管对钠的重吸收增加。②增强交感神经活动。③使细胞内钠、钙浓度增加。④刺激血管壁增生肥厚。

继发性高血压的病因包括：

（1）肾脏病变，如急慢性肾小球肾炎、肾盂肾炎、肾动脉狭窄、先天性肾脏病变（多囊肾）、继发性肾脏病变（结缔组织病、糖尿病肾病、肾淀粉样变）等；

（2）大血管病变，如大血管畸形（先天性主动脉缩窄）、多发性大动脉炎等；

（3）妊娠高血压综合征，多发生于妊娠晚期，严重时要终止妊娠；

（4）内分泌性病变，如嗜铬细胞瘤、原发性醛固酮增多症、库欣综合征、肾上腺变态综合征、甲状旁腺功能亢进、垂体前叶功能亢进、绝经期综合征等；

（5）脑部疾患，如脑瘤、脑部创伤、颅内压增高、脑干感染等；

（6）药源性因素，如长期口服避孕药、器官移植长期应用激素等；

（7）其他，如高原病、红细胞增多症、高血钙等。

（三）病理

高血压早期仅表现为心排血量增加和全身小动脉张力的增加，并无明显病理学改变。高血压持续及进展即可引起全身小动脉病变，表现为小动脉玻璃样变、中动脉平滑肌细胞增殖、管壁增厚、管腔狭窄（血管壁"重构"remodelling），使高血压维持和发展并进而导致重要靶器官如心、脑、肾缺血损伤。同时，高血压可促进动脉粥样硬化的形成和发展，该病变主要累及中、大动脉。

1. 心　主要表现为左心室肥大，这是心肌工作负荷增加的一种适应性反应。在心脏处于代偿期时，心脏不增大，甚至缩小，称为向心性肥大。心脏重量增加，达 400g 以上，肉眼观，左心壁变厚，可达 1.5~2cm，乳头肌和内柱增粗。镜下，肥大的心肌细胞变粗、变大、核大、多核。失代偿期时心肌收缩力降低，心腔扩张，称为离心性肥大，严重者可出现心衰。长期高血压可促使脂质在大、中动脉内膜下沉积，引起动脉粥样硬化，如冠状动脉粥样硬化。

2. 脑　高血压时，由于脑内细动脉的痉挛和病变，患者可出现不同程度的高血压脑病症状，如头痛、头昏、眼花等。甚至出现高血压危象。患者有明显 CNS 症状如意识模糊、剧烈头痛、恶心、呕吐、视力障碍等。

（1）脑动脉病变：细小动脉纤维化、玻璃样变，严重者可有纤维素样坏死，并发血栓及微动脉瘤。

（2）脑软化：由于动脉硬化，造成局部缺氧，脑组织内可出现多数小软化灶。

（3）脑出血：是高血压最严重的且往往是致命性的并发症。易发生于内囊、基底部，其次为大脑白质，桥脑，小脑。局部脑组织完全破坏，形成囊腔，内充满血液。引起脑出血原因一方面由于细、小动脉本身硬化，另一方面脑出血多发生于基底节区域，供养该区的豆纹动脉从大脑中动脉直角分出，受到高压力血流冲击，易使血管破裂出血。临床上，患者突然发生昏迷，呼吸加深，大小便失禁，肢体偏瘫，失语等，甚至死亡。

（4）高血压脑病：急性血压升高时可以引起脑小动脉痉挛、缺血、渗出，导致高血压脑病的发生。

3. 肾　表现为原发性颗粒性固缩肾，为双侧对称性、弥漫性病变。肉眼观，肾脏体积缩小，重量减轻，质地变硬，表面均匀细小颗粒状。切面，皮质变薄，肾盂及周围脂肪明显增生。镜下，肾细小动脉硬化，可发生玻璃样变，纤维化。部分肾单位萎缩，纤维化（包括肾小球、肾小管），部分肾单位代偿性肥大、扩张。间质纤维结缔组织增生，淋巴细胞浸润。临床上，早期无症状，晚期出现肾功能不全症状。

4. 视网膜　视网膜中央动脉亦常发生硬化。眼底镜检查可见血管迂回，色苍白，反光增张，呈银丝样改变。动-静脉交叉处静脉受压。严重者视乳头水肿，视网膜渗出，出血等。临床常通过查眼底而判定高血压分期。

二、中医学病因病机

高血压病位在脑，而与肝之疏泄、脾之升清、胃之降浊、肾之藏精均有密切关系。肝属木，为刚脏，喜条达，主疏泄；胃主受纳，为水谷之海，以通为用，以降为顺；脾主运化，以升为常，两者共为后天之本，气血生化之源；脑之功用依赖于胃之受纳、脾之运化、肝之疏泄、肾之封藏，若情志不调、脾胃虚弱、肝失疏泄、肾失封藏，均可导致本病的发生。

（一）病因

中医学认为高血压常与情志失调、饮食不节、年高肾亏、先天不足或房事不节、病后体虚等因素有关。

1. 情志失调　长期精神紧张或恼怒忧思，可使肝气内郁，郁久化火，耗损肝阴，阴不敛阳，使肝阳偏亢，肝阳上扰于头目。肝肾两脏在中医中的关系甚为密切，故肝火也能灼伤肝肾之阴，形成肝肾两虚，肝阳偏亢。

2. 饮食不节　过于肥甘厚味，或饮酒过度，损伤脾胃，以致健运失司，积聚生痰，痰阻中焦，清阳不升，头窍失养，故发为头痛、眩晕。脾胃功能失常，水湿运化不畅，导致湿浊内生，湿浊久蕴可以煎熬而成浊毒之邪，浊毒上犯清窍而致头目眩晕。

3. 年高肾亏　肾为后天之本，主藏精生髓。年高肾精亏虚，髓海不足，无以充盈于脑，可致髓海空虚，发为眩晕。如《灵枢·海论》言："髓海不足，则脑转耳鸣，胫酸眩冒，懈怠安卧。"如肾阴素亏，水不涵木，肝阳上亢，肝风内动，亦可发为眩晕。

4. 先天不足或房事不节　禀赋不足或房劳过度，使肾精久亏。肾主骨生髓，髓上通于脑，脑髓有赖于肾精的不断化生。若肾精久亏，脑髓空虚，则会发生头痛、眩晕。

5. 病后体虚　脾胃为后天之本，气血生化之源。若久病体虚，脾胃虚弱，或失血之后，耗伤气血，或饮食不节，忧思劳倦，均可导致气血两虚。气虚则清阳不升，血虚则清窍失养，故而发为眩晕、头痛。《景岳全书·眩晕》言："原病之由有气虚者，乃清气不能上升，或汗多亡阳而致。当升阳补气；有血虚者，乃因亡血过多，阳无所附而然，当益阴补血，此皆不足之证也。"

（二）病机

1. 病机特点　高血压病之本为阴阳失调，病之标乃内生风、痰、湿热、瘀血、浊毒。

高血压临床表现多种多样，如头疼、眩晕、耳鸣、心悸气短、失眠、肢体麻木等，属中医"头痛""眩晕"等范畴。引起头痛及眩晕的病因非常复杂，有外感六淫也有内伤七情及不节饮食、久病体虚等，根据中医"阴平阳秘，精神乃央""正气存内，邪不可干""邪之所凑，其气必虚"等理论，可以认为高血压的病机特点是阴阳失调、虚实夹杂，虚者为髓海不足或气血亏虚，清窍失养；实者为风、火、痰、湿、瘀、浊扰乱清空。

2. 主要病机

（1）肝阳上亢：肝为风木之脏，内寄相火，体阴而用阳，主升主动。肝主疏泄，依赖肾精充养，素体阳盛，肝阳偏亢，日久化火生风，风阳升动，上扰清窍，则发眩晕。长期忧郁恼怒，肝气郁结，气郁化火，肝阴暗耗，阴虚阳亢，风阳升动，上扰清窍，发为眩晕。肝阳耗伤津液，故而口干；肝之阳气携胆气上犯而见口苦；阳气上袭颜面，血络充盈而见面红目赤；肝阳偏亢，影响肝之疏泄故见烦躁易怒；肝阳耗伤津液，故而大便秘结，小便黄赤；舌质红，苔薄黄，脉弦细有力均为肝阳上亢之象。

（2）气血亏虚：中医讲"不荣则痛"，气血亏虚，头窍血脉失却濡养而发为头疼、眩晕；气血亏虚，无以濡养颜面，故而可见面色苍白；肢体四肢失却气血濡养而见四肢乏力；舌质偏淡，苔薄，脉细弱皆为气血亏虚之象。

（3）肝肾阴虚：肝藏血，肾藏精，肝肾同源。肝阴不足可导致肾阴不足，肾水不足可引起肝阴亏乏。肝阳上亢日久，不但耗伤肝阴，亦可损及肾水。素体肾阴不足或纵欲伤精，肾水匮乏，水不涵木，阳亢于上，清窍被扰而作眩晕。肝开窍于目，肾开窍于耳，肝肾之阴虚损，眼目及耳窍失养，故见目涩、耳鸣；阴虚不能制阳，虚热内蒸，故五心烦热；阴虚内热，迫津外泄，则为盗汗；阴液不能上承，则口干咽干；肾阴亏虚，腰膝失养，则腰膝酸软；阴虚肠道失却津液濡养，膀胱失于滋润，则见大便干涩、小便热赤；舌红少苔，脉细数或细弦均为肝肾阴虚之象。

（4）痰湿中阻：脾主运化水谷，为生痰之源。若嗜酒肥甘，饥饱无常，或思虑劳倦，伤及脾，脾失健运，水谷不化生精微，聚湿生痰，痰浊上扰，蒙蔽清窍，发而为眩晕，头重如裹，多寐。痰湿壅阻四肢，湿性重浊，泛溢肢体，阻遏清阳，故而肢体沉重、困倦乏力；痰湿之邪困阻胸络，影响其气机，故而可见胸闷；痰湿阻遏胃肠气机，影响脾胃运化，因而可见腹部胀满、少食；舌胖苔腻，脉濡滑皆为痰湿内盛、壅阻气机之象。

（5）瘀血阻窍：久病入络，随着病情的迁移不愈，日久殃及血分，血行不畅，瘀血内停，滞于脑窍，清窍失养，发为眩晕、头痛，且以头痛固定不移，头晕振作为特点；肢体血络郁阻，血行不畅，故而偏身麻木；瘀血壅阻胸前区经脉可见胸闷，心前区疼痛；口唇发紫，舌紫，脉弦细涩皆为瘀血内停，瘀阻经脉之象。

（6）肾阳虚衰：久病体虚，累及肾阳，肾阳受损或阴虚日久，阴损及阳，导致肾阳虚衰，髓海失于涵养，而见眩晕等。肾阳虚衰，温煦失职，不能温养腰膝，故见腰膝酸冷、疼痛；肾居下焦，肾阳失于温煦，故形寒肢冷；阳虚不能温运气血上养清窍，上荣耳窍，故见头晕、耳鸣；命门火衰，性功能减退，可引起性欲减低，遗精阳痿；肾阳不足，火不暖土，脾失健运，则久泄不止，完谷不化，五更泄泻，大便溏薄；肾阳虚，气化失职，肾气不固，故小便频数，夜尿频多；舌淡胖，脉沉弱均为肾阳虚衰之象。

（7）浊毒内蕴：无论是数食甘美还是嗜酒无节，都会损伤脾胃运化功能而病湿热。湿热积于中焦日久，进而影响脾胃气机升降，酿生浊毒之邪。浊毒上犯清窍，壅阻头部脉络，经络郁阻不通而见头晕、头痛；浊毒之邪由脾胃而来，浊毒内蕴脾胃，影响脾胃运化，导致脾胃气机失调，可见胃脘不适、嗳气等；湿热浊毒内蕴肠府，糟粕运化失常而见大便黏腻不爽；舌红或紫红，苔黄腻，脉滑或滑数，为浊毒内蕴之象。

（8）浊毒壅盛：浊毒之邪困遏日久，影响经脉血液运行，血脉不通而头晕、头痛；浊毒壅盛，耗伤气血津液，可见口干、咽干、眼干等津液耗伤之症；浊毒损伤肝肾之阴，肝肾阴虚，可见目涩、耳鸣、五心烦热等；浊毒壅盛，阻遏中焦气机，湿浊之气壅滞，故见大便秘结不通，小便短赤或黄；舌紫红，苔黄厚腻，脉滑数或弦滑数，均为浊毒壅盛之象。

第三节　西医临床诊断与治疗

一、临 床 表 现

（一）症状

原发性高血压通常起病缓慢，早期常务症状，可以多年自觉良好而偶于体检时发现血压升高，少数患者则在发生心、脑、肾等并发症后才被发现。

高血压患者的症状可有：

1. 头疼　部位多在后脑，并伴有恶心、呕吐等症状。若经常感到头痛，而且很剧烈，同时又恶心作呕，就可能是向恶性高血压转化的信号。典型的高血压头疼在血压下降至正常后即可消失。

2. 眩晕　女性患者出现较多，可能会在突然蹲下或起立时有所感觉。

3. 耳鸣　双耳耳鸣，持续时间较长。

4. 心悸气短　高血压会导致心肌肥厚、心脏扩大、心肌梗死、心功能不全。这些都是导致心悸气短的症状。

5. 失眠　多为入睡困难、早醒、睡眠不踏实、易做噩梦、易惊醒。这与大脑皮质功能紊乱及自主神经功能失调有关。

6. 肢体麻木　常见手指、脚趾麻木或皮肤如蚁行感，手指不灵活。身体其他部位也可能出现麻木，还可能感觉异常，甚至半身不遂。

高血压后期的临床表现常与心、脑、肾功能不全或器官并发症有关。

（二）常见并发症

1. 冠心病　长期的高血压可促进动脉粥样硬化的形成和发展。冠状动脉粥样硬化会阻塞或使血管腔变狭窄，或因冠状动脉功能性改变而导致心肌缺血缺氧、坏死而引起冠心病。冠状动脉粥样硬化性心脏病是动脉粥样硬化导致器官病变的最常见类型，也是严重危害人类健康的常见病。

2. 脑血管病　包含脑溢血、脑血栓、脑梗死、短暂性脑缺血发作。脑血管意外又称中风，其病势凶猛，且致死率极高，即使不致死，大多数也会致残，是急性脑血管病中最凶猛的一种。高血压患者血压越高，中风的发生率也就越高。高血压患者的脑动脉如果硬化到一定程度时，再加上一时的激动或过度的兴奋，如愤怒、突然事故的发生、剧烈运动等，会使血压急骤升高，脑血管破裂出血，血液便溢入血管周围的脑组织，此时，患者会立即昏迷，倾倒在地，所以俗称中风。

3. 高血压心脏病　高血压患者的心脏改变主要是左心室肥厚和扩大，心肌细胞肥大和间质纤维化。高血压导致心脏肥厚和扩大，称为高血压心脏病。高血压心脏病是高血压长期得不到控制的一个必然趋势，最后或者可能会因心脏肥大、心律失常、心力衰竭而影响生命安全。

4. 高血压脑病　主要发生在重症高血压患者中。由于过高的血压超过了脑血流的自动调节范围，脑组织因血流灌注过多而引起脑水肿。临床上以脑病的症状和体征为特点，表现为弥漫性严重头痛、呕吐、意识障碍、精神错乱，严重的甚至会昏迷和抽搐。

5. 慢性肾衰竭　高血压对肾脏的损害是一个严重的并发症，其中高血压合并肾功能衰竭约占10%。高血压与肾脏损害可以相互影响，形成恶性循环。一方面，高血压引起肾脏损伤；另一方面，肾脏损伤会加重高血压。一般到高血压的中、后期，肾小动脉发生硬化，肾血流量减少，肾浓缩小便的能力降低，此时会出现多尿和夜尿增多现象。急骤发展的高血压可引起广泛的肾小动脉弥漫性病变，导致恶性肾小动脉硬化，从而迅速发展成为尿毒症。

6. 高血压危象　高血压危象在高血压早期和晚期均可发生，紧张、疲劳、寒冷、突然停服降压药等诱因会导致小动脉发生强烈痉挛，导致血压急剧上升。高血压危象发生时，会出现头痛、烦躁、眩晕、恶心、呕吐、心悸、气急以及视物模糊等严重的症状。

二、实验室和其他检查

（一）尿常规

尿常规是高血压实验室检查中最简单而又最重要的一项应予以足够的重视尿中红白细

胞增多且蛋白阳性者肾炎可能性大；尿中白细胞（尤其脓球）增多为主者提示肾脏感染性疾病肾盂肾炎肾结核等）；无痛性血尿是肾脏肿瘤的特征；尿相对密度低而固定者是晚期肾脏损害性疾病所致肾功能不全的表现之一；尿糖阳性是发现或确诊糖尿病的有力证据。

（二）尿细菌培养

对疑诊肾盂肾炎的患者反复尿细菌培养（包括高渗培养不仅对确定致病菌的性质选择有效的抗生素有帮助而且对了解病情转归也很有意义。

（三）血液生化及放射性核素检验

原发性醛固酮增多症患者血钾偏低血中醛固酮浓度升高而肾素血管紧张素水平则往往偏低；柯兴综合征时血浆皮质醇升高尿中皮质醇代谢产物（17-羟皮质类固醇）也相应升高；嗜铬细胞瘤患者发作时血中肾上腺素及去甲肾上腺素浓度显著升高发作后 24 小时内尿 VMA（香草基杏仁酸）测定也为阳性；血肌酐和尿素氮测定对判断肾功能受损程度有帮助；另外肾素-血管紧张素-醛固酮系统检查或血管紧张素转换酶测定对判定肾素瘤或高肾素型高血压也有帮助，引动酵素冲压素等的测定对原发性高血压的诊断有一定辅助价值。

（四）肾功能检查

除了上述尿素氮和肌酐测定外，肌酐清除率的降低反映肾小球功能的减退；酚红排泄试验是测定近端肾小管功能最好的方法；浓缩稀释试验帮助了解远端肾小球功能；血尿微球蛋白测定的异常可以较早的反映肾脏功能（包括肾小球或肾小管功能）损害。

（五）肾脏及肾上腺的影像学检查

包括 B 超彩色多普勒超声（主要用于观察肾血管）、肾盂造影、肾动脉造影、肾及肾上腺 CT、MRI 等这些影像学检查对鉴别继发性高血压的原因有很大帮助。

（六）心电图检查

可以发现有无低血钾、心肌缺血、心室肥大等。

（七）超声心动图

可以帮助了解患者心室壁厚度、心腔大小、心脏瓣膜结构以及心脏收缩和舒张功能变化。

（八）眼底检查

眼底检查有助于对高血压严重程度的了解，目前采用 Keith-Wagener 眼底分级法，其分级标准如下：Ⅰ级，视网膜动脉变细、反光增强；Ⅱ级，视网膜动脉狭窄、动静脉交叉压迫；Ⅲ级，上述血管病变基础上有眼底出血、棉絮状渗出；Ⅳ级，上述基础上出现视神经乳头水肿。大多数患者为Ⅰ、Ⅱ级变化。

（九）动态血压监测

与通常血压监测不同，动态血压监测是由仪器自动定时测量血压，可以每隔 15～30 分钟自动测压，连续 24 小时或者更长。可测定白昼与夜间各时间段血压的平均值和离散度，能较敏感、客观的反映实际血压水平。

（十）继发性高血压的实验室检查

1. 大剂量断层静脉肾盂造影、放射性核素肾图、肾动脉造影多用于检查肾动脉狭窄所致的高血压。

2. 超声、放射性核素、CT 及磁共振显像多用于检查嗜铬细胞瘤所致的高血压。

3. 超声、放射性核素及 CT 可用于检查原发性醛固酮增多症所致的高血压。

4. 颅内蝶鞍 X 线检查、肾上腺 CT 扫描机放射性碘化胆固醇肾上腺扫描可用于检查库欣综合征所致的高血压。

5. 主动脉造影可用于检查主动脉狭窄所致的高血压。

三、诊断要点

（一）病史体征

1. 原发性高血压通常起病缓慢，早期常无症状，可以多年自觉良好而偶于体检时发现血压升高，少数患者则在发生心、脑、肾等并发症后才被发现。高血压患者可有以下症状：①头痛：部位多在后脑，并伴有恶心、呕吐等症状。②眩晕：表现为头晕目眩，视物旋转，轻者闭目即止，重者如坐车船，甚则扑倒。③心悸气急：自觉心跳明显，心中慌乱，气短喘息。④疲劳：周身乏力，甚至精神倦怠。⑤耳鸣：耳内鸣响或如蝉叫，或如火车轰鸣而过。⑥肢体麻木：四肢麻木如蚁行等。

2. 体征一般不明确，高血压伴心脏损害，可有胸闷、气短。高血压伴肾脏损害可现夜尿增多。体检时可听到主动脉瓣第二心音亢进、主动脉瓣区收缩期杂音或收缩早期喀喇音。长期持续高血压可有左心室肥厚并可闻及第四心音。周围血管搏动、血管杂音、心脏杂音等式重点检查的项目。常见并应重视的部位是颈部、背部两侧肋脊角、上腹部脐两侧、腰部肋脊处的血管杂音。

有些体征常提示继发性高血压可能，例如腰部肿块提示多囊肾或嗜铬细胞瘤；股动脉搏动延迟出现或缺如，并且下肢血压明显低于上肢，提示主动脉狭窄；向心性肥胖、紫纹与多毛，提示库欣综合征可能。

（二）血压监测

1. 自测血压　区别持续性和"白大衣"高血压。在家中自测的血压值超过 135/85mmHg 可视为高血压。

2. 24 小时动态血压监测　24 小时平均血压值大于 130/80mmHg，白昼均值大于 135/85mmHg，夜间大于 125/75mmHg 可视为高血压。

四、鉴别诊断

一旦诊断有高血压，必须进一步检查有无引起高血压的基础疾病存在，即鉴别原发性高血压还是继发性高血压。如为原发性高血压，出病史及体格检查外，尚需做有关实验室检查以评估其危险因素及有无靶器官损害、相关的临床疾病等。原发性高血压需与以下疾病引起的继发性高血压相鉴别：

（一）慢性肾脏疾病

慢性肾脏病早期均有明显的肾脏病变的临床表现，在病程的中后期出现高血压。肾穿刺病理检查有助于诊断慢性肾小球肾炎；多次尿细菌培养和静脉肾盂造影对诊断慢性肾盂肾炎有价值。糖尿病肾病者均有多年糖尿病病史。

（二）肾血管疾病

肾动脉狭窄是继发性高血压的常见原因之一。高血压特点为病程短，为进展性或难治性高血压，舒张压升高明显（常 >110mmHg），腹部或肋脊角连续性或收缩期杂音，血浆肾素活性增高，两侧肾脏大小不等（长径相差 >1.5cm）。可行超声检查，静脉肾盂造影，血浆肾素活性测定，放射性核素肾显像，肾动脉造影等以明确。

（三） 嗜铬细胞瘤

高血压呈阵发性或持续性。典型病例常表现为血压的不稳定和阵发性发作。发作时除血压骤然升高外，还有头痛、心悸、恶心、多汗、四肢冰冷和麻木感、视力减退、上腹或胸骨后疼痛等。典型的发作可由于情绪改变如兴奋、恐惧、发怒而诱发。血和尿儿茶酚胺及其代谢产物的测定、胰高糖素激发试验、酚妥拉明试验、可乐定试验等药物试验有助于作出诊断。

（四） 原发性醛固酮增多症

典型的症状和体征有：①轻至中度高血压；②多尿尤其夜尿增多、口渴、尿比重偏低；③发作性肌无力或瘫痪、肌痛、搐搦或手足麻木感等。凡高血压者合并上述 3 项临床表现，并有低钾血症、高血钠而无其他原因可解释的，应考虑本病之可能。实验室检查可见血和尿醛固酮升高，PRA 降低。

（五） 皮质醇增多症

垂体瘤、肾上腺皮质增生或肿瘤所致，表现为满月脸、多毛、皮肤细薄，血糖增高，24 小时尿游离皮质醇和 17 羟或 17 酮类固醇增高，肾上腺超声可以有占位性病变。

（六） 主动脉缩窄

多表现为上肢高血压、下肢低血压。如患者血压异常升高，或伴胸部收缩期杂音，应怀疑本症存在。CT 和 MRI 有助于明确诊断，主动脉造影可明确狭窄段范围及周围有无动脉瘤形成。

（七） 库欣综合征

系肾上腺皮质肿瘤或增生分泌糖皮质激素过多所致。除高血压外，有向心性肥胖、满月脸、水牛背、皮肤紫纹、毛发增多、血糖增高等特征，诊断一般并不困难。

（八） 痛风性肾病变

痛风是一种代谢障碍性疾病，常因血尿酸升高引起关节、肾等组织的损伤，临床特点是高尿酸血症伴有特征性急性关节炎反复发作，在关节滑液的白细胞内可以找到尿酸钠结晶，严重者可致关节活动障碍或畸形。部分患者可以发生痛风性肾病变（痛风肾），形成原因与尿酸盐在肾间质组织沉淀有关。本病病情一般进展缓慢，早期表现为间歇性蛋白尿、等张尿和高血压，晚期可以出现尿素氮升高等肾功能不全表现。根据本病典型关节炎发作表现，泌尿系结石病史和化验血尿酸升高，一般可做出诊断，必要时辅以关节腔穿刺取滑液检查或痛风石活检证实为尿酸盐结晶也可明确诊断。

五、治 疗

高血压一经确诊就必须给予长期不间断治疗，高血压的治疗目标应是有效地使血压降至正常范围，以及防止靶器官损害，最大限度地减少心脑血管及肾脏并发症，降低病死率和致残率。目前，高血压的治疗药物非常多，只要正确选择、正规治疗，就能有效地控制血压，一些长期服用西药的患者，在夏天等季节，由于血压容易控制，可以用中药来维持。部分患者在西药控制血压后，为防止长期服用西药产生的副作用，也可以使用中药予以维持治疗。

（一） 非药物治疗

1 级高血压如无糖尿病、靶器官损害以此为主要治疗。其他各级高血压亦必须注意非药物治疗。非药物治疗包括限制钠盐、合理膳食、控制体重、限制烟酒、适当运动、减轻工作压力、保持乐观心态和充足睡眠。

（二）药物治疗

1. 利尿剂　利尿剂可以使细胞外液容量降低，心排出量降低，并通过利钠作用使血压下降。用于轻、中度高血压，适用于老年人单纯性收缩压升高的高血压及心力衰竭伴高血压的治疗。

（1）噻嗪类：包括氢氯噻嗪、氯噻酮等，此类药物易引起低血钾及血糖、血尿酸、血胆固醇增高，因此，糖尿病、高脂血症慎用，痛风患者禁用。

（2）袢利尿剂：呋塞米利尿作用强而迅速，可以导致低血钾、低血压，肾功能不全者忌用。

（3）保钾利尿剂：包括安体舒通、氨苯蝶啶。本类药物可引起高血钾，不宜与血管紧张素转换酶抑制剂合用，肾功能不全者禁用。

2. β受体阻滞剂　通过肾素释放的抑制，神经递质释放的减少，心排出量降低等达到降血压的目的。1、2级高血压患者比较适用，尤其是心率较快的中青年患者，或者合并有心绞痛、心肌梗死的患者。这类药物常用的有美托洛尔、阿替洛尔、阿罗洛尔、比索洛尔、卡维地洛等。这类药物有抑制心肌收缩力、房室传导时间延长、心动过缓、支气管痉挛等副作用，可能有影响糖、脂肪代谢等不良反应，因此不适用于支气管哮喘、病态窦房结综合征、房室传导阻滞、外周动脉疾病等。慎用于充血性心力衰竭，酌情用于糖尿病及高脂血症患者。不宜与维拉帕米合用。冠状动脉粥样硬化性心脏病患者用药后不宜突然停用，可诱发心绞痛，切忌突然停药。

3. 钙离子拮抗剂　该类药物能降低心肌收缩力，降压迅速，作用稳定，可以用于中重度高血压的治疗，适宜于单纯性收缩压增高的老年患者。该类药物有维拉帕米、地尔硫革和二氢吡啶类。前两者抑制心肌收缩及自律性和传导性，不宜用于心力衰竭、窦房结功能低下、心脏传导阻滞者。二氢吡啶类今年来发展迅速，对心肌收缩性、传导性及自律性的抑制少，应用较为普遍。常用药物有硝苯地平、硝苯地平缓释片、尼群地平、非洛地平、安洛地平、乐息平等。

4. 血管紧张素转换酶抑制剂　通过血管紧张素转换酶而使血管紧张素Ⅱ生成减少，同时减慢缓激肽降解，增加前列腺素合成，调节或降低肾上腺素能活性，抑制醛固酮分泌而起降压作用。此外，还有助于恢复血管内皮细胞功能，使内皮舒张因子增加。除有较强的降压作用外，还能逆转心脏与血管的重构，改善其结构与功能，还能改善胰岛素抵抗，对糖、脂肪代谢等无不良反应。该类药物可以用于各种类型、各种程度的高血压，对伴有心力衰竭、左心室肥大、心肌梗死后、糖耐量降低及糖尿病肾病等并发症尤为适宜妊娠高血压、严重肾衰竭、高血钾者禁用。常用药物有卡托普利、依那普利、贝那普利、培哚普利、赖诺普利、西拉普利等。该类药物常见不良反应为干咳，停药后可以消失，少数患者有皮疹及血管神经性水肿。

5. 血管紧张素Ⅱ受体阻滞剂　从受体水平阻断血管紧张素Ⅱ的收缩血管、水钠潴留及细胞增生等不良作用，使血管扩张，血压下降。同时还有保护肾功能、延缓肾病进展、逆转左心室肥厚、抗血管重构等作用。常用药物有氯沙坦、缬沙坦、伊贝沙坦等。常见不良反应有轻微头疼、头晕、干咳、水肿，偶有血钾升高。

6. α受体阻滞剂　通过对抗去甲肾上腺素的血管收缩作用，扩张动脉和静脉而降压，降压效果确切，对血糖、血脂代谢无不良影响。此类药物适用于各种类型高血压和高血压合并心力衰竭、慢性肾损害、糖尿病、高脂血症、前列腺肥大等患者。该类药物的最主要不良反应是首剂低血压反应、体位低血压及耐药性，最好住院时使用。常用药物有哌唑嗪、特拉唑嗪等。

7. 其他　复方罗布麻叶片、复降片、珍菊降压片等降压作用温和，价格低廉，仍在使用范围内。

（三）高血压危重症的治疗

1. 迅速降压　通过静脉用药迅速使血压降低至 160/100mmHg 以下。常用药物有硝普钠、硝酸甘油、尼卡地平、乌拉地尔、硝苯地平、拉贝洛尔等。

2. 降低颅内压　可用速尿静脉注射，或者 20% 甘露醇 250ml 静脉滴入。

3. 制止抽搐　可用安定 10～20mg 缓慢静脉注射，或者苯巴比妥 0.1～0.2mg 肌注，或者 10% 水合氯醛保留灌肠。

第四节　中医辨证论治

一、辨 证 要 点

（一）辨明疾病的证型

高血压之头晕、头痛，有肝阳上亢者，有肝肾阴虚者，有气血亏虚者，有肾阳虚衰者，有瘀血内停者，有痰湿内盛者，有浊毒内蕴者，有浊毒壅盛者，临床辨证施治时要根据患者的主要症状及舌象、脉象，辨明疾病的具体证型。

（二）辨明病证的性质

"八纲"辨证是中医最基本的辨证方法，高血压和其他疾病一样，也应首先辨明其病证的性质。主要是辨清其阴阳、寒热、虚实，以利辨证施治，采取与之相适应的治疗原则。

（三）辨明疾病的病理因素

高血压的病理因素多种多样，有风、火、痰、瘀、毒等，而且常相互影响、夹杂为患，同一个患者，可以同时存在一种甚至病理因素，也可以一种病理因素未除，新的病理因素又侵犯机体，病情变化复杂。临床辨证时一定要辨明主次、缓急、轻重，抓住主要矛盾，急则先治其标，缓则先治其本，从而给予不同的治疗方法。

（四）望舌苔

患者因致病因素的不同而不同。苔白者于肝肾多见于肝肾阴虚、肾阳虚衰、气血虚衰；苔白滑见于痰湿内盛；浊毒证以黄腻苔多见，但因感浊毒的轻重不同而有所差别。浊毒轻者舌红，苔腻、薄腻、厚腻，或黄或白或黄白相间；浊毒重者舌质紫红、红绛，苔黄腻，或中根部黄腻。

（五）脉象

高血压患者脉象以弦脉为主，但不同的病理因素又可呈现不同的脉象。肝阳上亢者脉弦数有力；肝肾阴虚、气血亏虚者脉弦细；肾阳虚衰者脉沉弦细；痰湿内停者脉濡滑；瘀血内停者脉弦涩；浊毒证患者滑数脉常见，尤以左关脉滑数突出。临床以滑数、弦滑、弦细滑、细滑多见。浊毒内蕴者，可见弦滑、弦滑数脉；浊毒壅盛者损伤阴液，可见细滑脉、沉细滑脉。

二、治 疗 原 则

经过多年临床观察，从发病机制上提出"浊毒理论"，从理论上阐明了高血压的病因病机，并以此为理论依据，制定了以"化浊解毒"为主治疗高血压的一整套严谨的治则、治法，为中医药治疗高血压提供了一条新思路和方法。

（一）肝阳上亢型

主要症状：头晕头痛，口干口苦，面红目赤，烦躁易怒，大便秘结，小便黄赤，舌质红，苔薄黄，脉弦细有力。

病机：肝阳风火，上扰清窍。

治则：平肝潜阳，清火息风。

方药：天麻10g，钩藤15g，牛膝9g，杜仲15g，桑寄生15g，黄芩15g，菊花9g，白芍15g。

加减运用：阳亢化风者，加羚羊粉、珍珠母以平肝息风；大便秘结者加大黄、芒硝以通便清火；失眠者加酸枣仁、远志以安神定志。

（二）气血亏虚型

主要症状：眩晕动则加剧，劳累即发，面色㿠白，神疲乏力，倦怠懒言，唇甲不华，发色不泽，心悸少寐，纳少腹胀，舌淡苔薄白，脉细弱。

病机：气血亏虚，清阳不展，脑失所养。

治则：补益气血，调养心脾。

方药：黄芪15g，当归15g，熟地15g，茯苓15g，远志9g，酸枣仁15g。

加减应用：若中气不足，清阳不升，兼见气短乏力，纳少神疲，便溏下坠，脉象无力者，可合用补中益气汤；若自汗时出，易于感冒，当重用黄芪，加防风、浮小麦益气固表敛汗；若脾虚湿盛，腹泻或便溏，腹胀纳呆，舌淡舌胖，边有齿痕，可酌加薏苡仁、炒扁豆、泽泻等；若兼见形寒肢冷，腹中隐痛，脉沉者，可酌加桂枝、干姜以温中助阳；若血虚较甚，面色㿠白，唇舌色淡，可加阿胶、紫河车粉冲服；兼见心悸怔忡，少寐健忘者，可加柏子仁、合欢皮、夜交藤养心安神。

（三）肝肾阴虚型

主要症状：头晕耳鸣，目涩咽干，视力减退，五心烦热，盗汗，不寐多梦，腰膝酸软，大便干涩，小便黄赤，脉细数或细弦，舌质红少苔。

病机：肝肾阴虚，脑失所养。

治则：滋补肝肾，平肝潜阳。

方药：菊花9g，枸杞子12g，地黄15g，山萸肉15g，炒山药15g，杜仲15g，远志9g，酸枣仁15g。

加减应用：大便秘结者加火麻仁、瓜蒌润肠通便。

（四）痰湿内盛型

主要症状：眩晕，头重昏蒙，或伴视物旋转，胸闷恶心，呕吐涎痰，食少多寐，舌苔白腻，脉濡滑。

病机：痰浊中阻，上蒙清窍，清阳不升。

治则：化痰祛湿，健脾和胃。

方药：半夏9g，天麻12g，白术15g，薏苡仁20g，茯苓15g，陈皮15g。

加减应用：眩晕较甚，呕吐频繁，视物旋转，可加用代赭石、竹茹、生姜、旋覆花以降逆止呕；脘闷纳呆加砂仁、白豆蔻以芳香和胃；兼见耳鸣重听加郁金、菖蒲以通阳开窍；痰郁化火，头晕头胀，心烦口苦，渴不欲饮，舌红苔黄腻可加黄连温胆汤清化痰热。

（五）瘀血内停型

主要症状：头痛经久不愈，固定不移，头晕阵作，偏身麻木，胸闷，兼有心前区疼痛，兼见健忘，失眠，心悸，精神不振，面唇紫黯，舌黯有瘀斑，脉涩或细涩。

病机：瘀血阻络，气血不畅，脑失所养。

治则：祛瘀生新，活血通窍。

方药：川芎10g，赤芍30g，桃仁12g，红花15g，当归12g，白芷15g，石菖蒲15g，地龙12g，全蝎9g。

加减应用：兼见神疲乏力，气少自汗可加黄芪、党参益气行血；兼见畏寒肢冷，感寒加重可加用桂枝、附子温经活血。

（六）肾阳虚衰型

主要症状：头晕眼花，头痛耳鸣，形寒肢冷，心悸气短，腰膝酸软，遗精阳痿，夜尿频多，大便溏薄，舌淡胖，脉沉弱。

病机：肾阳虚衰，清阳不升，脑失所养。

治则：温补肾阳。

方药：熟地15g，桂枝12g，山药15g，山茱萸10g，枸杞子12g，菟丝子12g，杜仲15g，肉桂15g，当归15g，附子12g。

加减应用：大便溏薄者加四神丸以温肾止泻；小便短少，下肢水肿者加桂枝、茯苓、泽泻温肾利水。

（七）浊毒内蕴型

主要症状：头晕头痛，胃脘不适，嗳气，大便黏腻，小便发黄，舌红或紫红，苔黄腻，脉滑或滑数。

病机：浊毒内蕴，脑络郁阻。

治则：化浊解毒，活血通络。

方药：黄芩12g，黄连12g，黄柏12g，蒲公英12g，生石膏30g，茵陈15g，藿香15g，佩兰12g。

加减应用：大便黏腻不爽，加用瓜蒌、芦荟；嗳气明显者加用竹茹、丁香、柿蒂；胃脘胀满加用枳实、川朴；失眠欠佳加用远志、酸枣仁。

（八）浊毒壅盛型

主要症状：头晕头痛，口干口苦，咽干，脐腹胀满疼痛，心烦躁扰，寐差，大便秘结不通，小便短赤或黄，舌紫红，苔黄厚腻，脉滑数或弦滑数。

病机：浊毒壅盛，耗气伤津。

治则：化浊解毒，益气滋阴。

方药：半边莲15g，半枝莲15g，白花蛇舌草15g，苦参9g，板蓝根15g，鸡骨草12g。

加减应用：口干口苦加龙胆草、沙参；眼干加枸杞子、菊花；耳鸣，五心烦热加杜仲、炒山药，熟地；心烦加栀子、淡豆豉；寐差加远志、酸枣仁、夜交藤；大便秘结加瓜蒌、生大黄。

三、其 他 治 疗

(一) 中成药

1. 天麻钩藤冲剂　冲服，每次1袋。每天3次。适用于肝阳上亢型。
2. 珍菊降压片　口服，每次2丸。每天2～3次。适用于肝阳上亢型。
3. 全天麻胶囊　口服，每次2粒。每天3次。适用于肝阳上亢型。
4. 龙胆泻肝丸　口服，每次2丸。每天3次。适用于肝阳上亢型，浊毒内蕴型。
5. 牛黄降压丸　口服，每次2丸。每天2～3次。适用于肝阳上亢型，浊毒内蕴型，浊毒壅盛型。
6. 局方牛黄清心丸　口服，每次2丸。每天3次。适用于肝阳上亢型，浊毒内蕴型，浊毒壅盛型。
7. 松龄血脉康胶囊　口服，每次2粒。每天3次。适用于肝阳上亢型，瘀血内阻型。
8. 天麻定眩片　口服，每次2片。每天3次。适用于肝阳上亢型。
9. 复方钩蜜片　口服，每次2片。每天3次。适用于肝阳上亢型。
10. 降压冲剂　冲服，每次1袋。每天3次。适用于肝阳上亢型。
11. 降压袋泡茶　泡服，每次1袋。每天2次。适用于肝阳上亢型，浊毒内蕴型，浊毒壅盛型。
12. 安宫牛黄丸　口服，每次2丸。每天2～3次。适用于肝阳上亢型，浊毒内蕴型，浊毒壅盛型。
13. 复方杜仲片　口服，每次2片。每天3次。适用于肝阳上亢型。

(二) 针刺疗法

1. 肝阳上亢型

【取穴】主穴：太冲、风池、百会；配穴：侠溪、行间、太溪。

【功能】平肝潜阳。

【主治】肝阳上亢所致的头晕、头痛、面红目赤、烦躁易怒、舌红、苔黄、脉弦数等。

【方法】腧穴局部先用碘酒擦拭，再用酒精脱碘，再将针刺入所选腧穴，行提插泻法3分钟后留针20分钟，7天为一个疗程，疗程间隔3～5天，可继续进行第二疗程。

【注意事项】针刺处不宜淋湿、浸水；力度方法适当，防止出现弯针、断针等；针刺眼部、腰部的穴位时应掌握角度和深度，不宜大幅度提插捻转及长时间留针。

【禁忌】当患者过于饥饿、疲劳、精神过度紧张时不宜立即进针；年老体弱者手法刺激不宜过强，尽量让患者采取卧位；常有出血性或损伤后出血不止者以及孕妇、妇女经期时不宜针刺。针刺眼部、腰部的穴位时应掌握角度和深度，不宜大幅度提插捻转及长时间留针。

2. 气血亏虚型

【取穴】主穴：风池、百会、血海、膈俞、气海；配穴：脾俞、胃俞、足三里。

【功能】益气养血。

【主治】气血亏虚所致的头晕、目眩、面白或萎黄、神疲乏力、舌淡、苔薄白、脉弱等。

【方法】腧穴局部先用碘酒擦拭，再用酒精脱碘，再将针刺入所选腧穴，行提插补法3分钟后留针20分钟，7天为一个疗程，疗程间隔3～5天，可继续进行第二疗程。

【注意事项】针刺处不宜淋湿、浸水；力度方法适当，防止出现弯针、断针等；针刺眼部、腰部的穴位时应掌握角度和深度，不宜大幅度提插捻转及长时间留针。

【禁忌】当患者过于饥饿、疲劳、精神过度紧张时不宜立即进针；年老体弱者手法刺激不宜过强，尽量让患者采取卧位；常有出血性或损伤后出血不止者以及孕妇、妇女经期时不宜针刺。针刺眼部、腰部的穴位时应掌握角度和深度，不宜大幅度提插捻转及长时间留针。

3. 肝肾阴虚型

【取穴】主穴：风池、百会、肝俞、肾俞；配穴：太溪、悬钟、三阴交。

【功能】滋养肝肾。

【主治】肝肾阴虚所致的头晕、目眩、少寐健忘、腰膝酸软、耳鸣、舌红、脉弦细等。

【方法】腧穴局部先用碘酒擦拭，再用酒精脱碘，再将针刺入所选腧穴，行提插补法3分钟后留针20分钟，7天为一个疗程，疗程间隔3~5天，可继续进行第二疗程。

【注意事项】针刺处不宜淋湿、浸水；力度方法适当，防止出现弯针、断针等；针刺眼部、腰部的穴位时应掌握角度和深度，不宜大幅度提插捻转及长时间留针。

【禁忌】当患者过于饥饿、疲劳、精神过度紧张时不宜立即进针；年老体弱者手法刺激不宜过强，尽量让患者采取卧位；常有出血性或损伤后出血不止者以及孕妇、妇女经期时不宜针刺。针刺眼部、腰部的穴位时应掌握角度和深度，不宜大幅度提插捻转及长时间留针。

4. 痰湿内盛型

【取穴】主穴：风池、百会、太冲、内关；配穴：头维、中脘、丰隆。

【功能】化痰祛湿。

【主治】痰湿内盛所致的头晕、头重如裹、视物旋转、舌淡、苔白腻、脉弦滑等。

【方法】腧穴局部先用碘酒擦拭，再用酒精脱碘，再将针刺入所选腧穴，行提插泻法3分钟后留针20分钟，7天为一个疗程，疗程间隔3~5天，可继续进行第二疗程。

【注意事项】针刺处不宜淋湿、浸水；力度方法适当，防止出现弯针、断针等；针刺眼部、腰部的穴位时应掌握角度和深度，不宜大幅度提插捻转及长时间留针。

【禁忌】当患者过于饥饿、疲劳、精神过度紧张时不宜立即进针；年老体弱者手法刺激不宜过强，尽量让患者采取卧位；常有出血性或损伤后出血不止者以及孕妇、妇女经期时不宜针刺。针刺眼部、腰部的穴位时应掌握角度和深度，不宜大幅度提插捻转及长时间留针。

5. 瘀血内停型

【取穴】主穴：风池、百会、血海、膈俞；配穴：头维、气海。

【功能】活血化瘀。

【主治】瘀血内停所致的头晕、头痛如针刺、舌黯红或紫黯、脉细涩等。

【方法】腧穴局部先用碘酒擦拭，再用酒精脱碘，再将针刺入所选腧穴，行提插泻法3分钟后留针20分钟，7天为一个疗程，疗程间隔3~5天，可继续进行第二疗程。

【注意事项】针刺处不宜淋湿、浸水；力度方法适当，防止出现弯针、断针等；针刺眼部、腰部的穴位时应掌握角度和深度，不宜大幅度提插捻转及长时间留针。

【禁忌】当患者过于饥饿、疲劳、精神过度紧张时不宜立即进针；年老体弱者手法刺激不宜过强，尽量让患者采取卧位；常有出血性或损伤后出血不止者以及孕妇、妇女经期时不宜针刺。针刺眼部、腰部的穴位时应掌握角度和深度，不宜大幅度提插捻转及长时间留针。

6. 肾阳虚衰型

【取穴】 主穴：风池、百会、肾俞、太溪；配穴：命门、腰阳关、足三里。

【功能】 温阳补肾。

【主治】 肾阳虚衰所致的头晕、头痛、腰膝冷痛、舌黯、苔白、脉沉细等。

【方法】 腧穴局部先用碘酒擦拭，再用酒精脱碘，再将针刺入所选腧穴，行提插补法3分钟后留针20分钟，7天为一个疗程，疗程间隔3~5天，可继续进行第二疗程。

【注意事项】 针刺处不宜淋湿、浸水；力度方法适当，防止出现弯针、断针等；针刺眼部、腰部的穴位时应掌握角度和深度，不宜大幅度提插捻转及长时间留针。

【禁忌】 当患者过于饥饿、疲劳、精神过度紧张时不宜立即进针；年老体弱者手法刺激不宜过强，尽量让患者采取卧位；常有出血性或损伤后出血不止者以及孕妇、妇女经期时不宜针刺。针刺眼部、腰部的穴位时应掌握角度和深度，不宜大幅度提插捻转及长时间留针。

7. 浊毒内蕴型

【取穴】 主穴：风池、百会、肾俞、太溪；配穴：命门、腰阳关、足三里。

【功能】 化浊解毒。

【主治】 浊毒内蕴所致的头晕、头痛、大便黏腻、小便发黄、舌红或紫红、苔黄腻、脉滑或滑数。

【方法】 腧穴局部先用碘酒擦拭，再用酒精脱碘，再将针刺入所选腧穴，行提插泻法3分钟后留针20分钟，7天为一个疗程，疗程间隔3~5天，可继续进行第二疗程。

【注意事项】 针刺处不宜淋湿、浸水；力度方法适当，防止出现弯针、断针等；针刺眼部、腰部的穴位时应掌握角度和深度，不宜大幅度提插捻转及长时间留针。

【禁忌】 当患者过于饥饿、疲劳、精神过度紧张时不宜立即进针；年老体弱者手法刺激不宜过强，尽量让患者采取卧位；常有出血性或损伤后出血不止者以及孕妇、妇女经期时不宜针刺。针刺眼部、腰部的穴位时应掌握角度和深度，不宜大幅度提插捻转及长时间留针。

（三）药膳食疗

药膳既可作为高血压的辅助疗法，也可作为该病的预防、康复以及保健之用。

1. 食疗中药

（1）山楂：主要成分是黄酮类物质，对心血管系统有明显的药理作用，有降低血压、降血脂的作用。适用于高血压或兼患高脂血症、冠心病者。生食或山楂片泡水喝均可。

（2）芹菜：芹菜含酸性的降压成分，可使血管扩张而降压，能对抗烟碱、山梗茶碱引起的升压反应，并可引起降压。临床对于原发性、妊娠性及更年期高血压均有效。

（3）洋葱：洋葱是所知唯一含前列腺素 A 的食物，是天然的血液稀释剂，前列腺素 A能扩张血管、降低血液黏度，因而会产生降血压、能减少外周血管和增加冠状动脉的血流量，预防血栓形成作用可捣汁饮用或炒菜食用。

（4）荠菜：荠菜的醇提取物可产生一过性血压下降作用。宜鲜品绞汁或煎汤服，亦可炒食。适用于肝火上炎型高血压。

2. 药膳复方

（1）雪羹汤：荸荠、海蜇头，煮汤，每日分 2～3 次服。适用于高血压而兼见痰浊表现者，临床以眩晕、头痛、胸脘满闷或有呕恶痰涎、舌苔白腻、脉弦滑为特征。

（2）双耳汤：银耳、黑木耳，以温水浸泡，洗净后，放入碗中，加适量水和冰糖，置锅中蒸 1 小时后取出，吃银耳、黑木耳，饮汤。每日 1～2 次。适用于高血压、动脉硬化或兼有眼底出血者，以肝肾阴虚型尤为适宜。

（3）芹菜大枣汤：鲜芹菜（下部茎段）、大枣，加水适量煎汤服。每日分 2 次服用，可连续服 2 个月以上。

（4）山楂决明汤：山楂、决明子，加水适量，煎汤服，或开水沏代茶饮。适用于高血压合并高脂血症又兼便秘者。大便不秘结时，决明子量宜酌减。

（5）菊花山楂粥：干菊花（去蒂）、山楂片，研为粉末。以粳米，冰糖少许，加水煮至米开而汤未稠时，调入菊花、山楂末，然后改文火煎煮片刻，粥稠火停，盖紧焖 5 分钟，待稍温服食，每日 1～2 次。高血压或合并高脂血症、冠心病者均可服用，冬季停服。

（6）海带绿豆汤：绿豆，海带，加水及冰糖适量，煮开后改文火，待绿豆、海带煮烂，食用。常服有预防高血压、高脂血症之功效。

（7）甘菊粳米粥：取甘菊新鲜嫩芽或者幼苗，洗净，与粳米、冰糖适量煮粥，早晚餐服用，每日 1 次，连服 7 日。适用于高血压、肝火亢盛之头晕。

（8）芹菜苦瓜汤：芹菜、苦瓜，同煮汤饮用。或用芹菜、苦瓜，用沸水烫 2 分钟，切碎绞汁，加砂糖适量，开水冲服，每日 1 剂，连服数日。适用于高血压、阴虚阳元之头晕。

（9）葛根粳米粥：鲜葛根适量洗净切片，沙参、麦冬，经水磨后澄取淀粉，晒干，每次用葛根沙参麦冬粉与粳米煮粥吃，每日一剂，可以常食。适用于高血压阴阳两虚之头晕。

（10）车前粳米粥：车前子（布包）煎水去渣，入粳米煮粥，玉米粉适量用冷水溶和，调入粥内煮熟吃，每日 1 剂，常吃。适用高血压痰湿壅盛之头晕。

3. 足疗 足疗对于人体保健有一定功效，对高血压患者，如果方法得当，辅助降压效果不错。

推荐穴位：

一是大脚趾的跖趾关节横纹正中央处，这是足部反射区的降压点，可以经常按摩，用手上、下、左、右旋转揉搓即可。

二是涌泉穴和足三里穴，这两个穴位有滋肾阴和脾胃的效果，对降压有帮助。按摩前，可以先用中药泡脚，制作方法：取菊花、桑叶，放入药罐后加入清水适量，浸泡 5～10 分钟，水煎取汁，再倒入足浴盆里，等到水温合适时即可足浴。每天一两次，连续 7～10 天。

足疗前需要注意的是，水温的控制是最关键的。有的高血压患者酒足饭饱之后，立即去足疗，且水温很高，结果导致晕厥，不得不被紧急送往医院。高血压患者足疗最好在吃完饭 1 小时之后再做，水温控制在 40～45℃左右，温热即可。时间控制在 30 分钟以内。另外，按摩的力度也要适中，不宜用力过猛。

4. 运动疗法 运动训练一向被人们认为是防治高血压非常重要的有效手段。早在

1988 年，美国高血压联合会议即正式确立了运动疗法为高血压综合治疗的方法之一。

运动疗法为何对高血压的治疗有帮助呢？这是因为一定量的适宜运动后，运动者用电子血压计测得的血压会低于安静值。如果长时间坚持规范的训练，那么训练者安静时的血压也可以下降。有文献报道，在合理科学的运动疗法后，训练者的收缩压可以平均下降 10~15mmHg，舒张压平均下降 5~10mmHg。

对于轻度高血压患者，降压效果甚至可以与药物治疗相比。确实有不少轻度高血压的病例，在运动训练一段时间后血压很稳定，不再需要用药物维持血压。不过，这样的患者在遇到季节冷热交替变化时，需要注意血压变化，以防没有用药而造成不利的后果。对中度以上的高血压，我们强调药物治疗是必需的，运动疗法可以作为重要辅助疗法。

（四）运动类型

步行：其优点是非常方便，很适于操作，容易被接纳。一般五六十岁的人在良好的条件下，每分钟行 60 步，运动 20~60 分钟，时间不能太短，也不能太长。这样有助于改善心血管的代谢功能。过去我们要求一天 1 次，现在提倡年龄偏大、体质较弱的老年人，可以将整个运动在一天中分为几次完成。步行注意姿势，尽量保持均匀呼吸。

慢跑：每天跑 25 分钟以上，每周至少 3~5 次，一般来说，慢跑适用于年轻人、体质较好的人。老年人散步已经足够。跑的时候精神要放松，地面要平坦，鞋子要宽松，两手紧握拳，身体自然放松，跑步的时候呼吸也不能太急促。

太极拳：太极拳是一项非常好的运动。美国做过一个研究，两组情况差不多的人员，其中一组进行太极拳训练 0.5~1 年后，发现他们的平衡性和防跌倒能力普遍增强，而另一组没有参加训练的人则没有明显改变。

气功：一般取内养静功法，可以取坐姿或站姿。坐姿是坐于椅子上，双腿分开自然踏地，两手放于大腿上，手心向下，全身放松，心情怡静，排除杂念，意守丹田，口唇轻闭，双目微合，调整鼻息。站姿是身体自然站立，双脚分与肩平，两膝微屈，两手抱球放于身前，全身放松意守丹田，调整呼吸。每次 10~30 分钟，每日 1~2 次。

慢性高血压患者在运动中要注意，运动后常常会出汗，汗出多了血液会浓缩，要注意补充相应的水分和盐分。老年人要多喝水，血脂偏高、胃肠道功能差都会改善。

5. 负离子疗法　高血压的治疗最好选用无毒副作用发生的自然疗法——负离子疗法。

空气负离子对高血压的作用机制：血液中的正常红细胞、胶体质点等带负电荷，它们之间相互排斥，保持一定的距离，而病变老化的红细胞由于电子被争夺，带正电荷，由于正负相吸、则将红细胞凝聚成团。负离子能有效修复老化的细胞膜电位，促使其变成正常带负电的细胞，负负相斥从而有效降低血液黏稠度，使血沉减慢，同时负离子加强血液中胶体质点本身负极性趋势，使血浆蛋白的胶体稳定性增加。

临床试验表明：负离子扩张冠状动脉增加冠状动脉血流量，对调整心率使血管反应和血流速度恢复正常，缓解心绞痛，恢复正常血压有较好效果，能有效预防和治疗高血压。采用负离子治疗高血压已被医学界大力推荐和推广。

负离子疗法治疗高血压有三大优势。

1. 负离子疗法避免药物的副作用　许多慢性病（如高血压、糖尿病等）的用药品种增多及用量加大，带来的副作用不言而喻。负离子治疗的积极参与可有效避免不必要的药物治疗；负离子治疗与降压药、降糖药协同作用，在提高疗效的同时，减少了这些药物用量及其副作用。

2. 负离子疗法符合高血压"长效平稳"的降压原则　负离子疗法对高血压的治疗，在降压的同时可降脂、降黏，做到"长效平稳降压，全面改善组织器官功能"。

3. 负离子疗法治疗与预防一体　负离子疗法的特性，使得机体发生根本性基础改变，在有效治疗疾病的同时，也有效地防范了并发症的发生，使治疗和预防有效地结合一体，保障健康也具有保健意义。

第五节　预后与调护

一、预　后

缓进型高血压，发展慢，可长期无症状，预后效果好，经适当治疗，已有的心血管损害，可终止发展或有所恢复，不治疗或未充分治疗者，易发生心、脑、肾并发症。死亡原因以脑血管最多，次为心力衰竭和尿毒症。急进型高血压预后不良，不治疗者多在 1～2 年内死亡。积极治疗，如未形成严重肾衰竭，则有存活的可能。

二、调　护

（一）食、药调护

俗语说"病从口入"，人们日常的饮食对疾病的发生发展有着一定的影响，因此，在服药的同时，也要注意调节饮食，浊度学说同样注重食、药同调，从而更好的预防并治疗疾病。

饮食调护应从以下几方面：

1. 控制能量的摄入，提倡吃复合糖类、如淀粉、玉米、少吃葡萄糖、果糖及蔗糖，这类糖属于单糖，易引起血脂升高。

2. 限制脂肪的摄入。烹调时，选用植物油，可多吃海鱼，海鱼含有不饱和脂肪酸，能使胆固醇氧化，从而降低血浆胆固醇，还可延长血小板的凝聚，抑制血栓形成，防止中风，还含有较多的亚油酸，对增加微血管的弹性，防止血管破裂，防止高血压并发症有一定的作用。

3. 适量摄入蛋白质。高血压患者每日蛋白质的量为每公斤体重 1g 为宜。每周吃 2～3 次鱼类蛋白质，可改善血管弹性和通透性，增加尿钠排出，从而降低血压。如高血压合并肾功能不全时，应限制蛋白质的摄入。

4. 多吃含钾、钙丰富而含钠低的食品，如土豆、茄子、海带、莴笋。含钙高的食品：牛奶、酸牛奶、虾皮。少吃肉汤类，因为肉汤中含氮浸出物增加，能够促进体内尿酸增加，加重心、肝、肾脏的负担。

5. 限制盐的摄入量：每日应逐渐减至 6g 以下，即普通啤酒盖去掉胶垫后，一瓶盖食盐约为 6g。包括烹调用盐及其他食物中所含钠折合成食盐的总量。适当的减少钠盐的摄入有助于降低血压，减少体内的钠水潴留。

6. 多吃新鲜蔬菜，水果。每天吃新鲜蔬菜不少于 8 两，水果 2 至 4 两。

7. 适当增加海产品摄入：如海带，紫菜，海产鱼等。

此外，饮食上必须秉持"五味不过"原则：

1. 食物不过咸　限盐。

健康成年人每天盐的摄入量不宜超过6g，其中包括通过酱油、咸菜、味精等调味品摄入盐的量。

2. 食物不过甜　限糖。

含糖高的食品主要是米、面、糕点等。建议主食要粗细搭配，如玉米、小米、豆类、荞麦、薯类等。最好不吃或少吃油饼、油条、炸糕、奶油蛋糕、巧克力、奶类雪糕等。

3. 食物不过腻　限制脂肪过高的食品。

生活中要限制家畜肉类（尤其是肥肉）、动物油脂（如猪油）、奶油糕点、棕榈油等高脂肪和蛋类制品、蛋黄、动物内脏、鱼子及鸡皮、鸭皮等高胆固醇食物的摄入。每天不超过250g新鲜牛奶或酸奶。每天肉类控制在75g以内，主要是瘦肉，如猪、牛、羊、鸡、鸭等禽类肉食。

4. 食物不过辛　限制饮酒。

酒也属于"辛"类食物，对于嗜酒如命者，专家建议男性每天饮酒精不超过30g，即葡萄酒小于100～150ml，比如2至3两；或啤酒小于250～500ml，比如半斤到1斤；或白酒小于25～50ml，约0.5～1两。女性则减半量，孕妇不饮酒。不提倡饮高度烈性酒。

5. 食物不过苦　过食可致食欲不振。

苦味食物主要是苦麦菜、芹菜、芥菜、苦瓜、咖啡等。苦能清热，广州地区气候炎热，适当吃些有苦味的蔬菜是有好处的，可以清肝炎、心火。不过，苦味毕竟寒凉，过食则损伤脾胃，导致食欲不振、或腹痛腹泻等，影响食物的消化吸收。

需要提醒的是，很多老年人一提鸡蛋就犯怵，认为其胆固醇含量太高，对身体不好，其实除了胆固醇过高者尽量少吃蛋黄外，其他人吃鸡蛋没多大问题。还要强调的是，饮食有节，还包括不能吃饱。"饮食自倍，肠胃乃伤"，不可不防。如果能再配合适当的运动和保持心情舒畅就更好了。

（二）运动调护

运动对高血压很重要，有句话说："年轻时，用健康换取金钱，年老时，用运动换取健康。"运动除了可以促进血液循环，降低胆固醇的生成外，并能减少肌肉、骨骼与关节僵硬的发生。运动能增加食欲，促进肠胃蠕动、预防便秘、改善睡眠。要养成持续运动的好习惯，最好是做有氧运动，如散步、慢跑、太极拳、骑自行车和游泳都是有氧运动。

进行运动的注意事项：

1. 勿过量或太强太累，要采取循序渐进的方式来增加活动量。

2. 进行运动时，切勿空腹，以免发生低血糖，应在饭后2小时。

（三）情绪调护

高血压患者每天会担心自己的疾病，日日忧愁，整日使自身处于高度紧张的状态，从而导致情绪极度低落，甚至自暴自弃。高血压患者的情绪调控主要注意以下几个方面：

1. 正确认识疾病，主动配合治疗　其实有时候患者宁愿不知道自己患病，与其知道后担忧，还不如不知道生活得开心，高血压长期治疗的慢性疾病，但也不是说治愈不好的疾病，只要坚持长期合理的有效治疗，要有一个正确的心态，血压完全可以控制，减少严重并发症发生。

2. 培养业余爱好，丰富精神生活 缓解工作、生活的压力，要时常放松一下自己。跳舞，书法，旅游都可以是很好的选择。

3. 避免不良刺激，保持心情愉快 俗话说得好，良好的心态可以战胜一切，患者的一些不良的情绪会通过增加有关激素的分泌，促使小动脉痉挛收缩而使血压产生波动、升高，甚至发生心脑血管并发症。而愉悦、轻松的心境会使血压平稳。因此高血压患者遇事一定要冷静，不要让事情刺激到自身的健康。

（张金丽）

第十六章

尿 毒 症

第一节 概 述

一、西医学对本病的认识

慢性肾衰竭是指各种肾脏病导致肾脏功能渐进性不可逆性减退，直至功能丧失所出现的一系列症状和代谢紊乱所组成的临床综合征，简称慢性肾衰。慢性肾衰的终末期即为人们常说的尿毒症。尿毒症不是一个独立的疾病，而是各种晚期的肾脏病共有的临床综合征，是慢性肾衰竭进入终末阶段时出现的一系列临床表现所组成的综合征。

尿毒症实际上是指人体不能通过肾脏产生尿液，将体内代谢产生的废物和过多的水分排出体外，如葡萄糖、蛋白质、氨基酸、钠离子、钾离子、碳酸氢钠，酸碱平衡失常等，还有肾脏的内分泌功能紊乱或丧失如：生出肾素、促红细胞生成素、活性维生素 D_3、前列腺素等，肾脏的衰竭随着病情进展代谢失常引起的毒害。

西医学认为尿毒症不是一个独立的疾病，而是各种晚期的肾脏病共有的临床综合征，是肾功能丧失后，机体内部生化过程紊乱而产生的一系列复杂的综合征。其主要表现为有害物质积累引起的中毒和肾脏激素合成分泌减少导致的异常如贫血和骨病。早期最常见的反应为恶心、呕吐、食欲减退等消化道症状。进入晚期尿毒症阶段后，全身系统都会受累，出现心力衰竭、精神异常、昏迷等严重情况，可危及生命。此时往往需要进行肾脏替代治疗如透析或进行肾移植治疗。

尿毒症的诊断标准是血肌酐大于 $707\mu mol/L$（8mg/dl），或肾小球滤过率小于 10ml/（$min \cdot 1.73m^2$）。这一诊断标准是 20 世纪 90 年代制定的，反映了当时对该疾病的认识及诊断和治疗要求，现在已较少在临床上应用。目前多采用终末期肾衰竭（或终末期肾脏病）这一名词来反映慢性肾功能不全的晚期阶段。

尿毒症是慢性肾脏病的始末期阶段，是慢性肾衰竭进入终末阶段时出现的一系列临床表现所组成的综合征，其患病率在国外也呈逐年上升趋势，我国是一个人口大国，因此也是一个尿毒症发病的大国，保守估计尿毒症的患者数应该在百万人以上，这给我国带来了严重的社会和经济负担。

二、中医学对本病的认识

中医学经过历代医家几千年的不懈努力对尿毒症的研究治疗取得了举世瞩目的成就，其中较为突出的要数广东省药物研究所和香港奕世堂科技有限公司联合开发研究成功的纯中医六逆重生疗法，对西医学临床治疗肾衰竭、尿毒症产生颠覆性影响，解救了不计其数的肾衰竭患者，让更多的患者免除了透析、换肾的痛苦。

尿毒症古中医文献没有专门论述，但从文字描述的症状、表现特征及发生过程来看，可归类于西医学的"水肿""癃闭""关格""溺毒""虚劳"等范畴。历代医家对尿毒症的论述：《黄帝内经》："肾病者，腹大胫肿，咳喘身重"。张景岳："小水不通是为癃闭，此最危最急症也，水道不通，上侵脾胃而为胀，外侵肌肉而为肿，泛及中焦则为呕，再及上焦则为喘，数日不通则本破难堪，必致危殆。"《证治汇补》所说："关格者，既关且格，必小便不通，旦夕之间陡增呕吐，因浊邪壅塞，三焦正气不得升降，所以关应下而小便闭，格应上而生吐呕，阴阳闭绝，一日即死，最为危候。"《伤寒论》："若不尿肤满，哕者难治"，"心下悸，头眩，身动，振振欲擗地者。"《金匮要略》："假令瘦人脐下有悸，吐涎沫而颠眩，此水也。"

尿毒症病机错综复杂，病程较长，发病主要与外邪侵袭、饮食所伤、劳倦过度、情志失节、失治误治、久病体虚等因素有关。其病在肾，涉及脾、肝、心、肺四脏，病机为虚实夹杂。

第二节　病因病机

一、西医学病因病理

（一）病因

西医认为任何泌尿系统疾病能破坏肾的正常结构和功能者，均可引起肾衰。原发性肾病中，慢性肾小球肾炎最为常见，其次为肾小管间质性肾炎。已明确的原因包括以下几个方面。

1. 肾性　大多是因肾脏本身疾病由于治疗不及时进展而来，其中主要是以慢性肾炎还有慢性肾盂肾炎以及肾小动脉硬化症引起的比较常见。除此之外，肾结核病还有结缔组织病以及糖尿病肾小球毛细血管硬化症以及先天性多囊肾等都是可以造成尿毒症的。其中内科肾脏疾病所导致的尿毒症基本上都属于这一类。

2. 肾后性（或称梗阻性）　主要是因尿路结石、肿瘤、前列腺肥大、尿道狭窄等导致梗阻，使尿路流通不畅，排尿困难造成肾功能不全而引起，这是外科肾脏疾病较常见的尿毒症原因。

3. 肾前性　常因肾脏以及尿路以外的原因所引起的。例如严重的脱水或者是失血以及休克时周围循环衰竭，患者肾血流量减少以及患者肾滤过率的显著下降而形成少尿或无尿，以及外科创伤、灼伤或者是手术引起的急性肾衰竭等。

4. 其他原因　随意服用具有肾毒性的药物，可能引起间质性肾炎等而引发尿毒症。盲目减肥、乱用减肥药导致肾功能受损，也有可能引发尿毒症。

（二）病理

1. 慢性肾衰竭进行性恶化的机制　其机制尚未完全清楚。肾功能恶化与基础疾病的活动性相关。但基础疾病停止活动时，肾功能仍会继续不停地通过一个共同的途径减退。近年认为肾衰恶化速度与遗传有关，如血管紧张素转换酶基因与肾功能减退的速度有重要关系。

2. 尿毒症各种症状的发生机制 ①与水、电解质、酸碱平衡失调有关；②与尿毒症毒素有关；③与肾的内分泌功能障碍有关，如肾衰时不能产生促红细胞生成素、骨化三醇等，也可产生某些尿毒癌症状。

二、中医学病因病机

尿毒症的发生与发展，都与正虚邪实有关，正虚为本，邪实为标，是一种虚实夹杂的病证。正虚主要表现在肺、脾、肾三脏之虚，而以脾肾亏虚最为常见。邪实是指诱发因素和病理产物，可分为湿热、瘀血、浊毒三种。

（一）病因

1. 内在因素 肾虚为本，各种慢性肾脏疾病久治不愈，气血阴阳俱虚，浊毒四窜，脏腑功能衰败失调，涉及脾、肝、心、肺四脏，久治不愈所致，是发病的先决条件。

2. 外来因素 指外邪侵袭、饮食所伤、劳倦过度、情志失节、失治误治，是疾病发展恶化的诱发因素；肾元亏虚则阴阳气俱虚，卫外功能下降，易招外邪；无论劳心劳力皆可伤及五脏，令其虚损加剧；情志失节则周身气机失调，气血运行逆乱而损伤脏腑。

（二）病机

1. 病机特点 尿毒症虚实错杂、本虚标实、正虚为本、邪实为标。

本虚指气血阴阳俱虚，脏腑功能衰败失调；标实指本虚前提下水湿、痰浊、瘀血、浊毒等毒邪蕴结。脾肾衰败，浊毒四窜，五脏失调，正虚邪实，寒热错杂是其证候特点；结局往往是阳衰阴竭，阴阳不相维系而离决。

2. 主要病机

（1）脾肾阳虚：脾肾久病，耗气伤阳，以致肾阳虚衰不能温养脾阳，或脾阳久虚不能充养肾阳，则最终导致脾肾阳气俱虚。

（2）肝肾亏虚：肝藏血，肾藏精，精能生血，血能化精，故有"精血同源""肝肾同源""乙癸同源"之谓。肝肾素亏，或久病失于调理，可耗损肝肾之阴，形成肝肾阴虚证。

（3）阴阳俱虚：阳虚表现为脾肾阳虚，阴虚表现为肝肾亏虚，但阴阳互根，故互相影响，阴损及阳，阳损及阴，最终表现为阴阳俱虚。

（4）湿浊内盛：正气不足，肾之亏虚、气不化精、湿浊内生、湿浊上逆、湿浊泛滥而发生临床诸症。脾肾阳虚则浊从寒化为寒湿瘀阻，肝肾阴虚则浊从热化成湿热浊毒。湿浊内蕴，郁久化热，湿热互结。湿热之邪始终贯穿本病。尿毒症湿热形成或因外感水湿，或因饮食不节，脾胃湿热内生，或因正虚复感外邪与内湿相合，郁而化热，或温补太过气化之机不行，水湿无以宣行，内蕴成湿热。在慢性肾衰竭病理中，湿热既是致病因素，又是病理产物。内蕴之湿蕴久，渐以热化，无形之邪热与有形之湿相合，湿热逗留三焦，损伤脾肾气阴，升降开合失常，精微不摄而出，水浊反而潴留，湿浊不得泄，充斥中焦，清浊相干，进而导致本病的发生。

（5）瘀血内阻：气虚运血无力，或者阴血亏虚，血行涩滞、湿浊内盛、气机郁滞、气滞血瘀均可导致肾经瘀阻，浊毒难下。慢性肾衰竭血瘀的形成，有三个原因：①水病及血致瘀：慢性肾病过程中，脾肾脏腑失调，水道不利，水肿形成；水湿潴留阻滞气机，营血涩滞，瘀血形成。②浊毒致瘀：慢性肾衰竭患者脏腑虚损，水液代谢障碍，体内浊毒无法循常道排出体外，浊毒的积累，损伤脉络气血，影响脏腑功能，郁久化热，致以瘀血形成。③正虚致瘀：慢性肾衰竭迁延日久，脏腑衰败，气血耗损，阴阳失调，气虚不能营血，或阳虚失于温煦鼓动，营血涩滞而成瘀血，或久病阴虚内热，热灼阴血成瘀。

（6）浊毒内停：尿毒症的形成，主要和脾、肝、肾三脏亏虚密切相关，脾肾虚则精血不生，气无所化，清浊不分，水湿内停，浊毒难排；肝肾虚则精血亏，气机失调，清气难升，浊毒不降，浊毒四窜，久而导致本病形成。因此浊毒内停既是本病的病理产物又是致病因素。

第三节 西医临床诊断与治疗

一、临床表现

（一）症状

尿毒症主要临床症状为全身水肿，腰部酸痛，尿少，尿色黄，时伴有尿频、尿急、尿痛等症状。

（二）常见并发症

1. 神经、肌肉系统症状 神经系统的症状是尿毒症的主要并发症状。在尿毒症早期，患者往往有头昏、头痛、乏力、失眠、注意力不集中，其后会出现性格改变、抑郁、理解力及记忆力减退、判断错误等症状。随着病情的加重可出现烦躁不安、肌肉颤动、抽搐；最后可发展到精神异常，对外界反应淡漠、谵妄、惊厥、幻想、嗜睡和昏迷。这些症状的发生与下列因素有关：①某些毒性物质的蓄积可能引起神经细胞变性；②电解质和酸碱平衡紊乱；③肾性高血压所致的脑血管痉挛，缺氧和毛细血管通透性增高，可引起脑神经细胞变性和脑水肿。

2. 消化系统症状 尿毒症患者消化系统的最早症状是食欲不振或消化不良；尿毒症时常有口气有尿味和恶心、呕吐或腹泻。这些症状的发生可能与肠道内细菌的尿素酶将尿素分解为氨，氨刺激胃肠道黏膜引起炎症和多发性表浅性小溃疡等有关。消化道出血在尿毒症患者中也很常见，多是由于胃黏膜糜烂或消化性溃疡。此外恶心、呕吐也与中枢神经系统的功能障碍有关。限制蛋白饮食能减少胃肠道症状。

3. 心血管系统症状 心血管疾病是尿毒症最常见的死因。慢性肾衰竭者由于肾性高血压、酸中毒、高钾血症、钠水潴留、贫血及毒性物质等的作用，可发生心力衰竭，心律失常和心肌受损等。由于尿素（可能还有尿酸）的刺激作用，还可发生无菌性心包炎，患者有心前区疼痛；体检时闻及心包摩擦音。严重时心包腔中有纤维素及血性渗出物出现。

4. 呼吸系统症状 酸中毒时患者呼吸慢而深，严重时可见到酸中毒的特殊性Kussmaul 呼吸。患者呼出的气体有尿味，这是由于细菌分解唾液中的尿素形成氨的缘故。严重患者因体液过多可出现肺水肿，纤维素性胸膜炎或肺钙化等病变，肺水肿与心力衰竭、低蛋白血症、钠水潴留等因素的作用有关。尿毒症毒素可引起"尿毒症肺炎"，纤维素性胸膜炎是尿素刺激引起的炎症；肺钙化是磷酸钙在肺组织内沉积所致。

5. 皮肤症状 皮肤瘙痒是尿毒症患者常见的并发症状，可能是毒性产物对皮肤感受器的刺激引起的；有人则认为与继发性甲状旁腺功能亢进有关，因为切除甲状旁腺后，能立即解除这一痛苦的症状。此外，患者皮肤干燥、脱屑并呈黄褐色，有轻度水肿感，成为尿毒症面容。皮肤颜色的改变，以前认为是尿色素增多之故，但用吸收分光光度计检查，证明皮肤色素主要为黑色素。在皮肤暴露部位，轻微挫伤即可引起皮肤瘀斑。由于汗液中含有较高浓度的尿素，因此在汗腺开口处有尿素的白色结晶，称为尿素霜。

6. 血液系统症状　尿毒症患者可出现①白细胞异常，部分病例可减少。白细胞趋化、吞噬和杀菌的能力减弱，容易发生感染。②贫血　慢性肾衰竭常有贫血，并可引起许多症状，多为正常毒素性正细胞性贫血。有冠心病者可因贫血而诱发心绞痛。慢性肾减功能衰竭贫血的主要原因是肾脏产生促红细胞生成素。③出血倾向：患者常有出血倾向，可表现为皮肤瘀斑、鼻出血、月经过多、外伤后严重出血、消化道出血。出血倾向是由于血小板聚集和黏附能力异常等引起凝血障碍所致。其病因可能是能透析出的某些尿毒症毒素引起的，因透析常能迅速纠正出血倾向。

二、实验室和其他检查

（一）血液检查

1. 尿素氮、肌酐增高。

2. 血红蛋白一般在 80g/L 以下，终末期可降至 20～30g/L，可伴有血小板降低或白细胞偏高。

3. 动脉血液气体，酸碱测定；晚期常有 pH 值下降、AB、SB 及 BE 均降低，$PaCO_2$ 呈代偿性降低。

4. 血浆蛋白可正常或降低。

5. 电解质测定可出现异常。

（二）尿液检查

1. 尿常规改变可因基础病因不同而有所差异，可有蛋白尿、红、白细胞或管型，也可以改变不明显。

2. 尿比重多在 1.018 以下，尿毒症时固定在 1.010～1.012 之间，夜间尿量多于日间尿量。

（三）肾功能测定

1. 肾小球滤过率、内生肌酐清除率降低。

2. 酚红排泄试验及尿浓缩稀释试验均减退。

3. 纯水清除率测定异常。

4. 核素肾图，肾扫描及闪烁照相亦有助于了解肾功能。

（四）其他检查

泌尿系 X 线平片或造影，或双肾彩超有助于病因诊断。

三、诊断要点

（一）病史体征

1. 一般症状　面容苍白灰暗、全身乏力、消瘦。

2. 胃肠道表现　为本症最早和最突出的表现。厌食、腹部不适，继之出现恶心、呕吐、腹泻、舌炎、口腔溃疡，呼气有尿味，后期可致消化道出血而出现黑便和呕血。

3. 精神、神经系表现　头痛、头昏、神志恍惚、表情淡漠、嗜睡、昏睡，甚至昏迷。烦躁不安、肌肉颤动、抽搐、惊厥在晚期也常见。

4. 心血管系表现　血压升高，心律失常多见；晚期尚可出现纤维素性心包炎和心力衰竭。

5. 造血系表现 严重贫血，晚期尚可有出血症状。

6. 呼吸系表现 酸中毒时呼吸深而长。晚期可致尿毒性支气管炎、肺炎和胸膜炎。

7. 皮肤表现 皮肤无华、干燥脱屑。尿素从汗腺排出后，可凝成白色尿素霜，并可刺激皮肤而出现奇痒。

8. 代谢性酸中毒和酸碱平衡失调所致的症状。

（二）实验室检查

1. 血液检查 ①尿素氮、肌酐增高。②血红蛋白一般在 80g/L 以下，终末期可降至 20~30g/L，可伴有血小板降低或白细胞偏高。③动脉血液气体，酸碱测定；晚期常有 pH 值下降、AB、SB 及 BE 均降低，$PaCO_2$ 呈代偿性降低。④血浆蛋白可正常或降低。⑤电解质测定可出现异常。

2. 尿液检查 ①尿常规改变可因基础病因不同而有所差异，可有蛋白尿、红、白细胞或管型，也可以改变不明显。②尿比重多在 1.018 以下，尿毒症时固定在 1.010~1.012 之间，夜间尿量多于日间尿量。

3. 肾功能测定 ①肾小球滤过率、内生肌酐清除率降低。②酚红排泄试验及尿浓缩稀释试验均减退。③纯水清除率测定异常。④核素肾图，肾扫描及闪烁照相也有助于了解肾功能。

4. 血生化检查 血浆蛋白降低，总蛋白量常在 60g/L 以下，其中白蛋白的减少常较明显，多低于 30g/L。血钙偏低，常在 2mmol/L 左右，血磷多高于 1.7mmol/L。血钾、血钠随病情而定。

5. 其他检查

（1）X 线检查：尿毒症患者可作腹部 X 线平片检查，目的是观察肾脏的大小和形态，有无泌尿系内结石。腹部侧位片可显示有无动脉粥样硬化。严重肾功能不全时，因肾脏排泄造影剂的功能差，注射造影剂后多不显影，故一般不宜作造影检查。

（2）放射性核素肾图、肾扫描检查，对了解两侧肾脏的大小、血流量、分泌和排泄功能，均有帮助。

（3）肾超声、CT，对确定肾的位置、大小、厚度以及肾盂有无积液、结石、肿瘤有帮助。通常情况下，尿毒症患者双肾萎缩，皮质变薄。但糖尿病、狼疮、血管炎等继发性病因导致的尿毒症患者双肾可以无明显缩小，但 B 超下皮质回声增强。

四、鉴 别 诊 断

尿毒症诊断通常不难，过去病史不明的有时需和急性肾衰竭鉴别。

1. 从病史分析，尿毒症患者往往有多年的高血压、糖尿病或者慢性肾病的病史，而急性肾衰竭往往是由于一些严重感染、药物中毒、严重外伤、脱水、急性尿路梗阻等导致。

2. 尿毒症患者有 90% 以上存在贫血，而急性肾衰竭患者大部分贫血现象不明显。

3. 从肾脏大小诊断，尿毒症患者由于肾小球硬化、间质纤维化等，大多数会出现肾脏萎缩、体积变小，而急性肾衰竭患者双肾大小正常或偏大。

4. 尿毒症患者还较普遍存在心血管并发症和眼底动脉硬化等，而急性肾衰竭患者这些症状都比较少见。

五、治 疗

尿毒症是各种肾脏病的晚期表现，患者的肾功能已基本丧失、且是不可逆的，肾功能丧失后体内有多种代谢废物和毒素不能排出，需要通过治疗替代肾功能才能使患者存活下去。治疗原则有三：

1. 积极防治原发疾病以防止肾实质的继续破坏。

2. 慢性肾衰竭患者的肾功能主要依靠残存的完整肾单位来维持。任何加重肾脏负荷的因素，均可加重肾衰竭；因此应积极消除诱发肾功能恶化的有害因素，例如控制感染，减轻高血压等。此外，还应矫正水、电解质紊乱，纠正酸中毒等以维持内环境的稳定。

3. 肾衰竭患者出现尿毒症时，应采取抢救措施以维持内环境的稳定。常用的措施有腹膜透析、血液透析（人工肾）等。必要和可能时也可进行同种肾移植以取代患病的肾脏。

（1）血液透析。血液透析是将患者的血液与透析液同时引入透析器膜的两侧，通过半透膜清除血液中的代谢废物、纠正电解质和酸碱失衡，并清除体内多余的水分。血液透析可以部分地替代肾脏功能，是目前广泛应用的尿毒症治疗方法之一。

（2）腹膜透析。应用人体自身的腹膜作为透析膜进行血液净化。将透析液引入患者腹腔，血液中的毒素和多余水分通过腹膜进入腹腔中的透析液然后排出体外。定时或不断更换腹腔中的透析液，达到净化血液的目的。

（3）肾移植。肾移植是将他人的肾脏通过手术植入尿毒症患者的体内，使其发挥功能。植入的肾脏可以完全地替代肾脏功能，是尿毒症疗法中疗效最好、长期费用最低的治疗方法，也是目前公认的最好的尿毒症治疗手段。

第四节 中医辨证论治

一、辨 证 要 点

（一）辨虚实

面色苍白或㿠白，神疲乏力，纳差便溏或水肿腰以下为主，口黏口淡不渴，腰膝酸痛或冷痛，夜尿频多清长为阳虚；面色萎黄，口苦口干喜饮或凉饮，目睛干涩，大便干结，腰膝酸痛，手足心热，头晕耳鸣为阴虚；腹胀腹泻、呕恶呕吐频作、纳呆、肢体困重、关节肌肉酸痛，食欲不振，便溏不爽、口渴不多饮、口有尿味、口黏不欲饮为湿浊偏盛；身热口渴，头身沉重胀痛，胸闷腹胀，呕吐频作，口中臭秽、口干、口苦、口黏，小便灼热或涩痛不利，大便秘结或黏腻不爽为浊毒壅盛；面色晦黯、唇黯，腰痛固定或刺痛，肌肤甲错，肢体麻木，小便不利为瘀血偏盛。

（二）辨急性慢性

慢性尿毒症最初可能表现为多饮、多尿或夜尿，以后出现失眠、乏力、头疼等，无尿量减少；急性尿毒症有明显的尿量减少。三焦的气化，主要依靠肺、脾、肾三脏的通调、转输、蒸化，若因湿热壅塞，三焦气化不利，或肾气衰微，命门火不足，三焦气化无权，形成无尿。

（三）望颜面五官

浊毒蕴结，郁蒸体内，上蒸于头面，而见面色晦黯。若浊毒为热蒸而外溢于皮肤则见皮肤油腻，患者每有面部洗不净的感觉，给人一种秽浊之象。浊毒上犯清窍而见咽部红肿，咳吐黏稠之涎沫、涕浊，甚则口气腥臊逼人，全身皮肤瘙痒等。

（四）望舌苔

患者以秽厚腻苔多见，但因感浊毒的轻重不同而有所差别。浊毒轻者舌紫红，苔腻、薄腻、厚腻，或黄或黄白相间；浊毒重者舌质紫红、红绛，苔黄腻，或中根部黄腻。苔色、苔质根据病情的新久而变，初感浊毒、津液未伤时见黄滑腻苔；浊毒日久伤津时则为黄燥腻苔。

（五）脉象

浊毒证患者沉涩脉常见，或沉弱中带有滑像。临床以沉涩、沉细滑、细滑多见。病程短，浊毒盛者，可见弦滑、弦滑数脉。病程长、阴虚有浊毒者，可见沉涩脉、细滑脉、沉细滑脉。

二、治 疗 原 则

在经过多年临床观察发现，慢性肾衰竭的形成，主要和脾、肝、肾三脏亏虚密切相关，脾肾虚则精血不生，气无所化，清浊不分，水湿内停，浊毒难排；肝肾虚则精血亏，气机失调，清气难升，浊毒不降，因此浊毒既是病理产物又是致病因素。因此治疗上我们制定了以"化浊解毒"为主治疗尿毒症的一整套严谨的治则、治法，为中医药治疗尿毒症提供了一条思路和方法。

（一）脾肾阳虚型

主要症状：面色苍白或㿠白，神疲乏力，纳差便溏或水肿腰以下为主，口黏口淡不渴，腰膝酸痛或冷痛，夜尿频多清长，舌淡嫩胖，脉沉弱。

病机：脾肾阳虚。

治法：温阳健脾。

方药：附子12g，干姜6g，仙灵脾15g，人参12g，白术15g，茯苓15g。

加减运用：水气凌心者，应加用己椒苈黄丸，皮肤瘙痒者加用土茯苓、地肤子、白鲜皮燥湿止痒。

（二）肝肾阴虚型

主要症状：面色萎黄，口苦口干喜饮或凉饮，目睛干涩，大便干结，腰膝酸痛，手足心热，头晕耳鸣，舌淡红形瘦，无苔或薄黄，脉细。

病机：肝肾阴虚。

治法：滋补肝肾。

方药：熟地15g，山药12g，山茱萸15g，枸杞子15g，茯苓15g，泽泻15g，丹皮12g。

加减运用：大便秘结者，可加用生大黄通腑降浊。

（三）阴阳两虚型

主要症状：水肿，眩晕耳鸣、畏寒肢冷、腰膝酸软或冷痛，便溏便秘，夜尿清长或尿少色黄，五心烦热，心悸失眠，盗汗，舌淡胖少津，有齿痕，脉细无力或数。

病机：脾肾阴阳两虚。

治法：滋阴温阳。

方药：济生肾气丸，附子10g，肉桂9g，桂枝12g，地黄15g，山药15g，山茱萸12g，车前子15g，茯苓15g，泽泻15g。

加减运用：小便清长量多，去泽泻、车前子，加菟丝子、补骨脂以温固下元；若症见面目水肿为主，形寒肢冷，以温补肾阳为主，方用右归丸加减。

（四）湿浊中阻型

主要症状：腹胀腹泻、呕恶呕吐频作、纳呆、肢体困重、关节肌肉酸痛，食欲不振，便溏不爽、口渴不多饮、口有尿味、口黏不欲饮。舌红苔白腻、脉濡数。

病机：湿浊中阻。

治法：泄浊和中。

方剂：藿香15g，半夏12g，厚朴12g，茯苓12g，大腹皮12g，甘草6g，桔梗12g，陈皮12g。

加减运用：若大便秘结腹胀者，可加大黄、枳实以通腑泄热，若湿浊伤阴者，加生地、知母、白茅根以养阴清热。

（五）浊毒内蕴型

主要症状：身热口渴，头身沉重胀痛，胸闷腹胀，呕吐频作，口中臭秽，口干、口苦、口黏，小便灼热或涩痛不利，大便秘结或黏腻不爽，舌红苔黄厚腻，脉象弦滑或滑数。

病机：浊毒中阻。

治法：化浊解毒。

方剂：黄连12g，半夏12g，枳实12g，竹茹12g，陈皮12g，苏叶12g。

加减运用：舌苔厚腻者，可加苍术、黄柏以加强清热化湿；若兼心烦、口舌生疮糜烂者，可合导赤散以清心火，利湿热。

（六）瘀血阻络型

主要症状：面色晦黯、唇黯，腰痛固定或刺痛，肌肤甲错，肢体麻木，小便不利，舌质紫黯或有瘀点、瘀斑、脉弦。

治法：活血散瘀。

方剂：当归15g，山甲9g，桃仁12g，莪术15g，郁金12g，肉桂12g，桂枝12g，大黄6g，芒硝9g。

加减运用：瘀血现象较重，可加红花、川牛膝以增强其活血化瘀作用；若病久气血两虚，面色不华，宜益气养血行瘀，可加黄芪、丹参之类。

三、其 他 治 疗

（一）穴位敷贴

将生大黄、丹参、益母草、薏米仁、川芎、甘遂加工成粗末混匀，用香油浸泡放置砂锅里熬至膏状。贴于肾俞及关元穴位，使药物通过皮肤渗入并刺激穴位，经经络直接作用于肾俞，从而达到温肾、活络、利尿、清浊之功效。本法临床应用极为广泛，其优点是不经消化道吸收，不发生胃肠道反应。

（二）中药灌肠

此方法有一定的结肠透析作用，是清除体内氮质的一个重要途径，为口服药物的补充，尤其对不能口服药物的患者更为适宜。一般选用大黄、附子、生牡蛎、土茯苓、蒲公英以通腑泄浊，促进毒素从肠道排泄，抑制蛋白分解，同时增加肠的蠕动，防止肠道内毒素吸收，促进体内有毒物质排出，有利于减轻健存肾单位的负荷，从而控制血肌酐、尿素氮等毒性物质的升高。

（三）脐疗

脐在胚胎发育中为腹壁最后闭合处，皮下无脂肪组织，脐下腹膜血管丰富。敷脐疗法就是将药物敷置于脐眼或脐部，以达到治疗疾病的一种外治疗法，由于脐与诸经相通，能使经气循环并交通于五脏六腑，四肢百骸，将药物以循环直趋病所，从而驱除病邪，促进机体康复。本法是将大黄、附子、细辛、黄芪、益母草、车前子制成丸剂，敷于脐部，使药物经脐进入血液，发挥药物的作用，起到滋补脾肾、降浊排毒、消肿利水的治疗作用。

（四）药浴

一般多选用易透过皮肤进入体内发挥作用的药物。如麻黄、桂枝、羌活、丹参、红花、川芎、防风、细辛等，它借助药浴水的温热效应，将药物成分直接作用于体表，由于体表皮肤温度升高，皮肤毛细血管扩张，促使血液和淋巴液的循环，使毒物随汗液排泄增多，故可使已经受损伤的肾脏有机会自行恢复，尿量增多，水肿消退，提高机体的免疫能力。目前研究表明，麻黄能改善肾血流量，红花能改善循环功能，而起到利尿作用。由于体内水分大量排出，水肿消退，尿素氮、肌酐得以排出体外，不仅恶心呕吐症状缓解，还能迅速改善高血钾症状带来的危险，起到皮肤透析的作用。

（五）药带

用大黄、丹参、黄芪、生附子、川芎等中药加工后，装入腰带样的布袋中，缠于腰部使药物直接作用于人体发病部位，可使经络通畅，降邪去毒，泻肺利水，保护肾气，活血养血，化湿解毒，降低血中尿素氮、肌酐。本疗法一般日夜缠缚，如影响睡眠，可在睡时取下。此疗法流传许久，具有操作简便、无副反应等优点。

（六）食疗

尿毒症期蛋白质在体内分解代谢、能产生许多对人体有毒有害的物质，因此采用低蛋白饮食治疗是非常重要的，一般蛋白质每日不宜超过每公斤体重 0.5g，多选用高生物价的优质蛋白质，如鸡蛋、牛奶、少量瘦肉等。多吃薯类，少吃含植物蛋白高的米饭、面食。不宜食黄豆及其制品，这样可减少尿素氮、肌酐的产生，减轻肾功能负担，缓解肾功能的进一步恶化。尿量减少时不宜食用含钾较高的食物，如海带、蘑菇、扁豆、香蕉、橘子、菠菜等。这是因为尿量减少体内钾离子不易排出体外，使血钾增高，当血钾增高时可造成心脏骤停，同时少吃高磷食物，多吃含钙、铁丰富的食物，以防止脱钙，改善贫血状态。

第五节 预后与调护

一、预 后

尿毒症是慢性肾衰竭的终末期，慢性肾衰竭是一个进行性发展的疾病，具有不可逆性，预后不良。尿毒症的预后与两个因素有关，一是与基础病因密切相关，二是与各种并发症加剧因素有关，在各种并发症中，以尿毒症合并高血压预后最差，各种加剧因素，如感染、心衰、脱水，或治疗失当，均可导致肾功能恶化，但如迅速纠正加剧因素，可部分扭转病情，尿毒症患者有一段相对稳定的时间。

二、调　护

（一）尿毒症患者要控制血压

慢性肾衰多数有高血压，而高血压又促进肾功能急剧恶化。因此积极控制血压是防止肾功能恶化的关键。在血肌酐 < 265μmol/L 时，首选血管紧张素转换酶抑制剂，如洛汀新、卡托普利；如引起干咳、血钾升高的可改用血管紧张素受体拮抗剂，如代文、科索亚。这两类药均有降低尿蛋白、降血脂的作用。值得提醒的是，刚开始用这些药时，部分患者 2~4 周内可能出现短暂性的血肌酐升高，一般不超过 30%（如超过 50% 则要停药），不需要停药，甚至比用药后血肌酐不升高的远期疗效要好。肾性高血压一般要联合钙拮抗剂、β-受体阻滞剂、利尿剂等合用，才能取得更好的降压效果。血压控制的目标一般为 130/85mmHg，如果尿蛋白 >1g/24h，则要控制在 125/75mmHg 以下。

（二）尿毒症患者要节制饮食

1. 低蛋白、低磷饮食　蛋白质的摄入问题几乎是所有肾脏患者都要面对的问题。对慢性肾病早期患者，蛋白质的摄入不能过分限制；但当出现尿毒症时，肾脏对蛋白质代谢产物的排泄功能降低，使体内血尿素氮增加，加重肾脏负担。此时我们就要严格限制蛋白质摄入量，也就是说要低蛋白饮食、低磷饮食。现在认为低蛋白饮食早开始比晚开始更有益于肾功能的保护。当内生肌酐清除率（Ccr）在 55ml/min 左右时就应给予低蛋白饮食，相当于每日每千克体重给 0.8g 蛋白质 [0.8g/(kg·d)]，同时给予足够的热量；当 Ccr 小于 55ml/min 时，每日蛋白摄入量不应大于 0.6g/(kg·d)。蛋白质应以优质蛋白摄入为主，如牛奶等各种奶制品、鱼肉、瘦肉、鸡蛋等，慎食植物蛋白类如豆浆、豆腐等。低磷饮食是指饮食中磷限制在 0.8~1.0g/d。磷主要含在蛋白质中，某种意义上从低蛋白饮食自然获得。控制磷的摄入，可以防止高血磷造成骨质变软。

2. 清淡饮食，限制钠盐　尿毒症患者宜吃容易消化、性质平和且无刺激性的食品，减少高胆固醇和高饱和脂肪酸含量高的食物的摄入，这样可以避免加重肠道及肾脏负担。忌吃油煎熏炸之类不易消化的食物，忌吃辛辣的刺激性食品，忌吃含草酸量较多的菠菜、竹笋、苋菜等，忌吃黄豆及豆制品、动物内脏、浓鸡肉汤、黄油等食物，以淡食为宜，以避免肾功能进一步恶化。

对处于稳定期的患者来说，水肿等症状不明显时，也应适当控制盐的摄入；当患者有严重水肿、出现心力衰竭时，就要严格限制盐的摄入，甚至短期给予无盐饮食。包括限制食盐和含钠量高的其他食品，如苏打饼干、碱面馒头、肉松等。水肿或高血压者应限制食盐摄入量每日 2~4g 为宜；高度水肿者应控制在每日 2g 以下，咸鱼、各种咸菜、盐腌食物均应忌用，待水肿消退后钠盐量再逐步增加。据分析，每 100g 常用食物含钠量在 100mg 以下的有：牛肉、猪肉、鸡肉、大白菜、莴笋、冬瓜、西瓜、南瓜、丝瓜、西红柿、芋头、荸荠、苋菜、大葱、韭菜、豆类、橘子、苹果、梨等；含钠量在 200mg 以上的食物有：豆腐、蘑菇、紫菜、榨菜、茴香、冬菜、雪里蕻、虾米、酱等。

3. 忌高钾高嘌呤食品　当尿毒症患者尿量较少甚至无尿时，又当忌高钾食品，尤其是香蕉、橘子、味精、酱油等。因为钾离子是随尿液排出体外的，如果尿量少则钾排出少，多吃则有可能出现高血钾症，这样会危及心脏，甚至抑制心脏跳动而发生意外。肾炎患者每日尿量在 1000ml 以上时，可不控制钾盐的摄入；若尿量在 1000ml 以下，或有高血钾时，则宜选食低钾物品。据分析每 100g 常用食物含钾在 100mg 以下的有：蛋类、肠、猪血、猪皮、海参、面筋、藕粉、凉粉、粉皮、菱角、南瓜、菜瓜等；含钾量在300mg以上的有：肉类、动物内脏、鸡、鱼、虾米、海蜇、鳝鱼、花生、豆类、土豆、红薯、油菜、菠菜、水芹、芫荽、榨菜、蘑菇、海带、木耳、紫菜、大枣、柿饼、火腿、干贝、虾米等。黄豆及豆制品、动物内脏、海鲜虾类、菠菜、菇类、浓鸡肉汤、啤酒等都富含嘌呤，应注意避免，因为这些食品会导致血液中尿酸含量升高，加重肾脏损害。

4. 充足的碳水化合物　由于限制蛋白质摄入，热能就主要由碳水化合物（主要是糖、淀粉类）来供给，所以饮食中的糖类应适当提高，以满足机体对热能的需求；另外，充足的热能供给可减少蛋白质的消耗减轻肾脏的负担，并可使摄入的少量蛋白质完全用于组织的修复与生长发育，而且这些食品在体内代谢后，产生水和二氧化碳，不会增加肾脏负担。此类食物有米面杂粮、葛粉、土豆、藕粉、山药、蜂蜜等。

5. 适当补充维生素和矿物质　尿毒症患者食欲差，营养不均衡，因此应适当进食含有丰富维生素C、维生素B族、维生素D的食物，如新鲜蔬菜及水果，或者口服补充维生素片，以防维生素缺乏。尿毒症常伴有贫血症状，主要是造血原料缺乏引起的，所以尿毒症患者还应适当选用一些含铁质丰富的食物，如猪肝、鸡蛋、西红柿、红枣以及绿叶蔬菜等。

6. 水的摄入　对于水肿严重少尿的患者，还应严格控制每天的进水量，一般在每日尿量基础上不超过500ml。因为喝进去的水排不出来，潴留在体内，会引起水肿加重突发心衰等意外。有的患者在透析前一天自以为反正第二天要做血透，多喝点水没关系，这种心态是很危险的！

控制饮食是尿毒症患者的一种基本治疗。养成良好的饮食习惯和饮食管理可以延缓疾病的进展和避免突发意外，提高患者的生活质量和延长寿命，希望广大病友在日常生活中引起注意，自觉遵循。

（三）尿毒症患者的心理治疗方法

尿毒症病程缠绵见长，树立战胜疾病的信心，对战胜尿毒症有着重要的作用。现在心理学亦逐渐受到重视，医学心理学提示我们，人体的健康与疾病不仅与他们的遗传因素和各种理化因素有关，而且与他们的人格特征、情绪状态、心理活动、社会文化背景等因素亦有着密切的关系，大量的临床事实告诉我们，不仅药物对肾脏病有较好的疗效，而良好的心理护理更有利于疾病的治疗和身体的康复，对此应引起每位医生和患者家属的注意。

情志因素是中医学主要理论致病因素之一，具有高度的科学性和实用性，历来被高度重视。祖国传统医学认为，人的情志活动与内脏功能活动有密切关系。良好的情绪，有利于人体气机调畅，各脏腑功能活动的正常进行，反之，不良的情绪，可使气机升降失调，气血运行紊乱，而易使脏腑功能失常，加重病情。因此，应十分注意情志护理。肾脏病因为心情郁闷，精神紧张，或情绪激动，皆可直接影响到血压，从而加重肾脏负担，引起肾脏病病情加重。因此，患者应学会自我进行心理调整，保持心情舒畅和情绪稳定，避免肾脏精气受损。

（张金丽）

第十七章

高脂血症

第一节 概 述

一、西医学对本病的认识

高脂血症是指脂肪代谢或运转异常使血浆一种或多种脂质高于正常。高脂血症是一种全身性疾病，指血中胆固醇（TC）和（或）甘油三酯（TG）过高或高密度脂蛋白胆固醇过低，西医学称之为血脂异常。由于血浆脂质为脂溶性物质，在血液中与蛋白质结合，成为水溶性的复合物才能运转全身，所以又称高脂蛋白血症，高脂血症通过高脂蛋白血症来表现，根据各种脂类增高的不同，分为高胆固醇血症、高甘油三酯血症和混合型高脂血症三大类。临床按是否继发于全身疾病分原发性和继发性两类：①原发性，属遗传性脂质代谢紊乱疾病；②继发性，常见于有关代谢失调控制不良的糖尿病、饮酒、甲状腺功能减退症、肾病综合征、血液透析、肾移植、胆道阻塞等。高脂蛋白血症在临床上可分为 5 种类型：Ⅰ型，为血中甘油三酯明显增高，胆固醇正常或轻度增高，主要是遗传性的。Ⅱ型，即高 β 脂蛋白血症。Ⅲ型，胆固醇和甘油三酯都明显增高。Ⅳ型，即高甘油三酯血症。Ⅴ型，甘油三酯明显增高，胆固醇也增高。在我国高脂血症中，Ⅱ型和Ⅳ型比较多见。Ⅲ型和Ⅴ型少见，Ⅰ型罕见。

二、中医学对本病的认识

中医学虽无"高脂血症"的病名，但在历代医籍中，有一些类似本病的记载。《灵枢·卫气失常》即已指出人体内有"脂"、有"膏"、有"肉"，并根据人的形体不同而分为"脂人""膏人""肉人"。其云："膏者，多气而皮纵缓，故能纵腹垂腴。肉者，身体容大。脂者，其身收小。""膏者多气，多气者热，热者耐寒。"《灵枢·五癃津液别》"五谷之津液，和合而为膏者，内渗于骨空，补益脑髓，而下流于阴股。"张志聪《灵枢集注》云："中焦之气，蒸津液化，其精微溢于外则皮肉膏肥。余于内，则膏脂丰满。"张景岳《类经》亦云："精液和合而为膏，以填补骨空之中，则为脑为髓，为精为血。"由此可见，上文描述之膏脂与西医学所谓之血脂相类似。可以认为，中医学所言之膏脂即是指血脂。同时，也说明膏脂实乃人体的生理组成成分之一，属津液之范畴，并可与津液其他的成分相互转化，津从浊化为膏，凝则为脂。正常脂膏随血的运行营养五脏六腑、四肢百骸以及脑髓。若禀赋不足、饮食不节、脾胃失调、情志内伤、肝胆失利、年老体弱、肾虚不足等原因，而致摄食过多或传输、利用、排泄异常，皆可使血中脂膏堆积，过多的脂膏浊化而成为湿浊、痰饮，浸淫脉道，使气血运行障碍，脏腑功能失调，而出现"痰证""瘀证""脉痹"等证，致成为本病。根据高脂血症主要表现为肢体困重、头昏、目眩等症状特点，现代医家将其归属痰证、湿阻、胸痹、眩晕等范畴。

第二节 病 因 病 机

一、西医学病因病理

高脂血症的病因分为两大类，即原发性和继发性。原发性者是指脂质和脂蛋白代谢有先天性缺陷（家族性）以及某些环境因素（如饮食和药物等）通过各种机制所引起者。继发性者是由其他原发疾病引起者，这些疾病包括糖尿病、阻塞性肝病、肾病综合征、甲状腺功能减退症、球蛋白异常血症、痛风、慢性肾衰竭、糖原累积病、肢端肥大症、柯兴综合征、肥胖症等。影响血脂和脂肪蛋白水平的因素很多，包括性别、年龄、遗传、体重、吸烟、饮酒、饮食结构、生活方式、疾病、药物、生理、精神状态等，血脂水平还随季节的变化而变化。

高脂血症的发病机制有以下 4 个方面：一是由于生理或病理的原因引起激素（如胰岛素、甲状腺素、肾上腺皮质激素等）的改变及代谢（尤其是糖代谢）的异常，或者胆固醇和动物脂肪摄入过多引起血浆中脂质浓度增高。二是由于糖类摄入过多，影响胰岛素分泌，加速肝脏极低密度脂蛋白的合成引起血中甘油三酯增多。三是先天性缺陷发生在细胞水平上，表现为细胞表面脂蛋白受体缺陷以及细胞内某些酶的缺陷。四是可能发生在脂蛋白或载脂蛋白的分子上，多由于基因缺陷所引起。

二、中医学病因病机

（一）病因

高脂血症多由禀赋不足、饮食不节、七情内伤、年老体虚引起脏腑功能失常所致。

1. 饮食失常 "华食"为高脂血症的主要病因。《素问·上古天真论》指出："食饮有节……故能形与神俱，而尽终其天年。"强调饮食必须有规律和节制。孙思邈《备急千金要方》引王熙之语："食不欲杂，杂则或有所犯。有所犯者，或有所伤，或当时虽无灾苦，积久为人作患。"明确提出饮食均衡方为养生之道的观点。春秋战国时代著名思想家墨翟于《墨子·节用》中指出："饮食不时，作疾病者死早。"《素问·异法方宜论》云："西方者……其民华食而脂肥。"《千金要方·养性序》云："江南岭表，其处饶足，海陆鲑肴，无所不备，土俗多疾而人早夭。"指出了饮食环节对人体生命的危害。《素问·痹论》云："饮食自倍，肠胃乃伤。"《金匮要略·脏腑经络先后病脉证并治第一》将"烹饪之邪"列为五邪之一，指出"食伤脾胃"。李杲《脾胃论》中云："至于五味，口嗜而欲食之，必自裁制，勿使过焉，过则伤其正也。"缪希雍于《本草经疏》中云："饮过度，好食油面猪脂，浓厚胶固，以致脾气不利，壅滞为患，皆痰所为。"徐文弼于《寿世传真》中引陈无择语："脾虚多病湿，内因酒多，过饮汤液，停滞腻物，烧炙膏粱过度。"以上论述均明确指出饮食对脾胃功能、膏脂代谢的影响。若饮食失节，偏嗜无度，则能损伤脾胃。现代中医学者更进一步明确指出，长期荤食是引起高脂血症的重要因素。肥甘厚腻之品不易被脾胃消化吸收，食入过量，一方面会壅滞脾胃，影响脾胃正常运化功能，另一方面因膏脂积滞不去而会化为痰浊，痰浊日久蕴毒，形成浊毒。流行病学资料证实，饮食中胆固醇含量过高的地区的人群中，高脂血症的患病率明显高于食物中胆固醇含量低的地区的人群。外源性高脂血症多系饮食偏嗜，过食肥甘或嗜酒成癖所为。由于饮食失节，恣食肥甘厚味，损伤脾胃，使脾失健运，胃不消化，水谷不能生化精微反而转变成痰浊积聚体内，促成血脂增高。

2. 劳逸因素　生性好逸恶劳，贪睡恣食，养尊处优，或终日伏案、多坐少动，则气血运行不畅，脾胃功能减。陆九芝专著《逸病解》说："逸乃逸豫，安逸所生病，与劳相反"，并指出"逸之病，脾病也。"王孟英指出："盖太饱则脾阻，过逸则脾滞，脾气困滞而少健运，则饮停聚湿也"。过度劳逸使致使膏脂来源增多，利用减少，积于体内，滞留脉道，而变生本病。

3. 情志内伤　忧思伤脾、脾失健运致使膏脂传输、利用、排泄障碍，食浊变为痰湿之外，尚可因郁怒伤肝，而致肝胆疏泄失利，或肝郁脾虚，或肝郁脾困，最终亦导致膏脂聚集，变生痰湿；还可因肝郁化火烁津为痰，阻滞脉道，亦可变生此病。

4. 年老体衰，肾气不足　因年老体虚肾气不足，不能温煦脾胃，脂质运化失常，滞留血中；肾阴不足则水不涵木，疏泄失职，气滞痰凝，而成本病。

（二）病机

1. 脾失健运、清浊不分为基本病机　膏脂代谢虽与五脏六腑有关，但与脾的关系最为密切。脾主运化，为后天之本，气血生化之源。《素问·灵兰秘典论》云："脾胃者，仓廪之官，五味出焉。"《素问·经脉别论》云："食气入胃，散精于肝，淫气于筋。食气入胃，浊气归心，淫精于脉，脉气流经，经气归于肺，肺朝百脉，输精于皮毛，毛脉合精，行气于府。""饮入于胃，游溢精气，上输于脾，脾气散精，上归于肺，通调水道，下输膀胱，水精四布，五经并行。"《素问·厥论》云："脾主为胃行其津液者也。"以上论述说明水谷化生为精微并输布至全身，均依赖脾的运化。膏脂既属津液，其运化输布自也离不开脾。不仅正常膏脂的运化转输依赖于脾，同时其多余物质及代谢产物也要依赖脾来转输、清除。正如《素问·六节藏象论》所称，脾能"化糟粕，转味而入出者也"。由此可见，脾为精微运化之枢纽，饮食经脾胃消化吸收形成精微物质，并通过脾的散精作用才能布散全身，以营养脏腑及四肢百骸。脾虚气弱则脾运不健，血脂的利用度低，水谷精微变为脂浊，贮留体内，侵入血液，则可形成高脂血症。高脂血症亦即营血异常病变，这种营血异常，有其自身的特点，一是某些脂类成分绝对过剩，二是脂类成分比例失调，两者皆由脾气虚弱，运化失职，分清泌浊功能失常所致。一方面，由于泌糟粕，蒸津液，化精微能力下降，饮食中的糟粕、杂质混淆入水谷精微，继而进入营血，运行脉中；另一方面，由于水谷精微化生不足或不均匀，而致营血的正常比例失去平衡。前者所致的高脂血症，犹如汤本求真所云之"污秽之血"；后者则如西医学所指的总胆固醇（TC）、甘油三酯（TG）增高，或高密度脂蛋白胆固醇（HDL-C）降低。

2. 痰浊、浊毒、瘀血为主要病理产物　高脂血症导致人体脏腑组织功能失调，致病因素并不是血脂本身，而是由异常血脂引发的病理产物湿浊、痰凝、瘀血所为。湿浊、痰凝、瘀血皆为阴邪，湿浊为高脂血症的早期病理产物，痰凝为高脂血症的中期病理产物，瘀血为高脂血症的后期病理产物。由于湿浊、痰凝、瘀血三大病理产物是随着疾病的演变逐渐产生的，因此，后一时期的病理产物必然包含前一时期的病理产物。《素问·至真要大论》云："诸湿肿满，皆属于脾。"《临证指南医案》说："湿为重浊有质之邪，若从外而受者，皆由地中之气升腾；从内而生者，皆由脾阳之不足。"又说："亦有外不受湿，而但从内生者，必其人膏粱酒醴过度，或嗜饮茶汤太多或食生冷瓜果及甜腻之物。"高脂血症的"湿浊"正是由于饮食不节或其他原因所致的脾阳不足而滋生，属于"内湿"之范畴。由于脾阳不足，脾运失健，水谷精微化生异常，饮食中的糟粕、杂质混入营血，或某一成分严重过量，是谓"浊"；精微物质化生不足，津液相对过剩，是谓"湿"，"湿"与"浊"相合则谓之"湿浊"。高脂血症的"湿浊"进入营血，循行络脉，流走全身，日久则可形成"痰凝"，犹如《医阶辨证》所云："痰因湿而生者，病在脾。""湿浊"转化成"痰凝"，一为得阳煎熬成痰。如《医宗金鉴》所述："痰饮者，水饮走肠间不泻，水精留膈间不输，得阳煎熬成痰。"二为脉道闭塞聚成痰饮，如《圣济总录·痰饮门》所论："三焦气涩，脉道闭塞，则水饮停滞，不得宣行，聚成痰饮"痰凝阻络，气滞血瘀；久病后脏腑功能衰弱，血行不畅，凝滞而成瘀。痰能致瘀，瘀能生痰，浊瘀血在脉道中相互搏结，日久凝结于脉道壁上，使脉道损害，络脉瘀阻，而产生相应病证。西医学认为高脂血症，脂质代谢紊乱，过氧化脂质对血管内皮的损伤，导致动脉粥样硬化病变，因此高脂血症属中医络脉病变。本病属本虚标实之证，本虚主要是指脏腑虚损，功能失调，标实主要指痰浊，血瘀，脉道不通，脉络瘀阻。脑络瘀阻则头痛、眩晕，甚而中风痴呆；心络瘀阻则为胸痹、心痛；肝络瘀阻则为胁痛、痞积；肾络瘀阻则为水肿、湿浊、瘀血；四肢络脉瘀阻则瘫软无力、麻木不仁。

第三节　西医临床诊断与治疗

一、临床表现

高脂血症病情隐匿，多无明显临床症状。原发性者往往在童年甚至婴儿期即发病。多数患者属于继发性而伴有某种原发病。可能见到黄色瘤、肥胖、老年环、阵发性腹痛等，血脂增高显著者可出现高黏血症表现，病久者出现动脉粥样硬化表现。

二、实验室和其他检查

1. 血清外观　在冰箱内（4℃）静置一夜的血标本，上层乳浊示血浆乳糜微粒（CM）存在，下层浑浊示极低密度脂蛋白（VLDL）增多。

2. 生化检查　测定空腹状态下（禁食12~14小时）血浆或血清 TC、TG、LDL-C 和 HDL-C 是最常用的实验室检测方法。TC 是所有脂蛋白中胆固醇的总和，TG 是所有脂蛋白中甘油三酯的总和。LDL-C 和 HDL-C 分别是指 LDL 和 HDL 中的胆固醇含量。决定治疗前，至少有两次血脂检测的结果。

三、诊断标准

高脂蛋白血症的诊断主要靠实验室检查。有关疾病、家族史、个人史和饮食习惯等因素可供参考。其中最主要的是测定 TC 和 TG，TC 含量超过 6.2mmol/L，TG 含量超过 2.3mmol/L，而且连续测定 2 次都高于上述水平者，即诊断为高脂血症。根据血中胆固醇和甘油三酯的绝对值和两者的相互关系，血脂和脂蛋白水平危险界限：血脂或脂蛋白水平经常超过正常界限应考虑为高脂血症或高脂蛋白血症。

四、诊断要点

1. 注意三史 即家族史、个人史和病史。要注意家族成员，尤其是直系亲属中有无高脂血症、冠心病及其有关疾病。个人生活史中应着重注意平时饮食习惯和嗜好，如吸烟、饮酒等。病史中应着重与脂质代谢失常有关的疾病如冠心病、高血压、糖尿病、肝病、甲状腺疾病、痛风等。

2. 检查血脂 空腹血清外观澄清度、脂蛋白电泳、胆固醇、甘油三酯等检查可明确诊断。血脂水平受多种因素的影响，例如性别、年龄、家族史或遗传、生活方式特别是饮食习惯、疾病等，因而不适合确定一个规定的正常值范围。从血脂或脂蛋白水平达到某一种程度时对动脉粥样硬化尤其冠心病（CHD）的发生和发展有危险性考虑，确定了高脂血症和高脂蛋白血症的危险性界限，便于临床采取相应的预防和治疗措施。

3. 注意临床症状和体征 如典型的老年环（尤其是在40岁以前出现者）、肌腱黄色瘤、皮下结节状黄色瘤等，以及肥胖、冠心病等有关疾病的临床表现均有一定的参考价值。

4. 其他实验室检查 包括心电图、心脏X线检查、肝肾功能、血糖和甲状腺功能检查。观察冰箱放置过夜血浆的外观对诊断有帮助。脂蛋白电泳，必要时做超速离心法则可进一步诊断。

五、治　疗

高脂血症和动脉硬化的治疗包括：合理的饮食、适当的运动、原发疾病的治疗、药物治疗和手术治疗。

（一）一般治疗

1. 合理的膳食 ①膳食总热量勿过高，以维持正常体重为宜，40岁以上尤应预防发胖。②超过正常标准体重者，应减少每日进食的总热量，食用低脂、低胆固醇（每日不超过500mg）膳食，并限制蔗糖和含糖食物的摄入。③年过40岁者即使血脂不增高，也应避免经常食用过多的动物性脂肪和含饱和脂肪酸的植物油，若血脂持续增高，应食用低胆固醇、低动物性脂肪食物，如鸡、鸭、鱼、肉、蛋白、豆制品等。④提倡饮食清淡，多食富含维生素C和植物蛋白的食物，如新鲜蔬菜、瓜果、豆类及其制品。在可能条件下，尽量以豆油、菜籽油、麻油、玉米油、茶油、米糠油等为食用油。

2. 适当的体力劳动和体育活动 参加一定的体力劳动和体育活动，对预防肥胖、调整血脂代谢均有裨益，是预防本病的一项积极措施。体力活动应根据原来身体情况、体力活动习惯和心脏功能状态来规定，以不过多增加心脏负担和不引起不适感觉为原则。体育活动要循序渐进，不宜勉强作剧烈活动，对老年人提倡散步（每日1小时，分次进行），做保健体操、打太极拳等。

3. 合理安排工作和生活 生活要有规律，保持乐观、愉快的情绪，避免过度劳累和情绪激动，注意劳逸结合，保证充分睡眠。

4. 禁烟、限酒 提倡不吸烟，不饮烈性酒或大量饮酒（少量饮低浓度酒则有提高血HDL的作用）。

5. 积极治疗与本病有关的疾病 如高血压、肥胖症、痛风、糖尿病、肝病、肾病综合征和有关的内分泌病等。有人认为，本病的预防措施应从儿童期开始，即儿童也不宜进食高胆固醇、高动物性脂肪的饮食，亦宜避免饮食过量，防止发胖。

（二）药物治疗

血脂增高的患者，经上述饮食调节和注意进行体力活动后，血脂仍高于正常，TG > 6.21mmol/L（240mg/dl）、HDL-C > 3.4mmol/L（130mg/dl）、TG > 2.3mmol/L（200mg/dl）者，可根据情况选用调血脂药物。调血脂药多需要长期服用，应注意掌握好用药剂量和副作用，防止并发症的发生。

1. 纤维酸或安妥明衍生物　安妥明是使用较早的降脂药，由于从长期治疗试验和冠心病一级预防试验结果看出，安妥明并无预防冠心病和降低心肌梗死死亡率的作用，且副作用大，故目前已从临床治疗中淘汰，代之以一系列的安妥明衍生物，如非诺贝特、吉非罗齐、必降脂等，这些药物有比安妥明更为有效的降脂作用和更小的副反应，已为临床广泛使用。

（1）非诺贝特：化学名称2-4-（4氯苯甲酰基）苯氧基-2-甲基-丙酸异丙酯。是20世纪70年代以来广泛应用和有效的降脂药之一。其降血脂特点是降低血清TG有强效，且对部分高TC血症患者作用也很明显。服药后平均降低血清TG 40%～56%，TC降低22%～23%，降低Ⅱa型患者LDL-C 38%，Ⅱb、Ⅳ型患者的VLDL-C 65%，平均升高HDL-C 15%。非诺贝特作用是多方面的，一般认为由于抑制VLDL合成和促进VLDL的降解，增加LDL分解代谢。副反应常见的有中上腹不适，少数病例出现暂时性的肝功ALT轻中度增高和尿素氮增高，停药后即能恢复。未见严重副反应。停药后血脂有回升现象。常用量每日300mg，分3次饭后服。

（2）吉非罗齐（诺衡）：化学名称5-（2，5-二甲基苯氧基)-2，2-二甲基戊酸。吉非罗齐在分子结构上与安妥明类似，但在药效和治疗专一性上有差异。对各型高脂血症有效，一般能降低血清VLDL和LDL分别为30%～50%和10%～20%，升高HDL-C 15%～25%，亦能升高ApoA-Ⅰ和ApoA-Ⅱ水平。该药有调整机体脂代谢和预防冠心病的作用。其作用机制主要是降低VLDL的合成，增加脂蛋白脂酶活力，促进VLDL的分解代谢而降低甘油三酯，它促进ApoAⅠ和ApoAⅡ的合成使HDL含量增加。对肝脏的甘油三酯脂酶有抑制作用。该药起效快，作用强，服药4周后即见效且稳定，但停药后有回升现象。副反应有引起胃肠道不适，肝功能ALT升高，少数人出现皮疹等，停药后症状即能消失，常用量900mg，分3次服。

（3）必降脂：必降脂的药理作用主要是降低血清VLDL和增高HDL浓度。每日600mg，分3次服用。2个月后平均降低TG 46%，VLDL-TG 43%，LDL-TG 27%，TC 13%（主要是降低VLDL-C）。该药降低VLDL的作用与血脂类型无关，而对TC和LDL-C的效应则取决于最初高脂血症的类型，如Ⅱa型TC可降低18%～23%，TG降低20%～35%，而对Ⅱb型的TG下降幅度高达36%～64%，TC下降18%，Ⅲ型患者VLDL-TG可降低58%，Ⅳ型TG降低68%，而对TC仅轻度降低，Ⅴ型TG降低80%，TC降低50%。HDL-C的升高平均为30%，特别是HDL低水平者，HDL-C可增加达70%。用药后LDL-C/HDL-C降低24%，有益于抗动脉粥样硬化。本药作用机制在于显著增强脂蛋白酯酶和肝脏甘油三酯脂酶活力，促进富含甘油三酯的脂蛋白迅速水解。用药后外周组织细胞内LDL分解代谢加强，LDL经受体途径的代谢增加65%，由于代谢过程中脂质和脂蛋白的再平衡，结果HDL含量增高。必降脂有抑制血小板凝集和使纤溶活性正常化及降低血黏度的作用，改善糖尿病高脂血症的糖耐量。故特别适用于糖尿病合并高脂血症，以及其他各型高脂蛋白血症。本药耐受性良好，副反应主要为胃肠道不适、ALT 增高，偶见过敏，停药后即恢复正常。

2. HMG-CoA 还原酶抑制剂

（1）Lovastatin：化学名称 3-羟-3 甲基戊二酰辅酶 A 还原酶抑制剂。本化合物是从一种霉菌中分离得到的。临床研究资料表明，该药能有效降低杂合子型家族性和非家族性高胆固醇血症患者的血清胆固醇含量，疗效与剂量有关，20mg 每日 2 次可降低 LDL-C 约 25%～30%，40mg 每日 2 次则可降低 35%～40%。但对纯合子患者的血清胆固醇仅能降低 7%～12%，另外对Ⅲ型患者的 β-VLDL 有降低作用。降低Ⅱ型糖尿病患者和肾病综合征患者的 VLDL 和 LDL-C 含量，服药 4～6 周即达最高疗效，以后维持稳定。如与胆汁酸螯合剂联合应用，可使 LDL-C 降低达 50%～60%。因为两者联用既抑制了 LDL 的合成又增加了 LDL 的清除，疗效增加，用药剂量又比单用时减少。Lovastatin 和其他同类药如 compactin、pravastatin、simvastatin 等一样，其分子结构中的部分侧链 β、δ-二羟基戊酸与 HMG-CoA 还原酶的天然底物 HMG-CoA 结构十分相似，这部分结构能与酶活性部位结合，成为酶的竞争性抑制剂，从而抑制了体内胆固醇的生物合成。细胞内胆固醇含量的减少又可刺激细胞表面 LDL 受体合成的增加，从而促进 LDL、VLDL 和 VLDL 残骸通过受体途径代谢，降低血清 LDL 含量。纯合子家族性高胆固醇血症患者因 LDL 受体基因缺陷，不能合成有功能的 LDL 受体，故药物对这种患者无效。副反应是胃肠道不适，服药初期可见轻、中度无症状的 ALT 增高，少数患者有轻度肌酸磷酸激酶（CPK）增高、皮疹等，停药后即可恢复。

（2）pravastatin：是一种新型 HMG-CoA 还原酶抑制剂，主要能降低家族性和非家族性高胆固醇血症者的血清胆固醇，临床研究表明每日 10mg 分 2 次服用，16 周后能降低血胆固醇 18.8%，明显降低 LDL-C 和 ApoB 含量，增加 HDL-C 6%，高剂量时可使甘油三酯明显下降，作用机制和副反应与前相同。

3. 树脂类降脂药　这类降脂药有消胆胺和降胆宁。它们同是不为胃肠道吸收的高分子阴离子交换树脂。在胃肠道内以其氯离子与胆汁酸交换形成多价螯合物排出体外、干扰胆汁酸的肝肠循环。胆汁酸是胆固醇的最终代谢产物，胆汁酸排泄的增加，促使胆固醇更快地变成胆汁酸，致使细胞内胆固醇含量降低，促进 LDL 受体合成的增加，加速 LDL 代谢而降低血中胆固醇浓度。树脂类降脂药主要适用于 LDL 增高类型的高脂蛋白血症即Ⅱa 和Ⅱb 型，用药后平均胆固醇降低 20%～30%，治疗期间可能引起原有 VLDL 含量增高，患者的血清甘油三酯水平更高，必要时需加用主要降低 VLDL 的药物。这类药疗效与剂量有关，常从 20g 开始增加到每日 30～32g。因为是颗粒剂型，所以常用果汁等饮料于餐前或餐时冲服。副反应常引起胃肠道不适，如恶心、腹胀、便秘。可与丙丁酚联合应用以增加疗效，减少剂量和副反应。

4. 丙丁酚　丙丁酚主要降低血清胆固醇，对甘油三酯作用不大。临床长期治疗研究表明，丙丁酚降低血清胆固醇 20%～25%，相当于高剂量烟酸，但降低幅度不如树脂类药，而比后者容易耐受，该药降低 LDL-C、VLDL-C，但也降低 HDL-C，平均降低 HDL-C 约 10%～20%。有报道表明丙丁酚有预防和逆转动脉粥样硬化作用，目前认为丙丁酚降胆固醇的机制，在于增加 LDL 的分解率和增加胆汁酸的排泄，抑制胆固醇的生物合成。改变 HDL 的结构和代谢功能，促进胆固醇的逆运转，另外丙丁酚是一种抗氧化剂，能预防 LDL 的诱变。本药适用于Ⅱa 和Ⅱb 型高脂蛋白血症，副反应见腹泻或粪便松散、胃肠道刺激征，心电图见 Q-T 间期延长。剂量每日 2 次，每次 500mg。严重心肌损害者慎用。

5. 烟酸 烟酸属于 B 族维生素，大剂量时有降血脂作用。主要降低血清甘油三酯、胆固醇、VLDL 和 LDL。烟酸有强烈的抗脂解作用，使血浆中游离脂肪酸减少，因而减少了合成甘油三酯的原料，VLDL 合成减少。另外烟酸能激活脂蛋白脂酶活力使 VLDL 分解代谢增快，也降低了 LDL 的产生。烟酸增加胆固醇的氧化，增加粪便中中性固醇的排泄，阻碍游离胆固醇的酯化作用而减少脂蛋白的合成。服药后 HDL-C 浓度增加，ApoA Ⅰ 和 HDL2 浓度增加。烟酸还有降低循环中纤维蛋白原水平和红细胞沉降率，降低血黏度的作用。一项对冠心病患者的长期治疗观察报道，烟酸每日服用 3g，可使总胆固醇降低 10%，甘油三酯降低约 26%，死亡率虽不低于对照组，但能降低存活者心肌梗死复发率，烟酸能治疗除 Ⅰ 型外的各型高脂蛋白血症。特别对 Ⅲ、Ⅳ、Ⅴ 型有效。

作为降血脂药，烟酸用量较大，每日达 3~6g，所以副反应也较多。主要的副反应是脸部潮红、皮肤血管扩张、消化道反应（恶心、呕吐、消化不良）、损伤肝脏、引起溃疡病等。烟酸还能降低糖耐量、恶化糖尿病、增加血尿酸、加重痛风性关节炎等。一般从小剂量开始逐渐增加，以避免皮肤反应。开始时 100mg 每日 3 次，饭后服用，每 3~7 日逐渐增加剂量。第 1 个月内每日不超过 2.5g，第 2 个月不超过 5g，第 3 个月不超过 7.5g。有溃疡病、痛风和肝功能不全者禁用。烟酸和树脂类药联合应用可使 LDL-C 平降至正常值以下，树脂结合质子的性质，可以减轻胃肠道不适症状。

6. 泛硫乙胺 化学名称 D-双（N-泛酸基-β 氨基)-二硫化物。泛硫乙胺是辅酶 A 分子的组成部分。临床研究证实该药有明显降低血清胆固醇、促进动脉壁积存的胆固醇酯消散的作用。服药后血清 ApoA Ⅰ、ApoA Ⅱ 含量增高，平均降低血清 TC 5%~15%，TG 18%~31%，增高 HDL-C 010%~24%。药理作用为加速脂肪酸在肝和动脉壁中的 β 氧化过程，抑制脂肪过氧化物产生，增加加动脉壁内脂代谢酶的活力，预防胆固醇在动脉壁内沉积。本药适用于各类高脂蛋白血症和糖尿病合并的高脂血症，因为无明显副反应，可长期服用。另外，对一些肝肾功能欠佳，不宜应用其他降脂药的患者适用。常用剂量 200mg，每日 3 次。

7. 氧甲吡嗪 化学名称 5-甲基-吡嗪-羧酸 4 氧化物。是一种烟酸类衍生物，具有强烈、持久的抗脂解作用和激活脂蛋白脂酶活力作用。对 Ⅳ 型患者有显著的降甘油三酯效力，对血清胆固醇无明显影响，升高 HDL-C 约 14%~20%，但对 Ⅱb 型患者血清 LDL-C 和 TC 有明显降低作用。该药适用于 Ⅱb、Ⅲ、Ⅳ 型高脂蛋白血症和糖尿病高脂血症。副反应在治疗初期可引起皮肤血管扩张、潮热感，偶有胃肠道不适。溃疡病和过敏者忌用，常用量每日 3 次，每次 250mg，饭后服用。

第四节 中医辨证论治

一、辨证要点

（一）辨虚实

高脂血症中痰浊、瘀血为主者为实证。痰浊者可伴有眩晕头重，心胸憋闷，舌苔腻厚，脉象弦滑等；瘀血者可伴有胸闷、心痛，舌质黯红，或瘀斑、瘀点，脉涩或弦细等。以脾胃阳虚为主要表现者为虚证，多有体倦、乏力，舌体淡，脉缓无力等。

（二）辨标本

其病本于脾肾失调，以虚为本；本虚标实，以标实为主。病久痰浊、瘀血交互，阻塞脉络，致胸痹、心痛、中风等证发生，可按相关疾病辨证治疗。

二、治疗原则

高脂血症之本则在于脾气虚弱，脾失健运，分清泌浊功能失职，水谷精微化生障碍，所致湿浊之邪混入营血，周流全身。亦即贯穿于高脂血症的各个病变阶段的基本病机——脾气虚弱，湿浊内蕴。因此，强健脾胃，补益中气为治湿之关键，健脾益气，可恢复虚弱之脾气，以尽其分清泌浊之职守，使湿浊无以再生；且湿去脾不受困，更利于脾运复健。正因为高脂血症的基本病机是脾气虚弱，湿浊内蕴，因而，健脾除湿泄浊应贯穿于高脂血症治疗的始终。

痰凝和瘀血是高脂血症发展到中后期的产物，两者往往交互为患，呈痰凝互结之势，痹阻血脉，沉积络脉，治疗则应化痰祛瘀兼而治之。

三、辨证治疗

（一）脾虚湿胜型

主要症状：头重体倦，腹胀纳呆，乏力懒言，口淡不渴，大便溏薄，小便清长，健忘，面欠华，或有下肢肿，眼睑虚浮，或肢体麻木，舌体淡胖，边有齿痕，苔白浊腻，脉缓无力。

病机：脾气虚弱，运化无力，则腹胀、纳呆，大便溏薄；水湿停留肌肤络脉，可有下肢水肿，眼睑虚浮；体倦乏力懒言，舌淡胖，脉缓无力，为脾虚之象。

治则：益气健脾，和胃渗湿。

方药：党参18g，茯苓15g，白术12g，山药15g，炙甘草6g，薏苡仁20g，桔梗12g，砂仁8g（后下），泽泻15g，猪苓12g，荷叶12g。每日1剂，水煎服。

加减运用：健忘、失眠者，加益智仁10g、石菖蒲12g安神益智；肢肿面浮者，加黄芪24g，防己9g加强益气利水消肿；兼食滞者，加山楂15g、莱菔子15g消食导滞；肢体麻木者，加桂枝12g、赤芍12g活血通络。

（二）痰浊阻络型

主要症状：眩晕头重，心胸憋闷，恶心欲吐，纳呆，腹胀，或有咳嗽，咯痰，形体肥胖，反应迟钝，肢体沉重，或有胁下痞块，舌苔腻厚，脉象弦滑。

病机：气虚不能行津，气滞津液停聚而为痰浊之变，痰浊阻滞脉道脑络则眩晕头重，反应迟钝；阻滞心胸之络则憋闷，阻滞胃络则恶心欲吐，纳呆；阻滞肺络则咳嗽，咯痰，舌苔腻厚，脉象弦滑则痰浊阻滞脉道之象。

治则：涤痰化浊、畅利络道。

方药：涤痰汤加减。

加减：若痰浊化热者，加大黄3~6g、荷叶15g以清热泄浊；若心胸闷痛明显者，加瓜蒌皮15g、薤白15g豁痰宽胸；若眩晕头痛者，加天麻12g、川芎10g息风通络；胁下有痞块者，去党参、白术，加香附15g、延胡索12g、丹参18g、鳖甲18g（先煎）以行气活血，软坚散结。

（三） 浊毒内蕴型

主要症状：头重、身倦，心胸烦闷，头昏目矇，腹胀纳呆，口干口苦，便溏秽臭，小便黄浊，肌肤、眼睑常有痰核，色橙黄，舌质偏红，苔黄腻，脉象滑数。

病机：脾不能正常运化输布津液，水湿停滞聚而化浊蕴毒，浊毒流滞血脉，清阳不升则头重、头昏目矇；浊毒阻滞中焦，气机不畅则腹胀纳呆。

治则：化浊解毒。

方药：石菖蒲20g，郁金12g，砂仁10g，紫蔻10g，白花蛇舌草15g，蒲公英15g，泽泻6g，茵陈20g，黄连6g。

加减：若大便秘结者，大黄、虎杖可适当加量，并加枳实12g、决明子15g以加强通便之力；寐差者，加黄连6g、淡竹叶9g以清心泄热；症见胁痛、目赤、口干、脉弦数者，加龙胆草10g、柴胡9g、夏枯草15g以清泄肝胆之火；肌肤眼睑有橙色痰核者，加夏枯草15g、海藻15g、昆布9g以化痰消脂；饮酒成癖者，加葛花9g解酒；心下痞，加黄连6g、法半夏9g、瓜蒌皮18g以宽胸消痞。

（四） 瘀血阻络型

主要症状：胸闷心痛，痛处固定，入夜为甚，或头晕头痛，或项强肢麻，舌质黯红，或瘀斑瘀点，脉涩或弦细。

病机：浊毒阻滞气机不畅，日久入血入络，瘀血阻滞见胸闷心痛，痛处固定，入夜为甚。

治则：化瘀通络。

方药：桃仁12g，红花9g，当归9g，生地9g，赤芍15g，枳壳12g，川芎9g，牛膝9g，桔梗6g。

加减：若胁痛明显者，加香附15g，延胡索12g疏肝理气；眩晕明显者加天麻12g，法半夏15g息风化痰；乏力，短气懒言者，加吉林参9g（另炖），黄芪20g益气扶正；手足麻木者，加桂枝10g，姜黄12g祛风通络。

四、其 他 治 疗

（一） 中成药

1. 通心络　每日3次，每次3片。适用于高脂血症动脉粥样硬化伴有心脑血管疾病者。

2. 益肾降脂片　每日3次，每次6~8片，疗程3个月。适用于高脂血症肝肾亏虚，痰瘀交阻者。

3. 通脉宁心冲剂　每日3次，每次10g，冲服，8周为一个疗程。适用于动脉硬化瘀血阻络者。

4. 绞股蓝冲剂　每日2次，每次10g，于餐前2小时开水冲服，疗程30天。适用于中老年高脂血症患者。

5. 绞股蓝总甙片　每日3次，每次2片，2个月一个疗程。用于高脂血症、动脉硬化肝肾两虚者。

6. 脂必妥片　每日3次，每次3片。适用于高脂血症痰瘀内阻者。

7. 血脂康　每日3次，每次2~4片。适用于高脂血症痰瘀内阻者。

8. 月见草油丸　每次1.5~2.0g，每日2次。适用于高脂血症肾虚者。

9. 六味地黄丸　每次 4～6g，每日 2 次。适用于高脂血症、动脉粥样硬化肾阴不足者。

10. 复方丹参滴丸　每次 10 粒，每日 3 次。适用于动脉硬化瘀血阻络者。

11. 天保宁片　每次 3 片，每日 3 次。适用于高脂血症、动脉硬化痰浊阻滞者。

12. 银可络片　每次 3 片，每日 3 次。适用于高脂血症、动脉硬化痰浊阻滞者。

（二）针灸

1. 体针

【取穴】内关、郄门、间使、神门、通里、合谷、曲池、乳根、足三里、丰隆、阳陵泉、肺俞、厥阴俞、心俞、督俞、三阴交、太白、公孙、曲泉、中脘、鸠尾、膻中。

【手法】每次辨证选取 3～5 个穴，日针 1 次，留针 20～30 分钟，10 分钟为一个疗程，休息 2～5 天后可行第 2 疗程，共 1～4 疗程。

2. 耳针

【取穴】饥点、口、肺、脾、内分泌、肾、直肠下段等穴，或取敏感点。

【手法】用短毫针刺或用王不留行籽或白芥子压穴。2 天换药 1 次，休息两天为 1 周期，7 个周期为一个疗程。

（三）推拿

可用自我推拿法：揉内关，先左后右；揉屋翳、渊腋、辄筋等穴，重点揉左侧，每穴揉 30 次；摩肾堂，运膏肓各 50 次；肾虚者加揉三阴交、涌泉穴；失眠便秘者仰卧作顺时针方向摩腹；气血两虚者摩中脘、天枢、气海穴，按脾俞、胃俞、足三里；痰浊甚者揉天突、膻中穴，每日 2～3 次。

第五节　预防和调护

一、预　　后

一般高脂血症和动脉样硬化症预后尚好，只要早期发现，早期合理用药，大多能在短期内控制。但本病早期症状常易被忽视，一旦出现严重的并发症则预后欠佳。如高脂血症Ⅰ型由于胰腺炎的反复发作，预后较差，但发生冠心病及周围血管症比较少些；Ⅲ型容易早发冠心病，并长伴肥胖及血尿酸增高；Ⅳ型常有进展迅速的动脉硬化，可伴胰腺炎，血尿酸增高，糖耐量异常等；Ⅴ型有高尿酸血症和糖耐量异常。预防措施以饮食控制为主，也包括其他非药物性生活方式调节措施。方法主要依靠通过多种途径进行广泛和反复的健康教育，并与整个心血管和其他慢性病防治的卫生宣教相结合。目的是使人群中血脂保持在基本正常水平，以普遍提高健康水平。

二、调　　护

（一）生活调理

1. 居处环境应安静、空气新鲜，避免喧哗、吵闹。

2. 积极参加力所能及的各种体育活动或文娱活动，注意劳逸结合，合理安排工作。

3. 保持精神愉快，克服急躁、惊恐、焦虑的不良情绪，避免精神高度紧张或各种因素的刺激，戒烟酒。

4. 高脂血症应从幼年开始预防。对高脂血症和高脂血症引起的动脉硬化和预防应在儿童期即注意膳食平衡，婴儿期应尽量采用母乳喂养，发现儿童时期有异常表现或有遗传倾向者，应及早调整控制膳食，控制血脂升高，防止动脉粥样硬化形成。

（二）饮食调理

1. 合理饮食，宜清淡，多食蔬菜水果，忌食膏粱厚味；

2. 限制热量控制体重，超重者应减少膳食。每日膳食中，总热量要比正常需要量降低 2512～3349kJ（600～800kcal），蛋白质热比 14%，脂肪热比≤20%，碳水化合物热比 66%，饱和脂肪酸热比 5%，PS = 1.9，胆固醇 <150mg。

3. 允许的食物有谷类、豆类、蔬菜、水果、鸡蛋清、鱼肉、鸡肉、兔肉、小牛肉、野禽肉。

4. 限制的食物有动物脂肪、动物内脏、贝类、蛋黄、鱼卵、虾、蟹，巧克力、奶油以及甜点心、糖果、蜜饯等甜品。

5. 具有降脂、防止动脉粥样硬化作用可作食疗的中药有：人参、当归、何首乌、灵芝、枸杞子、芝麻、玉竹、杜仲、冬虫夏草、桑寄生、丹参、三七、山楂、海带、海藻、茵陈蒿、金银花、银杏、槐花、葛根、绞股蓝等中药，以及香菇、向日葵籽、大蒜、绿豆、生菜等食物。可以将这些中药与适当的食物、调治品制成可口的食品。如：山楂饼或糖渍山楂果：适用于高脂血症，膏粱厚味食积难消者。何首乌汁：每次 20～30ml 每日 2～3 次。适用于高脂血症，大便秘结者。芝麻糊：每次 1 包，每日 1～2 次。适用于高脂血症，大便秘结者。桑寄生茶：每次 20～30g，沸水泡茶，每日 2～3 次。适用于高脂血症。绞股蓝茶：每次 1 包，每日 2～3 次，沸水泡茶。适用于高脂血症。黄芪鲫鱼汤黄芪 30g，鲫鱼 200g 清炖，加调料食之，适于气虚高脂血症患者。薏仁首乌汤：薏仁 30g，首乌 25g，绿豆 15g，粳米 60g 加水煮成稀粥，每日分 2 餐食之。适于腹胀，便秘患者。首乌丹参蜂蜜汁，制首乌 15g，丹参 15g，蜂蜜 15g，煎二味水煎去渣取汁，调入蜂蜜，每日一剂，宜于肾虚血瘀的高脂血症患者服用。

（张 纨）

第十八章

肥 胖 症

第一节 概 述

一、西医学对本病的认识

肥胖症指体内脂肪堆积过多和（或）分布异常、体质量增加，是一种常见的代谢性疾病。体重指数［BMI＝体重（kg）/身高（m²）］是反映人体肥瘦程度的重要指标之一。依据 WHO 制定的 BMI（body mass index）亚太标准：BMI≥23kg/m² 为超重，BMI≥25kg/m² 为肥胖症。

肥胖症一般分为单纯性肥胖症和继发性肥胖症两大类。其中单纯性肥胖症是指无明显内分泌与代谢性病因的肥胖症，包括体制性肥胖症和获得性肥胖症，占肥胖症人群的95％以上；继发性肥胖症多见于下丘脑病、垂体病、胰岛疾病、甲状腺功能减退症、肾上腺皮质功能亢进症、性腺功能低下症等神经、内分泌失调的疾病中。肥胖症只是其重要症状之一。

此外尚有内脏肥胖症型肥胖症或称隐性肥胖症，多见于通过 CT 等检查，发现内脏脂肪较多而体型较瘦者。

随着生活水平的提高，肥胖症不仅在发达国家普遍存在，在一些发展中国家，在营养不足的情况下也会出现。肥胖症是多种慢性疾病的影响因素，不仅可能导致糖尿病、心血管疾病、胆囊疾病、高胆固醇、中风、关节炎等病症的发病率上升，而且严重影响居民的身体健康和生活质量。因此肥胖症是当今一个全球运动医学、预防医学、临床医学、保健康复医学关注的焦点。

二、中医学对本病的认识

把肥胖症当作一种疾病对待，仅仅是近几十年的观念。古典中医理论及著作中，几乎没有对肥胖症的专门论述，相关的认识和治疗都散在于对中风、消渴、喘证等病证的论述中。中医学早在《黄帝内经》中就有相关论述。如《灵枢·卫气失常》曾记载："众人皮肉脂膏不能相加也，血与气不能相多，故其形不小不大，各自称其身，命曰众人。"又说："肉坚，皮满者，肥。肉不坚，皮缓者，膏。膏者，多气而皮纵缓，故能纵腹垂腴。脂者，其身瘦小。"所描述的"众人"即正常体重的人，"脂人""膏人"即肥胖症之人。朱丹溪首先提出肥胖症人多见痰湿的观点以来，对肥胖症的认识基本以痰湿、脾虚、胃热等证候为主，尤其是脾虚痰湿的认识占了相当大比例。李东垣指出肥胖症与脾胃关系密切：脾胃属气血生化之源，运化水谷精微以滋养全身肌肉，使肌体发达丰满，认为肥人多责之于实。《脾胃论》曰："脾中元气盛，则能食而不伤，过时而不饥。脾胃俱实则能而肥，脾胃俱虚则不能而瘦，或食少而肥，虽肥则四肢不举，盖脾实而邪盛气。"清代张瑶指出："膏粱过厚之人，每多痰。"李佃贵教授认为当今人们过食肥甘厚味，多静少动，膏粱厚味超过脾胃运化能力，损伤脾胃，脾胃失于运化，水谷不化，水反为湿，谷反为滞，湿滞日久化浊蕴毒，浊毒拥塞于组织和皮下，则渐趋肥胖。

第二节 病 因 病 机

一、西医学病因病理

肥胖症的病因与遗传、神经内分泌、饮食因素、行为因素等多种因素有关。

（一）遗传

不同的个体，有时他们的饮食和劳动强度完全相同，但他们的体重可能完全不同，这与个人家族成员中的体型密切相关，特别是父母与祖父母的体型对子代和孙辈影响很大。一般双亲肥胖症者，其子代肥胖症发生率约为 70% ~ 80%；单亲肥胖症者，其子女的肥胖症发生率约为 40% ~ 50%。这种家族聚集性可能与遗传和环境因素有关，因为父母的饮食、生活习惯将对其子女产生直接的影响。遗传因素对肥胖症的影响是多方面的，可归纳如下：①遗传因素影响体重指数、内脏脂肪及皮下脂肪的厚度，其中对内脏脂肪的影响尤为关键。②遗传不仅影响肥胖症程度，对脂肪分布类型也有很大影响。③过度喂养厚度和体重增加，敏感性由遗传决定。④遗传可影响个体的基础代谢率、食物的热效应和运动的热效应，即能量的支出受遗传因素的影响，个体能量支出的差异可达 40% 以上。⑤个人体力活动的多少也受到遗传的影响，父母喜好运动，其子女也爱经常运动。

（二）神经内分泌因素

人的下丘脑有两个调节摄食活动的神经核，一是腹内侧核，称饱腹中枢，另一是腹外侧核，称饥饿中枢，如果饱腹中枢受到损伤，引起摄食过量，易发生肥胖症；此外，情绪对人类的进食也有显著地影响，当过度紧张。忧虑或悲伤时食欲被抑制，而脱离紧张状态，心情愉快时，食量增加，也容易导致肥胖症的发生。

（三）饮食因素

高热量、高脂肪饮食对肥胖症的发生有直接的影响，已被人体和动物实验研究所证实。可以肯定地说肥胖症者均有进食过多，但无绝对的数量标准。正常成年人能量的摄入和支出长期维持平衡，使机体脂肪量维持恒定，保持体重稳定；如果摄食过多，摄入大于支出，能量超过机体消耗量，则多余的能量转化为热量即脂肪储存以来，使体重增加。

（四）行为因素

运动不足不仅能使能量消耗过少，促使肥胖症发生，并且肌肉组织由于胰岛素抵抗增大而直接诱发糖耐量降低，增加肥胖症的易感性。目前多采用饮食控制和运动疗法相结合来减轻体重也从另一方面证实了运动量不足是肥胖症发生的一大危险因素。另外不良生活方式也导致肥胖症的发生，有一项调查表明每天看电视 4 小时以上的妇女较每天看电视 1 小时以上的妇女其肥胖症的倾向大两倍，但究其主要原因还是看电视的妇女倾向于少锻炼。

（五）教育水平和社会经济地位

教育水平和社会经济地位有着某种程度的必然联系，教育水平的高低明显影响个体的许多行为和生活方式，发达国家和发展中国家的社会经济地位的内涵式不同的。发达国家，含碳水化合物丰富的食物价格低廉，低收入家庭摄入量大，所以出现社会经济地位越低，肥胖症的发病率越高的现象；而发展中国家则不同，在我国，随着经济的快速发展，一部分人先富起来，大量的摄入高蛋白、高脂肪、高热量的食物，导致肥胖症率明显上升，特别是在儿童青少年中表现更为明显。

二、中医学病因病机

历代医家对肥胖症的病因病机做了一些论述，大抵以"饮食肥甘厚味""脾虚""气虚""痰湿内盛"为主。至今基本上承袭了历代医家的观点，趋向于肥胖症的病因病机为脏腑功能失调，水湿痰浊膏脂滞留所致。

（一）病因

1. 饮食不节　《素问·痹论》说："饮食自倍肠胃乃伤"，暴饮暴食或过饱易损伤脾胃。如饮食五味偏嗜，还会使相应地脏腑功能偏盛，久之可损伤内脏。故《素问·生气通天论》说："味过于酸，肝气以津，脾气乃绝。味过于咸，大骨气劳，短肌，心气抑。味过于甘，心气喘满，色黑，肾气不衡。味过于苦，脾气不濡，胃气乃厚。味过于辛，筋脉沮弛，精神乃央。"长期摄入过多，超过脾胃的受纳和运化能力，饮食五味不得化生水谷精微营养周身，反而停滞不化聚湿生痰，化为余赘之膏脂，沉积于皮肉和脏腑间，发为肥胖症。

2. 情志所伤　中医学认为，脾在志为思，"思伤脾"，脾伤则运化失职，水湿痰浊膏脂内生，聚而为疾。情志抑郁，一则引起肝气不舒，气机失调，津液输布失常，水湿滞留；二则肝郁"木不达土"，影响脾胃；还可引起气滞血瘀，出现血瘀的证候。

3. 劳逸损伤　肢体百骸为用，阳气振奋、阴精津血流畅，则气畅血运、脏腑功能协调，同时阴液为阳所动，腠理开合，而微微汗出。汗为津液所化生，"汗血同源"，《温病条辨》曰："汗者也，合阳气阴精蒸化而出者也"，可见汗液的排泄会消耗一定的"阴精"和能量。"心主血脉"，在液为汗；肺主皮毛，朝百脉，通调水道。汗出则心脉畅、肺气宣、百脉调、水道通、气血津液各为所用而不积滞为患。"脾主身之肌肉"，脾又主四肢。《素问集注·五脏生成》曰："脾主运化水谷之精，以生养肌肉，故主肌肉。"《素问·太阴阳明论》又说："四肢皆禀气于胃而不得至经，必因于脾乃得禀也。"可见，四肢肌肉筋脉的营养以及功能均有赖于脾胃之水谷精微。反过来看，四肢肌肉筋脉之"用"会耗用一定的水谷精微，所以其活动有助于防止多余的水谷精微化为水湿痰浊膏脂，使体重不至于超重。

4. 先天不足　肥胖症的发生是由特定的外部因素作用于特定的遗传背景而引发，与"肾"的关系密切。"肾主水"，为先天之本，如先天禀赋不足，加之后天失养，损及先天，导致肾对水液蒸腾气化不利，则水湿不化，泛滥肌肤发为臃肿。

（二）病机

1. 病机特点　历代医家多从"痰湿""气虚"角度论述肥胖症的病机。朱丹溪在《丹溪治法心要》曰："肥白人多痰湿。"清·林佩琴《类证治裁》提出："肥人舌本强，作湿痰治"；《杂病源流犀烛》曰"肥盛之人"实为"肥盛气衰"。金元时期医家刘河间认为：

"血实气虚则肥，气实血虚则瘦"，强调气虚、痰湿、血瘀在肥胖症发病中的地位。如今肥胖症的病位多责之脾胃肝胆肾，特别是强调脾脏与肥胖症的密切关系。随着人们生活方式的改变，嗜食肥甘、喜静少动，浊毒内蕴所致肥胖呈上升趋势。

2. 主要病机

（1）饮食积滞：由于患者喜食肥甘厚味，饮食不节，易引起食滞胃脘，影响脾胃腐熟水谷，出现脘腹胀满，嗳腐吞酸，大便不爽或夹有不消化食物。舌质红，苔白厚腻，脉滑均为饮食积滞之证。

（2）胃热炽盛：嗜食辛辣油腻之品，或情志不遂、肝郁化火犯胃至胃火亢盛，受纳腐熟功能亢进，故消谷善饥。胃中浊气上冲，则口气臭秽。热盛伤津，故渴喜冷饮，小便短黄，大便秘结。舌红苔黄，脉滑数均为胃热炽盛之证。

（3）胃热湿阻：可因素体脾虚或饮食肥甘厚味酿湿生热。胃热则多食善饥，渴喜冷饮，怕热，汗出较多，便秘溲赤。湿邪困阻头面四肢，则头晕肢体困重，倦态疲乏。湿热浊气上蒸则口臭。舌红苔黄腻，脉滑数均为胃热湿阻之证。

（4）肝郁气滞：可因工作压力大，或思虑过度，致肝失疏泄，气机郁滞。肝经布胸胁，肝气不舒则胸胁胀满。气机郁滞，脾胃运化无力，故胃脘痞满。肝气郁结，气机不畅，血为气滞，冲任气血不畅，血海不能按时满溢，故月经不调甚至闭经。肝不藏魂则失眠多梦。舌质黯红，苔薄白，脉弦或弦细均为肝郁气滞之证。

（5）浊毒内蕴：嗜食肥甘厚味酿生湿热，湿热积滞体内日久，损伤脾胃，脾胃运化失职，水反为湿，谷反为滞，湿滞日久化浊成毒，浊毒内蕴，气机不畅，出现胃脘堵闷，胃气上逆见嗳气，浊毒下迫肠腑，则大便稀溏，不畅感。舌黯红，苔黄厚腻，脉弦滑均为浊度内蕴之证。

（6）气滞血瘀：情志不遂，肝气久郁不解，致脉络失和，血行不畅故气滞血瘀。气滞不畅则胸胁胀满，日久湿阻，痰浊上犯则头晕口苦。瘀血阻滞，皮肤失养则肌肤甲错，阻于胞宫则月经色黯有血块。舌紫黯，苔白，脉弦涩均为气滞血瘀之证。

（7）脾虚湿阻：素体脾虚水湿不化或嗜食肥甘厚味之品酿生湿浊。水湿不运泛溢肌肤则肢体水肿，脾虚运化失司则脘腹胀满、少食。湿滞气机则困倦嗜睡，口淡或黏腻、纳呆。舌体胖大，苔白滑腻，脉濡缓或沉细均为脾虚湿阻之证。

（8）肺脾气虚：由饮食伤脾，不能输精于肺；或久病咳喘，肺虚伤脾而致。肺气受损，故咳喘痰多而稀白。脾虚失运，故腹胀。气虚功能活动减弱，故乏力。脾虚水湿泛溢故面浮足肿，湿邪下注则大便溏。舌淡苔白，脉弱均为肺脾气虚之证。

（9）脾肾阳虚：肥胖症日久，耗气伤阳，脾阳虚不温肾阳，或肾阳不温脾阳致脾肾两虚。脾失健运则大便溏泄。肾阳虚衰，温煦失职，不能温养腰膝，故腰膝酸冷，不能蒸腾气化，水湿内停，泛溢肌肤，则身体水肿。舌质淡胖，苔薄白，脉缓或迟均为脾肾阳虚之证。

第三节　西医临床诊断与治疗

一、临床表现

（一）症状

肥胖症的直接临床表现就是体重指数超标，影响日常生活，带来行动不便或是引起心肺疾病，出现胸闷，呼吸困难等。它不仅是一种危害健康的慢性病，且是 2 型糖尿病、心脑血管疾病、呼吸系统疾病等多种慢性非传染性疾病和社会心理障碍中药的危险因素，是导致早死、致残、影响生命质量和增加国家财政负担的重要的全球性公共卫生问题。近年来我国经济发展迅速，肥胖症的患病率正以迅猛速度上升，将给人民健康和社会经济带来巨大负担。

（二）常见并发症

过度肥胖会导致心肺疾病而引起心理衰竭、2 型糖尿病、高血脂、高血压、脂肪肝等一系列并发症的发生。

二、实验室和其他检查

肥胖症的诊断是根据体重指数来决定的，体重指数［BMI = 体重（kg）/身高（m^2）］是反映人体肥瘦程度的重要指标之一。依据 WHO 制定的 BMI（body mass index）亚太标准 BMI≥23kg/m^2 为超重，BMI≥25kg/m^2 为肥胖症。至今尚缺乏特异的实验室诊断标准。伴随有其他并发症时可应用相应地实验室检查手段。

三、诊断要点

1. 肥胖度　肥胖度 =（实际体重 − 标准体重）÷ 标准体重 × 100%

肥胖度在 ±10% 之内，称之为正常适中。肥胖度超过 10%，称之为超重。肥胖度超过 20% ~ 30%，称之为轻度肥胖症。肥胖度超过 30% ~ 50%，称之为中度肥胖。肥胖度超过 50%，以上，称之为重度肥胖。肥胖度小于 − 10%，称之为偏瘦。肥胖度小于 − 20% 以上，称之为消瘦。

2. 肥胖症的判定　目前常用的体重指数（body mass index）简称 BMI，又译为体质指数。具体计算方法是以体重（千克，kg）除以身高（米，m）的平方，即 BMI = 体重/身高^2（kg/m^2）。研究表明，大多数个体的体重指数与身体脂肪的百分含量有明显的相关性，能较好地反映机体的肥胖症程度。

四、鉴别诊断

与特殊性肥胖主要是母性肥胖和经绝后肥胖相鉴别。前者是女性在妊娠期间引起了暂时性下丘脑功能失调，加之怀孕期和哺乳期营养过剩，活动量减少，脂肪代谢紊乱，体重往往急剧上升，有时甚至可高达 90 ~ 100kg，在产后 1 ~ 2 年内，由于营养相对减少，又恢复了正常的活动，体重一般逐渐下降，体型也会逐渐恢复正常。当然，也有一部分人会一直保持偏胖的状态。经绝后肥胖是由于卵巢功能衰退，雌激素对脑垂体抑制减退，出现继发性下丘脑和垂体功能及自主神经功能紊乱，使糖和脂肪代谢失常，食欲亢进，进食增加而肥胖症。

五、治　疗

（一）一般治疗

适当限制饮食量来控制肥胖症，对糖、盐、脂肪严格限制，不食用热量较高的油炸食物、奶油点心、烟酒及咖啡等。多食用碳水化合物，少吃动物蛋白质，多食用植物蛋白。选择可降低胆固醇含量的豆油、花生油、玉米油等。多食含有减肥效果的食品如萝卜、黄瓜、生番茄、海带、韭菜、酸奶、南瓜等。每顿饭要严格控制量，七八分饱为宜，睡前禁止进食。适当锻炼，适当强度的运动能抑制食欲，使饥饿感推迟。更为重要的是，运动能使肌肉组织增加，肌肉组织的耗能速度比脂肪快，这样就能做到吃的较多而体重不增。因此要坚持长期不懈的体育锻炼。

（二）药物治疗

轻、中度肥胖症无须药物治疗，只要坚持饮食控制和运动配合，持之以恒，会收到满意的减肥效果。对于中度以上肥胖症者，或者自控能力较差的患者可考虑药物减肥。临床上治疗肥胖症的药物有抑制类和代谢促进剂两类，但都有副作用，容易引起中枢神经兴奋，导致紧张、失眠等情况，因此常需与镇静剂合用，且只适用于短期内减肥，患者长期服用不易接受。目前容易被肥胖症者长期接受的是各种各样的减肥茶，如乌龙茶。减肥茶的机制是：茶中含有咖啡碱，肌醇，叶酸，泛酸和芳香类物质等多种化合物，它们能增强胃液分泌，调节脂肪代谢，对蛋白质、脂肪有很好的分解作用。

现在又提倡喝水疗法减肥，鼓励肥胖症者每天尽量多喝白开水。因为胃的容量总是有限的，喝水过多，减低食欲，自然限制了主食的摄入。

第四节　中医辨证论治

一、辨　证　要　点

辨虚实

1. 实证　多由饮食积滞、胃热炽盛、胃热湿阻、肝郁气滞、浊毒内蕴、气滞血瘀等引发，伴随有脘腹胀满、消谷善饥、头晕肢体困重，月经不调或闭经，口干口苦等症状。

2. 虚证　多由脾肺气虚、脾肾阳虚等引起，伴随有疲乏无力、咳喘痰多、腰膝酸冷，身体水肿等症。

3. 虚实夹杂　多为脾虚兼湿阻引起，伴有脾虚引起的困倦嗜睡，也有由湿邪留滞引起的口黏、纳呆，食少等症状。

二、治　疗　原　则

在经过多年临床观察发现，从发病机制上提出"浊毒理论"，其次从理论上阐明了肥胖症病的病因病机，并以此为理论依据，制定了以"化浊解毒"为主治疗肥胖症的一整套严谨的治则、治法，为中医药治疗肥胖症提供了一条新的思路和方法。

（一）饮食积滞型

主要症状：脘腹胀满，嗳腐吞酸，大便不爽或夹有不消化食物。舌质红，苔白厚腻，脉滑。

病机：食滞胃脘。

治则：健脾消食。

方药：保和丸加减，山楂9g，焦神曲15g，陈皮12g，连翘9g，炒莱菔子12g，清半夏6g。

加减运用：胃气上逆，食入则吐，加厚朴、黄连；胃脘疼痛，加延胡索、白芷；嗳气，加石菖蒲、郁金、紫苏叶、黄连；食积滞气，嗳腐吞酸，加鸡内金、炒谷麦芽、茵陈；呃逆，加丁香、柿蒂。

（二）胃热炽盛型

主要症状：消谷善饥，口气臭秽，渴喜冷饮，小便短黄，大便秘结。舌红苔黄，脉滑数。

病机：胃火亢盛。

治则：清胃泻火。

方药：玉女煎加减，熟地 12g，生石膏 20g，麦冬 12g，知母 6g，牛膝 6g。

加减运用：腹胀满，加焦槟榔、炒莱菔子、大腹皮；浊阻气机，脘痞苔腻，加茯苓、泽泻、石菖蒲；气郁化火，胃中灼热，加黄芩、黄连、生石膏；寐差，加合欢皮、夜交藤。

（三）胃热湿阻型

主要症状：多食善饥，渴喜冷饮，怕热，汗出较多，便秘溲赤，头晕肢体困重，倦态疲乏，口臭。舌红苔黄腻，脉滑数。

病机：湿热中阻。

治则：清热利湿。

方药：甘露消毒饮加减，滑石 20g，茵陈 12g，黄芩 9g，藿香 20g，石菖蒲 20g，连翘 15g，白蔻仁 12g，薄荷 12g。

加减运用：大便不通加火麻仁、郁李仁；口干口苦加天冬、麦冬、沙参；夜寐欠安加合欢皮、夜交藤。

（四）肝郁气滞型

主要症状：胸胁胀满，胃脘痞满，月经不调甚至闭经，失眠多梦。舌质黯红，苔薄白，脉弦或弦细。

病机：肝气不舒。

治则：疏肝理气。

方药：柴胡疏肝散加减，柴胡 9g，陈皮 12g，香附 20g，川芎 9g，枳壳 15g，芍药 15g，炙甘草 6g。

加减运用：腹胀满，加炒莱菔子、大腹皮；气机上逆，脘痞苔腻，加茯苓、泽泻、石菖蒲；气郁化火，胃中灼热，加黄芩、黄连、生石膏；寐差，加合欢皮、夜交藤。

（五）浊毒内蕴型

主要症状：胃脘堵闷，嗳气，大便稀溏，不畅感。舌黯红，苔黄厚腻，脉弦滑。

病机：浊毒内蕴。

治则：化浊解毒。

方药：自拟化浊解毒方，黄芩 12g，黄连 12g，黄柏 12g，砂仁 9g，白蔻仁 9g，蒲公英 12g，生石膏 30g，茵陈 15g，藿香 15g，佩兰 12g。

加减运用：伴大便不干、不溏，排便不爽，便次频数者，加葛根、白芍、地榆、秦皮、白头翁；伴恶心，加苏叶、黄连；伴月经不调常加川芎、延胡索等。

（六）气滞血瘀型

主要症状：胸胁胀满，头晕口苦，肌肤甲错，月经色黯有血块。舌紫黯，苔白，脉弦涩。

病机：气滞络瘀。

治则：行气活血通络。

方药：柴胡疏肝散合血府逐瘀汤加减，柴胡 9g，陈皮 12g，香附 20g，川芎 9g，枳壳 15g，芍药 15g，炙甘草 6g，生地 9g，桃仁 12g，红花 9g，赤芍 6g。

加减运用：气滞胸满者加瓜蒌、薤白；血瘀经闭、痛经加益母草、泽兰；瘀热甚者，加丹皮。

（七）脾虚湿阻型

主要症状：肢体水肿，脘腹胀满、少食，困倦嗜睡，口淡或黏腻、纳呆。舌体胖大，苔白滑腻，脉濡缓或沉细。

病机：脾虚湿盛。

治则：健脾利湿。

方药：参苓白术散加减，人参 12g，茯苓 20g，白术 20g，扁豆 9g，陈皮 12g，山药 30g，甘草 6g。

加减运用：伴中虚虚寒者可加干姜，肉桂；纳差食少者加炒麦芽、焦山楂、炒神曲；咳白痰者加半夏、陈皮等。

（八）肺脾气虚型

主要症状：咳喘痰多而稀白，腹胀，乏力，面浮足肿，大便溏。舌淡苔白，脉弱。

病机：肺脾气虚。

治则：健脾益气。

方药：香砂六君子汤加减，人参 9g，白术 15g，茯苓 20g，甘草 6g，陈皮 12g，半夏 6g，砂仁 6g，木香 6g。

加减运用：脾阳不振，手足不温，加附子、炮姜；气虚失运，满闷较重，加枳实、厚朴；气血两亏，心悸气短，神疲乏力，面色无华，加太子参、五味子；脾胃虚寒，加高良姜、荜茇等。

（九）脾肾阳虚型

主要症状：大便溏泄，腰膝酸冷，身体水肿，畏寒肢冷。舌质淡胖，苔薄白，脉缓或迟。

病机：脾肾阳虚。

治则：温补脾肾。

方药：右归丸加减，熟地 12g，山药 20g，山萸肉 9g，枸杞 9g，杜仲 6g，菟丝子 12g，制附子 6g，肉桂 6g。

加减运用：火不暖土，食少便溏加干姜，命门火衰；飧泄、肾泄不止者加五味子、肉豆蔻；阳痿加巴戟天、肉苁蓉等。

三、其 他 治 疗

（一）中成药

1. 防风通圣丸　口服，每次 6g，每日 2 次，用于腹部皮下脂肪充盈，即以脐部为中心的膨满型（腹型）肥胖症。

2. 消胖美　口服，每次 6~8 片，每日 3 次，用于治疗单纯肥胖症。有抑制食欲、增强体质、疏肝解郁、健脾益气、祛除浊积、利水渗湿、增强新陈代谢，轻度减少小葡萄糖的吸收功能等作用。

3. 轻身降脂乐　口服，每次 2.5g，每日 2 次，该药具有养阴清热、滋补肝能、清热利湿、润肠通便、益气健脾、利水渗湿、活血化瘀、化痰散结、抑制食欲、促进脂肪代谢、降低血脂及改善心悸气短等作用。

4. 体可轻　口服，每次 45 粒，每日 3 次。

（二）穴位敷贴及针刺

1. 针刺　取穴中脘、关元、天枢、足三里、三阴交为主穴，辨证选用其他穴位，如血瘀加血海；肝郁加内关，气海；浊毒加丰隆，隐白；胃热加合谷，公孙。

2. 耳穴贴压　取穴神门、胃、脾、肺、内分泌、皮质下等，浊毒内蕴可配肝、胆胰；湿热加三焦；气滞配肝。

（三）足浴疗法

辨证选用中药如化浊通络方佩兰、土茯苓、鸡血藤、当归、川芎、砂仁以熏洗双足，或解毒活血方公英、黄芩、黄柏、当归、红花、川芎等清热解毒。

第五节　预后与调护

一、预　　后

肥胖症的预后主要是避免并发症的发生，体重控制下来后仍需控制饮食，适当锻炼，否则容易反复。

二、调　　护

预防肥胖症的发生，每日摄入合理营养膳食，养成良好的生活习惯最为重要。建议成年人每日膳食安排如下：每日饮用 6~8 杯白开水；喝一杯牛奶或脱脂奶或酸奶；早晨吃一个水煮蛋或荷包蛋；每天吃 50~100g 的鱼或贝壳类；隔天吃 50g 的瘦肉，最好是牛肉或鸡肉（去皮）；每天至少吃 500g 蔬菜，其中有 250g 是绿叶菜；每天吃 100g 水果点心；每日主食量为 200~400g；晚餐只吃八分饱；尽量少用糖作为调味品；尽量少吃或不吃零食；晚上 8 点以后不再进食任何食物。

（张　纨）

第十九章

痛 风

第一节 概 述

一、西医学对本病的认识

痛风是由单钠尿酸盐（MSU）沉积所致的晶体相关性关节病，与嘌呤代谢紊乱和（或）尿酸排泄减少所致的高尿酸血症直接相关，特指急性特征性关节炎和慢性痛风石疾病，主要包括急性发作性关节炎、痛风石形成、痛风石性慢性关节炎、尿酸盐肾病和尿酸性尿路结石，重者可出现关节残疾和肾功能不全。痛风常伴腹型肥胖、高脂血症、高血压、2 型糖尿病及心血管病等表现。

痛风分布在世界各地，受种族、饮食、饮酒、职业、环境和受教育程度等多因素影响。欧美地区痛风的患病率为 0.2% ~ 1.7%。在我国，近年来痛风的发病率呈上升趋势，我国普通人群患病率约 1.14%，其中台湾和青岛地区是痛风高发区，18 岁以上台湾土著居民患病率约 11.7%。痛风的发生与性别和年龄相关，多见于中老年人，约占 90%，发病高峰年龄为 40 ~ 50 岁，男女比例约为 20:1。

痛风依病因不同可分为原发性和继发性两大类。原发性痛风指在排除其他疾病的基础上，由于先天性嘌呤代谢紊乱和（或）尿酸排泄障碍所引起；继发性痛风指继发于肾脏疾病或某些药物所致尿酸排泄减少、骨髓增生性疾病及肿瘤化疗所致尿酸生成增多等。

二、中医学对本病的认识

中医学中亦有"痛风"病名，且历代医家有所论述。元·朱丹溪《格致余论》就曾列痛风专篇，云："痛风者，大率因血受热已自沸腾，其后或涉水或立湿地……寒凉外搏，热血得寒，汗浊凝滞，所以作痛，夜则痛甚，行于阳也。"明·张景岳《景岳全书·脚气》中认为："外是阴寒水湿，今湿邪袭人皮肉筋脉；内由平素肥甘过度，湿壅下焦；寒与湿邪相结郁而化热，停留肌肤……病变部位红肿潮热，久则骨蚀。"清·林佩琴《类证治裁》："痛风，痛痹之一症也，……初因风寒湿郁痹阴分，久则化热致痛，至夜更剧。"同时西医学所讲的痛风还相当于中医的"痛痹""历节""脚气"等症。

痛风属中医学"痹证"范畴，最受累的部位是足第一跖趾关节，特点是突然发病且无前兆，疼痛难忍，严重影响患者的生活和工作。

第二节 病因病机

一、西医学病因病理

（一）病因

痛风最重要的生化基础是高尿酸血症。正常成人每日约产生尿酸750mg，其中80%为内源性，20%为外源性尿酸，这些尿酸进入尿酸代谢池（约为1200mg），每日代谢池中的尿酸约60%进行代谢，其中1/3约200mg经肠道分解代谢，2/3约400mg经肾脏排泄，从而可维持体内尿酸水平的稳定，其中任何环节出现问题均可导致高尿酸血症。

1. 原发性痛风　多有遗传性，但临床有痛风家族史者仅占10%～20%。尿酸生成过多在原发性高尿酸血症的病因中占10%。其原因主要是嘌呤代谢酶缺陷，次黄嘌呤鸟嘌呤磷酸核糖转移酶（HGPRT）缺乏和磷酸核糖焦磷酸盐（PRPP）合成酶活性亢进。原发性肾脏尿酸排泄减少约占原发性高尿酸血症的90%，具体发病机制不清，可能为多基因遗传性疾病，但应排除肾脏器质性疾病。

2. 继发性痛风　指继发于其他疾病过程中的一种临床表现，也可因某些药物所致。骨髓增生性疾病如白血病、淋巴瘤、多发性骨髓瘤、红细胞增多症、溶血性贫血和癌症等可导致细胞的增殖加速，使核酸转换增加，造成尿酸产生增多。恶性肿瘤在肿瘤的放化疗后引起细胞大量破坏，核酸转换也增加，导致尿酸产生增多。肾脏疾病包括慢性肾小球肾炎、肾盂肾炎、多囊肾、铅中毒和高血压晚期等引起的肾小球滤过功能减退，可使尿酸排泄减少，导致血尿酸浓度升高。药物如噻嗪类利尿药、呋塞米、乙胺丁醇、吡嗪酰胺、小剂量阿司匹林和烟酸等，可竞争性抑制肾小管排泄尿酸而引起高尿酸血症。另外，肾移植患者长期服用免疫抑制剂也可发生高尿酸血症，可能与免疫抑制剂抑制肾小管排泄尿酸有关。

（二）病理

在人类血液中，98%的尿酸以钠盐形式存在，在体温37℃、体液pH 7.4的生理条件下，尿酸溶解度约为6.4mg/dl，加上与血浆蛋白结合的0.4mg/dl，尿酸在血液中的饱和度约为7.0mg/dl，超过此值，呈过饱和状态的血尿酸就会结晶沉积于关节内外组织和肾脏等器官，引起急性炎症和慢性损伤。

1. 急性痛风性关节炎　一般认为，急性痛风性关节炎的发作是由于血尿酸浓度过高，呈过饱和状态，从而使尿酸钠微结晶沉积在关节软骨、骨膜及周围组织中，激活局部单核巨噬细胞，诱导中性粒细胞等炎细胞浸润，分泌炎症因子等一系列炎症反应，最终造成关节损伤。但部分急性痛风性关节炎发作时也可无高尿酸血症，而某些大量痛风石的患者，往往无急性痛风性关节炎发作史。

其尿酸盐结晶沉积引起炎症反应机制如下：

（1）关节软骨、滑膜及其周围组织中血管较少，基质中含有丰富的粘多糖酸及结缔组织，组织pH值低，使尿酸易沉积并结晶；

（2）远端关节，特别是第一跖趾关节负重大，在其周围组织温度下降时，尿酸盐溶解度较低，易形成结晶；

（3）血尿酸长期处于超饱和状态，易形成结晶；

（4）由于高嘌呤饮食、饱餐、肥胖、饥饿、过度劳累、外伤和手术等可使结晶脱落，引起局部中性粒细胞聚集，吞噬尿酸盐结晶，诱发急性炎症；

（5）痛风关节炎急性发作后，常可自行缓解。

2. 痛风石及慢性关节炎　痛风石的形成与长期高尿酸血症相关，是痛风的特征性改变。当血尿酸水平持续超过其饱和度时，可致尿酸盐以结晶形式沉积在关节软骨、骨质、滑膜、肌腱和皮下组织，引起慢性炎症反应，其周围有大量单核巨噬细胞包绕，形成上皮肉芽肿。急性痛风性关节炎反复发作可发展为多关节受累，并从急性期的关节局部肿胀发展为慢性期骨内痛风石造成的局部骨质缺损和关节畸形。

3. 痛风的肾脏病变　痛风患者尸检证实，90%～100% 累及肾脏，临床分为三种类型：

（1）尿酸盐肾病：尿酸盐结晶沉积在肾髓质和肾乳头间质，其周围包绕单核巨噬细胞，临床常见，一般表现为肾间质-肾小管性炎症，病情较轻，进展缓慢。

（2）尿路结石：尿酸结晶沉积在远曲小管和集合管，导致近曲小管扩张和萎缩，形成肾结石。

（3）急性梗阻性肾病：大量尿酸结晶沉积在肾间质和肾小管内，肾小管被堵塞引起少尿型肾衰竭。见于严重高尿酸血症患者服促尿酸排泄药时；白血病、淋巴瘤及恶性肿瘤进行放化疗，大量细胞坏死时。由于痛风患者尿液 pH 值较低，尿酸盐大多转化为尿酸，而尿酸比尿酸盐溶解度更低，易形成纯尿酸结石，因此，痛风的治疗中常需碱化尿液。

二、中医学病因病机

（一）病因

中医学认为，痛风以关节剧痛，突发阵作，屈伸不利，反复迁延，形体肥胖等为典型证候，属于中医的痹证范畴。病位主要在肾、脾两脏，病变波及关节、经络。因先天禀赋异常，后天饮食失调，加上感受外邪侵袭、痰湿浊瘀流注而致病。

1. 外因风、寒、湿、热之邪侵袭人体，痹阻经络。

（1）风寒湿邪侵袭人体：居处或劳动环境寒冷潮湿，或涉水淋雨，或长期水下作业，或气候剧变等原因以致风寒湿邪侵袭人体而发病。

（2）风湿热邪侵袭人体：外感风热，与湿相并，导致风湿热合邪为患；或风寒湿邪侵袭人体，郁而化热，痹阻经络、关节而发病。

2. 内因正气不足或劳倦过度。

（1）劳逸不当：劳倦过度，耗伤正气，或汗出当风，外邪乘虚而入，以致经络阻滞，气血运行不畅而成痹证。

（2）体质亏虚：《济生方》："皆因体虚，腠理空疏，受风寒湿气而成痹也。"素体虚弱，或病后等气血不足，腠理空虚，卫气不固外邪乘虚而入。痹证日久不愈，血脉瘀阻，津聚痰凝。由经络及脏腑，导致脏腑痹。

（二）病机

本病主要病机为外邪阻滞经络，气血运行不畅，以致关节、肌肉疼痛、麻木、重着、屈伸不利而形成痹证，由于感受外邪的性质不同，或有偏胜，临床表现亦不同，风邪偏胜者为行痹，风邪善行而数变，故关节疼痛游走不定；寒邪偏胜者为痛痹，寒主收引，其性凝滞，故关节疼痛有定位；湿邪偏胜者为着痹，湿性重着黏腻，故关节肌肉麻木重着肿胀；热偏胜者为热痹，经络蓄热，故见关节红肿灼热，痛不可近。

痹证初起属实证，久则正虚邪实，虚实夹杂。痹证容易出现下述三种病理变化。一是痹证日久不愈，气血津液运行不畅，血脉瘀阻，津液凝聚，以致瘀血痰浊痹阻经络，出现关节肿大，关节周围瘀斑、结节、屈伸不利等证。二是病久气血耗伤，呈现气血双亏或肝肾亏损的证候。三是痹证不愈，由经络及脏腑，出现脏腑痹。

1. 湿热阻痹　湿为阴邪，其为病多发于下肢；湿与热合，黏滞缠绵，流聚无常，故痛点常不固定，而局部肿胀灼热；湿热为有形之邪，阻遏经隧，气血不得流通，故疼痛剧烈，活动多严重受限。触之局部灼热，得凉则舒，伴发热口渴，心烦不安，溲黄，舌红苔黄腻，脉滑数，均为湿热内盛之象。

2. 瘀血阻络　湿热久羁，气血不得宣通，留而为瘀。瘀血与湿热痰浊相合，经隧阻塞更甚，故可见关节痛剧，局部肿胀变形，屈伸不利，肌肤色紫黯，按之稍硬，病灶周围或有硬结，舌质紫黯或有瘀斑，苔薄黄，脉细涩或沉弦，以及疼痛昼轻夜甚，也都是瘀血致病的特征。

3. 痰浊阻滞　寒湿之邪蕴于关节，日久化生痰浊，痰浊为有实而无形之品，可随气之升降无处不至，流注关节，弥漫于皮肤腠理可见关节肿胀，甚则关节周围漫肿；阻于经络可见局部酸麻疼痛；散于胸腹可见胸闷、痰多，苔黏腻、脉滑等，为痰浊素盛之象。

4. 浊毒阻络　湿浊之气郁滞于关节，日久郁而化热，蕴热为毒。湿浊之气壅滞，阻滞脉络，脉络瘀阻，不通则痛，故可见关节肿痛；浊邪久蕴，化热生毒，浊毒阻滞脉络，故疼痛剧烈，甚则如刀割针刺，活动严重受限；大便秘结不通，小便短赤或黄；舌紫红，苔黄厚腻，脉滑数或弦滑数，均为浊毒壅盛之象。

5. 肝肾阴虚　痹证日久，浊毒痰瘀胶结，伤血耗气，损及肝肾，可见关节痛如被杖，局部关节变形，肌肤麻木不仁，步履艰难，筋脉拘急，屈伸不利，头晕耳鸣，颧红口干；舌红少苔，脉弦细或细数为肝肾阴虚之象。

6. 风寒湿痹　《素问·痹论》："风寒湿三气杂至，合而为痹。"风寒湿邪侵袭人体，流注经络，留滞关节，气血痹阻而成痹证。风气胜者，因风性善行而数变，故可见肢体、关节疼痛，或呈游走性痛；寒气胜者，因寒气凝滞，故关节剧痛遇寒加重；湿气胜者，因湿气黏滞重着，可见肢体关节重着肿痛，肌肤麻木，于阴雨天加重，舌苔薄白，脉弦紧或濡缓。

第三节　西医临床诊断与治疗

一、临床表现

（一）症状

痛风多见于中年男性，女性仅占5%，主要是绝经后女性，痛风发生有年轻化趋势。痛风的自然病程可分为四期，即无症状高尿酸血症期、急性期、间歇期、慢性期。临床表现如下：

1. 急性痛风性关节炎　多数患者发作前无明显征兆，或仅有疲乏、全身不适和关节刺痛等。典型发作常于深夜因关节痛而惊醒，疼痛进行性加剧，在12小时左右达高峰，呈撕裂样、刀割样或咬噬样，难以忍受。受累关节及周围组织红、肿、热、痛和功能受限。多于数天或2周内自行缓解。首次发作多侵犯单关节，50%以上发生在第一跖趾关节，在以后的病程中，90％患者累及该部位。其次为足背、足跟、踝、膝、腕和肘等关节，肩、髋、脊柱和颞颌等关节少受累，可同时累及多个关节，表现为多关节炎。部分患者可有发热、寒战、头痛、心悸和恶心等全身症状，可伴白细胞升高、红细胞沉降率增快和 C 反应蛋白增高等。

2. 间歇发作期　痛风发作持续数天至数周后可自行缓解，一般无明显后遗症状，或遗留局部皮肤色素沉着、脱屑及刺痒等，以后进入无症状的间歇期，历时数月、数年或十余年后复发，多数患者 1 年内复发，越发越频，受累关节越来越多，症状持续时间越来越长。受累关节一般从下肢向上肢、从远端小关节向大关节发展，出现指、腕和肘等关节受累，少数患者可影响到肩、髋、骶髂、胸锁或脊柱关节，也可累及关节周围滑囊、肌腱和腱鞘等部位，症状趋于不典型。少数患者无间歇期，初次发病后呈慢性关节炎表现。

3. 慢性痛风石病变期　皮下痛风石和慢性痛风石性关节炎是长期显著的高尿酸血症，大量单钠尿酸盐晶体沉积于皮下、关节滑膜、软骨、骨质及关节周围软组织的结果。皮下痛风石发生的典型部位是耳郭，也常见于反复发作的关节周围及鹰嘴、跟腱和髌骨滑囊等部位。外观为皮下隆起的大小不一的黄白色赘生物，皮肤表面菲薄，破溃后排出白色粉状或糊状物，经久不愈。皮下痛风石常与慢性痛风石性关节炎并存。关节内大量沉积的痛风石可造成关节骨质破坏、关节周围组织纤维化和继发退行性改变等。临床表现为持续关节肿痛、压痛、畸形及功能障碍。慢性期症状相对缓和，但也可有急性发作。

（二）常见并发症

1. 慢性尿酸盐肾病　尿酸盐晶体沉积于肾间质，导致慢性肾小管-间质性肾炎。临床表现为尿浓缩功能下降，出现夜尿增多、低比重尿、小分子蛋白尿、白细胞尿、轻度血尿及管型尿等。晚期可致肾小球滤过功能下降，出现肾功能不全。

2. 尿酸性尿路结石　尿中尿酸浓度增高呈过饱和状态，在泌尿系统沉积并形成结石。在痛风患者中的发生率在 20％以上，且可能出现于痛风关节炎发生之前。结石较小者呈砂砾状随尿排出，可无症状；较大者可阻塞尿路，引起肾绞痛、血尿、排尿困难、泌尿系感染、肾盂扩张和积水等。

3. 急性尿酸性肾病　血及尿中尿酸水平急骤升高，大量尿酸结晶沉积于肾小管、集合管等处，造成急性尿路梗阻。临床表现为少尿、无尿，急性肾衰竭；尿中可见大量尿酸晶体。多由恶性肿瘤及其放化疗（即肿瘤溶解综合征）等继发原因引起。

二、实验室和其他检查

1. 血尿酸测定　男性血尿酸值超过 $7mg/dl$，女性超过 $6mg/dl$ 为高尿酸血症。

2. 尿尿酸测定　低嘌呤饮食 5 天后，24 小时尿尿酸排泄量 $>600mg$ 为尿酸生成过多型（约占 10％）；$<300mg$ 提示尿酸排泄减少型（约占 90％）。在正常饮食情况下，24 小时尿尿酸排泄量以 $800mg$ 进行区分，超过上述水平为尿酸生成增多。这项检查对有痛风家族史、年龄较轻、血尿酸水平明显升高、伴肾结石的患者更为必要。通过检测，可初步判定高尿酸血症的生化分型，有助于降尿酸药选择及判断尿路结石性质。

3. 尿酸盐检查　偏振光显微镜下表现为负性双折光的针状或杆状的单钠尿酸盐晶体。急性发作期，可见于关节滑液中白细胞内、外；也可见于在痛风石的抽吸物中；在发作间歇期，也可见于曾受累关节的滑液中。

4. 影像学检查　急性发作期仅见受累关节周围非对称性软组织肿胀；反复发作的间

歇期可出现一些不典型的放射学改变；慢性痛风石病变期可见单钠尿酸盐晶体沉积造成关节软骨下骨质破坏，出现偏心性圆形或卵圆形囊性变，甚至呈虫噬样、穿凿样缺损，边界较清，相邻的骨皮质可膨起或骨刺样翘起。重者可使关节面破坏，造成关节半脱位或脱位，甚至病理性骨折；也可破坏软骨，出现关节问隙狭窄及继发退行性改变和局部骨质疏松等。

5. 超声检查 受累关节的超声检查可发现关节积液、滑膜增生、关节软骨及骨质破坏、关节内或周围软组织的痛风石及钙质沉积等。超声下出现肾髓质特别是锥体乳头部散在强回声光点，则提示尿酸盐肾病，也可发现 X 线下不显影的尿酸性尿路结石。

6. 其他实验室检查尿酸盐肾病可有尿蛋白，浓缩功能不良，尿比重 1.008 以下，最终可进展为氮质血症和尿毒症等。

三、诊 断 要 点

（一）病史体征

在 90% ~95% 的痛风患者中，关节炎是首发症状。对痛风性关节炎的诊断，国内外临床医生大多公认美国风湿病协会 1977 年提出的拟诊标准，以及国内李昌臣等于 1988 年提出的标准，其诊断要点如下：

1. 本病发病年龄在 30~40 岁为多，男女比例为 20:1；
2. 不少患者有阳性家族史，病程漫长达 1~20 年；
3. 急性单关节炎发作 1 次以上，发作急骤，可在 1 天内达到高潮；
4. 对称性的个别关节发生红、肿、热、痛急性炎症，尤其是单侧的第一跖趾关节或跗、踝关节，或左右先后交替发作；
5. 病变关节局部呈桃红或暗红色的肿胀和刀割样的剧烈疼痛；
6. 在耳郭或受累关节，有可疑或证实的痛风结节、结石；
7. 高尿酸血症，血尿 >416.4mmol/L；
8. 对秋水仙碱反应迅速、特效；
9. 初次或 2、3 次发作，在 1 周左右可自行终止；
10. 在急性关节炎部位滑膜液白细胞中证实有尿酸盐结晶；
11. 痛风石活检或针吸检查证实有尿酸盐结晶；
12. X 片检查：关节面附近的骨骼部，因骨组织被尿酸所替代，出现凿孔状圆形缺损阴影。

（二）体征

关节红、肿、热、痛、伴有发热，或关节肿大、肥厚、畸形、僵硬，关节常溃烂，由伤口排出尿酸盐结晶，耳垂、耳轮也有痛风石。

四、鉴 别 诊 断

（一）原发性痛风和继发性痛风的鉴别

在发生高尿酸血症前多为继发病的临床特征。除因先天性肾小管功能异常和慢性肾衰竭所致继发性痛风起病缓慢外，多起病较急。以高尿酸血症和大量尿酸盐在肾小管内沉积引起急性肾衰竭为多见，血尿酸浓度可 >1mmol/L，尿尿酸明显增多，尿沉渣中可见大量尿酸盐结晶，偶可见镜下或肉眼血尿。患者可有尿痛、腰背痛、恶心、呕吐、少尿或无尿等症状。继发性痛风有以下特点：

1. 青少年、女性、老年人多见；
2. 高尿酸血症程度较重；
3. 部分患者 24 小时尿尿酸排出增多；
4. 肾受累多见，甚至发生急性肾衰竭；
5. 痛风性关节炎症状往往较轻或不典型；
6. 可能有明确的相关用药史。

（二）与其他关节病变的鉴别

1. 类风湿关节炎　一般以青、中年女性多见，好发于四肢的小关节，表现为对称性多关节炎，受累关节呈梭形肿胀，常伴晨僵，反复发作可引起关节畸形。类风湿因子多阳性，但血尿酸不高。X 线片可见关节面粗糙和关节间隙狭窄，晚期可有关节面融合，但骨质穿凿样缺损不如痛风明显。

2. 化脓性关节炎和创伤性关节炎　创伤性关节炎一般都有关节外伤史，化脓性关节炎的关节囊液可培养出致病菌，两者的血尿酸均不高，关节滑液检查无尿酸盐结晶。

3. 关节周围蜂窝织炎　关节周围软组织明显红肿，畏寒和发热等全身症状突出，但关节疼痛往往不如痛风显著，周围血白细胞明显增高，血尿酸正常。

4. 假性痛风　关节软骨矿化所致，多见于用甲状腺素进行替代治疗的老年人，女性较男性多见，膝关节为最常受累关节。关节炎症状发作常无明显季节性，血尿酸正常。关节滑液检查可发现有焦磷酸钙结晶或磷灰石，X 线片可见软骨成线状钙化，尚可有关节旁钙化。部分患者可同时合并痛风，则有血尿酸浓度升高，关节滑液可见尿酸盐和焦磷酸钙两种结晶。

5. 银屑病关节炎　常累及远端的指（趾）间关节、掌指关节和跖趾关节，少数可累及脊柱和骶髂关节，表现为非对称性关节炎，可有晨僵。约 20% 的患者可伴血尿酸增高，有时难以与痛风相区别。X 线片可见关节间隙增宽、骨质增生与破坏可同时存在，末节指远端呈铅笔尖或帽状。

（三）肾结石

反复发作的肾结石要与原发性甲状旁腺功能亢进所致多发性结石鉴别。后者有持续性骨痛、病理性骨折和手足搐搦，放射性核素骨扫描示全身骨代谢异常，甲状旁腺激素水平明显升高，可与痛风鉴别。

五、治　　疗

目前西医治疗原发性痛风缺乏病因治疗，不能根治。

（一）一般治疗

进低嘌呤低能量饮食，保持合理体重，戒酒，多饮水，每日饮水 2000ml 以上。避免暴食、酗酒、受凉受潮、过度疲劳和精神紧张，穿舒适鞋，防止关节损伤，慎用影响尿酸排泄的药物如某些利尿剂和小剂量阿司匹林等。防治伴发病如高血压、糖尿病和冠心病等。

（二）急性痛风性关节炎

卧床休息，抬高患肢，冷敷，疼痛缓解 72 小时后方可恢复活动。尽早治疗，防止迁延不愈。应及早、足量使用以下药物，见效后逐渐减停。急性发作期不开始降尿酸治疗，已服用降尿酸药物者发作时不需停用，以免引起血尿酸波动，延长发作时间或引起转移性发作。

1. 非甾体消炎药（NSAIDs） 非甾体消炎药均可有效缓解急性痛风症状，为一线用药。非选择性非甾体消炎药如吲哚美辛等常见不良反应为胃肠道症状，必要时可加用胃保护剂，活动性消化性溃疡禁用，伴肾功能不全者慎用。选择性环氧化酶（COX）-2 抑制剂如塞来昔布胃肠道反应较少，但应注意其心血管系统的不良反应。

2. 秋水仙碱 是治疗急性发作的传统药物，一般首次剂量 1mg，1 小时后予 0.5mg，12 小时后根据需要可给予 0.5mg，每日三次。秋水仙碱不良反应较多，主要是胃肠道反应，也可引起骨髓抑制、肝损害、过敏和神经毒性等。不良反应与剂量相关，肾功能不全者应减量使用。低剂量（如 0.5mg，每日 2 次）对部分患者有效，不良反应明显减少，但起效较慢，因此在开始用药第 1 天，可合用非甾体消炎药。

3. 糖皮质激素 治疗急性痛风有明显疗效，通常用于不能耐受非甾体消炎药和秋水仙碱或肾功能不全者。单关节或少关节的急性发作，可行关节腔抽液和注射长效糖皮质激素，以减少药物全身反应，但应除外合并感染。对于多关节或严重急性发作可口服、肌内注射、静脉使用中小剂量的糖皮质激素，如口服泼尼松 20～30mg/d。为避免停药后症状"反跳"，停药时可加用小剂量秋水仙碱或非甾体消炎药。

（三） 间歇期和慢性期

目的是长期有效控制血尿酸水平，防止痛风发作或溶解痛风石。使用降尿酸药指征包括急性痛风复发、多关节受累、痛风石、慢性痛风石性关节炎或受累关节出现影像学改变、并发尿酸性肾石病等。治疗目标是使血尿酸 <6mg/dl，以减少或清除体内沉积的单钠尿酸盐晶体。目前临床应用的降尿酸药主要有抑制尿酸生成药和促进尿酸排泄药，均应在急性发作终止至少 2 周后，从小剂量开始，逐渐加量。根据降尿酸的目标水平在数月内调整至最小有效剂量并长期甚至终身维持。仅在单一药物疗效不好、血尿酸明显升高、痛风石大量形成时可合用 2 类降尿酸。在开始使用降尿酸药物同时，服用低剂量秋水仙碱或非甾体消炎药至少 1 个月，以预防急性关节炎复发。肾功能正常、24 小时尿尿酸排泄量 <3.75mmol 者，可选用促尿酸排泄药，而肾功能减退或 24 小时尿尿酸排泄量 >3.75mmol，应选择抑制尿酸合成药。

1. 抑制尿酸生成药 为黄嘌呤氧化酶抑制剂。广泛用于原发性及继发性高尿酸血症，尤其是尿酸产生过多型或不宜使用促尿酸排泄药者。目前我国这类药仅有别嘌醇（allopurinol）一种。初始剂量 100mg/d，以后每 2～4 周增加 100mg，直至 100～200mg，每日 3 次（每日剂量在 300mg 以内，也可每日 1 次服用）。每 2 周检测血尿酸和 24 小时尿尿酸水平，如仍高可加量，但最大剂量不超过 600mg/d。本品不良反应包括胃肠道症状、皮疹、药物热、肝酶升高和骨髓抑制等，应予监测。大约 5% 患者不能耐受。偶有严重的超敏反应综合征，表现为高热、嗜酸细胞增高，毒性上皮坏死及剥脱性皮炎、进行性肝肾衰竭，甚至死亡。肾功能不全可增加不良反应风险。应根据肾小球滤过率减量使用。部分患者在长期用药后产生耐药性，使疗效降低。

2. 促尿酸排泄药 主要通过抑制肾小管对尿酸的重吸收，降低血尿酸。主要用于肾功能正常，尿酸排泄减少型。对于 24 小时尿尿酸排泄 >3.57mmol 或已有尿酸性结石者、或慢性尿酸盐肾病的患者、急性尿酸性肾病患者，不宜使用。在用药期间，特别是开始用药数周内应碱化尿液并保持尿量。①丙磺舒：初始剂量 0.25g，每日 2 次，渐增至 0.5g，每日 3 次，每日最大剂量 2g；②苯磺唑酮：初始剂量 50mg，每日 2 次，渐增至 100mg，每日 3 次，每日最大剂量 600mg/d；③苯溴马隆：初始剂量 25mg/d，渐增至 50～100mg，每日 1 次，根据尿酸水平调节至维持剂量，并长期用药。本品可用于轻、中度肾功能不全，但血肌酐 <20ml/min 时无效。不良反应较少，包括胃肠道症状、皮疹、肾绞痛、粒细胞减少等，罕见严重的肝毒性作用。

3. 新型降尿酸药 国外一些新型降尿酸药物已用于临床或正在进行后期的临床观察。①奥昔嘌醇：本品是别嘌醇氧化的活性代谢产物，其药物作用和疗效与别嘌醇相似，但不良反应相对较少。适用于部分对别嘌醇过敏的患者，然而两者之间仍存在 30% 左右的交叉过敏反应。②非布索坦：一种选择性黄嘌呤氧化酶抑制剂，属于抑制尿酸生成药，疗效优于别嘌醇。适用于别嘌醇过敏者。此外由于本品同时在肝脏代谢和肾脏清除，不完全依赖肾脏排泄，因此可用于轻中度肾功能不全者。不良反应主要有肝功能异常，其他有腹泻、头痛、肌肉骨骼系统症状等，大多为一过性轻中度反应。③尿酸酶：人类缺少尿酸酶，无法将尿酸进一步氧化为更易溶解的尿囊素等排出体外。生物合成的尿酸氧化酶主要有：a. 重组黄曲霉菌尿酸氧化酶；b. 聚乙二醇化重组尿酸氧化酶。两者均有快速、强力降低血尿酸疗效，主要用于重度高尿酸血症、难治性痛风，特别是肿瘤溶解综合征患者。

4. 碱性药物 尿中的尿酸存在游离尿酸和尿酸盐 2 种形式，作为弱有机酸，尿酸在碱性环境中可转化为溶解度更高的尿酸盐，利于肾脏排泄，减少尿酸沉积造成的肾脏损害。痛风患者的尿 pH 值往往低于健康人，故在降尿酸治疗的同时应碱化尿液，特别是在开始服用促尿酸排泄药期间，应定期监测尿 pH 值，使之保持在 6.5 左右。同时保持尿量，是预防和治疗痛风相关肾脏病变的必要措施。①碳酸氢钠片：口服每次 0.5～2.0g，每日 3 次。由于本品在胃中产生二氧化碳，增加胃内压，常见嗳气和腹胀等不良反应，也可加重胃溃疡，长期大量服用可引起碱血症及电解质紊乱、充血性心力衰竭和水肿，肾功能不全者慎用。②枸橼酸钾钠合剂：Shohl 溶液（枸橼酸钾 140g，枸橼酸钠 98g，加蒸馏水至 1000ml），每次 10～30ml，每日 3 次。使用时应监测血钾浓度，避免发生高钾血症。此外也可选用枸橼酸钾钠颗粒剂、片剂等。

（四）肾脏病变的治疗

痛风相关的肾脏病变均是降尿酸药物治疗的指征，应选用别嘌醇，同时均应碱化尿液并保持尿量。慢性尿酸盐肾病如需利尿时，避免使用影响尿酸排泄的噻嗪类利尿剂及呋塞米等，其他处理同慢性肾炎。对于尿酸性尿路结石，经过合理的降尿酸治疗，大部分可溶解或自行排出，体积大且固定者可行体外冲击碎石、内镜取石或开放手术取石。对于急性尿酸性肾病急危重症，迅速有效地降低急骤升高的血尿酸，除别嘌醇外，也可使用尿酸酶，其他处理同急性肾衰竭。

第四节 中医辨证论治

一、辨 证 要 点

（一）辨病邪

痹证的证候特征多因感受邪气的性质不同而表现各异。肢体关节疼痛呈游走不定者属风胜；疼痛较剧，遇寒则甚，得热则缓者，属寒胜；重浊而痛，手足沉重，肌肤麻木不仁者，属湿胜；红肿热痛，筋脉拘挛者，属热胜。

（二）辨虚实

一般而言，新病多实，久病多虚。实者，发病较急，正气尚胜抗邪，故痛势剧，脉实有力；虚者，病程较长，多有气血不足，故疼痛绵绵，痛势较缓，脉虚无力。本病后期多见虚实夹杂，应辨明虚实，分清主次。

（三）辨痰瘀

各种痹证迁延不愈，证见关节漫肿，甚则强直畸形，痛如针刺，痛有定处，时轻时重，昼轻夜重，屈伸不利，舌体胖边有齿痕，舌质紫黯甚或可见瘀斑，脉沉弦涩。多属正虚邪恋，瘀血阻络，痰留关节，痰瘀胶结，经络不通，关节不利，而成顽疾。

（四）望颜面五官

浊毒蕴结，郁蒸体内，上蒸于头面，而见面色粗黄、晦浊。若浊毒为热蒸而外溢于皮肤则见面部垢浊不清。

（五）望舌苔

多见黄腻苔，但因浊毒的轻重不同而异。浊毒轻者舌红，苔腻、薄腻、厚腻，或黄或白或黄白相间；浊毒重者舌质紫红、红绛，苔黄腻，或中根部黄腻。苔色、苔质根据病情的新久而变，初感浊毒、津液未伤时见黄滑腻苔；浊毒日久伤津时则为黄燥腻苔。

（六）脉象

浊毒证患者多见滑数脉，尤以右关脉滑数突出。临床以滑数、弦滑、弦细滑、细滑多见。病程短，浊毒盛者，可见弦滑、弦滑数脉。病程长、阴虚有浊毒者，可见细滑脉、沉细滑脉。但患者出现沉细脉时多为浊毒阻滞络瘀，而不应仅仅认为是虚或虚寒脉，如《金匮要略方论》中说"太阳病，关节疼痛而烦，脉沉而细者，此名湿痹"。又说："诸积大法，脉来细而附骨者，乃积也"。以上说明细脉主湿浊主积而不主虚的明证。

二、治 疗 原 则

在经过多年临床观察发现，从发病机制上提出"浊毒理论"，痛风为其理论中"浊毒在骨"部分，并以此为理论依据，制定了以"化浊解毒"为主治疗痛风的治则、治法，为中医药治疗本病提供了一条思路和方法。

（一）湿热阻痹型

主要症状：下肢小关节卒然红肿热痛、拒按，触之局部灼热，得凉则舒，伴发热口渴，心烦不安，溲黄，舌红苔黄腻，脉滑数。

病机：浊蕴经脉，湿热阻络。

治则：清热祛湿，通经活络。

方药：苍术 12g，黄柏 10g，薏苡仁 12g，牛膝 10g，独活 10g，防己 10g，威灵仙 10g，土茯苓 30g，蚕沙 10g（包煎）。

加减运用：痛剧者加炙没药 3～5g；肿甚加大腹皮、槟榔、泽泻、穿山龙；痰多加制南星、法半夏、炒白芥子、竹沥。

（二）瘀血阻络型

主要症状：手足关节疼痛剧烈，如针刺刀割，甚至于手不能触，夜重昼轻，局部皮色发暗，或舌有瘀斑、瘀点，脉涩。

病机：经脉痹阻，瘀血阻络。

治则：活血祛瘀，通经活络。

方药：生地 12g，当归 10g，赤芍 10g，川芎 10g，桃仁 10g，红花 10g，威灵仙 10g，秦艽 10g，鸡血藤 10g，防风 10g，徐长卿 12g，桑枝 10g。

加减运用：无热象者可加桑枝；痛甚加姜黄、海桐皮；夹痰加制南星、白芥子；瘀滞日久，其痛日轻夜重，局部黯黑者，可配服活络效灵丹（当归、丹参、乳香、没药）以增强活血化瘀的作用。

（三）痰浊阻滞型

主要症状：手足关节突发性疼痛、肿胀、疼痛，夜甚于昼，胸闷痰多，舌苔黏腻，脉弦滑，兼见恶风、自汗等表现。

病机：痰浊内生，痹阻脉络。

治则：健脾利湿，化痰通络。

方药：黄柏 10g，苍术 10g，防风 10g，威灵仙 10g，白芷 10g，桃仁 10g，川芎 10g，桂枝 10g，羌活 10g，龙胆草 6g，炮南星 10g，红花 6g。

加减运用：痰多加半夏、白术、茯苓、陈皮。

（四）浊毒阻络型

主要症状：关节红肿剧痛，甚则如刀割针刺，活动严重受限；或关节漫肿重着，皮色红肿晦黯，甚则溃烂，多伴大便秘结不通，小便短赤或黄；舌紫红，苔黄厚腻，脉滑数或弦滑数。

病机：浊毒内蕴，阻滞经络。

治则：化浊解毒，通经活络。

方药：黄芩 12g，黄连 12g，黄柏 12g，蒲公英 12g，生石膏 30g，茵陈 15g，藿香 15g，佩兰 12g。

加减运用：伴大便不干、不溏，排便不爽，便次频数者，加葛根秦皮、白头翁；心下痞，加瓜蒌、黄连、半夏；局部有结节者，常加威灵仙、桃仁、红花等以活血通络。

（五）肝肾阴虚型

主要症状：关节痛如被杖，局部关节变形，肌肤麻木不仁，步履艰难，筋脉拘急，屈伸不利，头晕耳鸣，颧红口干；舌红少苔，脉弦细或细数为肝肾阴虚之象。

病机：浊毒久蕴，肝肾阴伤。

治则：滋阴补肾，化浊解毒。

方药：熟地 15g，山药 15g，山萸肉 12g，茯苓 9g，泽泻 9g，丹皮 9g。

加减运用：骨质变形严重者，可加透骨草、寻骨风、自然铜；兼有低热者加黄柏、地骨皮；脊柱僵化变形者，可加金狗脊、鹿角胶、羌活。

（六）风寒湿痹型

主要症状：肢体、关节疼痛，或呈游走性痛或关节剧痛遇寒加重或肢体关节重着肿痛，肌肤麻木，于阴雨天加重，舌苔薄白，脉弦紧或濡缓。

病机：风寒湿邪，痹阻筋脉。

治则：祛风散寒，除湿通痹。

方药：当归 12g，黄芪 15g，白芍 20g，羌活 12g，姜黄 9g，防风 12g，甘草 9g。

加减运用：风气胜者，加重防风用量，加葛根、麻黄；寒气重者加川乌、附子、干姜、川椒；湿气重者加薏苡仁、苍术。

三、其他治疗

（一）中成药

1. 痛风舒胶囊，口服，2 粒，每日 3 次。适用于痛风病辨证属湿热内盛型。

2. 痛风定胶囊，口服，一次 4 粒，一日 3 次。用于湿热所致的关节红肿热痛，伴有发热，汗出不解，口渴喜饮，心烦不安，小便黄及痛风病见上述证候者。

（二）穴位敷贴

化浊解毒通络贴

【取穴】风湿热痹者大椎、风池、曲池、外关、三阴交、阿是穴；风寒湿痹者风池、足三里、血海、太冲、内庭、阿是穴。

【药物】南星、酒大黄、苍术、薏苡仁、怀牛膝、萆薢。

【功能】化浊解毒，通络止痛。

【主治】浊毒阻络导致的关节红肿疼痛，糜烂溃破等症状。

【用法】研末醋调，敷于上述穴位，12 小时后去除，每日 1 次，5 次为一个疗程。

【禁忌】孕妇及对本药过敏者。

（三）水针疗法

【取穴】足三里、三阴交、丰隆、阿是穴。

【功能】化浊通络。

【主治】痛风关节疼痛辨证属痰湿内生者。

【用法】常规皮肤消毒，用 5ml 注射器接牙科 6 号注射针头，抽取复方当归注射液 2ml，配以 0.9% 氯化钠 4ml，先针刺，待有酸、麻、胀感，回抽无回血后注射，每日 1 次。

【禁忌】孕妇，对本药过敏者，肝性脑病等危重患者禁用。

（四）耳穴疗法

1. 浊毒内蕴型

【材料】皮内针或王不留行籽。

【耳穴】神门、内分泌、肝、肾、交感、相应肢体关节穴。

【功能】化浊解毒，通络止痛。

【主治】浊毒阻络导致的关节红肿疼痛，糜烂溃破等症状。

【方法】耳穴局部先用碘酒擦拭，再用酒精脱碘，再将皮内针或王不留行籽对准已选好的耳穴贴敷，然后稍加压力按压 1~2 分钟，一般为单耳取穴，两耳轮换，每日自行按压耳穴 3~4 次，留针 3~5 天，5 次为一个疗程，疗程间隔 3~5 天，可继续进行第二疗程。

【注意事项】埋针处不宜淋湿、浸水；夏季炎热多汗，贴敷时间不宜过长。

【禁忌】孕妇，对胶布及本药过敏者，耳郭有冻伤或炎症者。

2. 瘀血阻络型

【材料】皮内针或王不留行籽。

【耳穴】肝脾、肾、心、交感、膈、指、皮质下。

【功能】活血化瘀，舒筋活络。

【主治】瘀血阻络导致的手足关节疼痛剧烈。

【方法】耳穴局部先用碘酒擦拭，再用酒精脱碘，再将皮内针或王不留行籽对准已选好的耳穴贴敷，然后稍加压力按压 1~2 分钟，一般为单耳取穴，两耳轮换，每日自行按压耳穴 3~4 次，留针 3~5 天，5 次为一个疗程，疗程间隔 3~5 天，可继续进行第二疗程。

【注意事项】埋针处不宜淋湿、浸水；夏季炎热多汗，贴敷时间不宜过长。

【禁忌】孕妇，对胶布及本药过敏者，耳郭有冻伤或炎症者。

（五）药浴疗法

1. 化浊通络方

【组方】佩兰 10g，土茯苓 15g，鸡血藤 20g，当归 12g，川芎 10g。

【功能】化浊祛湿，活血通络。

【主治】浊毒阻络所致的关节疼痛、红肿等。

【用法】水煎取汁 300ml，用时加适量热水泡足，每晚 1 次，每次泡 30 分钟，10 天为一个疗程。

【注意事项】餐后 30 分钟内不宜泡脚；不宜使用金属及塑料盆，以保温性能较好的木盆、陶盆为佳；水温以 40~45℃为宜；水位达踝关节以上 10~20cm。

【禁忌】对本药过敏者，孕妇、严重心脑血管疾病、精神患者及足部皮肤有破损者。

2. 解毒通络方

【组方】大黄 15g，黄柏 15g，鸡血藤 20g，桃仁 10g，红花 15g，桑枝 15g。

【功能】清热解毒，活血化瘀。

【主治】浊毒阻络所致的关节疼痛、红肿等。

【用法】水煎取汁 300ml，用时加适量热水泡足，每晚 1 次，每次泡 30 分钟，10 天为一个疗程。

【注意事项】餐后 30 分钟内不宜泡脚；不宜使用金属及塑料盆，以保温性能较好的木盆、陶盆为佳；水温以 40~45℃为宜；水位需没过关节以上 10~20cm。

【禁忌】对本药过敏者，孕妇、严重心脑血管疾病、精神患者及足部皮肤有破损者。

第五节 预后与调护

一、预 后

痛风的病因和发病机制较为清楚。较易诊断且预防和治疗有效，因此预后相对良好。如果及早诊断并进行规范治疗，大多数痛风患者可正常工作生活。慢性期病变经过治疗有一定的可逆性，皮下痛风石可缩小或消失，关节症状和功能可改善，相关的肾脏病变也可减轻、好转。患者起病年龄小、有阳性家族史、血尿酸显著升高和痛风频发，提示预后较差。伴发高血压、糖尿病或其他肾病者，发生肾功能不全的风险增加，甚至危及生命。

二、调 护

（一）调饮食

浊毒是痛风病发病的根本原因，而浊毒的产生皆因饮食不节损伤脾胃而成，浊毒学说认为同样主张以食、药同调，注重饮食调养，调动人体正气以抗邪，达到未病先防的目的。

西医学认为，饮食不调摄入过多嘌呤食物，是痛风产生的重要原因之一。因此，调饮食成为预防痛风发生，降低发病率，减少并发症的关键。饮食调护应从以下几方面：

1. 限制嘌呤摄入　正常嘌呤摄取量为 600 ~ 1000mg/日，患者应长期控制嘌呤摄入。急性期应选用低嘌呤饮食，摄入在 150mg/日之内，故需选含嘌呤低的食物，禁用含嘌呤高食物，如动物内脏、沙丁鱼、凤尾鱼、鲭鱼、小虾、扁豆、黄豆、浓肉汤，及菌藻类等。

2. 清淡饮食，忌膏粱厚味　膏粱厚味易滋腻脾胃，影响脾胃的运化，变生浊毒，因此，痛风病患者饮食宜淡，以防肥甘厚味之品易壅湿生痰，化浊生毒。西医学证实，痛风症与肥胖、糖尿病、高血压及高脂血症等关系密切。痛风症患者糖耐量减退者占 75% ~ 84%，高甘油三酯血症者达 75% ~ 84%。因痛风症患者多伴有肥胖、高血压和糖尿病等。故应降低体重、限制热能，体重最好能低于理想体重 10% ~ 15%；热能根据病情而定，一般为 6.28 ~ 7.53MJ（1500 ~ 1800kcal）。切忌减重过快，应循序而进；减重过快促进脂肪分解，易诱发痛风症急性发作。

3. 饮食宜精，适量摄入蛋白质和脂肪　《内经》云："饮食自倍，肠胃乃伤。"摄入过多食物易损伤脾胃，因此饮食宜精，适量摄入人体必需的蛋白质和脂肪，标准体重时蛋白质可按 0.8 ~ 1.0g 供给，全天在 40 ~ 65g，以植物蛋白为主。动物蛋白可选用牛奶、鸡蛋；因牛奶、鸡蛋无细胞结构，不含核蛋白，可在蛋白质供给量允许范围内选用。尽量不用肉类、禽类、鱼类等，如一定用，可将瘦肉、禽肉等少量，经煮沸弃汤后食用。脂肪可减少尿酸正常排泄，应适当限制，控制在 50g/日左右。

4. 禁用辛热炙煿之品　熏、烤、煎、炸食物，此类食物多温热之性，易助湿生热，因此，禁用强烈香料及调味品，如酒和辛辣调味品。过去曾禁用咖啡、茶叶和可可，因分别含有咖啡碱、茶碱和可可碱。但咖啡碱、茶叶碱和可可碱在体内代谢中并不产生尿酸盐，也不在痛风石里沉积，故可适量选用。

（二）避风寒，慎起居

痛风患者尤应注意避风寒，起居有常，不可过劳，情绪稳定防止受寒过劳，注意双足的保温，易发部位不要裸露，不可风吹、湿冷等。穿保暖、宽松适度的鞋，少走路避免损伤。尿酸的排泄途径主要为小便、大便和汗液。可以每天汗蒸 1 次，汗蒸时随时补充水分，有助排出尿酸。

（三）未病先防，既病防变

平时注意调摄，增强体质，适度运动，扶人体之正气以抗邪，预防痛风病的发生；已发病的患者，在疾病治疗过程中，要时刻注意病情的发展趋向，防止脏腑传变，即"见肝之病，知肝传脾，当先实脾"。痛风并发症较多，如痛风性关节炎、结石、通风性肾病、合并高血压、高血脂、肥胖、糖尿病、动脉硬化、冠心病等。有效的控制血尿酸就能够积极预防和减少并发症发生。另外，通过建立系统跟踪服务网络，定期为痛风患者检验及早期有针对性的进行最新减肥、降脂、降压、降血尿酸的治疗，能有效地起到预防及早期发现痛风及并发症的可能。

（张素钊）

第二十章

慢性阻塞性肺疾病

第一节 概　　述

一、西医学对本病的认识

慢性阻塞性肺病（chronic obstructive pulmonary diseases，COPD）是一种慢性气道阻塞性疾病的统称，主要指具有不可逆性气道阻塞的慢性支气管炎和肺气肿两种疾病。

慢性阻塞性肺疾病是一种重要的慢性呼吸系统疾病，患病人数多，病死率高。COPD目前居全球死亡原因的第4位，据世界银行/世界卫生组织预计，至2020年COPD将位居世界疾病经济负担的第5位。我国的流行病学调查表明，40岁以上人群COPD患病率为8.2%，患病率之高十分惊人。由于其缓慢进行性发展，严重影响患者的劳动能力和生活质量。COPD患者在急性发作期过后，临床症状虽有所缓解，但其肺功能仍在继续恶化，并且由于自身防御和免疫功能的降低以及外界各种有害因素的影响，经常反复发作，而逐渐产生各种心肺并发症。

二、中医学对本病的认识

慢性阻塞性肺疾病（COPD）可归属于中医"喘证""肺胀"范畴。肺胀病名首见于《内经·灵枢·胀论》："肺胀者，虚满而咳"；《诸病源候论·咳逆候》："肺虚感寒，邪正相搏，气聚于肺，肺气胀满，气逆而上。"《金匮要略·肺痿肺痈咳嗽上气病脉证治》："上气，喘而躁者，属肺胀，欲作风水，发汗则愈。""咳而上气，此为肺胀，其人喘，目如脱状，脉大浮者，越婢加半夏汤主之。""肺胀咳而上气，烦躁而喘，脉浮者，心下有水气，小青龙汤加石膏汤主之。"张仲景明确提出肺胀的症状除了有胸满，喘咳等症状外还有烦躁，短气，面目水肿，脉浮等症状和体征。并针对临床证候提出了相应的治法，如宣肺利水法，解表化饮法等。《证治汇补·咳嗽》谓："肺胀者，动着喘满，气急息重，或左或右，不得眠者是也。"《医宗必读·喘》谓："喘者，促促气急，喝喝痰声，张口抬肩，摇身颉肚。"以上所述喘证及肺胀的临床表现为气促、心悸、喘息、呼气困难、咳嗽、咯痰、张口抬肩，均与COPD的临床表现相吻合。

第二节　病因病机

一、西医学病因病理

（一）病因

引起 COPD 的危险因素包括个体易感因素以及环境因素两个方面，两者相互影响。

1. 个体因素

某些遗传因素可增加 COPD 发病的危险性。已知的遗传因素为 α1-抗胰蛋白酶缺乏。重度 α1-抗胰蛋白酶缺乏与非吸烟者的肺气肿形成有关。在我国 α1-抗胰蛋白酶缺乏引起的肺气肿迄今尚未见正式报道。支气管哮喘和气道高反应性是 COPD 的危险因素，气道高反应性可能与机体某些基因和环境因素有关。

2. 环境因素

（1）吸烟：吸烟为 COPD 的重要发病因素。吸烟者肺功能的异常率较高，FEV1 的年下降率较快，吸烟者死于 COPD 的人数较非吸烟者为多。被动吸烟也可能导致呼吸道症状以及 COPD 的发生。孕期妇女吸烟可能会影响胎儿肺脏的生长及在子宫内的发育，并对胎儿的免疫系统功能有一定影响。

（2）职业性粉尘和化学物质：当职业性粉尘及化学物质（烟雾、过敏原、工业废气及室内空气污染等）的浓度过大或接触时间过久，均可导致与吸烟无关的 COPD 发生。接触某些特殊的物质、刺激性物质、有机粉尘及过敏原能使气道反应性增加。

（3）空气污染：化学气体如氯、氧化氮、二氧化硫等，对支气管黏膜有刺激和细胞毒性作用。空气中的烟尘或二氧化硫明显增加时，COPD 急性发作显著增多。其他粉尘如二氧化硅、煤尘、棉尘、蔗尘等也刺激支气管黏膜，使气道清除功能遭受损害，为细菌入侵创造条件。烹调时产生的大量油烟和生物燃料产生的烟尘与 COPD 发病有关，生物燃料所产生的室内空气污染可能与吸烟具有协同作用。

（4）感染：呼吸道感染是 COPD 发病和加剧的另一个重要因素。病毒也对 COPD 的发生和发展起作用。儿童期重度下呼吸道感染和成年时的肺功能降低及呼吸系统症状发生有关。

（5）社会经济地位：COPD 的发病与患者社会经济地位相关。这也许与室内外空气污染的程度不同、营养状况或其他和社会经济地位等差异有一定内在的联系。

（二）病理

在 COPD 肺部病理学改变的基础上出现相应 COPD 特征性病理生理学改变，包括黏液高分泌、纤毛功能失调、气流受限、肺过度充气、气体交换异常、肺动脉高压和肺心病以及全身的不良效应。黏液高分泌和纤毛功能失调导致慢性咳嗽及多痰，这些症状可出现在其他症状和病理生理异常发生之前。随着 COPD 的进展，外周气道阻塞、肺实质破坏及肺血管的异常等减少了肺脏的气体交换能力，产生低氧血症，以后可出现高碳酸血症。长期慢性缺氧可导致肺血管广泛收缩和肺动脉高压，常伴有血管内膜增生，某些血管发生纤维化和闭塞，造成肺循环的结构重组。COPD 晚期出现的肺动脉高压是其重要的心血管并发症，并进而产生慢性肺源性心脏病及右心衰竭，提示预后不良。

二、中医学病因病机

本病病因多因久病肺虚，痰瘀潴留，每因复感外邪诱使病情发作或加剧。常见病因有久病肺虚、感受外邪、痰夹血瘀。本病的病位在肺，继则影响脾、肾，后期病及与心。其基本病机为肺气虚损，浊毒阻肺，肺气壅滞。

（一）病因

1. 久病肺虚：内伤久咳、久喘、久哮、肺痨等慢性肺系疾病，迁延失治，痰浊潴留，伏着于肺，肺气壅滞不畅，胀满不能敛降，而成肺胀。肺主气，司呼吸，主宣发与肃降，肺气通畅，呼吸功能才能正常运行，久咳伤肺或年老体弱，肺气不足则肺气不宣，清肃之令失常，气道不利，上逆而咳而喘，《诸病源候论·咳逆短气候》云："肺虚为微寒所伤则咳嗽，嗽则气还于肺间则肺胀，肺胀则气逆，而肺本虚，气为不足，复为邪所乘，不能宣畅，故咳逆，短乏气也"可见肺气虚是 COPD 产生的主要原因。

2. 感受外邪：肺虚日久，致易感外邪，复伤肺气，甚传变他脏，正如《症因脉治》云："肺胀之因，内有郁结，先伤肺气，外复感邪，肺气不得发泄，则肺胀作。"《诸病源候论·咳逆短气候》："肺主于气，邪乘于肺则肺胀，胀则肺管不利，不利则气道涩。故气上喘鸣……"

3. 痰夹血瘀：病久肺气肺体损伤，内有郁结之痰，复感外邪，肺气闭郁，血行无力，心脉失畅，则血郁为凝，同时，气虚致血运无力，也易致瘀，由此痰瘀互结互病，胶结难解。

4. 痰热浊毒：肺病日久损伤及脾，子耗母气，脾失健运，则可见肺脾两虚，脾虚则津液代谢失常，蕴于体内，蕴湿生热，痰浊日久化浊成毒，浊毒阻肺，肺气壅滞，可发为本病。浊毒日久可耗伤肾气，致肾脏摄纳失权，则气短不续，动则益甚。且肾主水，肾阳衰微，则气不化水，水邪犯溢；浊毒上阻心肺则喘咳心悸，可见浊毒在本病的发生发展中起着关键性作用。

（二）病机

1. 病机特点　慢性阻塞性肺病病位在肺，继则影响脾、肾，后期病及于心。病理性质为"本虚标实"，本以肺、脾、肾虚为主；标实主要指浊毒。浊毒之邪蕴于肺络，久则耗伤肺气。若肺病及脾，子耗母气，脾失健运，则可导致肺脾两虚。肺虚及肾，肺不主气，肾不纳气，可致气喘日益加重，吸入困难，呼吸短促难续，动则更甚。肺与心脉相通，肺气辅佐心脏运行血脉，肺虚治节失职，久则病及于心，如《脉因证治》曰："肺伤日久，必及于心，肺病血瘀，必损心气。"

2. 主要病机

（1）肺气虚损：久咳伤肺或年老体弱，肺气虚损则肺气不宣，清肃之令失常，气道不利，上逆而咳而喘，发为肺胀。

（2）痰夹血瘀：病久肺气肺体损伤，内有郁结之痰，复感外邪，肺气郁闭，血行无力，积而成瘀，致使痰瘀相结于肺，滞留于心，而成肺胀。

（3）浊毒内蕴：肺病日久损伤及脾，子耗母气，脾失健运，则可见肺脾两虚，脾虚则津液代谢失常，蕴于体内，蕴湿生热，痰浊日久化浊成毒，浊毒阻肺，肺气壅滞，可发为本病。

（4）外邪侵袭：外邪从口鼻，皮毛入侵，每多首先犯肺，导致肺气宣降不利，上逆而为咳，升降失常则为喘，久则肺虚而致主气功能失常而发病。

第三节　西医临床诊断与治疗

一、临床表现

（一）症状

1. 慢性咳嗽　通常为首发症状。初起咳嗽呈间歇性，早晨较重，以后早晚或整日均有咳嗽，但夜间咳嗽并不显著。少数病例咳嗽不伴咳痰。也有部分病例虽有明显气流受限但无咳嗽症状。

2. 咳痰　咳嗽后通常咳少量黏液性痰，部分患者在清晨较多；合并感染时痰量增多，常有脓性痰。

3. 气短或呼吸困难　是 COPD 的标志性症状，是使患者焦虑不安的主要原因，早期仅于劳力时出现，后逐渐加重，以致日常活动甚至休息时也感气短。

4. 喘息和胸闷　不是 COPD 的特异性症状。部分患者特别是重度患者有喘息；胸部紧闷感通常于劳力后发生，与呼吸费力、肋间肌等容性收缩有关。

5. 全身性症状　在疾病的临床过程中，特别在较重患者，可能会发生全身性症状，如体重下降、食欲减退、外周肌肉萎缩和功能障碍、精神抑郁和（或）焦虑等。合并感染时可咳血痰或咯血。

（二）体征

COPD 早期体征可不明显。随疾病进展，常有以下体征：

1. 视诊及触诊　胸廓形态异常，包括胸部过度膨胀、前后径增大、剑突下胸骨下角（腹上角）增宽及腹部膨凸等；常见呼吸变浅，频率增快，辅助呼吸肌参加呼吸运动，重症可见胸腹矛盾运动；呼吸困难加重时常采取前倾坐位；低氧血症者可出现黏膜及皮肤发绀，伴右心衰竭者可见下肢水肿、肝脏增大。

2. 叩诊　由于肺过度充气使心浊音界缩小，肺肝界降低，肺叩诊可呈过度清音。

3. 听诊　两肺呼吸音可减低，呼气相延长，平静呼吸时可闻干性啰音，两肺底或其他肺野可闻湿啰音；心音遥远，剑突部心音较清晰响亮。

二、实验室和其他检查

（一）肺功能检查

肺功能检查是判断气流受限的客观指标，其重复性好，对 COPD 的诊断、严重程度评价、疾病进展、预后及治疗反应等均有重要意义。吸入支气管舒张剂后 FEV1/FVC% < 70% 者，可确定为不能完全可逆的气流受限。呼气峰流速（PEF）及最大呼气流量-容积曲线（MEFV）也可作为气流受限的参考指标，但 COPD 时 PEF 与 FEV1 的相关性不够强，PEF 有可能低估气流阻塞的程度。气流受限可导致肺过度充气，使肺总量（TLC）、功能残气量（FRC）和残气容积（RV）增高，肺活量（VC）减低。TLC 增加不及 RV 增加的程度大，故 RV/TLC 增高。肺泡隔破坏及肺毛细血管床丧失可使弥散功能受损，一氧化碳弥散量（DLCO）降低，DLCO 与肺泡通气量（VA）之比（DLCO/VA）比单纯 DLCO 更敏感。深吸气量（IC）是潮气量与补吸气量之和，IC/TLC 是反映肺过度膨胀的指标，它

在反映 COPD 呼吸困难程度甚至反映 COPD 生存率上具有意义。

（二）胸部 X 线检查

X 线检查对确定肺部并发症及与其他疾病（如肺间质纤维化、肺结核等）鉴别有重要意义。COPD 早期 X 线胸片可无明显变化，以后出现肺纹理增多、紊乱等非特征性改变；主要 X 线征为肺过度充气：肺容积增大，胸腔前后径增长，肋骨走向变平，肺野透亮度增高，横膈位置低平，心脏悬垂狭长，肺门血管纹理呈残根状，肺野外周血管纹理纤细稀少等，有时可见肺大疱形成。并发肺动脉高压和肺原性心脏病时，除右心增大的 X 线征外，还可有肺动脉圆锥膨隆，肺门血管影扩大及右下肺动脉增宽等。

（三）胸部 CT 检查

CT 检查一般不作为常规检查。但是，在鉴别诊断时 CT 检查有益，高分辨率 CT（HRCT）对辨别小叶中心型或全小叶型肺气肿及确定肺大疱的大小和数量，有很高的敏感性和特异性，对预计肺大疱切除或外科减容手术等的效果有一定价值。

（四）血气检查

当 FEV1 < 40% 预计值时或具有呼吸衰竭或右心衰竭的 COPD 患者均应做血气检查。血气异常首先表现为轻、中度低氧血症。随疾病进展，低氧血症逐渐加重，甚至出现呼吸衰竭，并出现高碳酸血症。

（五）其他实验室检查

PaO_2 < 55mmHg 时，血红蛋白及红细胞可增高，红细胞压积 > 55% 可诊断为红细胞增多症。并发感染时痰涂片可见大量中性粒细胞，痰培养可检出各种病原菌，常见者为肺炎链球菌、流感嗜血杆菌、卡他摩拉菌、肺炎克雷伯杆菌等。

三、诊 断 要 点

分期和严重程度分级标准参考美国国立心、肺、血液研究所（NHLBI）和世界卫生组织（WHO）于 2004 年发布的《慢性阻塞性肺病全球倡议》，（Global Initiative for Chronieobstruetive LungDISease，GLOD）及中华医学会呼吸病学会 2002 年发布的《慢性阻塞性肺疾病诊治指南》：

诊断根据病史、危险因素接触史、体征及实验室检查等资料，综合分析确定。肺功能检查是诊断 COPD 的金标准。

1. 病史、症状　慢性咳嗽咯痰，呼吸困难，可伴有喘息和胸闷等症状，常有吸烟史或长期粉尘、有害气体接触史。

2. 体征　可见桶状胸，叩诊过清音，呼吸音减弱，两肺可闻及干、湿啰音，心音遥远。晚期可有口唇发绀及右心衰体征。

3. 实验室检查及特殊检查

（1）肺功能检查：通气功能检查示呼吸气流阻塞：FEV1/FVC% < 70%，气道阻塞呈不完全可逆性；给予支气管扩张剂后，FEV1 < 80% 预计值、FEV1/FVC% < 70%。

（2）胸部 X 线检查：主要为肺气肿改变，如肺容量扩大，胸腔前后径增大，肋骨走向扁平；肺透亮度增加，横膈位置降低，心脏悬垂狭长，肺野周围血管纹理减少纤细。

（3）其他实验室检查：动脉血气检查可有低氧血症，或同时出现高碳酸血症。血常规化验：常有血红蛋白、红细胞增加，感染加重时可有白细胞计数、中性类细胞增高，痰菌培养可发现病原菌。

四、鉴 别 诊 断

1. 支气管哮喘：多在儿童或青少年期发病，以发作性喘息为特征，发作时两肺布满哮鸣音，常有家庭或个人过敏史，症状经治疗后可缓解或自行缓解。哮喘的气流受限多为可逆性，其支气管舒张试验阳性。

2. 支气管扩张：有反复发作咳嗽、咳痰特点，常反复咯血。

3. 肺结核：可有午后低热、乏力、盗汗等结核中毒症状，痰检可发现抗酸杆菌，胸部 X 片检查可有病灶。

4. 弥漫性泛细支气管炎：大多数为男性非吸烟者，几乎都有慢性鼻窦炎，X 线胸片和高分辨率 CT 显示弥漫性小叶中央结节影和过度充气征，红霉素治疗有效。

5. 支气管肺癌：刺激性咳嗽咳痰，可有痰中带血。

6. 其他原因所致的呼吸气腔扩大。

五、治　　　疗

分为急性加重期和稳定期的治疗

（一）稳定期的治疗

1. 治疗目的

（1）减轻症状，阻止病情发展。

（2）缓解或阻止肺功能下降。

（3）改善活动能力，提高生活质量。

（4）降低病死率。

2. 教育与管理　通过教育与管理可以提高患者及有关人员对 COPD 的认识和自身处理疾病的能力，更好的配合治疗和加强预防措施，减少反复加重，维持病情稳定，提高生活质量。主要内容包括：

（1）教育与督促患者戒烟，迄今能证明有效延缓肺功能进行性下降的措施仅有戒烟；

（2）使患者了解 COPD 的病理生理与临床基础知识；

（3）掌握一般和某些特殊的治疗方法；

（4）学会自我控制病情的技巧，如腹式呼吸及缩唇呼吸锻炼等；

（5）了解赴医院就诊的时机；

（6）社区医生定期随访管理。

3. 控制职业性或环境污染　避免或防止粉尘、烟雾及有害气体吸入。

4. 药物治疗

（1）支气管舒张剂：是控制 COPD 症状的主要治疗措施。短期按需应用可缓解症状，长期规则应用可预防和减轻症状，增加运动耐力，但不能使所有患者的 FEV1 都得到改善。与口服药物相比，吸入剂不良反应小，因此多首选吸入治疗。主要的支气管舒张剂有 β2 受体激动剂、抗胆碱药及甲基黄嘌呤类，根据药物的作用及患者的治疗反应选用。不同作用机制与作用时间的药物联合可增强支气管舒张作用、减少不良反应。

（2）糖皮质激素：长期规律的吸入糖皮质激素适用于 FEV1 < 50% 预计值（Ⅲ级和Ⅳ级）并且有临床症状以及反复加重的 COPD 患者。这一治疗可减少急性加重频率，改善生活质量。联合吸入糖皮质激素和 β2 受体激动剂，比各自单用效果好，对 COPD 患者不推

荐长期口服糖皮质激素治疗。

（3）其他药物

1）祛痰药（黏液溶解剂）：应用祛痰药似有利于气道引流通畅，改善通气，但除少数有黏痰的患者获效外，总的来说效果并不十分确切。

2）抗氧化剂：应用抗氧化剂如 N-乙酰半胱氨酸可降低疾病反复加重的频率。但目前尚缺乏长期、多中心临床研究结果，有待今后进行严格的临床研究考证。

3）免疫调节剂：对降低 COPD 急性加重严重程度可能具有一定的作用。但尚未得到确证，不推荐作常规使用。

4）疫苗：流感疫苗可减少 COPD 患者的严重程度和死亡，可每年给予 1 次（秋季）或 2 次（秋、冬）。肺炎球菌疫苗，已在 COPD 患者中应用，但尚缺乏有力的临床观察资料。

5）中医治疗：辨证施治是中医治疗的原则，对 COPD 的治疗亦应据此原则进行。实践中体验到某些中药具有祛痰、支气管舒张、免疫调节等作用，值得深入的研究。

5. 氧疗　COPD 稳定期进行长期家庭氧疗对具有慢性呼吸衰竭的患者可提高生存率。长期家庭氧疗应在 IV 级即极重度 COPD 患者应用，具体指征是：①$PaO_2 \leqslant 55mmHg$ 或动脉血氧饱和度（SaO_2）$\leqslant 88\%$，有或没有高碳酸血症。②PaO_2 55～60mmHg，或 $SaO_2 <$ 89%，并有肺动脉高压、心力衰竭水肿或红细胞增多症（红细胞比积 >55%）。长期家庭氧疗一般是经鼻导管吸入氧气，流量 1.0～2.0L/min，吸氧持续时间 >15h/d。

6. 康复治疗　康复治疗可以使进行性气流受限、严重呼吸困难而很少活动的患者改善活动能力、提高生活质量，是 COPD 患者一项重要的治疗措施。它包括呼吸生理治疗，肌肉训练，营养支持、精神治疗与教育等多方面措施。

7. 外科治疗

（1）肺大疱切除术：在有指征的患者，术后可减轻患者呼吸困难的程度并使肺功能得到改善。术前胸部 CT 检查、动脉血气分析及全面评价呼吸功能对于决定是否手术是非常重要的。

（2）肺减容术：是通过切除部分肺组织，减少肺过度充气，改善呼吸肌做功，提高运动能力和健康状况，但不能延长患者的寿命。

（3）肺移植术：对于选择合适的 COPD 晚期患者，肺移植术可改善生活质量，改善肺功能，但技术要求高，花费大，很难推广应用。

（二）COPD 急性加重期的治疗

1. 药物治疗　急性加重的药物治疗包括三大类：支气管扩张剂、全身糖皮质激素和抗生素。单一吸入短效 β2 激动剂，或短效 β2 激动剂和短效抗胆碱能药物联合吸入，通常在急性加重时为优先选择的支气管扩张剂。这些药物可以改善症状和 FEV1，使用 MDI 和雾化吸入没有区别，但后者可能更适合于较重的患者。急性加重时长效支气管扩张剂合并吸入糖皮质激素是否效果更好尚不确定。茶碱仅适用于短效支气管扩张剂效果不好的患者，不良反应较常见。全身应用糖皮质激素和抗生素能够缩短康复时间，改进肺功能（FEV1）和动脉血氧分压（PaO_2），并降低早期复发的危险性，减少治疗失败的概率和缩短住院时间。推荐口服泼尼松 30～40mg/d，使用 10～14 天，也可以选用雾化吸入布地奈德。当 AECOPD 具有三个症状即呼吸困难、痰量增加、脓性痰时推荐使用抗菌药物，如果仅有两个症状其中一个是脓性痰时也推荐使用，包括病情危重需要机械通气的患者。抗菌药物类型应根据当地细菌耐药情况选择。推荐治疗疗程为 5 ~ 7 天。

2. 氧疗 是急性加重住院的重要治疗，根据患者血氧情况调整并维持患者氧饱和度 88% ~92% 。

3. 机械通气

（1）无创通气：可以改善二氧化碳潴留，降低呼吸频率和呼吸困难程度，缩短住院时间，减少死亡和插管。指征：至少符合以下一个条件：

呼吸性酸中毒（动脉血 pH≤7. 35 和（或）PaCO$_2$ >45mmHg）；

严重呼吸困难合并临床症状，提示呼吸肌疲劳；

呼吸功增加；例如应用辅助呼吸肌呼吸，出现胸腹矛盾运动；或者肋间隙肌群收缩。

（2）有创通气：可以降低呼吸频率，改善 PaO$_2$、PaCO$_2$ 和 pH，降低死亡率，减少治疗失败的风险。有创通气的指征如下：

不能耐受 NIV 或 NIV 治疗失败（或不适合 NIV）；

呼吸或心脏暂停；

呼吸暂停伴有意识丧失；

精神状态受损，严重的精神障碍需要镇静剂控制；

大量吸入；

长期不能排出呼吸道的分泌物；

心率 <50 次/分伴有意识丧失；

严重的血流动力学不稳定，对液体疗法和血管活性药物无反应；

严重的室性心律失常；

威胁生命的低氧血症，不能耐受 NIV；

不能耐受 NIV 或 NIV 治疗失败（或不适合 NIV）。

（三）并发症的治疗

COPD 并发症主要为心血管疾病、骨质疏松、焦虑和抑郁、肺癌、感染、代谢综合征和糖尿病等。COPD 常常和其他疾病合并存在，可对疾病的进展产生显著影响。存在并发症不需要改变 COPD 的治疗。COPD 患者无论病情轻重，都可以出现并发症。对于并发症的治疗可根据相应疾病的治疗原则进行。

第四节 中医辨证论治

一、辨证要点

（一）辨标本虚实

肺胀总属标实本虚，但有偏实偏虚的不同。一般感邪发作时偏于标实，平时偏于本虚。标实为痰浊、瘀血、浊毒，早期痰浊为主，渐而浊毒血瘀并重，并可兼见气滞、水饮错杂为患。后期浊毒瘀壅盛，正气虚衰，本虚与标实并重。

（二）辨脏腑阴阳

肺胀早期以气虚或气阴两虚为主，病位在肺脾肾，后期气虚及阳，以肺肾心为主，或阴阳两虚。

（三）望颜面五官

浊毒蕴结，郁蒸体内，上蒸于头面，而见面色粗黄，晦浊。若浊毒为热蒸而外溢于皮肤则见皮肤油腻，患者每有面部洗不净的感觉，给人一种秽浊之象。浊毒上犯清窍而见咽部红肿，咳吐黏稠之涎沫、涕浊等。

（四）望舌苔

患者以黄腻苔多见，但因感浊毒的轻重不同而有所差别。浊毒轻者舌红，苔腻、薄腻、厚腻，或黄或白或黄白相间；浊毒重者舌质紫红、红绛，苔黄腻，或中根部黄腻。因感邪脏腑不同苔位亦异，如浊毒中阻者，苔中部黄腻；浊毒阻于肝胆者，苔两侧黄腻。苔色、苔质根据病情的新久而变，初感浊毒、津液未伤时见黄滑腻苔；浊毒日久伤津时则为黄燥腻苔。

（五）脉象

浊毒证患者滑数脉常见，尤以右关脉滑数突出。临床以滑数、弦滑、弦细滑、细滑多见。病程短，浊毒盛者，可见弦滑、或弦滑数脉。病程长、阴虚有浊毒者，可见细滑脉、沉细滑脉。但患者出现沉细脉时多为浊毒阻滞络瘀，而不应仅仅认为是虚或虚寒脉，如《金匮要略方论》中说"太阳病，关节疼痛而烦，脉沉而细者，此名湿痹"。又说："诸积大法，脉来细而附骨者，乃积也"。以上说明细脉主湿浊主积而不主虚的明证。

二、治疗原则

治疗当根据感邪时偏于邪实，平时偏于正虚的不同，有侧重的分别选用扶正与祛邪的治则。标实者，当以化浊解毒、祛邪宣肺，降气化痰，温阳利水，活血祛瘀，甚或开窍、息风、止血等法。本虚者，当以补养心肺，益肾健脾为主，或气阴兼调，阴阳兼顾。正气欲脱时应扶正固脱。

（一）外寒内饮型

主要症状：咳逆喘满不得卧，气短气急，咳痰白稀，胸部膨满，口干不欲饮，周身酸楚，恶寒，舌体胖大，舌质紫黯，舌苔白滑，脉浮紧。

治则：温肺散寒，降逆涤痰。

方药：麻黄9g，桂枝12g，干姜9g，细辛3g，半夏12g，甘草9g，五味子12g，白芍20g。

临证加减运用：若咳而上气，喉中如有水鸡声，表寒不著者，可用射干麻黄汤；饮郁化热者，烦躁而喘，脉浮，用小青龙加石膏汤兼清郁热。

（二）痰热郁肺型

主要症状：咳逆喘息气粗，胸满烦躁，目睛胀突，痰黄或白，黏稠难咳，或发热恶寒，溲黄便干，口渴欲饮，舌质黯红，苔黄或黄腻，脉弦滑。

治则：宣肺泄热，降逆平喘。

方药：麻黄9g，石膏30g，生姜9g，半夏12g，甘草9g，大枣3枚。

临证加减运用：痰热内盛，痰胶黏不易咳出者，加鱼腥草、黄芩、瓜蒌皮、贝母、桑白皮等以清热化痰利肺；痰鸣喘息加射干、葶苈子泄肺平喘。便秘腹满者加大黄通腑泻热。

（三）痰瘀阻肺型

主要症状：胸满，咳嗽痰多，色白黏腻或呈泡沫，短气喘息，稍劳即著，脘腹痞胀，纳少，泛恶，便溏，倦怠乏力，或胸部憋闷如塞，甚或胸痛如刺，面色紫黯，唇甲青紫，舌质偏淡或淡胖，或舌质紫黯，舌下青筋暴露，苔薄腻或浊腻，脉细滑。

治法：化痰逐瘀，降逆平喘。

方药：半夏12g，胆星12g，茯苓12g，甘草3g，橘红6g，枳实12g，石菖蒲6g，人参6g，竹茹6g，丹参6g，桃仁6g，红花6g。

临证加减运用：痰浊壅盛，胸满，气喘难平者，加葶苈子、杏仁涤痰除壅以平喘；痰浊蕴中，升降失常，脘腹痞胀，泛恶，纳呆者，加瓜蒌壳、蔻仁、炒枳实、法夏、焦三仙等芳化痰浊，和胃降逆；脾胃虚弱，短气，倦怠乏力，纳差，便溏，面色萎黄者，加党参、黄芪、茯苓、白术、甘草等健脾益胃。

（四）痰蒙神窍型

主要症状：意识朦胧，表情淡漠，嗜睡，或烦躁不安，或昏迷，谵妄，撮空理线，或肢体瞤动，抽搐，咳逆喘促，咯痰黏稠或黄黏不爽，或伴痰鸣，唇甲青紫，舌质黯红或淡紫，或紫绛，苔白腻或黄腻，脉细滑数。

治法：涤痰，开窍，息风。

方药：半夏12g，茯苓10g，橘红6g，胆南星12g，竹茹6g，枳实10g，甘草6g，石菖蒲6g，人参6g。

临证加减运用：痰热内盛，身热，烦躁，谵语，神昏，舌质红，苔黄者，加黄芩、桑白皮、葶苈子、天竺黄、竹沥、浙贝清热化痰；伴肝风内动，瞤动，抽搐者，开窍可用紫雪丹加用钩藤、全蝎、羚羊角粉凉肝息风；热结大肠，腑气不通者，酌加大黄、芒硝通腑泄热。瘀血明显，唇甲紫绀者，加丹参、红花、桃仁、水蛭等活血通脉。

（五）肺肾气虚型

主要症状：呼吸浅短难续，甚则张口抬肩，倚息不能平卧，咳嗽，痰白如沫，咯吐不利，胸满闷塞，声低气怯，心慌，形寒汗出，面色晦黯，或腰膝酸软，小便清长，或尿后余沥，或咳则小便自遗。舌淡或黯紫，苔白润，脉细虚数无力，或有结代。

治法：补肺纳肾，降气平喘。

方药：人参12g，黄芪12g，茯苓6g，甘草6g，蛤蚧1对，五味子12g，干姜6g，半夏12g，厚朴6g，陈皮6g。

临证加减运用：喘逆甚，肾虚不纳气者，加灵磁石、沉香、紫石英纳气归元。肺虚有寒，怕冷，舌质淡者，加桂枝、细辛、钟乳石温阳散寒。阴伤，低热，舌红苔少者，加麦冬、玉竹、生地、知母养阴清热。面色苍白，冷汗淋漓，四肢厥冷，血压下降，脉微欲绝者，乃喘脱危象，急用参附汤加沉香、紫石英、五味子送服参蛤散补气纳肾，回阳固脱，或酌情选用参附注射液、生脉注射液等静脉注射。

（六）阳虚水犯型

主要症状：喘咳不能平卧，咯痰清稀，胸满气憋，面浮，下肢肿，甚则一身悉肿，腹部胀满有水，尿少，脘痞，纳差，心悸，畏寒，面唇青紫，舌胖质黯，苔白滑，脉沉细滑或结代。

治法：温肾健脾，化饮利水。

方药：附子9g，桂枝3g，茯苓9g，白术6g，猪苓6g，泽泻6g，生姜9g，白芍9g。

临证加减运用：血瘀甚，紫绀明显者，加泽兰、红花、丹参、赤芍、益母草等化瘀利水；水肿势剧，上渍心肺，心悸喘满，倚息不得卧者，加黑白丑、椒目、葶苈子行气逐水。

（七）浊毒内蕴

症状：咳逆喘息气粗，胸满，咯痰黄，身热，烦躁，舌质红或黯红，苔黄腻，脉弦滑。

治法：化浊解毒，降逆平喘。

方药：半夏12g，胆星12g，石菖蒲6g，竹茹6g，黄芩9g，栀子6g，黄连6g，蒲公英30g，砂仁12g。

临证加减运用：若大便干燥者加火麻仁、柏子仁、虎杖、大黄；阴伤者加沙参、麦冬、天花粉；舌红光剥者加玄参、生地。

三、其他治疗

（一）中成药

1. 苏子降气丸　口服。一次6g，一日1～2次。用于上盛下虚，气逆痰壅所致的咳嗽喘息，胸膈痞塞。

2. 平喘丸　口服。一次6g，一日1～2次。用于肺脾两虚兼有肾气虚衰所致的咳嗽喘息，浅短难续，胸满闷窒。

3. 二陈丸　一次9～15g，一日2次。用于痰湿停滞导致的咳嗽痰多，胸脘胀闷，恶心呕吐。

4. 杏苏止咳糖浆　一次10～15ml，一日3次。适用于风寒咳嗽，其表现为咳嗽声重，气急，咳痰稀薄色白，常伴鼻塞，流清涕。

5. 蛤蚧定喘丸　大蜜丸一次1丸，一日2次。用于肺肾两虚，阴虚肺热所致的虚劳咳喘、气短烦热、胸满郁闷、自汗盗汗。

6. 鲜竹沥口服液　一次20ml，一日2～3次。用于痰热咳嗽、喘息气促等。

7. 橘红痰咳液　一次10～20ml，一日3次。用于痰浊阻肺所致的咳嗽、气喘、痰多；感冒、支气管炎，咽喉炎见上述证候者。

（二）针灸

1. 辨病治疗

取穴：肺俞、膻中、大椎、足三里等。

手法：补法，每周1～2次，可加用艾灸，留针约20分钟。

2. 辨证治疗

外寒内饮：大椎、风门、身柱、天突、肺俞、鱼际、风池、太渊、合谷。

痰热郁肺：大椎、肺俞、尺泽、合谷、丰隆、少商。

肺肾阴虚：肺俞、天突、太渊、太溪、肾俞。

肺脾两虚：阴陵泉、脾俞、章门、足三里、天突、肺俞、丰隆。

气虚血瘀：肺俞、合谷、太冲、肾俞。

肺肾气虚：肺俞、肾俞、中脘、足三里、太溪、气海。

3. 艾灸法

取穴：实证、痰热证：定喘、尺泽、肺俞、丰隆等；

虚证、寒证：肺俞、肾俞、天突、膏肓等。

4. 耳穴疗法　心、神门、肺、支气管、肾、肾上腺等。痰多加脾，喘满加肝，食少加胃，烦躁加心，体虚加肾。

（三）穴位敷贴

穴位敷贴 1 号方：（药物组成：白芥子 15%、细辛 20%、甘遂 30%、延胡索 15%、黄芩 20%）

主治：肺胀属痰热证、实证。

选穴：定喘、尺泽、肺俞、丰隆等。

穴位敷贴 2 号方：（药物组成：白芥子 50%、细辛 20%、甘遂 15%、延胡索 15%）

主治：肺胀属寒证、虚证。

选穴：肺俞、肾俞、天突、膏肓等。

用法：将药饼分别贴在所定穴位，医用胶布固定，每次敷贴 3 ~ 4 小时，每周 2 次。

（四）推拿

点按大椎、天突、定喘、肺俞、肾俞等穴位。

（五）拔罐

取穴：大椎、至阳、天突、定喘、肺俞、膈俞、膏肓、脾俞、肩井等穴。每次可选一穴到数穴拔罐。痰多：加拔双脾俞；风寒化热：加双肺俞、膈俞刺络拔罐；血瘀：加拔双膈俞、血海穴等。

第五节　预后与调护

一、预　　后

慢性阻塞性肺病反复发作迁延难愈，后期常常并发其他病症，并发症主要为心血管疾病、骨质疏松、焦虑和抑郁、肺癌、感染、代谢综合征和糖尿病等，预后不良。COPD 常常和其他疾病合并存在，可对疾病的进展产生显著影响。存在并发症不需要改变 COPD 的治疗。COPD 患者无论病情轻重，都可以出现并发症。对于并发症的治疗可根据相应疾病的治疗原则进行。

二、调　　护

（一）精神调养

患者应心情舒畅，清静养神，消除紧张、焦虑等不良心理状态，保持心理平衡。保持良好的精神状态，可以有效地避免和减缓本病的发作，可以辅助本病的治疗。

（二）生活起居

戒烟。患者居住环境要安静、舒适，空气要流通、冷暖相宜，保证充足的睡眠。秋冬与冬春之交为本病的高发时期，要顺应气候，适寒温，慎起居。

（三）饮食调护

建议食用高蛋白、低碳水化合物的食物。因为高碳水化合物的饮食可以增加呼吸功，故建议低碳水化合物饮食。而患者常见的并发症之一是骨骼肌损害和无力，高蛋白饮食有助于其改善。

（四）坚持锻炼

体育锻炼，增强体质促进胃肠蠕动。如太极拳、散步、慢跑等。

（五）积极治疗

如鼻、咽、口腔等慢性炎症一定要及时治愈，以免使细菌及毒素侵入肺中诱发本病。

（六）呼吸训练

腹式呼吸（仰卧位，一手放在胸部，一手放在腹部经口缓慢吸气，升高顶住手，缩唇缓慢呼气，同时收缩腹部肌肉，并收腹）和缩唇呼吸。指导患者全身运动锻炼结合呼吸锻炼，可进行步行、骑自行车、气功、太极拳、家庭劳动等，锻炼方式、锻炼时速度、距离根据患者身体状况决定。

（张素钊）

第二十一章

类风湿关节炎

第一节 概　　述

一、西医学对本病的认识

类风湿关节炎（Rheumatoid arthritis，RA）是一种以慢性侵蚀性关节炎为特征的全身性自身免疫病。类风湿关节炎的病变特点为滑膜炎，以及由此造成的关节软骨和骨质破坏，最终导致关节畸形。

类风湿关节炎分布于世界各地，在不同人群中的患病率为 0.18%～1.07%，其发病具有一定的种族差异，印第安人高于白种人，白种人高于亚洲黄种人。在我国的总患病人数逾 500 万。类风湿关节炎在各年龄中皆可发病，高峰年龄在 30～50 岁左右，一般女性发病多于男性，如果不经过正规治疗，约 75% 的患者在 3 年内出现残废。

二、中医学对本病的认识

类风湿关节炎属于中医"痹证"范畴，但因其病情顽固、久延难愈、且疼痛遍历周身多个关节的特点，又有别于一般之痹证，是痹证中的特殊类型，尤其与文献中提及的"历节""白虎历节""鹤膝风""骨痹""顽痹""尪痹"等病证相似。张仲景在《内经》的论述基础上，首先提出"历节"的病名，与一般的痹证相鉴别。在《金匮要略·中风历节病脉证并治》篇中指出："身体羸瘦，独足肿大，黄汗出，胫冷，假令发热，便为历节也"，其症以"病历节，不可屈伸""其痛如掣"，"诸肢节疼痛，身体魁羸，脚肿如脱"为主要临床特征，形象地描述了本病的临床症状和疼痛程度，总结了历节病具有的特异性临床综合征和体征，开辟了医学史上最早认识 RA 的先河。隋·巢元方《诸病源候论·历节风候》以病因多因感受风邪而名为"历节风"，谓："历节风之状，短气，自汗出，历节疼痛不可忍，屈伸不得是也。"唐·王焘《外台秘要·卷十三》在痹证、历节病之外，另立白虎病之名："近郊论：白虎病者，其疾昼静而夜发，发即彻髓，痛如虎之啮，故名白虎之病也。"宋·许叔微《普济本事方·诸痹门》称为"白虎历节"。朱丹溪称之为"痛风"，《丹溪心法·痛风》："痛风为四肢百病走痛是也，他方谓白虎历节证。"《证治准绳·痿痹门》则称为"白虎历节""历节风、骨痹、鹤膝风、痛风、顽痹"等。"尪痹"一名，最早是由焦树德教授提出的，把具有病位沉病着骨，关节肿大，僵硬畸形，骨质受损，缠绵难愈的痹证统称为"尪痹"。

第二节 病因病机

一、西医学病因病理

（一）病因

类风湿关节炎的发病原因尚不明确，一般认为与遗传、环境、感染等因素密切相关。

1. **遗传因素** 类风湿关节炎患者 1 级亲属中患病的风险较普通人群高 1.5 倍。孪生子研究结果显示，与类风湿关节炎相关的各种因素中，遗传因素占 50% ~60% 。与类风湿关节炎发病相关的易感基因包括 HLA-DR、PADI4 和 PTPN22 等。

2. **感染因素** 某些病毒和细菌感染可能作为始动因子，启动携带易感基因的个体发生免疫反应，进而导致类风湿关节炎的发病。与类风湿关节炎发病相关的病原体包括 EB 病毒、细小病毒 B19、流感病毒及结核分枝杆菌等。

3. **性激素** 类风湿关节炎发病率男女之比为 1:（2~4），提示性激素可能参与发病。另外，女性类风湿关节炎患者在怀孕期内病情可减轻，分娩后 1~3 个月易复发，提示孕激素水平下降或雌-孕激素失调可能与类风湿关节炎的发病有关。

4. **其他因素** 吸烟、寒冷、外伤及精神刺激等因素可能与类风湿关节炎的发生有关。

（二）病理

类风湿关节炎的主要病理改变为滑膜炎，表现为滑膜增生和炎性细胞浸润。类风湿关节炎的滑膜改变可分为炎症期、血管翳形成期和纤维化期。血管翳形成是类风湿关节炎滑膜的重要病理特征，在类风湿关节炎软骨和骨破坏过程中发挥重要作用。关节外表现的主要病理基础为血管炎。类风湿结节是其特征性表现，结节中心为类纤维素样坏死组织，周围有"栅状"排列的组织细胞，成纤维细胞及巨噬细胞等。

二、中医学病因病机

本病与外感风寒湿热之邪和人体正气不足有关。风寒湿等邪气，在人体卫气虚弱时容易侵入人体而致病。汗出当风、坐卧湿地、涉水冒雨等，均可使风寒湿等邪气侵入机体经络，留于关节，导致经脉气血闭阻不同，不通则痛，正如《素问·痹论》所说："风寒湿三气杂至，合而为痹。"根据感受邪气的相对轻重，常分为行痹（风痹）、痛痹（寒痹）、着痹（湿痹）。若素体阳盛或阴虚火旺，复感风寒湿邪，邪从热化或感受热邪，留注关节，则为热痹。总之，风寒湿热之邪侵入机体，痹阻关节肌肉筋络，导致气血闭阻不通，产生本病。

（一）病因

1. **外感六淫** 六淫外邪是风湿病的外因。《素问·痹论》提出风寒湿三气杂至合而为痹论，并认为，虽然是三气杂至，但因受邪次序有先后，感邪程度有轻重，发病后的症状则不尽相同。风寒湿邪，闭阻经络、关节，使气血运行不畅，不通则痛，故而引起肢节疼痛。

2. **营卫、气血失调** 风湿病是由于气血失调、营卫不和而引起的。营行脉中，卫行脉外，阴阳相贯，气调血畅，润养四肢百骸、脏腑经络。营卫和调，卫外御邪，营卫不和，邪气乘虚而入，营卫失调是风湿病发的重要原因之一。《素问·痹论》云："逆其气则病，从其气则愈。"先天不足、营阴不足、卫气虚弱、起居不慎、寒温不适、劳倦内伤，生活失节，腠理失密，卫外不则外邪乘虚而入。营卫失调不能固，或表外邪留于营卫中，都能引气血不畅，营卫失和，可出现恶风、易出汗筋脉失养、气血痹阻不通，发为痹证。

3. 脏腑、阴阳失衡　风湿病的发生发展与脏腑功能、气血盛衰相关，同时也是风湿病经久不愈、内传入里的结果。《内经》说五脏各有所主，内脏损伤，各脏所主的组织器官亦受其影响。风湿病病位在肝、脾、肾。肝为罢极之本，藏血主筋，统司筋骨关节，肝虚则筋爪不荣，筋骨不韧。脾为后天之本，气血生化之源，主四肢肌肉，脾虚则肌肉不丰，四肢关节失养。若以脾虚为主，则见肌肉关节酸楚痛，肌肤麻木不仁，胺腹胀满、食少、便溏。肾为先天之本，主藏精，生髓，主骨，以肾主骨，而作强之官，肾虚则骨髓失充，骨质不坚。

4. 浊毒、瘀血　浊毒、瘀血既是机体在病邪作用下的病理产物，又可以作为病因作用于人体。风湿患者多为慢性进行的过程，疾病既久，则病邪由表入里、由轻及重，脏腑的功能失调，而脏腑功能失调可产生浊毒与瘀血。浊瘀既成，则胶着于骨，痹阻经络，遂致关节肿胀、变形、疼痛加剧，皮下结节，肢体僵硬，麻木不仁，其证多顽固难治。

（二）病机

1. 病机特点　中医学认为人体在劳倦涉水或汗出淋雨等情况下，致使阳气受损，腠理空虚，卫气不固，则风、寒、湿邪乘虚侵袭肌肤，流注经络、关节，气血运行阻滞，患部肿胀疼痛，关节僵硬变形，乃是本病的发病机制。《症因脉治·痹证》认为本病的病因是："营气不足，卫外之阳不固，皮毛宣疏，腠理不充，或冒雨冲寒，露卧当风，则寒邪袭之而成。"《圣济总录·诸痹门》则认为："肾脂不长，则髓涸而气不行，骨内痹，其症内寒也。"

2. 主要病机

（1）气血亏虚：中医学认为：气为血之帅，气能生血，亦能行血，气滞则血滞可成瘀，气虚行血无力亦可致瘀。《素问·痹论》云："病久入深，营卫之行涩，经络时疏，故不通"。

（2）肝肾阴虚：肝藏血，肾藏精，精血同源。先天禀赋不足、素体阴血亏虚、久痹伤阴、邪郁化热及用药不当、失治误治等均可发为本病，肝肾阴虚是其基本病机。

（3）脾胃不足：脾胃为后天之本，气血生化之源，脾胃受损生化乏源，致气血不足，卫外不能而致痹。脾胃功能受损，气血营卫不足，脾虚湿盛，痰浊内生兼瘀血阻滞，而发本病。

（4）风湿痹阻证：中医学认为风湿充斥经络，气血运行不畅，邪斥日久，寒凝津为痰，湿聚为痰，热炼津为痰，同时邪斥日久气血运行不畅则瘀血内生，痰瘀既成，又阻滞经络，奎遏邪气，痰瘀邪气相博，经络气血闭阻。《金匮要略》云："太阳病关节疼痛而烦，脉沉而细者，此名湿痹。"

（5）浊毒内蕴：饮食、情志等因素致脾胃运化功能失调，水反为湿，谷反为滞，湿滞日久化浊成毒，浊毒蕴于体内，随气之升降，无处不到，流注经络关节，致气血凝滞，痹阻经络，发为本病。

第三节　西医临床诊断与治疗

一、临床表现

1. 关节症状

（1）其突出的临床表现为：反复发作的、对称性的、多发性小关节炎，以手部指掌、腕、足趾等关节最常见。

（2）早期呈现红、肿、热、痛和功能障碍，晚期关节可出现不同程度的强硬和畸形，并有骨和骨骼肌萎缩，是一种致残率较高的疾病。

（3）除以上关节炎的表现外，还可有其他全身性表现，如发热、疲乏无力、体重减轻、皮下结节、心包炎、胸膜炎、周围神经病变、眼病变、动脉炎等。

（4）受累关节以近端指间关节、掌指关节、腕、肘、肩、膝和足趾关节最为多见；颈椎、颞颌关节、胸锁和肩锁关节也可受累，并伴活动受限；髋关节受累少见。关节炎常表现为对称性、持续性肿胀和压痛，晨僵常长达 1 小时以上。最为常见的关节畸形是腕和肘关节强直、掌指关节的半脱位、手指向尺侧偏斜和呈"天鹅颈"样及纽孔花样表现。重症患者关节呈纤维性或骨性强直，并因关节周围肌肉萎缩、痉挛失去关节功能，致使生活不能自理。除关节症状外，还可出现关节外或内脏损害，如类风湿结节，心、肺、肾、周围神经及眼等病变。

2. 常见并发症

（1）类风湿结节：多见于关节突起部及经常受压处，无明显压痛，不易活动。类风湿结节也可发生在内脏，心包表面、心内膜、中枢神经系统、肺组织及巩膜等。

（2）血管炎：可影响各类血管，以中、小动脉受累多见。可表现为指端坏疽、皮肤溃疡、外周神经病变、巩膜炎等。

（3）心脏：心包炎、非特异性心瓣膜炎、心肌炎。

（4）胸膜和肺：胸膜炎、肺间质纤维化、肺类风湿结节、肺动脉高压。

（5）肾：膜性及系膜增生性肾小球肾炎、间质性肾炎、局灶性肾小球硬化、增殖性肾炎、IgA 肾病及淀粉样变性等。

（6）神经系统：感觉型周围神经病、混合型周围神经病，多发性单神经炎及嵌压性周围神经病。

（7）造血系统：类风湿关节炎患者可出现正细胞正色素性贫血，疾病活动期血小板升高。

二、实验室和其他检查

（一）常规检查

1. 血常规　约30%的类风湿关节炎患者合并贫血，多为正细胞正色素性贫血。病情活动期血小板升高。少数情况下有白细胞降低，如 Felty 综合征。

2. 急性时相反应物　大多数类风湿关节炎患者在活动期血沉增快及 C 反应蛋白升高，病情缓解时可恢复正常。

（二）自身抗体

1. 类风湿因子（RF）　75%～85%的患者血清类风湿因子阳性，并与病情和关节外表现相关。

2. 抗瓜氨酸化蛋白抗体（ACPA）　抗瓜氨酸化蛋白抗体是一类针对含有瓜氨酸化表位的自身抗体的总称，对类风湿关节炎的诊断具有很高的敏感性和特异性，并与类风湿关节炎的病情和预后密切相关。

（三）滑液检查

类风湿关节炎患者的关节液一般呈炎性特点，白细胞总数可达（10～10000）×10⁹/L，细胞分类以中性粒细胞为主。

（四）影像学检查

1. X线检查　早期X线表现为关节周围软组织肿胀及关节附近骨质疏松；随病情进展可出现关节面破坏、关节间隙狭窄、关节融合或脱位。

2. 磁共振成像检查（MRI）　磁共振成像在显示关节病变方面优于X线片，近年已越来越多地应用到类风湿关节炎的诊断中。磁共振成像可显示关节炎性反应初期出现的滑膜增厚、骨髓水肿和轻度关节面侵蚀，有益于类风湿关节炎的早期诊断。

3. 超声　高频超声能清晰显示关节腔、关节滑膜、滑囊、关节腔积液、关节软骨厚度及形态等，彩色多普勒血流显像（CDFI）和彩色多普勒能量图（CDE）能直观地检测关节组织内血流的分布，反映滑膜增生的情况，并具有很高的敏感性。超声检查还可以动态判断关节积液量的多少和距体表的距离，用以指导关节穿刺及治疗。

三、诊　断　要　点

参照美国类风湿协会修订标准（1987年），诊断标准如下：

1. 晨僵至少1小时，持续至少6周。

2. 3个或3个以上关节肿，持续至少6周。

3. 腕、掌指关节或近端指间关节肿，持续至少6周。

4. 对称性关节肿，持续至少6周。

5. 手X线的改变。

6. 皮下结节。

7. 类风湿因子阳性，滴定度>1:32。

以上7条中具备4条或4条以上即可确诊类风湿关节炎。

四、鉴　别　诊　断

在类风湿关节炎的诊断过程中，应注意与骨关节炎、痛风性关节炎、反应性关节炎、银屑病关节炎和其他结缔组织病（系统性红斑狼疮、干燥综合征、硬皮病等）所致的关节炎相鉴别。

1. 骨关节炎　发病年龄多在40岁以上，主要累及膝、脊柱等负重关节。活动时关节痛加重，可有关节肿胀、积液。手指骨关节炎常被误诊为类风湿关节炎，尤其在远端指间关节出现赫伯登（Heberden）结节和近端指关节出现布夏尔（Bouchard）结节时易被视为滑膜炎。骨关节炎患者血沉、C反应蛋白多正常，类风湿因子阴性或低滴度阳性。X线示关节间隙狭窄、关节边缘呈唇样增生或骨疣形成。

2. 痛风 慢性痛风性关节炎时与类风湿关节炎相似，痛风性关节炎多见于中老年男性，常呈反复发作，好发部位为单侧第一跖趾关节或跗关节，也可侵犯膝、踝、肘、腕及手关节，急性发作时通常血尿酸水平增高，慢性痛风性关节炎可在关节和耳郭等部位出现痛风石。

3. 银屑病关节炎 银屑病关节炎以手指或足趾远端关节受累为主，也可出现关节畸形，但类风湿因子阴性，且伴有银屑病的皮肤或指甲病变。

4. 强直性脊柱炎 本病主要侵犯脊柱，但周围关节也可受累，特别是以膝、踝、髋关节为首发症状者，需与类风湿关节炎相鉴别。该病有以下特点：青年男性多见；主要侵犯骶髂关节及脊柱，外周关节受累多以下肢不对称关节受累为主，常有肌腱端炎；90% ~ 95%患者 HLA-B27 阳性；类风湿因子阴性；骶髂关节及脊柱的 X 线改变有助于诊断。

5. 结缔组织病所致的关节炎 干燥综合征、系统性红斑狼疮均可有关节症状，且部分患者类风湿因子阳性，但它们都有相应的特征性临床表现和自身抗体。

6. 其他 对不典型的以单个或少关节起病的类风湿关节炎要与感染性关节炎（包括结核感染）、反应性关节炎和风湿热相鉴别。

五、治　疗

类风湿关节炎治疗的目的在于控制病情，改善关节功能和预后。应强调早期治疗、联合用药和个体化治疗的原则。治疗方法包括一般治疗、药物治疗、外科手术和其他治疗等。

（一）一般治疗

强调患者教育及整体和规范治疗的理念。适当的休息、理疗、体疗、外用药、正确的关节活动和肌肉锻炼等对于缓解症状、改善关节功能具有重要作用。

（二）药物治疗

1. 非甾体消炎药（NSAIDs）

这类药物主要通过抑制环氧合酶（COX）活性，减少前列腺素合成而具有抗炎、止痛、退热及减轻关节肿胀的作用，是临床最常用的类风湿关节炎治疗药物。非甾体消炎药对缓解患者的关节肿痛，改善全身症状有重要作用。其主要不良反应包括胃肠道症状、肝和肾功能损害以及可能增加的心血管不良事件。

根据现有的循证医学证据和专家共识，非甾体消炎药使用中应注意以下几点：

（1）注重非甾体消炎药的种类、剂量和剂型的个体化；

（2）尽可能用最低有效量、短疗程；

（3）一般先选用一种非甾体消炎药。应用数日至 1 周无明显疗效时应加到足量。如仍然无效则再换用另一种制剂，避免同时服用 2 种或 2 种以上非甾体消炎药；

（4）对有消化性溃疡病史者，宜用选择性环氧合酶-2 抑制剂或其他非甾体消炎药加质子泵抑制剂；

（5）老年人可选用半衰期短或较小剂量的非甾体消炎药；

（6）心血管高危人群应谨慎选用非甾体消炎药，如需使用，可选择非选择性环氧化酶抑制剂类非甾体消炎药；

（7）注意定期监测血常规和肝肾功能。

2. 改善病情抗风湿药（DMARDs）

该类药物较非甾体消炎药发挥作用慢，大约需 1 ~ 6 个月，故又称慢作用抗风湿药

（SAARDs），这些药物可延缓或控制病情的进展。常用于治疗类风湿关节炎的改善病情抗风湿药包括如下几种。

（1）甲氨蝶呤（Methotrexate，MTX）：口服、肌内注射或静脉注射均有效，每周给药1次。必要时可与其他改善病情抗风湿药联用。常用剂量为7.5～20mg/周。常见的不良反应有恶心、口腔炎、腹泻、脱发、皮疹及肝损害，少数出现骨髓抑制。偶见肺间质病变。服药期间应适当补充叶酸，定期查血常规和肝功能。

（2）来氟米特（Leflunomide，LEF）：剂量为10～20mg/d，口服。主要用于病情重及有预后不良因素的患者。主要不良反应有腹泻、瘙痒、高血压、肝酶增高、皮疹、脱发和白细胞下降等。因有致畸作用，故孕妇禁服。服药期间应定期查血常规和肝功能。

（3）柳氮磺吡啶（Salicylazosulfapyriding，SASP）：可单用于病程较短及轻症类风湿关节炎，或与其他改善病情抗风湿药联合治疗病程较长和中度及重症患者。一般服用4～8周后起效。从小剂量逐渐加量有助于减少不良反应。可每次口服250～500mg开始，每日3次，之后渐增至750mg，每日3次。如疗效不明显可增至每日3g。主要不良反应有恶心、呕吐、腹痛、腹泻、皮疹、转氨酶增高，偶有白细胞、血小板减少，对磺胺过敏者慎用。服药期间应定期查血常规和肝功能、肾功能。

（4）羟氯喹（hydroxychloroquine，HCQ）：可单用于病程较短、病情较轻的患者。对于重症或有预后不良因素者应与其他改善病情抗风湿药合用。该药起效缓慢，服用后2～3个月见效。用法为羟氯喹200mg，每天2次。用药前和治疗期间应每年检查1次眼底，以监测该药可能导致的视网膜损害。

临床上对于类风湿关节炎患者应强调早期应用改善病情抗风湿药。病情较重、有多关节受累、伴有关节外表现或早期出现关节破坏等预后不良因素者应考虑2种或2种以上改善病情抗风湿药的联合应用。主要联合用药方法包括甲氨蝶呤、来氟米特、羟氯喹及柳氮磺吡啶中任意2种或3种联合。应根据患者的病情及个体情况选择不同的联合用药方法。

3. 生物制剂

是目前积极有效控制炎症的主要药物，减少骨破坏，减少激素的用量和骨质疏松。治疗类风湿关节炎的生物制剂主要包括肿瘤坏死因子（TNF）-α拮抗剂、白细胞介素（IL）-1和IL-6拮抗剂、抗CD20单抗以及T细胞共刺激信号抑制剂等。

（1）肿瘤坏死因子-α拮抗剂：该类制剂主要包括依那西普（etanercept）、英夫利西单抗（infliximab）和阿达木单抗（adalimumab）。与传统的改善病情抗风湿药相比，肿瘤坏死因子-α拮抗剂的主要特点是起效快、抑制骨破坏的作用明显、患者总体耐受性好。这类制剂可有注射部位反应或输液反应，可能有增加感染和肿瘤的风险，偶有药物诱导的狼疮样综合征以及脱髓鞘病变等。用药前应进行结核筛查，除外活动性感染和肿瘤。

（2）白介素-6拮抗剂（tocilizumab）：主要用于中重度类风湿关节炎，对肿瘤坏死因子-α拮抗剂反应欠佳的患者可能有效。常见的不良反应是感染、胃肠道症状、皮疹和头痛等。

（3）白介素-1拮抗剂：阿那白滞素（anakinra）是目前唯一被批准用于治疗类风湿关节炎的IL-1拮抗剂。其主要不良反应是与剂量相关的注射部位反应及可能增加感染概率等。

（4）抗CD20单抗：利妥昔单抗（rituximab）主要用于肿瘤坏死因子-α拮抗剂疗效欠佳的活动性类风湿关节炎。常见的不良反应是输液反应，静脉给予糖皮质激素可将输液反应的发生率和严重度降低。其他不良反应包括高血压、皮疹、瘙痒、发热、恶心、关节痛等，可能增加感染概率。

（5）细胞毒 T 淋巴细胞相关抗原 4-免疫球蛋白（CTLA4-Ig）：阿巴西普（abatacept）用于治疗病情较重或肿瘤坏死因子-α 拮抗剂反应欠佳的患者。主要的不良反应是头痛和恶心，可能增加感染和肿瘤的发生率。

4. 糖皮质激素

糖皮质激素能迅速改善关节肿痛和全身症状。在重症类风湿关节炎伴有心、肺或神经系统等受累的患者，可给予短效激素，其剂量依病情严重程度而定。针对关节病变，如需使用，通常为小剂量激素（泼尼松≤7.5mg/d）仅适用于少数类风湿关节炎患者。

激素可用于以下几种情况：

（1）伴有血管炎等关节外表现的重症类风湿关节炎。

（2）不能耐受非甾体消炎药的类风湿关节炎患者作为"桥梁"治疗。

（3）其他治疗方法效果不佳的类风湿关节炎患者。

（4）伴局部激素治疗指征（如关节腔内注射）。激素治疗类风湿关节炎的原则是小剂量、短疗程。使用激素必须同时应用改善病情抗风湿药。在激素治疗过程中，应补充钙剂和维生素 D。关节腔注射激素有利于减轻关节炎症状，但过频的关节腔穿刺可能增加感染风险，并可发生类固醇晶体性关节炎。

5. 植物药制剂

（1）雷公藤：对缓解关节肿痛有效，是否减缓关节破坏尚乏研究。一般给予雷公藤多苷 30~60mg/d，分 3 次饭后服用。主要不良反应是性腺抑制，一般不用于生育期患者。其他不良反应包括皮疹、色素沉着、指甲变软、脱发、头痛、纳差、恶心、呕吐、腹痛、腹泻、骨髓抑制、肝酶升高和血肌酐升高等。

（2）白芍总苷：常用剂量为 600mg，每日 2~3 次。其不良反应较少，主要有腹痛、腹泻、纳差等。

6. 外科治疗

类风湿关节炎患者经过积极内科正规治疗，病情仍不能控制，为纠正畸形，改善生活质量可考虑手术治疗。但手术并不能根治类风湿关节炎，故术后仍需药物治疗。常用的手术主要有滑膜切除术、人工关节置换术、关节融合术以及软组织修复术。

7. 其他治疗

对于少数经规范用药疗效欠佳，血清中有高滴度自身抗体、免疫球蛋白明显增高者可考虑免疫净化，如血浆置换或免疫吸附等治疗。但临床上应强调严格掌握适应证以及联用改善病情抗风湿药等治疗原则。

第四节　中医辨证论治

一、辨证要点

（一）辨主证

把握主症这是诊断本病与辨别证候的根本所在。如肢体关节疼痛为本病的基本特征，而其中分证不同，临床表现各异，如游走不定而痛者为行痹，疼痛剧烈伴关节肿大变形者为尪痹。

（二）辨其何邪所胜和病程的新久

风邪胜者为行痹，寒邪盛者为痛痹，湿邪盛者为着痹，热邪盛者为热痹。突然发病病程短者，多为急性风寒湿热痹；久治不愈，肝肾亏虚，痰瘀阻络，关节肿大变形者，为尪痹；反复发作者，多属慢性之痰瘀相结，气血俱虚。

（三）辨虚实

本病有虚实之别，临床应予以细心辨识。切勿认为凡关节酸楚疼痛，且随天气变化而变化，不问病程之长短，便使用祛风活络之品，这样易犯虚虚实实之误，造成坏病。行痹、痛痹、着痹、热痹等，虽起病缓慢，但病程短者多为实证，而痰瘀相结、肝肾亏虚证，为虚中夹实，治疗较难。

（四）辨浊毒轻重

浊毒证轻者，关节疼痛较缓，红肿不甚，关节稍觉重浊，舌红，苔腻、薄腻、厚腻，或黄或白或黄白相间，可见细滑脉、沉细滑脉。但患者出现沉细脉；浊毒重症者，关节红肿疼痛较著，关节重浊，灼热，舌质紫红、红绛，苔黄腻，或中根部黄腻，多见滑数、弦滑、弦细滑、细滑。

（五）望颜面五官

浊毒蕴结，郁蒸体内，上蒸于头面，而见面色粗黄，晦浊。若浊毒为热蒸而外溢于皮肤则见皮肤油腻，患者每有面部洗不净的感觉，给人一种秽浊之象。浊毒上犯清窍而见咽部红肿，咳吐黏稠之涎沫、涕浊等。

（六）望舌苔

患者以黄腻苔多见，但因感浊毒的轻重不同而有所差别。浊毒轻者舌红，苔腻、薄腻、厚腻，或黄或白或黄白相间；浊毒重者舌质紫红、红绛，苔黄腻，或中根部黄腻。因感邪脏腑不同苔位亦异，如浊毒中阻者，苔中部黄腻；浊毒阻于肝胆者，苔两侧黄腻。苔色、苔质根据病情的新久而变，初感浊毒、津液未伤时见黄滑腻苔；浊毒日久伤津时则为黄燥腻苔。

（七）脉象

浊毒证患者滑数脉常见，尤以右关脉滑数突出。临床以滑数、弦滑、弦细滑、细滑多见。病程短，浊毒盛者，可见弦滑、或弦滑数脉。病程长、阴虚有浊毒者，可见细滑脉、沉细滑脉。但患者出现沉细脉时多为浊毒阻滞络瘀，而不应仅仅认为是虚或虚寒脉，如《金匮要略方论》中说："太阳病，关节疼痛而烦，脉沉而细者，此名湿痹。"又说："诸积大法，脉来细而附骨者，乃积也。"以上说明细脉主湿浊主积而不主虚的明证。

二、治 疗 原 则

本病为邪气痹阻经络，气血运行不畅所致，故祛邪活络、缓急止痛为本病的治疗原则。

因邪气杂至，祛风、散寒、除湿、清热、祛痰、化瘀通络、化浊解毒等治法应相互兼顾，因邪气有偏胜，祛邪通络又各有重点。正气不足是本病的重要病因，久病耗伤正气而虚实夹杂者，应扶正祛邪，且扶正有助祛邪。风邪胜者或久病入络者，应佐养血之品，正所谓"治风先治血，血行风自灭"也；寒邪胜者，应佐助阳之品，使其阳气旺盛，则寒散络通；湿邪胜者，佐以健脾益气之品，使其脾旺能胜湿；热邪胜者，佐以凉血养阴之晶，以防热灼营阴而病深难解。益气养血、滋补肝肾是虚证、顽痹的重要治法；浊毒内蕴者当以化浊解毒为法。

（一）行痹

主要症状：肢体关节、肌肉酸痛，上下左右关节游走不定，但以上肢为多见，以寒痛为多，亦可轻微热痛，或见恶风寒，舌苔薄白或薄腻，脉多浮或浮紧。

治则：祛风通络，散寒除湿。

方药：蜂房9g，乌梢蛇9g，土鳖虫6g，螳螂6g，威灵仙15g，羌活12g，防风12g，秦艽12g，豨莶草12g，青风藤12g，当归12g，穿山甲9g。

加减运用：为风胜于上，可选加羌活、桑枝、姜黄、川芎祛风通络止痛；湿胜于下，选加独活、牛膝、防己；肾气不足酌加杜仲、桑寄生、淫羊藿、巴戟天、续断。

（二）痛痹

主要症状：肢体关节疼痛较剧，甚至关节不可屈伸，遇冷痛甚，得热则减，痛处多固定，亦可游走，皮色不红，触之不热，苔薄白，脉弦紧。

治则：温经散寒，祛风除湿。

方药：制川乌6g，麻黄9g，芍药20g，甘草9g，黄芪30g，制乌头6g。

加减运用：寒甚者可加制附片、桂枝、细辛温经散寒。或予验方温经通痹汤，方以附子、干姜、炒川椒温阳以祛寒；乌梢蛇、蜂房、土鳖虫活络通经；当归、丹参养血和营，活血通络；豨莶草、羌活祛风除湿，共奏散寒通络，宣痹止痛之功。

（三）着痹

主要症状：肢体关节疼痛重着、酸楚，或有肿胀，痛有定处，肌肤麻木，手足困重，活动不便，苔白腻，脉濡缓。

治则：除湿通络，祛风散寒。

方药：薏苡仁15g，苍术12g，羌活12g，独活12g，防风12g，川乌9g，麻黄12g，桂枝12g，当归12g，川芎12g，甘草6g。

加减运用：关节肿胀者，加秦艽、萆薢、防己、木通、姜黄除湿通络。肌肤不仁，加海桐皮、豨莶草祛风通络，或加黄芪、红花益气通痹。若痛甚者，可用《医学心悟》蠲痹汤治之。

（四）热痹

主要症状：肢体关节疼痛，痛处焮红灼热，肿胀疼痛剧烈，得冷则舒，筋脉拘急，日轻夜重，多兼有发热，口渴，烦闷不安，舌质红，苔黄腻或黄燥，脉滑数。

治则：清热通络，祛风除湿。

方药：生石膏30g，知母15g，甘草9g，桂枝12g，银花藤15g，连翘12g，黄柏15g。

加减运用：兼有血瘀者加海桐皮、姜黄、木防己、威灵仙等活血通络。若皮肤有瘀斑者，酌加丹皮、生地、地肤子清热凉血散瘀。湿热胜者亦可选用《温病条辨·中焦》宣痹汤加减治疗。化火伤津，症见关节红肿，疼痛剧烈，入夜尤甚，壮热烦渴，舌红少津，脉弦数者，治以清热解毒，凉血止痛，可用犀角散加减。

（五）尪痹

主要症状：肢体关节疼痛，屈伸不利，关节肿大、僵硬、变形，甚则肌肉萎缩，筋脉拘急，肘膝不得伸，或尻以代踵、脊以代头而成废人，舌质黯红，脉细涩。

治则：补肾祛寒，活血通络。

方药：川续断 12g，补骨脂 12g，骨碎补 12g，淫羊藿 15g，制附片 9g，熟地 15g，桂枝 12g，独活 12g，威灵仙 15g，白芍 30g。

加减运用：肢体关节刺痛，屈伸不利，多个关节漫肿，重则关节肿大，顽麻顽痛，久而不除，舌质红赤，两侧有瘀斑，治以化瘀涤痰，通络止痛为主，方以宣痹化瘀涤痰汤；瘀血明显者加血竭、皂刺、乳香、没药活血化瘀；骨节变形严重者，可加透骨草、寻骨风、自然铜、骨碎补、补骨脂搜风壮骨。

（六）气血亏虚证

主要症状：四肢乏力，关节酸沉，绵绵而痛，麻木尤甚，汗出畏寒，时见心悸，纳呆，颜面微青而白，形体虚弱，舌质淡红欠润滑，苔黄或薄白，脉多沉虚而缓。

治则：益气养血，舒筋活络。

方药：生薏苡仁 20g，茯苓 15g，生白术 9g，首乌 15g，当归 15g，砂仁 12g，熟地 15g，蜂房 9g，乌梢蛇 6g，秦艽 12g，菟丝子 12g。

加减运用：兼有低热，或自觉关节发热，去菟丝子加黄柏、地骨皮退虚热。脊柱僵化变形者，可加金毛狗脊、鹿角胶、羌活补肾壮筋骨。

（七）浊毒阻络

主要症状：肢体关节疼痛，痛处焮红灼热，肿胀重浊，筋脉拘急，多兼有发热，口渴，烦闷不安，舌质红，苔黄腻或黄燥，脉滑数。

治则：化浊解毒，舒筋活络。

方药：茵陈 15g，黄柏 15g，栀子 6g，黄连 9g，土茯苓 30g，砂仁 12g，桑枝 15g，防己 15g。

加减运用：浊毒久蕴化火伤津者，加石斛，麦冬；湿热盛者加滑石 15g；连翘 9g；山栀 9g；薏苡仁 15g；舌红光剥者加玄参、生地。

三、其　他　治　疗

（一）中成药

1. 益肾蠲痹丸（河北省中医院院内制剂）　口服，每次一丸，一日 2 次，适用于痹证关节疼痛，肿胀变形，属肝肾亏虚者。

2. 风湿寒痛片　每次 6 ~ 8 片。病情重者可加倍服用（12 ~ 16 片，不超过 20 片）。每日 2 ~ 3 次。适用于早期类风湿关节炎稳定期。

3. 痹苦乃停片　成人每次 5 ~ 7 片，每日 4 次，儿童酌减。适用于类风湿关节炎属于寒湿偏重者。

4. 麝香丸　每服 7 丸，甚者 10 丸。夜卧令腹空，温酒下，每日 3 次。适用于类风湿关节炎早期风寒偏盛者。症见历节诸风疼痛，游走无定，状如虫咬，昼静夜剧及一切手足疼痛。

5. 血痹大易方　每服 10 丸，每日 3 次，温酒送下。用量亦可适当增加。适用于类风湿关节炎属于风邪偏重。症见疼痛，游走无定处。

6. 防风丸　每服 30 丸，渐加至 40 丸，空心温酒服下，每日 3 次。适用于类风湿关节炎湿热偏盛，证见关节疼痛，红肿，微热等。

7. 痹隆清安片　每次 5 ~ 7 片，每日 4 次。适用于类风湿关节炎偏于湿热者。

（二）针灸

1. 治法 通痹止痛。以病痛局部穴为主，结合循经及辨证选穴。

【主穴】阿是穴 局部经穴

【配穴】行痹者，加膈俞、血海；痛痹者，加肾俞、关元；着痹者，加阴陵泉、足三里；热痹者，加大椎、曲池；另可根据部位循经配穴，浊毒阻络者取丰隆、阳陵泉、阴陵泉。

【操作】毫针泻法或平补平泻法。寒痹、湿痹可加灸法。大椎、曲池可点刺出血。局部穴位可加拔罐法。

2. 刺络拔罐法 用皮肤针重叩背脊两侧和关节病痛部位，使出血少许，加拔火罐。

3. 穴位注射法 采用当归、丹皮酚、威灵仙等注射液，在病痛部位选穴，每穴注入0.5～1ml，注意勿注入关节腔内。每隔1～3日注射1次。

4. 电针法 选择上述处方穴位，针刺得气后，通电针机，先用连续波5分钟，后改疏密波，通电10～20分钟。

5. 艾灸法 用艾条一端点燃后，置于内、外膝眼穴，距离穴位皮肤约1寸左右，反复放置施灸，一般每穴灸3～5分钟，各穴可交替施灸，每天1次，1周为一个疗程，连用数周。

（三）穴位敷贴

取麻黄、细辛、白芥子、甘遂、斑蝥等研末，烘热后敷于内外膝眼、阳陵泉、阴陵泉穴，每日2次，痛止即停用。

（四）足浴疗法

化浊通络方

【组方】佩兰、土茯苓、鸡血藤、当归、川芎。

【功能】化浊祛湿，活血通络。

【主治】浊毒阻络所致的关节焮热疼痛、肿胀重浊等。

【用法】水煎取汁300ml，用时加适量热水泡足，每晚1次，每次泡30分钟，10天为一个疗程。

【注意事项】餐后30分钟内不宜泡脚；不宜使用金属及塑料盆，以保温性能较好的木盆、陶盆为佳；水温以40～45℃为宜；水位达踝关节以上10～20cm。

【禁忌】对本药过敏、孕妇、严重心脑血管疾病、精神病患者及足部皮肤有破损者。

第五节 预后与调护

一、预 后

痹证因体质差异，病因有别，治疗调摄是否得当等因素，有不同的预后转归。其转归规律一般是风寒湿痹日久化热转化为风湿热痹；风、寒、湿、热痹日久不愈，转为虚实夹杂的尪痹以及痰瘀互结、气血亏虚证；久痹不已，内舍其合，转成五脏痹。一般病程短，全身状况好者，预后良好；痹证反复不已，全身状况差者，治疗较难；若关节变形，肌肉萎缩，或伴见心悸、水肿等脏腑痹症状者，多预后不良。《温病条辨·中焦》说："寒痹势重而治反易，热痹势缓而治反难，实者单病躯壳易治，虚者兼病脏腑夹痰饮腹满等证，则难治矣。"

二、调　护

本病是因正气不足，感受外在的风寒湿热之邪而成。因此，平时注意调摄，增强体质和加强病后调摄护理，便显得格外重要。预防方面，锻炼身体，增强机体御邪能力；创造条件，改善阴冷潮湿等不良的工作、生活环境，避免外邪入侵；一旦受寒、冒雨等应及时治疗，如服用姜汤、午时茶等以祛邪等措施都有助于预防痹证的发生。病后调摄护理方面，更需做好防寒保暖等预防工作；应保护病变肢体，提防跌仆等以免受伤；视病情适当对患处进行热熨、冷敷等，可配合针灸、推拿等进行治疗；鼓励和帮助患者对病变肢体进行功能锻炼，有助痹证康复。

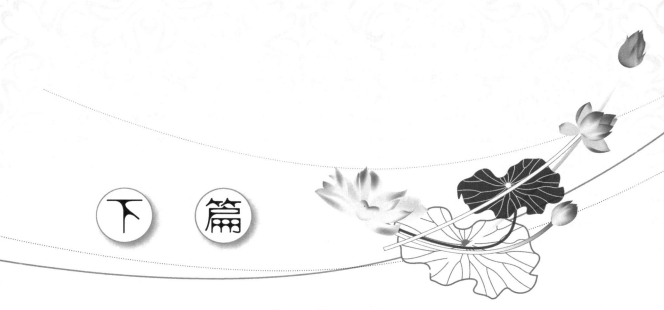

下 篇

病案篇

口腔溃疡（病例一）

初诊 2010 年 6 月 13 日。袁某，男，32 岁，已婚，职工，石家庄人。

【主诉】反复口腔溃疡 2 年，加重 7 天。

【现病史】患者两年前出现口腔溃疡，以后每因情绪紧张及工作紧张时出现口腔溃疡，间断服用中药，症状好转。最近因工作紧张出现口腔溃疡，故来就诊。现症：口腔溃疡，溃疡处鲜红、疼痛，口臭，口干口苦，胃脘部痞闷，食后加重，嗳气，目痒，纳少，寐可，大便干，2～3 日一行。舌紫红，苔黄腻，脉弦滑。

【既往史】患者否认高血压、糖尿病、冠心病史，无肝炎、结核及其他传染病史，无外伤、手术及输血史。

【个人史】生于原籍，久居本地，生活居住环境良好，吸烟 10 年，每天 10 余支。

【婚育史】26 岁结婚，育一子，配偶及儿子均体健。

【查体】T 36.4℃，R 20 次/分，P 80 次/分，BP 125/80mmHg。发育正常，营养中等，全身皮肤及黏膜无黄染，心肺无异常，腹软，无压痛、反跳痛及肌紧张，肝脾肋下未及，肠鸣音正常，双下肢无水肿，生理反射存在，病理反射未引出。

【诊断】

中医诊断：口疮（肝火犯胃，胃火上炎）。

西医诊断：口腔溃疡。

【治法】疏肝理气，清泻胃火。

【方药】香附 15g，紫苏 12g，茵陈 15g，黄连 15g，黄芩 12g，清半夏 9g，竹茹 9g，佛手 12g，木香 9g，芦荟 0.5g。

7 剂，水煎，每日 1 剂，分 2 次温服。

【医嘱】按时服药，禁食辛辣油腻刺激性食物，调节情绪，避免紧张，戒烟。

二诊 药后患者口腔溃疡疼痛明显减轻，目痒好转，仍有胃脘部堵闷，口臭，口干口苦，嗳气，纳少，寐可，大便干，两日一行。舌红，苔黄腻，脉弦滑。

【治法】疏肝理气，清泻胃火。

【方药】香附 15g，紫苏 12g，茵陈 15g，黄连 15g，黄芩 12g，木香 9g，枳实 12g，厚朴 9g，佩兰 15g，炒莱菔子 15g，芦荟 1g。

7 剂，水煎，每日 1 剂，分 2 次温服。

三诊 药后患者口腔溃疡消失，目痒消失，胃脘部痞闷、嗳气减轻，仍有口臭，口干口苦，纳增，寐可，大便可，一日一行。舌红，苔薄黄腻，脉弦细。

【治法】疏肝理气，养肝和胃。

【方药】百合 20g，乌药 12g，白术 9g，茯苓 12g，枳实 12g，厚朴 9g，茵陈 15g，黄连 15g，砂仁（打，后下）15g，肉豆蔻（打，后下）15g，佩兰 15g，芦荟 0.5g。

7 剂，水煎，每日 1 剂，分 2 次温服。

四诊 药后患者口腔溃疡未再发生，多食后仍有胃脘部痞闷，偶嗳气，口臭、口干口苦减轻，纳可，寐可，大便可，一日一行。舌红，苔薄黄腻，脉弦细。

【治法】养肝和胃，化浊解毒。

【方药】百合 20g，乌药 12g，白术 9g，茯苓 12g，白花蛇舌草 15g，儿茶 9g，青黛 9g，茵陈 15g，黄连 12g，藿香 15g，佩兰 12g，砂仁（打，后下）15g，肉豆蔻（打，后下）15g，枳实 15g，厚朴 12g。

7 剂，水煎，每日 1 剂，分 2 次温服。辨证加减服用 1 个月。

按语　患者初期以口腔溃疡鲜红、疼痛为主要表现，因工作紧张诱发，中医辨证为肝火犯胃、胃火上炎，故治疗以疏肝理气、清泻胃火为主，经治疗后口腔溃疡疼痛逐渐减轻至消失，胃火减轻，治疗以疏肝理气、养肝和胃为主。经治疗后总体状况好转，但余症不清，辨证为浊毒内蕴，治疗以化浊解毒、养肝和胃为主。患者积极配合治疗，3 个月未再有口腔溃疡发生，胃脘无不适症状。

口腔溃疡（病例二）

初诊　2010 年 3 月 11 日。赵某某，男，19 岁，未婚，学生，保定人。

【主诉】反复口腔溃疡 7 年。

【现病史】患者自幼经常无明显诱因发生口腔溃疡，间断服用中药、多维元素片（21）、葡萄糖酸锌、维生素 B$_2$，症状时好时坏，近来口腔溃疡复发，故来就诊。现症：口腔溃疡，其色淡红，伴有胃脘胀满、痞闷，食后加重，神疲乏力，纳差，寐可，大便黏腻不爽，一日两行。舌暗红，苔黄腻，脉弦滑。

【既往史】患者否认高血压、糖尿病、冠心病史，无肝炎、结核及其他传染病史，无外伤、手术及输血史。

【个人史】生于原籍，久居本地，生活居住环境良好，无特殊不良嗜好。

【婚育史】未婚。

【查体】T 36.6℃，R 19 次/分，P 78 次/分，BP 110/70mmHg。发育正常，营养欠佳，全身皮肤及黏膜无黄染，心肺无异常，腹软，胃脘部轻压痛，肝脾肋下未及，肠鸣音正常存在，双下肢无水肿，生理反射存在，病理反射未引出。

【实验室检查】电子胃镜（河北省中医院 2010 年 3 月 11 日）示：慢性浅表性胃炎。

【诊断】

中医诊断：口疮（浊毒内蕴），痞满（浊毒内蕴）。

西医诊断：口腔溃疡，慢性浅表性胃炎。

【治法】化浊解毒，理气和胃。

【方药】百合 20g，乌药 12g，白术 9g，茯苓 12g，枳实 12g，厚朴 9g，藿香 15g，佩兰 12g，陈皮 9g，升麻 9g，木香 9g，扁豆 15g，炒莱菔子 15g。

7 剂，水煎，每日 1 剂，分 2 次温服。

【医嘱】按时服药，禁食辛辣油腻性食物。

二诊　药后患者口腔溃疡创面缩小，色淡红，仍进食后胃脘胀满、痞闷，神疲乏力，食欲好转，多食后不适，寐可，大便黏腻较前减轻，日行两次。舌暗红，苔薄黄腻，脉弦滑。

【治法】化浊解毒，理气和胃。

【方药】百合 20g，乌药 12g，白术 9g，茯苓 12g，枳实 12g，厚朴 9g，紫苏 15g，砂仁（打，后下）15g，藿香 15g，佩兰 12g，陈皮 9g，木香 9g，扁豆 15g，炒莱菔子 15g。

7 剂，水煎，每日 1 剂，分 2 次温服。

三诊 药后口腔溃疡消失，胃脘部胀满减轻，仍进食后胀满不适，神疲乏力，有食欲，不敢多食，寐可，大便调，一日一行。舌暗红，苔薄黄腻，脉弦滑。

【治法】化浊解毒，健脾和胃。

【方药】百合20g，乌药12g，白术9g，茯苓12g，当归9g，山药15g，太子参15g，砂仁（打，后下）15g，藿香12g，陈皮9g，木香9g，扁豆15g，炒莱菔子15g。

7剂，水煎，每日1剂，分2次温服。

四诊 药后患者未再发生口腔溃疡，胃脘部偶有胀满不适，乏力好转，纳增，寐可，大便成形，一日一行。舌暗红，苔薄黄腻，脉弦滑。

【治法】化浊解毒，健脾和胃。

【方药】白术9g，茯苓12g，当归9g，山药15g，砂仁（打，后下）15g，藿香12g，陈皮9g，半夏9g，木香9g，扁豆15g，炒莱菔子15g。

7剂，水煎，每日1剂，分2次温服。后辨证加减服用一个月以巩固疗效。

按语 患者初期以口腔溃疡伴有胃脘痞满为主要临床表现，中医辨证为浊毒内蕴，治疗以化浊解毒为主，经治疗后口腔溃疡痊愈，以胃脘部不适为主要表现，治疗以化浊解毒健脾和胃为主，从根本上治疗治病求本，经患者积极配合治疗，患者痊愈。

口腔溃疡（病例三）

初诊 2010年6月13日。袁某，男，32岁。

【主诉】反复口腔溃疡2年，加重7天。

【现病史】患者两年前无明显诱因发生口腔溃疡，未曾系统治疗，症状时重时轻。现症：口腔溃疡，溃疡处疼痛，口中异味，口干口苦，胃脘部痞闷，食后加重，嗳气，目痒，纳寐可，大便干，2~3日一行。舌红，苔黄腻，脉弦滑。

【诊断】

中医诊断：口疮（浊毒内蕴，肝火犯胃，胃火上炎）。

西医诊断：口腔溃疡。

【治法】化浊解毒，疏肝理气，清泻胃火。

【方药】茵陈15g，黄连15g，黄芩12g，半夏9g，竹茹9g，佛手12g，木香9g，香附15g，紫苏15g，柴胡15g，陈皮9g。

14剂，水煎取汁300ml，每日1剂，分早、晚2次服。

二诊 药后患者口腔溃疡消失，胃脘部痞闷、嗳气减轻，仍伴有口干口苦，纳增，寐可，大便可，一日一行。舌红，苔薄黄腻，脉弦细。

【方药】原方去竹茹、佛手、木香、黄芩，加砂仁15g，肉豆蔻15g，厚朴15g，枳实15g。

14剂，水煎取汁300ml，每日1剂，分早、晚2次服。

三诊 患者药后口腔溃疡未再发生，胃脘无明显不适，纳可，寐可，大便可，一日一行。舌红，苔薄黄腻，脉弦细。原方继服7剂，6个月未发口腔溃疡，胃脘无明显不适。

按语 患者因工作紧张诱发口腔溃疡，肝失调达，胃失和降，脾失健运，致湿热中阻，浊毒内蕴，肝火犯胃，胃火上炎而发口腔溃疡。舌红，苔黄腻，脉弦滑均为浊毒内蕴之证。方中黄连大苦大寒，为除浊毒之佳品，长于清胃肠之浊毒，可泻火解毒、清胃止呕、解渴除烦、消痞除满；茵陈味苦，性微寒，入脾、胃、肝、胆经，苦能燥湿，寒能清热，善渗利湿热。二药都归胃经，相伍使用能有效去除湿热浊毒之邪，诸症较快缓解，共为君药。黄芩清热燥湿，泻火解毒，为臣药；肉豆蔻和砂仁同用，其化浊解毒，祛湿健脾之功更著；半夏燥湿除痞；木香辛温香散，能升能降，通理三焦之气，尤其善行胃肠之气而止痛。诸药合用，共奏化浊解毒和胃之功。

口腔溃疡（病例四）

初诊　2012 年 4 月。杨某，女，35 岁。

【主诉】口腔溃疡反复发作半年，加重 1 个月。

【现病史】患者源于半年前情绪不畅，饮食无度起口腔溃疡，之后反复发作。患者间断服用中药，时好时坏。现症：口腔三处溃疡，色红，疼痛，口臭，口干口苦，胃脘部胀满，嗳气，纳少，寐可，大便偏干，1～2 日一行。舌红，苔黄厚腻，脉弦滑。

【诊断】

中医诊断：口疮（浊毒内蕴，肝火犯胃，胃火上炎）。

西医诊断：口腔溃疡。

【治法】化浊解毒，和胃降逆。

【方药】香附 15g，紫苏 12g，茵陈 15g，黄连 15g，黄芩 12g，木香 9g，儿茶 9g，青黛 9g，芦荟 0.5g。

7 剂，水煎取汁 300ml，每日 1 剂，分早、晚 2 次服。

二诊　患者服药一周后，口腔溃疡好转，疼痛不明显，口苦口臭减轻，仍有轻微饭后胃脘胀满、嗳气，纳寐可，大便较前好转，日一行。舌红，苔黄腻，脉弦细滑。考虑患者现口腔溃疡好转，胃火减轻，仍有胃胀、嗳气等肝气犯胃之象，遂在原方基础上加半夏 9g，竹茹 9g，以行和胃降逆之功。

三诊　患者继服药一周后，胃脘部胀满已明显减轻，口腔溃疡消失，无口臭口苦，纳寐可，大便调。舌红，苔薄黄腻，脉弦细。考虑患者病史较长，且曾反复发作，迁延不愈，遂嘱其继服药三个月，以巩固疗效，防止复发。

按语　本病为浊毒内蕴，胃失和降之象。治宜化浊解毒，和胃降逆。方中黄连大苦大寒，为除浊毒之佳品，长于清胃肠之浊毒，可泻火解毒、清胃止呕、解渴除烦、消痞除满；黄芩有清热燥湿解毒的功效；儿茶、青黛均可清热解毒治疗口疮；香附、紫苏、木香均可疏肝理气，和胃降逆，治疗胃脘胀满；茵陈可清利湿热；芦荟疏通肠道。诸药合用共奏化浊解毒之功。

口腔溃疡历来被认为与脾胃、心、肾有关。李佃贵教授依据中医基本理论和多年的临床经验认为，浊毒内壅是本病的基本病机，以化浊解毒为基本治法，临证加减，疗效显著。

反流性食管炎（病例一）

初诊　2008 年 9 月 1 日。王某某，女，62 岁，已婚，教师，石家庄市人。

【主诉】间断胃脘胀满 10 年余，加重 1 周。

【现病史】患者于 10 年前无明显诱因出现胃脘胀满，自服药物（不详）后缓解。后胃脘胀满反复出现，且症状时轻时重，未予重视及系统诊疗。一周前，因生气后复出现胃脘胀满，症状较重，且伴有胸骨下段疼痛，服药后症状效果不佳，遂来就诊。做电子胃镜示：Barrett 食管，慢性浅表性胃炎。现症：胃脘胀满，伴胸骨下段疼痛，食后甚。后背不适，恶心，纳可，寐多梦，大便干稀不调，小便调。舌红，苔薄黄腻，脉弦细滑。

【既往史】患者否认高血压、糖尿病史，无肝炎、结核及其他传染病史，无外伤、手术史。

【个人史】生于原籍，住地无潮湿之弊，条件尚可。

【婚育史】25 岁结婚，育一子，身体尚健。

【查体】T 36.5℃，R 22 次/分，P 80 次/分，BP 130/80mmHg。发育正常，营养中等，全身皮肤黏膜无黄染，心肺无异常；腹部平软，未见肠型、胃型、蠕动波，无腹壁静脉曲张。剑突下压痛、无反跳痛及肌紧张。未触及包块，肝脾肋下未及，肠鸣音正常。

【实验室检查】血常规正常。电子胃镜（2008 年 9 月 1 日）示：Barrett 食管，慢性浅表性胃炎。电子结肠镜（2008 年 7 月 14 日）示：结肠黑变病。腹部 B 超示：肝胆胰脾双肾未见明显异常。

【诊断】

中医诊断：痞满（湿热中阻，肝胃不和）。

西医诊断：Barrett 食管，慢性浅表性胃炎，结肠黑变病。

【治法】清热化湿，养肝和胃。

【方药】百合 15g，乌药 12g，川芎 9g，白芍 30g，茯苓 15g，白术 6g，紫豆蔻 15g，茵陈 15g，黄连 12g，藿香 12g，佩兰 12g，木香 9g，瓜蒌 15g，薤白 12g，枳实 15g，厚朴 15g，三七粉（冲服）2g，元胡 12g，五灵脂 15g，蒲黄（包）9g，白芷 15g，蒲公英 12g。

7 剂，水煎，每日 1 剂，分 2 次温服。

【医嘱】按时服药，饮食宜规律，忌生冷、辛辣、油腻刺激之品，畅情志。

二诊 药后患者胃脘胀满、胸骨下段疼痛减轻，恶心消失，后背及右胁胀，纳可，寐差多梦，大便可，一日一次，小便调。舌红，苔薄黄腻，脉弦细滑。

【治法】清热化湿解毒，疏肝和胃。

【方药】柴胡 12g，当归 12g，白芍 20g，香附 15g，枳实 15g，厚朴 12g，紫苏 15g，全蝎 6g，黄药子 6g，白花蛇舌草 15g，半枝莲 15g，半边莲 15g，板蓝根 15g，黄连 15g。

7 剂，水煎，每日 1 剂，分 2 次温服。

三诊 患者症状基本消失，纳可，寐安，大便可，一日一次，小便调。舌红，苔薄黄，脉弦细。

【治法】养肝和胃，化浊解毒。

【方药】百合 15g，乌药 12g，川芎 9g，白芍 30g，茯苓 15g，白术 6g，紫豆蔻 15g，全蝎 9g，黄药子 6g，白花蛇舌草 15g，半枝莲 15g，半边莲 15g，板蓝根 15g，黄连 15g，柴胡 12g，香附 15g，白英 9g。

7 剂，水煎，每日 1 剂，分 2 次温服。以此方为基础辨证加减服药治疗 1 年，症状基本消失，Barrett 食管消失，2009 年做电子胃镜示：慢性浅表性胃炎。

按语 Barrett 食管是食管下段的鳞状上皮细胞被胃的柱状上皮细胞所取代的一种病理现象，是反流性食管炎的并发症之一，多于反流性食管炎病程超过一年以后发生（也可能不发生）。Barrett 食管是一种癌前病变，激光消融术、电凝疗法、光动力学疗法等远期效果不佳。中医药治疗本病有独特的优势，不但可以阻止其继续发展甚至可以使其逆转。本病例采取辨证与辨病结合的治疗理念，后期主要以解毒药配合血肉有情之品如全蝎、白花蛇舌草、半边莲、白英等以毒攻毒治疗 Barrett 食管，取得了理想的效果。

反流性食管炎（病例二）

初诊　2012 年 8 月 9 日。肖某，女，32 岁。

【主诉】烧心、反酸半年。

【现病史】患者半年前无任何诱因开始反酸，曾间断口服奥美拉唑治疗，效果不明显，停药则症状反复。现症：空腹反酸，饭后烧心，胃堵，口干，肠鸣，纳可，夜寐欠安，大便可。舌黯，苔黄腻，脉弦滑。电子胃镜示：反流性食管炎。未做病理检查。

【诊断】

中医诊断：烧心（浊毒内蕴）。

西医诊断：反流性食管炎。

【治法】化浊解毒，清胃治酸。

【方药】生石膏 30g，海螵蛸 20g，生龙牡各 20g，浙贝母 15g，瓦楞粉 15g，茵陈 15g，儿茶 9g，生地 15g，丹皮 12g，砂仁 12g，厚朴 15g，枳实 15g，槟榔 12g，炒莱菔子 15g。

14 剂，水煎取汁 300ml，每日 1 剂，分早、晚 2 次服。

二诊　患者服 14 剂后，反酸烧心减轻，仍胃堵，偶有口干，无肠鸣，纳可，夜寐欠安，大便可。舌黯，苔薄黄腻，脉弦滑。

【治法】化浊解毒，清胃治酸，安神。

【方药】原方加合欢皮 15g，炒枣仁 15g，黄芩 15g。

三诊　患者继服 14 剂后，烧心反酸基本消失，偶有胃堵，口干消失，纳寐可，大便调。舌黯，苔薄黄腻。继服 14 剂后临床症状基本消失。

按语　患者由于饮食失节，情志不畅，致使脾胃升降失司，湿浊内阻，久而化生浊毒。浊毒内蕴，故见烧心反酸，阻碍气机，故胃堵；浊毒循道上蒸，故口干；舌质黯，苔黄腻，脉弦滑皆浊毒内蕴之证。生石膏辛、甘，微寒，归肺、胃经，清胃热，去浊毒。海螵蛸咸，微温，入肝、肾经，除湿，制酸，止血，敛疮。生龙骨甘涩，平，入心、肝、肾、大肠经，平肝潜阳，镇惊安神，固涩。生牡蛎咸，微寒，入肝、肾经，清胃止酸。瓦楞粉咸，平，归肺、胃、肝经，消痰化瘀，软坚散结，制酸止痛。茵陈味苦，性微寒，入脾、胃、肝、胆经，苦能燥湿，寒能清热，善渗利湿热。儿茶清热化痰；生地清热，生津，润燥；砂仁健脾和胃；厚朴、枳实、槟榔下气除满；炒莱菔子理气除胀，降气化浊。

反流性食管炎（病例三）

初诊　2008 年 7 月 31 日。张某，女，52 岁。

【主诉】间断胸骨后烧灼痛 2 个月。

【现病史】患者 2 个月前因饮食不规律，出现胸骨后灼烧感，复因情绪不畅，出现胃脘痞闷，症状加重，遂于当地医院就诊，做电子胃镜示：反流性食管炎，慢性浅表性胃炎。口服奥美拉唑、多潘立酮后症状未见明显好转，故来就诊。现症：胸骨后烧灼痛伴有胃脘痞闷、食后加重，反酸、嗳气频，口苦、纳呆，大便质可，2～3日一行。舌红，苔薄黄腻，脉弦细滑。

【诊断】

中医诊断：胸痛（浊毒内蕴，肝胃不和）。

西医诊断：反流性食管炎，慢性浅表性胃炎。

【治法】化浊解毒，养肝和胃。

【方药】百合15g，乌药12g，川芎9g，白芍30g，茯苓15g，白术6g，生石膏30g，浙贝母15g，瓦楞粉20g，黄连15g，瓜蒌15g，半夏12g，枳实15g，厚朴15g，紫苏15g，炒莱菔子15g。

7剂，水煎取汁300ml，每日1剂，分早、晚2次服。

二诊 患者服药7剂后，胸骨后烧灼痛、胃脘痞闷均减轻，纳增，现时反酸，嗳气，口苦，大便可，一日一次，小便调。舌红，苔薄黄腻，脉弦细滑。

【治法】化浊解毒，清肝胆湿热。

【方药】原方去百合、乌药、川芎、白芍、茯苓、白术，加薤白12g，陈皮12g，竹茹9g，茵陈15g，柴胡15g，焦槟榔15g。

三诊 患者继服7剂后，胃脘痞闷、胸骨后烧灼痛、反酸、嗳气均明显减轻，口苦亦减轻，纳增，寐安，大便稀，一日一次，小便调。舌红，苔薄黄微腻，脉弦细。以原方为基础辨证加减服药治疗2周。

按语 患者由于饮食失节，情志不畅，肝失调达，脾失运化，胃失和降，湿热中阻，浊毒内蕴，故胸骨后烧灼痛伴有胃脘痞闷；胃气上逆，则发反酸、嗳气；浊毒循道上蒸，故口苦，纳呆，舌红苔黄腻，脉弦细滑。方中百合、乌药，行气和胃、清热除烦；生石膏、瓦楞粉、海螵蛸、黄芩等清胃制酸；厚朴、枳实下气除满；半夏燥湿除痞；炒莱菔子理气除胀，降气化浊。二诊时，诸症均减轻，舌已转红，苔薄黄腻，是为浊毒已稍解，故加竹茹等以清肝胆湿热；茵陈苦能燥湿，寒能清热，善渗利湿热。三诊时，诸症均解，继服14剂以巩固疗效。

食 管 癌

初诊 2009年5月13日。许某某，女，60岁，已婚，河北省邯郸市人。

【主诉】吞咽食物困难2个月余。

【现病史】患者2个月前无明显诱因出现吞咽食物困难，伴背部压抑感，于当地医院就诊，疑为食管癌，建议去上级医院治疗，遂于河北医科大学第四医院查电子胃镜示：食管癌，距门齿34～39cm左侧壁见一不规则隆起环，1/2管腔，表面欠光滑，质地硬、脆，触之易出血，病变界限不清，周边浸润明显，管腔狭窄。病理学检查示：鳞状上皮癌。现症：吞咽食物困难，进食梗阻感，时进食后呕吐，呕吐物为食物及黏液，口苦口臭，纳少，日食50～100g，大便干，2～3日一行，小便调。2个月体重下降7kg。舌暗红，苔黄厚腻，脉弦细滑。

【既往史】既往体健，否认肝炎、结核、伤寒等传染病史。否认手术、外伤、输血史。预防接种史不详。

【查体】发育正常,营养欠佳。全身黏膜未见黄染及出血点,浅表淋巴结未触及肿大。咽无充血,双扁桃体不大。心肺检查未见异常。腹平软,剑突无压痛,无肌紧张及反跳痛,肝脾未触及,墨菲征(-),肠鸣音正常存在。脊柱四肢及神经系统检查未见异常。

【实验室检查】2009 年 5 月 20 日在河北医科大学第四医院做胃镜诊断为:食管癌,慢性萎缩性胃炎。病理:(食管)鳞状上皮癌。

【诊断】

中医诊断:噎膈(浊毒内蕴,湿热瘀阻)。

西医诊断:食管癌,慢性萎缩性胃炎。

【治法】化浊解毒,清热利湿。

【方药】白花蛇舌草 15g,半枝莲 15g,半边莲 15g,黄药子 6g,茵陈 15g,黄连 15g,黄芩 15g,全蝎 9g,蜈蚣 2 条,壁虎 9g,百合 15g,藿香 15g,佩兰 15g,陈皮 9g,半夏 9g,竹茹 9g,当归 15g,白芍 30g,瓜蒌 15g,三七粉(冲)2g。

14 剂,每日 1 剂,文火煎煮 2 次,每次 40 分钟,共取汁 400ml,早、晚饭前半小时温服。

二诊 患者服用中药后,进食后呕吐黏液和食物有所好转,仍进食梗阻感,进流食舒,口干口苦,纳呆,大便可,一日一行。舌暗红,苔黄腻,舌苔较前有所好转,脉弦细滑。

【方药】白花蛇舌草 15g,半枝莲 15g,半边莲 15g,黄药子 6g,茵陈 15g,黄连 15g,黄芩 15g,全蝎 9g,蜈蚣 2 条,壁虎 9g,藿香 15g,鸡内金 15g,佩兰 15g,半夏 9g,麦冬 12g,生地 12g,当归 15g,白芍 30g,瓜蒌 15g,三七粉(冲)2g。

煎服法同前。

三诊 服药后患者进食梗阻感减轻,进软食和流食物无明显不适,进食后未出现呕吐,口干口苦减轻,乏力,仍纳呆,大便可,一日一行。舌暗红,苔薄黄腻,脉弦细。

【方药】白花蛇舌草 15g,半枝莲 15g,半边莲 15g,丹参 15g,茵陈 15g,黄连 15g,全蝎 9g,蜈蚣 2 条,藿香 15g,佩兰 15g,鸡内金 15g,半夏 9g,麦冬 12g,生地 12g,当归 15g,白芍 30g,三七粉(冲)2g,黄芪 30g。

煎服法同前。

按语 患者为浊毒内蕴,湿热瘀阻。李佃贵教授根据多年的临床经验,认为治疗癌症要注重患者本身的正气,以提高患者的正气来遏制肿瘤的发展,提高患者的生存质量,延长患者寿命,即"带瘤生存"。此例食管癌患者属于标实阶段,浊毒内蕴,湿热瘀阻,主要以驱邪为主,采用化浊解毒、清热利湿法,同时注重维护患者的正气,驱邪的同时予以扶正,从而提高患者生活质量,延长生命时间。

急性胃炎(病例一)

初诊 2007 年 7 月 25 日。陈某某,男,25 岁,未婚,石家庄市白佛村人。

【主诉】胃脘疼痛 2 天。

【现病史】患者于 2 天前因食用大量肉食,夜间复受凉后出现胃脘疼痛胀满,于当地多家医院就诊,未见好转。现症:胃脘持续性疼痛,胀满拒按,呕吐不消化食物,嗳气,口干,纳呆,大便不爽。舌红,苔黄腻,脉弦滑。

【既往史】既往体健，否认肝炎、结核、伤寒等传染病史。否认手术、外伤、输血史。预防接种史不详。

【查体】发育正常，营养欠佳。全身黏膜未见黄染及出血点，浅表淋巴结未触及肿大。咽无充血，双扁桃体不大。心肺检查未见异常。腹平软，剑突下压痛，无肌紧张及反跳痛，肝脾未触及，墨菲征（－），肠鸣音正常存在。脊柱四肢及神经系统检查未见异常。

【实验室检查】于 2007 年 7 月 25 日在河北省中医院做胃镜示：急性胃炎。

【诊断】

中医诊断：胃痛（浊毒内蕴，气滞血瘀）。

西医诊断：急性胃炎。

【治法】化浊解毒，活血止痛。

【方药】茵陈 15g，黄连 15g，黄芩 15g，藿香 15g，佩兰 15g，砂仁 15g，肉豆蔻 15g，香附 15g，紫苏 15g，枳实 15g，厚朴 15g，姜黄 9g，元胡 15g，白芷 15g，五灵脂 15g，蒲黄 9g，丹参 15g，三七粉（冲）2g，半夏 9g。

3 剂，每日 1 剂，文火煎煮 2 次，每次 40 分钟，共取汁 400ml，早、晚饭前半小时温服。同时配合服用茵连和胃颗粒及六味能消胶囊。

二诊　患者服药 3 剂后胃脘疼痛胀满明显减轻，仍嗳气，时进食后呕吐，纳呆，大便不爽。舌红，苔薄黄腻，脉弦滑。

【方药】茵陈 15g，黄连 15g，藿香 15g，半夏 9g，佩兰 15g，砂仁 15g，紫豆蔻 15g，香附 15g，紫苏 15g，姜黄 9g，元胡 15g，白芷 15g，丹参 15g，三七粉（冲）2g，陈皮 9g，竹茹 9g，旋覆花 15g，代赭石 15g，鸡内金 15g。

煎服法同前。

三诊　患者服药 3 剂后胃脘疼痛胀满基本不显，嗳气，呕吐明显减轻，仍纳呆，大便不爽。舌红，苔薄黄微腻，脉弦细。

藿香 15g，佩兰 15g，砂仁 15g，紫豆蔻 15g，香附 15g，紫苏 15g，姜黄 9g，鸡内金 15g，丹参 15g，三七粉（冲）2g，陈皮 9g，半夏 9g，焦三仙 30g，炒莱菔子 20g，茵陈 15g，黄连 15g。

煎服法同前。

患者服药后 7 剂胃脘胀满疼痛消失，呕吐消失，偶嗳气，有食欲，大便可，一日一行。舌红，苔薄黄，脉弦细。病情稳定，继续服原方一周以巩固疗效。

按语　此患者因食用大量肉食，食积化湿化热，寒邪入里化热，湿热中阻，浊毒内蕴，导致气滞血瘀，故出现胃脘疼痛胀满，浊毒内蕴于中焦，气机阻滞，胃气上逆，嗳气，呕吐。李佃贵教授辨证治疗，给予化浊解毒、行气活血止痛的疗法，使患者病情明显好转，同时调理气机，使胃气下降，浊毒得消，湿热得去，患者恢复正常。

急性胃炎（病例二）

初诊　2010 年 7 月 25 日。陆某，男，25 岁。

【主诉】胃脘疼痛 3 天。

【现病史】患者于 3 天前因暴饮暴食，大量饮酒后出现胃脘疼痛胀满，服用奥美拉唑肠溶片等药物，未见好转，于 2010 年 7 月 25 日在河北省中医院做胃镜示：急性胃炎。现症：胃脘隐痛，胀满，伴有嗳气，口干，纳呆，大便每日 1 次，黏腻不爽。舌红，苔黄腻，脉弦滑。

【诊断】

中医诊断：胃痛（浊毒内蕴，气滞血瘀）。

西医诊断：急性胃炎。

【治法】化浊解毒，活血止痛。

【方药】茵陈 15g，黄连 15g，黄芩 15g，藿香 15g，佩兰 15g，砂仁 15g，肉豆蔻 15g，香附 15g，紫苏 15g，枳实 15g，厚朴 15g，姜黄 9g，元胡 15g，白芷 15g，五灵脂 15g，蒲黄 9g，丹参 15g，三七粉（冲）2g，半夏 9g。

7 剂，水煎取汁 300ml，每日 1 剂，分早、晚 2 次服。

二诊 患者服药后胃脘疼痛胀满明显减轻，仍嗳气，时进食后呕吐，纳呆，大便不爽。舌红，苔薄黄腻，脉弦滑。

【方药】原方去黄芩、枳实、厚朴、五灵脂、蒲黄，加陈皮 9g，竹茹 9g，旋覆花 15g，代赭石 20g，鸡内金 15g。

三诊 患者服药后胃脘疼痛胀满基本不显，嗳气，呕吐明显减轻，仍纳呆，大便不爽。舌红，苔薄黄微腻，脉弦细。

【方药】上方去竹茹、代赭石、旋覆花，加焦三仙 30g，炒莱菔子 20g。

按语 患者因饮食不节，水谷不化，反为湿滞，湿热中阻，浊毒内蕴，导致气滞血瘀，故出现胃脘疼痛胀满，浊毒内蕴于中焦，气机阻滞，胃气上逆，故嗳气，呕吐。方中藿香味辛，性微温，功能醒脾和胃、开胃进食、和中止呕、解暑祛湿；佩兰味辛，性平，既能表散暑邪，又能宣化湿浊和中而定痛。二药均为芳香化湿浊要药，相须为用则芳香化浊之功益彰，共为君药。黄连大苦大寒，为化浊解毒之佳品，长于清胃肠之浊毒，可泻火解毒、清胃止呕、解渴除烦、消痞除满；元胡、白芷有活血散瘀，利气止痛的功效；砂仁健脾和胃；厚朴、枳实下气除满；丹参活血，祛瘀止痛。诸药合用，共奏化浊解毒和胃之功。二诊时，诸症均减轻，苔薄黄腻，是为浊毒已稍解，仍有嗳气，故加陈皮、竹茹、代赭石、旋覆花以降逆止呕。三诊时，病情稳定，加焦三仙、炒莱菔子，醒脾开胃，健脾安中，以巩固疗效。

慢性萎缩性胃炎（病例一）

初诊 2008 年 3 月 12 日。武某某，男，44 岁，已婚，宁夏人。

【主诉】胃脘不适，怕冷 7～8 年，加重伴口苦口臭消瘦 20 余天。

【现病史】患者七八年前无明显诱因出现胃脘不适，怕冷，于当地多家医院就诊，未见好转，于 2005 年 5 月 12 日在西安市中心医院做胃镜诊断为：慢性萎缩性胃窦炎，十二指肠球部息肉。病理：（胃窦）中度萎缩，Hp（－）。经治疗后症状时轻时重，近 20 天患者出现口苦口臭，纳少，怕冷，大便干，为求彻底治愈，慕名而来。现症：胃脘不适，怕冷，口苦口臭，纳少，日食 50～100g，怕冷，大便干，平素 4～5 日一行，近 6 天大便未行，小便调。舌暗红，苔黄腻，脉弦细。

【既往史】既往体健，否认肝炎、结核、伤寒等传染病史。否认手术、外伤、输血史。预防接种史不详。

【查体】发育正常，营养欠佳。全身黏膜未见黄染及出血点，浅表淋巴结未触及肿大。咽无充血，双扁桃体不大。心肺检查未见异常。腹平软，剑突下压痛，无肌紧张及反跳痛，肝脾未触及，墨菲征（－），肠鸣音正常存在。脊柱四肢及神经系统检查未见异常。

【实验室检查】2005 年 5 月 12 日在西安市中心医院做胃镜诊断为：慢性萎缩性胃窦炎，十二指肠球部息肉。病理：（胃窦）中度萎缩，Hp（－）。

【诊断】

中医诊断：痞满（浊毒内蕴，气滞血瘀）。

西医诊断：慢性萎缩性胃窦炎，十二指肠球部息肉。

【治法】化浊解毒，行气活血。

【方药】半枝莲 15g，半边莲 15g，茵陈 15g，佩兰 12g，黄芩 12g，黄连 12g，藿香 15g，荷叶 15g，佛手 15g，砂仁 15g，荜茇 9g，白花蛇舌草 15g，肉桂 12g，百合 12g，乌药 12g，当归 9g，川芎 9g，三七粉（冲）2g。

7 剂，每日 1 剂，文火煎煮 2 次，每次 40 分钟，共取汁 400ml，早、晚饭前半小时温服。同时配合服用茵连和胃颗粒及六味能消胶囊。

二诊 2008 年 3 月 15 日。患者大便已解，口苦口臭及怕冷减轻，仍纳少，日食 50～100g，寐安，小便调。舌暗红，苔黄腻，脉弦细。患者症状减轻，效不更方。

三诊 2008 年 3 月 19 日。药后症减，胃脘不适减轻口苦口臭明显减轻，仍纳少，日食 50～100g，寐可，大便干，日一行，小便调。舌暗红，苔黄腻，脉弦细。

【方药】黄芩 12g，黄连 12g，半枝莲 15g，半边莲 15g，佛手 15g，砂仁 15g，荜茇 9g，白花蛇舌草 15g，肉桂 12g，百合 12g，乌药 12g，当归 9g，川芎 9g，三七粉（冲）2g，茵陈 15g，菟丝子 15g。

煎服法同前。

四诊 2008 年 4 月 2 日。服药后口苦口臭消失，胃脘不适，怕冷减轻，纳增，寐可，大便干，三日一行，小便调。舌红，苔薄黄腻，脉弦细。

【方药】黄芩 12g，黄连 12g，半枝莲 15g，半边莲 15g，佛手 15g，砂仁 15g，白花蛇舌草 15g，厚朴 15g，百合 12g，乌药 12g，当归 9g，枳实 15g，川芎 9g，三七粉（冲）2g，茵陈 15g，莱菔子 15g，仙茅 15g。

煎服法同前。

五诊 2008 年 4 月 16 日。近日病情反复，大便四日未行，晨起口苦，不欲食，纳差，寐可。舌红，苔薄黄，脉弦细。

【方药】黄芩 12g，黄连 12g，半枝莲 15g，半边莲 15g，佛手 15g，砂仁 15g，白花蛇舌草 15g，厚朴 15g，百合 12g，乌药 12g，当归 9g，枳实 15g，川芎 9g，三七粉（冲）2g，茵陈 15g，莱菔子 15g，仙茅 15g，芦荟 1g。

煎服法同前。

六诊 2008 年 4 月 18 日。患者诉大便已解，色黑，量多，现无口苦，胃脘部无明显不适，纳增，寐可，小便调。舌红，苔薄黄，脉弦细。患者病情好转，继服原方。

按语 本患者为浊毒内蕴，气滞血瘀。李佃贵教授根据多年的临床经验及对浊毒的潜心研究，采用化浊解毒法取得了满意的效果。方中用白花蛇舌草、半枝莲、半边莲、茵陈等化浊解毒，并用芦荟通便，使浊毒之邪从大便而出。

慢性萎缩性胃炎（病例二）

初诊 2006 年 11 月 6 日。李某某，男，61 岁，已婚，河北省廊坊市人。

【主诉】间断胃脘胀满十年余，加重伴烧心、反酸 3 年。

【现病史】患者于 10 年前无明显诱因出现胃脘胀满，口干口苦，未予重视。后病情时有反复，于 2005 年 3 月 23 日在海军总医院查电子胃镜示：贲门炎，胆汁反流性胃炎，十二指肠球炎。Hp（－）。于 2006 年 3 月 12 日到 3 月 17 日之间因发热、咳嗽、烧心、反酸在第二炮兵总医院住院治疗，其间用药不详。在住院期间查电子胃镜示：慢性萎缩性胃炎伴肠化。病理结果示：（胃窦）中度慢性萎缩性胃炎伴中度肠化；（胃角）中度慢性浅表性胃炎伴中度肠化；（体小弯及体大弯）轻度慢性浅表性胃炎。于 2006 年 6 月 22 日在中国人民解放军总医院查电子胃镜示：萎缩性胃炎伴胆汁反流伴糜烂。病理结果示：胃（窦前壁）幽门型黏膜慢性炎，伴部分腺体肠化，增生显著。曾自服奥美拉唑胶囊、颠茄片、香砂养胃丸、复方氢氧化铝、胃乐新等药物，有时症状可缓解。为求系统治疗，故来我院就诊。现症：胃脘胀满，烧心，反酸，口干口苦，嗳气，两胁胀满。

【既往史】既往无肝炎及结核病史。高血压 3 级；冠心病，陈旧下壁心梗，心功能 I 级。预防接种史不详。

【查体】T 36.1℃，P 83 次/分，BP 155/100mmHg，发育正常，营养中等，全身皮肤黏膜未见黄染及出血点，浅表淋巴结无肿大，咽部无充血，双扁桃体不大，甲状腺不大，心肺无异常，腹平软，未触及包块，肝脾未触及，剑突下压痛（＋），脊柱四肢及神经系统未见异常。舌紫红，苔薄黄有瘀斑，脉沉弦细。

【实验室检查】2005 年 3 月 23 日在海军总医院查电子胃镜示：贲门部四壁黏膜充血、有白斑，血管纹理紊乱。胃底散点状充血、空腹胃液量中、色黄浊，胃体蠕动差，黏膜水肿，胃窦黏膜散在陈旧出血点、轻度充血。幽门开放欠佳。十二指肠球部黏膜大弯有充血斑。诊断：贲门炎，胆汁反流性胃炎，十二指肠球炎。Hp（－）。2006 年 3 月 16 日在第二炮兵总医院查电子胃镜示：食管黏膜欠光滑，血管网模糊，贲门口松弛，贲门黏膜不光滑。胃体色泽红白相间，以白为主，胃体大弯可见一息肉，直径 0.3cm，表面光滑，色同周。小弯侧见一黄色结节，直径 0.2cm，表面不光滑。胃窦黏膜色泽欠光滑，以白为主，血管透见。幽门水肿。其余部位均未见异常。诊断：慢性萎缩性胃炎伴肠化。病理结果示：（胃窦）中度慢性萎缩性胃炎伴中度肠化；（胃角）中度慢性浅表性胃炎伴中度肠化；（体小弯及体大弯）轻度慢性浅表性胃炎。2006 年 6 月 22 日在中国人民解放军总医院查电子胃镜示：胃窦黏膜红白相间，以白为主，散在痘疹样隆起，直径 0.2～0.3cm，窦体交界处有胆汁染色，于胃窦前壁疣状隆起处取活检 2 块，组织软，弹性好。其余部位均未见异常。诊断：萎缩性胃炎伴胆汁反流伴糜烂。病理结果示：胃（窦前壁）幽门型黏膜慢性炎，伴部分腺体肠化，增生显著。

【诊断】

中医诊断：痞满（气滞湿阻，胃络血瘀）。

西医诊断：萎缩性胃炎伴胆汁反流伴糜烂，腺体肠化。

【治法】行气利湿，活血化瘀。

【方药】白花蛇舌草 15g，半枝莲 15g，半边莲 15g，茵陈 15g，黄连（打）12g，板蓝根 15g，绞股蓝 12g，苦参 12g，生石膏（打，先煎）30g，鸡骨草 15g，黄药子 12g，黄芩 12g，炒莱菔子（打）15g，三七粉（冲）2g，厚朴 15g，枳实 15g，砂仁（打，后下）15g，肉豆蔻（打，后下）15g，槟榔 15g，鸡内金 15g，瓜蒌皮 15g，生薏苡仁 15g，全蝎 9g。

7 剂，上药文火煎煮两次，每次 40 分钟，共取汁 400ml，早、晚饭前半小时分服，日 1 剂。

二诊 2006 年 11 月 13 日。患者烧心及反酸减轻，时有右胸及右背部憋闷不适，时有隐痛及嗳气，口干口苦，大便正常。舌淡红，苔薄黄腻，脉弦细滑。

【方药】白花蛇舌草 15g，半枝莲 15g，半边莲 15g，茵陈 15g，砂仁（打，后下）15g，三七粉（冲）2g，板蓝根 15g，苦参 12g，肉豆蔻（打，后下）15g，黄连（打）12g，绞股蓝 12g，黄芩 12g，生石膏（打，先煎）30g，鸡骨草 15g，黄药子 12g，全蝎 9g，瓜蒌皮 15g，生薏苡仁 15g，鸡内金 15g，丹皮 12g，柴胡 15g，元胡（打）15g。

煎服法同前。

三诊 2006 年 12 月 4 日。患者烧心及反酸减轻，口干口苦缓解，时有右胁下及右肩部胀满不适。大便有时干，日一行，舌红，苔薄黄，脉弦滑。

【方药】白花蛇舌草 15g，半枝莲 15g，半边莲 15g，茵陈 15g，砂仁（打，后下）15g，三七粉（冲）2g，板蓝根 15g，苦参 12g，紫豆蔻（打，后下）15g，黄连（打）12g，绞股蓝 12g，黄芩 12g，生石膏（打，先煎）30g，鸡骨草 15g，黄药子 12g，全蝎 9g，蜈蚣 2 条，皂角刺（打）6g，瓜蒌皮 15g，鸡内金 15g，生薏苡仁 15g，元胡（打）15g，柴胡 15g，鸡内金 15g，丹参 20g。

煎服法同前。

四诊 2006 年 12 月 28 日。患者右胁下及右肩部胀满减轻，但仍以夜间为甚。大便正常。舌红，苔薄黄，脉弦细滑。

【方药】白花蛇舌草 15g，半枝莲 15g，半边莲 15g，茵陈 15g，砂仁（打，后下）15g，黄连（打）12g，板蓝根 15g，苦参 12g，生石膏（打，先煎）30g，绞股蓝 12g，鸡骨草 15g，黄芩 12g，黄药子 12g，蜈蚣 2 条，皂角刺（打）6g，全蝎 9g，肉豆蔻（打，后下）15g，瓜蒌皮 15g，生薏苡仁 15g，鸡内金 15g，元胡（打）15g，三七粉（冲）2g，田基黄 15g，丹参 20g。

煎服法同前。

五诊 2007 年 3 月 19 日。患者时有胃脘不适，右胁下时疼痛不适，口干。大便稍干，一日一行。舌红，苔薄黄，脉弦细滑。于 2007 年 2 月 27 日在中国人民解放军总医院复查电子胃镜示：胃窦黏膜可见散在点状红斑，未见糜烂及溃疡。其余部位均未见异常。诊断：非萎缩性胃炎。

【方药】白花蛇舌草 15g，香附（打）15g，苏梗 15g，青皮 15g，砂仁（打，后下）15g，生石膏（打，先煎）30g，蜈蚣 2 条，全蝎 9g，肉豆蔻（打，后下）12g，三七粉（冲）2g，鸡内金 15g，柴胡 15g，黄药子 6g，皂角刺（打）6g，瓜蒌皮 15g，甘草 6g，生薏苡仁 15g，元胡（打）15g，丹参 20g，百合 12g，田基黄 15g，乌药 12g，当归 9g，川芎 9g，白芍 30g，茯苓 15g，白术 6g。

煎服法同前。

按语 慢性胃炎是由各种病因引起的胃黏膜慢性炎症，其病因多与幽门螺杆菌感染、饮食和环境因素、自身免疫等有关。中医学根据本病的症状将其归入"痞满""胃脘痛"等范畴，认为其病机多为表邪入里、食滞中阻、痰湿阻滞、七情失和、脾胃虚弱等。本患者肝郁气滞，横逆犯脾、胃，气机逆乱，升降失职，脾胃失健，水津不布，气机不利，水湿痰饮食积不化，日久蕴热成毒，气滞络阻，血不养经，胃失滋养，故而发病。根据其临床表现，病情变化，辨证论治，随证加减，在其治疗过程中，以"浊毒"理论为依据，先后用疏肝理气、化湿醒脾、解毒化浊、健脾和胃、活血化瘀等治法，采用白花蛇舌草、半枝莲、半边莲、绞股蓝、黄药子等"解毒抗炎"、"以毒攻毒"，治疗重点放在抗肠化和防止其进一步发展，以防癌变。现代药理学认为白花蛇舌草、半枝莲、半边莲、绞股蓝、黄药子等，能提高机体非特异性免疫力，并且大多具有抗肠化、抗异型增生、抗肿瘤作用，对防治慢性萎缩性胃炎癌变具有重大意义。经系统治疗，则毒除浊化，气行血畅，胃气和调，脾运复健，肝疏如常，使人体紊乱的内环境归于平衡。疗效明显，患者于 2007 年 2 月 27 日在中国人民解放军总医院复查电子胃镜示：胃窦黏膜可见散在点状红斑，未见糜烂及溃疡。其余部位均未见异常。诊断：非萎缩性胃炎。

慢性萎缩性胃炎（病例三）

初诊　2006 年 4 月 17 日。任某某，女，42 岁，已婚，农民，元氏县褚庄村人。

【主诉】间断胃脘胀满 7 个月，加重 10 天。

【现病史】患者 2005 年因上腹部胀满，嗳气，进食差并逐渐消瘦，面色苍白，乏力等，在河北省中医院做"电子胃镜"等检查，诊断为"慢性萎缩性胃炎"，给予中药口服，症状好转后停药。近半年来上述症状加重，自服多酶片、肝铁糖衣片、维生素 C 等治疗，效果不明显。近 10 天胃脘胀满加重，伴有痞闷、隐痛，故来就诊。现症：胃脘痞满，偶有隐痛、食后加重，口干，纳呆，大便干，2～3 日一行。舌紫红，苔黄腻，脉弦滑。

【既往史】患者否认高血压、糖尿病史，无肝炎、结核及其他传染病史，无外科、手术史。

【个人史】生于原籍，住地无潮湿之弊，条件尚可。

【婚育史】25 岁结婚，育一子一女，身体尚健。

【查体】T 36.5℃，R 22 次/分，P 82 次/分，BP 110/90mmHg。发育正常，体型消瘦，全身皮肤黏膜无黄染，心肺无异常；腹部平软，未见肠型、胃型蠕动波，无腹壁静脉曲张。全腹无压痛、反跳痛及肌紧张。未触及包块，肝脾肋下未及，肠鸣音正常。

【实验室检查】血常规正常。电子胃镜（2005 年 9 月 4 日河北省中医院检查）示：慢性浅表-萎缩性胃炎，Hp（＋）。病理诊断：（胃窦）黏膜慢性炎症，腺体肠上皮化生。腹部 B 超示：胆囊炎，子宫肌瘤。

【诊断】

中医诊断：痞满（肝胃不和）。

西医诊断：慢性萎缩性胃炎伴肠上皮化生，胆囊炎，子宫肌瘤。

【治法】疏肝理气，和胃降逆。

【方药】香附 15g，苏梗 15g，青皮 15g，柴胡 15g，甘草 6g，姜黄 9g，厚朴 15g，枳实 20g，清半夏 12g，绞股蓝 9g，砂仁 9g，莱菔子 15g，槟榔 12g，瓜蒌 15g，芦荟 0.5g。

7 剂，水煎，每日 1 剂，分 2 次温服。

【医嘱】按时服药，定期复查电子胃镜。进软食，忌辛辣刺激之品，戒怒。

二诊 药后患者胃脘胀满痞闷、隐痛缓解，现时有两胁隐痛、烧心、反酸，大便稀，一日一次，尿稍黄。舌淡紫，苔薄黄，脉弦细。

【治法】疏肝理气，和胃降逆。

【方药】香附15g，苏梗15g，青皮15g，柴胡15g，甘草6g，姜黄9g，厚朴15g，枳实20g，清半夏12g，绞股蓝9g，瓜蒌15g，黄连15g，木香9g，砂仁9g，白花蛇舌草15g，焦槟榔12g，炒莱菔子15g，芦荟0.5g。

7剂，水煎，每日1剂，分2次温服。

三诊 患者胃脘胀满痞闷、隐痛，食后加重，伴有嗳气，时有烧心、口干，大便稀，一日一次。舌红，苔薄黄根部微腻，脉弦细。复查电子胃镜（2006年7月31日河北省中医院检查）示：慢性浅表-萎缩性胃炎，病理诊断：胃底黏膜慢性炎症，灶性腺体肠上皮化生。

【治法】养肝和胃，疏肝理气。

【方药】百合12g，乌药12g，当归9g，川芎9g，白芍20g，茯苓15g，白术6g，肉豆蔻12g，鸡内金15g，三七粉（冲）2g，柴胡15g，槟榔15g，炒莱菔子15g，厚朴15g，枳实15g，砂仁9g，清半夏12g，麦冬15g。

水煎，每日1剂，分2次温服。以此方为基础辨证加减服药治疗1年。

四诊 患者胃脘时有胀满痞闷，偶有烧心，后背麻木，咽堵，大便稀，一日一次。舌红，苔薄黄腻，脉弦细。

【治法】化浊解毒，疏肝和胃。

【方药】白花蛇舌草15g，半枝莲15g，半边莲15g，茵陈15g，板蓝根15g，苦参12g，黄药子12g，黄芩12g，黄连12g，绞股蓝12g，鸡骨草15g，桔梗12g，射干12g，山豆根15g，元参12g，清半夏12g，厚朴9g，紫苏12g，茯苓12g，砂仁15g，肉豆蔻15g，鸡内金15g。

7剂，水煎，每日1剂，分2次温服。辨证加减服用1个月。

五诊 患者以烧心为主，咽堵较明显。大便头干，排便不爽。舌紫红，苔薄黄微腻，脉沉细。复查电子胃镜（2007年6月19日河北医科大学第四医院内镜）示：慢性浅表性胃炎。

【治法】清胃制酸，化痰利咽。

【方药】生石膏20g，黄连9g，黄芩9g，栀子9g，牡蛎20g，瓦楞子15g，浙贝母12g，海螵蛸15g，桔梗15g，元参12g，锦灯笼12g，射干12g，半夏9g，厚朴15g，紫苏12g，茯苓15g，砂仁15g，紫豆蔻15g。

7剂，水煎，每日1剂，分2次温服。

按语 患者初期以胃脘痞满为主要临床表现，中医辨证为肝气郁滞，气滞犯胃，故治疗上以疏肝理气和胃降逆为主。经治疗患者胃脘痞满明显好转，气机通畅。因本病主要病机为肝胃不和，此阶段治疗主要以养肝和胃为主。辨证治疗一年患者总体状态良好，但余症不清，中医辨证为浊毒内蕴，治疗以化浊解毒为主，经治疗患者症状明显好转，主要以烧心为临床表现，中医辨证为胃热，后期治疗以清胃热为主。患者2年来积极配合治疗，终由慢性浅表-萎缩性胃炎伴有肠化，转变为慢性浅表性胃炎，肠化消失。

慢性萎缩性胃炎（病例四）

初诊 2006 年 12 月 25 日。冯某某，女，68 岁，已婚，北京人。

【主诉】间断性胃脘部隐痛 4 个月余，加重 7 天。

【现病史】患者 4 个月前因饮食不节出现胃脘部隐痛，自服胃康灵、气滞胃痛颗粒等药物，效果欠佳，遂慕名来我院就诊。现症：胃脘部隐痛，无规律，烧心，泛酸，嗳气，无口干、口苦，纳差，寐可，大便可，日一行。舌红，苔薄黄，脉弦滑。

【既往史】既往体健，否认肝炎、结核、伤寒等传染病史。否认手术、外伤、输血史。预防接种史不详。

【查体】T 36.5℃，P 72 次/分，R 16 次/分，BP 160/80mmHg，发育正常，营养中等，自动体位，全身皮肤无黄染及出血点，浅表淋巴结无肿大，巩膜无黄染，咽部无充血，双侧扁桃体不大，气管居中，甲状腺不大，心肺无异常，腹平软，无压痛反跳痛及肌紧张，未触及包块，肝脾未触及，剑突下有压痛，脊柱四肢及神经系统未见异常。

【实验室检查】2006 年 12 月 14 日在北京大学第三医院做电子胃镜检查报告：食管、贲门均（－）。胃底黏液池清，胃体花斑，角切迹整齐，胃窦黏膜粗糙不平，可见小区扩大。窦小，窦后多发平坦糜烂，0.2～0.3cm，胃蠕动好，幽门正常。十二指肠球及降部未见异常。诊断：慢性萎缩性胃炎伴多发糜烂。病理报告：窦小弯移行部重度萎缩性胃炎伴重度肠化、轻度异型增生，窦后壁移行部轻度慢浅炎，体小弯灶性出血、表面上皮脱落。2006 年 12 月 14 日北京大学第三医院腹部彩超（肝、胆、胰、脾、胃）报告：胃内未见结石，肝、胆、胰、脾未见明显异常。

【诊断】

中医诊断：胃脘痛（肝胃不和，浊毒内蕴）。

西医诊断：重度萎缩性胃炎伴重度肠化、轻度异型增生。

【治法】解毒化浊，养肝和胃。

【方药】百合 15g，乌药 9g，当归 12g，川芎 9g，白芍 20g，茯苓 15g，白术 9g，砂仁（打，后下）15g，肉豆蔻（打，后下）15g，全蝎 6g，瓜蒌 15g，清半夏 12g，鸡内金 15g，黄连 12g，半枝莲 15g，白花蛇舌草 15g，三七粉（冲）2g。

7 剂，每日 1 剂，文火煎煮 2 次，每次 40 分钟，共取汁 400ml，早、晚饭前半小时温服。同时配服芍地和胃颗粒，每次 1 袋，每日 3 次。

二诊 2007 年 1 月 10 日。胃脘部隐痛，偶有烧心，纳呆，大便可，每日一次。舌红，苔薄黄，脉弦细滑。

【方药】全蝎 9g，黄药子 6g，炒莱菔子（打）15g，焦槟榔 15g，鸡内金 15g，瓦楞粉 20g，元胡（打）15g，沙参 12g，百合 15g，黄连（打）12g，乌药 9g，当归 12g，川芎 9g，白芍 20g，茯苓 15g，白术 9g，砂仁（打，后下）15g，肉豆蔻（打，后下）15g，瓜蒌 15g，清半夏 12g，半枝莲 15g，白花蛇舌草 15g，三七粉（冲）2g。

煎服法同前。

三诊 2007 年 3 月 3 日。服原方 60 剂，药后症减。近日出现左侧胁部胀满疼痛，左耳鸣，略有烧心，纳食好转，大便可，每日一次。舌红，苔薄黄，舌尖有瘀斑，脉弦细数。

【方药】全蝎9g，蜈蚣2条，黄药子6g，白花蛇舌草15g，半枝莲15g，三棱9g，郁金12g，柴胡15g，香附15g，元胡（打）15g，当归12g，川芎9g，白芍30g，茯苓15g，白术9g，砂仁（打，后下）15g，鸡内金15g，三七粉（冲）2g。

煎服法同前。

四诊　2007年5月17日。服原方60剂，药后症减。偶有胃脘部隐痛及烧心。近日出现头痛，乏力，口干不欲饮，纳可，大便可，每日一次。舌红，苔薄黄，脉弦细滑。

佛手12g，元胡（打）15g，白芷12g，蒲公英12g，王不留行15g，皂角刺6g，木香9g，炒莱菔子（打）15g，柴胡12g，赤、白芍各20g，香附（打）15g，黄连9g，全蝎9g，蜈蚣2条，黄药子6g，白花蛇舌草15g，三棱9g，当归12g，川芎9g，砂仁（打，后下）15g，鸡内金15g，三七粉（冲）2g。

煎服法同前。

五诊　2007年6月20日。服原方30剂后，头痛及胃脘部疼痛减轻。现仍偶有烧心，近日口干不欲饮，纳可，大便可，每日一次。舌红，苔薄黄，脉弦细。北京大学第三医院2007年6月19日做电子胃镜检查报告：食管、贲门均（-）。胃底黏膜花斑，黏液池清，胃体部黏膜花斑，角切迹欠光整，不平，胃窦黏膜花斑，不平，多发痘疮样糜烂，散在陈旧性出血点，幽门正常。十二指肠球及降部未见异常。诊断：慢性萎缩性胃炎伴糜烂、肠化。病理诊断：幽门前区轻度慢性炎伴轻度糜烂，幽门后壁移行部黏膜轻度慢浅炎，窦小弯浅层黏膜轻度慢性炎，角切迹轻度慢浅炎，体下部小弯轻度慢浅炎。巩固疗效，改善自觉症状。

【方药】柴胡15g，郁金12g，浙贝母（打）15g，瓦楞粉30g，生石膏30g（打，先下），陈皮12g，黄连12g，黄芩12g，全蝎9g，三棱12g，丹参15g，元胡（打）15g，当归12g，白芍20g，白芷9g，三七粉（冲）2g。

六诊　2007年7月22日。现胃脘部无明显不适，偶有烧灼感，口干不欲饮，纳可，大便可，日一行。舌红，苔薄黄，脉弦滑。

【方药】丹参15g，檀香9g，砂仁（打，后下）15g，木香9g，元胡（打）15g，当归12g，白芍20g，茯苓15g，白术9g，佛手12g，白芷9g，三棱12g，莪术9g，苍术12g，全蝎9g，生薏苡仁20g，鸡内金15g，炒莱菔子（打）15g，三七粉（冲）2g。

煎服法同前。

七诊　2007年8月26日。仍口干，近日出现左胁下疼痛，大便调。舌红，苔薄黄，脉弦细。

【方药】茵陈15g，虎杖15g，龙胆草15g，五味子15g，垂盆草15g，白花蛇舌草15g，白英9g，半枝莲15g，田基黄15g，瓦楞粉30g，黄连（打）12g，全蝎9g，三棱12g，丹参15g，元胡（打）15g，当归12g，白芍20g，三七粉（冲）2g。

煎服法同前。

八诊　2007年8月13日。现无明显不适，稍有口干。纳可，寐可，大便可，日一行。舌红，苔薄黄，脉弦细。

【方药】当归15g，赤芍15g，白芍15g，海螵蛸20g，百合15g，乌药9g，柴胡15g，郁金12g，元胡（打）15g，茵陈15g，垂盆草15g，白花蛇舌草15g，白英9g，黄连（打）12g，全蝎9g，三棱12g，丹参15g，三七粉（冲）2g。

煎服法同前。

按语 本患者经电子胃镜及病理活检确诊为重度萎缩性胃炎伴重度肠化、轻度异型增生。经来我院中医药系统治疗后，病理所见由萎缩、增生、肠化转为慢性炎症。中医认为其属胃脘痛范畴，一般认为其成因多由饮食所伤，情志不舒，导致肝胃不和，胃气失和，通降失职，浊邪内停；日久则脾失健运，水湿不化，郁而不解，蕴积成热，热壅血瘀而成毒，形成浊毒内壅之势。热毒伤阴，浊毒瘀阻胃络，导致胃体失去滋润，胃腺萎缩。故选择以疏肝理气，和胃降逆，解毒化浊之法，同时配合服用养血柔肝止痛的芍地和胃颗粒调治，胃脘部隐痛、烧心、嗳气等诸顽症逐渐减轻乃至临床基本治愈。

慢性萎缩性胃炎（病例五）

初诊 2006 年 9 月 7 日。张某某，男，69 岁，已婚，河北省人。

【主诉】间断反酸 1 年余，加重 3 个月。

【现病史】患者 1 年前出现受凉后呕吐腹泻，间断口服香砂养胃丸等药物治疗，症状时轻时重。两天前因饮食不适出现胃脘部堵闷不适，于河北医科大学第二医院查电子胃镜示：慢性萎缩性胃炎，病理诊断胃窦黏膜慢性炎症，伴腺体不典型增生及肠上皮化生各 Ⅱ 级。西医嘱定期复查胃镜，密切关注病情，未予药物治疗。患者为求系统诊治来我院门诊就医。现症：胃脘部堵闷不适，反酸，晨起口干明显，纳可寐安，大便不成形，日一行。舌红，苔薄黄腻，脉弦缓。

【既往史】既往体健，否认肝炎、结核、伤寒等传染病史。否认手术、外伤、输血史。预防接种史不详。

【查体】T 36.4℃，P 52 次/分，R 18 次/分，BP 115/85mmHg，发育正常，营养中等，自动体位，全身皮肤无黄染及出血点，浅表淋巴结无肿大，巩膜无黄染，咽部无充血，双侧扁桃体不大，气管居中，甲状腺不大，心肺无异常，腹平软，胃脘部轻压痛，无反跳痛及肌紧张，未触及包块，肝脾未触及，剑突下无压痛，脊柱四肢及神经系统未见异常。

【实验室检查】2006 年 9 月 5 日河北医科大学第二医院电子胃镜示：慢性萎缩性胃炎，病理诊断胃窦黏膜慢性炎症，伴腺体不典型增生及肠上皮化生各 Ⅱ 级。镜检所见：胃窦黏膜呈颗粒感，粗糙不平，充血水肿明显，以幽门口周围最突出，大弯可见灰白色区域，未见溃疡及新生物，蠕动正常。

【诊断】

中医诊断：胃脘痛（浊毒中阻，络瘀阴伤）。

西医诊断：慢性萎缩性胃炎。

【治法】化浊解毒，滋阴化瘀通络。

【方药】白花蛇舌草 15g，半枝莲 15g，半边莲 15g，黄药子 6g，全蝎 6g，王不留行 15g，元胡 15g，白芷 12g，茯苓 15g，白芍 20g，鸡内金 15g，当归 12g，瓜蒌 15g，三七粉（冲）2g。

7 剂，水煎，每日 1 剂，文火煎煮 2 次，每次 40 分钟，共取汁 400ml，早、晚饭前半小时温服。同时配服茵连和胃颗粒，每次 1 袋，每日 3 次。

二诊 2006 年 9 月 25 日。胃脘部堵闷感减轻，反酸，晨起口干明显，纳可寐安，大便不成形，日一行。舌红，苔薄黄腻，脉弦缓。

【方药】蛇舌草 15g，半枝莲 15g，蜈蚣 2 条，白英 9g，全蝎 9g，三棱 12g，生薏苡仁

20g，黄连9g，黄芩12g，栀子9g，瓜蒌皮15g，丹参15g，当归12g，蒲黄9g，五灵脂12g，三七粉（冲）2g。

28剂，水煎，每日1剂，文火煎煮2次，每次40分钟，共取汁400ml，早、晚饭前半小时温服。同时配服茵连和胃颗粒，每次1袋，每日3次。

三诊 2006年10月23日。药后胃脘部堵闷感减轻，出现胃部饱胀感，反酸不明显，晨起口干，纳可寐差，大便不成形，日一行。舌红，苔薄黄腻，脉弦缓。

【方药】蛇舌草15g，全蝎9g，黄药子6g，香附15g，紫苏15g，厚朴12g，枳实15g，瓜蒌15g，清半夏15g，黄连15g，丹参20g，焦槟榔15g，炒莱菔子15g，鸡内金15g，三七粉（冲）2g。

35剂，水煎，每日1剂，文火煎煮2次，每次40分钟，共取汁400ml，早、晚饭前半小时温服。同时配服茵连和胃颗粒，每次1袋，每日3次。

四诊 2006年11月27日。1周前下午突然汗出胃脘胀满，现已好转，晨起口干好转，纳可寐欠安，大便不成形，日一行，尿细。舌红，苔薄黄腻，脉弦缓。

【方药】蛇舌草15g，半边莲15g，半枝莲15g，鳖甲15g，全蝎9g，生薏苡仁15g，泽泻15g，丹参20g，枳实15g，木香9g，菟丝子15g，补骨脂15g，炒莱菔子15g，三七粉（冲）2g。

14剂，水煎，每日1剂，文火煎煮2次，每次40分钟，共取汁400ml，早、晚饭前半小时温服。同时配服茵连和胃颗粒，每次1袋，每日3次。

五诊 2006年12月11日。昨日因进食不当，餐后两小时开始呕吐，腹泻，发烧。今日症状好转，体温36.8℃。心率62次/分，既往52次/分。舌红，苔薄黄腻，脉弦缓。

【方药】丹参20g，三棱15g，蜈蚣2条，皂角刺6g，王不留行15g，菟丝子15g，补骨脂15g，半枝莲15g，白花蛇舌草15g，生薏苡仁15g，木香9g，焦槟榔15g，炒莱菔子15g，全蝎9g，三七粉（冲）2g。

14剂，水煎，每日1剂，文火煎煮2次，每次40分钟，共取汁400ml，早、晚饭前半小时温服。同时配服茵连和胃颗粒，每次1袋，每日3次。

六诊 2006年12月25日。2006年12月20日河北医科大学第四医院电子胃镜诊断为：贲门炎，慢性胃炎，十二指肠球部溃疡瘢痕。病理诊断为：（胃窦）黏膜慢性炎症，灶性腺上皮化生，轻度不典型增生。（贲门）黏膜慢性炎症伴肠化皮化生。描述贲门明显松弛，齿线下约1cm小弯后壁黏膜充血肿胀明显，表面黏膜粗糙，范围不清。胃窦黏膜粗糙，散在出血斑，胃窦近胃角水平后壁见0.4cm扁平结节样隆起，予以咬除。药后患者胃脘仍有堵闷，较以前有明显好转，胃脘偶有胀满，晨起口干好转，纳可寐欠安，大便不成形，日一行，尿细。舌红，苔薄黄腻，脉弦缓。

【方药】蜈蚣2条，半枝莲15g，半边莲15g，白花蛇舌草15g，生薏苡仁15g，黄药子6g，全蝎9g，三棱15g，莪术9g，皂角刺6g，丹参20g，补骨脂15g，菟丝子15g，仙灵脾12g，八月札12g，三七粉（冲）2g。

14剂，水煎，每日1剂，文火煎煮2次，每次40分钟，共取汁400ml，早、晚饭前半小时温服。同时配服茵连和胃颗粒，每次1袋，每日3次。患者病情平稳，之后以此为基础方进行加减治疗。

2007年4月27日于北京协和医院查电子胃镜，检查诊断为：食管裂孔功能障碍，慢性萎缩性胃炎伴胃窦糜烂，十二指肠球部溃疡（S2）。病理诊断：（胃窦、胃角）胃黏膜显重度急性及慢性炎，固有腺体萎缩，伴有中度肠化；（贲门）胃黏膜显急性及慢性炎，伴有轻度肠化。此结果与第一次在河北医科大学第二医院电子胃镜结果相比有明显好转。

七诊 2007 年 5 月 14 日。周身出现对称性发痒，以两肩、双侧上臂及双侧下腹部明显。胃部无明显不适，口干鼻干，二便调，舌红，苔薄黄，脉弦缓。P 55 次/分，BP 135/75mmHg。

【方药】苦参 12g，白鲜皮 15g，五加皮 15g，蛇床子 12g，地肤子 15g，全蝎 9g，蜈蚣 2 条，当归 12g，赤芍 15g，三棱 12g，丹参 20g，白花蛇舌草 15g，生薏苡仁 12g，皂角刺 6g，黄药子 6g，三七粉（冲）2g。

14 剂，水煎，每日 1 剂，文火煎煮 2 次，每次 40 分钟，共取汁 400ml，早、晚饭前半小时温服。同时配服茵连和胃颗粒，每次 1 袋，每日 3 次。之后以此方为基础进行加减，3 个月后身痒消失，胃部偶有胀满，稍有口干，余无明显不适。

八诊 2007 年 10 月 15 日。偶有胃脘部胀满，余无明显不适，二便调。舌红，苔薄黄，脉弦细缓。

【方药】黄药子 3g，黄芩 15g，黄连 15g，黄柏 12g，生薏苡仁 20g，白英 9g，八月札 12g，全蝎 9g，红景天 12g，赤芍 15g，徐长卿 15g，半枝莲 15g，白花蛇舌草 15g，当归 12g，三棱 12g，丹参 20g，三七粉（冲）2g。

21 剂，水煎，每日 1 剂，文火煎煮 2 次，每次 40 分钟，共取汁 400ml，早、晚饭前半小时温服。同时配服茵连和胃颗粒，每次 1 袋，每日 3 次。之后以此为基础方进行加减治疗。

2008 年 3 月 24 日于北京协和医院电子胃镜检查诊断：食管裂孔功能障碍，慢性浅表-萎缩性胃炎伴糜烂。活检胃窦部三块，病理诊断为：胃窦黏膜显急性及慢性炎伴中度肠化。对西医无法治疗的异型增生及肠化（癌前病变）经过中医治疗，病情逐渐逆转，患者较为满意，现在仍然坚持服用中药，控制病情发展。

按语 慢性萎缩性胃炎伴见异型增生和肠化，在临床上被称为"癌前病变"，多表现胃脘疼痛、脘腹胀闷、嗳气、嘈杂、泛酸等症状。因脾主升清，胃主降浊，多种因素造成胃纳失职，脾运失常，升降失常，清气不升，浊气内阻，导致多种病症发生，而且本病病程较长，久虚不复。李佃贵教授认为，该病症的基本病理改变一是"虚"，一是"浊"。"虚"以脾胃气虚、脾胃阳虚、胃阴虚为主要临床病症，所以助运是恢复脾胃功能的基本治法之一，若脾胃气虚则健脾益气助运，脾胃阳虚以温运，胃阴虚应滋阴助运；"浊"是病变过程中主要病理产物之一，治疗中化浊、消浊、降浊随症加减，临床多有效验。

慢性萎缩性胃炎（病例六）

初诊 2012 年 12 月 20 日。胡某，男，69 岁。

【主诉】间断胃脘部胀满不适 10 余年。

【现病史】患者于 10 年前因饮食失节而致胃脘部胀满，饭后加重，近半年加重，曾间断服用多潘立酮（吗丁啉）等药物，症状时轻时重。现症：胃脘胀满，餐后加重，伴嗳气，大便黏腻不爽。舌质紫暗，苔黄腻，脉弦滑数。电子胃镜示：慢性萎缩性胃炎。病理诊断：弥漫性肠上皮化生。

【诊断】

中医诊断：痞满（浊毒内蕴）。

西医诊断：慢性萎缩性胃炎。

【治法】化浊解毒，和胃降逆。

【方药】藿香 12g，佩兰 12g，茵陈 15g，黄连 12g，砂仁 12g，厚朴 15g，枳实 9g，白花蛇舌草 15g，半枝莲 15g，全蝎 9g，蜈蚣 2 条，壁虎 6g，山甲珠 6g，炒莱菔子 15g。

14 剂，每日 1 剂，水煎取汁 300ml，分早、晚 2 次服。

二诊 患者服药 14 剂后，胃脘胀满明显减轻，偶有嗳气，纳可，寐好转，大便时干时稀，日 3～4 次。舌暗红，苔根黄腻，脉弦滑数。舌已转红，苔根黄腻，是为浊毒已稍解；大便仍时干时稀说明肠胃气机尚不条畅。

【方药】原方加焦三仙各 10g，半夏 9g。

三诊 患者继服 14 剂后，胃脘胀满及嗳气基本消失，纳寐尚可，大便调。继服 14 剂后临床症状基本消失，考虑患者病理结果为肠化，是胃癌前病变。

【方药】上方加土鳖虫 9g，铁树叶 15g。建议患者坚持服药治疗 1 年。

按语 患者由于饮食失节，致使脾胃升降失司，湿浊内阻，久而化生浊毒。浊毒内蕴，阻碍气机，故胃脘胀满；浊毒蕴于中焦，胃气上逆，故嗳气；舌质紫暗，苔黄腻，脉弦滑数皆浊毒内蕴之征。方中藿香味辛，性微温，归脾、胃、肺经，《本草正义》谓其"清芳微温，善理中州湿浊痰涎，为醒脾快胃、振动清阳之妙品"，功能醒脾和胃、开胃进食、和中止呕、解暑祛湿；佩兰味辛，性平，既能表散暑邪，又能宣化湿浊和中而定痛。二药均为芳香化湿浊要药，相须为用则芳香化浊之功益彰，共为君药。黄连大苦大寒，为除湿热之佳品，长于清胃肠之湿热，可泻火解毒、清胃止呕、解渴除烦、消痞除满，《别录》谓其能"调胃厚肠"；茵陈味苦，性微寒，入脾、胃、肝、胆经，苦能燥湿，寒能清热，善渗利湿热。二药都归胃经，相伍使用能很好地去除湿热浊毒之邪，诸症较快缓解，并使损伤的胃黏膜逐渐得到修复，共为臣药。砂仁健脾和胃；厚朴、枳实下气除满；全蝎、白花蛇舌草、半枝莲清热解毒；山甲珠活血化瘀消癥，炒莱菔子理气除胀，降气化浊；诸药合用，共奏化浊解毒和胃之功。二诊时，诸症均减轻，舌已转红，苔根黄腻，是为浊毒已稍解。加半夏以燥湿除痞，加焦三仙有健脾消食之功，凡脾胃大肠气滞所致诸症均为常用之品。三诊时，诸症均解，然而患者病程较长，故效不更方以巩固疗效。

慢性萎缩性胃炎（病例七）

初诊 2011 年 11 月 8 日。尤某，女，52 岁。

【主诉】胃脘隐痛伴右胁胀痛 10 余年。

【现病史】患者缘于 10 年前情志怫逆而致两胁胀痛，胃脘隐痛，饭后加重，曾间断服舒肝健胃丸等药物，症状时轻时重。现症：胃脘隐痛，牵及两胁，嗳气，纳寐尚可，大便干，2～3 日一行。舌质紫黯，苔黄腻，脉沉弦细。电子胃镜示：慢性萎缩性胃炎。病理诊断：重度肠上皮化生伴轻度不典型增生。

【诊断】

中医诊断：胃脘痛（浊毒内蕴，肝气犯胃）。

西医诊断：慢性萎缩性胃炎。

【治法】化浊解毒，疏肝和胃。

【方药】百合 12g，乌药 12g，肉豆蔻 12g，茯苓 15g，鸡内金 15g，白术 6g，当归 9g，川芎 9g，白芍 30g，三七 2g，藿香 12g，茵陈 15g，黄连 12g，砂仁 12g，厚朴 15g，枳实 9g，紫苏 15g，炒莱菔子 15g，白花蛇舌草 15g，木香 9g，香附 15g，半枝莲 15g，板蓝根 15g，鸡骨草 15g，苦参 15g，黄芩 12g，绞股蓝 12g，半枝莲 15g，芦荟 0.5g。

7 剂，每日 1 剂，水煎取汁 300ml，分早、晚 2 次服。

二诊　患者服药 7 剂后，胃脘隐痛明显减轻，偶有两肋胀满。舌红，苔薄黄腻，脉弦细滑。舌已转红，苔薄黄腻，是为浊毒已稍解，而仍有气滞犯胃之相，说明肠胃气机尚不条畅。原方加元胡 15g，白芷 12g，蒲公英 12g。

三诊　患者继服 7 剂后，胃脘隐痛基本消失，偶于饮食不慎或受寒后胃胀，大便调。继服 14 剂后临床症状基本消失，考虑患者病理结果为肠化伴不典型增生，是胃癌前病变，故建议患者坚持服药治疗 1 年。1 年后复查胃镜结果：慢性萎缩性胃炎。病理检查：灶性腺体肠上皮化生。

按语　患者由于情志不畅，致使脾胃升降失司，湿浊内阻，久而化生浊毒。浊毒内蕴，阻碍气机，故胃脘隐痛；浊毒蕴于中焦，浊毒之邪蕴于肠道，缠绵不解，故大便异常；舌质紫暗，苔黄腻，脉弦滑皆浊毒内蕴之征。方中藿香味辛，性微温，归脾、胃、肺经，功能醒脾和胃、开胃进食、和中止呕、解暑祛湿，为芳香化浊要药，相须为用则芳香化浊之功益彰，为君药。黄连大苦大寒，为除湿热之佳品，长于清胃肠之湿热，可泻火解毒、清胃止呕、解渴除烦、消痞除满，《别录》谓其能"调胃厚肠"；茵陈味苦，性微寒，入脾、胃、肝、胆经，苦能燥湿，寒能清热，善渗利湿热。二药都归胃经，相伍使用能很好地去除湿热浊毒之邪，诸症较快缓解，并使损伤的胃黏膜逐渐得到修复，共为臣药。木香辛温香散，能升能降，通理三焦之气，尤其善行胃肠之气而止痛，兼有健脾消食之功，凡脾胃大肠气滞所致诸症均为常用之品；炒莱菔子理气除胀，降气化浊；厚朴、枳实下气除满；白花蛇舌草、半枝莲清热解毒；芦荟清热通便；诸药合用，共奏化浊解毒和胃之功。二诊时，诸症均减轻，舌已转红，苔薄黄腻，是为浊毒已稍解。加元胡、白芷、蒲公英，活血止痛，去浊毒。三诊时，诸症均解，然而患者病程较长，故效不更方以巩固疗效。

慢性萎缩性胃炎（病例八）

初诊　2012 年 6 月 25 日。张某，女，68 岁。

【主诉】间断性胃脘部隐痛 6 个月，加重 2 周。

【现病史】患者 6 个月前因饮食不节出现胃脘部隐痛，自服胃康灵、气滞胃痛颗粒等药物，效果欠佳，遂慕名来我院就诊。现症：胃脘部隐痛，无规律，烧心，泛酸，嗳气，无口干、口苦，纳差，寐可，大便可，每日 1 次。舌红，苔薄黄，脉弦滑。电子胃镜检查示：慢性萎缩性胃炎伴重度肠化。

【诊断】

中医诊断：胃痛（肝胃不和，浊毒内蕴）。

西医诊断：慢性萎缩性胃炎伴肠上皮化生。

【治法】养肝和胃，化浊解毒。

【方药】百合 15g，乌药 9g，当归 12g，川芎 9g，白芍 20g，茯苓 15g，白术 9g，砂仁（打，后下）15g，肉豆蔻（打，后下）15g，全蝎 6g，瓜蒌 15g，清半夏 12g，半枝莲 15g，白花蛇舌草 15g，三七粉（冲）2g。

14 剂，每日 1 剂，水煎取汁 300ml，分早、晚 2 次服。

二诊 患者服 14 剂后胃脘部隐痛，偶有烧心，纳呆，大便可，每日 1 次。舌红，苔薄黄，脉弦细滑。

【方药】原方加黄芩 15g，鸡内金 15g。

三诊 患者继服 14 剂后，胃脘胀满及嘈杂灼热感基本消失，纳寐尚可，大便调。考虑患者病理结果为肠化，是胃癌前病变，且有肿瘤病史，故建议患者坚持服药治疗 1 年。1 年后复查胃镜结果：非萎缩性胃炎。病理检查未发现肠化。

按语 患者由于情志不畅，致使肝胃不和，脾胃升降失司，湿浊内阻，久而化生浊毒。浊毒内蕴，阻碍气机，故胃脘隐痛。胃气上逆则嗳气，湿浊中阻故烧心反酸。百合甘，微寒，归肺、心、胃经，养胃阴，清胃热，用于治疗胃阴虚有热之胃脘疼痛。乌药辛，温，归肺、脾、肾、膀胱经，行气止痛。当归甘、辛，温，归肝、心、脾经，为活血行气之要药，用于瘀血性腹痛。川芎活血行气，祛风止痛。茯苓利水消肿，渗湿，健脾，宁心。白术健脾补气，砂仁、肉豆蔻行气止痛。瓜蒌清热化痰，半夏降气除满，全蝎、白花蛇舌草、半枝莲清热解毒。三七粉活血止痛。诸药合用，养肝和胃，化浊解毒之功显著。

慢性萎缩性胃炎（病例九）

初诊 2007 年 12 月 24 日。杨某某，男，32 岁，已婚，保定曲阳县李家庄村人。

【主诉】胃脘部疼痛半年。

【现病史】患者半年前无明显诱因出现胃脘疼痛，嗳气等症状。于 2007 年 7 月在河北医科大学第二医院就诊，经电子胃镜检查，诊断为：慢性萎缩性胃炎，十二指肠球炎。予奥美拉唑及消炎抗感染药物治疗，病情时轻时重。现症：胃脘疼痛，伴嗳气，烧心，反酸，纳可，寐可，大便成形，每日 1 次。舌质红，苔黄腻，脉弦细滑。

【既往史】既往体健，否认肝炎、结核、伤寒等传染病史。否认手术、外伤、输血史。预防接种史不详。

【个人史】生于原籍，住地无潮湿之弊，条件尚可。

【婚育史】25 岁结婚，育一子，身体尚健。

【查体】T 37℃，P 108 次/分，R 23 次/分，BP 125/80mmHg。患者神志清楚，查体合作。发育正常，营养中等。皮肤无黄染，无出血点，淋巴结未触及，巩膜无黄染，甲状腺无肿大，胸廓对称，胸骨无压痛，呼吸音清晰，腹部平软，上腹部偏左侧压痛，无反跳痛，墨菲征（－），肝脾未触及，肝区无叩击痛，肠鸣音活跃。双下肢无凹陷性水肿。

【实验室检查】血常规：白细胞 5.5×10^9/L，红细胞 4.5×10^{12}/L，血红蛋白 140g/L。电子胃镜示：慢性萎缩性胃炎，十二指肠球炎。病理：胃窦及十二指肠球部黏膜呈慢性炎症。

【诊断】

中医诊断：胃痛（气滞血瘀，浊毒内蕴）。

西医诊断：慢性萎缩性胃炎，十二指肠球炎。

【治法】活血化瘀，化浊解毒。

【方药】蒲黄9g，五灵脂15g，元胡15g，白芷15g，蒲公英15g，白花蛇舌草15g，半枝莲15g，半边莲15g，茵陈15g，板蓝根15g，苦参12g，黄药子12g，黄芩12g，黄连12g，绞股蓝12g，鸡骨草15g，紫苏12g，茯苓12g，砂仁（后下）15g，厚朴15g，全蝎9g，半夏12g，生石膏（打，先煎）30g，浙贝母15g。

35剂，水煎，每日1剂，分2次温服。

二诊　患者坚持服原方1月余，胃痛好转，自觉胃脘胀满，饭后为甚，口干，偶有烧心反酸，寐差，大便不成形，小便黄。舌质红，苔薄黄，脉弦细。

【方药】原方加鸡内金15g，薏苡仁15g，合欢皮15g。

35剂，水煎，每日1剂，分2次温服。

三诊　患者坚持服原方1个月余，诸症状皆缓解，仍觉胃脘胀满、口干、咽部不适，大便不成形，小便黄。舌质红，苔薄黄，脉弦细。

【治法】疏肝理气。

【方药】姜黄9g，厚朴15g，枳实20g，清半夏12g，绞股蓝9g，百合12g，乌药12g，当归9g，川芎9g，白芍20g，茯苓15g，白术6g，肉豆蔻12g，鸡内金15g，三七粉（冲）2g，茵陈15g，板蓝根15g，苦参12g，黄芩12g，黄连12g，全蝎9g，半夏12g，鸡内金15g，薏苡仁15g，桔梗15g，射干12g，枳实15g，厚朴15g。

35剂，水煎，每日1剂，分2次温服。

四诊　偶有胃脘胀满、夜间口干、咽部不适，偶有嗳气，大便略稀，小便黄。舌质红，苔薄黄，脉弦细。复查胃镜：非萎缩性胃炎，十二指肠球炎。病理：胃窦前后壁黏膜慢性炎症，间质水肿。为巩固疗效，继服原方14剂，疼痛未作。

按语　患者以胃脘痛为主症，伴有嗳气、烧心、吐酸。病理：胃窦及十二指肠球部黏膜慢性炎症，上皮轻度不典型增生。可见患者浊毒阻滞中焦，并已入血分，引起胃痛，治疗当以浊毒解毒，活血化瘀为法，并应防治不典型增生进一步发展为治疗重点。方中白花蛇舌草、半枝莲、半边莲、板蓝根、苦参、黄药子、黄芩、茵陈、黄连、绞股蓝、鸡骨草解毒抗癌，并配以有生之品全蝎，效果更佳。厚朴、半夏、砂仁生石膏、紫苏化浊醒脾、清胃止酸，元胡、白芷、蒲黄、五灵脂、蒲公英活血化瘀。全方共奏浊毒解毒，活血化瘀之功。

非萎缩性胃炎（病例一）

初诊　2008年6月26日。朱某，女，40岁。

【主诉】主因胃脘部堵闷1年，加重3个月。

【现病史】患者于1年前因饮食失节复加情志怫逆而致胃脘部堵闷，未及时予以正规治疗，近3个月病情加重。现症：胃脘部堵闷，饭后明显，伴嗳气，口苦，纳寐可，大便可。舌暗红，苔薄黄腻，脉沉弦细。电子胃镜示：非萎缩性胃炎。未作病理检查。

【诊断】

中医诊断：痞满（浊毒内蕴）。

西医诊断：非萎缩性胃炎。

【治法】化浊解毒，和胃降逆。

【方药】茵陈 15g，黄连 12g，砂仁 12g，香附 15g，紫苏 15g，木香 9g，百合 9g，乌药 9g，当归 15g，川芎 15g，白芍 15g，白术 9g。

14 剂，每日 1 剂，水煎取汁 300ml，分早、晚 2 次服。

二诊　患者服药 14 剂后，胃脘堵闷减轻，仍有嗳气，口苦，纳可，寐可，大便质可，日 1 次。舌红，苔薄黄腻，脉沉弦细。

【方药】原方加竹茹 9g，丁香 9g，柿蒂 9g。

三诊　患者继服 14 剂后，胃脘堵闷基本消失，偶有嗳气，口苦消失，纳寐可，大便调。效不更方，继服 14 剂，临床症状基本消失。

按语　患者由于饮食失节，情志不畅，致使脾胃升降失司，湿浊内阻，久而化生浊毒。浊毒内蕴，阻碍气机，故胃脘堵闷；浊毒蕴于中焦，故嘈杂灼热，浊毒循道上蒸，故口苦，浊毒内蕴，阻碍气机，故嗳气；舌质红，苔薄黄腻，脉沉弦细皆浊毒内蕴之征。黄连大苦大寒，为除湿热之佳品，长于清胃肠之湿热，可泻火解毒、清胃止呕、解渴除烦、消痞除满，《别录》谓其能"调胃厚肠"；茵陈味苦，性微寒，入脾、胃、肝、胆经，苦能燥湿，寒能清热，善渗利湿热。二药都归胃经，相伍使用能很好地去除湿热浊毒之邪，诸症较快缓解，并使损伤的胃黏膜逐渐得到修复，共为君药。砂仁健脾和胃，香附理气解郁，紫苏理气宽中，木香行气止痛，健脾消食。诸药合用，共奏化浊解毒和胃之功。二诊时，胃脘堵闷减轻，是为浊毒已稍解。加竹茹清解胆热，丁香、柿蒂降逆止呃。三诊症状明显减轻，继服以巩固疗效。

非萎缩性胃炎（病例二）

初诊　2008 年 4 月 7 日。吴某某，男，46 岁，已婚，河北省井陉县吴家窑村人。

【主诉】胃脘胀满不适伴恶心 2 个月余。

【现病史】患者 2 个月前无明显诱因出现胃脘烧灼感，恶心欲呕，嗳气频。在当地医院查胃镜示：非萎缩性胃炎。病理示：黏膜慢性炎症。现症：胃脘胀满不适，恶心，进食后偶有呕吐，嗳气，时有胃脘烧灼感，口干口苦，恶寒，头晕耳鸣，心悸气短，周身不适，四肢乏力，纳差，大便黏滞不畅。舌暗红，苔黄厚腻，脉弦细滑。

【既往史】既往体健，否认肝炎、结核、伤寒等传染病史。否认手术、外伤、输血史。预防接种史不详。

【查体】P 80 次／分，BP 136/95mmHg，发育正常，营养中等。全身黏膜未见黄染及出血点，浅表淋巴结未触及肿大。咽无充血，双扁桃体不大。心肺检查未见异常。腹平软，剑突下压痛，无肌紧张及反跳痛，肝脾未触及，莫非征（－），肠鸣音正常存在。脊柱四肢及神经系统检查未见异常。

【实验室检查】当地医院电子胃镜示：非萎缩性胃炎。病理示：黏膜慢性炎症。2008 年 4 月 7 日在我院做电子胃镜检查诊断：非萎缩性胃炎。病理报告：胃窦黏膜慢性炎症。

【诊断】

中医诊断：痞满（湿热阻滞，浊毒内蕴）。

西医诊断：非萎缩性胃炎。

【治法】清热和胃，化浊解毒。

【方药】姜黄 9g，厚朴 15g，枳实 20g，清半夏 l2g，绞股蓝 9g，生石膏 20g，黄连 9g，黄芩 9g，栀子 9g，牡蛎 20g，瓦楞子 15g，浙贝母 12g，海螵蛸 15g，半枝莲 15g，半边莲 15g，茵陈 15g，绞股蓝 12g，板蓝根 15g，紫苏 15g，陈皮 12g，木香 9g，竹茹 12g，苍术 15g，黄柏 15g。

7 剂，每日 1 剂，文火煎煮 2 次，每次 40 分钟，共取汁 400ml，早、晚饭前半小时温服。同时配合服用茵连和胃颗粒，每次 1 袋，每日 3 次。

二诊 患者坚持服上方 2 周余，胃脘胀满减轻，时恶心，嗳气偶发，无烧心，口干口苦，恶寒好转，纳差。舌暗红，苔根部黄厚腻，脉沉弦细。

【方药】原方加荷叶 15g，佩兰 15g，龙胆草 15g，丹参 15g。

煎服法同前。

三诊 服上方 7 剂，诸症明显好转，胃脘胀满，偶恶心，口干口苦消失，头晕耳鸣减轻，纳增，寐可，大便调，每日一次，小便黄。舌红，苔薄黄腻，脉弦细。

【治法】养肝和胃，化浊解毒。

【方药】姜黄 9g，厚朴 15g，枳实 20g，清半夏 12g，绞股蓝 9g，百合 12g，乌药 12g，当归 9g，川芎 9g，白芍 20g，茯苓 15g，白术 6g，肉豆蔻 12g，鸡内金 15g，三七粉（冲）2g，陈皮 12g，香附 15g，砂仁 15g，木香 9g，竹茹 12g，天麻 15g，焦槟榔 15g，炒莱菔子 15g。

14 剂，水煎，每日 1 剂，分 2 次温服。

按语 患者素体湿热内盛，日久伤及胃体。湿浊阻滞中焦脾胃，清气不升，浊气不降，故至脘痞，恶心，嗳气频；浊毒内蕴，郁遏阳气，不得外布，故见恶寒；日久气血生化不足，胃体失养，故见乏力，心悸气短，空窍失养则头晕耳鸣。治宜健脾运脾，苦降清泄，清热利湿化浊，使脾气得升，胃气得降，湿浊降，气机通，中气旺，化源充而痞消。

非萎缩性胃炎（病例三）

初诊 2012 年 3 月 15 日。胡某，女，54 岁。

【主诉】主因胃脘部胀痛伴反酸、嗳气间断发作 3 月余，加重 1 个月。

【现病史】患者于 3 个月前因受凉而致胃脘部胀痛，以痛为主，伴反酸、嗳气，自服药物好转。近 1 个月加重，服用多潘立酮（吗丁啉）、奥美拉唑等药物，症状时轻时重。现症：胃脘胀痛，伴反酸、嗳气，偶烧心，口苦口黏，纳差，寐可，大便偏稀，黏腻不爽。舌质红，苔薄黄中根厚腻，脉弦细滑。电子胃镜示：非萎缩性胃炎。

【诊断】

中医诊断：胃痛（浊毒内蕴）。

西医诊断：非萎缩性胃炎。

【治法】化浊解毒，和胃降逆。

【方药】藿香 15g，茵陈 15g，黄连 12g，元胡 15g，白芷 15g，蒲黄 12g，五灵脂 12g，香附 15g，紫苏 15g，半夏 9g，白花蛇舌草 15g，半枝莲 15g。

14 剂，每日 1 剂，水煎取汁 300ml，分早、晚 2 次服。

二诊 患者服药 14 剂后，胃胀痛明显减轻，仍有反酸、嗳气，口苦口黏，时有胃胀满，纳好转，寐可，大便质可，仍觉黏腻不爽，日 1~2 次。舌红，苔薄黄腻，脉弦细滑。中根部黄腻减轻，表明浊毒已有所解，而仍有胃热；反酸、嗳气说明肠胃气机尚不条畅，便仍黏腻不爽说明脾失健运。

【方药】原方加砂仁15g，紫豆蔻15g，木香9g，炒莱菔子15g。

三诊 患者继服14剂后，胃脘胀痛基本消失，反酸、嗳气明显好转，偶于饮食不慎或受寒后胃胀痛，口苦口黏基本消失，纳寐尚可，大便调。

按语 患者平时饮食不节，或过饥过饱，致使脾胃升降失司，湿浊内阻，久而化生浊毒。由于外感寒邪，内客于胃，寒主收引，致胃气不和而引发胀痛，嗳气。浊毒循道上蒸，故反酸、嗳气、口干口黏，浊毒内阻致清阳不实不能敷布体表故畏寒；浊毒之邪蕴于肠道，缠绵不解，故大便异常；舌质红，苔黄腻中根厚腻，脉弦滑皆浊毒内蕴之证。方中藿香用于湿阻中焦、胸脘痞闷、少食作呕、体倦、解暑祛湿等；半夏燥湿除痞祛痰。二者相须为用有芳香化浊之功，共为君药。茵陈能清湿热，善退黄疸；黄连大苦大寒，为除湿热之佳品，长于清心、胃、大肠之湿热，长于泻火解毒、清热燥湿、解渴除烦、清热解毒，《别录》谓其能"调胃厚肠"。二药都归胃经，相伍使用能很好地去除湿热浊毒之邪，诸症较快缓解，并使损伤的胃黏膜逐渐得到修复，共为臣药。蒲黄用于夹瘀出血、瘀滞诸痛、血淋等；五灵脂性功效为活血止痛，化瘀止血，用于瘀血阻滞诸痛，出血而兼瘀滞之崩漏及解毒消肿止痛等。二者相须为用是为"失笑散"，则能活血祛瘀、散结止痛，治瘀血内停之痛。元胡有活血、行气、止痛之功，用于胸痹心痛、肝郁气滞胁痛、肝胃气痛、跌打损伤等；白芷性功效解表散寒，祛风止痛，消肿排脓，燥湿止带，用于外感风寒，头痛、齿痛、鼻渊、风湿痹痛、疮痈肿痛、带下病等，二者归脾胃经，可有祛风寒、行气、活血止痛之功效。四药合用共为臣药。香附、紫苏理气除满；白花蛇舌草、半枝莲清热解毒；诸药合用，共奏化浊解毒和胃之功。二诊时，诸症减轻，苔中根厚黄腻减轻，是为浊毒已稍解。加砂仁、紫蔻以健脾和胃、除湿理气；木香辛温香散，能升能降，通理三焦之气；炒莱菔子理气除胀，降气化浊，兼有健脾消食之功。三诊时，诸症均解，然而患者病程较长，故嘱其饮食有节、生活规律，效不更方以巩固疗效。

消化性溃疡（病例一）

初诊 2005年8月21日。刘某，男，63岁，已婚。

【主诉】间断胃脘疼痛连及后背10年，加重1周。

【现病史】患者缘于10年前饮食不节出现胃脘疼痛连及后背，进食后明显，伴有嗳气，胃脘胀满，无烧心泛酸，间断口服摩罗丹、胃康灵等药物，症状时轻时重。2005年8月11日于河北省医学科学院附属医院查胃镜示：反流性食管炎，贲门炎，胃角溃疡，十二指肠球炎。胃镜组织活检提示：胃溃疡病，伴腺体肠上皮化生，腺体Ⅰ～Ⅱ级不典型增生。间断服用奥美拉唑等药物，病情有所缓解。一周前因着凉后胃脘疼痛加重，饭后明显，两胁胀满，偶嗳气泛酸，就诊于我院。现症：胃脘疼痛，饭后明显，两胁胀满，偶嗳气泛酸，口干口苦，纳少，寐可，大便质可，2～3日1次，小便调。舌紫暗，苔薄黄腻，脉弦细滑。

【既往史】既往高血压病史，否认肝炎、结核、伤寒等传染病史。否认手术、外伤、输血史。预防接种史不详。

【查体】T 36.5℃，R 22次/分，P 84次/分，BP 150/90mmHg。发育正常，营养中等，神清合作。全身皮肤黏膜未见黄染及出血点，浅表淋巴结未及肿大。头颅大小形态正常，双瞳孔正大等圆，对光反射灵敏。咽不红，颈软无抵抗，双肺叩清音，肺肝浊音界位于右锁骨中线第五肋间，呼吸音清，未闻及干湿性啰音。心界不大，律齐，各瓣膜听诊区未闻及病理性杂音。腹平坦，剑突下压痛，无肌紧张及反跳痛，肝脾未触及。双下肢不肿。生理反射存在，病理反射未引出。舌紫黯，苔薄黄腻，脉弦细滑。

【实验室检查】2005 年 8 月 11 日于河北省医学科学院附属医院查胃镜示：反流性食管炎，贲门炎，胃角溃疡，十二指肠球炎。胃镜组织活检提示：胃溃疡病，伴腺体肠上皮化生，腺体Ⅰ～Ⅱ级不典型增生。

【诊断】

中医诊断：胃痛（气滞血瘀，浊毒内蕴）。

西医诊断：胃溃疡，贲门炎，十二指肠球炎，反流性食管炎，高血压 2 级。

【治法】行气活血止痛，化浊解毒。

【方药】百合 15g，白术 12g，乌药 9g，茯苓 12g，砂仁 15g，枳实 15g，厚朴 12g，青皮 9g，鸡内金 15g，黄药子 6g，全蝎粉 3g，白花蛇舌草 15g，半枝莲 15g，半边莲 15g，绞股蓝 12g，元胡 12g，白芷 12g。

7 剂，每日 1 剂，文火煎煮 2 次，每次 40 分钟，共取汁 400ml，早、晚饭前半小时温服。

二诊 诉胃脘痛明显减轻，两胁胀消失，偶反酸嗳气，纳可寐安，大便正常，舌紫红，苔中后微腻，脉弦滑。

【治法】行气活血止痛，化浊解毒。

【方药】原方加蒲公英 15g，山甲珠（打，先煎）12g。

14 剂，每日 1 剂，文火煎煮 2 次，每次 40 分钟，共取汁 400ml，早、晚饭前半小时温服。

三诊 胃脘部隐痛好转，时伴嗳气，耳鸣消失，纳可，寐可，大便可，日一行。舌红，苔薄黄腻，脉弦细滑。

【方药】原方加檀香 6g，沉香 6g，藿香 15g。

28 剂，每日 1 剂，文火煎煮 2 次，每次 40 分钟，共取汁 400ml，早、晚饭前半小时温服。

四诊 胃痛基本消失，劳累及饥饿时胃脘部隐痛，偶有嗳气，纳可，寐安，大便正常。舌红，苔薄黄根部微腻，脉弦细。

【治法】疏肝理气，和胃降逆。

【方药】百合 15g，白术 12g，乌药 9g，茯苓 12g，砂仁 15g，青皮 9g，鸡内金 15g，黄药子 6g，全蝎 3g，白花蛇舌草 15g，半枝莲 15g，半边莲 15g，绞股蓝 12g，陈皮 12g，半夏 9g，瓜蒌 15g，枳实 15g，厚朴 12g。

30 剂，每日 1 剂，文火煎煮 2 次，每次 40 分钟，共取汁 400ml，早、晚饭前半小时温服。

五诊 胃痛基本消失，偶隐痛，纳可，寐安，大便正常。舌红，苔薄黄，根部微腻，脉弦细。2006 年 3 月 20 日于河北医科大学第四医院复查电子胃镜示：反流性食管炎，贲门炎，胃角溃疡。胃镜组织活检提示：黏膜慢性炎症，伴腺上皮增生。考虑患者黏膜不典型增生，嘱其继续服药以控制病理变化。

【治法】养肝和胃，化浊解毒。

【方药】砂仁15g，青皮9g，鸡内金15g，黄药子6g，全蝎粉3g，白花蛇舌草15g，半枝莲15g，半边莲15g，绞股蓝12g，陈皮12g，半夏9g，瓜蒌15g，皂角刺6g，白英9g，蒲公英15g，木香9g，藿香15g，五灵脂15g，蒲黄9g，百合15g，白术12g，乌药9g，茯苓12g。

14剂，每日1剂，文火煎煮2次，每次40分钟，共取汁400ml，早、晚饭前半小时温服。

患者治疗后症状基本消失，精神状态良好，考虑患者黏膜不典型增生，嘱其继续服药以控制病理变化防止发生癌变。患者依从性好，坚持服药至今，未进一步发展。

按语　胃脘痛之名最早见于《黄帝内经》，《灵枢·邪气脏腑病形》指出："胃病者，腹膜胀，胃脘当心而痛。"《寿世保元·心胃痛》指出："胃脘痛者，多是纵恣口腹，喜好辛酸，恣饮热酒煎煿，复食寒凉生冷，朝伤暮损，日积月深，自郁成积，自积成痰，痰火煎熬，血亦妄行，痰血相杂，妨碍升降，故胃脘疼痛。"慢性胃病中以溃疡病和慢性胃炎占绝大多数。慢性胃病的发病主要是情志伤肝，肝失疏泄，木郁土壅，或饮食劳倦，损伤脾胃。土壅木郁，胃中气机郁滞。"气为血帅"，"气滞血瘀"，胃病初起在气，气滞日久必有血瘀，即"久病入络"，"胃病久发，必有聚瘀"。从症状辨析，可见胃痛固定持续，时有刺痛，或有包块，舌质暗红或有瘀斑瘀点。电子胃镜示胃黏膜凹凸不平，溃疡，出血点，息肉，胃黏膜活检提示胃黏膜不典型增生或肠上皮化生。瘀久生热，热极成毒，行气活血同时配用半枝莲、半边莲、白花蛇舌草、绞股蓝等解毒化瘀，瘀去毒清，药到病除。肠型化生及异性增生属癌前病变，对该患者要注意密切随访。

消化性溃疡（病例二）

初诊　2009年10月10日。张某，男，44岁。河北唐县人。

【主诉】间断胃脘部胀痛1周。

【现病史】患者1周前无明显诱因出现胃脘胀痛，每于进食或情志不遂后加重。同时伴有双侧胁肋部胀闷，反酸，自觉口干、口苦。大便尚可，小便黄。舌质红，苔薄黄腻，脉弦数。

【辅助检查】电子胃镜示：幽门口多发溃疡，边缘光整，周围黏膜充血、水肿，轻度胆汁反流。

【诊断】

中医诊断：胃脘痛（肝气犯胃）。

西医诊断：胃溃疡。

【治法】化浊解毒，疏肝理气。

【处方】柴胡10g，香附15g，紫苏15g，厚朴15g，枳实15g，茵陈15g，黄连15g，砂仁15g（打，后下），肉豆蔻15g（打，后下），龙胆草15g，生石膏30g，木香9g，乌贼骨10g。

7剂，水煎，每日1剂，分2次服。

二诊　胃脘部胀闷感觉消失，反酸，口干、口苦症状明显缓解，但仍于进食后偶发疼痛。原方加用白芷15g，延胡索15g。7剂，水煎，每日半剂，分2次服。

三诊　患者胃脘痛逐渐消失，后自行到药店照方抓药一次，坚持服药，现自觉各方面正常后，自动停药，至今胃脘痛未再发作。

按语 根据患者临床症状结合舌脉，证属忧思恼怒，情志不遂，肝失疏泄，气机失常，横逆犯胃，胃失和降而引发之胃痛。故初诊采用疏肝理气同时，为增强其作用加用茵陈、黄连、木香等药物。生石膏、乌贼骨能清胃热、制酸止痛。二诊患者仍有胃脘痛，加用延胡索、白芷等活血化瘀止痛，促进疮面的愈合。本例患者病程较短，属于发病初期以气机郁滞为主，浊毒内蕴为次，故治疗以疏肝理气，加用砂仁、肉豆蔻化浊解毒，理气安中。

消化性溃疡（病例三）

初诊 2012 年 11 月 2 日。李某，男，50 岁。石家庄尖岭村人。

【主诉】间断胃脘部灼热样疼痛伴纳呆半年。

【现病史】患者半年前无明显诱因出现胃脘灼热疼痛。同时伴有纳呆食少，自觉口干、口苦，全身困重。大便不爽，溲黄。舌质红，苔黄腻，脉弦滑。

【辅助检查】电子胃镜示：胃底多发溃疡，边缘光整，底部覆有灰黄色脓栓，周围黏膜出血、水肿。重度胆汁反流。

【诊断】

中医诊断：胃脘痛（浊毒内蕴）。

西医诊断：胃溃疡。

【治法】化浊解毒。

【处方】白花蛇舌草 15g，半枝莲 15g，半边莲 15g，苦参 12g，茵陈 15g，生石膏 30g，黄连 12g，栀子 12g，浙贝母 12g，乌贼骨 15g，木香 9g，藿香 15g，鸡内金 15g，三七粉（冲）2g。

7 剂，水煎，每日 1 剂，分 2 次服。

二诊 胃脘部疼痛感觉消失，饮食明显增加，口干、口苦症状明显缓解，但仍自觉胃脘灼热、反酸。

【方药】原方加蒲公英 15g，瓦楞粉 30g，牡蛎 15g。7 剂，水煎，每日 1 剂，分 2 次服。

三诊 患者胃脘灼痛消失，后自服我院自制中成药茵连和胃颗粒 1 个月，现自觉各方面正常，至今胃脘痛未再发作。

按语 此例患者为消化性溃疡，属于毒热炽盛期，同时该患者伴有湿浊困脾的临床表现。故我们治疗过程中首诊先以化浊解毒为主，二诊后患者湿浊明显缓解，但仍有热象，故加用蒲公英以加强清热解毒的作用，瓦楞粉、牡蛎制酸止痛。

胃癌（病例一）

初诊 2012 年 2 月 3 日。孙某，男，44 岁，教师。石家庄栾城县人。

【现病史】患者缘于数月前饮酒后出现胃脘胀满不适，甚则恶心欲呕，至外院给予胃复安、654-2 等药治疗。症状有所缓解，但效果不明显。遂行胃镜检查，电子胃镜检查示：胃窦部溃疡型癌；十二指肠球部溃疡。建议手术治疗。患者因惧怕手术，又转至上海某医院检查，结果相同，亦建议手术加化疗。因患者惧怕手术，于近日来我院求治。现症：胃脘疼痛，拒按，喜暖，食后加重，上腹部痞闷胀满，辗转不安，大便干，三日一行，纳呆，喜进热粥。舌暗红，苔黄厚腻，脉弦细滑。查体：未见淋巴结转移。

【诊断】

中医诊断：胃癌（浊毒内蕴，胃络瘀阻）。

西医诊断：胃癌。

【治法】化浊解毒，活血止痛，养肝和胃。

【处方】白花蛇舌草15g，半枝莲15g，茵陈15g，黄连12g，木香9g，枳实12g，厚朴12g，香附15g，紫苏15g，当归12g，白芍20g，白术12g，茯苓15g，鸡内金15g，元胡15g，白芷15g，芦荟1g。

14剂，每日1剂。养胃舒软胶囊每次3粒，每日3次；茵连和胃颗粒每次1袋，每日3次。

二诊　胃脘痛已止，胃脘痞满亦除，不拒按，且能进米饭，喜热饮食，大便干燥。舌苔薄黄腻，脉滑，重按有力。

【方药】原方加全蝎9g，壁虎9g，蜈蚣2条。

以毒攻毒，防癌抗癌，再进21剂。中成药方同前。

三诊　大便通畅，胃脘痛未再作，腹部已舒适。舌苔已正常，脉象已缓和。嘱再续服中成药3个月，汤药停之，另以饮食调之，嘱多饮山药、白扁豆、薏苡仁、粳米粥。

按语　患者胃癌因惧怕手术和化疗，用有化浊解毒、抑杀肿瘤细胞并能提高机体免疫力的中药治疗，配以饮食调理，症状减轻，心情愉快，增加了战胜癌症信心。患者病情稳定，带瘤生活多年。充分体现中医治疗肿瘤的优势，以及人瘤共存思想的先进性。

胃癌（病例二）

初诊　2006年7月8日。任某某，男，66岁，已婚，农民，石家庄灵寿县人。

【主诉】间断胃脘疼痛10年，加重1个月。

【现病史】患者1997年7月无明显诱因出现上腹部疼痛，拒按，伴烧心泛酸，就诊于当地医院，查胃镜示：萎缩性胃炎。病理示：胃黏膜腺体肠上皮化生，不典型增生。诊为：萎缩性胃炎。给予药物（具体不详）口服，症状缓解。后间断出现胃脘疼痛，口服上述药物尚能控制。1个月前，突然出现上腹疼痛难忍，喜按，伴嗳气、烧心、泛酸，继以药物口服药控制病情，但间断性加重，故就诊于我院，急查胃镜示：胃癌。病理示：腺癌。现症：胃脘疼痛喜按，伴嗳气、堵闷，呕吐，不思饮食，消瘦，面色萎黄，口干苦，大便干。舌质红，苔黄厚腻，脉弦滑。

【既往史】否认高血压、糖尿病史，无肝炎、结核及其他传染病史，无外伤、手术及输血史。

【个人史】生于原籍，久居此地，住地无潮湿之弊，条件尚可。

【家族史】否认家族遗传病史。

【查体】T 36.3℃，R 21次/分，P 89次/分，BP 110/65mmHg。发育正常，营养中等，全身皮肤黏膜无黄染，心肺无异常；腹部平软，未见肠型、胃型蠕动波，无腹壁静脉曲张。上腹部压痛，左腹部可触及包块，固定不移，表面凹凸不平，无反跳痛及肌紧张。肝脾肋下未及，肠鸣音正常。

【实验室检查】血常规正常。电子胃镜示：胃黏膜未见明显异常。腹部 B 超示：胆囊炎。

【诊断】

中医诊断：胃癌（浊毒内蕴，瘀血阻滞）。

西医诊断：胃癌，胆囊炎。

【治法】化浊解毒，化瘀消积。

【方药】白花蛇舌草 15g，半枝莲 15g，半边莲 15g，茵陈 15g，黄连 12g，板蓝根 15g，苦参 12g，黄药子 12g，黄芩 12g，绞股蓝 12g，蒲黄 9g，鸡骨草 15g，五灵脂 15g，元胡 15g，白芷 15g，蒲公英 15g，砂仁（后下）9g，丹参 15g，桃仁 10g，全蝎 9g，三棱 6g，莪术 6g，鸡内金 15g，焦三仙各 10g，芦荟 0.5g。

7 剂，水煎，每日 1 剂，早、晚温服。

【医嘱】按时服药，进松软易消化食物，调畅情志，忌辛辣、油腻、刺激之品，戒怒。

二诊 服药后患者胃脘痛稍缓解，嗳气、堵闷感较前减轻，呕吐减少，不思饮食，气短乏力，口干苦，大便质可。舌质红，苔黄腻，脉弦滑。

【治法】化浊解毒，化瘀消积。

【方药】白花蛇舌草 15g，半枝莲 15g，半边莲 15g，茵陈 15g，黄连 12g，板蓝根 15g，苦参 12g，黄药子 12g，黄芩 12g，绞股蓝 12g，蒲黄 9g，鸡骨草 15g，五灵脂 15g，元胡 15g，白芷 15g，蒲公英 15g，砂仁（后下）9g，丹参 15g，桃仁 10g，全蝎 9g，蜈蚣 2 条，三棱 6g，莪术 6g，鸡内金 15g，焦三仙各 10g。

7 剂，水煎，每日 1 剂，早、晚温服。

三诊 服药后患者胃脘痛减，夜间偶有发作，嗳气、堵闷感较前减轻，呕吐减少，食欲渐增，自觉体力好转，口苦，大便质可。舌质红，苔薄黄腻，脉弦滑。

【治法】化浊解毒，化瘀消积。

【方药】白花蛇舌草 15g，半枝莲 15g，半边莲 15g，茵陈 15g，黄连 12g，板蓝根 15g，苦参 12g，黄药子 12g，黄芩 12g，绞股蓝 12g，鸡骨草 15g，蒲黄 9g，五灵脂 15g，元胡 15g，白芷 15g，蒲公英 15g，砂仁（后下）9g，丹参 15g，壁虎 6g，全蝎 9g，蜈蚣 2 条，三棱 6g，莪术 6g，鸡内金 15g，焦三仙各 10g。

7 剂，水煎，每日 1 剂，早、晚温服。

四诊 服药后患者胃脘偶有隐痛，嗳气、堵闷偶作，时有呕吐，食欲可，口苦，大便质可。舌质红，苔薄黄，脉弦滑。

【治法】化浊解毒，扶正祛邪。

【方药】蒲黄 9g，五灵脂 15g，元胡 15g，白芷 15g，蒲公英 15g，砂仁（后下）9g，黄芪 15g，党参 12g，白术 9g，全蝎 9g，三棱 6g，莪术 6g，鸡内金 15g，焦三仙各 10g，百合 12g，乌药 12g，当归 9g，白芍 30g，茯苓 15g，白术 6g，肉豆蔻 12g，三七粉（冲）2g，川芎 9g。

7 剂，水煎，每日 1 剂，早、晚温服。

五诊 服药后患者胃脘疼痛不显，嗳气、堵闷明显减轻，呕吐消失，食欲可，口苦，大便质可。舌质红，苔薄黄，脉弦滑。患者诸症均减，药已中的，前方辨证加减继服 3 个月，后改为口服茵连和胃颗粒、养胃舒软胶囊巩固治疗，随访半年病情稳定。

按语 胃癌由于正气虚损，阴阳失调，邪毒阻于胃络所致，其病机关键在于"浊毒"。

浊毒阻于中焦，气机壅塞，血瘀不行，毒瘀互结，久而形成肿块。治疗以化浊解毒，化瘀消积为法。治疗开始患者正气尚存，可采用解毒抗癌攻伐毒邪，日久癌毒耗伤人体正气，治疗以扶正祛邪，1 个月后，患者症状明显好转，谨守病机，在前方基础上加减应用 3 个月，收效甚佳。继用成药巩固治疗，以防毒邪留恋复伤人体。

功能性消化不良（病例一）

初诊 2008 年 5 月 8 日。张某某，女，46 岁，已婚，教师，石家庄市人。

【主诉】间断胃脘胀满 3 年，加重 2 周。

【现病史】患者于 2005 年因生气导致上腹部胀满，嗳气频频，不思饮食，食后即胀，就诊于石家庄市第三医院。查胃镜示：胃黏膜未见明显异常。诊为：功能性消化不良。给予多潘立酮、健胃消食片口服，症状缓解。后间断出现胃脘胀满，口服上述药物尚能控制。2 周前，突然出现上腹胀满，伴隐痛，自行服药未能控制病情，故就诊于我院。复查胃镜示：胃黏膜未见明显异常。现症：胃脘胀满，伴嗳气、隐痛，不思饮食，稍食即胀，口干苦，大便干。舌质红，苔黄腻，脉弦滑。

【既往史】否认高血压、糖尿病史，无肝炎、结核及其他传染病史，无外伤、手术及输血史。

【个人史】生于原籍，久居此地，住地无潮湿之弊，条件尚可。

【婚育史】28 岁结婚，育有一女，体健。

【查体】T 36.4℃，R 20 次/分，P 80 次/分，BP 120/85mmHg。发育正常，营养中等，全身皮肤黏膜无黄染，心肺无异常；腹部平软，未见肠型、胃型蠕动波，无腹壁静脉曲张。全腹无压痛、反跳痛及肌紧张。未触及包块，肝脾肋下未及，肠鸣音正常。

【实验室检查】血常规正常。电子胃镜示：胃黏膜未见明显异常。腹部 B 超示：胆囊炎。

【诊断】

中医诊断：痞满（浊毒内蕴，肝胃不和）。

西医诊断：功能性消化不良，胆囊炎。

【治法】化浊解毒，疏肝和胃。

【方药】白花蛇舌草 15g，半枝莲 15g，半边莲 15g，茵陈 15g，黄连 12g，板蓝根 15g，苦参 12g，黄药子 12g，黄芩 12g，绞股蓝 12g，鸡骨草 15g，砂仁 9g，莱菔子 15g，槟榔 12g，鸡内金 15g，焦三仙各 10g，芦荟 0.5g，姜黄 9g，厚朴 15g，枳实 20g，清半夏 12g。

7 剂，水煎，每日 1 剂，早、晚温服。

【医嘱】按时服药，进松软易消化食物，忌辛辣、油腻、刺激之品，戒怒。

二诊 服药后患者胃脘胀满明显缓解，偶有嗳气、隐痛，食欲转佳，时有右胁下隐痛，大便质可，日一行。舌红，苔薄黄腻，脉弦滑。

【治法】化浊解毒，疏肝和胃。

【方药】白花蛇舌草 15g，半枝莲 15g，半边莲 15g，茵陈 15g，黄连 12g，板蓝根 15g，苦参 12g，黄药子 12g，黄芩 12g，绞股蓝 12g，砂仁 9g，炒莱菔子 15g，元胡 12g，姜黄 9g，厚朴 15g，枳实 20g，清半夏 12g，鸡内金 15g，焦三仙各 10g，芦荟 0.5g。

7 剂，水煎，每日 1 剂，早、晚温服。

三诊　服药后患者胃脘胀满不显，偶有嗳气、隐痛，偶感右胁下隐痛，食欲可，夜寐安，大便质可，日一行。舌红，苔薄黄，脉弦滑。

【治法】化浊解毒，疏肝和胃。

【方药】白花蛇舌草15g，半枝莲15g，半边莲15g，茵陈15g，黄连12g，板蓝根15g，苦参12g，黄药子12g，黄芩12g，绞股蓝12g，姜黄9g，厚朴15g，枳实20g，清半夏12g，鸡内金15g，郁金12g，炒莱菔子15g，元胡12g，焦三仙各10g，芦荟0.5g。

7剂，水煎，每日1剂，早、晚温服。

四诊　药后患者胃脘胀满消失，偶有嗳气、隐痛，右胁下隐痛不显，纳食可，夜寐安，大便质可，日一行。舌红，苔薄黄，脉弦滑。患者诸症均减，药已中的，前方辨证加减继服2个月，后改为口服茵连和胃颗粒巩固治疗，随访一年未见复发。

按语　本病病机关键在于浊毒。浊毒阻于中焦，中焦乃气机升降之枢，浊毒阻滞导致气机壅塞，出现胃脘痞满；患者由郁怒而发病，怒则伤肝，肝气犯胃，又成肝胃不和之证。治疗以化浊解毒，养肝和胃。7剂过后，症状明显好转，谨守病机，在前方基础上加减应用2个月，收效甚佳。浊毒之邪重浊黏腻，恐有留恋之弊，继用成药巩固治疗，以防复发。

功能性消化不良（病例二）

初诊　2007年4月23日。张某某，女，16岁，学生，石家庄市二中。

【主诉】间断胃脘胀痛2年，加重1周。

【现病史】患者2005年出现上腹部胀疼伴烧灼，不思饮食，就诊于河北医科大学第二医院，诊为功能性消化不良。给予奥美拉唑、枳术宽中胶囊口服，症状缓解。后稍有饮食不慎即出现胃脘胀痛，口服上述药物尚能控制。1周前，突然出现上腹胀痛，伴烧灼，自行服药病情未见好转，遂就诊于我院。查胃镜示：胃黏膜未见明显异常。现患者胃脘胀痛，伴嗳气、烧灼，恶心，食欲不振，稍食即胀，口干有异味，大便干，月经量少，色暗，有血块。舌质暗红，苔薄黄腻，脉弦细滑。

【既往史】否认高血压、糖尿病史，无肝炎、结核及其他传染病史，无外伤、手术及输血史。

【个人史】生于原籍，久居此地，住地无潮湿之弊，条件尚可。

【家族史】否认家族性遗传病史。

【查体】T 36.0℃，R 19次/分，P 84次/分，BP 105/65mmHg。发育正常，营养中等，全身皮肤黏膜无黄染，心肺无异常；腹部平软，未见肠型、胃型蠕动波，无腹壁静脉曲张。全腹无压痛、反跳痛及肌紧张。未触及包块，肝脾肋下未及，肠鸣音正常。

【实验室检查】血常规正常。电子胃镜示：胃黏膜未见明显异常。腹部B超示：未见明显异常。

【诊断】

中医诊断：胃脘痛（浊毒内蕴，瘀血阻滞）。

西医诊断：功能性消化不良。

【治法】化浊解毒，活血止痛。

【方药】白花蛇舌草15g，半枝莲15g，半边莲15g，茵陈15g，黄连12g，板蓝根15g，苦参 12g，黄药子 12g，黄芩 12g，绞股蓝 12g，鸡骨草 15g，蒲黄 9g，五灵脂 15g，元胡 15g，白芷 15g，蒲公英 15g，砂仁（后下）9g，清半夏 9g，瓦楞粉 15g，丹参 12g，鸡内金 15g，枳实 10g，厚朴 12g，芦荟 0.5g。

7 剂，水煎，每日 1 剂，早、晚温服。

【医嘱】按时服药，进松软易消化食物，忌辛辣、油腻、刺激之品，戒怒。

二诊 服药后患者胃脘胀痛较前减轻，嗳气、烧灼感减轻，无恶心，食欲转佳，口略干，大便质软，日一行。舌暗红，苔薄黄略腻，脉弦滑。

【治法】化浊解毒，活血化瘀。

【方药】白花蛇舌草 15g，半枝莲 15g，半边莲 15g，茵陈 15g，黄连 12g，板蓝根 15g，苦参 12g，黄药子 12g，黄芩 12g，绞股蓝 12g，鸡骨草 15g，蒲黄 9g，五灵脂 15g，元胡 15g，白芷 15g，蒲公英 15g，砂仁（后下）9g，瓦楞粉 15g，丹参 12g，鸡内金 15g，枳实 10g，厚朴 12g，芦荟 0.5g，三七粉（冲）2g。

7 剂，水煎，每日 1 剂，早、晚温服。

三诊 服药后患者胃脘胀痛明显减轻，嗳气、烧灼感不显，无恶心，呕吐，食欲可，大便质软，日一行，月经调。舌红，苔薄黄，脉弦滑。

【治法】化浊解毒，活血化瘀。

【方药】白花蛇舌草 15g，半枝莲 15g，半边莲 15g，茵陈 15g，黄连 12g，板蓝根 15g，苦参 12g，黄药子 12g，黄芩 12g，绞股蓝 12g，鸡骨草 15g，蒲黄 9g，五灵脂 15g，元胡 15g，白芷 15g，蒲公英 15g，砂仁（后下）9g，瓦楞粉 15g，丹参 12g，鸡内金 15g，枳实 10g，厚朴 12g。

7 剂，水煎，每日 1 剂，早、晚温服。

四诊 患者胃脘胀痛消失，嗳气、烧灼感不显，无恶心，呕吐，食欲可，大便质软，日一行。舌红，苔薄黄，脉弦滑。患者诸症均消，养肝和胃以善其后。

【治法】养肝和胃，活血化瘀。

【方药】蒲黄 9g，五灵脂 15g，元胡 15g，白芷 15g，蒲公英 15g，砂仁（后下）9g，瓦楞粉 15g，丹参 12g，鸡内金 15g，枳实 10g，焦三仙各 10g，乌药 12g，当归 9g，白芍 30g，茯苓 15g，白术 6g，肉豆蔻 12g，三七粉（冲）2g，川芎 9g。

7 剂，水煎，每日 1 剂，早、晚温服。

五诊 患者诸症均消，药已中的，前方辨证加减继服 2 个月，巩固疗效，随访 2 年未见复发。

按语 浊毒之邪性热质浊，易阻滞气机，气滞则血瘀，不通则痛，故症见胀痛。初期治疗以化浊解毒，活血化瘀为法。7 剂过后，症状好转，但未见痊愈，皆因浊毒之邪重浊缠绵难愈，谨守病机，在前方基础上加减应用 3 周，收效甚佳；疾病后期，浊毒渐消，恐攻伐伤正，养肝和胃以扶正祛邪，巩固治疗 2 个月，以防复发。

胆汁反流性胃炎（病例一）

初诊 2007 年 4 月 2 日。曲某某，男，43 岁，已婚，教师，石家庄人。

【主诉】间断胃脘部疼痛 4 年余，加重 3 天。

【现病史】患者 4 年前无明显诱因出现胃脘部疼痛，堵闷，自服三九胃泰、胃康灵等药物，效果欠佳，遂慕名来我院就诊。现症：胃脘部疼痛，堵闷，伴有嗳气，无烧心、泛酸，无口干、口苦，纳呆，寐差，大便调，日一行。舌红，苔薄黄根部微腻，脉弦细。

【既往史】既往体健，否认肝炎、结核、伤寒等传染病史。否认手术、外伤、输血史。预防接种史不详。

【个人史】生于原籍，住地无潮湿之弊，条件尚可。

【婚育史】27 岁结婚，育一子，身体尚健。

【查体】T 36.3℃，R 20 次/分，P 74 次/分，BP 125/85mmHg。发育正常，营养中等，自动体位，全身皮肤无黄染及出血点，浅表淋巴结无肿大，巩膜无黄染，咽部无充血，双侧扁桃体不大，气管居中，甲状腺不大，心肺无异常，腹平软，无压痛反跳痛及肌紧张，未触及包块，肝脾未触及，剑突下无压痛，脊柱四肢及神经系统未见异常。

【实验室检查】电子胃镜（河北医科大学第四医院 2007 年 1 月 23 日）示：胆汁反流性胃炎。病理诊断：胃窦黏膜重度慢性炎症。

【诊断】

中医诊断：胃脘痛（浊毒内蕴，肝胃不和，气滞血瘀）。

西医诊断：胆汁反流性胃炎。

【治法】养肝和胃，化浊解毒，理气活血。

【方药】元胡 15g，白芷 12g，香附（打）15g，木香 9g，柴胡 15g，当归 12g，白芍 30g，肉豆蔻（打，后下）15g，丹参 20g，茵陈 15g，全蝎 6g，鸡内金 15g，三七粉（冲）2g。

7 剂，水煎，每日 1 剂，分 2 次温服。

【医嘱】按时服药，定期复查电子胃镜。进软食，忌辛辣刺激之品，戒怒。

二诊 药后，胃脘部堵闷减轻，食欲好转，夜寐好转，现时有隐痛，嗳气。近日出现烧心，头晕，夜间口干口苦，大便可，日一行。舌红，苔薄黄根部微腻，脉弦细滑。

【治法】养肝和胃，化浊解毒，清胃制酸。

【方药】生石膏（打、先煎）30g，瓦楞粉（打、先煎）30g，浙贝母 15g，生牡蛎 30g，香附 15g，元胡（打）15g，木香 9g，当归 12g，白芍 30g，砂仁（打，后下）15g，丹参 20g，茵陈 15g，全蝎 6g，鸡内金 15g，三七粉（冲）2g。

7 剂，水煎，每日 1 剂，分 2 次温服。

三诊 患者药后头晕消失，乏力、烧心均较以前减轻，纳食增加。现仍胃脘部疼痛，嗳气，寐欠安，大便稀，1~2 次/日。舌红，苔根部薄黄腻，脉弦细。

【治法】养肝和胃，化浊解毒，活血止痛。

【方药】元胡 15g，白芷 12g，半夏 12g，藿香 12g，香附（打）15g，紫苏 15g，姜黄 9g，柴胡 15g，丹参 20g，木香 9g，当归 12g，白芍 30g，三七粉（冲）2g。

7 剂，水煎，每日 1 剂，分 2 次温服。以此方为基础辨证加减服药治疗 3 个月。

四诊 药后胃脘部仍疼痛，偶烧心，嗳气，近日出现胃凉，畏风，后背沉，纳可，寐可，大便可，日一行。舌红，苔薄黄，脉弦细。复查电子胃镜（2007 年 9 月 27 日河北医科大学第四医院）示：慢性浅表性胃炎（伴胆汁反流）。

【治法】养肝和胃，化浊解毒，行气止痛。

【方药】百合 12g，乌药 12g，当归 9g，川芎 9g，白芍 20g，茯苓 15g，白术 6g，肉豆蔻 12g，三七粉（冲）2g，柴胡 15g，香附（打）15g，紫苏 15g，木香 9g，元胡（打）

15g，丹参 12g，砂仁（打，后下）15g。

7 剂，水煎，每日 1 剂，分 2 次温服。以此方为基础辨证加减服药治疗 1 个月。

五诊 药后胃脘部疼痛消失，烧心及后背沉明显好转，余无明显不适，大便可，日一行。舌红，苔薄黄，脉弦细。

【治法】养肝和胃，化浊解毒。

【方药】百合 12g，乌药 12g，当归 9g，川芎 9g，白芍 20g，茯苓 15g，白术 6g，肉豆蔻 12g，鸡内金 15g，三七粉（冲）2g，生石膏（打，先煎）30g，瓦楞粉（打，先煎）30g，瓜蒌 15g，木香 9g，元胡（打）15g，香附（打）15g，蒲公英 15g，白花蛇舌草 15g，冬凌草 12g。

7 剂，水煎，每日 1 剂，分 2 次温服。

按语 患者初期以胃脘部疼痛为主要临床表现，经电子胃镜及病理活检确诊为胆汁反流性胃炎，中医临床辨证属于浊毒内蕴，肝胃不和，气滞血瘀。故选择以化浊解毒，养肝和胃，理气活血止痛之法。共治疗 6 个月余，临床症状有明显好转。胃脘部疼痛，堵闷等顽症逐渐减轻乃至消失，临床基本治愈。嘱其继续服用中成药以巩固疗效。

胆汁反流性胃炎（病例二）

初诊 2006 年 11 月 6 日。孙某某，男，61 岁，已婚，干部，河北省廊坊市人。

【主诉】间断胃脘隐痛 1 年。

【现病史】患者于 1 年前无明显诱因出现胃痛，伴右胁及后背不适，偶嗳气，未予重视。后病情时有反复，自服元胡止痛片等药物，效果欠佳，遂来我院就诊。现症：胃脘隐痛，感冒后加重，伴右胁及后背不适。偶嗳气，口干口涩，纳可，寐差，大便可，日一行。舌红，苔薄黄微腻，脉弦细滑。

【既往史】既往体健，否认肝炎、结核、伤寒等传染病史。1 年前行"胆囊切除术"，外伤、输血史。预防接种史不详。

【个人史】生于原籍，住地无潮湿之弊，条件尚可。

【婚育史】20 岁结婚，育一子一女，身体尚健。

【查体】T 36.7℃，R 19 次/分，P 78 次/分，BP 110/85mmHg。发育正常，营养中等，自动体位，全身皮肤无黄染及出血点，浅表淋巴结无肿大，巩膜无黄染，咽部无充血，双侧扁桃体不大，气管居中，甲状腺不大，心肺无异常，腹平软，无压痛反跳痛及肌紧张，未触及包块，肝脾未触及，剑突下无压痛，脊柱四肢及神经系统未见异常。

【实验室检查】电子胃镜（2006 年 10 月 20 日河北省中医院）示：贲门炎，胆汁反流性胃炎。病理诊断：胃窦大弯及小弯黏膜慢性炎症，灶性间质水肿，毛细血管扩张、充血，黏膜肌增厚。

【诊断】

中医诊断：胃脘痛（浊毒内蕴，肝胃不和，胃络瘀阻）。

西医诊断：贲门炎，胆汁反流性胃炎，胆囊切除术后。

【治法】化浊解毒，养肝和胃，活血化瘀。

【方药】蒲黄 9g，五灵脂 15g，元胡 15g，白芷 15g，蒲公英 15g，砂仁（打，后下）9g，百合 12g，乌药 12g，当归 9g，川芎 9g，白芍 20g，茯苓 15g，白术 6g，肉豆蔻 12g，鸡内金15g，三七粉（冲）2g，茵陈15g，藿香15g，全蝎9g，黄连15g，木香9g，青蒿15g，木瓜12g。

7剂，水煎，每日1剂，分2次温服。

【医嘱】 按时服药，定期复查电子胃镜。进软食，忌辛辣刺激之品，戒怒。

二诊 药后诸症好转。仍时胃脘胀痛，牵及两胁及右肩背，烧心，反酸，偶嗳气，口干口涩，纳增，入睡困难，大便成形，日一行，尿黄。舌淡红有裂纹，苔薄黄腻，脉弦细滑。

【治法】 化浊解毒，养肝和胃，清胃制酸。

【方药】 百合12g，乌药12g，当归9g，川芎9g，白芍20g，茯苓15g，白术6g，肉豆蔻12g，鸡内金15g，三七粉（冲）2g，元胡12g，茵陈15g，藿香15g，香附15g，全蝎9g，木香9g，羌活9g，独活9g，炒莱菔子（打）20g。

7剂，水煎，每日1剂，分2次温服。

三诊 药后胃脘、后背疼及烧心减轻，仍胃胀乏力，纳可，寐差，大便完谷不化，1~2日一行。舌红，苔薄黄腻，脉弦细滑。

【治法】 化浊解毒，养肝和胃。

【方药】 百合12g，乌药12g，当归9g，川芎9g，白芍20g，茯苓15g，白术6g，肉豆蔻12g，鸡内金15g，三七粉（冲）2g，元胡12g，生石膏（打，先煎）30g，瓦楞粉（打，先煎）30g，乌贼骨20g，浙贝母15g，砂仁（打，后下）15g，木香9g。

7剂，水煎，每日1剂，分2次温服。以此方为基础辨证加减服药治疗7个月。

四诊 药后胃脘胀疼、后背疼及烧心均明显减轻，偶尔进食不易消化食物后，胃脘不适，口干口苦减轻，咽部堵闷，纳可，寐安，大便稀，一日1~2次。舌红，苔薄，脉弦细滑。

【治法】 化浊解毒，养肝和胃。

【方药】 百合12g，乌药12g，当归9g，川芎9g，白芍20g，茯苓15g，白术6g，肉豆蔻12g，鸡内金15g，三七粉（冲）2g，柴胡15g，半夏9g，厚朴15g，枳实15g，龙胆草12g，射干9g，桔梗12g，元参12g。

7剂，水煎，每日1剂，分2次温服。辨证加减服用1个月。

五诊 药后胃脘胀疼基本消失，后背疼及烧心减轻，仍偶尔进食不易消化食物后胃脘不适，口干口苦减轻，纳可，寐安，大便稀，一日1~2次。舌红，苔薄，脉弦细。

【治法】 化浊解毒，养肝和胃。

【方药】 百合12g，乌药12g，当归9g，川芎9g，白芍20g，茯苓15g，白术6g，肉豆蔻12g，鸡内金15g，三七粉（冲）2g，香附（打）15g，厚朴15g，枳实15g，木香12g，瓦楞粉（打，先煎）30g，龙胆草15g，炒莱菔子15g。

7剂，水煎，每日1剂，分2次温服。

按语 本患者初期以胃脘部疼痛为主要临床表现，经电子胃镜确诊为胆汁反流性胃炎，中医临床辨证属于浊毒内蕴，肝胃不和，胃络瘀阻，故选择以化浊解毒，养肝和胃，活血化瘀之法。经治疗患者胃脘疼痛明显好转，气机通畅。因本病主要病机为浊毒内蕴，肝胃不和，此阶段治疗主要以化浊解毒，养肝和胃为主。辨证治疗一年余患者总体状态良好，临床症状有明显好转，临床基本治愈。嘱其继续服用中成药以巩固疗效。

胆汁反流性胃炎（病例三）

初诊　2010 年 9 月 9 日。巩某，男，42 岁。

【主诉】间断胃脘部胀满 3 年，加重 2 个月。

【现病史】患者缘于 3 年前暴饮暴食后致胃脘胀满，伴嗳气，偶烧心、反酸，饭后加重。曾服用过多潘立酮、雷尼替丁、胃炎颗粒等，时轻时重。现症：胃胀，伴嗳气，饮食不慎后烧心、反酸，易口疮，口干口苦，纳食可，寐可，大便偏干，1～2 日一行，小便黄。舌红，苔黄厚腻，脉弦滑。于 2010 年 8 月 3 日行电子胃镜，胃镜示：胆汁反流性胃炎（伴糜烂）。病理诊断：黏膜组织慢性炎伴腺上皮轻度肠上皮化生。

【家族史】无家族史。

【诊断】

中医诊断：痞满（浊毒内蕴）。

西医诊断：胆汁反流性胃炎（伴糜烂）。

【治法】化浊解毒，和胃降逆。

【方药】厚朴 15g，枳实 15g，木香 9g，藿香 15g，佩兰 15g，砂仁 15g，炒莱菔子 15g，全蝎 9g，茯苓 15g，茵陈 15g，黄连 15g，芦荟 0.5g。

7 剂，每日 1 剂，水煎取汁 300ml，分早、晚 2 次服。

二诊　患者服药半月后，胃脘胀减轻，嗳气减少，仍有轻微口苦，口疮，纳可，寐可，大便正常，日一行。舌暗红，苔薄黄腻，脉弦细滑。较初诊时浊毒内蕴症状减轻，舌苔转薄，大便不干，规律，日一行。

【方药】原方基础上去茯苓、茵陈，加生石膏 30g，儿茶 10g，青黛 9g。

三诊　患者继服半月后，胃胀消失，时而饮食不慎后嗳气，口疮消失，口苦基本不明显，纳可，寐可，大便调，日一行。舌红，苔薄黄腻，脉弦滑。考虑患者病理有慢性炎症、轻度肠化，效不更方，遂嘱其坚持服药，服药两疗程后（三个月为一个疗程），复查胃镜示：慢性浅表性胃炎；病理示：黏膜慢性炎症（已无肠化）。

按语　患者由于饮食失节，致使脾胃升降失司，湿浊内阻，久而化生浊毒。浊毒内蕴，阻碍气机，故胃脘胀满；浊毒蕴于中焦，故出现烧心、反酸，浊毒循道上蒸，故口干口苦，清阳不实故四肢乏力；浊毒之邪蕴于肠道，缠绵不解，故大便异常。舌质紫黯，苔黄腻，脉弦滑皆浊毒内蕴之证。方中藿香味辛，性微温，归脾、胃、肺经，《本草正义》谓其"清芳微温，善理中州湿浊痰涎，为醒脾快胃、振动清阳之妙品"，功能醒脾和胃、开胃进食、和中止呕、解暑祛湿；佩兰味辛，性平，既能解表散暑邪，又能宣化湿浊和中而定痛。二药均为芳香化湿浊要药，相须为用则芳香化浊之功益彰，共为君药。黄连大苦大寒，为除湿热之佳品，长于清胃肠之湿热，可泻火解毒、清胃止呕、解渴除烦、消痞除满，《别录》谓其能"调胃厚肠"；茵陈味苦，性微寒，入脾、胃、肝、胆经，苦能燥湿，寒能清热，善渗利湿热。二药相伍使用能很好地去除湿热浊毒之邪，诸症较快缓解，并使损伤的胃黏膜逐渐得到修复，共为臣药。砂仁健脾和胃理气化浊；厚朴、枳实下气除满；全蝎清热解毒、活血通络；木香辛温香散，能升能降，通理三焦之气，尤其善行胃肠之气而止痛兼有健脾消食之功，凡脾胃大肠气滞所致诸症均为常用之品；炒莱菔子理气除胀，降气化浊；茯苓性味甘淡平，入心、肺、脾经，具有渗湿利水、健脾和胃、宁心安神的功效；芦荟清热通便；诸药合用，共奏化浊解毒和胃之功。二诊时，诸症均减轻，舌已转红，苔薄黄腻，是为浊毒已稍解。加生石膏以清胃热，去浊毒；儿茶、青黛均可清热解毒治口疮。三诊时，诸症均解，然而患者病程较长，故效不更方以巩固疗效。

胆汁反流性胃炎症状较明显，患者切身感受明显，并伴有轻度肠化，如不及时控制病情会持续进展，患者生活质量会明显受影响。李佃贵教授依据中医基本理论和多年的临床经验认为，浊毒内壅是本病的基本病机，以化浊解毒为基本治法，临证加减，疗效显著。

胆汁反流性胃炎（病例四）

初诊 2010 年 5 月 31 日。赵某，女，30 岁。

【主诉】主因间断胃疼 1 年，加重 1 个月。

【现病史】患者缘于 1 年前因饮食不慎致胃脘部胀疼，食后加重，未曾系统治疗。现症：胃脘胀疼，伴嗳气，情绪不畅时症状加重，口干口苦，平素月经量少，纳可，寐差，大便干，2 ~ 3 日一行。舌红，苔根黄腻，脉沉弦细。2010 年 5 月 31 日于河北省中医院查电子胃镜示：胆汁反流性胃炎。

【诊断】

中医诊断：胃脘痛（浊毒内蕴，胃络瘀阻）。

西医诊断：胆汁反流性胃炎。

【治法】化浊解毒，活血化瘀。

【方药】藿香 15g，佩兰 12g，元胡 15g，白芷 15g，砂仁 15g，肉豆蔻 15g，百合 12g，乌药 12g，白芍 30g，当归 9g，川芎 9g，三七粉（冲）2g，郁金 12g，柴胡 12g，香附 15g，枳实 15g，厚朴 15g，紫苏 15g。

14 剂，每日 1 剂，水煎取汁 300ml，分早、晚 2 次服。

二诊 患者服药 14 剂后，胃脘胀疼明显减轻，饮食不慎后偶有胃脘隐痛，晨起自觉口干，纳可，寐安，大便质可，日 1 次。舌红，苔薄黄腻，脉弦细。舌已转红，苔薄黄腻，是为浊毒已稍解。

【方药】原方去柴胡、郁金、香附、紫苏，加炒莱菔子 15g，木香 9g，丹参 15g。

三诊 患者继服 14 剂后，胃脘胀疼基本消失，胃脘无明显不适，口干口苦消失，纳寐尚可，月经量可，大便日一次，质可。舌红，苔薄黄，脉弦细。

【方药】上方去元胡、白芷、丹参，加佛手 15g，香橼 12g。

按语 患者由于饮食失节，情志不畅，致使脾失健运，胃失和降，水谷不化，湿浊内阻，久而化生浊毒。浊毒内蕴，胃络瘀阻，故胃脘胀疼；浊毒上蒸，故口干口苦；浊毒下注于大肠，缠绵不解，故大便异常；舌质红，苔黄腻，脉弦滑皆浊毒内蕴之征。方中藿香味辛，性微温，归脾、胃、肺经，《本草正义》谓其"清芳微温，善理中州湿浊痰涎，为醒脾快胃、振动清阳之妙品"，功能醒脾和胃、开胃进食、和中止呕、解暑祛湿；佩兰味辛，性平，既能表散暑邪，又能宣化湿浊和中而定痛。二药均为芳香化湿浊要药，相须为用则芳香化浊之功益彰，共为君药。元胡、白芷有活血散瘀，理气止痛的功效；砂仁健脾和胃；厚朴、枳实下气除满；柴胡具有良好的疏肝解郁作用。诸药合用，共奏化浊解毒和胃之功。二诊时，诸症均减轻，舌已转红，苔薄黄腻，是为浊毒已稍解。加木香辛温香散，能升能降，通理三焦之气，尤其善行胃肠之气而止痛，兼有健脾消食之功，凡脾胃大肠气滞所致诸症均为常用之品；炒莱菔子理气除胀，降气化浊；丹参活血调经，祛瘀止痛。三诊时，诸症均解，去元胡、白芷，丹参活豆止痛之品，加佛手、香橼疏肝理气，和胃安中，调理巩固两周。

溃疡性结肠炎（病例一）

初诊　2009 年 5 月 17 日。李某，女，58 岁，已婚，农民，无极县赵庄村人。

【主诉】腹泻 10 年，加重 2 年。

【现病史】患者于 10 余年前开始出现慢性腹泻，伴腹痛，疼痛以脐左为甚，每日大便 2～3 次，时间多在上午，泻下物清稀有泡沫，泻前有腹痛肠鸣，2 年前曾在市医院做纤维肠镜检查，诊断为慢性溃疡性结肠炎，曾普诊多方治疗无效，于今日就诊。患者形体消瘦，面色萎黄，舌淡有齿痕，苔薄白，脉沉细数。

【既往史】患者否认高血压、糖尿病史，无肝炎、结核及其他传染病史，无外伤、手术史。

【个人史】生于原籍，住地无潮湿之弊，条件尚可。

【婚育史】22 岁结婚，育一子一女，身体尚健。

【查体】T 36.5℃，R 22 次/分，P 82 次/分，BP 110/90mmHg。发育正常，体型消瘦，全身皮肤黏膜无黄染，心肺无异常；腹部平软，未见肠型、胃型蠕动波，无腹壁静脉曲张。全腹无压痛、反跳痛及肌紧张。未触及包块，肝脾肋下未及，肠鸣音正常。

【实验室检查】血常规正常。电子肠镜检查（2009 年 2 月 4 日河北省中医院）示：慢性溃疡性结肠炎。

【诊断】

中医诊断：泄泻（浊毒内蕴，肝郁乘脾）。

西医诊断：溃疡性结肠炎。

【治法】化浊解毒，疏肝健脾。

【方药】香附 15g，苏梗 15g，青皮 15g，柴胡 15g，甘草 6g，防风 10g，苍术 10g，白芍 15g，陈皮 19g，乌梅 8g，黄连 8g，川椒 6g，当归 12g，木香 10g。

7 剂，水煎，每日 1 剂，分 2 次温服。

【医嘱】按时服药，定期复查电子肠镜。进软食，忌辛辣刺激之品，戒怒。

二诊　药后患者泄泻减轻，现时有两胁隐痛，大便稀，一日一次，尿稍黄。舌淡紫，苔薄黄，脉弦细。

【治法】化浊解毒，清肠止泻。

【方药】香附 15g，苏梗 15g，青皮 15g，柴胡 15g，甘草 6g，姜黄 9g，厚朴 15g，枳实 20g，清半夏 12g，绞股蓝 9g，瓜蒌 15g，黄连 15g，木香 9g，白花蛇舌草 15g，白头翁 15g。

7 剂，水煎，每日 1 剂，分 2 次温服。

三诊　药后患者泄泻明显减轻，腹痛消失，大便成形，一日一次。舌淡黄，苔薄黄，脉弦。

【治法】化浊解毒，养肝和胃。

【方药】香附 15g，苏梗 15g，青皮 15g，柴胡 15g，秦皮 15 克，石榴皮 15g，厚朴

15g，枳实 15g，砂仁 9g，清半夏 12g。

水煎，每日 1 剂，分 2 次温服。以此方为基础辨证加减服药治疗 4 个月。

按语 患者初期以泄泻为主要临床表现，中医辨证为浊毒内蕴，肝气郁滞，肝病乘脾，故治疗上以化浊解毒，疏肝理气为主。方中运用苍术、陈皮、黄连化浊解毒，番附、苏梗、青皮、柴胡、木香疏理肝气兼以健脾。经治疗患者泄泻明显好转，浊毒得解，气机通畅。后又门诊辨证调方加减 4 个月，泄泻较前明显好转。

溃疡性结肠炎（病例二）

初诊 2009 年 10 月 4 日。赵某某，女，53 岁，已婚，农民，深县葛村人。

【主诉】腹痛腹泻 5 年。

【现病史】5 年前因情志原因突发腹痛、腹泻，在当地医院诊治数年，病情时好时坏，病势缠绵，遂来我院。初诊时腹痛、腹泻，便脓便血，夹有黏液，便前腹痛明显，大便日行 10 余次，伴有恶寒、乏力、自汗，口干口苦。舌质黯红，苔黄腻，脉弦滑。

【既往史】患者否认高血压、糖尿病史，无肝炎、结核及其他传染病史，无外伤、手术史。

【个人史】生于原籍，住地无潮湿之弊，条件尚可。

【婚育史】22 岁结婚，育一子一女，身体尚健。

【查体】T 36.5℃，R 22 次/分，P 82 次/分，BP 110/90mmHg。发育正常，体型消瘦，全身皮肤黏膜无黄染，心肺无异常；腹部平软，未见肠型、胃型蠕动波，无腹壁静脉曲张。全腹无压痛、反跳痛及肌紧张。未触及包块，肝脾肋下未及，肠鸣音正常。

【实验室检查】血常规正常。电子肠镜检查（2009 年 9 月 1 日河北省中医院）示：慢性溃疡性结肠炎。

【诊断】

中医诊断：痢疾（浊毒内蕴）。

西医诊断：溃疡性结肠炎。

【治法】健脾利湿，化浊解毒。

【方药】防风 10g，苍术 10g，白芍 15g，甘草 5g，陈皮 19g，乌梅 8g，川椒 6g，柴胡 15g，黄芩 15g，黄连 15g，黄柏 15g，白头翁 35g，马齿苋 35g，血竭 15g，白及 25g，儿茶 9g，苦参 20g，地榆炭 35g，诃子 15g，肉豆蔻 20g，土茯苓 15g，炒白术 15g，黄芪 25g，赤石脂 15g，甘草 15g。

7 剂，水煎，每日 1 剂，分 2 次温服。

【医嘱】按时服药，定期复查电子肠镜。进软食，忌辛辣刺激之品，戒怒。

二诊 用药 7 天后复诊，患者自诉症状略缓解，大便每日 5～6 次，便质稀薄，肉眼脓血消失，乏力、口干、口苦等不适感亦减轻，但脘腹胀满仍明显，排气较多。舌红，苔白，脉弦滑。

【治法】化浊解毒，清肠止泻。

【方药】乌药 10g，补骨脂 20g，山药 35g，山萸肉 15g，砂仁 15g，黄芩 15g，黄连 15g，黄柏 15g，白头翁 35g，马齿苋 35g，血竭 15g，白及 25g，儿茶 9g，苦参 20g，地榆炭 35g，诃子 15g。

7 剂，水煎，每日 1 剂，分 2 次温服。

三诊 药后患者泄泻明显减轻，腹痛消失，大便成形，一日一次。舌淡黄，苔薄黄，脉弦。

【治法】养肝理气，固肠止泻。

【方药】柴胡 15g，秦皮 15g，石榴皮 15g，厚朴 15g，枳实 15g，砂仁 9g，清半夏 12g，儿茶 9g，苦参 20g，地榆炭 30g。

6 剂，水煎，每日 1 剂，分 2 次温服。以此方为基础辨证加减服药治疗半年。

按语 该患病程初期湿热蕴结症状明显，故采用健脾利湿、化浊解毒为治疗法则，方用黄芩、黄连、黄柏、苦参等化浊解毒，清热燥湿，柴胡、黄芪、炒白术益气健脾，兼以疏肝。20 剂后，湿热下注症状明显改善，用药强调以补肾健脾为主法拟方治疗，加补骨脂、山药、山萸肉补肾助阳兼温脾，乌药、砂仁以行气。经过综合调理，患者病情得到改善。

溃疡性结肠炎（病例三）

初诊 2009 年 11 月 27 日。张某某，女，35 岁，已婚，教师，石家庄市人。

【主诉】腹痛腹泻 3 年。

【现病史】患者无明显诱因腹痛腹泻 3 年，大便每日 3～4 次，大便中经常带有脓冻样物，且泻下不爽，伴身体困重。舌质红，有齿痕，苔黄腻。

【既往史】患者否认高血压、糖尿病史，无肝炎、结核及其他传染病史，无外伤、手术史。

【个人史】生于原籍，住地无潮湿之弊，条件尚可。

【婚育史】22 岁结婚，育一子一女，身体尚健。

【查体】T 36.5℃，R 22 次/分，P 82 次/分，BP 110/90mmHg。发育正常，体型消瘦，全身皮肤黏膜无黄染，心肺无异常；腹部平软，未见肠型、胃型蠕动波，无腹壁静脉曲张。全腹无压痛、反跳痛及肌紧张。未触及包块，肝脾肋下未及，肠鸣音正常。

【实验室检查】血常规正常。电子肠镜检查（2009 年 10 月 4 日河北省中医院）示：溃疡性结肠炎。

【诊断】

中医诊断：泄泻（浊毒内蕴）。

西医诊断：溃疡性结肠炎。

【治法】化浊解毒，健脾行气。

【方药】白芍 15g，当归 12g，枳壳 12g，厚朴 12g，炒白术 12g，茯苓 15g，陈皮 12g，木香 8g，苦参 9g，槟榔 7g，黄连 6g，肉桂 3g，马齿苋 15g，薤白 10g，瓜蒌 15g，大黄 8g，甘草 4g。

7 剂，水煎，每日 1 剂，分 2 次温服。

【医嘱】按时服药，定期复查电子肠镜。进软食，忌辛辣刺激之品，戒怒。

二诊 服药 3 剂后泻下大量脓冻样物，身体顿觉轻快，腹痛明显减轻。

【治法】化浊解毒，健脾止泻。

【方药】百合 15g，乌药 12g，炒白术 12g，茯苓 15g，车前子（包煎）12g，莲子 12g，生薏苡仁 20g，厚朴 15g，枳实 15g，砂仁 9g，儿茶 9g，苦参 9g，地榆炭 35g，诃子 15g，秦皮 12g。

7 剂，水煎，每日 1 剂，分 2 次温服。

三诊 药后患者泄泻明显减轻，腹痛消失，大便成形，一日一次。舌淡黄，苔薄黄，脉细。

【治法】养肝健脾，化浊解毒。

【方药】百合 15g，乌药 12g，炒白术 12g，茯苓 15g，木香 9g，党参 9g，陈皮 9g，车前子 12g，莲子 12g，生薏苡仁 20g，厚朴 15g，枳实 15g，砂仁 9g，清半夏 12g，儿茶 9g，苦参 9g，地榆炭 30g。

7 剂，水煎，每日 1 剂，分 2 次温服。以此方为基础辨证加减服药治疗半年。

按语 该患病程初期有浊毒内蕴症状，且脾虚症状明显，故采用健脾行气、化浊解毒为治疗法则，方用黄连、苦参等清热燥湿，炒白术、茯苓益气健脾。7 剂后，浊毒内蕴症状明显改善，用药强调以健脾为主法拟方治疗，加香砂六君子汤。经过综合调理，患者病情得到改善。

溃疡性结肠炎（病例四）

初诊 2011 年 12 月 9 日。张某，女，54 岁。

【主诉】腹泻、腹痛、黏液脓血便间断发作 5 年，加重 1 周。

【现病史】患者缘于 5 年前因饮食失节复加长期精神抑郁而致腹泻、腹痛、便中少量黏液、脓血。肠镜检查示：溃疡性结肠炎。经住院治疗后症状好转。5 年来间断发作，近一周因情志不畅前述症状加重。现症：腹痛，腹泻，一天 2～4 次，糊状色黄褐而臭秽，带少量黏液脓血。肛门灼热，平时烦热口渴，小便短黄。舌紫，苔黄腻，脉滑数。

【诊断】

中医诊断：泄泻（浊毒内蕴）。

西医诊断：溃疡性结肠炎。

【治法】化浊解毒，止泻健脾。

【方药】藿香 15g，佩兰 12g，黄连 15g，白头翁 15g，秦皮 12g，元胡 15g，白芷 15g，当归 12g，川芎 9g，白芍 20g，白术 10g，厚朴 9g，枳实 12g。

14 剂，每日 1 剂，水煎取汁 300ml，分早、晚 2 次服。

二诊 患者服药 14 剂后，腹痛、腹泻明显减轻，大便仍为糊状带少量黏液、脓血而臭秽程度好转，日 1～2 次。肛门灼热感、烦渴程度好转，小便仍短黄。舌紫好转，苔薄黄腻，脉滑。以上症状减轻及舌苔、脉象改变是为浊毒已稍解，而仍有湿热。

【方药】原方加黄柏 15g，葛根 15g，炒莱菔子 15g。

三诊 患者继服 14 剂后，腹痛、腹泻、肛门灼热感基本消失，大便基本成形偶带黏液脓血，日 1～2 次。烦渴程度减轻，小便短黄减轻。偶于饮食不慎或受寒后腹痛、腹泻。考虑患者肠镜结果为溃疡性结肠炎，此种疾病为肠道免疫炎性疾病，多呈反复发作慢性病程，故建议患者坚持服药治疗 1 年。1 年后复查肠镜示：慢性结肠炎。

按语 患者由于饮食失节，情志不畅，致使脾胃升降失司，湿浊内阻，久而化生浊毒。浊毒内蕴，阻碍气机，水谷不化，清浊不分，故大便溏泄；阻碍血脉故舌紫，而肠道内呈溃结改变。湿热下注，故肛门灼热，粪便色黄褐而臭带有黏液、脓血，小便短黄。浊毒循道上蒸，故烦热口渴，舌苔黄腻；方中藿香味辛，性微温，归脾、胃、肺经，《本草正义》谓其"清芳微温，善理中州湿浊痰涎，为醒脾快胃、振动清阳之妙品"，功能醒脾和胃、开胃进食、和中止呕、解暑祛湿；佩兰味辛，性平，既能表散暑邪，又能宣化湿浊和中而定痛。二药均为芳香化湿浊要药，相须为用则芳香化浊之功益彰。黄连大苦大寒，为除湿热之佳品，长于清胃肠之湿热，可泻火解毒、清胃止呕、解渴除烦、消痞除满，《别录》谓其能"调胃厚肠"；白头翁、秦皮均味苦，性寒，都归大肠经，具有清热解毒、凉血止痢之功。三药相伍使用能很好地去除湿热浊毒之邪，诸症较快缓解，并使损伤的肠黏膜逐渐得到修复。元胡、白芷解痉、止痛；当归、川芎、白芍、白术共起活血、养血止痛健脾之功；厚朴、枳实下气除满。诸药合用，共奏化浊解毒和胃之功。二诊时，诸症均减轻，舌紫已好转，苔薄黄腻，是为浊毒已稍解。加黄柏以清下焦湿热，去浊毒；葛根生津止渴、升阳止泻；炒莱菔子理气除胀，降气化浊。三诊时，诸症均解，然而患者病程较长，故效不更方以巩固疗效。

大肠癌（病例一）

初诊 2010 年 3 月 8 日。张某，男，42 岁，已婚，工人，山东临淄人。

【主诉】大便 7 日一行，无便意 3 个月，加重 1 个月。

【现病史】患者 2009 年 12 月因无痛性便血，进食差并逐渐消瘦，乏力等，在山东临淄市医院做电子肠镜等检查，确诊为直肠癌，行手术治疗，并进行化疗。术后无便意，大便困难，自服泻药效果不明显。近 1 个月来大便困难，无便意，伴有脘腹胀满，纳呆，无排气，故来我院就诊。现患者脘腹胀满，口干、纳呆，无便意，大便困难，量少，7 日一行。舌红，苔黑腻，脉弦细。

【既往史】高血压病史 10 年，血压最高为 150/110mmHg。大肠癌术后，否认其他外伤史。

【过敏史】无药物及食物过敏史。

【个人史】生于原籍，住地无潮湿之弊，条件尚可。

【婚育史】25 岁结婚，育一子一女，身体尚健。

【查体】T 36.2℃，R 20 次/分，P 80 次/分，BP 120/80mmHg。发育正常，体型消瘦，全身皮肤黏膜无黄染，心肺无异常；腹部平软，未见肠型、胃型蠕动波，无腹壁静脉曲张。全腹无压痛、反跳痛及肌紧张。未触及包块，肝脾肋下未及，肠鸣音减少。

【实验室检查】血常规正常。电子肠镜（2010 年 3 月 9 日河北省中医院）示：大肠癌术后；结肠黑变病。

【诊断】

中医诊断：便秘（气阴两虚，浊毒内蕴）。

西医诊断：大肠癌术后，结肠黑变病。

【治法】益气养阴，化浊解毒。

【方药】枳实 12g，厚朴 12g，半枝莲 15g，虎杖 15g，藿香 15g，佩兰 15g，党参 15g，元参 15g，生地 15g，生何首乌 15g，当归 15g，砂仁 9g，莱菔子 15g，槟榔 12g，瓜蒌 15g，芦荟 1g。

7 剂，水煎，每日 1 剂，分 2 次温服。

【医嘱】 按时服药，定期复查电子胃镜。进软食，忌辛辣刺激之品，戒怒。

二诊 药后患者脘腹胀满缓解，大便量稍增多，仍 7 日一行。舌红，苔薄黄腻，脉弦细。

【治法】 滋阴润肠，理气通便，化浊解毒。

【方药】 枳实 12g，厚朴 12g，半枝莲 15g，虎杖 15g，火麻仁 15g，郁李仁 15g，柏子仁 15g，瓜蒌 15g，黄连 15g，木香 9g，砂仁 9g，焦槟榔 12g，生地 15g，生何首乌 15g，当归 15g，炒莱菔子 15g，芦荟 0.5g。

7 剂，水煎，每日 1 剂，分 2 次温服。

三诊 药后患者脘腹胀满基本消失，大便可，2~3 日一行。舌红，苔薄黄，脉弦细。

【治法】 滋阴润肠，化浊解毒。

【方药】 枳实 12g，厚朴 12g，半枝莲 15g，虎杖 15g，火麻仁 15g，郁李仁 15g，柏子仁 15g，瓜蒌 15g，木香 9g，砂仁 9g，焦槟榔 12g，生地 15g，生何首乌 15g，当归 15g，大腹皮 15g，鸡内金 15g。

7 剂，水煎，每日 1 剂，分 2 次温服。

【医嘱】 嘱患者饮食清淡，多食粗纤维食物以促进胃肠蠕动，注意作息规律，情绪应保持平和，禁食辛辣，油腻之品。

按语 患者因直肠癌术后出现大便困难，7 日一行，伴有脘腹胀满，舌红苔黑腻为主要临床表现，中医辨证为浊毒内蕴，气阴耗伤。术后损伤人体正气，气虚则大肠推动无力，故没有便意，大便困难；阴虚则大肠无以润，大便干。舌苔黑腻说明手术及化疗后正气虚损，脏腑功能失常，不能将体内的毒素排出体外，导致浊毒内蕴，进而更影响脾升胃降之功能，所以导致患者没有便意。故治疗上以益气养阴，化浊解毒为主。经治疗患者腹部胀满明显好转，排气次数增多，出现便意，大便逐渐正常 2~3 日一行，患者饮食增加，其他症状明显好转。后期治疗以益气滋阴，化浊解毒为主，一方面巩固疗效，另一方面提高人体正气，以缓解手术及放疗后给身体带来的损伤，提高生活质量，预防癌症复发。

大肠癌（病例二）

初诊 2009 年 9 月 27 日。贾某某，女，62 岁，已婚，农民，赵县赵村人。

【主诉】 泄泻、便血 1 年。

【现病史】 患者于 2008 年底因大便次数增多、黏液多、大便带血，伴腹痛、里急后重，在当地医院就诊，查便常规：白细胞 25~45 个/HP，红细胞 35~60 个/HP，考虑为细菌性痢疾，经抗生素及中草药治疗后症状有所缓解出院，但饮食不当时仍大便次数增多，偶可见大便带血，患者未予重视，间断在当地中草药治疗控制。2009 年 5 月再次病情加重，大便黏液多，大便带血，腹痛、里急后重，经抗生素及中草药治疗不能缓解，并于右上腹可触及一鸡蛋大小包块，伴有触痛，质地偏硬，随行钡灌肠检查，于结肠肝曲部位发现肠腔狭窄充盈缺损，随到当地肿瘤医院行剖腹探查，术中发现结肠肝曲肿块约 3.4cm×4.5cm，向腔内突出，表面伴有糜烂出血，且于肝门附近有 3 个结节状物，质地硬，表面粗糙，最大者 3.2cm×2.8cm，最小者 1.5cm×2.0cm，因靠近肝门静脉，肝脏肿块无法切除，术中仅将结肠肿物切除，并行活检。术后病理为低分化腺癌。随予以 MFV

方案化疗，4周1疗程，共行2疗程后因化疗反应不能耐受，中止化疗前来本院门诊。初诊时见面色晦黯，神疲乏力，气短懒言，眼睑色淡，纳少恶心，腹痛嗳气，大便成糊状，每日3~5次。舌黯淡，苔白腻，脉沉细。

【既往史】患者否认高血压、糖尿病史，无肝炎、结核及其他传染病史，无外伤史。4个月前行剖腹探查术。

【个人史】生于原籍，住地无潮湿之弊，条件尚可。

【婚育史】21岁结婚，育一子一女，身体尚健。

【查体】T 36.5℃，R 22次/分，P 82次/分，BP 110/90mmHg。发育正常，体型消瘦，全身皮肤黏膜无黄染，心肺无异常；腹部平软，未见肠型、胃型蠕动波，无腹壁静脉曲张。全腹无压痛、反跳痛及肌紧张。未触及包块，肝脾肋下未及，肠鸣音正常。

【实验室检查】血常规：WBC 3.2×10^9/L，N 58%，Hb 67g/L。便常规：红细胞3~5个/HP，白细胞0~2个/HP，潜血（±）。

【诊断】

中医诊断：肠癖（脾虚蕴浊，毒结大肠）。

西医诊断：结肠癌。

【治法】健脾化浊，解毒抗癌。

【方药】黄芪30g，当归12g，太子参15g，生白术30g，茯苓15g，肉豆蔻10g，杏仁10g，厚朴10g，生薏苡仁15g，竹叶10g，何首乌15g，凌霄花15g，炒槐花10g，红藤10g，败酱草10g，鳖甲15g，阿胶珠20g，山药20g，鸡血藤30g，代赭石15g，鸡内金30g，生麦芽30g，香橼15g。

7剂，水煎，每日1剂，分2次温服。

【医嘱】按时服药，进软食，忌辛辣刺激之品，戒怒。

二诊　药后患者有里急后重感。舌紫，边有齿痕，苔黄腻，脉弦滑。

【治法】清热燥湿，化浊解毒。

【方药】香附15g，紫苏12g，枳实12g，厚朴12g，瓜蒌15g，黄连15g，青皮10g，儿茶10g，秦皮10g，木香9g，砂仁9g，白花蛇舌草15g

7剂，水煎，每日1剂，分2次温服。

三诊　患者腹泻便血明显减轻，感乏力。舌红，苔薄黄腻，脉弦细滑。

【治法】养肝和胃，健脾养心。

【方药】百合12g，乌药12g，当归9g，川芎9g，白芍20g，茯苓15g，白术6g，肉豆蔻12g，鸡内金15g，三七粉（冲）2g，党参15g，黄芪15g，甘草6g，当归15g，大枣9枚，厚朴15g，枳实15g，砂仁9g，清半夏12g，麦冬15g。

7剂，水煎，每日1剂，分2次温服。以此方为基础辨证加减服药治疗1年。

按语　患者初期以大便次数增多、黏液多、大便带血，伴有腹痛，里急后重为主要临床表现，中医辨证为脾虚蕴湿，毒结大肠，故治疗上以健脾化浊，解毒抗癌为主。方中茯苓、白术、薏苡仁健脾化浊，败酱草、凌霄花、槐花解毒抗癌，凉血止血，肉豆蔻、厚朴、代赭石、香橼化浊解毒、和胃降逆，鸡内金、生麦芽开胃健脾，并佐以黄芪、山药、当归、太子参、红藤、阿胶、鸡血藤、鳖甲、何首乌补益气血，养血滋阴。经治疗后患者泄泻、便血明显好转。后门诊辨证治疗一年，患者总体状态良好，生活质量明显提高。

肠易激综合征

初诊 2009年8月20日。李某某，女，46岁，已婚，职员，石家庄市人。

【主诉】间断腹痛，腹泻便秘交替发作3年，加重1个月。

【现病史】患者2006年因腹部胀疼，腹泻与便秘交替发作，在河北省中医院做电子肠镜等检查，确诊为肠易激综合征，服用中药治疗，症状时轻时重，近1个月来上述症状加重。近一周腹部胀满疼痛，腹泻，大便一日三行，质稀黏，肛门灼热且里急后重感较明显，故来就诊。现患者除以上症状外，伴有晨起口苦，口干，纳呆。舌紫红，苔黄腻，脉弦滑。

【既往史】患者否认高血压、糖尿病史，无肝炎、结核及其他传染病史，无外伤、手术史。

【个人史】生于原籍，住地无潮湿之弊，条件尚可。

【婚育史】23岁结婚，育一女，身体健。

【查体】T 36.2℃，R 21次/分，P 84次/分，BP 110/90mmHg。发育正常，体型偏瘦，全身皮肤黏膜无黄染，心肺无异常；腹部平软，未见肠型、胃型蠕动波，无腹壁静脉曲张。全腹无压痛、反跳痛及肌紧张。未触及包块，肝脾肋下未及，肠鸣音正常。

【实验室检查】血、尿常规正常，血沉正常，多次粪常规及培养（至少3次）均阴性，粪隐血试验阴性。电子肠镜（2009年8月21日河北省中医院）示：结肠运动亢进，无明显黏膜异常。组织学检查基本正常。X线钡剂灌肠检查：结肠有激惹征象。

【诊断】

中医诊断：腹痛（浊毒内蕴）。

西医诊断：肠易激综合征。

【治法】疏肝理气，化浊解毒止痛。

【方药】香附15g，紫苏12g，枳实12g，厚朴12g，藿香15g，佩兰15g，砂仁15g，肉豆蔻15g，白芷蛇舌草15g，茵陈15g，黄连9g，大腹皮15g，白头翁9g，木香15g。

7剂，水煎，每日1剂，分2次温服。

【医嘱】按时服药，定期复查电子肠镜。进软食，忌辛辣刺激之品，戒怒。

二诊 药后患者腹胀满疼痛缓解，肛门灼热感明显减轻，大便稀，一日一次。舌红，苔薄黄，脉弦细。

【治法】理气化浊健脾。

【方药】香附15g，紫苏12g，枳实12g，厚朴12g，藿香15g，佩兰15g，砂仁15g，肉豆蔻15g，白芷蛇舌草15g，茵陈15g，黄连9g，茯苓15g，白术12g。

7剂，水煎，每日1剂，分2次温服。

三诊 患者腹部胀满基本消失，大便偏稀，一日一次，余无明显不适。舌红，苔薄黄，脉弦细。临床检查未见肠易激综合征。

【治法】养肝健脾。

【方药】百合12g，乌药12g，当归9g，川芎9g，白芍20g，茯苓15g，白术6g，肉豆蔻12g，鸡内金15g，三七粉（冲）2g，柴胡15g，槟榔15g，炒莱菔子15g，厚朴15g，枳实15g，砂仁9g，清半夏12g，麦冬15g。

7 剂，水煎，每日 1 剂，分 2 次温服。以此方为基础辨证加减服药治疗一年。

按语 患者初期以腹部胀满疼痛，腹泻，舌红苔黄腻为主要临床表现，中医辨证为肝气郁滞，浊毒内蕴，故治疗上以疏肝理气化浊解毒为主。经治疗患者腹部胀痛明显好转，气机通畅，大便次数明显减少，肛门灼热感减轻。因本病主要病机为浊毒内蕴，此阶段治疗主要以化浊解毒理气为主。经治疗患者症状明显好转，后期治疗以养肝健脾为主。患者 1 年来积极配合治疗，症状基本消失，随访未见肠易激综合征相关症状。

习惯性便秘（病例一）

初诊 2009 年 3 月 12 日。李某某，女，35 岁，已婚，农民，安平县李庄人。

【主诉】大便不畅 4 年。

【现病史】患者近 4 年来一直大便不畅，数日一行，干结难下，平时虚坐努责，需蹲厕 1 小时以上，必辅以灌肠或抠掏等法，十分痛苦。常自服大黄苏打片、果导片等，只能取效于一时，旋即如故。患者现便秘，口干，腹胀，烦躁易怒。舌红，苔黄厚腻，脉弦细滑。

【既往史】患者否认高血压、糖尿病史，无肝炎、结核及其他传染病史，无外伤、手术史。

【个人史】生于原籍，住地无潮湿之弊，条件尚可。

【婚育史】21 岁结婚，育二子一女，身体尚健。

【查体】T 36.5℃，R 22 次/分，P 82 次/分，BP 110/90mmHg。发育正常，体型消瘦，全身皮肤黏膜无黄染，心肺无异常；腹部平软，未见肠型、胃型蠕动波，无腹壁静脉曲张。全腹无压痛、反跳痛及肌紧张。未触及包块，肝脾肋下未及，肠鸣音正常。

【实验室检查】血常规正常。

【诊断】

中医诊断：便秘（肝郁气滞，肺热下移大肠）。

西医诊断：习惯性便秘。

【治法】化浊解毒，疏肝健脾。

【方药】柴胡 12g，枳实 15g，白芍 20g，杏仁 12g，厚朴 15g，瓜蒌皮 15g，炒莱菔子 15g，紫菀 15g，黄芩 12g，火麻仁（另包，打）30g。

7 剂，水煎，每日 1 剂，分 2 次温服。

【医嘱】按时服药，进软食，忌辛辣刺激之品，戒怒。

二诊 药后患者服原方第 2 剂大便即通。舌红，苔薄黄腻，有齿痕，脉弦细滑。

【治法】化浊解毒，润肠补肾。

【方药】厚朴 15g，枳实 15g，柴胡 12g，白芍 20g，杏仁 15g，瓜蒌皮 15g，黄芩 12g，炒莱菔子 15g，紫菀 15g，火麻仁（另包，打）30g，女贞子 15g，肉苁蓉 15g，黑芝麻 15g。

7 剂，水煎，每日 1 剂，分 2 次温服。

三诊 药后患者大便一天一次，易解，无不适。舌红，苔薄黄腻，有齿痕，脉沉细滑。

【治法】化浊解毒，养肝健脾，补肾润肠。

【方药】柴胡 12g，枳实 15g，白芍 20g，杏仁 12g，厚朴 15g，瓜蒌皮 15g，炒莱菔子 15g，女贞子 15g，肉苁蓉 15g，黑芝麻 15g。

7 剂，水煎，每日 1 剂，分 2 次温服。以此方为基础辨证加减服药治疗 2 个月。

按语 患者初期以便秘主要临床表现，中医辨证为肝郁气滞，浊毒内蕴下移大肠，故治疗上以疏肝健脾、化浊解毒为主。经治疗患者便秘明显好转，气机通畅。因本病主要病机为肝郁乘脾肠腑蕴结浊毒，此阶段治疗主要以养肝健脾、补肾润肠为主。辨证治疗后，效果显著。

习惯性便秘（病例二）

初诊 2003 年 5 月 14 日。包某，女，19 岁，未婚，河北师大文学院学生。

【主诉】习惯性便秘 6 年，加重 5 个月。

【现病史】患者自 1997 年开始出现大便难，5~6 天一行，大便干结，常用泻药下之或辅以开塞露等药物才能解下。2001 年在河北省中医院做电子肠镜等检查显示未见明显异常。曾服用中药调理（具体药物不详），无效。近 5 个月来症状加重，伴口干口苦，小便时黄，面背部所发青春痘，来我科就诊。现患者大便 6 日未行，口干苦，腹胀，纳呆，小便黄。舌红，苔黄腻，脉弦滑数。

【既往史】患者否认其他病史，无肝炎、结核及其他传染性疾病，无外伤及手术史。

【个人史】生于原籍，住地无潮湿之弊，条件尚可。

【查体】发育正常，体型偏瘦，全身皮肤黏膜无黄染，心肺无异常；腹部平软，未见肠型、胃型蠕动波，无腹壁静脉曲张，全腹无压痛、反跳痛及肌紧张。未触及包块，肝脾肋下未及，肠鸣音正常。

【实验室检查】血常规正常。

【诊断】

中医诊断：便秘（湿热下注，浊毒内蕴）。

西医诊断：便秘。

【治法】化浊解毒，通腑泄肠。

【方药】百合 12g，乌药 12g，当归 9g，川芎 9g，白芍 20g，茯苓 15g，白术 6g，肉豆蔻 12g，鸡内金 15g，三七粉（冲）2g，藿香 15g，佩兰 15g，白花蛇舌草 15g，龙胆草 15g，栀子 15g，荷叶 15g，半边莲 12g，半枝莲 12g，枳实 15g，厚朴 12g，虎杖 15g，芦荟 1g。

7 剂，水煎，每日 1 剂。早、晚分 2 次温服。

【医嘱】按时服药，忌用辛辣油腻食物，按时作息。

二诊 药物后患者腹胀减轻，口干苦稍减，大便 3 天一行，仍觉不爽。舌红，苔黄腻，脉弦滑。

【治法】化浊解毒，通腑泄湿。

【方药】原方加滑石 30g，甘草 6g。

7 剂，水煎，每日 1 剂。早、晚分 2 次温服。

【医嘱】按时服药，忌用辛辣油腻食物，按时作息。

三诊 药物后患者腹胀消失，偶感口干苦，大便一天一行。舌红，苔黄，脉弦滑。

【治法】化浊解毒，健脾和肠。

【方药】百合 12g，乌药 12g，当归 9g，川芎 9g，白芍 20g，茯苓 15g，白术 6g，豆蔻 12g，鸡内金 15g，三七粉（冲）2g，枳实 15g，厚朴 12g，香附 15g，苏梗 15g，火麻仁 15g，柏子仁 15g，何首乌 15g，虎杖 12g。

7 剂，水煎，每日 1 剂。早、晚分 2 次温服。

【医嘱】按时服药，忌用辛辣油腻食物，按时作息，多食用粗纤维食物。

按语 便秘系指大便秘结不通，排便时间延长，或大便艰涩不畅为主的证候。多因燥热内结、气滞不行，或气虚传送无力，血虚肠道干涩，以及阴寒凝结所致。本证属于肝胃火旺，浊毒蕴结于肠，治疗上宜清热化浊、泄腑通肠。一诊二诊主要是化浊解毒、清热泻腑，待浊毒清除，再用健脾和肠之品，调理胃肠之传导功能。

结肠黑变病（病例一）

初诊 2005 年 5 月 3 日。王某某，女，57 岁，已婚，干部，石家庄人。

【主诉】便秘 3 年，加重 3 个月。

【现病史】患者自 2002 年开始出现大便难，5～6 天一行，大便干结，常用三黄片、清肠茶之品解下。2005 年 3 月在河北省中医院做电子肠镜检查显示结肠黑变病。近 3 个月来症状加重，身体消瘦，畏风怕冷，腹部不适感，大便难。舌红，苔黄腻，脉弦滑。

【既往史】患者否认其他病史，无肝炎、结核及其他传染性疾病，无外伤及手术史。

【个人史】生于原籍，住地无潮湿之弊，条件尚可。

【婚育史】已婚。育有一女。

【查体】发育正常，体型偏瘦，全身皮肤黏膜无黄染，心肺无异常；腹部平软，未见肠型、胃型蠕动波，无腹壁静脉曲张，全腹无压痛、反跳痛及肌紧张。未触及包块，肝脾肋下未及，肠鸣音正常。

【实验室检查】血常规正常。肝肾功能正常。

【诊断】

中医诊断：便秘（浊毒内蕴，瘀血阻络）。

西医诊断：结肠黑变病。

【治法】化浊解毒，活血化瘀。

【方药】蒲黄 9g，五灵脂 15g，元胡 15g，白芷 15g，蒲公英 15g，砂仁 9g，百合 12g，乌药 12g，当归 9g，川芎 9g，白芍 20g，茯苓 15g，白术 6g，肉豆蔻 12g，鸡内金 15g，三七粉（冲）2g，丹参 15g，佩兰 15g，藿香 15g，荷叶 15g，枳实 15g，厚朴 12g，虎杖 15g，芦荟 1g。

14 剂，水煎，每日 1 剂。早、晚分 2 次温服。

【医嘱】按时服药，忌用辛辣油腻食物，按时作息。

二诊 药后大便通畅，腹部不适感消失，畏风怕冷减轻。舌红，苔薄黄微腻，脉弦细滑。

【治法】化浊祛瘀，补脾益肠。

【方药】原方去芦荟加薏苡仁 15g，扁豆 15g，炒莱菔子 20g，升麻 6g。

14 剂，水煎，每日 1 剂。早、晚分 2 次温服。

【医嘱】按时服药，忌用辛辣油腻食物，按时作息，适时按摩腹部。

三诊　药物后大便正常，畏风消失稍有怕冷。舌红，苔薄黄，脉弦细。

【治法】养肝和胃，健脾和肠。

【方药】蒲黄9g，五灵脂15g，元胡15g，白芷15g，蒲公英15g，砂仁9g，百合12g，乌药12g，当归9g，川芎9g，白芍20g，茯苓15g，白术6g，肉豆蔻12g，鸡内金15g，三七粉（冲）2g，薏苡仁15g，扁豆15g，炒莱菔子20g，升麻6g，佩兰15g，藿香15g，枳实15g，厚朴12g，葛根15g，茵陈15g，黄连15g。

7剂，水煎，每日1剂。早、晚分2次温服。

【医嘱】按时服药，忌用辛辣油腻食物，按时作息，多食用粗纤维食物。平时宜食：番薯、芝麻、香蕉、松子仁、柏子仁、胡桃等富含油脂的食物。

此患者一年内间断服药，2006年2月复查电子肠镜显示肠黏膜色泽正常，未见明显异常。

按语　结肠黑变病好发于50～70岁人群，长期服用蒽醌类泻药（番泻叶、蓖麻、大黄苏打片、牛黄解毒片等）者。患者符合以上疾病规律。中医认为，结肠黑变病属于"便秘"范畴，多因脾胃虚弱、气虚瘀滞，日久水湿运化失司，肠道燥热，大肠传导无力，津液不布，不能滋润大便，大便在肠腔积滞，浊毒内生。方中藿、佩兰、荷叶、砂仁、肉豆蔻化浊利湿兼以行气，厚朴、枳实、百合、乌药、虎杖、芦荟行气消痞，活血解毒，使毒邪从大便分消，蒲黄、五灵脂、元胡、白芷、蒲公英、三七粉、丹参活血化瘀，当归、川芎、白芍养血和血，茯苓、白术、鸡内金健脾去浊。全方共奏化浊解毒、活血化瘀之功。

结肠黑变病（病例二）

初诊　2006年9月7日。赵某某，女，42岁，已婚，饭店老板。

【主诉】便秘7年，加重4个月。

【现病史】患者自1999年开始出现大便干难，甚者如羊粪球样，5～6天一行，难时必须辅助用手或灌肠才能解下，遂常年用三黄片、果导片、肠清茶等。2006年7月在河北省人民医院做电子肠镜检查显示结肠黑变病。近4个月来症状加重，身体肥硕，腹胀伴下坠，大便难。舌红胖大有齿痕，苔黄腻，脉沉弦细。

【既往史】患者否认其他病史，无肝炎、结核及其他传染性疾病，无外伤及手术史。

【个人史】生于原籍，住地无潮湿之弊，条件尚可。

【婚育史】已婚。育有一子。

【查体】发育正常，体型肥胖，全身皮肤黏膜无黄染，心肺无异常；腹部平软，未见肠型、胃型蠕动波，无腹壁静脉曲张，全腹无压痛、反跳痛及肌紧张。未触及包块，肝脾肋下未及，肠鸣音正常。

【实验室检查】血常规正常。肝肾功能正常。

【诊断】

中医诊断：便秘（浊毒内蕴）。

西医诊断：结肠黑变病。

【治法】化浊解毒，清热化湿。

【方药】蒲黄9g，五灵脂15g，元胡15g，白芷15g，蒲公英15g，砂仁9g，百合12g，乌药 12g，当归 9g，川芎 9g，白芍 20g，茯苓 15g，白术 6g，肉豆蔻 12g，鸡内金 15g，三七粉（冲）2g，滑石 30g，佩兰 15g，藿香 15g，荷叶 15g，苍术 15g，黄柏 12g，虎杖 15g，甘草 6g，芦荟 1g。

7 剂，水煎，每日 1 剂。早、晚分 2 次温服。

【医嘱】按时服药，忌用辛辣油腻食物，按时作息，适度运动，自我按摩腹部。

【二诊】药后大便稍畅，腹部不适感消失，仍觉下坠。舌红胖大有齿痕，苔黄腻，脉沉弦细。

【治法】健脾化浊，润肠通便。

【方药】元胡 15g，白芷 12g，蒲黄 9g，五灵脂 15g，薏苡仁 15g，扁豆 15g，炒莱菔子 20g，柏子仁 15g，火麻仁 15g，枳实 15g，厚朴 12g，何首乌 15g，虎杖 15g，白术 9g，茯苓 12g。

14 剂，水煎，每日 1 剂。早、晚分 2 次温服。

【医嘱】按时服药，忌用辛辣油腻食物，按时作息，适时按摩腹部。

三诊 药物后大便正常，下坠感基本消失。舌红，苔薄黄，齿痕不明显，脉沉弦细。

【治法】养肝和胃，健脾和肠。

【方药】蒲黄 9g，五灵脂 15g，元胡 15g，白芷 15g，蒲公英 15g，砂仁 9g，百合 12g，乌药 12g，当归 9g，川芎 9g，白芍 20g，茯苓 15g，白术 6g，肉豆蔻 12g，鸡内金 15g，三七粉（冲）2g，薏苡仁 15g，扁豆 15g，佩兰 15g，藿香 15g，枳实 15g，厚朴 12g，葛根 15g，茵陈 15g，黄连 15g。

14 剂，水煎，每日 1 剂。早晚、分 2 次温服。

另开一方可长期服用：白扁豆 15g、薏苡仁 15g、山药 15g、荷叶 15g 做成米粥，可经常服用。半年后患者复查电子肠镜未见明显异常，肠黏膜颜色正常。

按语 结肠黑变病是一种良性可逆性的非炎症性肠道黏膜病变，随着便秘症状的改善和泻药的停用，大量脂褐素经溶酶体消化、分解，结肠黑变病的色素沉着可减轻甚至消失。但此病常可引起结肠息肉、腺瘤及结肠癌。因此，一定要重视此病，我们认为本病主要是因为脾胃不和，脾不升清胃不降浊，从而产生浊毒，瘀于肠道，使肠道脉络不通，从而引起颜色的改变。治疗上仍要以化浊解毒，健脾和胃为主，同时辅以疏肝理气缓解紧张。同时饮食上建议多食蔬菜、水果及纤维丰富的饮食，以及多喝水、多锻炼，以减少便秘或排便困难，养成良好的排便习惯，停用或不用含有色素的泻药而改用油性的缓泻剂，必要时使用胃肠动力药和微生态制剂等药物治疗缓解便秘，可减少结肠黑变病的发病及逆转已经产生的病变。

慢性直肠炎（病例一）

初诊 2011 年 2 月 21 日。王某，男，56 岁。

【主诉】便秘 12 年，加重 3 个月。

【现病史】患者缘于 12 年前饮食不节、暴饮暴食出现大便不规律，便秘，曾先后服用过芦荟胶囊、麻仁润肠丸、果导片（酚酞片）、番泻叶，大黄等通便的药物。起初有效，但后来不服用通便药物不能顺利排便。现症：便秘，1～5 天一行，偏干，有下坠感，便前小腹隐痛，便后缓解。胃脘嘈杂，口干口苦，夜寐差。舌暗红，苔黄厚腻，脉弦滑。曾于 2011 年 2 月 14 日查电子肠镜示：结肠息肉内镜切除术、慢性直肠炎、结肠黑变病。

【诊断】

中医诊断：便秘（浊毒内蕴，肠络瘀阻）。

西医诊断：结肠息肉内镜切除术后，慢性直肠炎，结肠黑变病。

【治法】解毒化浊，逐瘀通络。

【方药】厚朴 15g，枳实 12g，黄芩 12g，黄连 12g，绞股蓝 12g，莱菔子 20g，槟榔 15g，当归 15g，虎杖 15g，肉苁蓉 15g，芦荟 1g。

7 剂，每日 1 剂，水煎取汁 300ml，分早、晚 2 次服。

二诊 患者服药一周后，排便通畅，但大便头干，日一行。胃内烧心、反酸，晨起口苦，纳可，寐好转。舌红，苔根黄腻，脉弦细滑。大便通畅，舌色转红说明瘀阻已通，出现烧心、嗳气症状，表明胃脘亦有浊毒内蕴之象，遂嘱其查电子胃镜，以明确诊断。

【方药】在原方基础上去厚朴、枳实、黄芩、绞股蓝、槟榔，加瓦楞粉 15g、海螵蛸 15g、生石膏 30g、陈皮 9g、半夏 9g。

三诊 患者服药一周后，烧心、嗳气减轻，口干不明显，纳可，寐可，大便不成形，1～2 日一行。舌红，苔薄黄腻，脉弦细。查电子胃镜示：慢性浅表性胃炎，幽门螺旋杆菌阳性。继服 14 剂后临床症状基本消失。考虑患者便秘时间较长，且有大肠黑变病，遂嘱其服药一年，以改善肠道状况，预防癌变。

按语 患者由于饮食不节，暴饮暴食后，脾胃运化失调，酿生浊毒，浊毒蕴于肠道，传导受阻，致使大便失调，干结难解。舌暗苔黄腻属浊毒内蕴，肠络瘀阻之象。方中厚朴归脾、胃、大肠经，可下气宽中，消积导滞。枳实归脾、胃、肝、心经，可治疗大便秘结。两药相须为用，可加强通便之功。黄连大苦大寒，为除湿热之佳品，长于清胃肠之湿热，可泻火解毒、清胃止呕、解渴除烦、消痞除满。莱菔子、槟榔均可治疗饮食停滞，大便秘结；当归可补血，用治肠燥便秘；虎杖可清热解毒利湿；肉苁蓉可润肠通便，用治肠燥便秘；芦荟主泻下，可治热结便秘。诸药合用可增强化浊解毒，清热通便之功。

慢性直肠炎（病例二）

初诊 2012 年 4 月 21 日。张某，女，69 岁。

【主诉】间断大便溏泄黏腻伴肛门下坠 1 年。

【现病史】患者缘于 1 年前因饮食失节而致腹泻伴里急后重，曾间断服用诺氟沙星等药物，症状时轻时重。现症：肠鸣，饮食不慎后脘腹隐痛，大便黏腻不爽伴下坠。舌质红，苔黄腻，脉弦细滑。电子肠镜示：慢性直肠炎。

【诊断】

中医诊断：泄泻（浊毒内蕴，湿热下注）。

西医诊断：慢性直肠炎。

【治法】化浊解毒，清热利湿。

【方药】白头翁 15g，秦皮 15g，地榆 15g，马齿苋 15g，银花 15g，藿香 15g，大腹皮 15g，白芍 30g，木香 9g，当归 12g，槟榔 15g，茵陈 15g，黄连 15g，黄芩 15g，黄柏 10g，石榴皮 15g。

14 剂，每日 1 剂，水煎取汁 300ml，分早、晚 2 次服。

二诊 患者服药 14 剂后，肠鸣及下坠感明显减轻，大便仍黏腻不爽，纳可，寐一般。舌红，苔薄黄腻，脉弦细滑。为湿热浊毒已稍解，而仍未清；大便仍觉黏腻不爽说明肠胃气机尚不条畅。

【方药】原方酌减白头翁、秦皮、黄连、黄芩等。

三诊 患者继服 14 剂后，临床症状基本消失，考虑此病易反复故建议患者坚持服药治疗一个月，并注意饮食有节。

按语 患者由于饮食失节，致使脾胃升降失司，湿浊内阻，久而化生浊毒。浊毒内蕴，阻碍气机，故脘腹隐痛；浊毒蕴于下焦，下注大肠，则肠鸣大便黏腻而时有下坠感；浊毒之邪蕴于肠道，缠绵不解；舌质红，苔黄腻，脉弦细滑皆浊毒内蕴之证。方中重用芍药，配当归调和营血；黄连、黄芩、黄柏苦寒燥湿以结肠中热毒；木香、槟榔行气导滞；诸药合用，皆通因通用之法，共奏化浊解毒之功，调气而后重自除。二诊时，诸症均减轻，舌已转红，苔薄黄腻，是为浊毒已稍解。酌减白头翁、秦皮、黄连、黄芩等清热苦寒之品，而以芳香化湿调理气血为要。三诊时，诸症均解，然而患者病程较长，故效不更方以巩固疗效。

慢性直肠炎（病例三）

初诊 2010 年 4 月 20 日。刘某，女，42 岁。

【主诉】间断腹泻 2 个月。

【现病史】患者 2 个月前无明显诱因腹泻，于 2010 年 2 月 25 日在石家庄市中心医院查电子肠镜示：直肠炎。予消炎抗感染药物治疗，症状时轻时重。现症：腹泻，每日 3～4次，水样便，伴有腹部隐痛，腹胀，时有肠鸣，四肢乏力。舌质红，苔薄黄腻，脉弦细滑。

【诊断】

中医诊断：泄泻（湿热中阻，浊毒内蕴）。

西医诊断：慢性直肠炎。

【治法】清热利湿，化浊解毒。

【方药】厚朴 15g，枳实 15g，半夏 12g，百合 12g，乌药 12g，黄连 15g，当归 9g，川芎 9g，白芍 20g，茯苓 15g，白术 6g，肉豆蔻 12g，三七粉（冲）2g，焦槟榔 15g，木香 9g，藿香 15g，香附 15g，白头翁 15g，秦皮 15g。

14 剂，每日 1 剂，水煎取汁 300ml，分早、晚 2 次服。

二诊 患者服药 14 剂后，大便每日 1～2 次，稍成形，腹部隐痛基本消失，肠鸣消失，纳寐安。舌红，苔薄黄，脉弦细。

【方药】原方去香附、藿香、焦槟榔，加扁豆 15g，葛根 15g。

三诊 患者服上方 14 剂，大便成形，日 1 次，余无明显不适，纳寐安。舌红，苔薄黄，脉弦细。

【方药】原方基础上将茯苓增至 20g，白术增至 12g 以健脾补中，化浊利湿，予邪以出路。

按语 患者由于饮食不节，损伤脾胃，致脾胃运化失职，水谷不化反为湿滞，日久化浊成毒，浊毒内蕴，下注大肠，大肠传到失司，故发泄泻。方中重用枳实、厚朴、槟榔等消积导滞之品，就近引导，给浊毒以出路，不使留蓄体内，使胃为和降。用黄连、白头翁、秦皮等苦寒化浊解毒之品，排泄浊毒使其不能耗伤阴血。川芎、白芍、当归养血活血。诸药合用，共奏化浊解毒、清热利湿之功。

病毒性肝炎（病例一）

初诊 2011 年 7 月 15 日。汤某，女，42 岁。

【主诉】乙肝小三阳 10 年，两胁肋胀满 2 个月。

【现病史】患者于 2 个月前因着急生气两胁肋胀满，食欲差，双下肢水肿。曾间断服用利尿剂（具体不详），水肿反复发作。现症：两胁肋胀满，生气后甚，无鼻出血，牙龈出血，双下肢水肿，眼睑浮肿，纳差，尿黄。舌红，苔薄黄腻，脉弦滑。查彩超示：脾大，少量腹腔积液。

【诊断】

中医诊断：水肿（浊毒内蕴，肝络瘀阻）。

西医诊断：病毒性肝炎。

【治法】化浊解毒，疏肝理气。

【方药】田基黄 12g，红景天 12g，山甲珠 6g，冬葵子 15g，急性子 12g，大黄 6g，龙胆草 15g，五味子 15g，厚朴 15g，枳实 15g，香附 15g，紫苏 15g。

7 剂，每日 1 剂，水煎取汁 300ml，分早、晚 2 次服。

二诊 患者服药一周后，胁肋胀满稍减轻，但仍右胁胀，夜间加重，腹胀，小便黄，面黄，手心热，牙龈肿，纳可，寐可，大便日一行，排不净感。舌暗红，苔薄黄，脉弦细。患者又出现手心热、牙龈肿等胃热之象。

【方药】原方加茵陈 15g、黄连 15g、生石膏 15g。

三诊 患者继续服药一周后，右胁胀、腹胀减轻，小便量增多，面色好转，无牙龈肿，纳可，寐可，大便较前通畅，日一行。舌红，苔薄黄，脉弦细滑。患者症状减轻明显，继服两月后症状基本消失。

按语 茵陈首载于《神农本草经》，性味苦、微寒，入脾、胃、肝、胆经，有清热利湿化浊，利胆退黄的功效，为中医临床常用的利胆退黄要药；田基黄，味苦、甘，性凉，归肝、脾经，有清热解毒，利湿退黄，消肿散瘀功效；黄连始载于《神农本草经》，味苦性寒，归心、脾、胃、肝、胆、大肠经，清热燥湿，泻火解毒；红景天性寒，其性平，味甘苦，归肺、心经，具有滋补强壮、扶本固正、抗疲劳、抗衰老等作用；香附理气解郁可用于肝气郁结之胸胁及胃腹胀痛；紫苏用于脾胃气滞、胸闷、呕恶，不论有无表证均可应用。龙胆草可清热燥湿，治疗湿热黄疸疗效较好；大黄也可清湿热解毒治疗湿热黄疸，两药相须为用共奏除湿退黄之功。

病毒性肝炎（病例二）

初诊 2009 年 8 月 26 日。周某，男，53 岁。

【主诉】右胁部疼痛不适 5 个月余，加重 10 天。

【现病史】患者 5 个月前无明显诱因出现右胁部疼痛不适，2 个月前做 B 超诊断慢性肝病，乙肝五项报告：乙肝表面抗原、乙肝 E 抗体、乙肝核心抗体阳性，肝功能报告：ALT：452U/L，AST：144U/L，GGT：78U/L，未经系统治疗，症状时轻时重。现症：右胁部隐痛，劳累后加重，周身乏力明显，口干口苦，纳可，寐可，大便可，每日 1～2 次，小便色黄。舌红，苔黄腻，脉弦细滑。

【诊断】

中医诊断：胁痛（湿热中阻，浊毒内蕴）。

西医诊断：病毒性肝炎。

【治法】清热利湿，化浊解毒。

【方药】百合 12g，乌药 12g，当归 9g，川芎 9g，白芍 30g，茯苓 15g，白术 6g，茵陈 15g，白花蛇舌草 12g，龙胆草 12g，垂盆草 15g，鳖甲 15g，三七粉（冲）2g。

14 剂，每日 1 剂，水煎取汁 300ml，分早、晚 2 次服。

二诊　患者服用 14 剂后，右胁部隐痛基本消失，纳寐可，大便可，每日 1 次，小便可。舌红，苔薄黄，脉弦细。

【方药】原方加砂仁 12g，肉豆蔻 15g，田基黄 12g。

14 剂，每日 1 剂，水煎取汁 300ml，分早、晚 2 次服。

三诊　继服 14 剂，患者无明显不适，纳寐安。舌红，苔薄黄，脉弦细。上方继服两个月后，在我院查彩超：肝胆未见明显异常；肝功能：未见明显异常。

按语　患者由于过食肥甘，复因情绪不畅导致肝气郁结，肝胃不和，脾胃运化失司，湿热中阻，浊毒内蕴致胁痛，口干口苦。舌红，苔黄腻，脉弦滑，均为浊毒内蕴之证。方中茵陈味苦，性微寒，入脾、胃、肝、胆经，苦能燥湿，寒能清热，善渗利湿热，为君药；百合、乌药行气止痛；龙胆草清热燥湿，泻肝定惊；垂盆草清热化浊，护肝降酶；白花蛇舌草既能清热解毒又能利湿化浊，故是治疗浊毒中阻常用之药；鳖甲滋阴潜阳；肉豆蔻和砂仁同用，其化浊解毒、祛湿健脾之功更著；白芍、当归，川芎养血活血；茯苓、白术健脾燥湿。诸药合用，共奏化浊解毒、清热利湿之功。

肾病综合征

初诊　2012 年 3 月 5 日。许某，男，4 岁。

【主诉】尿蛋白（+++），血浆白蛋白 <30g/L 1 年余，加重 3 个月。

【现病史】患者源于上呼吸道感染后，不明原因尿蛋白（+++），血浆白蛋白 <30g/L 1 年余，曾服用激素治疗一年，仍间断蛋白尿。现症：尿蛋白阳性，眼睑肿晨起明显，纳寐可，大便稍干，1～2 日一行，小便泡沫多。舌红，苔薄黄腻，脉弦细。

【诊断】

中医诊断：水肿（浊毒内蕴，肾络瘀阻）。

西医诊断：肾病综合征。

【治法】化浊解毒，通络。

【方药】藿香 6g，黄连 6g，黄芩 6g，黄柏 6g，黄芪 10g，白术 6g，白芍 9g，当归 6g，茯苓 9g，甘草 6g。

14 剂，每日 1 剂，水煎取汁 300ml，分早、晚 2 次服。

二诊　患者服药半个月后，现仍小便沫多，大便质可，日一行，晨起眼睑肿减轻，纳痒可。舌红，苔薄黄，脉弦细。现小便仍有泡沫，湿热蕴里，浊毒未清，继续用藿香、佩兰等化浊解毒中药。

【方药】原方加石韦6g。

三诊 患者继服药半个月后来诊，现晨起眼睑肿消失，小便仍有泡沫但较前减轻，纳痒可，大便调。舌红，苔薄黄，脉弦细。考虑患者症状较前已明显减轻，遂继予服中药半年，症状基本消失，小便已无泡沫。

按语 患者由于体质虚弱，感受外邪，蕴于体内，酿湿生热，化生浊毒，浊毒内蕴，损伤肾络，导致水运失调，遂出现眼肿等。方中藿香味辛，性微温，归脾、胃、肺经，功能醒脾和胃、开胃进食、和中止呕、解暑祛湿；佩兰味辛，性平，既能表散暑邪，又能宣化湿浊和中而定痛。二药均为芳香化湿浊要药，相须为用则芳香化浊之功益彰，共为君药。黄连大苦大寒，为除湿热之佳品，长于清胃肠之湿热，可泻火解毒、清胃止呕、解渴除烦、消痞除满。黄芩、黄柏均有清热燥湿解毒的功效；黄芪、白术均有补脾固卫之功，可增强机体抵抗力；当归、白芍均可养阴柔肝养血；茯苓具有渗湿利水，健脾和胃，宁心安神的功效；甘草可调和诸药。

湿疹（病例一）

初诊 2011年6月13日。王某，男，43岁。

【主诉】面部及全身起疹一周，加重两天。

【现病史】患者源于一周前回老家用久未用的被褥，从而面部及全身起湿疹，瘙痒难耐，曾间断服用抗过敏药物疗效不佳，遂来诊。现症：面部及全身湿疹，胸背较多，瘙痒心烦，纳少，寐欠安，大便质黏，排不净感，日一行。舌红，苔薄黄腻，脉弦细滑。

【诊断】

中医诊断：湿疹（浊毒内蕴，湿热侵犯）。

西医诊断：湿疹。

【治法】化浊解毒利湿。

【方药】白鲜皮12g，浮萍6g，金银花15g，地肤子8g，青黛6g，连翘12g，苍耳子15g，蝉蜕10g，滑石20g，黄柏12g，丹皮12g，生甘草6g。

7剂，每日1剂，水煎取汁300ml，分早、晚2次服。

二诊 患者服药一周后，全身湿疹基本消退，瘙痒减轻，心烦消失，纳寐可。大便调，日一行。舌红，苔薄黄，脉弦细。考虑患者症状并未全部消除，嘱其继服一个月中药，以巩固疗效并预防复发。

按语 湿疹是一种常见的变态反应性皮肤病，李佃贵教授认为湿疹乃为湿热侵袭，浊毒内蕴所致，遂予解毒化浊利湿。此方以白鲜皮、地肤子、黄柏、滑石清热利湿，连翘、金银花、青黛清热解毒，丹皮清热凉血活血，蝉衣散风清热，苍耳子散风祛湿，生甘草清热解毒、补脾和中。其中，连翘、金银花、青黛、丹皮都有广谱抗菌作用，白鲜皮、地肤子能抗真菌，故对湿疹具有继发感染者亦有效；苍耳子、蝉衣、地肤子都有止痒作用。

湿疹（病例二）

初诊　2010 年 6 月 26 日。李某，男，30 岁。

【主诉】主因面部及全身散在湿疹间断发作 2 年，加重半个月。

【现病史】患者缘于 2 年前因饮酒宿醉复加情志怫逆而致面部及全身散在湿疹发作，以双下肢为甚，作痒心烦，夜眠不安。近半个月加重，曾间断服用氯雷他定等抗过敏药、外用醋酸地塞米松乳膏等药物，症状时轻时重，痛苦不堪。现症：面部及全身散在湿疹，下肢皮肤有少量片状褐色苔藓样变。口干、口中异味，纳差，大便质黏，排便不爽，每日 1 ~ 2 次。舌质红暗，苔黄腻，脉弦滑。

【诊断】

中医诊断：湿癣（浊毒内蕴）。

西医诊断：湿疹。

【治法】化浊解毒，清热利湿。

【方药】藿香 12g，佩兰 12g，白鲜皮 12g，浮萍 6g，金银花 15g，地肤子 10g，青黛 9g，苍耳子 10g，蝉蜕 9g，滑石 9g，黄柏 9g，丹皮 9g，生甘草 3g。

10 剂，每日 1 剂，水煎取汁 300ml，分早、晚 2 次服。

二诊　患者服药 10 剂后，湿疹明显减轻，仍有痒感，口甜、口干稍减轻，纳可，寐好转，大便稀，仍觉黏腻不爽，日 2 ~ 3 次，舌红，苔薄黄腻，脉弦细滑。是为浊毒已稍解，而仍有湿热；大便仍觉黏腻不爽说明脾中湿热未除。原方加连翘 12g，葶苈子 9g，炒莱菔子 15g。

三诊　患者继服 14 剂后，痒感基本消失，未现新生湿疹。口甜口干好转，纳寐尚可，大便稍稀，每日 1 ~ 2 次。考虑患者此病为多年饮食不节所致，嘱其清淡饮食、禁烟酒，规律生活。1 年后随访未复发。

按语　患者由于饮食失节，情志不畅，伤及脾胃，脾失健运，致湿浊内阻，加之治疗不彻，久而化生浊毒。浊毒内蕴，又外感风湿热邪，内外两邪，充于腠理，浸淫肌肤发为此病。日久浊毒未解又耗伤阴血，化燥生风，故而间断发病，迁延不愈。浊毒循道上蒸，故口干、口中异味，浊毒之邪蕴于肠道，缠绵不解，故大便异常；舌质暗红，苔黄腻，脉弦滑皆浊毒内蕴之征。方中藿香味辛，性微温，归脾、胃、肺经，《本草正义》谓其"清芳微温，善理中州湿浊痰涎，为醒脾快胃、振动清阳之妙品"，功能醒脾和胃、开胃进食、和中止呕、解暑祛湿；佩兰味辛，性平，既能表散暑邪，又能宣化湿浊和中而定痛。二药均为芳香化湿浊要药，相须为用则芳香化浊之功益彰。白鲜皮、地肤子、黄柏、滑石清热利湿。金银花、青黛清热解毒。丹皮清热凉血、活血。蝉蜕、浮萍散风清热。苍耳子散风祛湿，生甘草清热解毒、补脾和中。其中，金银花、青黛、丹皮有广谱抗菌作用，白鲜皮、地肤子能抗真菌，故可预防其继发感染。且苍耳子、蝉蜕、地肤子都有止痒作用。二诊时，诸症均减轻，舌已转红，苔薄黄腻，是为浊毒已稍解。加连翘加强清热之功；炒莱菔子理气除胀，降气化浊且能助消化。三诊时，诸症均解，然而患者病程较长，故效不更方以巩固疗效。

盗 汗

初诊 2011年9月。郑某，女，8个月。

【主诉】夜间汗出，汗多不知1个月。

【现病史】患者源于1个月前上感发热，热退后出现夜间汗出，曾间断服用药物（具体不详），疗效不佳，遂来诊。现症：夜间汗多不止，牙唇抽动，心烦喜啼，手足发凉。纳差，寐欠安。舌红，苔黄，脉弦细。

【诊断】

中医诊断：盗汗（浊毒内蕴）。

西医诊断：盗汗。

【治法】解毒化浊，固表止汗。

【方药】银花6g，连翘6g，鲜芦根10g，钩藤3g，竹叶3g，栀子6g，焦山楂3g，生甘草2g，生牡蛎12g，浮小麦18g，麻黄根3g。

7剂，每日1剂，水煎取汁300ml，分早、晚2次服。

二诊 患者服药一周后，出汗减少，手足稍温，但仍心烦不安，纳好转，大便调。舌红，苔薄黄，脉弦细。患者仍心烦不安。

【方药】原方加朱砂面0.2g冲服。

三诊 患者继服药一周后，现出汗症状基本消失，心烦消失，寐可。为巩固疗效，嘱其继服药一个月。

按语 中医对盗汗很早就有比较深刻的认识，在春秋战国时期成书的《黄帝内经》中称为"寝汗"。"寝"是指睡觉，很显然"寝汗"就是在睡觉的时候出汗。到了汉代，医圣张仲景在《金匮要略》一书中，形象地用"盗汗"来命名人们在睡梦中出汗这种病证。方中银花、连翘、鲜芦根可祛风解表，从而可固表；钩藤缓解手足抽动症状；竹叶、栀子可清心火，化浊毒，利湿热；生牡蛎、浮小麦、麻黄根均可固表敛汗；甘草调和诸药。

"汗为心液"，若盗汗长期不止，心阴耗伤十分严重，应积极治疗。李佃贵教授依据中医基本理论和多年的临床经验认为，浊毒内壅是本病的基本病机，以化浊解毒为基本治法，临证加减，疗效显著。

急性肾小球肾炎

初诊 2011年11月12日。姜某，男，4岁。

【主诉】血尿3个月余。

【现病史】患儿于3个月前受凉患上呼吸道感染，两周后出现眼睑水肿、头晕，血尿。在外院诊断为急性肾小球肾炎，住院治疗三个月（糖皮质激素及对症治疗），尿检查未见明显好转而来我院门诊。现患儿已不见明显水肿，乏力，纳呆，时有呕吐，面色苍白。舌苔黄厚腻，脉弦滑。尿常规检查示：尿蛋白（+++），镜检尿中红细胞10~15个，白细胞2~3个。

【诊断】

中医诊断：水肿（浊毒内蕴）。

西医诊断：急性肾小球肾炎。

【治法】化浊解毒，清热利尿。

【方药】藿香12g，黄柏5g，瞿麦10g，萹蓄6g，熟大黄3g，木通10g，车前子10g，滑石10g，白茅根20g，山药20g，甘草梢2g。

14剂，每日1剂，水煎取汁200ml，分早、晚2次服。

二诊 服药14剂后，患儿纳好转，身体较前有力，偶呕吐，仍有舌苔黄。尿常规查示尿蛋白（++），余项同前。

【方药】原方加郁金8g，牛膝5g。

三诊 患儿继服1个月后，无明显不适，尿常规检查，尿蛋白减少至微量，镜检红细胞减少至每高倍视野可见0~1个，白细胞0~1个。急性肾小球肾炎治疗不彻，易转为慢性，故建议患者坚持服药治疗1个月。1个月后复尿常规正常。病愈停药。现随访未复发。

按语 患者由于外感邪，致使肺、脾、膀胱升降失司，热毒与湿相结，蕴郁不解，久而化生浊毒。浊毒内蕴，阻碍气机，故水湿内停，致眼睑肿，下注膀胱而现血尿。浊毒蕴于中焦，故纳呆。浊毒循道上蒸，故舌苔黄腻，清阳不实故四肢乏力。方中藿香味辛，性微温，归脾、胃、肺经，《本草正义》谓其"清芳微温，善理中州湿浊痰涎，为醒脾快胃、振动清阳之妙品"，功能醒脾和胃、开胃进食、和中止呕、解暑祛湿；黄柏大苦大寒，为除湿热之佳品，长于清下焦之湿热，可泻火解毒，善渗利湿热。萹蓄、瞿麦、木通、车前子、滑石、甘草梢是为《和剂局方》中八正散之要药起清热利湿作用，方中大黄清热泻火。二诊时，诸症均减轻，舌苔黄腻减轻，是为浊毒已稍解。但尿常规中镜检红细胞不见减少，故加郁金、牛膝凉血、止血通经等加强去浊毒之功。

慢性肾小球肾炎

初诊 2012年12月26日。郑某，女，72岁。

【主诉】下肢水肿2年，加重半年。

【现病史】患者于2年前无明显诱因出现下肢水肿，神疲乏力，近半年加重，曾间断服用速尿等药物，症状时轻时重。现症：下肢水肿，神疲乏力，纳寐可，大便尚可，小便量少。舌质红，苔薄黄腻，脉弦细滑。

【诊断】

中医诊断：水肿（浊毒内蕴，脾肾阳虚）。

西医诊断：慢性肾小球肾炎。

【治法】化浊解毒，化气行水。

【方药】藿香12g，大腹皮15g，紫苏15g，陈皮9g，茯苓9g，厚朴15g，白术9g，茵陈15g，黄连15g，黄芩12g，黄柏15g，山药15g，山萸肉15g，泽泻15g，败酱草15g。

14剂，每日1剂，水煎取汁300ml，分早、晚2次服。

二诊 患者服药14剂后，下肢水肿明显减轻，小便量有所增多，纳可，寐一般，大便质可，日1次。舌红，苔薄黄腻，脉弦细滑。是为浊毒已稍解，而仍有郁热，继续服前方治疗。

三诊 患者继服14剂后，下肢水肿已基本不明显，纳寐尚可，二便调。继服14剂后临床症状基本消失，建议患者坚持服药治疗以巩固疗效。

按语　患者中阳不振，湿邪阻滞，化浊成毒，阻滞中焦，以致健运失司，气不化水，下焦水湿泛滥，故下肢水肿，脾肾亏虚则阳不温煦，神疲乏力；阳不化气则水湿不行而小便短少。舌红，苔薄黄腻，脉弦细滑皆属浊毒内蕴，脾肾阳虚之证。方中藿香味辛，性微温，归脾、胃、肺经，《本草正义》谓其"清芳微温，善理中州湿浊痰涎，为醒脾快胃、振动清阳之妙品"，功能醒脾和胃、开胃进食、和中止呕、解暑祛湿，为芳香化湿浊要药。黄连大苦大寒，为除湿热之佳品，长于清胃肠之湿热，可泻火解毒、清胃止呕、解渴除烦、消痞除满，《别录》谓其能"调胃厚肠"，配以黄芩、黄柏通泻三焦湿热；茵陈味苦，性微寒，入脾、胃、肝、胆经，苦能燥湿，寒能清热，善渗利湿热；厚朴下气除满；大腹皮、紫苏、茯苓利水消肿，与山药、山萸肉、泽泻同用补泻兼施。诸药相伍使用能很好地去除湿热浊毒之邪，诸症较快缓解。

肺癌放疗后

初诊　2012 年 7 月 10 日。申某，女，67 岁。

【主诉】胸闷咳嗽气短 1 年，加重半个月。

【现病史】患者于 1 年前无明显诱因出现胸闷咳嗽，曾间断服用化痰止咳等药物，症状未见缓解。于当地医院 CT 检查示肺门小细胞肺癌，遂进行放化疗前后 3 次，症状缓解。现症：胸闷气短，咳嗽咯痰，无咯血，疲乏无力，纳寐可，大便可，日 1 次。舌质红，苔薄黄腻，脉弦细滑。CT：肺癌。病理诊断：小细胞肺癌。

【诊断】

中医诊断：咳嗽（浊毒内蕴，癥瘕积聚）。

西医诊断：肺癌。

【治法】化浊解毒，消积除癥。

【方药】山甲珠 12g，川贝 12g，浙贝母 15g，瓜蒌 15g，半夏 9g，厚朴 12g，枳实 15g，香附 15g，紫苏 15g，茵陈 15g，黄连 15g，白花蛇舌草 15g，冬凌草 15g，白英 15g，白芍 20g，葶苈子 15g，紫菀 15g，炒莱菔子 15g，半边莲 15g，半枝莲 15g，桑白皮 20g。

14 剂，每日 1 剂，水煎取汁 300ml，分早、晚 2 次服。

二诊　患者服药 14 剂后，胸闷气短明显减轻，偶有咳嗽，仍乏力，纳可，寐可，大便质可，日 1 次。舌红，苔薄黄腻，脉弦细滑。

【方药】原方加黄芪 20g，太子参 15g。

三诊　患者继服 14 剂后，咳嗽咳痰基本消失，身体较前有力，纳寐尚可，大便调。继服 14 剂后临床症状基本消失，考虑患者是癌症病变，故建议患者坚持服药治疗，并定期复查。

按语　患者因湿热蕴结上焦，日久化浊成毒，渐成癥瘕有形之邪阻碍肺络，气机宣发不畅，发为咳嗽咯痰，胸闷气短等症。方用山甲珠化瘀消癥，川贝、浙贝母化痰清热，厚朴枳实理气消痞，白花蛇舌草、半边莲、半枝莲清热解毒，葶苈子、紫菀化痰止咳，诸药共奏化浊解毒活血消癥之功。二诊时，诸症均减轻，是为浊毒已稍解，患者体质虚弱，元气已伤。加黄芪、太子参调补中气，以助正气复原。三诊时，诸症均解，然而患者病程较长，病情重，故效不更方以巩固疗效。

干 眼 症

初诊 2012 年 12 月 11 日。刘某,男,42 岁。

【主诉】视物模糊 1 年余。

【现病史】患者缘于 1 年前前往高原地区工作生活,出现视物模糊,近半年加重,曾间断外用滴眼露等药物,症状未见缓解。现症:视物模糊,用眼过度为甚,爪甲无华,心烦易怒,腰酸痛,易汗出,纳可,寐差,大便可。舌质红,苔黄腻,脉弦滑。

【诊断】

中医诊断:雀目(浊毒内蕴,肝肾不足)。

西医诊断:干眼症。

【治法】化浊解毒,滋补肝肾。

【方药】龟板 15g,鳖甲 15g,生、熟地各 15g,丹皮 12g,山萸肉 15g,枸杞子 15g,菊花 15g,天麻 15g,草决明 15g,夏枯草 15g。

14 剂,每日 1 剂,水煎取汁 300ml,分早、晚 2 次服。

二诊 患者服药 14 剂后,视物模糊明显减轻,腰酸痛,心烦易怒,易汗出均缓解,纳可,寐一般,大便质可,日 1 次。舌红,苔薄黄腻,脉弦滑。是为浊毒已稍解,而仍有肝肾不足。

【方药】上方加仙灵脾 9g、锁阳 9g,取阳中求阴之意。

三诊 患者继服 14 剂后,诸症基本不明显,纳寐尚可,大便调。

【方药】上方加白芍 30g,当归 15g,川芎 9g,养肝和血。嘱其继续调养一个月,注意饮食调理。

按语 患者骤然变换地域环境,身处高原苦寒之地,身体机能调控失常,脾胃运化失司,湿浊内停,郁久化热成毒,浊毒内蕴,阻滞中焦以致健运失司,脾肾亏虚则阳不温煦,神疲乏力,腰酸,寐差;五脏六腑皆上注于目而为之精,肝受血而能视,肝肾不足,精血亏虚不能上注于目,则视物不清;肝血不足则爪甲无华,心烦易怒;舌红,苔薄黄腻,脉弦细滑皆属浊毒内蕴,肝肾亏虚之证。方中用龟板、鳖甲滋阴潜阳;生熟地、丹皮、山萸肉、枸杞子、天麻滋补肝肾;菊花、草决明、夏枯草清热疏风,化浊解毒。诸药合用,共奏化浊解毒,滋补肝肾之功。

内分泌失调

初诊 2012 年 12 月 20 日。陈某,女,49 岁。

【主诉】下肢肿胀 5 年。

【现病史】患者于 5 年前无明显诱因出现下肢肿胀,午后加重,曾间断服用六味地黄丸等药物,症状时轻时重。现症:下肢憋胀,腰酸耳鸣,月经量多色暗有块,乏力,纳差,寐欠佳,大便可。舌质紫暗,苔黄腻,脉弦滑。

【诊断】

中医诊断:水肿(浊毒内蕴,脾肾亏虚)。

西医诊断:内分泌失调。

【治法】化浊解毒，利水消肿。

【方药】茵陈 15g，黄连 15g，黄柏 12g，泽泻 12g，大腹皮 15g，车前子 15g，川牛膝 12g，鸡血藤 12g，当归 9g，川芎 9g，白芍 15g，白术 6g，茯苓 15g，全蝎 9g，地龙 9g。

14 剂，每日 1 剂，水煎取汁 300ml，分早、晚 2 次服。

二诊　患者服药 14 剂后，下肢肿胀明显减轻，仍有腰酸耳鸣，下肢乏力，纳可，寐欠佳，大便质可，日 1 次。舌红，苔薄黄腻，脉弦细滑。舌已转红，苔薄黄腻，是为浊毒已稍解，而仍腰酸耳鸣乏力，乃脾肾亏虚之征。

【方药】原方加桑螵蛸 15g，黄芪 15g。

三诊　患者继服 14 剂后，下肢肿胀基本消失，身体较前有力，腰酸耳鸣明显好转，纳寐尚可，大便调。建议患者坚持服药巩固治疗 1 个月。

【方药】上方去天胡、白芷、丹参，加佛手 15g，香橼 12g。

按语　患者女，49 岁，时值七七之年，天癸将绝，又素体虚弱，脾胃运化功能不足，湿浊内停，郁久化热成毒，浊毒内蕴，阻滞中焦以致健运失司，气不化水，下焦水湿泛滥，故下肢浮肿，脾肾亏虚则阳不温煦，神疲乏力，腰酸耳鸣，纳呆寐差；舌红，苔薄黄腻，脉弦细滑皆属浊毒内蕴，脾肾亏虚之证。方中茵陈、黄连、黄柏清热燥湿；泽泻、大腹皮、车前子利水消肿；川牛膝、当归、川芎、白芍、白术、鸡血藤、茯苓补益气血、活血祛瘀；全蝎、地龙取其解毒化浊之功。补泻兼施，诸药相伍使用能很好地去除湿热浊毒之邪，补益脾肾，诸症较快缓解。二诊时，下肢肿胀明显减轻，仍有腰酸耳鸣，下肢乏力，纳可，寐欠佳，大便质可，日 1 次，舌红苔薄黄腻，脉弦细滑。舌已转红，苔薄黄腻，是为浊毒已稍解，而仍腰酸耳鸣乏力，乃脾肾亏虚之证。原方加桑螵蛸、黄芪增补气滋肾之功。

慢 性 咽 炎

初诊　2012 年 7 月 17 日。李某，男，28 岁。

【主诉】咽部异物感、干咳两年余，咳嗽，咳少量白痰 10 天。

【现病史】患者有吸烟史 8 年余，平时喜食辛辣油腻食物。缘于两年前因受凉后出现发热、流清涕、咳嗽、咳少量白痰，自服感冒、抗炎药后，症状缓解。后间断出现干咳、咽部异物感，时伴恶心。10 天前出现咳嗽、咳少量白痰。现症：咳嗽，咽部异物感，咽部有痰，咳之不易出，时能咳出少量白黏痰，恶心、胸闷、纳呆，舌红（尖甚），苔薄黄稍腻，脉弦细。曾于 2011 年 6 月行电子喉镜示：慢性咽炎。

【诊断】

中医诊断：咳嗽（浊毒内蕴）。

西医诊断：慢性咽炎。

【治法】化浊解毒，止咳利咽。

【方药】藿香 15g，茵陈 15g，黄连 12g，黄芩 12g，知母 15g，生石膏 30g，金银花 15g，连翘 12g，薄荷 6g，紫菀 15g，桔梗 12g，炒杏仁 12g，川贝母 9g，瓜蒌 15g，半夏 9g。

7 剂，每日 1 剂，水煎取汁 300ml，分早、晚 2 次服。

【医嘱】嘱其禁烟，清淡饮食，注意休息。

二诊 患者服药 7 剂后，咳嗽、咳痰、胸闷明显减轻，仍有咽部异物感，纳呆，咽干，大便质可，日 1 次。舌红，苔薄黄，脉弦细。舌尖红好转，苔薄黄，是为浊毒已稍解，而仍有肺热；纳呆说明肠胃气机尚不条畅。

【方药】原方加桑皮 15g，射干 9g，炒莱菔子 15g。

三诊 患者继服 7 剂后，恶心、咽部异物感及食欲明显好转，偶咳嗽。考虑患者为慢性咽炎，有吸烟史及素来饮食结构不合理，故建议患者坚持服药治疗 3 个月。3 个月后复查喉镜结果：轻度咽炎。

按语 患者由于吸烟史，饮食结构不合理，生活不规律，加之外感引发致使肺胃升降失司，湿浊内蕴，久而化生浊毒。浊毒内阻，阻碍气机，故干咳、咽部异物感；浊毒蕴于中焦，故胸闷、纳呆；舌质红尖甚，苔黄腻，脉弦细皆浊毒内蕴之征。方中藿香味辛，性微温，归脾、胃、肺经，《本草正义》谓其"清芳微温，善理湿浊痰涎，为醒脾快胃、振动清阳之妙品"，化湿、解暑、开胃进食、和中止呕，为君药；黄连苦、寒，为除湿热之佳品，长于清胃肺肠之湿热，可泻火解毒、清胃止呕、解渴除烦、消痞除满，《别录》谓其能"调胃厚肠"为君药；茵陈味苦，性微寒，入脾、胃、肝、胆经，苦能燥湿，寒能清热，善渗利湿热；黄芩苦、寒，归肺、胃、胆、大肠经，用于多种湿热证、肺热咳嗽、热病神烦、热毒疮肿、咽喉肿痛、血热出血等。三药相伍使用共为臣药能很好地去除湿热浊毒之邪，诸症较快缓解。知母、生石膏清热泻火；金银花、连翘清热解毒；薄荷解表邪；紫菀、桔梗、炒杏仁、川贝母齐用能祛除痰热、止咳、宣降肺气；瓜蒌、半夏开胸、豁痰。诸药合用，化浊解毒。二诊时，诸症均减轻，舌尖红甚已退，苔薄黄，是为浊毒已稍解。加桑皮、射干以化肺热，去浊毒；炒莱菔子理气除胀，降气化浊。三诊时，诸症均解，然而患者病程较长，故效不更方以巩固疗效。

失 眠

初诊 2012 年 7 月 4 日。张某，女，71 岁。

【主诉】失眠 1 个月。

【现病史】患者 1 个月前因生气致失眠。现症：失眠，入睡困难，睡后易醒，睡眠 2~3 小时。纳一般，大便稀，日 1~2 次。舌红，苔根黄腻，脉弦滑。

【诊断】

中医诊断：不寐（浊毒内蕴）。

西医诊断：失眠。

【治法】化浊解毒。

【方药】黄连 12g，黄芩 12g，茵陈 15g，半枝莲 15g，半边莲 15g，白花蛇舌草 15g，远志 9g，炒枣仁 12g，五味子 9g，合欢皮 12g，厚朴 12g，枳实 12g，炒莱菔子 15g。

14 剂，每日 1 剂，水煎取汁 300ml，分早、晚 2 次服。

二诊 患者服药 14 剂后，自觉睡眠沉实，入睡困难有所好转，纳一般，大便稀，日 1~2 次。舌红，苔根黄腻，脉弦滑。

【方药】在原方基础上加藿香 12g，佩兰 12g。

三诊 患者继服 14 剂后，睡眠时间延长至 4~5 小时。纳好转，大便质可，日 1~2 次。舌红，苔根薄黄腻，脉弦滑。继续服药巩固治疗。

按语　患者由于湿浊中阻，浊毒内蕴致热扰心神，失眠不适。治疗应当化浊解毒，养心安神。黄连大苦大寒，为除湿热之佳品，长于清胃肠之湿热，可泻火解毒、清胃止呕、解渴除烦、消痞除满，《别录》谓其能"调胃厚肠"；茵陈味苦，性微寒，入脾、胃、肝、胆经，苦能燥湿，寒能清热，善渗利湿热。黄芩苦、寒，归肺、胆、脾、胃、大肠、小肠经，清热燥湿，泻火解毒。三药都归胃经，相伍使用能很好地去除湿热浊毒之邪，诸症较快缓解。白花蛇舌草、半枝莲、半边莲清热解毒。远志苦、辛，温，归心、肾、肺经，安神益智，祛痰开窍，消散痈肿。合欢皮解郁安神，炒枣仁养心益肝、安神、敛汗，厚朴、枳实下气除满，炒莱菔子理气除胀，降气化浊。

肝 硬 化

初诊　2011年10月17日。孙某，男，41岁。

【主诉】乏力、纳差、胃脘部胀满不适2年余，加重半年。

【现病史】患者缘于10年前发现患有乙型肝炎，无明显症状。经间断抗病毒治疗，效果不明显。2年前出现乏力、纳差、胃脘胀满不适。B超检查示：肝硬化；胃镜示：食管静脉曲张（轻度）。近半年来诸症较前有所加重。现症：乏力、纳差，胃脘胀满，牵及两胁，嗳气，口苦口黏，大便干，1～2日一行，小便黄赤。舌质红暗，苔黄厚腻，口中异味，脉弦滑数。

【诊断】

中医诊断：积聚（浊毒内蕴）。

西医诊断：肝硬化。

【治法】化浊解毒，和胃降逆。

【方药】藿香15g、龙胆草12g、垂盆草12g、茵陈15g、虎杖12g、当归12g、川芎9g、白芍20g、五味子12g、木香9g、炒莱菔子15g、全蝎9g、山甲珠9g、芦荟0.5g。

14剂，每日1剂，水煎取汁300ml，分早、晚2次服。

二诊　患者服药14剂后，胃脘胀满明显减轻，乏力好转，仍口苦口黏，时有两胁胀满、嗳气，纳好转，寐可，大便偏稀，日1次。舌红，苔薄黄腻，脉弦细滑。舌已转红，苔薄黄厚腻较前好转，是为浊毒已稍解，且肝胃气机尚不条畅，所以有时两胁胀满、嗳气。

【方药】原方加生石膏15g、香附12g、瓜蒌12g。

三诊　患者继服14剂后，胃脘胀满牵及两胁基本消失，偶于饮食不慎或受寒后嗳气，身体较前有力，口苦口黏较前好转，纳寐尚可，大便调，小便色淡黄。考虑患者B超结果为肝硬化，而肝硬化很容易继发肝癌，故建议患者坚持服药治疗。

按语　患者由于肝外感疫毒，致肝失条达，久而愈致脾胃升降失司，湿浊内阻加之疫毒未解，化生浊毒。浊毒内蕴困脾，脾主肌肉则乏力。阻碍气机，故胃脘胀满连及两胁；浊毒循道上蒸，故口干口黏；不能敷布体表故畏寒；浊毒之邪蕴于肠道，缠绵不解，故大便异常；舌质暗红，苔黄厚腻，脉弦滑皆浊毒内蕴之证。方中藿香味辛，性微温，归脾、胃、肺经，《本草正义》谓其"清芳微温，善理中州湿浊痰涎，为醒脾快胃、振动清阳之妙品"，功能醒脾和胃、开胃进食、和中止呕、解暑祛湿为君药。龙胆草性苦、寒，归肝、胆、膀胱经，功效为清热燥湿，泻肝胆火，用于多种温热证、肝胆实火。垂盆草味辛、苦，性寒，归肺、肝、胃、肾经，具有清热解毒，活血化瘀，利尿除湿之功效，用于恶疮肿毒、跌打损伤之瘀血肿痛，小便不利及湿热黄疸等。茵陈味苦，性微寒，入脾、胃、肝、胆经，苦能燥湿，寒能清热，善渗利湿热。虎杖味苦性寒，归肝、胆、肺经，有利胆退黄，清热解毒，活血祛瘀，祛痰止咳之功。四药都归肝胆经，相伍使用能很好地去除湿热、瘀血、浊毒之邪，诸症较快缓解，共为臣药。当归味甘、辛，性温，归肝、心、脾经，具有补血、活血、调经、止痛、润肠之功，用于血虚、血瘀、调经、痈疽疮疡、血虚肠燥便秘之证；川芎活血行气；白芍养血柔肝、缓中止痛、敛阴止汗；五味子敛肺滋肾，生津敛汗。四药共用有祛瘀、补血、养血柔肝。木香、炒莱菔子行气，除满助消化。全蝎攻毒散结，通络止痛；山甲珠活血消癥，二药合用与藿香共同组成君药破解浊毒；芦荟凉肝火、通便。诸药合用，有共同化浊解毒平肝、凉血、活血之功。二诊时，诸症均减轻，舌已转红，苔黄厚腻已变薄，是为浊毒已稍解。加香附、瓜蒌疏肝理气，以增强行气散结之功。三诊时，诸症均解，然而患者病程较长，故效不更方以巩固疗效。

痤　疮

初诊　2012 年 8 月 13 日。邱某，女，26 岁。

【主诉】额面部痤疮 2 周。

【现病史】患者 2 周前因食辛辣食物后额面部痤疮频发，无瘙痒。现症：额面部痤疮，无瘙痒，余无明显不适，纳寐可，大便稍干。舌红，苔根部薄黄腻，脉弦滑。

【诊断】

中医诊断：痤疮（浊毒内蕴，泛溢肌肤）。

西医诊断：痤疮。

【治法】化浊解毒，清解内热。

【方药】黄连 12g，黄芩 12g，黄柏 12g，当归 12g，川芎 9g，赤芍 12g，生地 20g，苍术 12g，蛇床子 12g，地肤子 12g，儿茶 9g，苦参 9g，土茯苓 15g，甘草 6g。

14 剂，每日 1 剂，水煎取汁 300ml，分早、晚 2 次服。

二诊　患者服 14 剂后，痤疮明显减小，未见复发。大便质软，舌红，苔根稍腻，脉弦细。继服 14 剂后痤疮愈。

按语　患者因食辛辣后鼓动体内湿热浊毒泛溢肌肤，故生痤疮，湿热浊毒蕴热肠道，故见大便干。治疗应以清湿热浊毒为主，解肌表之毒为辅。方中黄芩、黄连、黄柏解三焦之湿热，为君。苦参、土茯苓清热燥湿，利水健脾，为臣。蛇床子、地肤子燥湿祛风，为佐。当归、川芎引药入血分，清血中之热毒。诸药合用，共奏清热解毒之功。

高　血　压

初诊　2012 年 3 月 30 日。巴某，男，26 岁。

【主诉】视物不清伴双下肢水肿 3 个月。

【现病史】患者有原发性高血压病史 1 年，未口服降压药时血压 180/120mmHg。自发现以来间断服用降压药，血压控制不平稳。近 3 个月视物不清伴双下肢水肿。现症：乏力，纳寐可，小便有泡沫，大便可。舌红，苔中根焦黄腻，脉弦滑数。检查结果示肾功能不全。

【诊断】

中医诊断：水肿（肝肾阴虚，浊毒内蕴）。

西医诊断：高血压。

【治法】滋补肝肾，化浊解毒。

【方药】当归12g，川芎9g，白芍20g，茯苓15g，白术9g，黄连12g，黄芩12g，茵陈15g，半枝莲15g，半边莲15g，白花蛇舌草15g，天麻12g，泽泻12g，白茅根12g，竹叶6g。

14剂，每日1剂，水煎取汁300ml，分早、晚2次服。

二诊　患者服药14剂后，双下肢水肿稍减轻，仍视物模糊，乏力，纳寐可，大便可，小便泡沫不显，舌红，苔中根焦黄腻，脉弦滑。

【方药】原方基础上加青蒿15g，半夏9g。

三诊　患者继服14剂后，双下肢水肿不显，减轻视物模糊，乏力好转，纳寐可，大便可，小便泡沫消失，舌红，苔中根黄腻。原方基础上加减继服药3个月。症状消失。

按语　患者病机为肝肾阴虚，浊毒内蕴。因其舌红苔中根焦黄腻，可知邪气较盛，治疗应先祛邪，再扶正，以化浊解毒为主。方中黄连大苦大寒，为除湿热之佳品，长于清胃肠之湿热，可泻火解毒、清胃止呕、解渴除烦、消痞除满，《别录》谓其能"调胃厚肠"；茵陈味苦，性微寒，入脾、胃、肝、胆经，苦能燥湿，寒能清热，善渗利湿热；黄芩苦，寒，归肺、胆、脾、胃、大肠、小肠经，清热燥湿，泻火解毒。三药都归胃经，相伍使用能很好地去除湿热浊毒之邪，诸症较快缓解。当归甘、辛，温，归肝、心、脾经，为活血行气之要药，用于瘀血性腹痛。川芎活血行气，祛风止痛。茯苓利水消肿，渗湿，健脾，宁心。白术健脾补气，砂仁、肉豆蔻行气止痛。白花蛇舌草、半枝莲、半边莲清热解毒。天麻息风止痉，平肝潜阳，祛风通络。泽泻利水渗湿，泄热通淋。白茅根清热，利尿。竹叶清心利尿。诸药合用，共奏化浊解毒之功。

肺癌术后

初诊　2012年7月16日。张某，男，42岁。

【主诉】左胸疼痛1个月。

【现病史】患者于2012年2月查出左肺中央型肺癌。手术治疗后未予放化疗。近1个月左胸疼痛，运动时明显。纳可，寐差，大便可。舌紫暗，苔黄腻，脉弦滑。

【诊断】

中医诊断：肺痈（肺阴虚，浊毒内蕴）。

西医诊断：肺癌。

【治法】滋阴补肺，化浊解毒。

【方药】黄连12g，黄芩12g，茵陈15g，半枝莲15g，半边莲15g，白花蛇舌草15g，蜈蚣2条，全蝎9g，佩兰12g，厚朴12g，枳实12g，皂角刺6g，冬凌草12g，白英12g。

14剂，每日1剂。水煎取汁300ml，分早晚2次服。

二诊　患者服14剂后，左胸疼痛稍减，运动后仍明显。纳可，寐差，大便可。舌紫暗，苔黄腻，脉弦滑。

【方药】原方基础上加元胡 15g，白芷 15g，山甲珠 9g。

三诊 患者继服 14 剂后，左胸疼痛不显，运动后稍明显。纳可，寐好转，大便可，舌紫暗，苔黄腻，脉弦滑。因症状未完全消失，舌紫暗苔黄腻，体内湿热浊毒仍较重，嘱患者继续坚持服药。

按语 患者体内湿热浊毒蕴于肺部，日久则致病变。治疗应从根本湿热浊毒着手。方中黄连大苦大寒，为除湿热之佳品，可泻火解毒、清胃止呕、解渴除烦、消痞除满；茵陈味苦，性微寒，入脾、胃、肝、胆经，苦能燥湿，寒能清热，善渗利湿热；黄芩苦、寒，归肺、胆、脾、胃、大肠、小肠经，清热燥湿，泻火解毒。三药虽都归胃经，但相伍使用除肺部湿热浊毒之邪。全蝎、蜈蚣、白花蛇舌草、半枝莲清热解毒；全蝎、蜈蚣还可疏通经络，防治癌症；厚朴、枳实下气除满；佩兰既能表散暑邪，又能宣化湿浊和中而定痛。皂角刺辛、温，归肺、肝经，可用于治疗痈疽肿毒、瘰疬、疮疹顽癣。冬凌草苦、甘，微寒，清热、解毒、活血止痛。白英清热利湿，解毒消肿，抗癌。